Leistung und Weg

Zur Geschichte des MAN Nutzfahrzeugbaus

Herausgegeben von der
MAN Nutzfahrzeuge Aktiengesellschaft,
München

Mit Beiträgen von
Karl Bosl, Hellmut Droscha †, Horst Hausen,
Hans Christoph Graf von Seherr-Thoss,
Richard Daimer und Hans Seper

Springer-Verlag
Berlin Heidelberg New York
London Paris Tokyo
Hong Kong Barcelona
Budapest

Redaktion:
WILFRIED LOCHTE, MARTIN DIENER und HORST HAUSEN

Entwurf des Schutzumschlages:
HERBERT ROEGNER

ISBN-13:978-3-642-93491-9

CIP-Titelaufnahme der Deutschen Bibliothek

Leistung und Weg : zur Geschichte des MAN-Nutzfahrzeugbaus / hrsg. von der MAN-Nutzfahrzeuge-Aktiengesellschaft, München. Mit Beitr. von Karl Bosl ... – Berlin ; Heidelberg ; New York ; London ; Paris ; Tokyo ; Hong Kong ; Barcelona ; Budapest : Springer, 1991
ISBN-13:978-3-642-93491-9 e-ISBN-13:978-3-642-93490-2
DOI: 10.1007/978-3-642-93490-2

NE: Bosl, Karl; MAN Nutzfahrzeuge AG ⟨München⟩

Softcover reprint of the hardcover 1st edition 1991

62/3020-543210 – Gedruckt auf säurefreiem Papier

Zum Geleit

Innerhalb der langen und reichen Geschichte der zum MAN Konzern gehörenden Unternehmen zählt der Nutzfahrzeugbau der MAN Nutzfahrzeuge AG noch zu den jüngeren Betätigungsfeldern, obwohl er seit 1915 betrieben wird. Immerhin blickten damals die MAN-Werke in Augsburg und Nürnberg bereits auf 75 Jahre erfolgreiche Entwicklung zurück. Die ehemalige Gutehoffnungshütte, die Rechtsvorgängerin der konzernleitenden Obergesellschaft, MAN Aktiengesellschaft, hat ihre Wurzeln sogar schon in der Mitte des 18. Jahrhunderts. Auch die heute zur MAN Nutzfahrzeuge AG gehörenden Bereiche der ehemaligen Büssing-Werke und der traditionsreichen österreichischen ÖAF-Gräf & Stift AG haben bereits in den Anfängen des Automobils und vor allem zu Beginn der Nutzfahrzeugentwicklung dazu bedeutende Beiträge geliefert.

Von ganz besonderer Bedeutung für die Entwicklung des MAN-Nutzfahrzeugs ist die Tatsache, daß Rudolf Diesel bei der MAN seinen ersten epochemachenden Motor bauen konnte. Dies hat die Weiterentwicklung der nach wie vor wirtschaftlichsten Antriebsmaschine der Welt im MAN Konzern entscheidend vorangetrieben.

Mit der Gründung des Werkes München im Jahre 1955 begann ein neuer Abschnitt des MAN-Nutzfahrzeugbaus. Er entwickelte sich aus bescheidenen Anfängen zu einem der führenden europäischen Nutzfahrzeughersteller und innerhalb des MAN Konzerns zum größten Einzelunternehmen. Von München aus wurde eine Entwicklung eingeleitet, die vor allem nach der Gründung der MAN Nutzfahrzeuge GmbH im Jahre 1985, der heutigen MAN Nutzfahrzeuge AG, außerordentlich erfolgreich verlief.

Im Rahmen des entstehenden gemeinsamen europäischen Marktes und der wachsenden Transportaufgaben in aller Welt bleiben Nutzfahrzeuge – Lastkraftwagen und Omnibusse – Produkte mit Zukunft. Neue Herausforderungen gilt es zu bestehen. Über Wirtschaftlichkeit hinaus ist die Umweltverträglichkeit fortgesetzt zu verbessern. Dabei wird es weiterhin der Anstrengungen von Ingenieuren und Konstrukteuren, von Kaufleuten und Meistern und ungezählten Mitarbeitern in allen Bereichen bedürfen. Sie haben auch in den hinter uns liegenden Jahrzehnten hervorragende Arbeit geleistet. Auf den Erfolg der Arbeit aller kommt es an, damit der Nutzfahrzeugbau auch weiterhin zur Aufwärtsentwicklung des MAN Konzerns beitragen kann. Ihnen allen gilt mein besonderer Dank.

Im September 1991

Dr. jur. Klaus Götte
Vorsitzender des Vorstandes
der MAN Aktiengesellschaft
Vorsitzender des Aufsichtsrates
der MAN Nutzfahrzeuge Aktiengesellschaft

Preface

In the long and rich history of the companies belonging to the MAN Group commercial vehicle construction at MAN Nutzfahrzeuge AG is one of the younger activities, although it has been pursued since 1915. At that time the MAN plants in Augsburg and Nuremberg could already look back on 75 years of successful development. The roots of the former Gutehoffnungshütte, the legal predecessor of the Group's controlling company, MAN Aktiengesellschaft, date back even as far as the middle of the 18th century. Those sections of the former Büssing-Werke and of the Austrian ÖAF – Gräf & Stift AG too with its long tradition, which now belong to MAN Nutzfahrzeuge AG, were making valuable contributions at the dawn of automobile construction and in particular at the start of commercial vehicle development.

Of special importance for the development of commercial vehicle construction at MAN is the fact that Rudolf Diesel was able to build his epoch-making engine at MAN. This event has decisively spurred on the further development in the MAN Group of what is still the most economical engine in the world.

The foundation of the Munich plant in 1955 marked a new phase in the construction of commercial vehicles at MAN. From modest beginnings it has developed into one of the leading commercial vehicle producers in Europe and the largest single company in the MAN Group. From Munich a development began which, in particular since MAN Nutzfahrzeuge GmbH, the present MAN Nutzfahrzeuge AG, was founded in 1985, has progressed extremely successfully.

In view of the forthcoming common European market and the growing transport problems throughout the world commercial vehicles – trucks and buses – are still products with a future.

There are new challenges to rise to. Vehicles must be built to be not only more and more economical but also more and more environmentally compatible. This will as ever require the efforts of engineers and designers, businessmen and foremen and employees too numerous to mention in all sections of the company. In the decades behind us too they have done outstanding work. The success of the work of all those involved is vital if commercial vehicle construction is to continue to contribute to the upward progress of the MAN Group. My special thanks goes to all of them.

September 1991

Dr. jur. KLAUS GÖTTE
Chairman of the Executive Board
of MAN Aktiengesellschaft
Chairman of the Supervisory Board
of MAN Nutzfahrzeuge Aktiengesellschaft

Zur Einführung

Am 6. Juni 1986 wurde die MAN Aktiengesellschaft, München, in das Handelsregister des für den neustrukturierten Konzern zuständigen Amtsgerichtes der bayerischen Landeshauptstadt eingetragen. Damit war die organisatorische und rechtliche Neuordnung abgeschlossen, die vom Aufsichtsrat der Gutehoffnungshütte Aktienverein AG am 20. September 1985 einstimmig beschlossen worden war und die danach in wenigen Monaten mit der Präzision eines Uhrwerkes verwirklicht worden ist. Ein Motivationsschub in der Führungsmannschaft der zum Konzern gehörenden Unternehmen ging damit einher. Überfällige Strukturen wurden bereinigt, Reibungsverluste als Folge nicht mehr zeitgerechter Führungsinstrumentarien damit beseitigt.

Am 6. Juni 1986 wurden zwei Unternehmen verschmolzen, die Industriegeschichte geschrieben haben.

Der Gutehoffnungshütte Aktienverein (GHH) markiert mit dem 18. Oktober 1758, der Betriebsaufnahme des ältesten GHH-Stammwerkes, St. Antony in Oberhausen, zugleich die Geburtsstunde der Ruhrindustrie. Die MAN Maschinenfabrik Augsburg-Nürnberg Aktiengesellschaft, seit 1840 in Augsburg, seit 1841 in Nürnberg und seit 1860 in Gustavsburg bei Mainz, lieferte herausragende Beiträge zur Entwicklung des Maschinenbaus.

Aber Geschichte und Tradition können nur die Plattform bilden, von der aus Lösungen für wachsende und immer schneller wechselnde Anforderungen an leistungsfähige Industrieunternehmen im internationalen Wettbewerb gefunden werden müssen. Erfahrungen der Vergangenheit und das Wissen um die Fähigkeit der Mannschaft, sich weltweit im Wettbewerb behaupten zu können, stellen das Rüstzeug dar, das erfolgreich und umsichtig eingesetzt werden muß. Die neue Konzernstruktur – und als wesentliches Element die operative Selbständigkeit und damit Eigenverantwortlichkeit der Einzelunternehmen – trägt dem Rechnung.

Dabei ist bemerkenswert, daß der neu formierte Konzern den Namen MAN trägt und daß in seinem Konzern-Signet der Namenszug Gutehoffnungshütte an eine reiche Tradition erinnert.

Der Nutzfahrzeugbau der MAN spielt in diesem Verbund eine wichtige Rolle. Der Umfang seiner Aktivitäten und das seit Jahren schwierige Umfeld seines

Marktes haben nicht zuletzt Ziel und Ablauf der Neustrukturierung des Konzerns bestimmt. Dabei gehört er, im Vergleich zu den ungleich traditionsreicheren Produktbereichen der alten GHH und MAN, zu den jüngeren Tätigkeitsfeldern und, zumindest bis zur Gründung des Nutzfahrzeugwerkes München im Jahre 1955, zu den weniger bedeutungsvollen, wenn man Umsatz und anteiligen Erfolg zum Maßstab nimmt. Denn erst 1915 kam ein Zusammenarbeitsvertrag mit Saurer, Arbon/Schweiz, einem der führenden LKW-Hersteller dieser Zeit zum Bau von Nutzkraftwagen, zustande. Unter einer gemeinsam gegründeten Firma, der MAN-SAURER-Lastwagenwerke (LWW), wurden bis Sommer 1918 Nutzfahrzeuge aller Art unter Verwendung der Saurerschen Patente und Erfahrungen gefertigt und vertrieben. Der Bau des ersten Lastkraftwagens durch Daimler lag bereits neunzehn Jahre zurück, der des ersten Omnibusses sogar schon zwanzig Jahre. Heinrich Büssing, der große Pionier des Nutzfahrzeugbaus, blickte zu diesem Zeitpunkt bereits auf zwölf Jahre richtungsweisende Entwicklung und erfolgreiche Tätigkeit als Hersteller von Lastkraftwagen und Omnibussen zurück und hatte selbst längst Lizenzrechte zum Nachbau seiner Fahrzeuge an andere Hersteller im In- und Ausland vergeben. Es spricht für die Weitsicht der verantwortlichen Männer bei MAN, daß sie sich nach dem verlorenen Weltkrieg auch ohne Saurer für die Fortführung des Fahrzeugbaus entschieden. Anton von Rieppel, der Generaldirektor des Nürnberger MAN-Werkes, war es, der bereits seit der Jahrhundertwende zielstrebig seine Vorstellung vertrat, man müsse „die MAN auf Räder stellen". Er knüpfte damit an Visionen an, die einer der größten Erfinder der Technikgeschichte schon in einem anderen Zusammenhang geäußert hatte: Rudolf Diesel. Er nannte bereits 1897, im Geburtsjahr seines Motors, die Droschke als denkbaren Anwendungsbereich für einen leichten und kleineren Dieselmotor. Noch 1913, in seinem Todesjahr, schrieb er an seinen Schwager: „Ich habe immer noch die feste Überzeugung, daß auch der Automobilmotor kommen wird und dann betrachte ich meine Lebensaufgabe als beendet".

Die Zusammenarbeit zwischen Rudolf Diesel und der Maschinenfabrik Augsburg AG mit ihrem Leiter Heinrich von Buz, vor allem in den Jahren 1893–1897, gehört zu den eindrucksvollsten Beispielen dafür, daß die Kreativität des Erfinders und unternehmerischer Wagemut und Weitblick einander bedürfen, um Schöpfungen in wirtschaftlichen Nutzen umzusetzen.

Der Nürnberger Anton von Rieppel besuchte am 5. März 1897 die befreundete Maschinenfabrik Augsburg, um sich den ersten betriebsfähigen Dieselmotor anzusehen, der Mitte Februar 1897 den historischen Abnahmelauf bestanden hatte. Am 27. April 1897 kam von Rieppel auf Einladung von Heinrich von Buz ein weiteres Mal nach Augsburg zu einem Vortrag von Diesel. Bald darauf, am 15. Juni 1897, gewann er den Ingenieur Lucian Vogel, Studienfreund Diesels und Schwiegersohn von Heinrich von Buz, der sich bei der Entstehung des Dieselmotors besonders engagiert hatte, um in Nürnberg so schnell wie möglich einen „Kutschenmotor" zu entwickeln. Am 22. Juli 1897 schloß Rieppel mit der Maschinenfabrik Augsburg AG und mit Friedrich Krupp, die sich die Rechte zum Bau von Dieselmotoren gesichert hatten, ein Lizenzabkommen. Im Dezember des Jahres 1898 kam es zum Zusammenschluß der Maschinenbau-Actien-Gesellschaft Nürnberg mit der Maschinenfabrik Augsburg. Der Firmenname Vereinigte Maschinenfabrik Augsburg und Maschinenbaugesellschaft Nürnberg A.-G. wurde 10 Jahre später in Maschinenfabrik Augsburg-Nürnberg A. G., abgekürzt MAN, geändert.

Alle Bemühungen hingegen, schnell einen Dieselmotor zum Antrieb von Landfahrzeugen zu schaffen, blieben jahrelang erfolglos. Nicht zuletzt der Kriegsbeginn 1914 verursachte eine Unterbrechung der Entwicklungsarbeiten.

1919 begannen bei der MAN in Augsburg erste Versuche mit unmittelbarer Einspritzung. Der Kraftstoff wurde ohne das Hilfsmittel Druckluft über die Einspritzdüse in den Verbrennungsraum eingespritzt. Diese Entwicklung wurde 1923 erfolgreich abgeschlossen.

Der erste Motor kleiner Abmessung mit unmittelbarer Einspritzung – ein Einzylinder-Versuchsmotor – erreichte am 28. Juni 1923 eine Leistung von 13,2 PS bei 625 U/min und einem Kraftstoffverbrauch von 192 g/PS

Ein Motor mit unmittelbarer Einspritzung wurde im September 1923 als Hilfsmaschine für ein Fracht- und Fahrgastschiff geliefert; er leistete 70 PS bei 400 U/min. Diese guten Ergebnisse führten noch im gleichen Jahr zum Bau eines Vierzylindermotors, der bei 900 U/min 40 PS leistete und seinen Probelauf am 15. Dezember 1923 absolvierte. Er wurde in Augsburg in einen Lastkraftwagen des Werkes Nürnberg eingebaut, der am 12. März 1924 nach Nürnberg überführt wurde. Im Dezember desselben Jahres fuhr ein Lastkraftwagen, der mit einem solchen Motor ausgestattet war, mit eigener Kraft zur Deutschen Automobilausstellung nach Berlin. Es war der erste Lastkraftwagen der Welt, der von einem Dieselmotor mit direkter Einspritzung angetrieben wurde.

Der Weg zum Bau kleiner und leichter Leistungseinheiten mit höheren Drehzahlen war frei geworden. 1920 hatte auch die Daimler-Motoren-Gesellschaft in Berlin Versuche mit einem klassischen „Einblas"-Dieselmotor unternommen. Man zeigte schon 1923 in Berlin ein erstes Fahrzeug. 1924, also gleichzeitig mit MAN, war ein Daimler-LKW mit Dieselmotor auf der Automobilausstellung in Berlin zu sehen – jedoch im Gegensatz zur Direkteinspritzung in den Verbrennungsraum beim MAN-Motor – mit Einspritzung in eine Vorkammer. MAN hat damit einen Meilenstein der technischen Entwicklung von Nutzfahrzeugen gesetzt.

Angesichts der richtungsweisenden Beiträge der MAN zur Entwicklung des Fahrzeug-Dieselmotors und damit zur Entwicklung des Nutzfahrzeugs bleibt es bemerkenswert, daß man noch etwa 30 Jahre vorübergehen ließ bis zum Entschluß, stärker am wachsenden Markt für Nutzfahrzeuge teilzuhaben, als das mit den im Werk Nürnberg begrenzten Kapazitäten möglich war. Dabei hat MAN auch in den verbleibenden 20er und in den 30er Jahren erwähnenswerte Beiträge zur Nutzfahrzeug-Technik geliefert. Der Aufbruch erfolgte letztlich jedoch erst mit Gründung des Werkes München im Jahre 1955.

1925 wurde ein Lastkraftwagen für 5 t Nutzlast mit Kardanantrieb vorgestellt, damals in dieser Größenordnung in Deutschland ein Novum mit der Folge, daß der noch allgemein gebräuchliche Kettenantrieb bald gänzlich verschwand.

Dieser LKW enthielt bereits die lange Zeit für MAN-Nutzfahrzeuge typischen Merkmale einer besonderen Hinterachse, nämlich Trennung von Tragachse und Antrieb. Man sprach von der „MAN-Hinterachse".

1924/25 entwickelte MAN auch den „Niederflur-Omnibus", ein Fahrgestell mit tief heruntergezogenem Rahmen und stark gekröpfter Hinterachse, um die Einstiegshöhe zu senken.

1926 führte man im Typenprogramm zweiachsige Lastkraftwagen einer Familie mit 3 bis 8 t Nutzlast und fügte als schwerstes Fahrzeug einen Dreiachser mit 10 t Nutzlast hinzu, der von einem 150 PS-Motor – allerdings war es noch ein Otto-Motor – angetrieben wurde. Das Besondere an diesem Fahrzeug waren ein vom Getriebe bis zur Hinterachse gerade durchgeführter Gelenkwellenzug, Ritzelantrieb in den Hinterrädern und außenliegende Bremstrommeln. Diese Konstruktion bildete die technische Grundlage für das spätere Schwerlastwagenprogramm der MAN.

1930 entwickelte MAN Oberleitungs-Omnibusse („O-Busse" genannt).

1932 baute sie den „stärksten Diesellastwagen der Welt". Im gleichen Jahr entstand ein Fahrzeug mit Wechselaufbau, alternativ für die Beförderung von Gütern an Wochentagen und von Personen an Wochenenden geeignet.

1933 gab es einen Motorisierungsschub, Autobahnen wurden gebaut. Bald erreichte man die Grenze der Fertigungskapazitäten in Nürnberg. Eine Zusammenarbeit mit der ÖAF in Wien bot sich an; MAN vergab Lizenzen und erwarb sehr bald die Aktienmehrheit. Die Kapazität beider Hersteller konnte zeitweise auf 450 Fahrzeuge im Monat gesteigert werden.

1937 war für Fahrzeug-Dieselmotoren wiederum ein wichtiges Jahr. In der von Paul Wiebicke geführten Konstruktionsabteilung Lastwagenbau in Nürnberg gelang mit der Einführung des exzentrischen Kugelbrennraums und der Flachsitzdüse eine umwälzende Weiterentwicklung des Einspritz- und Verbrennungsverfahrens.

Verbrauchswerte von nur noch 155 bis 170 g/PSh wurden erreicht, ebenbürtig den besten Großdieselmotoren, wie sie MAN-Augsburg baute. Man nannte diese

Entwicklung „G-Verfahren", dabei stand G für Globus, d. h. für Kugel. Bedeutende Automobilhersteller im In- und Ausland erwarben die Baurechte auf das MAN-G-Verfahren.

Bis 1939 wurden Lastkraftwagen der Nutzlastklassen 3, 4, 5 und 6,5 t und Fahrgestelle für Omnibusaufbauten gefertigt; auch O-Busse blieben im Programm. Im gleichen Jahr wurde in Nürnberg eine Forschungsanstalt eingerichtet, um die Weiterentwicklung von Nutzfahrzeugen, insbesondere von Fahrzeug-Dieselmotoren voranzutreiben. In diesem Jahr erreichte MAN bereits einen Exportanteil von 25 %.

Dann kam der Zweite Weltkrieg.

MAN mußte sich einer Programmabstimmung zwischen allen Herstellern unterwerfen. Fahrzeuge mit 4,5 und 6,5 t Nutzlast durften zunächst noch weitergebaut werden. Bei der ÖAF in Wien ging der Lastwagenbau ungehindert weiter; auch das Wiener Unternehmen Fross-Büssing erhielt den Auftrag, MAN-LKW mit 3 und 6,5 t Nutzlast in Lizenz zu bauen.

In Nürnberg kam die Nutzfahrzeug-Entwicklung niemals völlig zum Erliegen. So entstand während des Krieges ein allradangetriebener Vierachser mit Einzelradaufhängung und Trapezlenkern. Zur Produktion ist es nicht gekommen.

Nach dem Zweiten Weltkrieg war auch für MAN eine Standortbestimmung und Neuorientierung vonnöten. Der Wiederaufbau der weithin zerstörten Werke, der Verzicht auf die im Ausland verlorengegangenen Betriebe, die Ungewißheit der Zukunft unseres Landes, der Kampf ums Überleben von Mitarbeitern und Unternehmen bestimmte lange Zeit das Geschehen. Die Wiederaufnahme der Produktion von Erzeugnissen, mit denen MAN Weltruf erlangt hatte, stand im Vordergrund. Großdiesel und Druckmaschinen, Dampfturbinen und Brücken, Kessel und Waggons, aber auch Lastwagen und Ackerschlepper gehörten nach und nach dazu. Der Anteil, den der Fahrzeugbau erreichte, blieb jedoch jahrelang vergleichsweise bescheiden. Es sollte zehn Jahre dauern, bis man sich dafür entschied, sich in größerem Umfang als Fahrzeughersteller zu betätigen, als das in Nürnberg wegen begrenzter Kapazitäten möglich war.

Der Erwerb des freigewordenen ehemaligen BMW-Flugmotorenwerkes in München 1955 stellte eine unternehmerische Weichenstellung von außerordentlicher Bedeutung für die weitere Entwicklung von MAN und darüber hinaus der GHH dar. Otto Meyer, bis 1954 Vorstandsvorsitzender der MAN und danach noch jahrelang Aufsichtsratsmitglied mit großem Einfluß, hat die Entscheidung für den Standort München mitgetragen und sie später in schwierigen Jahren verteidigt. Erst mit Gründung des Werkes München im Jahre 1955, mit der weitreichenden Trennung von den klassischen Bereichen des Maschinenbaues der MAN konnten die Nutzfahrzeugbauer zunehmend ihre Vorstellungen verwirklichen und eine eigene Dynamik entwickeln. Es bildete sich ein Unternehmensbereich, der bald zum größten und lange Zeit auch zum erfolgreichsten der MAN werden sollte. Von nur 5 % Marktanteil im Inland am Markt für mittelschwere und schwere Lastkraftwagen verstärkte MAN die Position auf 20 % und darüber – dies in einer Zeit, in der andere traditionsreiche Hersteller aufgeben mußten. Büssing, ÖAF und Gräf- & Stift wurden übernommen und haben zur Stärkung der Marktposition von MAN vor allem in der Bundesrepublik Deutschland und in Österreich beigetragen. Seine Eigenständigkeit und damit seine operative Eigenverantwortlichkeit hat der MAN-Nutzfahrzeugbau jedoch erst dreißig Jahre später erlangt, als Vorstufe der Verschmelzung von GHH und MAN zur neuen MAN Aktiengesellschaft und als wesentlicher Bestandteil der Umstrukturierung des Konzerns.

Die vorliegende Darstellung der Geschichte des MAN-Nutzfahrzeugbaus endet im wesentlichen mit dem Jahre 1985, als der Beschluß zur Neustrukturierung des Konzerns gefaßt wurde. Die grundlegenden Veränderungen in den Unternehmen und ihre überragende Bedeutung für die erfolgreiche Entwicklung danach sollen mit größerem zeitlichen Abstand einer späteren Wertung vorbehalten bleiben.

Nutzfahrzeuge haben in den Volkswirtschaften Funktionen von herausragender Bedeutung. Daran wird sich nichts ändern.

Ihre Märkte sind einem schnellen Wandel unterworfen, die letzten Jahre haben das gezeigt. So flexibel Lastkraftwagen und Omnibusse als Transportmittel selbst sind, so beweglich müssen Hersteller auf die Veränderungen des Marktes reagieren. Die Technik wird dem Nutzfahrzeug neue Möglichkeiten erschließen. Neben Wirtschaftlichkeit, Zuverlässigkeit und Verkehrssicherheit wird verbesserte Umweltverträglichkeit treten. Die Elektronik vermittelt neue Impulse für die technische Weiterentwicklung. Die Überlegenheit von Lastkraftwagen und Omnibussen gegenüber anderen Transportmitteln wird zunehmen.

Europäische Nutzfahrzeuge führen diese Entwicklung an; MAN ist dabei.

Bewährte Autoren – Historiker, Ingenieure und Archivare – haben mitgewirkt, das vorliegende Werk zu schaffen. Ihnen gebührt besonderer Dank.

Im September 1991

Dipl.-Ing. Wilfried Lochte
Vorsitzender des Vorstandes
der MAN Nutzfahrzeuge Aktiengesellschaft

Foreword

On 6th June 1986 MAN Aktiengesellschaft, Munich, was entered in the commercial register kept at the Bavarian capital's district court responsible for the newly-structured Group. This marked the conclusion of the organisational and legal restructuring resolved by unanimous vote of the Supervisory Board of Gutehoffnungshütte Aktienverein AG on 20th September 1985 and realised from that point on with clockwork precision in the space of only a few months. It brought with it a boost in motivation for the management team of the companies belonging to the Group. Overdue structural changes were made, thus eliminating friction losses resulting from management apparata which were no longer in keeping with the times.

But 6th June 1986 also marked the fusion of two companies, both of which had written industrial history.

For Gutehoffnungshütte Aktienverein (GHH) 18th October 1758, the date on which production began at the oldest GHH parent factory, St. Antony in Oberhausen, coincides with the birth of industry on the Ruhr. MAN Maschinenfabrik Augsburg-Nürnberg Aktiengesellschaft, extant in Augsburg since 1840, in Nuremberg since 1841 and in Gustavsburg near Mainz since 1860, had made outstanding contributions to the development of mechanical engineering.

But history and tradition can but constitute the platform from which answers to the growing and ever faster changing demands on efficient industrial enterprises in international competition have to be found. Experience from the past and the knowledge that the team is capable of asserting itself in competition worldwide supply the implements which must be put to successful and circumspect use. The new Group structure – a major element of which is the operational independence and thus the individual responsibility of the various companies – caters for this.

It is moreover remarkable that the newly formed Group bears the name MAN, and that its Group symbol contains the name Gutehoffnungshütte in remembrance of a rich tradition.

In this structure the commercial vehicle construction at MAN plays an important role. It was not least the scale of these activities and the many years spent in their difficult market context which determined the objective and the course of the restructuring of the Group. And yet, it is one of the most recent fields of activity – other product sectors of the old GHH and MAN have a much longer tradition – and, at least until the commercial vehicle plant at Munich was founded in 1955, it was one of the less important if measured in terms of turnover and proportional success. It was after all not until 1915 that a cooperation agreement with Saurer of Arbon in Switzerland, one of the leading truck manufacturers of the day, on the building of commercial vehicles came about. Under the aegis of a jointly founded company, MAN-SAURER-Lastwagenwerke (LWW) commercial vehicles of all kinds were produced and sold using Saurer patents and experience. The first truck had been built by Daimler nineteen and the first bus even twenty years before this. Heinrich Büssing, the great pioneer of commercial vehicle construction, could at this time already look back on twelve years of trail-blazing development and success as a manufacturer of trucks and buses and had himself long been licencing other manufacturers both in Germany and abroad to build his vehicles. The fact that the responsible men at MAN decided after the war had been lost to continue building vehicles without Saurer bears witness to their far-sightedness. It was Anton von Rieppel, the General Director of the MAN plant in Nuremberg, who from the turn of the century onwards had consistently put forward his idea that "MAN has to be put on wheels". In doing so he was alluding to visions expressed in a different context by one of the greatest inventors in industrial history: Rudolf Diesel. As far back as 1897, the year of his engine's birth, he said that the hackney carriage would be a conceivable application for a light, small Diesel engine. Even in 1913, the year of his death, he wrote to his brother-in-law, "I am still firmly convinced that the automobile engine too will come, and then I shall consider my life's work complete".

The cooperation between Rudolf Diesel and Maschinenfabrik Augsburg AG headed by its General Director, Heinrich von Buz, between 1893 and 1897 and in later years too is one of the most impressive examples of the fact that the creativity of the inventor must be coupled with entrepreneurial boldness and far-sightedness and vice versa if both the creations and the economic benefit are to be realised.

On 5th March 1897, Rieppel visited Maschinenfabrik Augsburg, with which his Maschinenfabrik Nuremberg entertained friendly relations, in order to see the first operational Diesel engine, which, in mid-February 1897, had passed its first inspection test run. On 27th April 1897 he was again in Augsburg at the invitation of Heinrich von Buz, this time for a lecture given by Diesel. Soon after this, on 15th June 1897, he managed to persuade the engineer Lucian Vogel, a college friend and colleague of Diesel and the son-in-law of Heinrich von Buz, to develop a „coach engine" in Nuremberg as quickly as possible. On 22nd July 1897 Rieppel concluded a licence agreement with Maschinenfabrik Augsburg AG and Friedrich Krupp, who had secured for themselves the rights to build Diesel engines. In December 1898, Maschinenbau-Actien-Gesellschaft, Nürnberg merged with Maschinenfabrik Augsburg to form MAN. In 1909 the company changed its name to "Maschinenfabrik Augsburg-Nürnberg AG", abbreviated to MAN. However, years passed before all the attempts to build in a short time a Diesel engine for powering vehicles were crowned by success. The outbreak of First World War in 1914 presented a temporary obstruction to further developments.

In 1919 the first tests with direct injection began at MAN in Augsburg. The fuel was conveyed into the combustion chamber via the injector nozzle without the aid of pressure. This development was successfully concluded in 1923.

On 28th June 1923 the first small engine with direct injection – a 1-cylinder test engine – achieved an output of 13.2 hp at 625 rpm and a fuel consumption of 192 g/hph.

An engine with direct injection was delivered in September 1923 as an auxiliary engine for a freight and passenger ship. It supplied 70 hp at 400 rpm. These good results led in the same year to the construction of a four-cylinder engine which supplied 40 hp at 900 rpm and completed its trial run on 15th December 1923. In Augsburg it was installed in a truck built at the Nuremberg plant, which was transferred to Nuremberg on 12th March 1924. In December of that year a truck fitted with an engine of this kind which had been further developed in Nuremberg drove to the German Automobile Exhibition in Berlin under its own steam. It was the first truck in the world to be powered by a Diesel engine with direct injection.

The road to the construction of small, light power units running at higher speeds was now clear. In 1920 Daimler-Motoren-Gesellschaft in Berlin had carried out tests with a classic "blow-in" Diesel engine. A first vehicle of this kind went on show in Berlin in 1923. In 1924, simultaneously with MAN, a Daimler truck with Diesel engine was to be seen at the Automobile Exhibition in Berlin but, unlike the MAN system with direct injection into the combustion chamber, with injection into a pre-chamber. MAN thus set a milestone of outstanding importance in the technical development of commercial vehicles.

In view of these MAN contributions, which set the course for the development not only of the automotive Diesel engine but also of the commercial vehicle, it is remarkable that some thirty years were allowed to pass before the decision was made to take a more significant part in the growing market for commercial vehicles than the limited capacities in the Nuremberg plant would permit. And in the later 1920s and 1930s MAN did indeed make contributions to commercial vehicle engineering which should not go unmentioned. Final emergence from the sidelines, however, did not come until the Munich plant was founded in 1955.

In 1925 a truck for 5 t payload with cardan drive was presented, which at the time and for the size of vehicle was something completely new in Germany. The result was that the chain drive still in general use had soon entirely disappeared.

This truck already contained a feature typical of MAN commercial vehicles for some time to come, the separation of the rear axle into dummy axle and drive unit. People called it simply the "MAN rear axle".

In 1924/25 MAN also developed the low-floor bus, a chassis with low-slung frame and strongly offset rear axle to reduce the entry height.

In 1926 the range of vehicles manufactured covered four-wheeler trucks from a family with payload ratings of 3 to 8 t, to which the heaviest vehicle, a six-wheeler for 10 t payload, was added. This was driven by a 150 hp engine – admittedly still an Otto engine. The special features of this vehicle were a straight shaft train from the gearbox to the rear axle, pinion drive in the rear wheels and external brake drums. This design formed the technical foundation for the later MAN heavy truck range.

In 1930 MAN developed trolley-buses.

In 1932 the company built the "most powerful Diesel truck in the world". In the same year a vehicle with interchangeable body appeared; it could be used alternately for transporting goods on weekdays and persons at weekends.

After 1933 there was a boom in motorisation; motorways were being built. Production in Nuremberg soon reached the limits of capacity. The opportunity for cooperation with ÖAF in Vienna presented itself; MAN granted licences and very soon acquired the majority shareholding. For a time the output of the two manufacturers together rose to 450 vehicles per month.

1937 was another important year for automotive Diesel engines. With the introduction of the eccentric spherical combustion chamber and the flat-seat injector nozzle the truck design department in Nuremberg headed by Paul Wiebicke ushered in a revolutionary further development of the injection and combustion process.

Consumption rates of only 155 to 170 g/hph were achieved, on a par with the best large Diesel engines of the type built at MAN in Augsburg. This development was named the "G" process, "G" standing for "Globus" (i. e. sphere). Major motor vehicle manufacturers from Germany and abroad were granted licences for the MAN "G" process.

Until 1939 trucks for payloads of 3, 4, 5 and 6.5 t and chassis for bus bodies were built. The trolley-buses too remained in the production programme.

In the same year a research institute was set up in Nuremberg in order to spur on the development of commercial vehicles, and in particular of automotive Diesel engines. In this year MAN's export share had already reached 25 %.

Then came the Second World War.

MAN was forced to coordinate its production with that of other manufacturers. The company was initially allowed to continue building vehicles for payloads of 4.5 and 6.5 t. Truck production at ÖAF in Vienna continued unimpeded, and another Vienna firm, Fross-Büssing, was given the order to build MAN trucks for 3 and 6.5 t payload under licence.

In Nuremberg commercial vehicle development never came to a complete standstill. During the War, for example, an all-wheel-drive eight-wheeler with independent wheel suspension and control arms in trapezoidal arrangement was designed and built, but it never went into production.

After the Second World War MAN too needed a definition of its position and a fresh orientation. Reconstruction of the largely destroyed plants, relinquishment of the facilities lost outside Germany, the uncertainty regarding Germany's future, the employees' and the company's struggle for survival dictated the course of events for a long time. Restarting the manufacture of products with which MAN had gained a worldwide reputation was the foremost consideration. Large Diesel engines, printing presses, steam turbines and bridges, boilers and railway wagons but also trucks and farm tractors had gradually been added to the list. The share attained by commercial vehicles, however, remained at a comparatively modest level for years. Ten years were to pass before the company decided to go into vehicle production on a larger scale than the restricted facilities in Nuremberg would permit.

The purchase of the disused former BMW aircraft engine plant in Munich in 1955 represented an entrepreneurial step of extraordinary importance for the further development of MAN and, beyond that, of GHH. Otto Meyer, the Chairman of the executive board of MAN until 1954 and a very influential member of the Supervisory Board for many years after that, was one of those who took this decision for Munich, and also a staunch defender of it in later difficult times. It was not until the Munich plant was founded in 1955 and the high degree of separation from MAN's classic mechanical engineering activities thereby achieved that the commercial vehicle builders could increasingly realise their ideas and develop a drive of their own. A company division was formed which was soon to become the largest and for a long time the most successful within MAN. The company's market share rose from only 5 % of medium-weight and heavy trucks in Germany to 20 % and more – and that at a time when other traditional manufacturers were having to give up. Büssing, ÖAF and Gräf & Stift were taken over and have contributed to a strengthening of the market position of MAN, especially in Germany and Austria. But MAN commercial vehicle construction had to wait another thirty years for full independence and with this responsibility for its own operations. An essential feature of the restructuring of the Group, it came as a preliminary to the fusion of GHH and MAN to form the new MAN Aktiengesellschaft.

The above account of the history of commercial vehicle construction at MAN essentially ends in 1985 with the decision to restructure the Group.

Assessment of fundamental changes in the company and their outstanding significance for the successful development after this date should be left to a future generation.

In national economies commercial vehicles occupy a position of outstanding importance, and nothing will alter this fact. Their markets are subject to rapid change, as the last few years have shown. The flexibility of trucks and buses as means of transport must be reflected in the reactions of their manufacturers to changes in the market. Technology will open up new possibilities for the commercial vehicle. Economy, reliability and road safety will be joined by greater environmental compatibility. Fresh stimulus for further technical development will come from electronics. The superiority of trucks and buses over other means of transport will grow.

European commercial vehicles are at the forefront of this development. MAN is there too.

Experienced authors – historians, engineers and archivists – have cooperated in the production of this work. My special thanks goes to them.

September 1991

Dipl.-Ing. Wilfried Lochte
Chairman of the Executive Board
of MAN Nutzfahrzeuge Aktiengesellschaft

Inhaltsverzeichnis

VIERTES KAPITEL – RICHARD DAIMER

Der Weg zur ÖAF – Gräf & Stift AG

FÜNFTES KAPITEL – KARL BOSL

Ein halbes Jahrhundert MAN-Geschichte unter Anton von Rieppel und Otto Meyer

SECHSTES KAPITEL – HORST HAUSEN

Rudolf Diesel und sein tragisches Ende unter besonderer Berücksichtigung seines Werkes „Solidarismus"

SIEBTES KAPITEL – HORST HAUSEN

Rudolf Diesel und Heinrich Büssing – ein Vergleich

Achtes Kapitel – Hans Christoph Graf von Seherr-Thoss

Die Technik des MAN-Nutzfahrzeugbaus

Die Bilder und Zeichnungen stammen, soweit nicht anders vermerkt, aus dem Historischen Archiv Augsburg der MAN AG und dem Historischen Archiv München der MAN Nutzfahrzeuge AG sowie aus den Beständen der ÖAF – Gräf & Stift AG, Wien und dem Hausarchiv Gräf, Wien.

Erstes Kapitel

Ein Gang durch die Geschichte des MAN Nutzfahrzeuges

Hellmut Droscha †

1.1 Ein Motor verändert die Welt

Das Zeichen MAN mit dem stilisierten Löwen kennzeichnet heute Lastwagen, Omnibusse und Arbeitsfahrzeuge im Straßenverkehr und auf Baustellen in allen fünf Erdteilen. Früher wurde noch an Stelle des Löwen als Hinweis auf den Motor der Name Diesel verwendet. Bei der Maschinenfabrik Augsburg (MAN) hatte vor nahezu 100 Jahren nach den Vorstellungen seines Erfinders, Rudolf Diesel, der Bau begonnen. Die Pionierleistung in Form des Ersten Dieselmotors der Welt, die nach mehrjährigen, von Rückschlägen begleiteten Versuchen gelang, ist in die Technikgeschichte eingegangen. Sie wurde Ausgangspunkt einer nachhaltigen Entwicklung auf dem ganzen Globus: Der Dieselmotor hat Licht in Städte und Dörfer gebracht, treibt Maschinen aller Art an und bewegt Schiffe sowie Schienenfahrzeuge und last but not least Straßenfahrzeuge verschiedenster Art. Der Grund liegt in seiner alle anderen Wärmekraftmaschinen überragenden Wirtschaftlichkeit, eine Eigenschaft, die den Dieselmotor seit seiner Entstehung auszeichnet.

Da Geschichte hier durch eine lange Kette von Leistungen technischer, wirtschaftlicher und organisatorischer Art gebildet oder bestimmt wird, sind diese Leistungen Hauptelemente der Darstellung, und sie bedürfen, soweit es sich um Technik handelt, der Interpretation unter Verzicht auf fachliche Detaillierung zugunsten der Allgemeinverständlichkeit. Insofern ist diese Abhandlung über ein bedeutendes Kapitel der Wirtschaftsgeschichte und in Sonderheit der MAN zugleich ein Beitrag zur Geschichte der Technik.

Diesels zündende Idee

Die Idee, die zur Erfindung des Dieselmotors führte, war zunächst nicht mehr als ein geistiger Funke, der in einer Vorlesung über Thermodynamik an der Hochschule München – ehedem Polytechnikum – von dem vortragenden Eismaschinenerfinder Professor Carl Linde auf einen seiner Studenten überspringt. Das geschieht irgendwann im Jahr 1878, und der Student ist Rudolf Diesel. Als Sohn deutscher Eltern in Paris geboren, kam er bei Ausbruch des deutsch-französischen Krieges 1870 als Zwölfjähriger nach Augsburg, wo ihn der Besuch einer „Industrieschule" auf sein späteres Technikstudium vorbereitet (Bild 1.1). Als in der bewußten Vorlesung Professor Linde ausführte, daß die Dampfmaschine nur 6 bis 10 Prozent der bei der Kohleverbrennung als Wärme freigesetzten Energie in effektive mechanische Arbeit, also Bewegungsenergie umsetzt, aber nach dem Carnotschen Kreisprozeß bei gegebenen Temperaturgrenzen sich viel höhere Wirkungsgrade ergeben müßten, versieht der jetzt zwanzigjährige Diesel die Nachschrift in seinem Kollegheft mit der Randbemerkung „Studieren, ob es nicht möglich ist, die Isotherme praktisch zu verwirklichen".

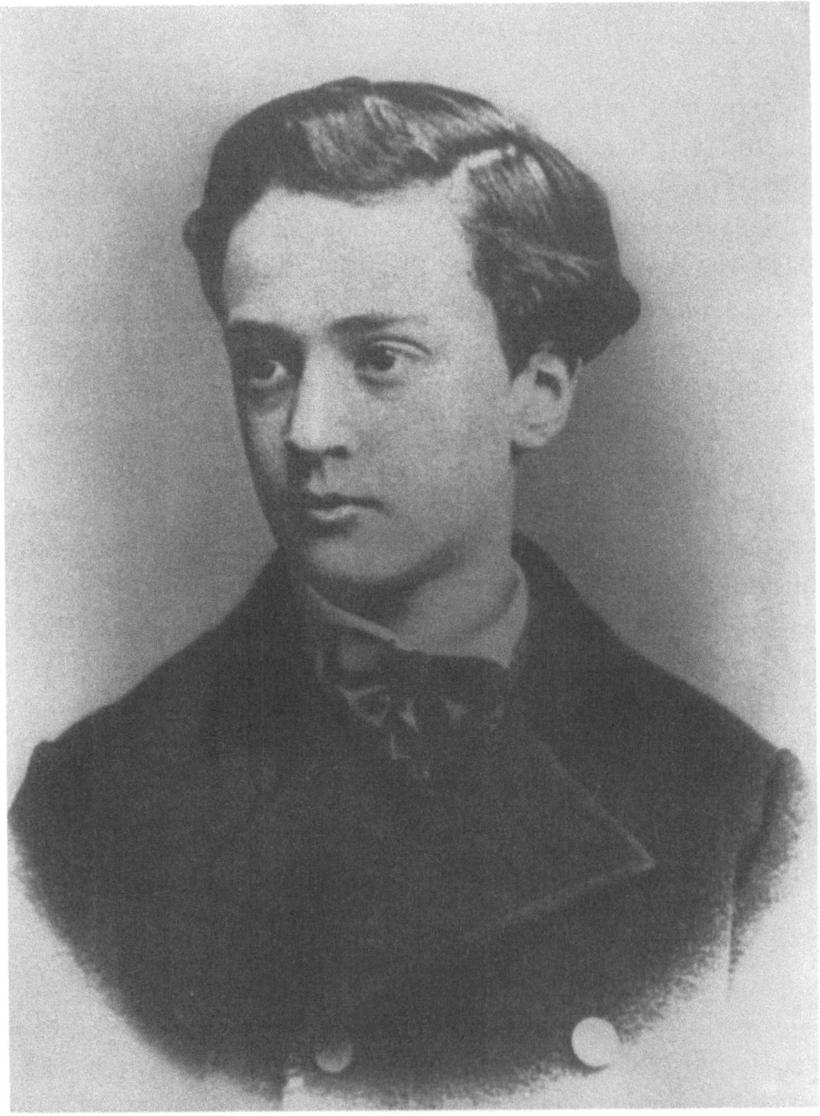

Bild 1.1. Der junge Rudolf Diesel

Von da an läßt es ihn nicht mehr los, das Nachdenken über die Konsequenzen aufgrund jener Notiz. Rudolf Diesel ist nach dem Studium Assistent am Lehrstuhl von Linde, dann sein industrieller Mitarbeiter, aber nebenher schreibt er das 1893 erscheinende Buch mit dem Titel „Theorie und Konstruktion eines rationellen Wärmemotors zum Ersatz der Dampfmaschinen und der heute bekannten Verbrennungsmotoren".

In einer ersten, Anfang 1892 beantragten Patentschrift (Bild 1.2) sagt Diesel über das Prinzip seines Motors, daß „in einem Cylinder vom Arbeitskolben reine Luft oder anderes indifferentes Gas (bezw. Dampf) mit reiner Luft so stark verdichtet wird, daß die hierdurch entstandene Temperatur weit über der Entzündungstemperatur des zu benutzenden Brennstoffes liegt, worauf die Brennstoffzufuhr vom todten Punkte ab so allmälig stattfindet, daß die Verbrennung wegen des ausschiebenden Kolbens und der dadurch bewirkten Expansion der verdichteten Luft (bezw. des Gases) ohne wesentliche Druck- und Temperaturerhöhung erfolgt, worauf nach Abschluß der Brennstoffzufuhr die weitere Expansion der im Arbeitscylinder befindlichen Gasmasse stattfindet".

Die verbale Kompliziertheit dieser Darstellung stellt zweifellos an das Verständnis des Außenstehenden gewisse Ansprüche. Um sich Klarheit darüber zu verschaffen, worin hier der Fortschritt besteht, muß man sich erst einmal vergegenwärtigen, wie in den Kraftmaschinen vor Diesel Brennstoffenergie in mechanische Arbeitsleistung umgewandelt wurde. Zu unterscheiden ist hier vor allem zwischen der viel älteren Dampfmaschine und der Verbrennungskraftmaschine nach dem von Nikolaus August Otto in den 70er Jahren des 19. Jahrhunderts in Deutz bei Köln entwickelten Motorsystem.

Andere Kraftmaschinen

Bei der Dampfmaschine ist die erwähnte Umwandlung besonders umständlich. Denn hier muß erst einmal aus Wasser Dampf erzeugt werden, was in einem separaten Gebilde, dem Kessel, geschieht. Viel von der Wärme, die im Feuerraum des Kessels durch Verbrennung fossilen Brennstoffs – zunächst ist es durchweg Kohle – frei wird, geht da bereits durch die Kesselwände nach außen oder mit den noch heißen Abgasen verloren. Nur ein Teil der Wärme dringt durch die Wandungen, die den Feuerraum von dem Wasser-Dampf-Raum trennen, hindurch, um das überwiegend in Rohren geleitete Wasser zu erhitzen, verdampfen zu lassen und den Dampf durch weitere Erhitzung auf eine möglichst hohe Temperatur zu bringen. Dieser Dampf, mit dessen Überhitzung auch sein Druck steigt, betreibt dann die Dampfmaschine. Dabei geht, größtenteils durch Reibung, mit den Triebwerksbewegungen wiederum eine Menge Energie verloren, zum anderen verbleibt in dem am Schluß des Prozesses entweichenden Abdampf noch eine Restenergie, so daß es insgesamt zu jenen 6 bis 10 Prozent Nutzenergie als effektiver Maschi-

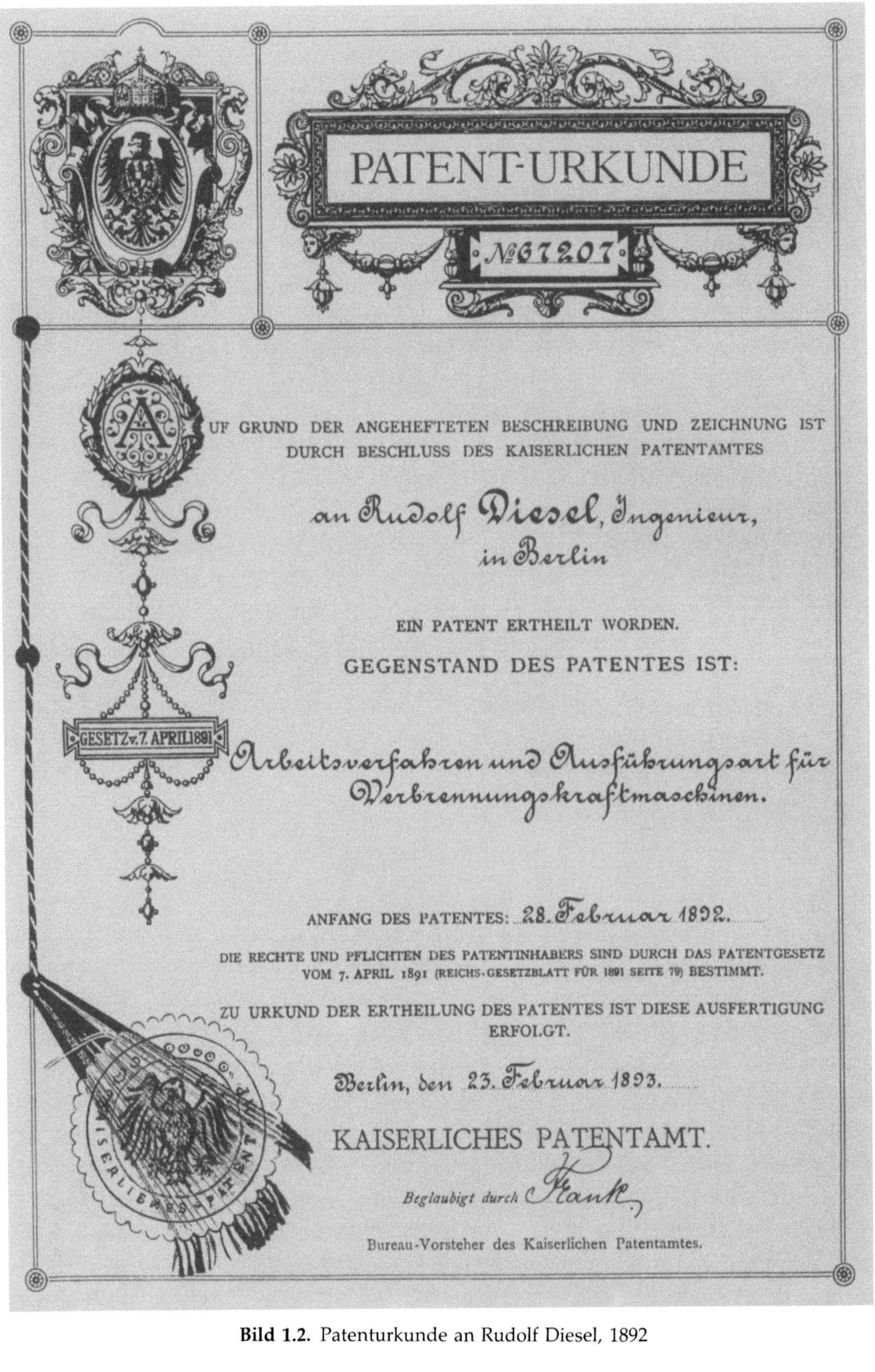

PATENT-URKUNDE

№ 67207

AUF GRUND DER ANGEHEFTETEN BESCHREIBUNG UND ZEICHNUNG IST DURCH BESCHLUSS DES KAISERLICHEN PATENTAMTES

an Rudolf Diesel, Ingenieur, in Berlin

EIN PATENT ERTHEILT WORDEN.

GEGENSTAND DES PATENTES IST:

GESETZ v. 7. APRIL 1891

Arbeitsverfahren und Ausführungsart für Verbrennungskraftmaschinen.

ANFANG DES PATENTES: 28. Februar 1892.

DIE RECHTE UND PFLICHTEN DES PATENTINHABERS SIND DURCH DAS PATENTGESETZ VOM 7. APRIL 1891 (REICHS-GESETZBLATT FÜR 1891 SEITE 79) BESTIMMT.

ZU URKUND DER ERTHEILUNG DES PATENTES IST DIESE AUSFERTIGUNG ERFOLGT.

Berlin, den 23. Februar 1893.

KAISERLICHES PATENTAMT.

Beglaubigt durch Frank

Bureau-Vorsteher des Kaiserlichen Patentamtes.

KAISERLICHES PATENT

Bild 1.2. Patenturkunde an Rudolf Diesel, 1892

nenleistung kommt, deren „Wenigkeit“ den Studenten Diesel in der Lindeschen Vorlesung so erregte.

Beim „Ottomotor“, der seinen offiziellen Namen in der deutschsprachigen Fachwelt erst nach vielen Jahrzehnten zwecks begrifflicher Abgrenzung gegenüber dem dann etablierten „Dieselmotor“ erhielt, ist der entscheidende Energieumsetzungsprozeß schon viel kürzer und einfacher. In den Zylinderraum wird hier ein außerhalb desselben gebildetes Gemisch aus Brennstoff – oder „Kraftstoff“ – und Luft durch den abwärtsgehenden Arbeitskolben eingesaugt. Dann wird dieses Gemisch durch den wieder hochgehenden Kolben verdichtet und durch einen von einer Zündkerze gelieferten Funken zur Explosion gebracht, die durch steilen Anstieg des Druckes bis zu einem hohen Spitzenwert gekennzeichnet ist. Die so entstandene Druckenergie des Verbrennungsgases treibt nun mit großer Kraft den Kolben, der jetzt erneut nach unten bewegt wird. Damit überträgt sich der Bewegungsimpuls auf das ganze Triebwerk des Motors, der auf diese Weise – nach Abzug aller selbstverständlich auch hier entstehenden Verluste – seine Arbeitsleistung erbringt.

Die Umsetzung der Idee in Augsburg

Man muß diese Grundvorgänge gedanklich nachvollziehen, will man wenigstens eine gewisse Vorstellung davon haben, inwiefern das Prinzip des Dieselmotors seit den ersten Veröffentlichungen als so bedeutungsvoll und interessant angesehen wird. Diesels zitierte Patentschrift in ihrer verklausulierten Form besagt, daß bei diesem neuartigen Motorprinzip zunächst lediglich Luft angesaugt und verdichtet wird; erst in die hochkomprimierte Luft wird der Brenn- oder Kraftstoff dosiert und leicht verzögert eingebracht, worauf er sich infolge der durch die Verdichtung bewirkten hohen Temperatur selbst entzündet. Damit wird die Verbrennung in Gang gesetzt, die sich hier aber nicht so schnell wie nach einer Funkenzündung, sondern nach und nach vollzieht. Die über das Freiwerden der Verbrennungswärme erzeugte Drucksteigerung wird auf einen längeren Zeitraum ausgedehnt, und die Druckspitze wird abgeflacht. Insgesamt bedeutet das eine weit bessere Energieausbeute, und weil die Zündkerze wegfällt, die ja nicht verrußen darf, kann ein solcher Motor auch geringerwertige Brennstoffe schadlos „verkraften“. Soweit die Theorie.

Geradezu klassisch bewahrheitet sich jedoch bei den Bemühungen, all das technisch zu realisieren, die Schillersche Weisheit „Leicht beieinander wohnen die Gedanken, doch hart im Raume stoßen sich die Sachen“. Die Maschinenfabrik Augsburg, an die sich Diesel neben anderen Unternehmen mit der Frage gewandt hat, ob sie einen solchen Motor bauen wolle, ahnt schon die Schwierigkeiten der praktischen Ausführung, weshalb sie zunächst Anfang April 1892 ablehnt. Diesel fühlt sich jetzt herausgefordert, und das Augsburger Werk wird von ihm mit drei weiteren Briefen innerhalb weniger Tage förmlich „bombardiert". Bei dem konzipierten neuartigen Verbrennungsprozeß spielen die hohen Drücke eine wesentliche Rolle; Diesel ist bereit, sie beträchtlich zu reduzieren. Außerdem bringt er ein Gutachten des Münchener Hochschulprofessors Moritz Schröter über die Richtigkeit seiner Theorie bei. Sehr bald, nämlich mit Schreiben vom 20. April 1892, erklärt die Maschinenfabrik Augsburg dann ihre bedingte Bereitschaft zum Bau einer Versuchsmaschine. Man will zunächst prüfen, ob das System technisch überhaupt realisierbar ist, und gegebenenfalls solle danach „stufenweise, aber nur in kleinen Absätzen vorwärts gegangen werden". Nach Entwürfen Diesels beginnen bereits im Oktober 1892 in Augsburg die ersten Konstruktionsarbeiten. Zu der ursprünglich vorgesehenen Verwendung zerstäubter Kohle allerdings kann man sich nicht bereitfinden; man wählt Petroleum.

Ein steiniger Weg. Im Februar 1893 wird eine vertragliche Vereinbarung mit Diesel getroffen, der unabhängig davon und in voller Offenheit gleichzeitig mit Friedrich Krupp in Essen verhandelt und kurz danach auch dort zum Abschluß kommt. Wenige Tage später und gar nicht ungern beschließen beide Unternehmen eine Zusammenarbeit bei den praktischen Versuchen. Unter beiderseitiger Kostenbeteiligung wird in Augsburg eine Versuchsanstalt eingerichtet. Dort beginnen im Juli 1893 die Versuche (Bild 1.3). Am 10. August wird erstmals Kraftstoff (Benzin) in die komprimierte Luft eingespritzt und seine sofortige Selbstzündung bewirkt. Aber der Indikator, das den motorischen Verbrennungsprozeß graphisch darstellende Meßinstrument, hält dem im Diagramm nachgewiesenen maximalen Verbrennungsdruck von 80 Atmosphären – „bar" sagt man 80 Jahre später – nicht stand; er wird zerstört.

Unter Mitwirkung Diesels, der aufgrund der ersten praktischen Erfahrungen ein neues Patent anmeldet, wird ein beträchtlich abgeänderter Motor konstruiert. Dieser läuft am 17. Februar 1894 erstmals im Leerlauf, aber nur eine Minute lang. Ein erneuter Umbau führt immer noch nicht zum Ziel. Man erkennt jetzt, daß für eine unmittelbare Kraftstoffeinspritzung gegen den Innendruck des Kompressionsraumes vor allem die verfügbare Fertigungstechnik noch nicht ausreicht. Der versuchte Ausweg einer mittelbaren Einspritzung unter Zuhilfenahme von Druckluft bereitet jedoch wegen der damit verbundenen komplizierten Technik auch wieder so große Schwierigkeiten, daß der Erfinder fast verzweifelt. Dennoch werden die Versuche fortgesetzt.

Die Tatsache, daß bei einem Bremsversuch im Juni 1895 ein Wirkungsgrad von 16,6 Prozent erreicht wird, kann Diesel und die Augsburger Ingenieure nicht zufriedenstellen, solange der Motor die eigentliche Betriebsreife nicht erlangt hat. Sicher ist, daß man vorerst am Einblasen des Kraftstoffs mit Druckluft aus einem angebauten Kompressor wird festhalten müssen. Anfang 1896 wird mit einer stark veränderten Konzeption eine entscheidende Phase erreicht. Ein völlig neuer Die-

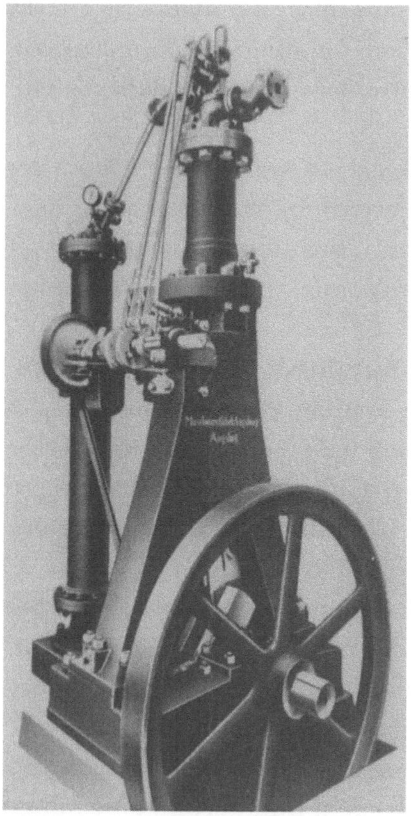

Bild 1.3.

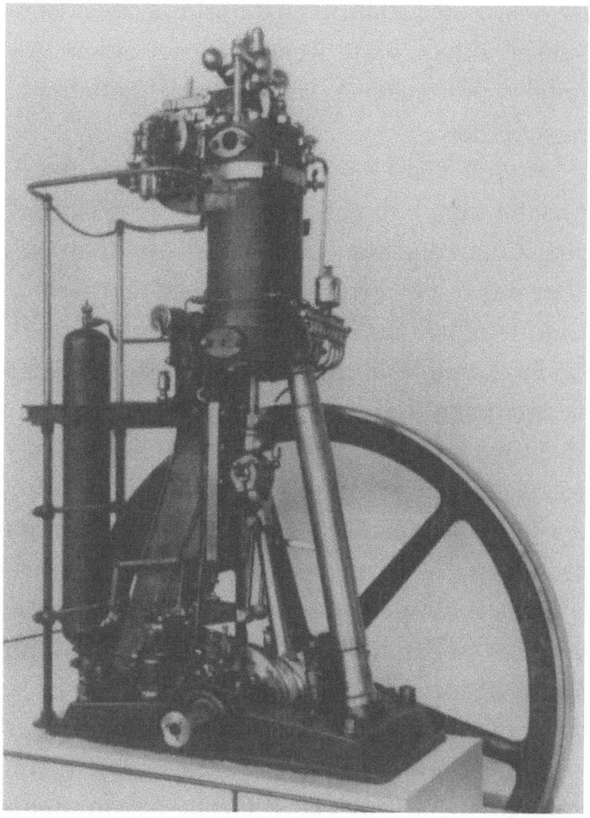

Bild 1.4.

Bild 1.3. Versuchsmotor von Rudolf Diesel, 1893 in der Maschinenfabrik Augsburg (MAN) gebaut
Bild 1.4. Erster Dieselmotor der Welt, 1896/1897 gebaut in der Maschinenfabrik Augsburg (MAN)

selmotor entsteht in den Augsburger Konstruktionsbüros – man kann sagen, gegen die fast einhelligen Zweifel der Fachwelt, die dem Dieselschen Motorsystem kaum noch Chancen einer Verwirklichung einräumt. Viel Nervenkraft und auch Geld hat die Beteiligten in den nahezu drei Jahren leidvoller Erfahrung das Festhalten an der Idee bereits gekostet. Aber Heinrich Buz als allein verantwortlicher Vorstand, der auf alljährliche Entlastung seitens der Aktionäre angewiesen ist, bleibt trotz des bisweilen als fast zu groß erscheinenden Risikos für das Unternehmen unerschüttert auf dem Weg zum mehr denn je „lockenden Ziel".

Nach Abschluß der Konstruktionsarbeiten und fünfmonatiger Bauzeit ist es soweit. Die Probeläufe fallen durchweg zufriedenstellend aus, so daß am 17. Februar 1897 die offiziellen Abnahmeversuche durch den bereits erwähnten Professor Schröter von der TH München erfolgen können. Über die ausgezeichneten Ergebnisse des ersten voll betriebsfähigen Dieselmotors (Bild 1.4), der mit einem Gesamtwirkungsgrad von rund 26 Prozent die Fachwelt in Erstaunen versetzt, berichtet Moritz Schröter, eine Kapazität von internationalem Ruf, Mitte

1897 auf der Hauptversammlung des Vereins Deutscher Ingenieure (VDI) in Kassel. Zuvor hatte Rudolf Diesel einen Vortrag über Theorie und Konstruktion seines „rationellen Wärmemotors" gehalten. Der Durchbruch ist geschafft, so will es scheinen.

Rudolf Diesel schreibt an Heinrich Buz: „Obgleich ich weit entfernt von der Anschauung bin, daß ich mit meinem Motor schon jetzt an dem mir vorschwebenden Ziele angelangt sei, so darf ich doch aussprechen, daß dessen Resultate weit über das bisher Erreichte hinausgehen und daß die von mir vertretenen Prinzipien eine neue Ära im Motorenbau bedeuten.

Es ist mir voll und ganz bewußt, daß ich soweit nur durch Ihre wohlwollende, sachgemäße und generöse Unterstützung kommen konnte; ebenso weiß ich, daß Sie in mich und meine Sache ein sehr großes Vertrauen haben mußten, um dieselbe so zu fördern, wie Sie es gethan haben; um niemals, auch in dunklen Momenten, wo kein rechter Fortschritt zu bemerken war, die Geduld zu verlieren, sondern immer mit überlegener Weisheit und Erfahrung dem Ziele zuzusteuern.

Ihnen für alles dies zu danken, ist Zweck dieser Zeilen und ich denke, daß Sie von der Tiefe und Aufrichtigkeit meiner Gefühle in dieser Hinsicht überzeugt sind. Es bleibt mir nur noch den Wunsch daran zu knüpfen, daß die neue Sache unter Ihrer glänzenden Leitung Ihrer Firma einen recht großen Nutzen bringen möge."

Über allen technischen Fragen darf nicht vergessen werden, daß Diesels Idee von Anfang an auch eine soziale Komponente hat. Es geht ihm darum, eine billige sowie wirtschaftlich arbeitende Kraftmaschine vor allem zur Verwendung im Kleingewerbe zu schaffen und dieses damit im Wettbewerb gegen die Großindustrie zu unterstützen. Denn die Dampfmaschine, überhaupt nur in relativ großen Einheiten einigermaßen wirtschaftlich, kann in dieser Zeit lediglich von den großen Betrieben als Kraftquelle genutzt werden. Auch der Elektromotor, der später bis zu den kleinsten Leistungen billig und wirtschaftlich ist, steht noch nicht allgemein zur Verfügung.

Aber die hochgeschraubten Hoffnungen und Erwartungen, die nach dem großen Erfolg in der Öffentlichkeit alle Welt jetzt auf den Dieselmotor setzt, werden bald darauf enttäuscht, als man Anfang 1898 in der Zündholzfabrik Kempten den ersten für den Betrieb bestimmten Dieselmotor aufstellt. Es ist eine Zweizylindermaschine, die bereits eine Leistung von 60 PS hat und – wie der erfolgreiche Testmotor vom Vorjahr – im Viertakt nach dem Vorbild der „einfachwirkenden" Dampfmaschine mit einem Kreuzkopf arbeitet. An diesem auf der einen Seite vom Kolben über die starre Kolbenstange geradlinig bewegten „klassischen" Maschinenelement – das zugleich die Kolbenführung unterstützt – ist auf der anderen Seite die Pleuelstange angelenkt, welche die hin- und hergehende Bewegung des Kolbens in die benötigte Drehbewegung an der Kurbelwelle umwandelt. Störungen mancherlei Art treten auf, die erst allmählich behoben werden können. Aber in Augsburg gibt man den Kampf um Vervollkommnung nicht auf. Die

Erfahrungen mit dem Kemptener Motor werden beim nächsten Auftrag verwertet; man führt Verbesserungen an wichtigen Maschinenelementen aus und erreicht schließlich einen zuverlässigen Betrieb.

Die allgemeine Wirtschaftslage hat sich nach vorangegangener Rezession während der für das Augsburger Werk so entscheidungsschweren „Diesel-Versuchsjahre" wieder zum Besseren gewendet. Die Zunahme an Aufträgen und Lieferungen erleichtert die notwendigen Investitionen, die nun vor allem auch für den Dieselmotorenbau vorgenommen werden. Mit einem erhöhten Beschäftigungsgrad, verstärkter Sicherheit und einem großen Vertrauen in den hinzugewonnenen neuen Produktionszweig, für den die Chancen insbesondere langfristig noch kaum übersehbar scheinen, nähert sich die Maschinenfabrik Augsburg der Jahrhundertwende. Aber zuvor wird die Vereinigung des Augsburger und des Nürnberger Unternehmens vollzogen (Bild 1.5).

Die neue Firma wird gemeinsam geleitet von Kommerzienrat Heinrich Buz, Fabrikdirektor in Augsburg, und Anton Rieppel, Fabrikdirektor in Nürnberg, als Vorständen. Anton Rieppel hatte sich in den 80er Jahren als Betriebsleiter des Gustavsburger Zweigwerks von „Nürnberg" sehr verdient gemacht, worauf man ihn 1892 an die Spitze des Nürnberger Unternehmens stellte. Er spielt später im Zusammenhang mit den ersten Lastkraftwagen der MAN und mit der Einführung des Dieselmotors im Nutzfahrzeugbau eine entscheidende Rolle.

Wirtschaftspolitische Probleme. Ehe noch vor der Vereinigung für das Augsburger Werk das Geschäft mit dem Dieselmotor richtig begonnen hat, folgen auf die technischen Geburtswehen der neuen Kraftmaschine und nach Vergabe zahlreicher Lizenzen an in- und ausländische Firmen erst einmal wirtschaftspolitisch bedingte Schwierigkeiten. Während der Dieselmotor in den erdölreichen Ländern und dort, wo der flüssige Kraftstoff zu seinem Betrieb weder mit einer Steuer noch sonst einer Abgabe belastet ist, rasche Verbreitung findet, treten in Deutschland zunächst Hemmnisse dadurch auf, daß hier ein geeigneter Kraftstoff zu annehmbaren Preisen nicht zu beschaffen ist; im Inland gibt es ihn nicht, und vom Ausland bezogen ist er mit so hohem Einfuhrzoll belastet, daß seine Verwendung nicht mehr lohnt. Damit entsteht sowohl für den Inlandsabsatz des Dieselmotors als auch für die deutschen Lizenznehmer, die inzwischen, nach vorübergehender Unterbrechung, mit dem Bau von Dieselmotoren wieder begonnen haben, eine wenig erfreuliche Lage. Das Augsburger Werk bleibt daher eifrig bemüht, eine Herabsetzung der auf Petroleum liegenden hohen Zölle zu erreichen. Bereits 1898 leitet die Maschinenfabrik Augsburg gemeinsam mit der Firma Krupp in Essen erstmals eine „Petroleum-Petition" an den Deutschen Bundesrath.

Erreicht wird vorerst nichts. Im Ausland dagegen, und zwar in Rußland, installiert man 1904 für die Straßenbahnverwaltung von Kiew die erste und für lange Zeit größte Dieselkraftzentrale der Welt mit vier Augsburger Dieselmotoren.

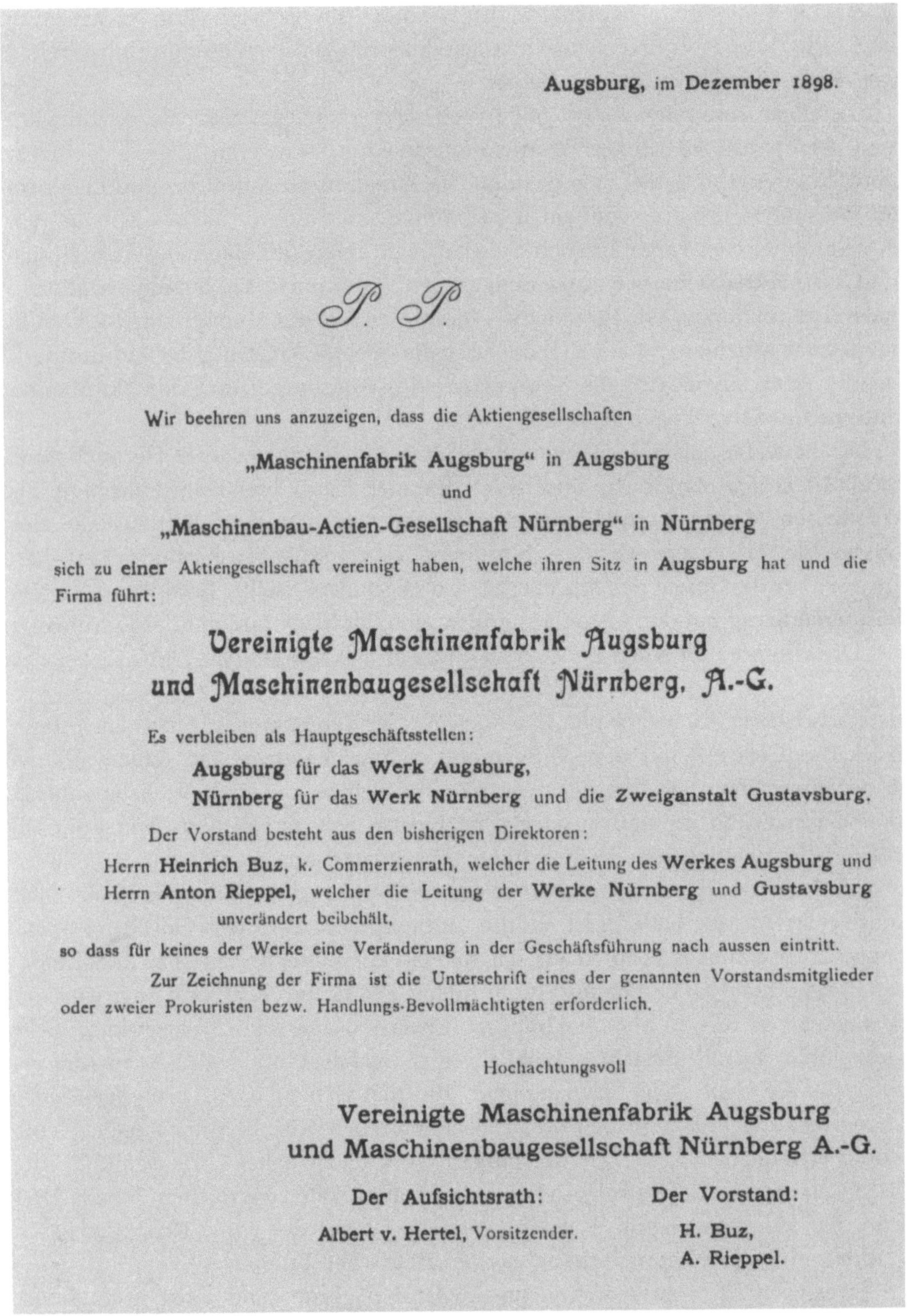

Augsburg, im Dezember 1898.

P. P.

Wir beehren uns anzuzeigen, dass die Aktiengesellschaften

„Maschinenfabrik Augsburg" in Augsburg

und

„Maschinenbau-Actien-Gesellschaft Nürnberg" in Nürnberg

sich zu einer Aktiengesellschaft vereinigt haben, welche ihren Sitz in Augsburg hat und die Firma führt:

Vereinigte Maschinenfabrik Augsburg
und Maschinenbaugesellschaft Nürnberg, A.-G.

Es verbleiben als Hauptgeschäftsstellen:

Augsburg für das **Werk Augsburg,**
Nürnberg für das **Werk Nürnberg** und die **Zweiganstalt Gustavsburg.**

Der Vorstand besteht aus den bisherigen Direktoren:

Herrn **Heinrich Buz**, k. Commerzienrath, welcher die Leitung des **Werkes Augsburg** und
Herrn **Anton Rieppel**, welcher die Leitung der **Werke Nürnberg** und **Gustavsburg**
unverändert beibehält,

so dass für keines der Werke eine Veränderung in der Geschäftsführung nach aussen eintritt.

Zur Zeichnung der Firma ist die Unterschrift eines der genannten Vorstandsmitglieder oder zweier Prokuristen bezw. Handlungs-Bevollmächtigten erforderlich.

Hochachtungsvoll

Vereinigte Maschinenfabrik Augsburg
und Maschinenbaugesellschaft Nürnberg A.-G.

Der Aufsichtsrath:	Der Vorstand:
Albert v. Hertel, Vorsitzender.	H. Buz,
	A. Rieppel.

Bild 1.5. Rundschreiben zur Gründung der „Vereinigte Maschinenfabrik Augsburg und Maschinenbaugesellschaft Nürnberg, A.-G."

Sie geben eine Gesamtleistung von 1600 PS an die nachgeschalteten Elektrogeneratoren ab (Bild 1.6).

Als jedoch etwa um dieselbe Zeit in Deutschland mit dem Braunkohlenteeröl ein brauchbarer Dieselkraftstoff gefunden wird, der billig und offenbar auch reichlich vorhanden ist, hebt sich der Augsburger Umsatz an Dieselmotoren. Der Geschäftsbericht 1903/04 spricht von 160 gelieferten Dieselmotoren mit einer Gesamtleistung von ca. 10 000 PS. Zwei Jahre später gelingt es durch die unablässig wiederholten Bemühungen Augsburgs, denen sich bayerische Regierungsstellen, Industrieverbände, Handelskammern sowie andere Dieselmotorenhersteller anschließen, im Zuge neuer Handelsverträge eine ausreichende Ermäßigung der Zollsätze durchzusetzen. Der Bezug ausländischer Öle ist nun wirtschaftlich möglich; die Kraftstofffrage steht einer Verbreitung des Dieselmotors im Inland nicht mehr im Wege.

In Augsburg kann man die Wirkung dieser befreienden staatlichen Maßnahme unmittelbar spüren. Die Werkstätten des dortigen Dampfmaschinen- und Eismaschinenbaus müssen bald für die Dieselfabrikation mit in Anspruch genommen werden; deren Anteil an der Gesamtproduktion wächst rasch und unablässig. Höhe und Regelmäßigkeit der Bestellungen machen zudem hier schon jetzt möglich, was beim Dampfmaschinenbau an den mannigfachen Ansprüchen der Kun-

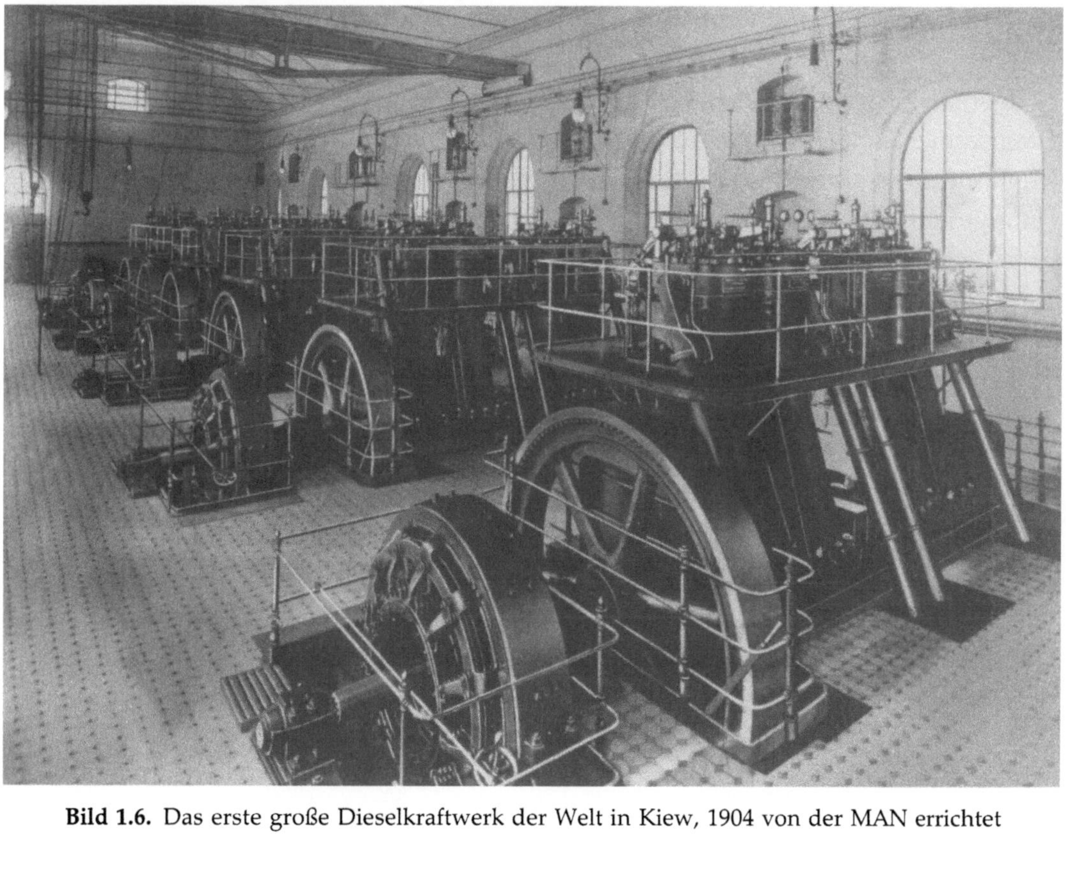

Bild 1.6. Das erste große Dieselkraftwerk der Welt in Kiew, 1904 von der MAN errichtet

den hinsichtlich der verschiedenen Sonderausführungen immer wieder gescheitert ist: weitgehende Normung der Einzelteile und dadurch eine vereinfachte, kostensparende Herstellung zu entsprechend niedrigen Preisen.

MAN-Dieselmotoren in aller Welt

Seit 1901 wurde die Vereinfachung des Triebwerks durch Eliminierung des Kreuzkopfes, der von der Dampfmaschine übernommen war, konsequent verfolgt. Sie war neben anderen Maßnahmen ein erster großer Entwicklungsschritt beim Dieselmotor. Es gelang damit, das Leistungsgewicht des Motors zu senken. Darüber hinaus wird durch die konstruktive Vereinfachung die Herstellung kostengünstiger und damit der Verkaufspreis entsprechend niedriger. Der Markt reagiert sofort.

Auch bei den weltweit insgesamt nunmehr 27 Lizenznehmern findet die fortschrittliche Konstruktion großen Anklang; allenthalben nimmt man jetzt den Dieselmotorenbau wieder auf. Augsburg bringt diese verbilligten kreuzkopflosen, stehenden Viertaktmotoren in einer kompletten Reihe unterschiedlicher Größen heraus, nämlich mit Zylinderleistungen von 8 bis 200 PS. Auch ihr spezifischer Kraftstoffverbrauch sinkt enorm, zum Beispiel gegenüber dem von Professor Schröter 1897 getesteten Versuchsmotor von 240 auf 185 Gramm je PS und Stunde. Damit wird neben der beträchtlichen Preissenkung die wirtschaftliche Energieausbeute des verwendeten Kraftstoffs, der Wirkungsgrad, von rund 26 auf 34 Prozent erhöht.

Der Dieselmotor arbeitet ohne Zündapparat, benötigt keine Kesselanlagen und auch keine Kohlenbunker. Er hat einen geringen Raumbedarf. Bedienung und Kraftstoffübernahme sind einfach. Er verwendet schwerentzündliche Öle, die die Feuergefahr drastisch verringern. Diese großen Vorzüge lassen die neue Motorengattung auch als die gegebene Schiffsantriebsmaschine erscheinen. Sie wird in der Tat als solche entwickelt, wobei bis 1918 der Antrieb von Unterseebooten einen Schwerpunkt bildet.

Im Sommer 1913 tritt Heinrich von Buz, der inzwischen durch Verleihung des persönlichen Adels sowie auch des Titels Geheimer Kommerzienrat geehrt worden ist, von seinem Posten als Generaldirektor zurück. Er hat nahezu ein halbes Jahrhundert das Augsburger Werk und davon fast 15 Jahre, zusammen mit Rieppel, die MAN verantwortlich geleitet. Der größte seiner zahlreichen Erfolge ist zweifellos die technische und wirtschaftliche Durchsetzung des Dieselmotors, der sich längst zu einem der tragenden Produkte für die MAN ausgewachsen hat und der die Strukturen des Personen- und Güterverkehrs zu Wasser und zu Lande weltweit verändert. Mit der Übernahme der alleinigen Verantwortung durch den Geheimen Baurat Dr. Anton von Rieppel beginnt nun ein neuer Entwicklungsabschnitt für die MAN. Der Hauptverwaltungssitz wird bis 1920 nach Nürnberg verlegt.

1.2 Der Erste Weltkrieg und die Zeit danach

Schlagartig ändern sich mit Ausbruch des Ersten Weltkriegs Anfang August 1914 die Verhältnisse und Bedingungen des ganzen Wirtschaftslebens. Bei der MAN wird fast ein Drittel aller Arbeiter und Angestellten zum Kriegsdienst eingezogen.

Beginn des Lastkraftwagenbaus bei MAN

Das Nürnberger Werk erhält eine völlig neue Aufgabe, die von grundlegender Bedeutung für die ganze MAN-Geschichte werden soll: den Lastkraftwagenbau (Bild 1.7). Ein schon seit langer Zeit von Rieppel anvisiertes Ziel: „Die MAN muß auf Räder gestellt werden" ist damit erreicht. Die Heeresverwaltung drängt angesichts des enormen Kriegsbedarfs an Lastautos auf schnellstmögliche Verwirklichung des Plans. Um sofort in die Produktion eintreten zu können, tut sich die MAN im Frühjahr 1915 mit der schweizerischen Automobilfabrik Adolph Saurer in dem am Südufer des Bodensees gelegenen Arbon zusammen. Das traditionsreiche Unternehmen ist neben Daimler und Büssing führend im Bau von Lastkraftwagen. Der entscheidende Vertrag wird am 12. Juli 1915 geschlossen.

An diesem Tage beginnt die MAN offiziell mit ihrem Nutzfahrzeugbau. Sie übernimmt das bestehende Saurer-Zweigwerk in Lindau und verlegt es nach Nürnberg, um dort eine großzügige Fertigung einzurichten. An einen Dieselmotor als Antriebsmaschine der zu bauenden Lastwagen ist vorerst nicht zu denken, da

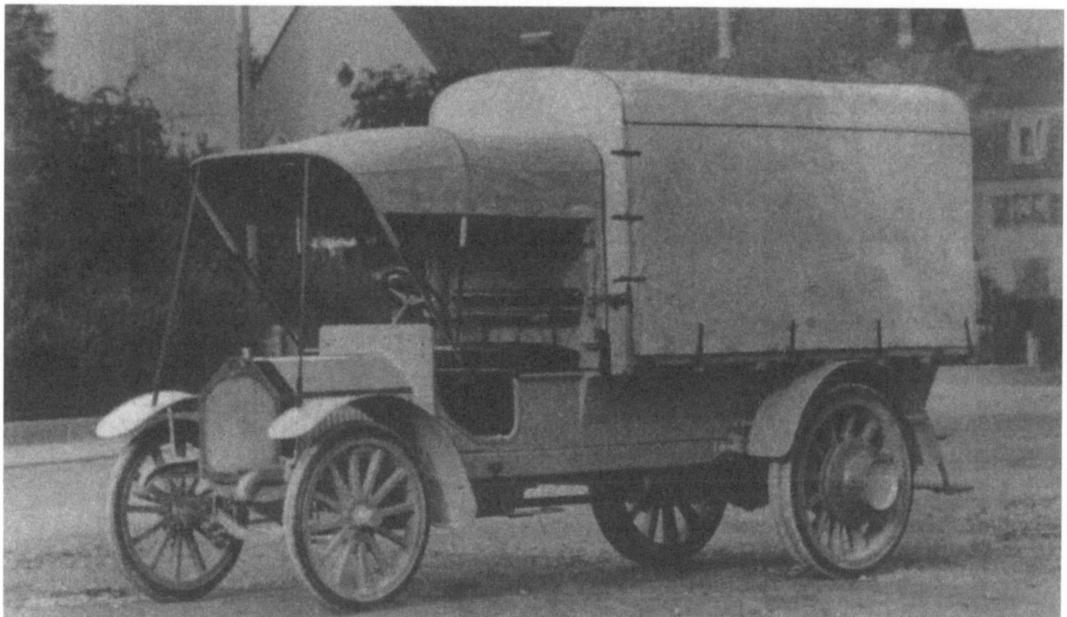

Bild 1.7. Einer der ersten Lastwagen von MAN-Saurer, 1915

derselbe noch zu schwer und mit seiner Kraftstoffeinblasung durch Kompressor zu kompliziert ist. So wählt man einen „ganz gewöhnlichen" Benzinmotor nach dem bewährten Prinzip der Gleichraumverbrennung (im Gegensatz zu Diesels Gleichdruckverbrennung) mit Fremdzündung, wie er seit Nikolaus August Otto vieltausendfach gebaut wird. Er wird später kurz Ottomotor genannt. Der erste in Nürnberg serienmäßig und unter dem Doppelnamen MAN-Saurer gebaute Lastkraftwagen mit 37-PS-Ottomotor hat Kettenantrieb, Kulissenschaltung, Holzräder mit Vollgummireifen und eine Tragfähigkeit von 4 bis 5 Tonnen (Bild 1.8).

Die Heereslastwagen der MAN sind ein voller Erfolg. Sozusagen nebenbei werden auf das Lkw-Fahrgestell auch Omnibus-Aufbauten gesetzt; so einfach geht das um diese Zeit noch. Auch Sonderfahrzeuge werden gefertigt – beispielsweise für die Feuerwehr (Bild 1.9).

Harte Jahre

Die mit dem Kriegsausgang im November 1918 über Deutschland hereinbrechende Katastrophe wirkt sich auf die gesamte deutsche Industrie verhängnisvoll aus. Die Inflation beginnt und wirkt mit am Niedergang der ganzen Wirtschaft. Kaum aber ist es unter außerordentlichen Anstrengungen gelungen, im Inland wieder nennenswerte Bestellungen hereinzuholen und mit dem Ausland alte Fäden wiederanzuknüpfen, als sich der Mangel an Kohle, Stahl und anderen Rohstoffen empfindlich bemerkbar macht. Gleichzeitig schreitet die Geldentwertung in immer rasche-

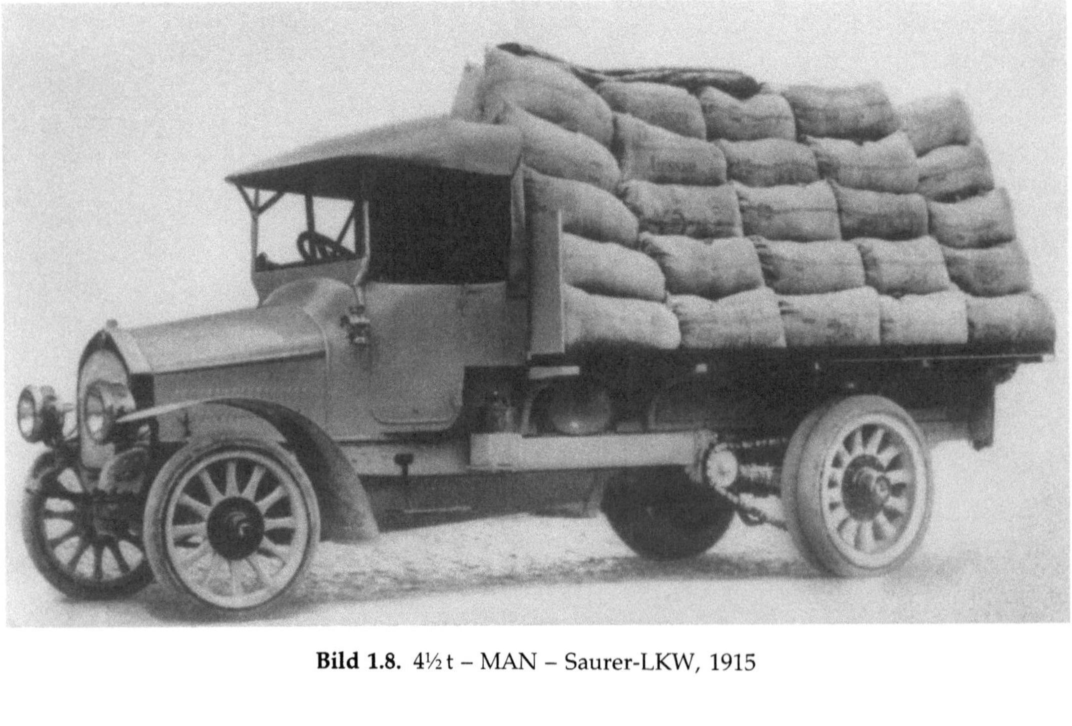

Bild 1.8. 4½ t – MAN – Saurer-LKW, 1915

rem Tempo voran. Diese Lage läßt bei den führenden Männern der MAN den Gedanken aufkommen, zwecks struktureller Erweiterung der eigenen Basis Anlehnung an eine in diesem Sinne geeignete Unternehmensgruppe oder, schlicht gesagt, an ein großes, kapitalkräftiges Unternehmen der deutschen Grundstoff-, insbesondere Kohlen- und Eisenindustrie zu suchen.

Nach dem verlorenen Krieg und dem Friedensvertrag von Versailles mit seinen für Deutschland so folgenschweren Bedingungen ist für die MAN vor allem die Sicherung der Rohstoffversorgung zu einer Existenzfrage geworden – wie für die ganze metallverarbeitende Industrie, insbesondere für den Maschinen- und Stahlbau. Auf der anderen Seite hat die eisenschaffende Industrie guten Grund, wegen der durch den Friedensvertrag auferlegten Beschränkung der Eisen- und Stahlerzeugung ihre Aktivitäten auf die Weiterverarbeitung oder, wie man derzeit zu sagen pflegt, auf die „Verfeinerung" ihrer Halbzeugprodukte auszudehnen. Zugespitzt ausgedrückt ist es eine Art Wettlauf um Strukturerweiterung zwischen eisenschaffender oder Hüttenindustrie und eisenverarbeitender oder Maschinen- und Stahlbauindustrie, wobei die konkurrierenden „Branchen" in der Richtung gegeneinanderlaufen, jeweils auf das Terrain der anderen zu. Diese ungewöhnliche Konstellation verleiht den daraus erwachsenden Tendenzen, Unternehmungen und Aktionen ihre besondere Brisanz; Zauderer müssen dabei, so will es scheinen, auf der Strecke bleiben.

Das ist der aktuelle wirtschaftspolitische Hintergrund für alles, was sich in diesen entscheidenden, sehr schwierigen Jahren um die MAN und die an ihr

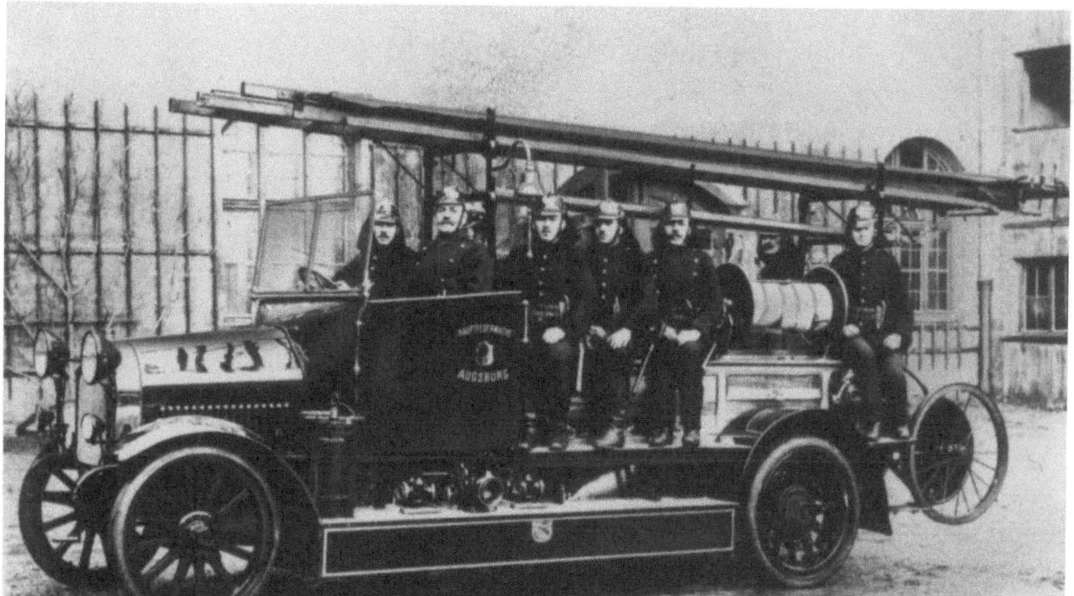

Bild 1.9. Feuerwehrwagen von MAN-Saurer, 1915–1918

interessierten Gruppen oder zwischen ihnen abspielt. Die MAN jedenfalls besitzt weder Eisen oder Stahl noch Kohle oder Koks und auch kein Holz, so daß sie für die Deckung ihres sehr hohen Bedarfs an diesen Rohmaterialien vorerst auf den freien Markt angewiesen ist.

Nach gründlichen Sondierungen und nach Verhandlungen mit verschiedenen Unternehmensgruppen der Rohstoffindustrie, die aber alle ohne Ergebnis bleiben, kommt es Anfang der zwanziger Jahre zur Verbindung der MAN mit der Gutehoffnungshütte. Ausgangsbasis ist hier das besondere Vertrauen von Theodor Freiherr von Cramer-Klett, dem Aufsichtsratsvorsitzenden der MAN, zu dem langjährigen Generaldirektor der Gutehoffnungshütte, Paul Reusch. Am Ende eingehender Erörterungen über die Höhe der Beteiligung hat die GHH über die Börse einen Anteil von gut 50 % am Kapital der MAN übernommen. In den siebziger Jahren folgt schließlich eine Erhöhung auf über 75 %.

Erfindergeist bei MAN

Unmittelbar nach Beendigung des Ersten Weltkriegs, noch im ausgehenden Jahr 1918, wird im Werk Augsburg die Weiterentwicklung des Dieselmotors wiederaufgenommen. Das gravierendste Handicap ist noch immer das Einblasen des Kraftstoffs in den Verbrennungsraum mit Hilfe von Druckluft, zu deren Erzeugung ein Hochdruckkompressor benötigt wird, der 10 bis 15 Prozent der Motorleistung schluckt. Also konzentrieren sich die Versuche vor allem auf die Lösung dieses Problems, um die man sich seit 1911 vergeblich bemüht hat. Die Jahre 1919 bis 1923 sind bei der MAN gekennzeichnet durch die Arbeit am Versuchsmotor mit Direkteinspritzung.

Eine Neuerung am Dieselmotor: die Direkteinspritzung. Im Jahre 1923 gelingt der große Wurf, nämlich die direkte Einspritzung des Kraftstoffs in den Brennraum unter hohem Pumpendruck – also ohne Druckluftanwendung (Bild 1.10). Damit werden die Motoren im Aufbau sowie auch hinsichtlich ihres Wartungsbedarfs erheblich vereinfacht und ihre Betriebsdaten enorm verbessert. Zugleich ist auf diese Weise der Weg zum Bau kleiner und kleinster Leistungseinheiten mit höheren Drehzahlen freigeworden, womit sich neue Verwendungsgebiete für die Dieselmaschine erschließen, insbesondere der gesamte Nutzfahrzeugbereich.

Während der Vorversuche hat auch die Frage, wie man am besten die für den Verbrennungsvorgang erforderliche Zerstäubung des Kraftstoffs erreicht, eine entscheidende Rolle gespielt. Von anderer Seite ist hierzu eine sogenannte Vorkammermaschine entwickelt worden; bei dieser wird die Feinzerstäubung des Kraftstoffs durch Teilverbrennung in einer dem Hauptverbrennungsraum vorgeschalteten, weitgehend abgeschnürten Kammer unterstützt. Die MAN bleibt bei den Nutzfahrzeugmotoren fast ganz ohne Anfechtungen bei ihrer eigenen „Philosophie", der direkten Kraftstoffeinspritzung in den Verbrennungsraum. 50 Jahre später wird anläßlich des MAN-Doppeljubiläums „75 Jahre Dieselmotor – 50 Jahre Fahrzeug-Dieselmotor" der damalige MAN-Vorstandsvorsitzende Hans H. Moll den Satz aussprechen: „Es ist aus heutiger Sicht schwer, die Zuversicht und den Weitblick der Männer gebührend zu würdigen, die bei der MAN unbeirrt versuchten, den Vorzügen des ungeteilten Brennraumes, bei dem der Brennstoff durch den Düsenstrahl selbst fein zerstäubt wird, zur Betriebsreife zu verhelfen."

Als sich 1923 die Direkteinspritzung mit Strahlzerstäubung an einem Einzylindermotor als praktikabel erwiesen hat, baut Augsburg einen Vierzylinder nach diesem Einspritz- und Verbrennungssystem, wobei das Gehäuseunterteil nebst Kurbeltrieb eines Lastwagen-Ottomotors aus der Nürnberger Serienfertigung Verwendung findet. Der so entstandene Dieselmotor erreicht auf dem Prüfstand 40 PS bei 900 Umdrehungen je Minute (Bild 1.11). Er wird dann, auch noch im Werk Augsburg, in einen Lastwagen des Werkes Nürnberg eingebaut und anschließend von Augsburg nach Nürnberg überführt, womit zugleich der Übergang der neuen Motorensparte „Fahrzeugdiesel" in das dortige Werk symbolisiert ist (Bild 1.12).

Für die MAN-Werke Augsburg und Nürnberg beginnt jetzt die Ära der schnelllaufenden Dieselmotoren, wenn auch mit grundverschiedenen Zielrichtungen. In

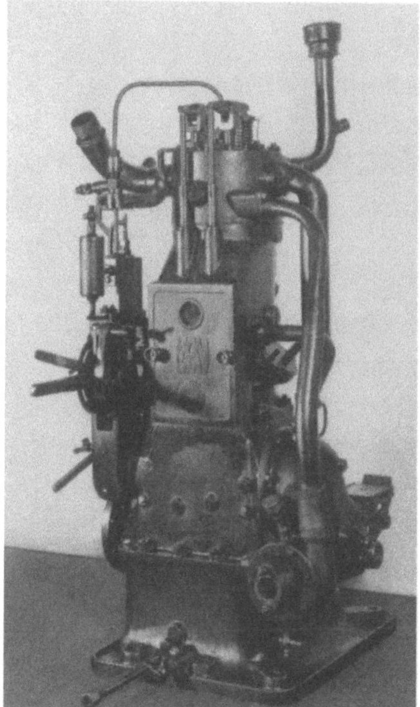

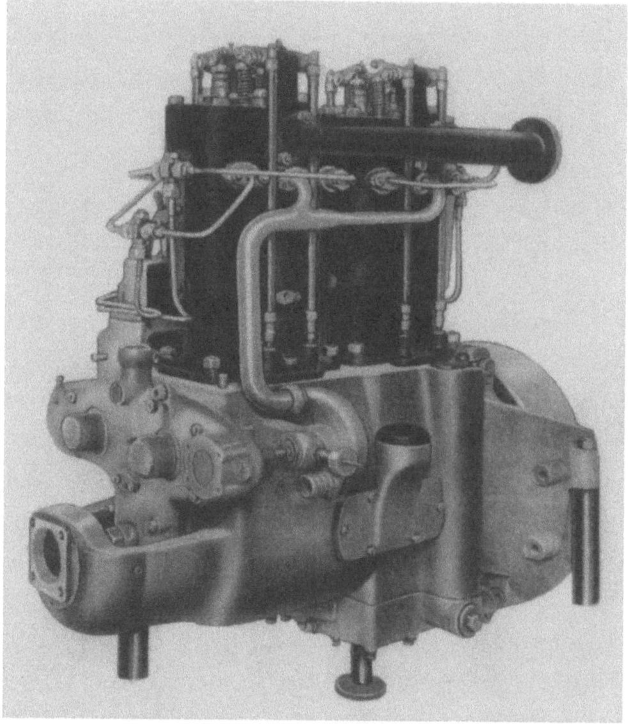

Bild 1.10. Erster MAN-Versuchs-Dieselmotor mit direkter Kraftstoffeinspritzung; 10 PS bei 700 U/Min.

Bild 1.11. Erster Fahrzeug-Dieselmotor mit direkter Kraftstoffeinspritzung, 1923

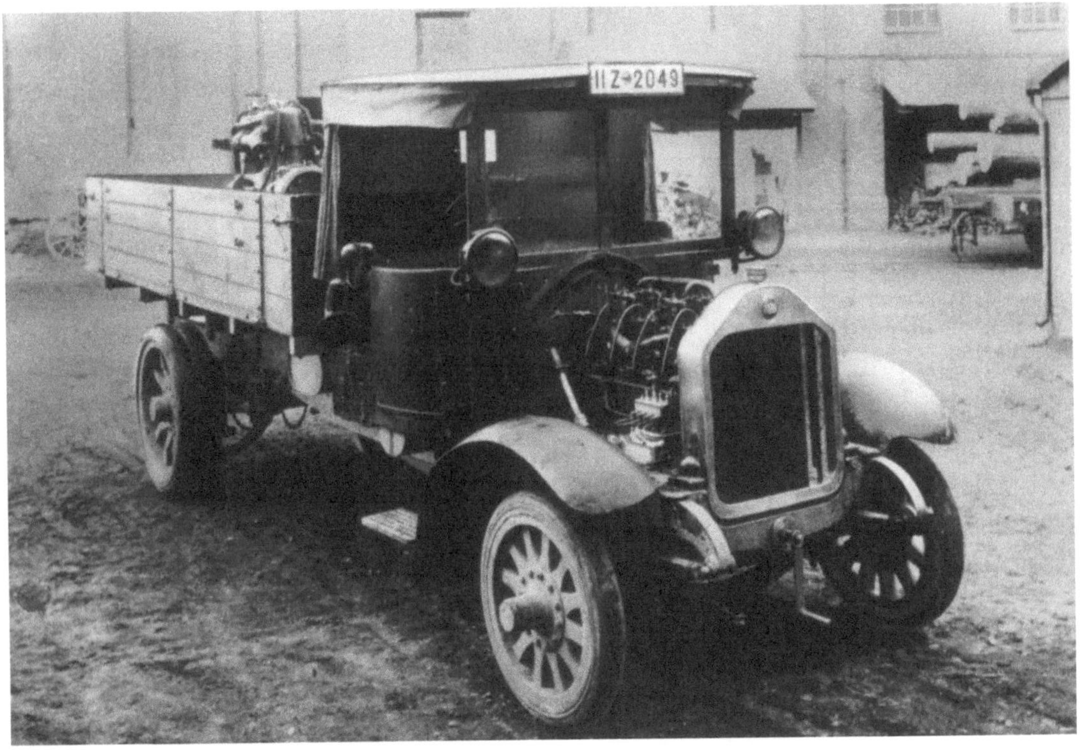

Bild 1.12. Erster MAN-Lastwagen mit Dieselmotor, 1924

Augsburg geht es neben der davon im wesentlichen unberührten Weiterentwicklung der langsam- und mittelschnellaufenden Dieselmotoren um den Antrieb für Wasser- und Schienenfahrzeuge sowie für stationäre Zwecke. Werk Nürnberg widmet sich hauptsächlich der Entwicklung des Straßennutzfahrzeug-Dieselmotors, die mit großem Elan betrieben wird.

Der Diesel-LKW geht in Serie. In Nürnberg ist man über die Fahrerprobungen des MAN-Diesellastwagens mit dem ersten MAN-Dieselmotor so zufrieden, daß man nach Verbesserungen am Triebwerk und an der äußeren Gestaltung die Fertigung solcher Motoren in kleinen Serien aufnimmt. Auf der Deutschen Automobil-Ausstellung Berlin 1924 (Bild 1.13) zeigt die MAN ihren ersten serienmäßig hergestellten Straßen-Fahrzeugdieselmotor, der mit Kupplung und Schaltgetriebe zu einem Block vereinigt ist. Während der Ausstellung wird ein MAN-Diesellastwagen, der mit einem gleichen Aggregat ausgerüstet ist, im Betrieb vorgeführt; sein Kraftstoffverbrauch beträgt nur noch 200 Gramm je PS und Stunde. Wagen und Motor erregen großes Aufsehen (Bilder 1.14, 1.15). Die vom Verein Deutscher Ingenieure herausgegebenen „VDI-Nachrichten" schreiben am 24. Dezember 1924: „Im Bereich der Maschinen für Lastkraftfahrzeuge und der hiermit zusammenhängenden Brennstoff-Fragen stellte wohl der kompressorlose Dieselmotor der MAN,

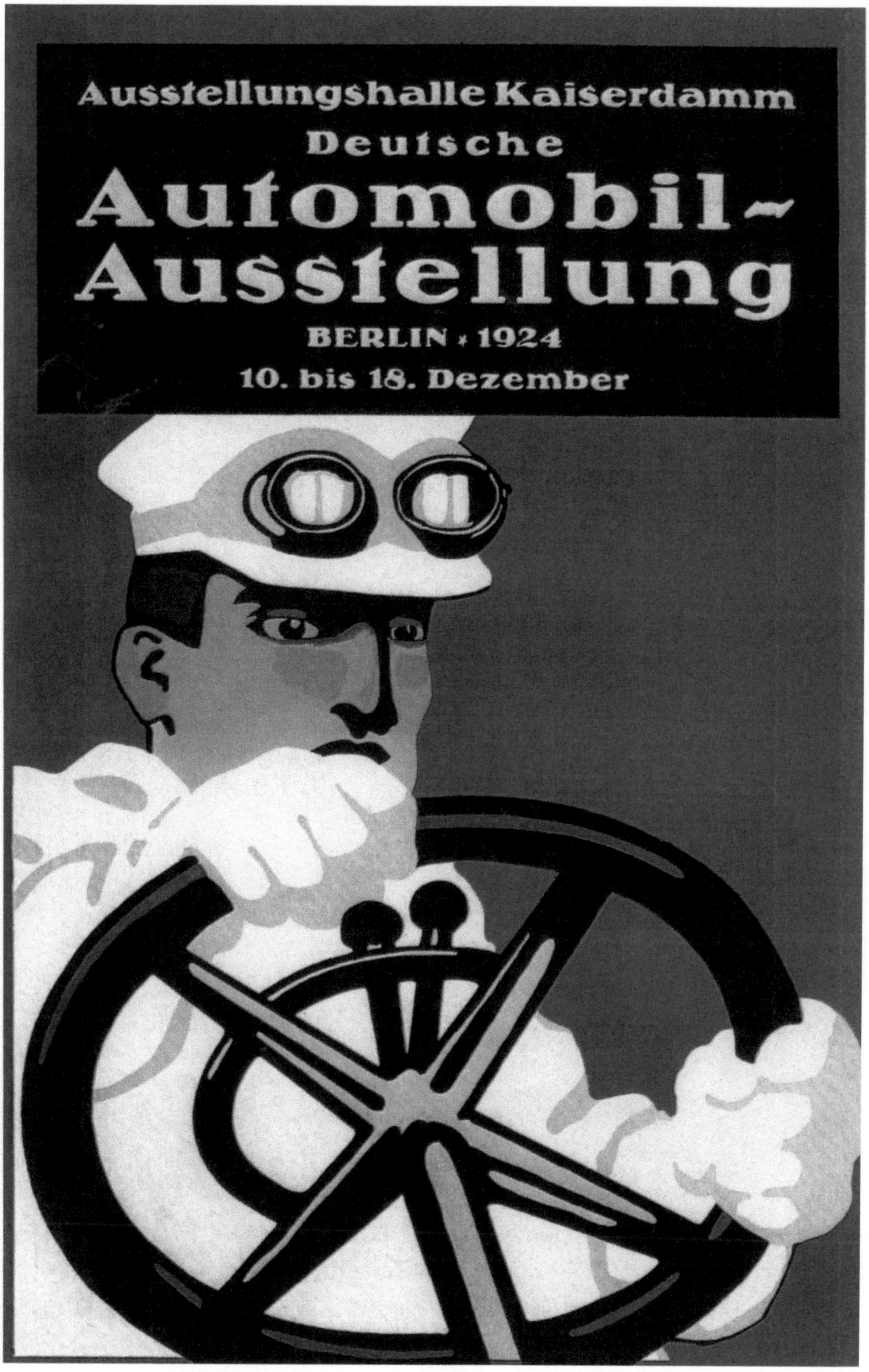

Bild 1.13. Plakat zur Automobilausstellung 1924 in Berlin

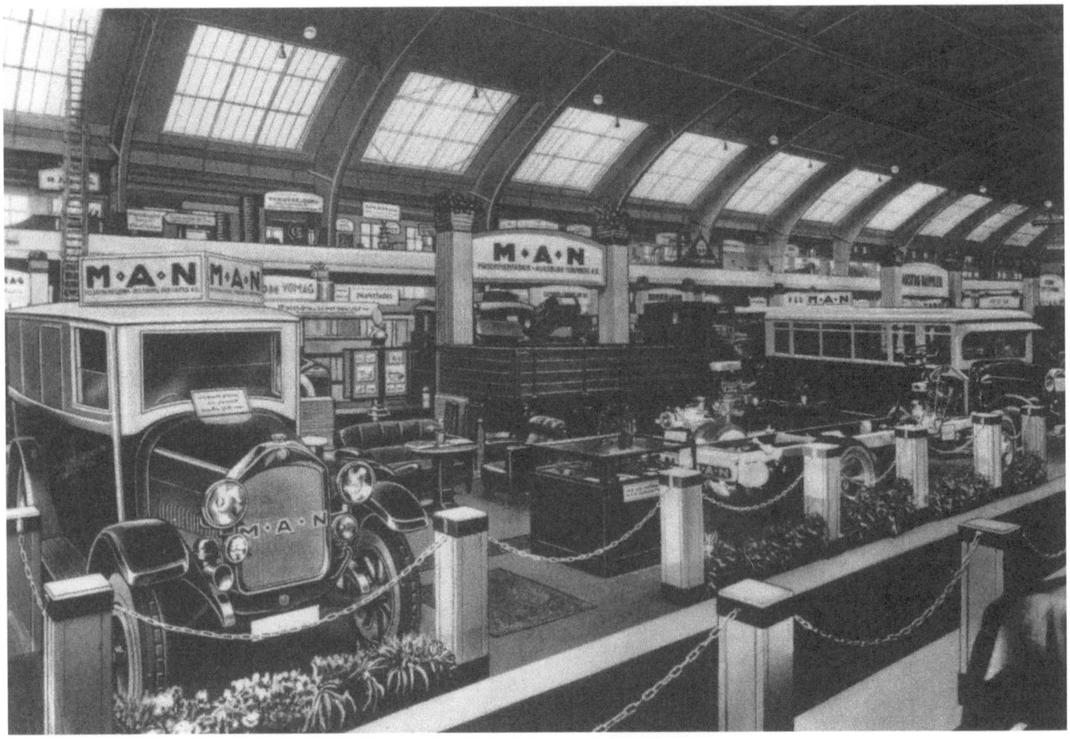

Bild 1.14. MAN-Stand auf der Automobil-Ausstellung 1924 in Berlin

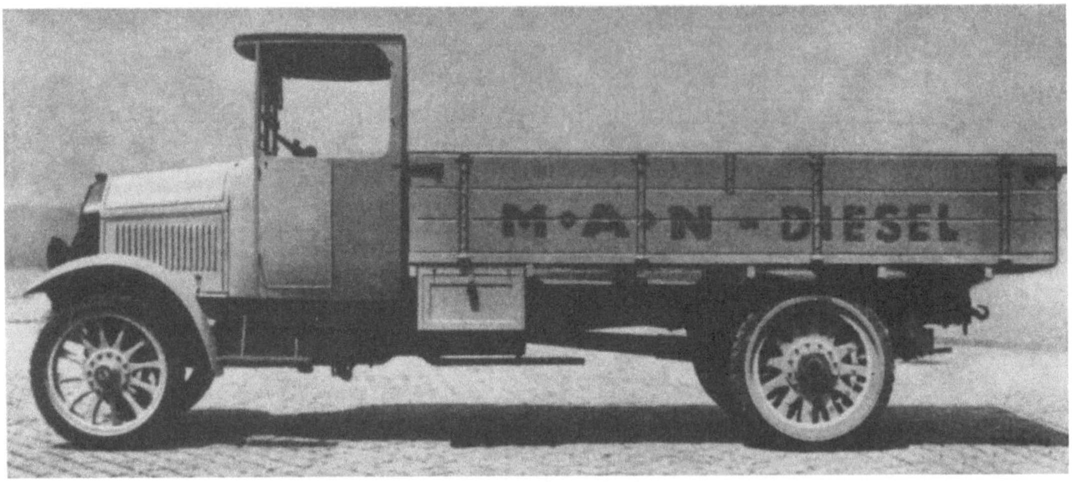

Bild 1.15. Vorführwagen auf der Berliner Automobil-Ausstellung, 1924

Werk Nürnberg, der mit 4 Zylindern bei 1050 U/Min. 45 PS leistet und dabei ... kaum schwerer als die gleiche Vergasermaschine für Lastwagen wird, die wichtigste Neuerung dar, die überhaupt auf der Ausstellung geboten wurde."

Die Abnehmer bringen diesem Motor sogleich großes Vertrauen entgegen; bereits vor der Ausstellung in Berlin hat die Bayerische Postverwaltung eine Serie solcher Motoren zum Einbau in Omnibusse (Bild 1.16) bestellt. Ausschlaggebend

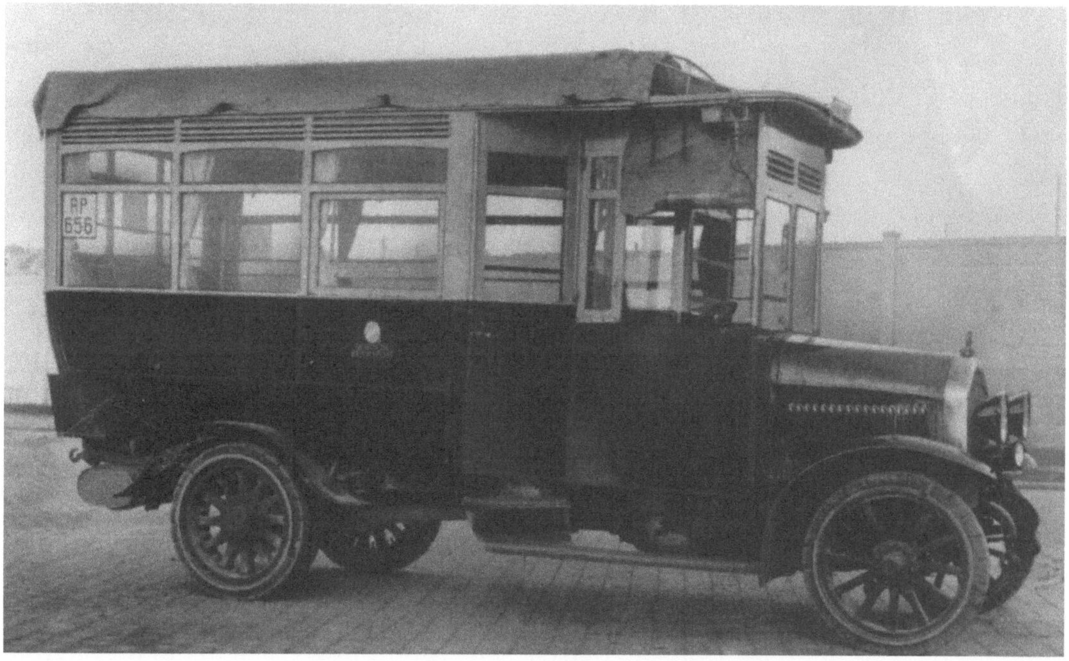

Bild 1.16. Reichspost-Omnibus der MAN 1924

hierbei wie auch bei den in großer Zahl folgenden Aufträgen ist die außergewöhnliche Einsparung an Kraftstoffkosten; sie beträgt, da der spezifische Kraftstoffverbrauch viel geringer und das um diese Zeit zoll- sowie steuerfreie Gasöl viel billiger ist, bis zu 80 Prozent gegenüber vergleichbaren Fahrzeugen mit Benzinmotoren. Genau diese wirtschaftliche Überlegenheit aber war das Ziel, das die MAN sich von Anfang an gesetzt und nun erreicht hat – 11 Jahre nach Rudolf Diesels zuversichtlicher Äußerung kurz vor seinem tragischen Freitod: „Ich habe immer noch die feste Überzeugung, daß auch der Automobilmotor kommen wird, und dann betrachte ich meine Lebensaufgabe als beendet."

Mehr Leistung – weniger Kraftstoff. Die Vorgänge des Einspritzens, Zerstäubens und Verbrennens machen, so könnte man sagen, „die Seele" des Dieselmotors aus. Daher ist es verständlich, daß gerade bei der Gestaltung dieses innersten und wichtigsten Bereichs die Nürnberger Dieselkonstrukteure auf immer neue Ideen kommen und immer neue Möglichkeiten zur Verwirklichung dieser Ideen ersinnen, um die Motoren noch leistungsfähiger und wirtschaftlicher, noch haltbarer und auch in manch anderer Beziehung noch besser zu machen. Die für einige Jahre im wesentlichen beibehaltene Urform von 1923 ist gekennzeichnet durch einen scheibenförmigen Brennraum, in den zwei horizontale, einander gegenüberliegende, aber in der Richtung etwas gegeneinander versetzte Düsen den Kraftstoff einspritzen; die Düsen sind offen, haben also keine Abschlußnadel oder sonstige bewegte Teile.

Der nächste Schritt besteht darin, die zwei Düsen durch eine einzige Düse zu ersetzen, nicht nur der Einfachheit wegen, sondern auch, um die ohnehin bei jedem Arbeitshub sehr geringe Kraftstoffmenge, die ja nur Tropfengröße hat, nicht noch halbieren zu müssen. Der nach wie vor scheibenförmige Brennraum ist jetzt größtenteils in den Kolbenboden eingelassen. Die hier vertikal und zentrisch angeordnete – nach unten gerichtete – Düse hat eine vom Pumpendruck gesteuerte Abschlußnadel sowie vier bis sechs auf ihren kegeligen Spitzenbereich verteilte Löcher, durch die sie den Kraftstoff in den Brennraum spritzt, und zwar von dessen Mitte radial nach außen. Um für die angestrebten höheren Drehzahlen möglichst große Luft- und Abgasdurchlässe zu erreichen, muß jeder Zylinder zwei Einlaß- und zwei Auslaßventile erhalten. Alles zusammen wirkt sich in einer weiteren Senkung des spezifischen Kraftstoffverbrauchs, von 200 auf 180 Gramm je PS und Stunde, aus. Die Leistung ist inzwischen, bei einem Sechszylinder, auf 110 PS gebracht worden. Der Motor mit der senkrechten Mehrlochdüse kennzeichnet den Entwicklungsstand um 1927.

Unabhängig von diesen und weiteren Umgestaltungen des Verbrennungsraums verlangen dann aber die bei der Dieselverbrennung entstehenden höheren Drücke und dazu die erwünschten höheren Drehzahlen eine konstruktive Anpassung auch der übrigen Motorteile, vor allem des Kurbeltriebes. Es geht um eine dem Dieselmotor gerechte Gestaltung von Zylinderblock, Kolben, Kurbelgehäuse und vor allem der Lagerung. Am Ende dieser in den 30er Jahren sehr systematisch vorgenommenen Neukonstruktion ist der Dieselmotor nun auch noch betriebssicherer geworden als die Ottomaschine mit ihren geringeren Drücken.

Inzwischen hat es sich als notwendig erwiesen, die Fertigung in Nürnberg mit dem erwünschten Effekt der „Produktivitätssteigerung" zu rationalisieren, auch wenn dieser Begriff erst viel später zum betriebswirtschaftlichen Vokabular gehört. Eine systematische Durchforstung der Betriebe einschließlich aller ihrer Einrichtungen und Herstellungsprozesse wird jetzt eine der Hauptaufgaben für einen Mann, den der Gutehoffnungshütte-(GHH-)Konzernchef Paul Reusch Ende 1925 zum technischen Leiter des MAN-Werks Nürnberg beruft und der mit wachsendem Verantwortungsbereich durch 3 Jahrzehnte die Geschicke der MAN und insbesondere ihren Nutzfahrzeugbau maßgeblich mit großem Erfolg beeinflußt: für Otto Meyer. Er, 1882 in Regensburg als Sohn eines Spediteurs geboren, studierte an der Technischen Hochschule München, die er als Diplom-Ingenieur verließ. Er war anschließend 10 Jahre bei Gebr. Seck, einer Landmaschinenfabrik in Heidenau bei Dresden und 4 Jahre bei den Bayerischen Rumpler-Werken in Augsburg tätig. Diese wurden im Ersten Weltkrieg durch ihr Flugzeug „Rumpler-Taube" bekannt und machten nach Kriegsende mit einem „Tropfenauto" von sich reden. Es folgten 4 Jahre als technischer Direktor der Fritz Neumeyer AG in München. Bei der MAN in Nürnberg betreibt Otto Meyer zunächst vor allem den großzügigen Ausbau der Fertigung von Fahrzeug-Dieselmotoren und Dieselnutzfahrzeugen.

Bei der Weiterentwicklung des Einspritz- und Verbrennungsverfahrens gelingt 1937 in Nürnberg der technisch von Paul Wiebicke geleiteten Abteilung Lastwagenbau eine umwälzende Neuerung mit der Einführung des Kugelbrennraums und der Flachsitzdüse. Da die Kugel von allen inhaltsgleichen Körpern die kleinste Oberfläche hat, ergibt ein so geformter Brennraum die geringsten Wärmeverluste, und das ist für die Verringerung des Kraftstoffverbrauchs ebenso förderlich wie für die Fähigkeit, aus dem kalten Zustand zu starten. Während vordem der Scheibenraum bereits in den Kolbenboden eingelassen war, nimmt jetzt der Kolbenkopf – von „Kolbenboden" kann man nicht mehr sprechen – die ganze Hohlkugel auf. Diese ist um 10 Prozent des Kolbendurchmessers aus der Mittellage heraus versetzt, und schräg von oben spritzt die robuste Flachsitzdüse durch ein Loch in ihrer Stirnfläche den Kraftstoff so ein, daß er in Form eines sich weit öffnenden Kegels, fein und gleichmäßig versprüht, in den mit hochverdichteter Luft gefüllten Kugelbrennraum gelangt. Damit ist man zugleich von der Mehrlochdüse, bei der das Bohren der feinen Spritzlöcher schwierig war, weggekommen, und es genügen jetzt insgesamt zwei statt vier Ventile, ein Einlaß- und ein Auslaßventil je Zylinder.

Abgesehen von dieser abermals wesentlichen Vereinfachung der Konstruktion stellen die hier erreichten Verbrauchszahlen von nur noch 155 bis 170 Gramm je PS und Stunde, je nach Größe des Zylinderinhalts oder Hubvolumens, den Fahrzeugdiesel nunmehr verbrauchswirtschaftlich ebenbürtig an die Seite der besten Großdieselmotoren, wie sie Augsburg baut. Zudem erbringt dieses von „globus" (Kugel) abgeleitete „G-Verfahren" eine noch bessere Kaltstartfähigkeit und eine beachtenswerte Unempfindlichkeit gegenüber den Eigenschaften unterschiedlicher Kraftstoffe. Die MAN baut Motoren dieser Art, durchweg Viertaktmaschinen mit Wasserkühlung, als Vier-, Sechs- und Achtzylinder mit 25 bis 160 PS Leistung bei 1500 bis 2400 Umdrehungen je Minute; ihre Leistungsgewichte betragen nur noch 4,5 bis 6 Kilogramm je PS. Schon frühzeitig erwerben große Automobilwerke des In- und Auslands Baurechte auf das G-Verfahren der MAN zur Nutzung für eigene Motorkonstruktionen.

Die Produktpalette wächst ständig

Parallel zum Fahrzeug-Dieselmotor entwickelt die MAN, Werk Nürnberg, ihre eigenen Lastkraftwagen, nachdem die Vorgeschichte abgeschlossen, d. h. die zum Start eingegangene Verbindung mit dem schweizer Nutzfahrzeughersteller Saurer gelöst ist. Alle Aktivitäten im Bau von Lastkraftwagen, Omnibussen sowie auch von landwirtschaftlichen Traktoren und Motorpflügen hat man einer eigens zu diesem Zwecke gegründeten Tochtergesellschaft übertragen, der MAN-Lastwagenwerke Kommanditgesellschaft, an der eine Bank zu 20 Prozent beteiligt ist, – mit Sitz in Nürnberg. 1925 erscheint ein Diesel-5-Tonner mit Kardanantrieb, der für

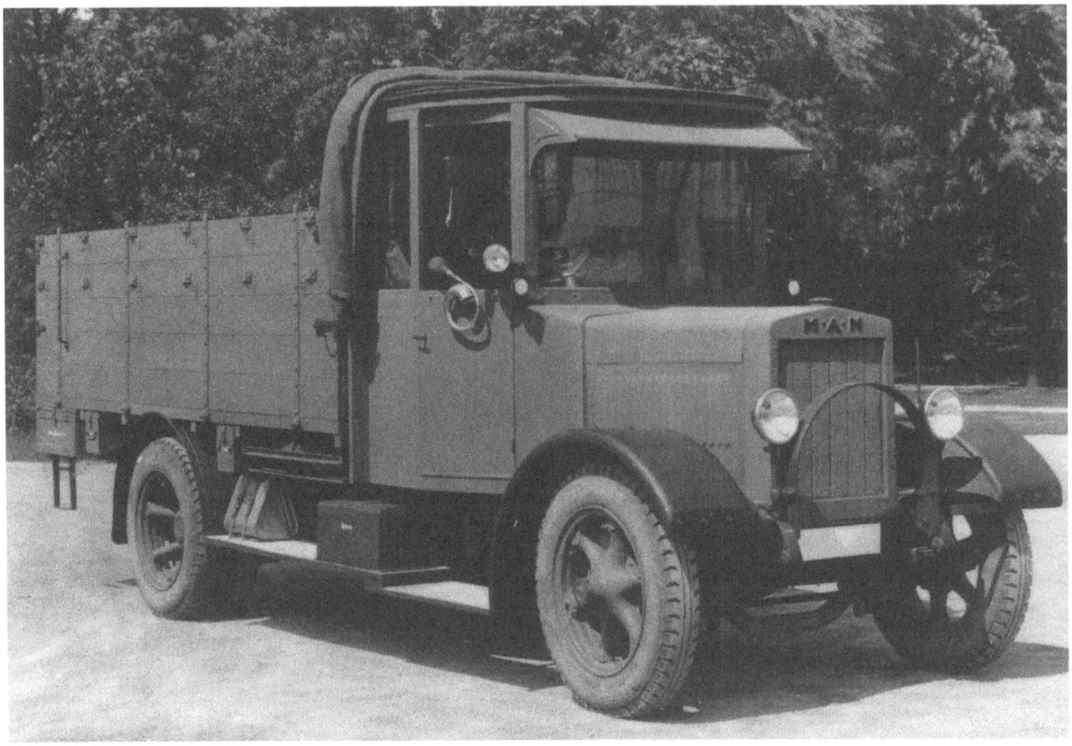

Bild 1.17. 3½ t Lastwagen für die Reichswehr, 1925

diese Größenklasse in Deutschland ein Novum ist und bald den anderweitig noch allgemein gebräuchlichen Kettenantrieb gänzlich verdrängt.

Die neu geschaffenen Fahrzeugbauarten (Bild 1.17) sind von vornherein auf die Verwendung des Dieselmotors zugeschnitten und weisen als schnell bekannt werdendes typisches Merkmal die durch Trennung von Tragachse und Antrieb gekennzeichnete MAN-Hinterachse auf. Bei dieser geschmiedeten Tragachse mit angesetztem Triebwerk und gekapseltem Ritzelantrieb in den Hinterrädern werden die Schub- und Bremskräfte durch die Hinterfedern übertragen, so daß das bisher unerläßliche Schubrohr entfallen kann.

Zu den Zweiachsern für drei, vier, fünf, sechseinhalb und, auf den Export beschränkt, auch acht Tonnen Nutzlast – konstruktiv „eine Familie" – tritt 1927 als schwerstes Fahrzeug ein Dreiachser mit einem 150-PS-Ottomotor für zehn Tonnen Nutzlast. Dieses Fahrzeug weist als Neuheiten einen vom Getriebe bis zur Hinterachse gerade durchgeführten Gelenkwellenzug, Ritzelantrieb in den Hinterrädern und außenliegende Bremstrommeln auf. Später zeigt sich, daß dieser erste Dreiachs-Lastkraftwagen technisch die Grundlage für den mittlerweile entstandenen Schwerlastwagenbau der MAN ist. Ein 1928 an die Deutsche Reichsbahn gelieferter achtzehnachsiger Schwerlastwagen für 168 Tonnen Nutzlast bleibt ein Sonderfall – und eine Sonderleistung.

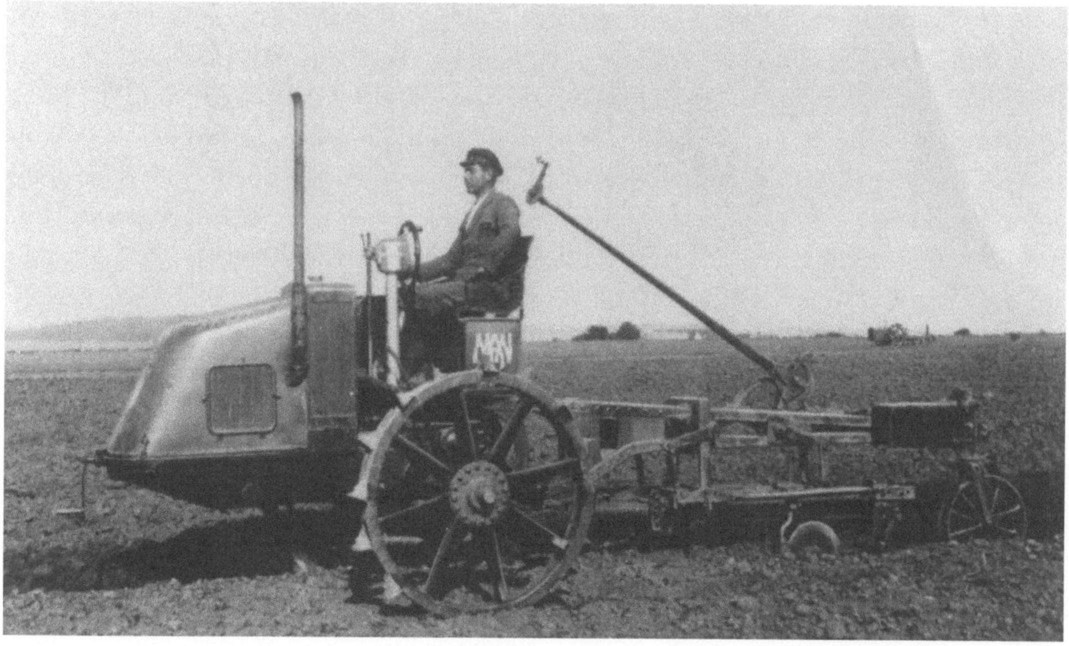

Bild 1.18. Motorpflug, ein Produkt der MAN nach dem Ersten Weltkrieg, 1921

Die meisten der serienmäßig gebauten MAN-Lastkraftwagen-Fahrgestelle finden zusätzlich auch für alle möglichen Spezialfahrzeuge Verwendung, die bei der MAN entstehen, wie Kipper, Sattelschlepper, Möbel- und Langholzwagen, Feuerwehr-, Müll-, Spreng-, Tankwagen usw. Aufsehen erregt 1927 ein Müllabfuhrwagen mit mechanischer Beschickung und hydraulischer Kippentladung nach beiden Seiten. Er wird zum Grundstein für den bald große Bedeutung erlangenden Bau von Kommunalfahrzeugen des Unternehmens.

Neben ihrem Normallastwagen- und Spezialstraßenfahrzeugbau entwickelt MAN auch landwirtschaftliche Zugmaschinen und Motorpflüge. Die Firma ist kein Neuling auf diesem Gebiet, denn schon im Ersten Weltkrieg hat sie mit entsprechenden Konstruktionsarbeiten begonnen, die allerdings erst nach dem Krieg zu greifbaren Erfolgen führten. 1921 wird der MAN für einen Motorpflug die Große Silberne Denkmünze, die höchste Auszeichnung der Deutschen Landwirtschafts-Gesellschaft (DLG) verliehen. Sein 20-PS-Ottomotor aus dem Lastwagenbau macht sehr bald einem 30-PS-Ottomotor Platz. Zudem ist das ursprünglich für das Pflügen entwickelte selbstfahrende Arbeitsgerät schon jetzt zusätzlich auch mit gesonderten Arbeitsgeräten anderer Art ausgerüstet, womit es zum Vorläufer der späteren Geräteträger wird (Bild 1.18). Dieser MAN-„Tragpflug" kann zugleich als Zugmaschine eingesetzt werden, da die Greiferräder Laufringe erhalten. Aber ebenso verwendet man ihn damals für stationäre Antriebe, da der elektrische Kraftanschluß noch zu den Seltenheiten gehört.

Als es dann jedoch darum geht, generell auf Großserienfertigung umzustellen, konzentriert die Geschäftsleitung alle verfügbaren Mittel auf einen entsprechenden Ausbau der Lastwagenproduktion, weshalb man sich um die Jahreswende 1924/25 gezwungen sieht, den Motorpflug- und Schlepperbau trotz der erzielten technischen Erfolge erst einmal aufzugeben. Zuvor hat man jedoch noch die Gelegenheit genutzt, einen aus Augsburg herantransportierten Fahrzeug-Dieselmotor mit direkter Einspritzung in einem Motorpflug unter den hier gegebenen Bedingungen ausgiebig und mit Erfolg zu erproben. Es soll dann fast eineinhalb Jahrzehnte dauern, bis sich die MAN abermals in die Produktion von Ackerschleppern einschaltet; der neue Gattungsbegriff ist Ausdruck der Entwicklung, die sich in der Landtechnik inzwischen vollzogen hat.

Der 1938 von der MAN herausgebrachte 50-PS-Dieselschlepper erregt allgemein Aufsehen und dies aus mehreren Gründen, von denen einer die „Blockbauweise" ist: Motor, Kupplung, Getriebe und Hinterachse sind weitgehend integriert, ihre Gußgehäuse bilden zugleich das Rückgrat des Schleppers. Ein weiteres Novum ist die Ausbildung der Vorderachse, die unter Wegfall eines festen Achskörpers nur noch aus zwei einzeln gefederten Schwingachshälften besteht, was das Fahren angenehm macht und die Spurhaltung verbessert. Der Motor ist ein Vierzylinder-Dieselschnelläufer, der nach dem im MAN-Lastwagenbau so erfolgreichen neuen Verbrennungsverfahren mit Kugelbrennraum im Kolbenkopf und direkter Einspritzung schon bemerkenswert wirtschaftlich arbeitet. Als die Fertigung in Großserien anlaufen soll, bricht der Zweite Weltkrieg aus. Im besetzten Frankreich werden dann bis zum Herbst 1944 etwa tausend solcher MAN-Ackerschlepper hergestellt, die letzten mit Eisenbereifung und Holzgasgenerator. Im Jahr 1938 hatte im MAN-Lastwagenbau eine Typenbereinigung zur Beschränkung auf die schweren Zweiachsfahrzeuge geführt.

Technisch andere Wege als beim Lastwagenbau ging die MAN bei der Weiterentwicklung ihrer Omnibusse. Anfangs hatten deren Fahrgestelle noch fast völlig mit denen der Lastwagen übereingestimmt, wie zum Beispiel 1922 bei der ersten Lieferung von Bussen an die Städtische Straßenbahnverwaltung von Nürnberg. In dem Bestreben, den Fußboden der Busse so niedrig wie möglich zu legen, brachte man 1924 Fahrgestelle mit tief heruntergezogenem Rahmen und stark gekröpfter Hinterachse heraus (Bilder 1.19, 1.20). In der Fachwelt erregten diese „Niederflur-Omnibusse" Aufsehen, und sie machten Schule. Fünf Jahre später werden die ersten Oberleitungs-Omnibusse geliefert, die im Gegensatz zu der bislang üblichen Holzbauweise bereits Stahlkonstruktionen aufwiesen und 75 Fahrgäste befördern können. Der Begriff „Obus" wird geboren.

Sehr früh macht man sich bei MAN Gedanken über Möglichkeiten der Transportrationalisierung. So entsteht 1932 ein „Wechselpritschenwagen" mit alternativem Lastwagen- und Omnibus-Aufbau zur wechselweisen Beförderung von Gütern an Wochentagen und Personen an Wochenenden. Von der technischen

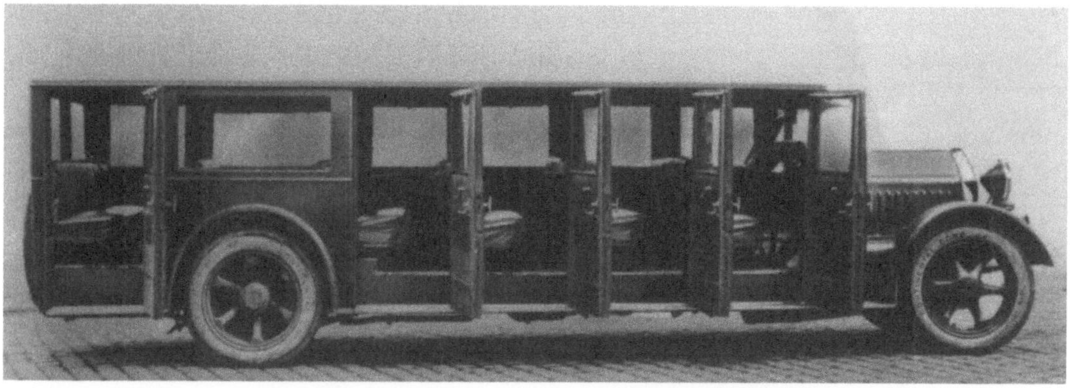

Bild 1.19. MAN-Niederrahmen-Omnibus, 1924/25

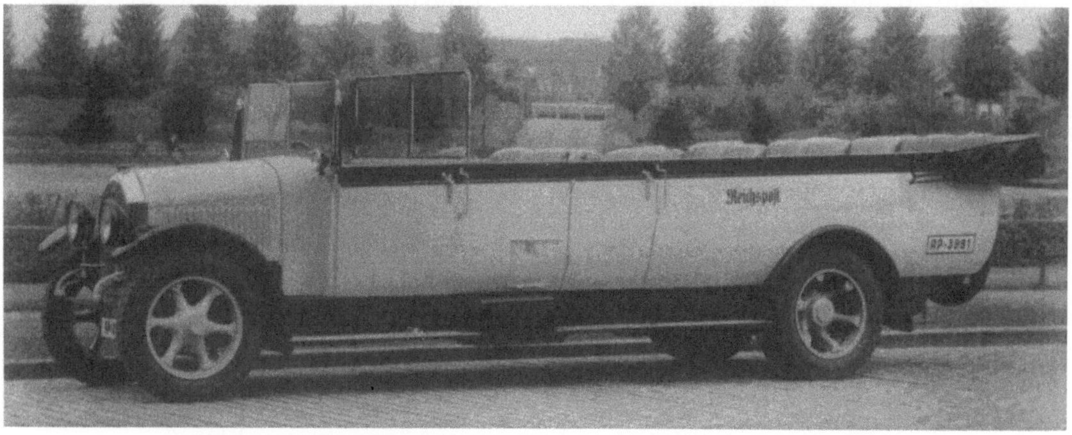

Bild 1.20. MAN-Reiseomnibus für die Reichspost, Typ NOB, 1925

Konzeption her wird man darin einen Vorläufer der späteren „Fahrzeuge für den kombinierten Verkehr" sehen können.

Fortschrittliche Wege im Vertrieb

Über all diese technischen Fortschritte, die Unternehmensgeschichte gemacht haben und in die Geschichte der Technik eingegangen sind, darf nicht vergessen werden, daß sich wirtschaftlicher Erfolg mit den technischen Entwicklungen keineswegs von selbst einstellt. Die Konkurrenz schläft nicht, und sie hat schließlich ebenfalls technisch Progressives zu bieten. Der Fortschritt muß also auch erst einmal unter die Leute gebracht werden, und zum Verkauf gehört der Vertrieb. Im Falle der Lastkraftwagen war das bei der MAN anfangs kein Problem. Als sie 1915 – im Zusammenwirken mit dem Schweizer Partner Saurer – die Produktion aufnahm, war die kriegsbedingte Nachfrage weit höher als die Fertigungskapazität.

Nach Kriegsende aber stellte sich die Frage nach der Vertriebsorganisation mit aller Schärfe. In einem internen Bericht aus dem Juni 1921 hieß es unter anderem:

„Der Vertrieb arbeitet mit einer größtenteils von der Firma Saurer übernommenen Verkaufsorganisation und dabei zum geringen Teil mit eigenen Büros, zum größeren Teil mit selbständigen Händlern. An allen größeren Orten sind entweder eigene oder den Händlern gehörige Reparaturwerkstätten mit Ersatzteilelagern zur Bedienung der Kundschaft errichtet. Diese Organisation ist zum Teil auf das Ausland ausgedehnt worden, wo naturgemäß nur Händler aus der Automobilbranche, die in den betreffenden Ländern gut eingeführt sind und die eigene Werkstätten besitzen, in Betracht kommen. Der Vertriebsabteilung ist auch das Reklamewesen angegliedert."

Etliche Jahre später, 1928, ist in einem Bericht der Geschäftsführung des Werks Nürnberg an den Konzernchef der Gutehoffnungshütte, Paul Reusch, über Modifizierungen im Vertrieb zu lesen: „In den früheren Jahren haben wir ausschließlich durch Agenten verkauft, da wir bei dem damaligen Bedarf und der seinerzeitigen Fabrikation unsere Wagen leicht absetzen konnten und nicht nötig hatten, hohe Kosten für Technische Büros aufzuwenden. Wir bewilligten den Agenten auf unsere Listenpreise einen Rabatt von 15 Prozent, später 10 Prozent, aus dem diese etwaige Nachlässe zu bestreiten hatten. Bei der dauernd steigenden Konkurrenz kamen wir mit diesem System nicht mehr durch. Die Agenten wurden gezwungen, immer höhere Nachlässe zu bewilligen und behielten infolgedessen nicht mehr genug für sich, um den Verkauf unserer Lastwagen für sie interessant zu machen. Die Leistungen der Agenten gingen daher dauernd zurück. Infolgedessen sahen wir uns genötigt, immer mehr eigene Lastwagenbüros einzurichten."

Dies ist in der Tat sehr konsequent geschehen. Mitte 1926 hat die MAN im Inland sieben eigene Verkaufsbüros für Nutzfahrzeuge, und diese Zahl wird dann binnen zweier Jahre auf fünfzehn erhöht. Der Anteil der über die eigenen Büros verkauften Wagen nimmt im Verlauf der Zeit von 74 auf 94,5 Prozent zu, während der jeweilige „Rest" durch Agenten verkauft wird.

Zweifellos hat es sich erst einmal als Vorteil erwiesen, daß beim System der Vertretungen durch Agenten das Unternehmen für den Vertrieb keine finanziellen Vorleistungen erbringen mußte. Denn es ist dann Sache des Vertreters, sein Vertriebsnetz auf eigene Rechnung auszubauen, den Kundendienst zu organisieren, Werkstätten zu unterhalten und sogar im wesentlichen die Werbung zu betreiben. Allerdings ist es – auch schon Mitte der 20er Jahre – keineswegs leicht, leistungsfähige Vertretungen zu finden, die in der Lage sind, die erforderlichen Geldmittel zu investieren. Die Vertretung wird hierzu nur dann bereit sein, wenn sie auf lange Zeit mit einer Geschäftsverbindung rechnen kann, die für sie einen entsprechenden Gewinn abwirft. Es werden daher auf lange Sicht die Geschäftsbeziehungen im allgemeinen wie auch die für die Vertretungen festgeschrieben. Aber gerade damit ist dann der Handlungsspielraum des Unternehmens hinsichtlich der

Verkaufspolitik entscheidend gehemmt und eingeengt. Dies spricht u. a. schließlich für das andere System, das der unternehmenseigenen Verkaufsniederlassungen. Deren Einrichtung kostet ebensoviel Zeit wie Geld, und welche Probleme hier auftreten, läßt sich in einem internen MAN-Exposé aus dem Herbst 1928 nachlesen:

„Zunächst ist es außerordentlich schwierig, geeignetes technisches Verkaufspersonal zu finden... Dazu kommt noch, daß die Verkäufer bei Personenwagen mit weniger Arbeit erheblich mehr verdienen und sich daher nur ungern mit dem sehr schwierigen Lastwagenverkauf befassen... Die Kosten der eigenen Lastwagenbüros sind sehr bedeutend. Man muß für jedes Büro zur Verfügung stellen: einen fachmännischen Leiter und eventuell noch eine oder mehrere Verkaufskräfte, einen Kaufmann zur Erledigung der Korrespondenz und zur intensiven brieflichen Werbung sowie Personal zur Buchführung... Hinzu kommt die Einrichtung einer Reparaturwerkstätte mit Ersatzteillager oder die Vereinbarung mit einer freien Werkstätte. Sehr erheblich sind auch die Kosten, welche durch die Personenwagen entstehen, die wir zwecks intensiver Werbetätigkeit stellen müssen."

Demgegenüber aber scheinen die Vorteile der Verkaufsniederlassungen zu überwiegen. Das Unternehmen wird vom Vertreter frei, dessen Interessen den eigenen oft entgegengesetzt sind. Es hat in der Preispolitik einen weiteren Spielraum, kann sich den Erfordernissen der Konkurrenz und des Wettbewerbs elastisch anpassen, den Service ausschließlich nach eigenem Ermessen und den Bedürfnissen der Kundschaft ausrichten und hat auf die Personalwahl sowie auf die Schulung der Mitarbeiter einen ganz anderen Einfluß, als es bei dem System von Vertretern der Fall sein kann. So hat sich die MAN eindeutig für das System des unternehmenseigenen Vertriebes im Inland entschieden.

Im Auslandsvertrieb liegen die Dinge etwas anders. Hier sind, wie sich zeigt, landeskundige und auch dem Land angehörige Großvertretungen unentbehrlich. Die Besonderheiten eines jeden Marktes, der bertreffenden nationalen Wirtschaftspolitik und nicht zuletzt des jeweiligen Kundenkreises verlangen intime und langjährige Vertrautheit mit den Verhältnissen und der herrschenden Mentalität. Selbstverständlich muß auch in diesen „landesspezifischen" Vertretungen die Berücksichtigung von MAN-Kundeninteressen gewährleistet sein. Dafür sorgt die MAN im Laufe einer späteren Entwicklung zunehmend dadurch, daß sie sich an den betreffenden ausländischen Vertriebsunternehmen beteiligt.

Im übrigen entwickeln sich bekanntlich weder Wirtschaft noch Technik im sogenannten luftleeren Raum. Hier spielt auch – für die Wirtschaft mehr als für die Technik – das allgemeine „Zeitgeschehen" eine Rolle.

Bei einer Darstellung des MAN-Nutzfahrzeugbaus mag die Darstellung der wirtschaftlichen und politischen Fakten einerseits und die der technischen Entwicklung andererseits genügen. Bezüglich des Fahrzeug-Dieselmotoren- und des Nutzfahrzeugbaues im Werk Nürnberg der MAN ist unter anderem darauf hinzuweisen, daß sich die durch den Zusammenbruch der Börse an der Wall Street Ende Oktober 1929 ausgelöste Weltwirtschaftskrise um ein Haar verhängnisvoll für diesen ungemein zukunftsreichen Produktionszweig ausgewirkt hätte.

Weltwirtschaftskrise und Rationalisierung

Es ist 1932 – das Jahr, in dem MAN Nürnberg den mit 150 PS und 10 Tonnen stärksten Diesellastwagen der Welt herausbringt (Bild 1.21) –, als der Chef der Gutehoffnungshütte, Paul Reusch, dem Nürnberger Nutzfahrzeugbau aufgrund dessen wirtschaftlicher Situation, aber auch unter dem Eindruck der allgemeinen Hoffnungslosigkeit im gesellschaftlichen Leben keine Chance mehr einräumen will. In einer dramatischen Sitzung bittet ihn Otto Meyer, der nach 7jähriger erfolgreicher Führungstätigkeit in Nürnberg längst das besondere Vertrauen des „Großen Vorsitzenden" in Oberhausen gewonnen hat, noch eine Schonfrist von einem Jahr zu gewähren. Reusch willigt nach langem Zögern unter großen Bedenken ein mit dem Versprechen, wenn in einem Jahr der Lastwagenbau nicht mehr in den roten Zahlen stecke, werde er auf seine Kosten ein Essen im Nürnberger Grand-Hotel geben. – Das Essen findet termingerecht statt. Hinsichtlich des Aufschwungs im Nutzfahrzeugbau der MAN zu Beginn der 30er Jahre darf nicht einfach von Glück gesprochen werden, höchstens im Sinne von Glück, das nach dem Militärstrategen Helmuth Graf von Moltke „auf die Dauer nur der Tüchtige hat" – und einer der Tüchtigen ist in diesem Falle der für das Werk Nürnberg Hauptverantwortliche, Otto Meyer. Als er in besagter Sitzung Paul Reusch gegen-

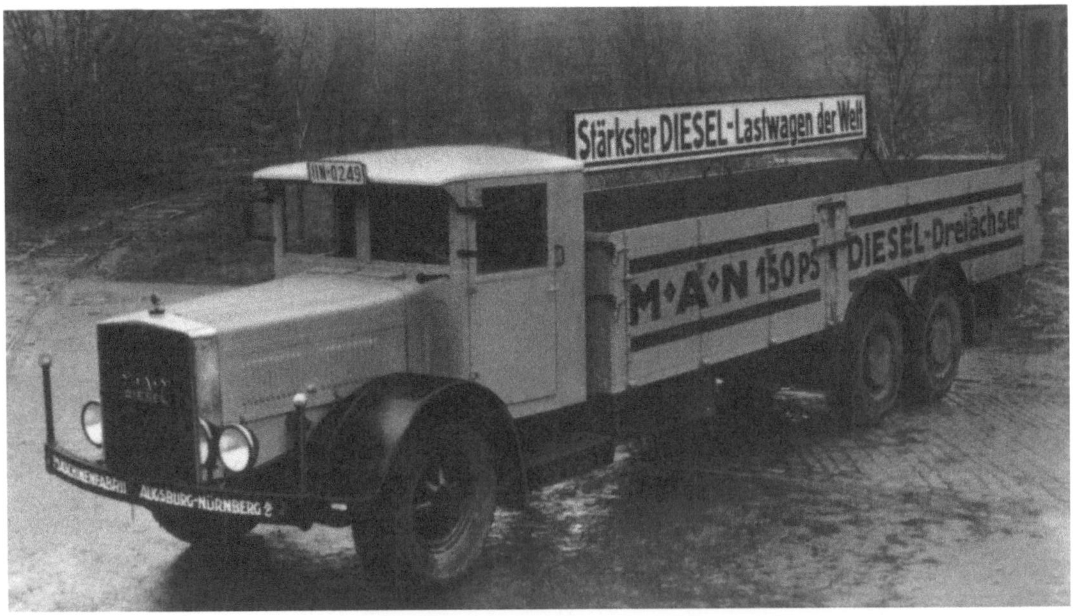

Bild 1.21. Stärkster Diesel-Lastwagen der Welt – von MAN, Typ S1 H6 mit 150 PS, 1932

über seiner optimistischen Grundeinstellung Ausdruck verleiht, mag der Betriebsmann und Ingenieur wohl gewisse weitere Rationalisierungsreserven für das Werk, aber auch die trotz aller Baisse der Gegenwart sicheren Zukunftschancen des großartigen Wirtschaftsgutes Dieselnutzfahrzeug im Auge gehabt haben. Meyer hat bereits zu Anfang seiner Tätigkeit als technischer Leiter in Nürnberg die Serienfertigung der Lastwagen auf dem Fließband eingerichtet, und schon in der Frühzeit des Nutzfahrzeugbaus wiesen bei der MAN – damals durchaus noch keine Selbstverständlichkeit – alle Typen einheitliche Baumerkmale auf, von denen etliche hier bereits erläutert wurden.

1.3 MAN in den dreißiger Jahren

Der Lastwagenbau nimmt wieder Fahrt auf, als nach 1933, ausgelöst durch den Autobahnbau und den damit verbundenen Motorisierungsschub, die großen Beschäftigungs- und Beschaffungsprogramme der Reichsbehörden wirksam werden (Bild 1.22). In diesen Zusammenhang gehört auch die Maßnahme des Gesetzgebers zur Erhöhung der zulässigen Wagenmaße und -gewichte. Die Gesamtgewichtsgrenze – also einschließlich Nutzlast – für zweiachsige Fahrzeuge wird von 9 auf 15 Tonnen heraufgesetzt.

Im Werk Gustavsburg der MAN hat sich schon frühzeitig ein Produktionszweig entwickelt, der auf Serien- und Massenfertigung hinausläuft und schließlich große Bedeutung vor allem auch für den MAN-Nutzfahrzeugbau erlangt. Eine der Vorbedingungen geht bis auf das Jahr 1906 zurück, als sich das Bild der Schmiede durch die Aufstellung von Pressen änderte, die man für die Fertigung von Teilen

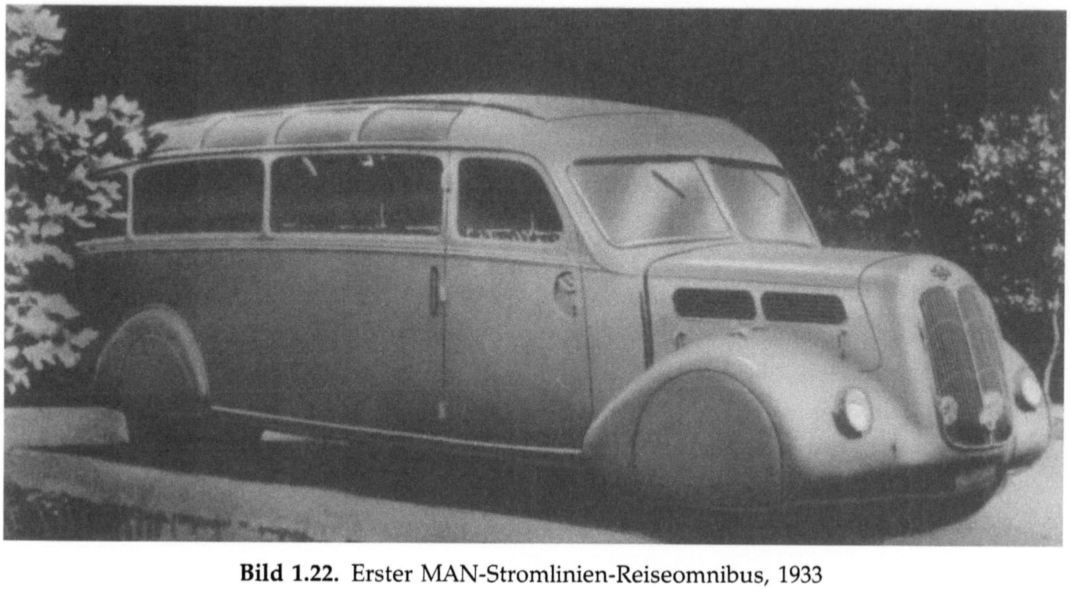

Bild 1.22. Erster MAN-Stromlinien-Reiseomnibus, 1933

für Eisenbahnwagen benötigte. Allerdings beruhte die Herstellung von deren Aufbauten bis 1920 überwiegend noch auf den Möglichkeiten der handwerklichen Holzbearbeitung von Tischlern und Wagnern sowie auf der Arbeit von Schmieden, die sich beim Fertigen von schweren Tragteilen und von Beschlägen an vielen offenen Feuern und Ambossen mit Faust-, Fall- oder Dampfhämmern abmühten. Die 1917 begonnene Fertigung von Fahrzeugrahmen und Karosserieteilen für die in der Kriegsproduktion stark angespannte Automobilindustrie verlangte dann aber Pressen hoher Leistung. Da zum Betrieb dieser Pressen als Werkzeuge auch Patrizen und Matrizen gehören, bedarf es zu deren Anfertigung einer Werkzeugmacherei mit Kopierfräsmaschinen, einer Modellschreinerei und anderer Einrichtungen. So entsteht nach und nach ein komplettes Preßwerk. Als 1926 der Eisenbahnwagenbau nach einer Zwischenzeit in Gustavsburg ins Nürnberger Werk zurückverlegt wird, geht es um eine anderweitige Ausnutzung der beträchtlichen Gustavsburger Preßwerkskapazität. Das Werk wird jetzt Zulieferer von Preßteilen sowie von Werkzeugen zu deren Fertigung für fremde Unternehmen, nämlich für Automobil- und Waggonhersteller. Die ganze Anlage wird auf die quantitativ wie qualitativ wachsenden Marktanforderungen ausgebaut und die Fabrikation auf fließende Arbeitsgänge mit rationellem Materialdurchlauf ausgerichtet.

Im Jahr 1934 übernimmt Otto Meyer, schon seit Jahren Leiter des Werks Nürnberg, zusätzlich die Leitung des Augsburger Werks. Er läßt nun auch dort, wie zuvor in Nürnberg, die Fertigungsstätten großzügig ausbauen und neu einrichten. Meyer sieht sich in erster Linie als Betriebsmann. „Ich bin Obermeister bei der MAN", antwortete er einmal auf die Frage nach der Art seiner Tätigkeit. Immer wieder geht es ihm um Rationalisierung der Arbeitsvorgänge und Einführung von Arbeitsmethoden, die höhere Produktivität erbringen. Zur Belegschaft hat er ein fast persönliches Verhältnis, das noch stark patriarchalisch geprägt ist. Er geht sehr oft durch die Betriebe, kennt viele Arbeiter mit Namen, heißt bei ihnen „O. M." oder gar „Unser Otto", und so fragt er den einen, ob die Frau wieder gesund ist, einen anderen, ob der Sohn den ersehnten Ausbildungsplatz erhalten hat, oder einen Dritten, ob die kleine Tochter jetzt in der Schule besser mitkommt.

Die Wende auf dem Arbeitsmarkt

Im MAN-Geschäftsbericht 1936/37 steht: „Volle Beschäftigung und größte Anspannung auf allen Gebieten". Zum erstenmal taucht hier ein Phänomen auf, das wie nichts anderes den völligen Wandel der deutschen Wirtschaft innerhalb weniger Jahre kennzeichnet: die Klage über den Mangel an Facharbeitern. Schon frühzeitig hat die MAN als eines der ersten Unternehmen in Deutschland der Heranbildung von Nachwuchs in eigenen Lehrwerkstätten besondere Aufmerksamkeit gewidmet. Da aber die Nachfrage nach Arbeitern in allen Zweigen der Industrie während dieser Zeit steigt, kann der Bedarf nicht rasch genug durch Nachwuchs gedeckt werden. Großer Mangel an qualifizierten Facharbeitern, vor allem Maschinenschlossern und Drehern, sowie auch an Meistern, Technikern und Ingenieuren herrscht in der ganzen maschinenbauenden Industrie des Deutschen Reichs. Der Grund liegt nicht nur in deren Expansion, wobei die Rüstung eine nicht geringe Rolle spielt, sondern auch im konkurrierenden Personalbedarf seitens der Wehrmacht, deren materielle Struktur durch Mechanisierung gekennzeichnet ist. Die qualifizierten Kräfte wandern aus der Industrie ab, sofern sie nicht auf Zeit zum Arbeitsdienst oder Militärdienst eingezogen werden, aber auch diese kehren danach häufig nicht wieder auf ihre alten Arbeitsplätze zurück. Die MAN hat längst begonnen, Leute aus anderen Berufen systematisch umzuschulen. So werden ehemalige Schriftsetzer, Zuschneider, Müller, Schreiner, Weber, Metzger, Messerschmiede, Bäcker, Goldschläger, Milchträger, Instrumentenmacher, ja sogar Bildhauer zu Maschinenarbeitern, Hilfsschlossern, Hilfsdrehern. Werk Nürnberg hält einen Schweißkurs ab, zu dem sich fast 200 Männer melden, von denen mindestens 20 sehr gute Schweißer daraus hervorgehen. In der Materialversorgung machen sich die Autarkiebestrebungen während des Dritten Reichs bemerkbar; außerdem gilt es, Devisen zu sparen. So gewinnt man in den Werken Schmieröl aus Putzlappen und Putzwolle zurück und in den Bearbeitungswerkstätten Kühlöl durch Schleudern von Spänen sowie von spanend bearbeiteten Werkstücken. Altöl wird für die Wiederverwendung in stationären Dieselmotoren regeneriert.

Um der Materialverknappung zu begegnen, beschreitet man in Deutschland jetzt den Weg des beschränkten Zuteilens, der Kontingentierung. Zum guten Teil ist der Grund hierfür in dem gewaltig ausgeweiteten Bedarf der Wirtschaft zu sehen, verursacht vor allem durch Arbeitsbeschaffungsprogramme, Aufrüstung und Vierjahresplan. Aus dieser angespannten Situation folgen die durchweg verlängerten Lieferzeiten der Rohstoff- und Halbzeuglieferanten, aber auch die Unregelmäßigkeit und mitunter Unzuverlässigkeit von Materialanlieferungen, die immer wieder auch zu Feierschichten und Kurzarbeit führen, allerdings stets nur vorübergehend.

In den späten 30er Jahren wirkt sich eine unternehmerische Entscheidung von nicht alltäglicher Art, die aber für die weitere Zukunft der MAN stilprägend werden wird, sehr erfolgreich aus. Um im Nutzfahrzeugbau kurzfristig eine wesentliche Erhöhung des bei etwa 250 Einheiten pro Monat liegenden Produktionsmaximums zu erreichen, entschließt man sich zu einer engen Zusammenarbeit mit der traditionsreichen Österreichischen Automobil-Fabriks-Aktiengesellschaft (vormals Austro-Fiat) in Wien-Floridsdorf. Sie hat ein ähnliches Bauprogramm und stellt ihre Fahrzeug-Dieselmotoren bereits, wie übrigens auch die Tatra-Werke in der Tschechoslowakei, nach MAN-Lizenz her. Die MAN erwirbt die Aktienmehrheit des 1907 gegründeten österreichischen Unternehmens, das von da ab als „Österreichische Automobil-Fabriks-Aktiengesellschaft" (ÖAF) firmiert. Nun wird bereits produktionstechnische Arbeitsteilung praktiziert, z. B. die Herstellung der Motoren in Nürnberg, der Triebachsen in Wien. Der Schwerpunkt liegt bei einem 4- bis 5-Tonner mit 100-PS-Dieselmotor mit den wählbaren Alternativen Hinterrad- oder Allradantrieb. Endauswirkung dieses Arrangements: Die Monatsproduktion steigt auf 450 Fahrzeuge. Die Entscheidung für den Allradantrieb als neue Variante im LKW-Bauprogramm der MAN erweist ihre weittragende Bedeutung erst später.

Einen Triumph errang die MAN bereits 1934, indem sie bei einem „Internationalen Autodieselmotoren-Wettbewerb", dessen lange Erprobungsstrecke durch weite Teile der Sowjetunion führte, mit einem ihrer Motoren gegen starke Konkurrenz aus vielen Ländern den ersten Preis gewann (Bild 1.23). Es dauert dann nicht lange, bis MAN-Diesellastkraftwagen in allen europäischen sowie in vielen überseeischen Ländern fahren und dabei 100 000, 200 000 und sogar 300 000 Kilometer störungsfrei erreichen. Stolz bringen die Fahrer solcher Wagen die ihnen dafür zuerkannte Dieselplakette an der Kühlerfront an. Ebenso wie für MAN-Fahrzeug-Dieselmotoren erwerben in- und ausländische Hersteller auch Baurechte auf kom-

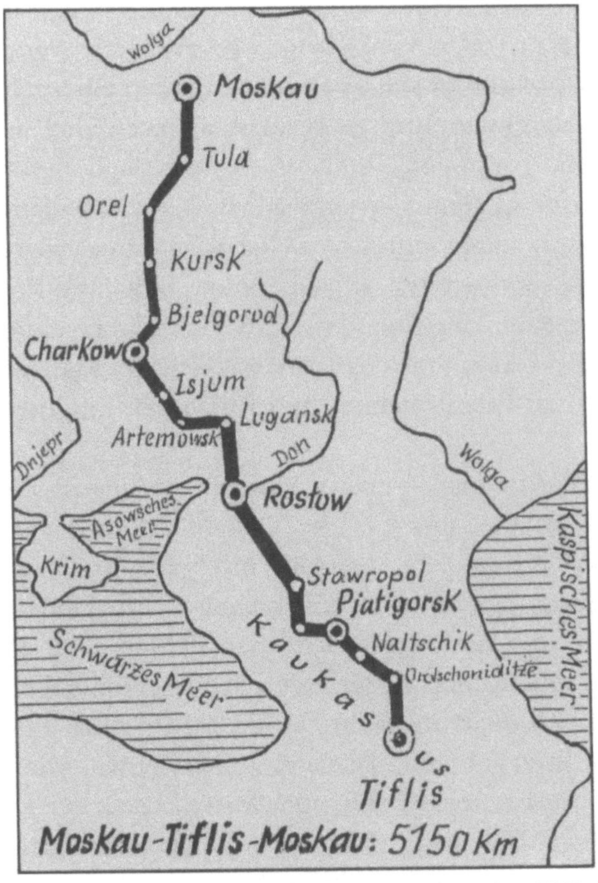

Bild 1.23. Streckenführung der Dieselmotoren-Prüfungsfahrt Moskau-Tiflis-Moskau, 1934, über 5000 km

plette MAN-Dieselfahrzeuge oder auf bestimmte Konstruktionsgruppen derselben. 1939 beträgt der Exportanteil am Gesamtabsatz von Dieselnutzfahrzeugen aus Nürnberg ungefähr 25 Prozent. In diesem Jahr richtet Werk Nürnberg eine Forschungsanstalt ein, um die Weiterentwicklung von Nutzfahrzeugen, insbesondere von Fahrzeug-Dieselmotoren zu fördern.

Das Unternehmen im Zweiten Weltkrieg

Ein Schwergewicht der Rüstungsproduktion während des Zweiten Weltkrieges liegt bei der MAN im Bau von Panzerkampfwagen, der in Nürnberg konzentriert ist. Der Bau von Lastkraftwagen und Omnibussen in Nürnberg wird später mit Ausnahme der Ersatzteilfertigung eingestellt. Allerdings gibt es, bis es soweit ist, recht widersprüchliche Tendenzen: Während das Heereswaffenamt auf Einstellung der LKW-Fertigung in Nürnberg drängt, um die volle Kapazität auf die Panzerproduktion umlegen zu können, verlangt das Rüstungsministerium zusätzliche LKW-Lieferungen. In Wien setzt die MAN-Beteiligungsgesellschaft ÖAF bis zum Kriegsende die Lastwagenfertigung fort. Außerdem wird die Wiener Firma Fross-Büssing angewiesen, 3-Tonner- und 6½-Tonner-Lastwagen von MAN in Lizenz zu bauen.

Bis zum Kriegsende ist jede Entscheidungsfreiheit der Industrieunternehmen, soweit diese Rüstungs- oder kriegswichtige Güter produzieren, suspendiert. Die LKW-Entwicklung ist in Nürnberg nicht völlig lahmgelegt. Es entsteht hier zum Beispiel ein für den militärischen Einsatz konzipierter allradangetriebener Vierachser, der eine spezielle Einzelradaufhängung mit Trapezlenkern hat; das Fahrzeug geht nicht mehr in die Serienfertigung.

Größtenteils unabhängig von der Fertigung betreibt die MAN während des Krieges in nicht geringem Ausmaß auch Entwicklungsarbeit auf dem Gebiet der Panzerkampfwagen und Panzermotoren. Zum Beispiel wird an der Umstellung von Wälzlagern auf Gleitlager und an hydrostatischen Lenkgetrieben gearbeitet, ein elektrisch schaltendes Fahrgetriebe mit elektrisch schaltendem Lenkgetriebe wird erprobt, ein hydrodynamisches Fahrgetriebe nach System Voith für den Laufwerksantrieb und ein Versuchspanzer mit extrem weicher Federung sind in Entwicklung. Gemeinsam mit einem anderen Unternehmen bringt MAN Nürnberg einen luftgekühlten Sechzehnzylinder-Dieselmotor heraus, der bei 2200 Umdrehungen je Minute 700 PS, mit Abgasturboaufladung sogar 900 PS leistet und ein Leistungsgewicht von nur 2,2 bzw. 1,7 Kilogramm je PS aufweist (gegenüber etwa 4,5 bis 6 Kilogramm je PS bei derzeit üblichen Dieselmotoren).

Wie schwierig Betriebsführung unter Kriegsverhältnissen ist, läßt sich für spätere Generationen, die die Zeit nicht miterlebt haben, kaum im vollen Ausmaß vorstellen oder nachempfinden. Der Mangel an Material, Energie und Fachkräften schreitet unaufhaltsam voran. Die zunehmende Häufigkeit und Wirksamkeit der

Luftangriffe stellt größte Anforderungen an das Durchhaltevermögen der Menschen. Die Fähigkeit aller Mitarbeiter, Ausweg- oder Ausgleichslösungen zu finden, ist ständig gefordert. Aber ein paar konkrete Hinweise können doch Licht auf die ungewöhnlichen Umstände werfen, mit denen die Menschen in den Betrieben – vor allem die für die Unternehmen Verantwortlichen – konfrontiert sind. Sie zeigen die unkonventionellen Wege, über die diese Personen der Probleme Herr werden oder zumindest die Nöte zu mildern versuchen.

Da geht es zum Beispiel darum, im Rahmen einer höchstmöglichen Energieeinsparung die Stromabnahme gleichmäßig zu gestalten. Vor allem der Abbau von Verbrauchsspitzen trägt dazu bei. Dies geschieht unter anderem durch Verlegung der Arbeitszeit von Prüffeldern und Probelaufständen des Motorenbaus in die Nachtschicht sowie durch Inbetriebnahme von Gießereigebläsen und Schmiedehämmern in Zeiten außerhalb der Morgen- und Abend-Leistungsspitze; vergleichbare Maßnahmen gibt es in den Härtereien. Auch die Beleuchtung wird eingeschränkt. Insgesamt erreichen die Werke Stromeinsparungen um 15 Prozent innerhalb der kritischen und teuren Spitzenzeiten. Beiträge zum Kohlensparen sind prämienbegünstigte wirtschaftliche Feuerführung in den Kesseln, sparsame Beheizung in Werkstätten, Lagern und Büroräumen und der Einbau von Anlagen zur Kesselwasserreinigung und solcher zur Rückführung des Kondensatwassers in die Kesselsysteme. Jetzt gelingt durch mehrere Maßnahmen eine Öleinsparung von Insgesamt 33,5 Prozent. Das Öl, das bei den Zerspanungsprozessen den Rückständen anhaftet, wird freigesetzt und in Reinigungsanlagen zurückgewonnen. Der Verbrauch von Bearbeitungs- und Schmieröl an allen Bearbeitungsmaschinen wird minimiert. Fettstoffe werden aus den verbrauchten Bohrölen in den Ölrückgewinnungsanlagen ausgefällt. Der beim Sammeln des Altöls anfallende Schlamm wird entweder der Kernmacherei oder der Schmiede für die Schmierung der Fallwerke zugeführt oder aber auf die Lagerkohle geschüttet, um später mit derselben verbrannt zu werden. Diese und viele andere Maßnahmen werden auch nach Kriegsende noch eine ganze Reihe von Jahren praktiziert.

MAN gegen Kriegsende

In der Leitung des Gutehoffnungshütte Aktienvereins – nach wie vor Hauptanteilseigner der MAN – findet mitten im Krieg ein Wechsel statt. Anfang 1942, kurz nach seinem 74. Geburtstag, wird Paul Reusch von den nationalsozialistischen Machthabern, denen seine Einstellung gegen das Regime bekannt ist, zum Rücktritt gezwungen. Er verläßt das Ruhrgebiet für immer und zieht sich in seine schwäbische Heimat auf sein zwischen Stuttgart und Heilbronn gelegenes Gut „Katharinenhof" zurück, das dann vor allem nach dem Krieg alljährlicher Treffpunkt der führenden Männer von GHH und MAN ist. Denn Paul Reusch bleibt dem Konzern, um dessen Ausbau er sich wie kein anderer verdient gemacht hat, bis zu seinem

Lebensende eng verbunden; er stirbt 88jährig im Dezember 1956. Wenige Monate nach seinem Ausscheiden aus dem Konzern muß auch sein Sohn Hermann, der seit etlichen Jahren ebenfalls dem Vorstand angehörte, ausscheiden. Neuer Vorstandsvorsitzender der GHH wird der 66jährige Hermann Kellermann, der nach dreieinhalb Jahrzehnten leitender Tätigkeit bei der GHH, davon 13 Jahre als Vorstandsmitglied, das besondere Vertrauen von Paul Reusch genießt. Dieser Führungswechsel muß zum Verständnis der folgenden Ereignisse vermerkt werden, die in besonderem Maße das Werk Nürnberg der MAN betreffen.

Kellermann hat als GHH-Konzernleiter schon drei problematische Jahre enger, vertrauensvoller Zusammenarbeit mit der MAN-Führung hinter sich, als Anfang 1945 das baldige Ende des Krieges und der totale Zusammenbruch des Deutschen Reiches deutlich voraussehbar sind. Unaufhaltsam rücken die Truppen der Alliierten im Westen vor; im Osten sieht es nicht anders aus, aber die dortige Front, sofern man von einer solchen überhaupt noch reden kann, ist geographisch weit weg von den Werken der MAN und der GHH. Als Anfang März die Einnahme von Oberhausen bevorsteht, schreibt der GHH-Chef Hermann Kellermann an den MAN-Chef Otto Meyer nach Nürnberg in einem durch Kurier zu befördernden Brief: „Ich nehme heute vorläufig Abschied von Ihnen, da in den nächsten Tagen mit aller Wahrscheinlichkeit jede Verbindung des Reviers nach außerhalb aufhören wird, jedenfalls soweit unser engeres Gebiet in Frage kommt. Ich wollte vorgestern Nacht noch nach Geislingen fahren, um mit Ihnen, Wellhausen und Plochmann sowie Curt Haniel nochmals sprechen zu können. Diese Absicht habe ich schweren Herzens aufgeben müssen. Ich finde nicht mehr die Zeit, Ihnen das alles auseinanderzusetzen, da der Kurier ganz plötzlich gleich schon abfährt, damit er noch aus dem Revier herauskommt. Sie stehen nun mit den übrigen Herren allein da, aber Sie werden schon zurechtkommen und mit allem fertig werden. Viel hätte ich Ihnen ja auch sonst nicht nützen können, da ja alles im Fluß ist und jeder Tag neue Zweifelsfragen bringt. Und nun, lieber Herr Meyer, leben Sie wohl, und machen Sie sich keine Sorgen um mich. Ich komme schon durch und hoffe bestimmt auf ein Wiedersehen mit Ihnen allen in nicht zu ferner Zeit. Gott befohlen!" Dieser Brief ist in der Tat die letzte Verbindung zwischen Nürnberg und Oberhausen, das wenige Tage danach besetzt wird.

Der Krieg dauert aber doch noch rund zwei Monate. Zwei Wochen vor der Kapitulation, in den letzten Apriltagen, ereignet sich im mittleren Teil Deutschlands noch ein besonderes Abenteuer. Heinrich Thielen, ein leitender kaufmännischer Angestellter, der sich seit 1922 bei der MAN „von der Pike auf hochgedient" hat – und drei Jahre später ihrem Vorstand angehören wird –, fährt mit einem Holzgasgenerator-Kraftwagen von Nürnberg über die ständig von Tieffliegerangriffen bedrohten Straßen durch Thüringen und die Provinz Sachsen in das bereits unter Geschützfeuer liegende Berlin. Die amerikanischen Panzerspitzen haben schon den Thüringer Wald erreicht, und die Sowjet-Truppen sind dabei, den Ring um die Reichshauptstadt zu schließen. Nachdem jeglicher Post- und Bankverkehr eingestellt ist, gilt es bei Thielens abenteuerlicher Parforce-Fahrt, den für Lieferungen der MAN an die Wehrmacht fälligen Betrag von 30 Millionen Reichsmark beim Ministerium für Bewaffnung und Munition in Gestalt eines Schecks „fünf Minuten vor zwölf" in Empfang zu nehmen. Die Aufforderung hierzu ist, wie an andere Unternehmen mit entsprechenden Guthaben, auch an die MAN ergangen. Angeregt hatte die unkonventionelle Art jener großen Zahlungen an Industrieunternehmen für Rüstungslieferungen, die noch nicht völlig abgerechnet waren, der ehemalige Generalreferent für Wirtschaft und Finanzen im genannten Reichsministerium, Professor Dr. Karl M. Hettlage. Rüstungsminister Albert Speer hatte den Plan gebilligt und seinem Mitarbeiter Hettlage eine schriftliche Vollmacht zur Ausstellung der Schecks in unbegrenzter Höhe auf die Deutsche Bank übergeben. Heinrich Thielen kehrt von seinem „Husarenritt" heil und mit Scheck nach Nürnberg zurück.

Die Geschichte hat ein heiteres Nachspiel. Exakt 10 Jahre nach dem Tag, an dem der betreffende Scheck für die MAN ausgestellt ist, ist derselbe Professor Hettlage als Staatssekretär im Bundesfinanzministerium bei der MAN zu Gast, deren Chef Otto Meyer ihn beim Mittagessen bittet, seinen Suppenteller hochzuheben, und da liegt eine Ablichtung des historisch gewordenen Schecks. Der mit diesem Präsent symbolisch Beschenkte ist tief gerührt, daß die MAN sich jener Transaktion auch in den Zeiten des Wiederaufschwungs noch dankbar erinnert.

1.4 „Phoenix aus der Asche" – die Nachkriegszeit

Als im Frühjahr 1945 der letzte Schuß und die letzte Bombe des Zweiten Weltkriegs in Europa gefallen sind, Deutschland komplett besetzt und in vier Besatzungszonen aufgeteilt ist, beginnt in den Werken der MAN wie überall das große Aufräumen. Im Werk Nürnberg sind die Kriegsschäden besonders groß: 70 Prozent der Gebäude sind vernichtet, die übrigen mehr oder weniger beschädigt. Viele Werkhallen sind ausgebrannt, die Stahlkonstruktionen ausgeglüht und verbogen. Zunächst müssen Maschinen geborgen und in gemieteten Fremdräumen untergestellt werden. 85 000 Kubikmeter Schutt und 48 000 Tonnen Schrott werden binnen kurzer Zeit aus dem Werk herausgefahren. Wichtige der im wesentlichen erhalten gebliebenen Gebäude werden erst einmal von der amerikanischen Besatzungsmacht für Reparaturen beschlagnahmt. Sehr früh beginnt in Nürnberg die Produktion von Lastkraftwagen nebst Ersatzteilen. Der Bedarf ist im ganzen Land enorm, vor allem für die Trümmerbeseitigung in den Städten, für die Beschaffung von Baumaterial und weil die Hauptlast des Transportwesens bis zur vollen Einsatzfähigkeit der Eisenbahn über die Straßen führt.

Not und Improvisation

Die Not der Bevölkerung und damit auch der Werksbelegschaften ist in den ersten Jahren nach dem Krieg wohl durchweg noch größer, als sie während des Krieges war. Die meisten Menschen werden nicht richtig satt, sie frieren während der kalten Jahreszeit in den nicht oder nur ungenügend geheizten Räumen. Die Bekleidung ist oft unzureichend. Darüber hinaus fehlt es an Zement, Dachpappe und allem anderen, was zum Instandsetzen der zerstörten und provisorisch reparierten Behausungen dringend benötigt wird. Für die Werksleitungen ergeben sich aus dieser allgemeinen Misere Konsequenzen unkonventioneller Art. In Nürnberg wird 1947 wegen der unzulänglichen Ernährung die Arbeitszeit von 47,5 auf 45 Wochenstunden verkürzt und den Zeitlöhnern ein Lohnausgleich von 3 Prozent als wöchentlicher Zuschlag gewährt. Es gibt auch überbetriebliche Maßnahmen. So erhält das Werk, im Rahmen eines „Mehrleistungsprogramms", zur Ausgabe an alle Lohn- und Gehaltsempfänger mit der genannten Arbeitszeit folgende Lebensmittel-Zusatzrationen je Monat und Person: 200 Gramm Fett, 500 Gramm Hülsenfrüchte, 1000 Gramm Roggenmehl und 1000 Gramm Nährmittel anstelle von Kartoffeln. Zur Beseitigung privater Fliegerschäden, für die Instandsetzung oder Ergänzung von Hausrat und dergleichen erhalten die Belegschaften der Werke kleine Hilfen.

Es ist die Zeit der Provisorien, auch für die betriebliche Arbeit. Eine große Rolle spielen Notbehelfe bei der Reparatur von Geräten und Bauteilen durch Selbstanfertigung. Da wird in einer Betriebskommissionssitzung eine Sammlung von Fotos geeigneter „Lösungen" vorgelegt und empfohlen, Gleiches allseits zu tun und das Bildmaterial auszutauschen. So kann man möglicherweise bei der Fertigung von benötigten Teilen aushelfen. Zudem werden damit Doppelarbeit vermieden und Herstellungskosten gesenkt. Einige wenige Beispiele für selbstgefertigte oder instandgesetzte Halbfabrikate, die zu normalen Zeiten fertig bezogen wurden, sind Kabelschuhe nebst den Schnittwerkzeugen und Rollstanzen für ihre Herstellung, Pumpen-Schaufelräder, Ventildichtungen nebst Vorrichtungen für ihre Herstellung, Schleifringkörper, Stromabnehmer, Stecker, Isolierteile, Stromverteileranlagen, Gewindebohrer und dergleichen.

Schlecht ist es nach der Besetzung Nürnbergs Otto Meyer ergangen. Ein Mann, der ein solches Unternehmen wie die MAN mit ihrem hohen Rüstungspotential während des Krieges geführt hatte, mußte den einrückenden Amerikanern, denen es anfangs an jeglicher Fähigkeit zu differenzierender Beurteilung innerdeutscher Verhältnisse mangelte, mehr als verdächtig sein, so daß sie ihn ohne objektive Prüfung seiner Rolle und Haltung, unberührt von seiner Grundeinstellung gegen den Nationalsozialismus, verhafteten und in eine Gefängniszelle bringen ließen. Aber schon bald ist Otto Meyer bei der Besatzungsmacht, die ihm Unrecht getan hatte, voll rehabilitiert. 1946 wird er auch offiziell zum Vorstandsvorsitzenden der

MAN ernannt, nachdem er das Gesamtunternehmen faktisch bereits 12 Jahre lang in voller Verantwortung geleitet hatte.

Aus Schutt und Schrott zum „Wirtschaftswunder"

Als sehr bald nach Ende des Zweiten Weltkriegs in Nürnberg der Bau von Lastkraftwagen wieder anläuft und rasch zunimmt, um dem dringenden Bedarf auch nur einigermaßen nachzukommen, beschränkt man sich zunächst auf die Vorkriegsmodelle für 5 Tonnen Nutzlast (Bilder 1.24, 1.25). Diese Zweiachser erhalten 110 bis 130 PS leistende Sechszylinder-Reihenmotoren der bis dahin bewährten G-Bauart, also mit exzentrischem Kugelbrennraum im Kolbenkopf und mit Flachsitzdüse. Die erste Nachkriegskonstruktion ist ein Zweiachser mit einer Tragfähigkeit von 10 Tonnen, in den ein 180-PS-Achtzylinder-V-Motor eingebaut wird. Die MAN macht hier die ersten Erfahrungen in Deutschland mit einem Achtzylinder-Fahrzeugdiesel (Bilder 1.26, 1.27).

Ein weiterer Fortschritt gelingt 1951, indem die MAN als erstes Unternehmen im nunmehr geteilten Deutschland Lastkraftwagen mit selbst entwickelten Abgasturboladern ausrüstet. Dieses die Abgasenergie nutzende An- oder Einbausystem, das sich schon bei Schiffs-, Triebwagen- und stationären Dieselmotoren durchgesetzt hat, erlaubt es, letztlich eine größere Kraftstoffmenge einzuspritzen und die Kraftstoffenergie viel besser auszunutzen. Dadurch läßt sich auf sehr wirtschaftliche Weise ein beträchtliches Mehr an Leistung aus den Motoren herausholen. Die „Aufladung", wie es sehr bald verkürzt heißt, erlangt auch für die weitere Zukunft des Fahrzeug-Dieselmotors eine solch große Bedeutung, daß eine kurze Erläute-

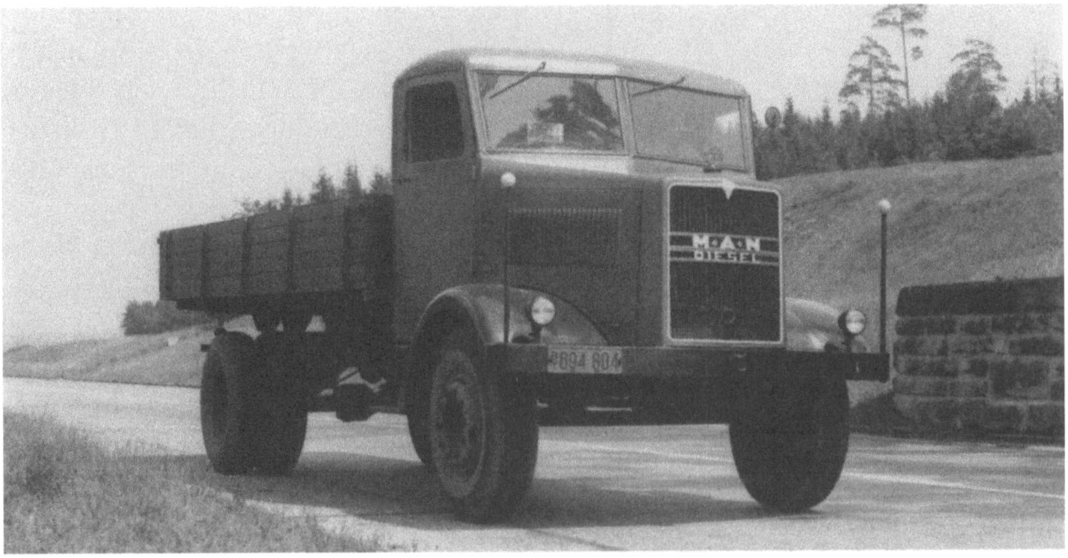

Bild 1.24. Erster MAN-LKW nach dem Zweiten Weltkrieg, Typ MK 1946

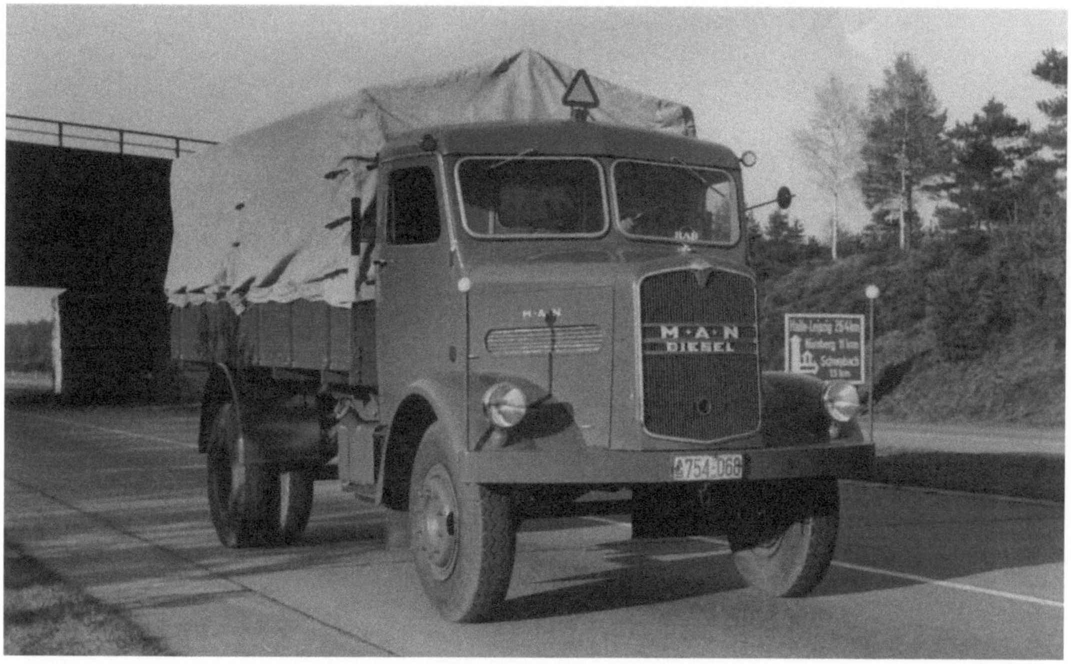

Bild 1.25. MAN-Lastwagen, Typ MK 25, 1950

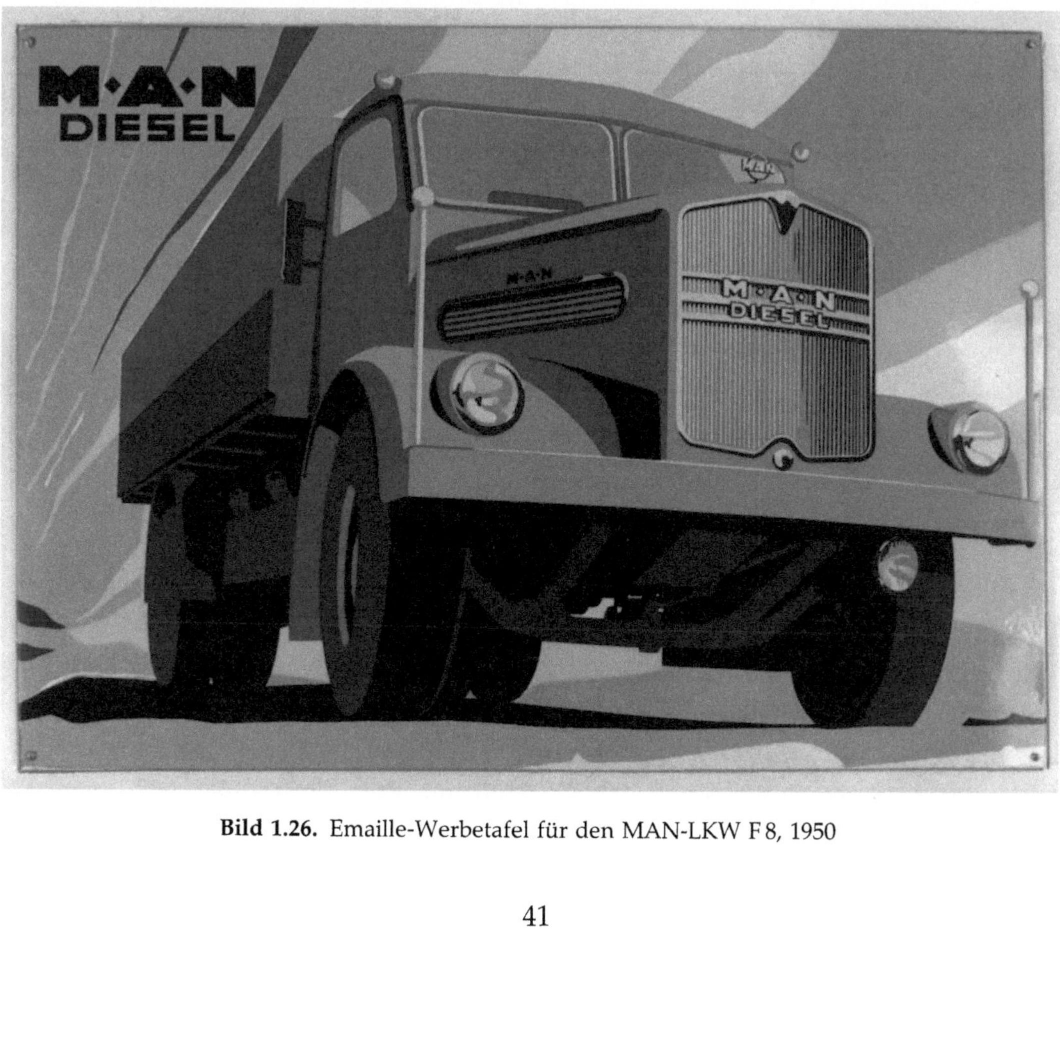

Bild 1.26. Emaille-Werbetafel für den MAN-LKW F 8, 1950

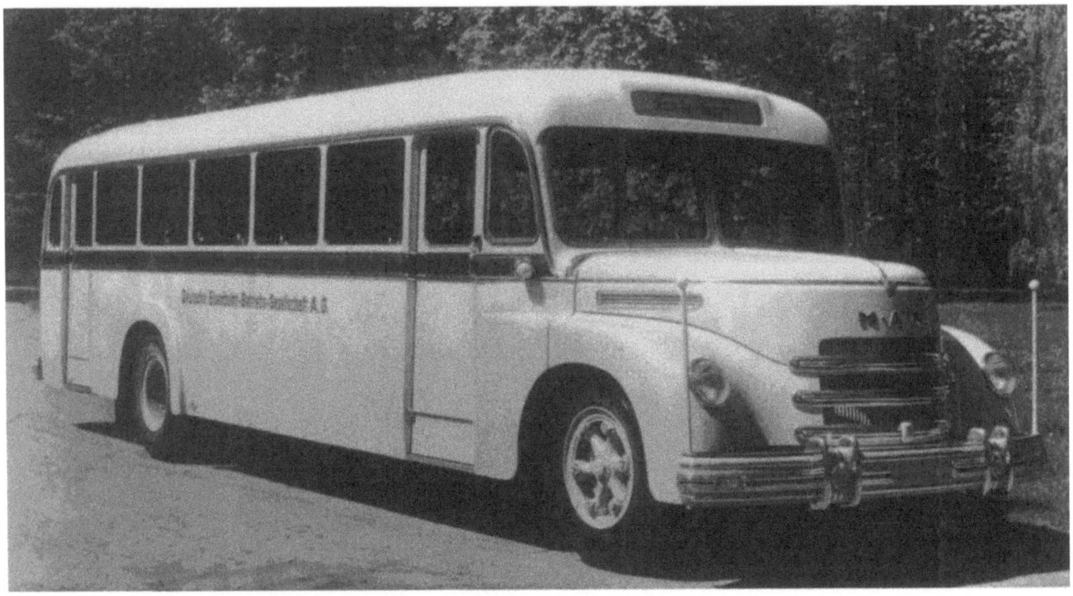

Bild 1.27. MAN-Omnibus, Typ MKN mit Stromlinienform im Stil der Zeit, 1951

rung ihres Prinzips angebracht ist: Eine vom Abgas des Motors getriebene kleine Turbine treibt ihrerseits einen mit ihr auf einer gemeinsamen Welle sitzenden Turbokompressor an. Dieser verdichtet die angesaugte Luft und fördert die so erzeugte Druckluft in die Verbrennungsräume des Motors. Dieser wird dadurch sowie durch eine erhöhte Kraftstoffzufuhr „aufgeladen", so daß über Druck- und Temperatursteigerung auch Leistung und Wirkungsgrad bei gleichbleibendem Bauvolumen viel höhere Werte annehmen. Der erste mit Abgasturboaufladung ausgerüstete Nutzfahrzeug-Dieselmotor in Deutschland, von der MAN auf der Internationalen Automobilausstellung (IAA) 1951 gezeigt, ist ein Sechszylinder-Reihenmotor mit 8,72 Litern Hubraum, dessen Normalleistung von 130 PS durch die Aufladung um 35 Prozent auf 175 PS angehoben werden konnte.

Im Laufe der Weiterentwicklung läßt sich durch zwei Zusatzeinrichtungen zur Aufladung die Effizienz des Verbrennungsprozesses jeweils noch beträchtlich erhöhen. Dabei handelt es sich zunächst um „Ladeluftkühlung", bei der die vom „Turbolader" vorverdichtete Luft vor Eintritt in die Zylinderräume erst noch rückgekühlt wird, so daß sie mit ihrer dadurch erhöhten Dichte mehr Sauerstoff für die Verbrennung liefert, dann aber auch die Brennräume besser spült und kühlt. Die andere, allerdings erheblich später entstehende Einrichtung ist ein sogenanntes Resonanzrohrsystem. Bei diesem wird die vorverdichtete sowie rückgekühlte Luft, angeregt durch den Ladungswechselvorgang, in Schwingungen versetzt, was mehrere erwünschte Auswirkungen hat: Die Schwingungen erhöhen den Ladedruck bei niedrigen Drehzahlen, verringern ihn bei hohen Drehzahlen und verbessern abermals die Brennraumfüllung, -spülung und -kühlung. Der Endeffekt besteht darin, daß der Motor bereits bei geringen Drehzahlen ein hohes Drehmoment erreicht und dasselbe über einen breiten Drehzahlbereich aufrechterhält, was für das Betriebs- oder Fahrverhalten geradezu ideal ist. Aber mit dem Hinweis auf diese späteren Vervollkommnungen des Aufladeprinzips wird der Entwicklung weit vorgegriffen.

Für die deutsche Landwirtschaft, deren Struktur sich nach dem Kriege mit dem Verlust der Ostgebiete verändert hat und die jetzt durch kleine und mittlere Bauernhöfe geprägt ist, bringt die MAN 1948/49 einen 25-PS-Ackerschlepper heraus. Für diesen wurde ein schnellaufender Vierzylinder-Dieselmotor nach dem G-Verfahren mit Kugelbrennraum im Kolbenkopf und direkter Strahleinspritzung entwickelt. Seine Hauptkennzeichen: Einspritzpumpe, staubdicht verkapselt im Kurbelgehäuse, große Filter für Ansaugluft und Schmieröl. Aus gutem Grund übernimmt man die beim 50-PS-Schlepper bewährte Blockbauweise: Integration von Motor, Kupplung, Getriebe und starrer Hinterachse. Der Schlepper wird mit Zweirad- oder Vierrad-, also Allradantrieb ausgerüstet; in letzterem Falle ist der Vorderradantrieb abschaltbar. Der 25-PS-MAN-Allradschlepper erzielt mit der Silbernen DLG-Münze die höchste Auszeichnung der Deutschen Landwirtschafts-Gesellschaft – ebenso wie über zweieinhalb Jahrzehnte zuvor der MAN-Motorpflug. Eine auf 40 PS vergrößerte Ausführung mit größerem Hubvolumen und höherer Drehzahl wird für den Export geschaffen; dieser Traktor geht in über 50 Länder. Inzwischen sind Konstruktion, Fertigung und Verkauf der MAN-Schlepper im Werk Nürnberg verselbständigt worden. Ein für die Schleppermontage 1950 eingerichtetes Fließband erzielt einen Ausstoß von durchschnittlich 250 Einheiten im Monat, und auch die Schleppermotoren entstehen auf einer eigenen Montagestraße im Rahmen der Fahrzeugdieselfertigung. Das Typenprogramm wird auf Leistungseinheiten von 18 bis 45 PS ausgeweitet.

Die weitere Entwicklung des Dieselmotors

Eine sehr wichtige und, wie sich zeigen wird, in hohem Maße nützliche Entwicklung setzt ebenfalls schon kurz nach dem Zweiten Weltkrieg im Fahrzeug-Dieselmotorenbau des MAN-Werkes Nürnberg ein. Ein intensives Studium der Reaktionskinetik und der Mikrovorgänge im Verbrennungsraum, unter anderem durch kinematographische Untersuchungen mit einer Filmkamera, die 16 000 Aufnahmen in der Sekunde liefert, führte zu einer anderen Art der Gemischbildung in Dieselmotoren mit direkter Einspritzung. Beim G-Verfahren wurde der Kraftstoff fein zerstäubt gegen die verdichtete Luft in den kugelförmigen Brennraum eingespritzt, der sich exzentrisch im Kolbenkopf befand. Bei dem neuen Verfahren dagegen ist der Kugelbrennraum genau in der Mitte des Kolbenkopfes angeordnet – daher der Begriff „Mittenkugelbrennraum". Der Kraftstoff wird durch eine schrägstehende Einlochdüse nahezu tangential in Richtung zur Brennraumwand eingespritzt und von einem sich um die Zylinderachse drehenden Luftstrom erfaßt; dessen Bewegungstrend kommt schon während des Ansaughubes infolge einer besonderen Gestaltung des Lufteinlaßkanals zustande. Auf diese Weise sind Kraftstoffstrahl und Luftstrom etwa gleichgerichtet, die Relativgeschwindigkeit zwischen ihnen ist gering, und auf dem kurzen Weg bis zur Wandung des Kugelbrennraums haben verhältnismäßig wenig Kraftstoffpartikel und Luftteilchen Gelegenheit, sich zu vermischen, um damit zündfähig zu werden. Daher erreicht der überwiegende Teil des eingespritzten Kraftstoffs besagte Wand, auf der er sich zu einem dünnen Film ausbreitet. Dann aber wird diese filmartige Kraftstoffschicht von der nachfolgenden Wirbelluft sukzessive abgetragen, die nacheinander auftreffenden Luftteilchen bringen immer etwa gerade diejenigen Sauerstoffmengen mit, die für das Verbrennen der von der Wand „abdampfenden" Kraftstoffpartikel benötigt werden, und durch diese dosierte sowie verzögerte Gemischbildung wird eine entsprechend „weiche" Verbrennung herbeigeführt.

Der so gesteuerte Bewegungs-, Gemischbildungs- und Verbrennungsablauf beim Mittenkugel- oder kurz „M-Motor" hat den erwünschten Effekt, daß die Umsetzung der im Kraftstoff enthaltenen chemischen Energie in Wärme- und Druckenergie vergleichmäßigt wird; eine Außenkühlung der Brennraumwandung durch Öl unterstützt diese Wirkung. So ergibt sich ein ganzes Bündel guter Motoreigenschaften. Die Verbrennung ist nicht nur weich, sondern damit auch geräuscharm; der Motor „nagelt" nicht mehr. Zudem werden manche Bauteile weniger beansprucht, sie halten dementsprechend länger oder können material- und gewichtsparend ausgebildet werden. Der Verschleiß wird dadurch verringert, daß bei dem zentrischen Kugelbrennraum die Wärmeausdehnung des Kolbenkopfes gleichmäßig ist. Der Motor zieht nun auch gerade bei langsamem Lauf kräftig durch, was bei der guten alten Dampfmaschine so bestechend war. Fachlich heißt das: günstige Drehmomentcharakteristik. Die Verbrennung ist außerdem gründlicher, sauberer, es gibt weniger Ruß im Abgas, und weil der Kraftstoff besser verbrennt, wird eine höhere spezifische Leistung erzielt. Last but not least ist solch ein Motor in hohem Maße kraftstoffunempfindlich; er „verdaut" vom Leichtbenzin bis zum Dieselkraftstoff alles, sogar Schmieröl, und ist daher ein echter Vielstoffmotor. Insbesondere diese für einen Dieselmotor neue Eigenschaft trägt entscheidend auch dazu bei, daß die Bundeswehr die MAN als Lieferanten für Lastkraftwagen wählt.

Der erste nach dem M-Verfahren arbeitende Motor, dessen Entwicklung hier zur Verdeutlichung des Wesentlichen vereinfacht dargestellt wurde, kommt 1954 heraus. Er findet rasch weltweite Anerkennung als die große Leistung von Siegfried Meurer, der in der Folgezeit etliche nationale und internationale Auszeichnungen erhält, unter anderem den „Werner-von-Siemens-Ring", die „James Watt International Medal" der britischen Society of Mechanical Engineers (SME) und das Silberne Ehrenzeichen des Vereins Deutscher Ingenieure (VDI). Meurer kommt aus der Schule von Professor Adolph Nägel, dem seinerzeit auf dem Gebiet der

Dieselmotorenentwicklung führenden Hochschullehrer, an dessen Dresdner Institut er auch promoviert hat. Ehrendoktortitel werden ihm später zusätzlich verliehen, desgleichen der Professorentitel aufgrund eines Lehrauftrags der Technischen Hochschule Aachen.

Das M-Verfahren wird später noch weiterentwickelt. So entsteht unter anderem durch eine Verbindung von M-Motor und Zündkerzen-Fremdzündung für Sonderzwecke ein sogenannter FM-Motor, der eine Alternative zum Ottomotor darstellt und diesem mit geringerem Kraftstoffverbrauch und besseren Abgaswerten überlegen ist. Ende der 70er Jahre gewinnt der FM-Motor erneut Aktualität – dank seiner Eignung für den Betrieb mit Alkohol, der nicht durch Selbstzündung verbrannt werden kann.

Der vorwiegend als Sechszylinder von 100 bis 130 PS und Achtzylinder von 155 oder 180 PS Leistung, vorübergehend aber auch als Vier- und Zweizylinder in Nürnberg gebaute M-Motor nimmt, nachdem er völlig ausgereift ist, hinsichtlich „Laufkultur" und Kraftstoffunempfindlichkeit eine Sonderstellung auf dem deutschen Nutzfahrzeugmarkt ein; auch der Export steigt beträchtlich. An viele Hersteller in den USA, Japan, Südkorea, Indien, Frankreich, Italien, Rumänien, Ungarn und auch der DDR werden Lizenzen vergeben.

1.5 MAN in München

Die Nürnberger Nutzfahrzeug-Fertigungswerkstätten sind zu Beginn der 50er Jahre bis an die Grenze ihrer Kapazität ausgelastet. Da eine weitere Expansion nicht mehr möglich ist, denkt man schon sehr früh daran, außerhalb der bestehenden Nürnberger Anlagen ein völlig neues Nutzfahrzeugwerk zu errichten. Hierfür bietet sich zunächst ein großes Waldgelände, der „Reichswald" bei Nerreth im Süden Nürnbergs an, das bereits vor dem Zweiten Weltkrieg von der MAN erworben wurde. Während des Krieges sollte hier die Fertigung von Panzern aufgenommen werden. Versorgungsanlagen, Straßen und Fundamente für Werkshallen waren schon im Bau, als der Verlauf des Krieges in seiner vorletzten Phase den Arbeiten ein Ende setzte.

Zu dem Projekt eines Neubaus im Nerrether Forst taucht im Herbst 1954 eine Alternative auf. Die erste Anregung dazu soll anläßlich einer Tagung, die der Kulturkreis des Bundesverbandes der Deutschen Industrie (BDI) im Shönbornschen Schloß Weissenstein bei Bamberg abhielt, der damalige bayerische Ministerpräsident Hanns Seidel gegeben haben. Es war bekannt geworden, daß die US-Armee das Ende Juni 1945 beschlagnahmte ehemalige Allacher Flugmotorenwerk der Bayerischen Motorenwerke AG (BMW) in München Mitte 1955 wieder freigeben werde. Die im Krieg nur geringfügig beschädigten Anlagen befinden sich auf einem rund einen Quadratkilometer großen Gelände des zwischen Allach und

Dachau gelegenen „Karlsfeldes“. In den zehn Nachkriegsjahren hat das offiziell als „Karlsfeld Ordnance Depot“ (KOD) bezeichnete Werk mit bis zu 7500, zuletzt 5000 deutschen Arbeitskräften amerikanische Heereslastkraftwagen überholt, repariert und Ersatzteile für sie hergestellt. Das Werk gilt für die damaligen Verhältnisse als modern organisiert und technisch hervorragend ausgerüstet. Ein wesentlicher Anlaß der bayerischen Staatsregierung, die MAN für die Übernahme der Werksanlagen und deren Ausbau zum geplanten neuen Nutzfahrzeugwerk zu gewinnen, ist die Sorge um die 5000 Beschäftigten des KOD, die arbeitslos würden.

Die Frage des Standorts

In Nürnberg und Augsburg kommt es jetzt zu harten Auseinandersetzungen. Viel spricht für die Anlage des neuen Werks auf MAN-eigenem Gelände im Nerrether Reichswald. Infrastrukturanlagen sind zum Teil schon vorhanden. Der Standort ist vom bestehenden Nürnberger Hauptwerk nicht weit entfernt und auch verkehrsmäßig günstig, nämlich in der Nähe der Autobahn mit seinem bereits in Planung befindlichen Autobahnkreuz Feucht, wo sich drei große europäische Fernverbindungen schneiden sollen. Die Nürnberger Werksleitung ist vor allem auch der Meinung, das neue Werk sollte lediglich als „verlängerte Werkbank“ von Nürnberg fungieren, also ohne eigene technische, kaufmännische und vertriebliche Verwaltung. Dieser Standpunkt scheint sich durchzusetzen. Aber nachdem der Gedanke, das Werk Allach von BMW zu erwerben, bereits zu den Akten gelegt ist, greift Heinrich Thielen die Sache auf. Er hat dabei volle Unterstützung von Otto Meyer, der in der Münchener Lösung die große Chance für den Ausbau des MAN-Nutzfahrzeugbaus weit über dessen derzeitigen Rahmen hinaus erblickt. Das gibt schließlich den Ausschlag.

Expansion in Karlsfeld

Etwa zwei Drittel des Werkes Allach einschließlich Gelände werden gemäß Kaufvertrag vom 28. April 1955 übernommen. Die anspruchsvolle und auch seitens der Amerikaner als hervorragend anerkannte Arbeit, die in den vergangenen 10 Jahren hier geleistet worden ist, läßt darauf schließen, daß fachlich und damit zugleich personell alle Voraussetzungen gegeben sind, den Anlauf des neuen MAN-Werks zu erleichtern und zu beschleunigen. Mehrere hundert Arbeitskräfte von Allach werden im Werk Nürnberg umgeschult, die erworbenen Allacher Werksanlagen für die Nutzfahrzeugfertigung eingerichtet. Die für den Nutzfahrzeugbau tätigen Abteilungen übersiedeln nach München, allerdings mit Ausnahme des Fahrzeug-Dieselmotorenbaus, der unverändert in Nürnberg bleibt. Am 11. November 1955 läuft der erste Lastwagen im MAN-Werk München vom Band (Bild 1.28).

Die Einrichtung des Münchener Nutzfahrzeugwerks ist von vornherein auf das Vierfache der bisherigen Nürnberger Nutzfahrzeugproduktion bemessen, nämlich auf 8000 Wagen pro Jahr, für die Werk Nürnberg die Motoren zu liefern hat (Bild 1.29). Aber bevor das angestrebte Produktionssoll erfüllt wird, bringt eine wirtschaftliche Rezession das junge Werk in schwere Bedrängnis. Die hohen Kosten der Betriebsverlegung von Nürnberg nach München lassen die im Geschäftsjahr 1956/57 sich verschärfende Absatzkrise, die hauptsächlich auf die gesetzlich verordnete Herabsetzung des Fahrzeuggesamtgewichts für Zweiachs-LKW von 16 auf 12 Tonnen zurückzuführen ist, doppelt fühlbar werden. Im Winter muß Kurzarbeit eingeführt werden. Um diese Zeit kostet das in den roten Zahlen steckende Werk München die MAN bisweilen monatlich bis zu 15 Millionen DM. Schon wird die Rückverlegung des Nutzfahrzeugbaus nach Nürnberg erwogen; die Pläne dafür liegen fertig in der Schublade. Aber schließlich verdankt das Unternehmen dem Einwirken Otto Meyers eine Entscheidung, deren Richtigkeit sich bald bestätigt. Vor den versammelten leitenden Herren von Werk München schließt er seine Ausführungen mit der für ihn typischen Bemerkung: „Ihr werdet mir hier in

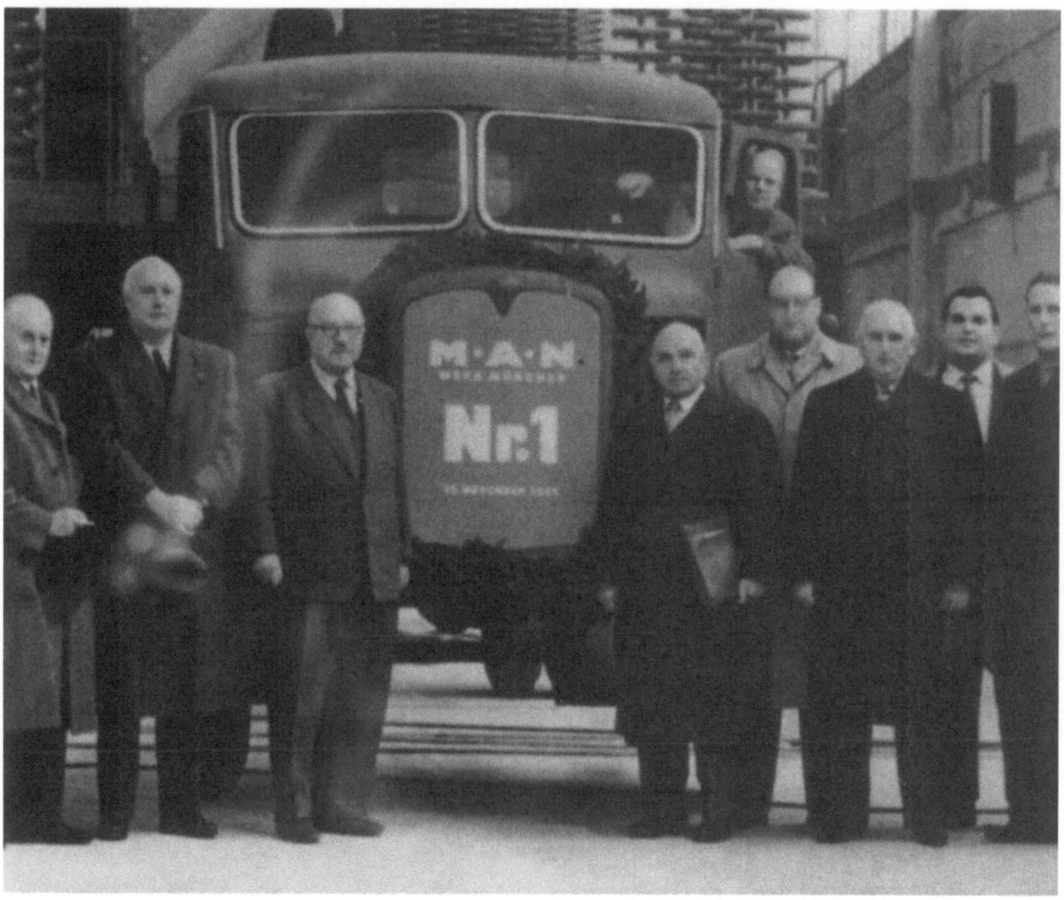

Bild 1.28. 1955 verläßt der erste LKW das Band im Werk München

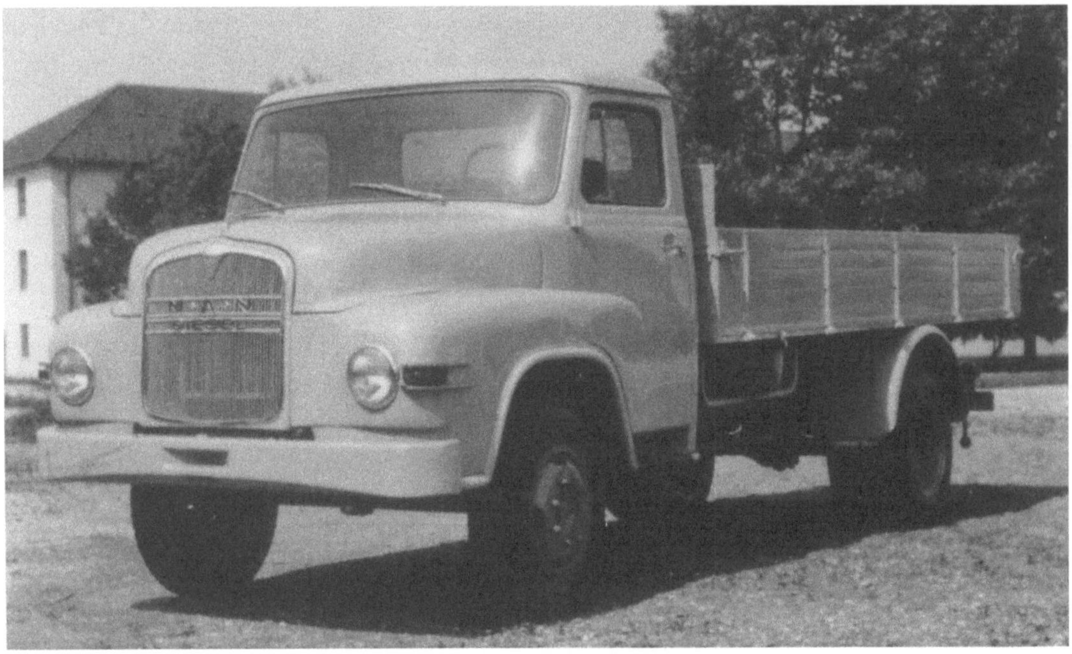

Bild 1.29. MAN-LKW, Typ 400 L, 1956

München noch ein Denkmal errichten, daß ich euch gezwungen habe, hier zu bleiben".

In wenigen Jahren werden das gesteckte Produktionsziel erreicht und zugleich der Vertrieb sowie der Kundendienst dem erweiterten Geschäftsumfang angepaßt. Das bedeutet eine Vervielfachung der werkseigenen Verkaufsstellen und Reparaturwerkstätten. Gut eineinhalb Jahrzehnte nach der Gründung verfügt Werk München im Bundesgebiet über 130 eigene Reparaturwerkstätten mit Ersatzteillagern; hinzu kommen Vertragswerkstätten. Der Export entwickelt sich etwa proportional zum Inlandsabsatz; über viele Jahre macht er fast ein Drittel der Produktion aus. In über 60 Länder werden MAN-Nutzfahrzeuge ausgeführt. Bei dem bereits erwähnten zweifachen Diesel-Jubiläum im Jahre 1972 weist der spätere Vorstandsvorsitzende Hans H. Moll darauf hin, daß etwa vom Zeitpunkt des Münchener Starts an „der Dieselmotor in der MAN-Version zu einem solchen technischen Vorsprung gegenüber der Konkurrenz gediehen war, daß allein dieser Stand der Motorenentwicklung das Wagnis München zu einem Erfolg werden lassen mußte".

Ein neuer Führungsstil setzt sich durch

Anfang 1955 übernimmt Ulrich Neumann im Alter von 51 Jahren, nach 20 Jahren Betriebszugehörigkeit, den Vorstandsvorsitz, nachdem er diesem Gremium bereits drei Jahre angehört hat. Er steht rund eineinhalb Jahrzehnte an der Spitze des Unternehmens. Diese Zeit deckt sich fast genau mit den ersten 15 Jahren des

Werkes München. Als gebürtiger Berliner hat Ulrich Neumann an der Technischen Hochschule Berlin-Charlottenburg Maschinenbau studiert.

Kooperation ist ein wesentliches Kriterium des neuen Führungsstils, den Neumann einführt und der von Hans H. Moll später treffend charakterisiert wird: „Als er den Vorsitz im Vorstand nach Otto Meyer übernahm, der ja gewissermaßen als Kapitän von der Brücke seines Schiffes aus seine Befehle gab, hat Neumann bewußt den ausführlichen Gedankenaustausch mit seinen Kollegen gepflegt, um eine gemeinsame Meinung zu erarbeiten und so den Kurs festzulegen. Er ist gewissermaßen der Schlagmann des Bootes gewesen, der für Richtung und Tempo entscheidend war. Durch diesen Führungsstil hat er den Vorstand der MAN sehr frühzeitig auf die heute im Aktiengesetz verankerte gemeinschaftliche Gesamtverantwortung für das Unternehmen hingeführt." Lange vorher hatte Ulrich Neumann selbst einmal seine Auffassung von Unternehmensführung so erläutert: „Es vollzieht sich bei uns ein langer gesellschaftlicher und psychologischer Prozeß in der Unternehmensführung, der bis zur Änderung der Mentalität führen wird... Heute ist ein Delegieren von Verantwortung, somit das Dezentralisieren von Entscheidungen, unumgänglich. Nur ein kooperativer Führungsstil schafft die Voraussetzungen für die Nutzung der Fähigkeiten unserer Mitarbeiter und für die Entfaltung der Persönlichkeit, die in einer zentralen Organisation, in der nur der Kopf denkt und in der die Glieder passive Werkzeuge sind, nicht möglich ist."

Inzwischen ist auch der Schlepperbau aus Nürnberg in das Werk München verlegt worden. Die technische Weiterentwicklung ist vor allem dadurch gekennzeichnet, daß die Schlepper nunmehr ebenfalls mit dem M-Motor und einem motorhydraulischen Geräteheber ausgerüstet werden. Dieser kann sowohl die untergebauten Geräte zwischen den Achsen als auch die am Heck angebauten Geräte unabhängig voneinander betätigen. Um dies zu ermöglichen, hat man das Verbindungsstück zwischen Motor und Getriebe verlängert, wobei sich eine Art Wespentaille herausbildete. Das Bauprogramm wird abermals erweitert, und zwar den Marktbedürfnissen entsprechend durch leichtere sowie vor allem billigere Schlepper mit Zweizylindermotoren von 13, 18 und 24 PS Leistung. Später stellt man das Programm auf insgesamt drei Grundtypen von 28, 35 und 45 PS um (Bild 1.30). Im Jahre 1963 aber führt ein steigender Bedarf an Produktionskapazitäten im MAN-Lastwagenbau zu dem Entschluß der Unternehmensleitung, die Schlepperproduktion, die jetzt ein Jahresvolumen von rund 6500 Einheiten aufweist, an Mannesmann-Porsche-Diesel überzuleiten.

Einen neuen Abschnitt in der MAN-Geschichte stellt die noch im selben Jahr beginnende Kooperation mit der französischen Firma SAVIEM (Société Anonyme de Véhicules Industriels et d'Equiments Mécaniques) dar. Unter Markträcksichten und zwecks Rationalisierung der beiderseitigen Produktionen wird eine kühne Arbeitsteilung praktiziert, wobei jeder Partner für den anderen sowohl komplette Fahrzeuge als auch Teile und Aggregate produziert. So kommen beide Unterneh-

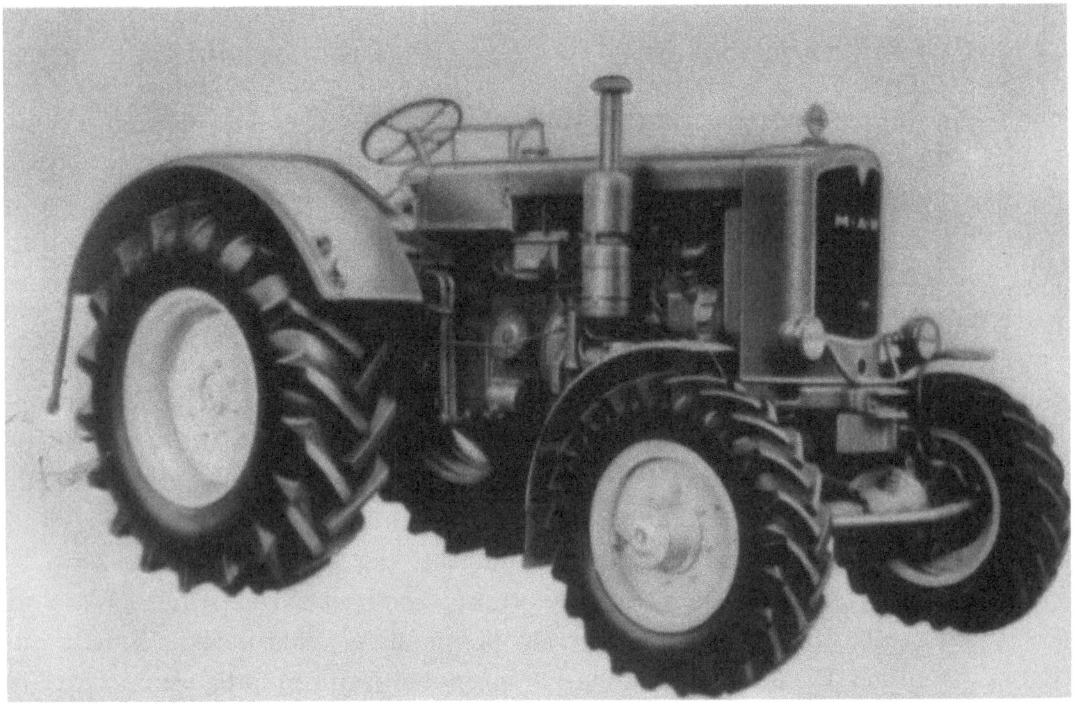

Bild 1.30. MAN-Ackerschlepper 4 S 2 mit 4-Rad-Antrieb, 1959

men zu Lastkraftwagen einer Klasse, die sie selbst nicht herstellen, lediglich montieren und jeweils unter dem eigenen Markennamen verkaufen; für die MAN sind es Wagen der mittleren Klasse, für SAVIEM Schwerfahrzeuge. Bezüglich des Exports in Drittländer werden Absprachen getroffen, die dort ein Konkurrieren der Partner mit gleichen Fahrzeugen ausschließen. Allerdings zeigt die Praxis später, daß der deutsche Kunde den mittleren LKW von SAVIEM unter dem MAN-Namenszeichen skeptisch gegenübersteht, während die MAN-Schwerlaster unter dem Namenszeichen SAVIEM in Frankreich gern aufgenommen werden. Die Partner kommen zwecks Milderung dieses Ungleichgewichts zu bestimmten Modifizierungen ihrer Liefervereinbarungen, bis das Kooperationsprogramm eingeschränkt wird und schließlich ausläuft.

MAN übernimmt Büssing

Ein Ereignis von nachhaltiger Bedeutung für MAN, das in die „Ära Neumann" fällt, ist die Verbindung mit dem sehr bedeutenden, traditionsreichen Nutzfahrzeughersteller Büssing, die über eine im Januar 1969 zustande kommende Beteiligung bis zur völligen Übernahme im Jahre 1971 führt. Die Büssing Automobilwerke AG in Braunschweig hat ihren seit vielen Jahrzehnten weltbekannten Namen vom Gründer des Unternehmens, Heinrich Büssing, der unter den deutschen Pionieren des

Kraftfahrzeugbaus in der vordersten Reihe steht. Als er im Jahre 1903, bereits 60jährig, seine Fabrik für Motor-Lastwagen und Motor-Omnibusse gründete – die Betonung des Motors drückt indirekt noch die Alternative zum Pferd aus –, hatte der aus einer kleinen Dorfschmiede bei Wolfsburg stammende Unternehmer bereits drei Jahrzehnte erfolgreicher industrieller Tätigkeit hinter sich (s. Kapitel 7). Er leitete als Technischer Direktor von Jüdel & Co. in Braunschweig den Bau von Eisenbahn-Signalanlagen.

Mit der schrittweise sich vollziehenden Integration von Büssing in den Nutzfahrzeugbau der MAN wird auch die Tradition des Braunschweiger Unternehmens übernommen. Das hat sehr reale Konsequenzen in der Weiterführung technischer Lösungen, die für den Markt interessant sind. Ein Beispiel ist der Unterflurmotor-LKW, der auch weiterentwickelt wird. Die Traditionspflege findet aber auch ihren äußeren Ausdruck, indem von jetzt ab alle Omnibusse, Lastkraftwagen und Sonderfahrzeuge des MAN-Nutzfahrzeugbaus auf dem Kühlergrill unter der Aufschrift „MAN Diesel" das von Büssing stammende Symbol des welfischen Burglöwen tragen. Dieses erinnert an Heinrich den Löwen, der nicht nur vor mehr als 800 Jahren die Stadt München – jetzt Sitz des MAN-Nutzfahrzeugbaus – gründete, sondern auch das Gesicht Braunschweigs prägte; dort ließ er im Jahr 1166 den berühmten Löwen gießen und vor der Burg Dankwarderode aufstellen. In den 80er Jahren wird das Kühlergrill-Signet durch Wegfall des Namens Diesel noch vereinfacht und gewinnt an Wirkung.

Der Erwerb von Büssing durch die MAN bedeutet für diese eine beträchtliche Kapazitätsausweitung und schließlich auch einen beachtlichen Marktgewinn. Die Integration der übernommenen Werke mit ihren angestammten Produktionen in den MAN-Verband ist eine wichtige Aufgabe, die erfolgreich gelöst wird.

Eine neue Organisation bei MAN

Mitte 1969 übergibt Ulrich Neumann das Amt des Vorstandsvorsitzenden an Karl Schott. Karl Schott, 1910 in Düsseldorf geboren, studierte wie sein Vorgänger an der Technischen Hochschule in Berlin-Charlottenburg Maschinenbau und promovierte anschließend dort. Als Soldat geriet er gegen Ende des Zweiten Weltkriegs in russische Gefangenschaft, in der er 5 Jahre lang bis zu seiner Entlassung als Leiter einer Gruppe deutscher Spezialisten mit der Instandsetzung von Straßenbaugeräten, Lastkraftwagen und Traktoren beschäftigt war. Bei der MAN begann er 1956 als Assistent des Vorstandsvorsitzenden Neumann. Nach zweijähriger Tätigkeit als Abteilungsleiter im Werk München wurde er 1960 Hauptgeschäftsführer der – örtlich benachbarten – BMW Triebwerkbau GmbH, an der die MAN damals schon zu 50 Prozent beteiligt war. 5 Jahre später übernahm er die gleiche Position bei der inzwischen geschaffenen MAN Turbo GmbH.

Sehr bald wird unter Schott die MAN organisatorisch neu geordnet, und zwar nach Unternehmens- und Produktbereichen, während sie bis dahin nach Werken gegliedert war. Bei dem schnellen Strukturwandel in den verschiedenen Tätigkeitsbereichen der MAN sowie nach Ausdehnung ihrer Aktivitäten auf neue Beteiligungsgesellschaften und dem Abschluß von Kooperationsverträgen erschien dies geboten. Ab 1970 gliedert sich die MAN in vier Unternehmensbereiche, von denen einer der „Unternehmensbereich Nutzfahrzeuge" (UBN) ist mit Werk München und allen Nutzfahrzeug-Zweigwerken. Der Fahrzeug-Dieselmotorenbau, nach wie vor in Werk Nürnberg angesiedelt, wird vorerst dem „Unternehmensbereich für Maschinen- und Stahlbau" (UMS) zugeordnet.

Internationale Zusammenarbeit

Im MAN-Unternehmensbereich Nutzfahrzeuge wird die Auslandsfertigung, ganz abgesehen von den überwiegend auf Teile oder Komponenten beschränkten Produktionen sehr zahlreicher Lizenznehmer, vor allem aufgrund fester Kooperationsbeziehungen betrieben; diese Beziehungen sind allerdings recht differenziert. An erster Stelle stehen hier die österreichischen Kapazitäten (s. Kapitel 3). Die Österreichische Automobil-Fabriks-AG (ÖAF) in Wien, an der sich die MAN bereits vor dem Zweiten Weltkrieg mehrheitlich beteiligt hat, fusioniert Anfang der 70er Jahre mit der altrenommierten Gräf & Stift AG zur „Österreichischen Automobilfabrik ÖAF Gräf & Stift Aktiengesellschaft". Die Gräf & Stift AG stellte schon seit 1897, zunächst noch als Familienunternehmen, Kraftwagen her – ihre Personenwagen galten als hochwertige Repräsentationsfahrzeuge – und bringt vor allem auch im Omnibusbau eine große Tradition mit. Die Mehrheitsbeteiligung an diesem Unternehmen wird von der „Austro-MAN-Fahrzeug-Vertriebs-Gesellschaft mbH", Wien, gehalten. Die Zusammenarbeit mit ÖAF-Gräf & Stift nimmt immer mehr die Formen einer entwicklungs- und fertigungstechnischen Kooperation mit dem Kennzeichen der Arbeitsteilung an. MAN liefert Nutzfahrzeugkomponenten, wie zum Beispiel Achsen und Nutzfahrzeugmotoren, komplett oder in Teilen, aus der Münchener bzw. Nürnberger Großserienproduktion. Die in Wien daraus sowie aus Eigenfertigungsteilen entstehenden Lastkraftwagen mit der Aufschrift ÖAF auf dem Kühlergrill werden vorwiegend in Österreich abgesetzt, aber auch exportiert. Das gleiche gilt für die in Wien mit mehr oder weniger MAN-Zulieferteilen gebauten Omnibusse, die aber unter dem Namen Gräf & Stift auf den Markt kommen. In der anderen Richtung werden von ÖAF-Gräf & Stift hauptsächlich Sonderfahrzeuge für die MAN, zum Teil auch für den Eigenbedarf, entwickelt und gebaut. Da schließlich auch das Wiener Unternehmen wichtige Komponenten, nämlich Verteilergetriebe für den Allradantrieb, an die MAN liefert, kommt es damit zu einem regelrechten Komponentenaustausch zwischen den Partnern. Unabhängig von den gegenseitigen Kooperationsaktivitäten vertreibt ÖAF-Gräf-& Stift außerdem Original-MAN-Nutzfahrzeuge verschiedener Art. Der bisherige

Betrieb im nordöstlichen Wiener Vorort Floridsdorf wird 1988 aufgegeben, da dann im südwestlichen Vorort Liesing eine neue Omnibusfabrik nebst neuem Zentralersatzteillager und ein neues LKW-Montagewerk entstehen.

Beteiligt an ausländischen Nutzfahrzeug-Produktionsstätten ist MAN auch in der Türkei, Südafrika und Australien. Die türkischen Partner in Istanbul und Ankara betreiben ihre vorwiegend von deutschen Spezialisten eingerichtete Fertigung hauptsächlich mit eigenen Landsleuten und nur wenigen deutschen Führungskräften. Hier werden zum Beispiel aus Nürnberg kommende Teile und Komponenten mit einem türkischen Fertigungsanteil von etwa 30 Prozent zu Motoren komplettiert. Später wird man Lastkraftwagen und Omnibusse, aber auch Fahrzeug-Dieselmotoren nach MAN-Lizenz herstellen und sie zum Teil auch außerhalb der Türkei im Nahen Osten vertreiben. Beim südafrikanischen Partner in Johannesburg, einer Tochtergesellschaft der MAN, wird zunächst ausschließlich montiert, was die MAN an Motoren, Aggregaten und Teilen exportiert; dann aber beginnt man auch hier, einiges an Ort und Stelle zu fertigen. Ähnlich ist es in Australien, wo man aber bald auch die Fertigung von ganzen Bus-Fahrgestellen aufnimmt. Die Automotive (Australia) Pty. Limited in Sidney montiert und vertreibt MAN-Nutzfahrzeuge; ihre neuseeländische Tochtergesellschaft liefert vorzugsweise Stadtlinienbusse. Rumänien baut bestimmte LKW- und Omnibustypen von MAN in Lizenz, bezieht dabei jedoch die Antriebsaggregate aus Nürnberg, solange diese noch nicht im eigenen Lande gefertigt werden; dafür erhält MAN aus Rumänien Achsteile für Nicht-Serienfertigungen. Auf den rumänischen Straßen laufen diese Fahrzeuge unter dem Namen „ROMAN“. Eine Parallele sind die „RABA-MAN“-Fahrzeuge in Ungarn.

In allen Fällen soll der MAN-Auslandsabsatz auf lange Sicht gewährleistet oder zumindest gefördert werden, und zwar jeweils unter Teiletablierung im fremden Land. Es gibt beredte Beispiele, wie bunt und verflochten die Kooperationsbeziehungen sind. So liefert der türkische MAN-Partner Omnibusse, die mit Nürnberger Motoren und Münchener Hinterachsen ausgerüstet sind, während die Tragkörper – eine Gegenlieferung – vom rumänischen Lizenznehmer beschafft wurden. Der jugoslawische MAN-Lizenznehmer für Omnibusse liefert 200 Busse nach Rumänien, die mit in Ungarn gefertigten MAN-Lizenzmotoren ausgerüstet werden. Auslandsproduktion, in welcher Form auch immer, substituiert zunehmend den direkten Export, weshalb es das Ziel der MAN ist, durch weitere Kooperationen ohne oder mit (geringer) Kapitalbindung in Märkte einzudringen, die ihr derzeit noch verschlossen sind, oder sich Märkte zu erhalten, die ihr sonst verlorengehen könnten. Entsprechende Projekte laufen unter anderem in Algerien, Nigeria, Pakistan und Indien.

Kooperation mit der Konkurrenz

Kooperation in Entwicklung und Fertigung von Motor- und Fahrzeugkomponenten der gleichen Größenklasse mit dem schärfsten Inlandskonkurrenten zu dessen und zum eigenen Nutzen ist die Kurzformel einer bislang wohl einmaligen Zusammenarbeit, die zwischen der MAN und der Daimler-Benz AG seit 1971 praktiziert wird. Jeder der beiden Partner stellt bestimmte Fahrzeug- und Motorkomponenten für sich und den anderen her, so daß sich die jeweiligen Stückzahlen auf den Gesamtbedarf beider erhöhen. Bei der arbeitsteiligen Fertigung, auf die das Kooperationsbemühen hinausläuft, werden diejenigen Motorteile ausgenommen, die als „Seele des Ganzen" durch das jeweilige Verbrennungsverfahren bestimmt sind. Denn gerade hierin scheiden sich die Geister, sprich Partner, indem jeder seine „Philosophie" hat und bei ihr unter allen Umständen bleiben will. Die wesentlichen Unterscheidungsmerkmale sind jetzt: bei Daimler-Benz Vierstrahldüse und flacher, offener Brennraum, in den der Kraftstoff eingespritzt wird, bei MAN Direkteinspritzung mit Mittenkugelbrennraum im Kolbenkopf. Gerade von diesen „Herzkammerkriterien" aber leiten sich so wichtige wettbewerbsrelevante Motor- und Fahrzeugeigenschaften ab wie Beschleunigungsverhalten, Kraftstoffverbrauch, Geruchsbildung oder Geräuschentwicklung.

Man legt nun für die Triebachsen und die Motorbaureihen gemeinsame Konstruktionen fest, entsprechend dem Prinzip der „Motorenfamilie". Einheitliche Daten, wie z. B. gleiche Zylinderbohrung, ein gegenüber früher leicht angehobenes Drehzahlniveau sowie folgende Zylinderzahlen: fünf und sechs für Reihenmotoren, sechs, acht, zehn und zwölf für V-Motoren werden vereinbart. MAN bevorzugt Sechszylinder-Reihenmotoren, die schließlich mit der durch Ladeluftkühlung und Resonanzrohrsystem vervollkommneten Abgasturboaufladung gebaut werden.

Die Kooperationsvereinbarungen zwischen MAN und Daimler-Benz bewirken, daß beide Partner dank der großen Stückzahlen, die durch die Zusammenlegung erreicht werden, technisch und wirtschaftlich optimale Fertigungseinrichtungen installieren. Dies geschieht überwiegend in Gestalt von Transferstraßen, die hier für die betreffenden Teile erstmals Anwendung finden. De facto bleiben MAN und Daimler-Benz Konkurrenten. Trotz forcierter Abschreibung läßt sich auf diese Weise die angestrebte Kostensenkung für die Hauptaggregate realisieren, womit sich schlagartig verbesserte Chancen auf dem in- und ausländischen Markt ergeben. Dazu trägt allerdings die in vielerlei Hinsicht realisierte technische Verbesserung der Erzeugnisse, insbesondere der Triebachsen, wesentlich bei. Auch hier handelt es sich um eine „Familie", nämlich von Außenplanetenachsen. Sie haben eine Untersetzung in den Naben sowie eine weitere, die kraftflußmäßig vorgeschaltet ist, im zentralen Kegeltrieb, also dort, wo sich die Kraftübertragung von der Kardanwelle auf die Triebachsen vollzieht. Dabei bleibt die bewährte große Bodenfreiheit erhalten, die Triebwerksteile wie überhaupt die Achsen insgesamt sind leichter geworden, und der größere von zwei wahlweise verwendbaren Banjoachskörpern ermöglicht weit höhere Durchtriebsleistungen als bisher; hinzu kommt noch mehr Freizügigkeit in der Bremsengestaltung.

Initiator der Kooperation mit Daimler-Benz, die unter dem Vorstandvorsitz von Karl Schott perfekt geworden ist, war dessen späterer Nachfolger, der seit 1966 im MAN-Vorstand zunächst für Werk München mit dem Nutzfahrzeugbereich verantwortliche Hans Heinrich Moll. In der Laufbahn dieses in Essen geborenen Ingenieurs, der an der Technischen Hochschule Aachen die Diplomprüfung ablegte und anschließend promovierte, gibt es einige Fakten, die in das Bild dessen passen, was sich dann von den ersten Grundüberlegungen bis zur Konkretisierung des erläuterten Kooperationskonzeptes abzeichnete. Nach seiner Anfangsstellung bei den Junkers-Flugzeug- und -Motorenwerken in Dessau leitete Moll von 1942 bis Kriegsende die Arbeitsvorbereitung bei den Daimler-Benz-Flugmotoren-Werken in Genshagen. Nach dem Krieg übte er zunächst in verschiedenen Maschinenfabriken leitende Funktionen aus. Von 1953 bis 1960 war er wieder bei Daimler-Benz tätig, erst als Betriebsdirektor des Stammwerks Untertürkheim, dann als stellvertretendes Vorstandsmitglied. Anschließend gehörte er, bis zu seinem Eintritt in den Vorstand der MAN, 5 Jahre dem Direktorium der Fried. Krupp GmbH in Essen an. Bei der MAN bemühte er sich erfolgreich um die Festigung der Marktposition für die MAN-Nutzfahrzeuge im In- und Ausland, immer auch unter Koordination ihrer technischen Weiterentwicklung mit fertigungstechnischen Notwendigkeiten im Sinne der Rationalisierung sowie unter Nutzung von Kooperationen, die entsprechend den unterschiedlichen Voraussetzungen in ihrer Durchführung teilweise stark variieren.

Auch als Hans H. Moll Anfang 1974 mit Übernahme des Vorsitzes im MAN-Vorstand nach Augsburg überwechselt, wendet er sich besonders der Kooperationspolitik, nunmehr des Gesamtunternehmens, zu. Zahlreiche Lizenz- und Kooperationsabkommen werden geschlossen, wobei das bedeutendste wiederum den Nutzfahrzeugbereich betrifft und der Partner diesmal das Volkswagenwerk ist.

MAN und VW – Lastkraftwagen in jeder Größe

Die Vereinbarungen mit VW sind ganz anderer Art als im Falle der Kooperation mit Daimler-Benz. Der MAN geht es jetzt um eine effiziente und rationelle Verbreiterung ihrer Angebotspalette; vor allem soll der durch die SAVIEM-Verbindung praktisch verlorengegangene Markt im Bereich der mittelschweren Lastkraftwagen mit 6 bis 10 Tonnen Gesamtgewicht zurückgewonnen werden. Man vereinbart Arbeitsteilung in Entwicklung und Fertigung von Fahrzeugen dieser Klasse, die auf dem Kühlergrill unter dem Namen MAN das VW-Emblem tragen und gemeinsam oder arbeitsteilig vertrieben werden sollen. MAN schafft dafür einen neuen Motor in Vier- und Sechszylinder-Ausführung mit 90 bzw. 136 PS Leistung. Mit den gleichen Hauptkomponenten gibt es drei Fahrzeugvarianten: einen 6- bis 6½-Tonner, einen 7½- bis 8-Tonner und einen 9-Tonner (Bild 1.31). MAN fertigt die Motoren für sämtliche Fahrzeuge im Werk Nürnberg und alle Vorderachsen zunächst im Werk Braunschweig (früher Querum), später im Werk Salzgitter (früher Watenstedt); VW fertigt alle Hinterachsen sowie das Fahrerhaus für sämtliche Wagen, das mit dem des VW-Leichttransporters fast identisch ist. Rahmenfertigung und Montage werden von beiden Partnern vorgenommen; bei MAN geschieht dies im Werk Salzgitter. Motoren und Fahrerhaus können über den Kooperationsbereich hinaus auch für schwerere Fahrzeuge des MAN-eigenen Bereichs verwendet werden. Der Sechszylindermotor mit Abgasturboaufladung und Ladeluftkühlung leistet bis zu 192 PS.

Da die vereinbarte MAN-VW-Kooperation auf dem Gebiet der Nutzfahrzeuge auch eine pragmatische Vertriebs- und Service-Integration vorsieht – im Ausland vor allem über Zentralimporteure, im Inland über die bestehenden MAN-Verkaufs-

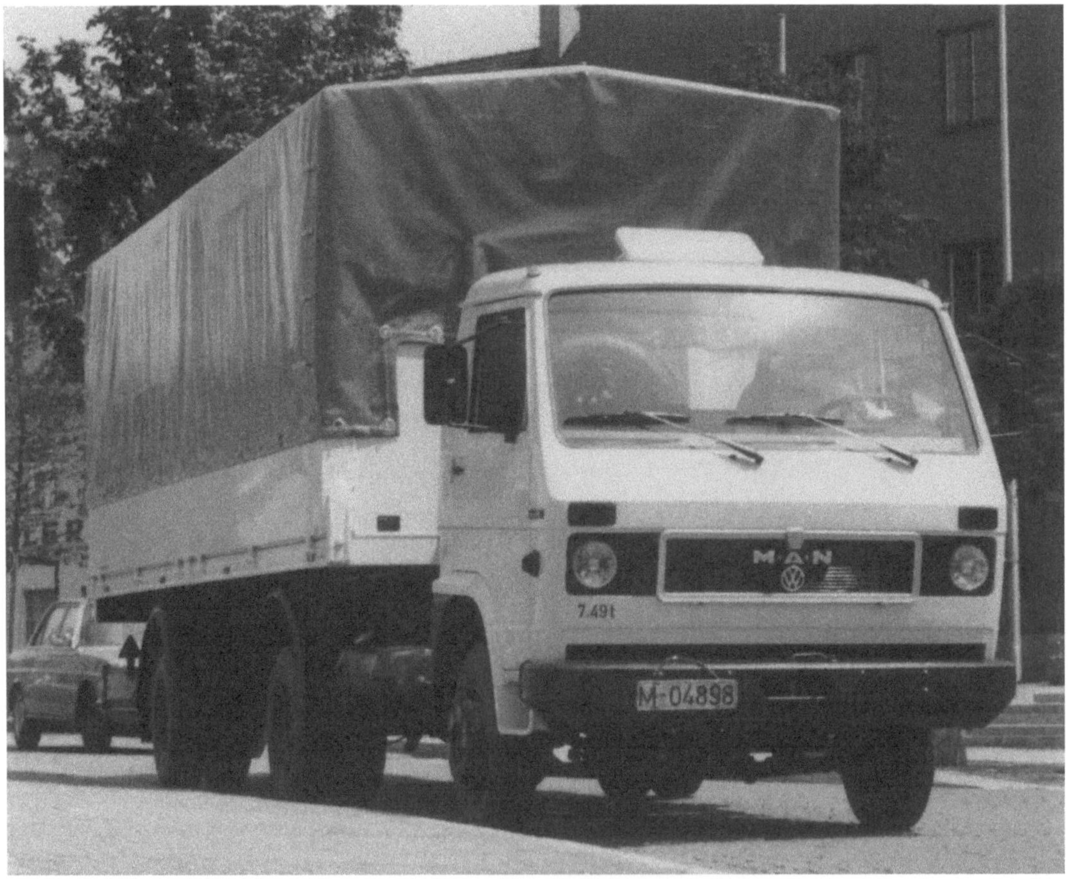

Bild 1.31. Fahrzeug der MAN-VW-Gemeinschaftsreihe

und Kundendienststellen –, kann man nun gemeinschaftlich mit einem lückenlosen Angebot aufwarten. Dasselbe umfaßt die VW-Leichttransporter mit weniger als 6 Tonnen Gesamtgewicht, die MAN-VW-Kooperationsklasse von 6 bis 10 Tonnen und die sich hier nach oben anschließenden MAN-Laster bis zu den Schwerstfahrzeugen. Damit dienen die beiden Partner nicht nur ihren eigenen Interessen, sondern zugleich auch denen der selbständigen Händler im Ausland sowie den Interessen der Kunden. Dies gilt besonders für solche, die einen gemischten Fuhrpark mit Leichttransportern, mittelschweren und auch Schwerlastwagen benötigen und dabei immer bei „ihrer" Marke oder zumindest „ihrem" Händler bleiben können. Der MAN-VW-Lastkraftwagen hat auf der Internationalen Automobilausstellung 1979 in Frankfurt am Main Premiere.

Im Zuge der Umstrukturierung beteiligt sich die MAN an gemeinsam mit VW zu gründenden Gesellschaften zum Import von MAN-VW-Fahrzeugen in Belgien, den Niederlanden, Großbritannien, Norwegen und Dänemark. Der dänischen Gesellschaft gelingt Mitte 1984 die Hereinnahme eines Großauftrags über 650 Fahrzeuge für die dänische Armee.

Zum Zeitpunkt der MAN-VW-Premiere auf der Automobil-Ausstellung 1979 ist Hans H. Moll bereits im Ruhestand. Kurz zuvor wurde ihm, nach etlichen anderen Auszeichnungen, die Grashof-Denkmünze des Vereins Deutscher Ingenieure verliehen, als höchste Ehrung, die der VDI zu vergeben hat und die vor ihm auch Anton von Rieppel und Otto Meyer zuteil geworden war. In der Laudatio wird bei der Würdigung von Molls beruflicher Lebensleistung unter anderem auch sein Einfluß auf die Entwicklung neuer Generationen von Werkzeugmaschinen und ihre Einführung in die Produktionstechnik hervorgehoben.

Seit 1. Juli 1979 ist der neue Vorstandsvorsitzende der MAN Otto Voisard, der ebenso wie sein Vorgänger in den vorangegangenen Jahren als Vorstandsmitglied den Unternehmensbereich Nutzfahrzeuge leitete und damit in starkem Maße auch an der Realisierung der Kooperation mit VW beteiligt war. Voisard, 1927 in Wien geboren, verlebte einen Teil seiner Jugend in Berlin und studierte nach Kriegsdienst und Gefangenschaft Maschinenbau an der Technischen Hochschule Wien, die er als Diplom-Ingenieur verließ. Nach 3jähriger Tätigkeit als Betriebsingenieur in der österreichischen Hüttenindustrie kam er bereits 1954 zur MAN, wo er 4 Jahre Verkaufs- und Projektingenieur, vor allem in den Bereichen Dieselmotoren- und Kranbau, 5 Jahre Assistent des Vorstandsvorsitzenden Neumann und 6 Jahre Leiter des Technischen Büros in Hamburg war. Anfang 1969 wechselte er in die Geschäftsführung der MAN Turbo GmbH nach München über, und nach deren Aufgehen in der Mitte 1969 gegründeten MAN-„Halbtochter" Motoren- und Turbinen-Union (MTU) war er dort Sprecher der Geschäftsführung, bis er 1973 in den MAN-Vorstand berufen wurde.

Der Unternehmensbereich Nutzfahrzeuge hat sich während der 70er Jahre zu dem nach Umsatz und Beschäftigtenzahl stärksten Bereich der MAN entwickelt.

Ein „Geheimnis des Erfolgs" im Absatz von MAN-Nutzfahrzeugen insgesamt ist neben dem hohen technischen Standard zweifellos das bei Programm- und Fertigungsplanung konsequent verfolgte Rationalisierungsprinzip, d. h. mit einem Minimum an Komponenten – Motoren, Hinterachsen, Vorderachsen, Getrieben – ein Maximum an Typen- oder Variantenvielfalt zu bieten. Bei den Lastwagen sind das Haubenfahrzeuge und Frontlenker, Pritschenwagen und Sattelschlepper, mit Hinterachs- oder Allradantrieb, mit Blatt- oder Luftfederung, mit stehendem Reihenmotor, V-Motor oder liegendem Unterflurmotor; bei den Omnibussen städtische Linienbusse, Überlandbusse, Doppeldecker, Gelenkzüge, Reisebusse; das Teilesortiment ist weitgehend gleich.

Besonders erfolgreich sind die LKW mit dem aufgeladenen 280-PS-Sechszylinder-Reihenmotor, der sehr leicht und extrem sparsam ist. Vor allem wohl aus diesem Grund hat die internationale Fachpresse den Frontlenker dieses Grundtyps zum „Lastwagen des Jahres 1978" (Truck of the year 1978) gewählt (Bild 1.32). Den gleichen Preis für das Jahr 1980 erhält der Lastwagen einer späteren Typenreihe, der einen turboaufgeladenen Motor mit Ladeluftkühlung besitzt. Möglicherweise hat hier jeweils auch das stark erhöhte Drehmoment eine Rolle gespielt, das sich zudem noch weiter erhöhen läßt, wobei der Leistungszuwachs in eine Steigerung der Fahrzeug-Spitzengeschwindigkeit umgesetzt werden könnte, falls diese dem Fahrzeugbesitzer wichtiger ist als das Kraftstoffsparen. Als weiterer Pluspunkt gilt die sehr geräumige und fahrergerecht ausgebildete MAN-Frontlenkerkabine, die auch mit Schlafliegen versehen werden kann; 44 Prozent der Fernfahrer hielten sie gemäß Umfrage eines maßgeblichen Fachblattes für die beste.

Die Nutzfahrzeugproduktion der MAN in der Bundesrepublik Deutschland ist strukturell durch eine weitgehende Arbeitsteilung gekennzeichnet. So ist Werk München Schwerpunkt für den Bau der Schwerlastwagen; unter anderem erbringt dort eine durchgreifende Rationalisierung der Montage bei gleichzeitig starker Kapazitätserhöhung eine Reduzierung des spezifischen Arbeitsaufwands um 25 bis 30 Prozent. Im Werk Salzgitter sind der Bau mittelschwerer LKW sowie die gesamte Omnibusfertigung konzentriert. Die Fertigung von Fahrzeugkomponenten und -teilen wird (noch) von den Werken Braunschweig und Penzberg betrieben. Dieses in Oberbayern gelegene – kleinste – Zweigwerk war bereits 1966 entstanden, als man das Arbeitspotential von 700 Bergleuten aus dem stillgelegten Kohlenbergbau des Ortes durch Umschulung zu nutzen begann. Im März 1967 wurden die ersten acht der hier gebauten Omnibusse an die Straßenbahngesellschaft Castrop-Rauxel im Ruhrgebiet ausgeliefert, und es fand die offizielle Werkseröffnungsfeier statt. Zwölf Jahre später begann man, Penzberg vom Omnibusbau auf LKW-Teilefertigung umzustellen. Dieser Schritt ist 1981 mit der Auslieferung des letzten Omnibusses aus dieser Fertigungsstätte vollzogen.

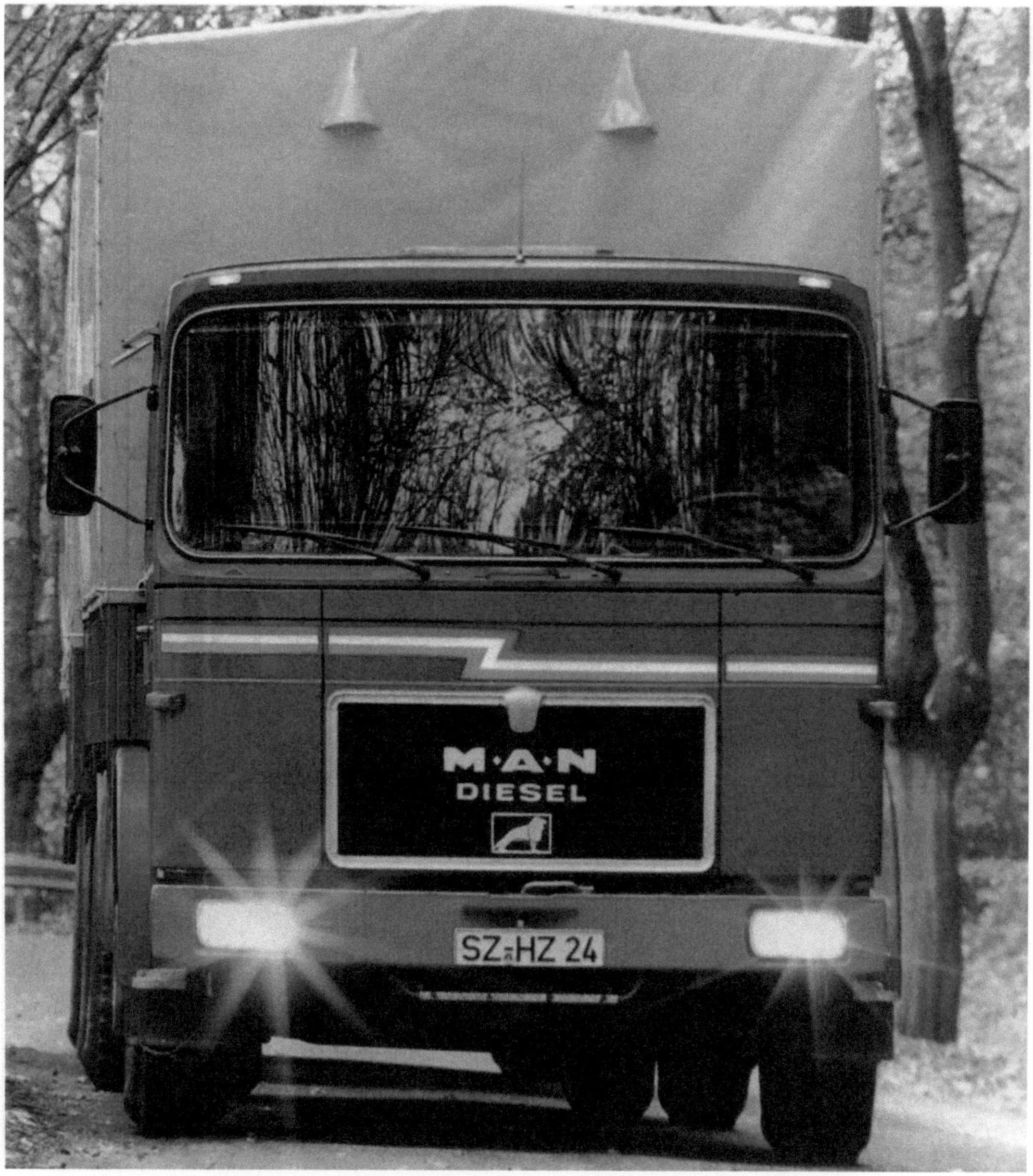

Bild 1.32. MAN-LKW, Typ 19280, Truck of the Year 1978

1.6 Die achtziger Jahre

Insgesamt beschäftigt der MAN-Unternehmensbereich Nutzfahrzeuge Anfang der 80er Jahre im Inland etwa 20000 Mitarbeiter. Sie sind in 4 Produktionswerken und rund 150 eigenen Reparaturwerkstätten sowie fast 40 Verkaufsniederlassungen tätig. In 85 Ländern aller fünf Erdteile ist der MAN-Unternehmensbereich Nutzfahrzeuge durch Gesellschaften, Importeure, Vertretungen oder ähnliche Verbindungen tätig, wobei nunmehr insgesamt etwa 550 Händler und fast 1000 Service-Stationen zur Verfügung stehen. Der Schwerpunkt liegt in Europa. Im Geschäftsjahr 1980/81 werden 26 850 Nutzfahrzeuge für zivile oder militärische Verwendung ausgeliefert; darin eingerechnet sind 3050 Omnibusse. 53 Prozent der Produktion geht ins Ausland.

Die militärischen Aufträge spielen in der MAN-Lastkraftwagenproduktion eine nicht geringe Rolle – wie ja einst der militärische Bedarf an LKW im Ersten Weltkrieg überhaupt der Anlaß gewesen ist, daß MAN den Bau von Nutzfahrzeugen aufgenommen hat. Nach dem Zweiten Weltkrieg wurden an die Deutsche Bundeswehr zunächst über 30 000 Heeresfahrzeuge der „ersten Generation" geliefert (Bild 1.33). Bei Entwicklung der „zweiten Generation" war das Hauptziel höchstmögliche Geländegängigkeit bei weitgehender Schonung des Ladeguts, welches vorwiegend Munition für Panzerkampfwagen ist. Das Fahrzeug soll dem Kampfpanzer „Leopard" im Gelände folgen können. Als beste technische Lösung hierfür erwies sich ein Fahrzeug mit folgenden Kennzeichen: extrem steifer Rahmen aus Kastenprofilen und rohrförmigen Querträgern, Achsaufhängung mit extremer Achsbeweglichkeit sowie mit Schraubenfedern, da nur sie die erforderlichen großen Federwege erreichen lassen, und Führung durch Achslenker. Die Achse selbst ist gemäß ausdrücklicher Forderung mit der Achse der größenmäßig entsprechenden Zivilfahrzeuge identisch und soll aus der gleichen Serienproduktion entnommen werden. Die Lieferungen aus den Verträgen mit dem Bundesmi-

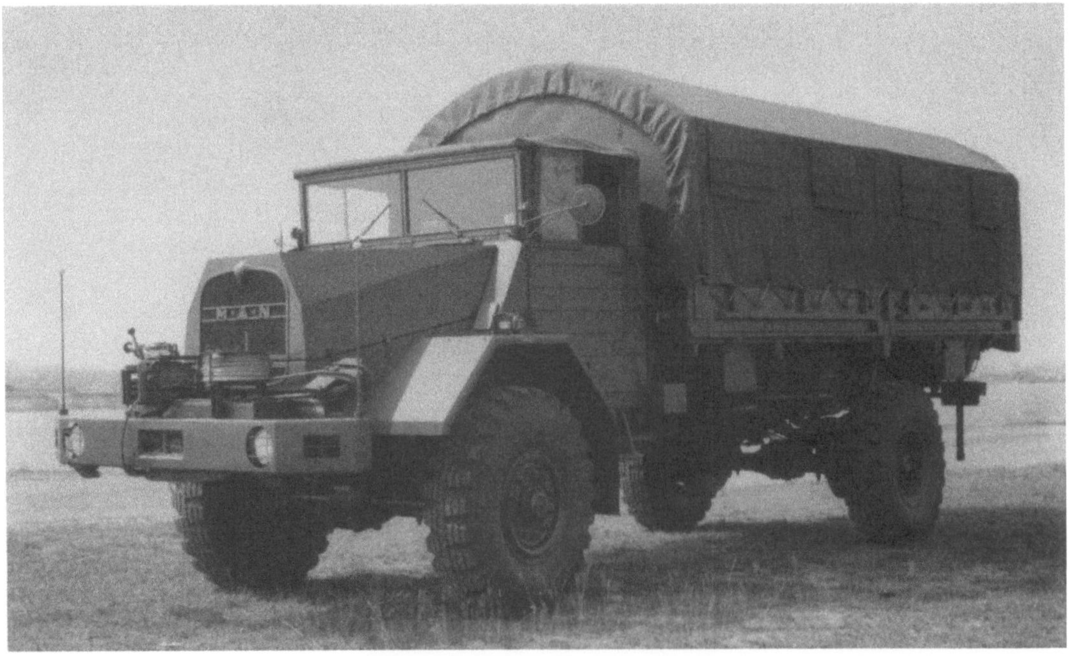

Bild 1.33. MAN-LKW der ersten Generation für die Bundeswehr, Typ 630 L 2 AE mit Einheitspritsche und Vorbauseilwinde, 1956

nisterium für Verteidigung über 8400 geländegängige Radfahrzeuge dieser Art für den taktischen Einsatz und 3800 handelsübliche Lastkraftwagen für den rückwärtigen Betrieb sind mit einem Gesamtwert von 1,2 Milliarden DM der größte Einzelauftrag in der Geschichte der MAN insgesamt (Bild 1.34).

Optimierung auf allen Ebenen

Sehr rege und systematisch betreibt der Unternehmensbereich Nutzfahrzeuge auch Forschung und Entwicklung für den Lastwagen und Omnibus „von morgen". Zum Teil wird hier mit dem ebenfalls in München etablierten MAN-Bereich Neue Technologie zusammengearbeitet, den es seit 1969 gibt und der im Rahmen seiner Forschungs- und Entwicklungstätigkeit unter anderem auch bestimmte Forschungsaufträge von bzw. für den Unternehmensbereich Nutzfahrzeuge übernimmt. Daß bei der Weiterentwicklung im Nutzfahrzeugbau Energiefragen eine übergeordnete Rolle spielen, darf fast als selbstverständlich gelten. Einmal geht es hier um Möglichkeiten zur Senkung des Kraftstoffverbrauchs, zum anderen um Alternativenergien oder um Modifizierung der Antriebssysteme unter dem Leitmotiv, die immer teurer werdenden herkömmlichen Primärenergien besser zu nutzen und damit die auf lange Sicht bekanntlich nicht unbegrenzten Ressourcen weniger in Anspruch zu nehmen. Ein weiteres Leitziel, das sich von den Bemühungen um mehr Wirtschaftlichkeit mittlerweile gar nicht mehr trennen läßt, ist die Ausrichtung aller einschlägigen Entwicklungstrends auf höchstmögliche Umweltfreundlichkeit der Fahrzeuge und Motoren. Darüber hinaus verlangt – und dies gilt vorwiegend für den Omnibus im öffentlichen Verkehr – das unzweifelhaft weiter

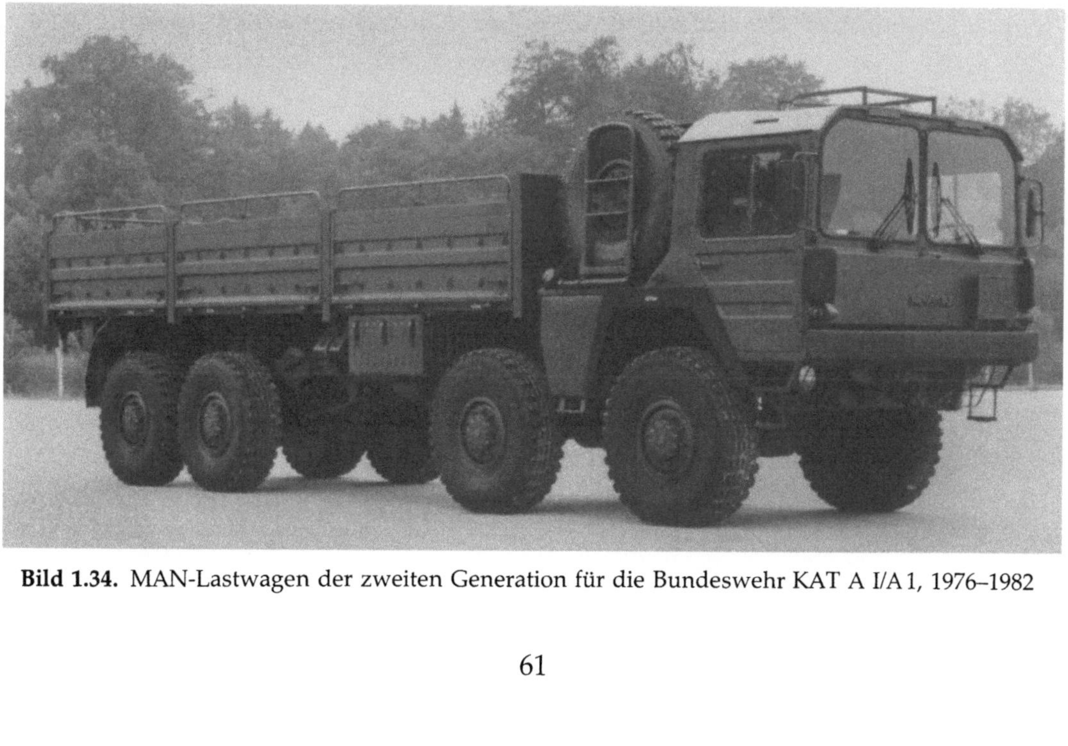

Bild 1.34. MAN-Lastwagen der zweiten Generation für die Bundeswehr KAT A I/A 1, 1976–1982

steigende Verkehrsbedürfnis bzw. Verkehrsvolumen eine Anpassung der Fahrzeuge an die Forderungen erhöhter Leistungsfähigkeit. Diese Forderungen werden bei der weiterhin stark zunehmenden Verkehrsdichte ohne eine durchgreifende Rationalisierung des Verkehrsbetriebes unter Anwendung spezifizierter Infrastrukturmaßnahmen gar nicht erfüllbar sein. Dieser Hinweis wird noch zu konkretisieren sein.

Geringerer Kraftstoffverbrauch durch Verminderung des Luftwiderstandes läßt sich, da dieser mit dem Quadrat der Geschwindigkeit wächst, vor allem bei hohen Dauergeschwindigkeiten erzielen, also insbesondere auf den Autobahnen. Hier zeigen beispielsweise Langzeit-Versuchsfahrten zweier 38-Tonnen-Fernlastzüge der MAN, daß die Ausrüstung des Motorwagens mit Windleitblech über dem Fahrerhaus, Bugschürze und Seitenverkleidungen bei Durchschnittsgeschwindigkeiten von 70 bis 80 Kilometer je Stunde Kraftstoffeinsparungen von etwa 3 Litern je 100 Kilometer oder um mindestens 7 Prozent erbringt. Häufig wird eine Anhebung der Durchschnittsgeschwindigkeit bei fast gleichem Kraftstoffverbrauch erzielt, d. h., der Fahrer setzt den eingesparten spezifischen Leistungsaufwand in höhere Geschwindigkeit um.

Daß Leichtbau wirtschaftlich ist, beweist bei einem Fernlastzug die Verringerung des Gesamtgewichts von 38 auf 37,5 Tonnen mit einer Einsparung von 0,3 Litern je 100 Kilometer auf der Autobahn nur unzulänglich. Denn hier ist es genau umgekehrt wie beim Luftwiderstand: Gewichtsunterschiede wirken sich auf den Kraftstoffverbrauch vor allem bei häufigem Beschleunigen und Bremsen aus, also im Stadt- oder Nahverkehr – entsprechend dem physikalischen Gesetz, daß Kraft gleich Masse mal Beschleunigung ist. Die größte Chance bietet, wie ebenfalls MAN-Versuche ergeben, eine Modifizierung der Kraftübertragung zwischen Motor und Achsantrieb durch einen entsprechenden Gang im Getriebe, zum Beispiel einen Schnellgang, dergestalt, daß man bei hoher Autobahngeschwindigkeit mit der wirtschaftlichsten Motordrehzahl fahren kann. Dabei lassen sich durch Senkung der Motordrehzahl, z. B. von 1900 auf 1400 Umdrehungen je Minute, bis zu 9 Prozent Kraftstoff einsparen.

Schließlich bringen auch Fahrversuche zur Ermittlung des Reifeneinflusses auf den Kraftstoffverbrauch neue Erkenntnisse. Es geht hier um den sogenannten Rollbeiwert; das ist ein Maß für die Widerstandskraft, die der Reifen durch die Walkvorgänge in seinem Inneren der Drehbewegungskraft des Rades entgegensetzt. Insgesamt beträgt der daraus sich ergebende „Rollwiderstand" eines 38-Tonnen-Lastzugs bei einer Fahrgeschwindigkeit von 50 Kilometern je Stunde das Dreifache des Luftwiderstandes, und selbst bei 70 Kilometern je Stunde ist er noch eineinhalbmal so groß wie jener.

Als extrem umweltfreundlich erwiesen sich mit verflüssigtem Erdgas betriebene MAN-Omnibusse bereits in der Verkehrserprobung. Dieser in isolierten Tanks mitgeführte Kraftstoff wird bei einer Temperatur von $-161\,^{\circ}C$ und Atmosphärendruck flüssig. Chemisch handelt es sich um Kohlenwasserstoffe, überwiegend Methan. Das Abgas besteht fast nur aus Wasserdampf, relativ wenig Stickoxiden und Kohlenmonoxid. Für den völlig geruchlosen, rußfreien und laufruhigen Betrieb mit Flüssigerdgas kommen umgerüstete Dieselmotoren in Betracht. An die Stelle der Kraftstoffeinspritzpumpe tritt hier eine Art Vergaser, der das dem Fahrzeugtank entnommene Flüssiggas mit Hilfe der Kühlwasserabwärme wieder zu Gas werden läßt. Zur Einführung von flüssigem Erdgas in die Praxis wäre allerdings ein Netz spezieller Tankstellen erforderlich, das bei kommunalen Verkehrsträgern realisiert werden könnte. Bei industrieller Bereitstellung von verflüssigtem Erdgas in großen Mengen würde dieser vorerst zu teure Kraftstoff erschwinglicher werden. Die Anpassung der Motoren an die technischen Erfordernisse eines solchen speziellen Gasbetriebs nehmen die Gasmotorenfachleute des Augsburger Werks von MAN (heute MAN B & W Diesel AG) vor.

Auch auf dem Gebiet der mit Netzstrom elektrisch angetriebenen Omnibusse verfügt die MAN über umfangreiche Erfahrungen. Da sich mit der Verteuerung des Dieselkraftstoffs dessen Preisvorteil gegenüber dem elektrischen Strom verringert, der bei den „Trolley"- oder Obussen aus der Oberleitung entnommen wird, entwickelt man eine neue Generation dieser altbewährten Fahrzeugart, die durch hohe Leistung, lange Lebensdauer, Wartungs- und Umweltfreundlichkeit, vor allem aber durch Unabhängigkeit vom Öl wieder attraktiv werden könnte.

Eine weitere MAN-Entwicklung ist der mit eigener Kraft fahrende Elektrobus. Bereits seit Jahren fahren im Verkehrseinsatz über 20 MAN-Elektrobusse mit Batterieanhänger, die schon viele Millionen Fahrgäste befördert haben; an den Endstationen befinden sich Einrichtungen zum Wechseln und Laden der Batterien. Wesentliche Verbesserungen erbringen hier Batterien mit integriertem Kühl- und Entgasungssystem oder automatischer Wasserfüllung. Ein Zwischennachladen über Stromabnehmer würde das System erheblich vereinfachen.

Chancen sieht man ferner in sogenannten hybriden Antriebssystemen mit Rückgewinnung der Bremsenergie durch mechanische oder hydraulische Speicherung derselben in Schwungrädern bzw. in Hydraulik-Hochdruckbehältern. Die hier eingespeicherte Energie ermöglicht beim nächsten Anfahren kurzzeitige Leistungsspitzen oder aber das Durchfahren kurzer Tunnelstrecken oder Fußgängerzonen mit abgestelltem Motor und somit ohne Abgasemission. Die Grundleistung bei diesen auch schon in Omnibussen – „Gyrobus" bzw. „Hydrobus" – erprobten Systemen liefert jeweils ein verhältnismäßig kleiner Dieselmotor, der dank einem nachgeschalteten stufenlosen hydrostatischen Getriebe mit mechanischer Leistungsverzweigung immer in seinem wirtschaftlichsten Drehzahlbereich arbeitet.

Der Mensch als Maßstab

Abgesehen von all diesen Forschungs- und Entwicklungsarbeiten mit dem Ziel neuer oder modifizierter Antriebsarten experimentiert man auch mit Fahrwerksverbesserungen, zum Beispiel mit einer optimierten Federung, durch die unter anderem der Fahrzeugaufbau in der Fahrt seitenstabiler wird, oder mit einer automatischen Bremssteuerung, die vor allem das Blockieren verhindert.

Auf ein „Ganzheitssystem" kommt es an, wenn man den öffentlichen Nahverkehr mit Omnibussen zur Erhöhung der Verkehrsleistung durch schnelleren Fahrgastwechsel an den Haltestellen und kürzere Fahrzeugfolge rationalisieren will. Omnibusse beanspruchen gegenüber dem Individualverkehr je beförderte Person ein Minimum an Verkehrsfläche. Sie verbrauchen nur ein Viertel der Primärenergie und bieten im Vergleich zum Individualverkehr laut Statistik die 25fache Sicherheit.

Die MAN hat hierzu sehr konkrete Vorstellungen. Danach sollten die Bushaltestellen Bahnsteige erhalten, die niveaugleich mit den Fußböden sind. Die Busse werden von der Strecke in die schmalen Fahrbahnen oder Haltebuchten an den Bahnsteigen oder zwischen Bahnsteiginseln durch automatische Spurführung eingefädelt und beim Abfahren wieder ausgefädelt. Zu diesem Zwecke ist in der Fahrbahnmitte ein Leitkabel verlegt. Mit Hilfe von Sensoren am vorderen Teil des Fahrzeugs erkennen Mikrocomputer jede Abweichung des Fahrzeugs von der Spurmitte, und dementsprechend erteilen sie den hydraulischen „Lenkstellern" den Befehl zur Lenkkorrektur. Auf diese Weise kann der Bus bis zu einer Fahrgeschwindigkeit von 80 Kilometern je Stunde um höchstens 2,5 Zentimeter vom Kurs abweichen; eine solche garantierte Genauigkeit wird auch vom besten Fahrer nicht erreicht. Das korrekte Arbeiten eines solchen Systems wird durch eine Sicherheitsschaltung überwacht. Die Fahrbahn hier muß nur um 10 Zentimeter breiter als das Fahrzeug sein. Der Bus kann computergesteuert auch engste Tunnel und Brücken befahren. Im übrigen läßt sich die automatische Führung jederzeit, auch während der Fahrt, ausschalten, sobald der Fahrer aus irgendwelchen Gründen es vorzieht, den Bus vorübergehend von Hand zu lenken.

Als Alternative zu dieser elektronischen Spurführung wird eine mechanische Variante entwickelt. Hierbei ist das Fahrzeug mit am Achsschenkel befestigten Tastarmen nebst Tastrollen und die Fahrbahn mit Leitschienen zur Führung der Tastrollen ausgerüstet. Bei Seitenabweichungen des Fahrzeugs zwingen die Tastrollen den Vorderrädern einen Gegenlenkeinschlag zur Korrektur der Fahrtrichtung auf. Die automatische Spurführung von Linienomnibussen, die ohne weiteres auch nachträglich damit ausgerüstet werden können, ermöglicht den kostengünstigen Aufbau von Verkehrssystemen; die Vorteile freizügigen Flächenverkehrs werden mit den Vorteilen spurgebundener Fahrzeuge in Stadtzentren verknüpft.

Zu dem Konzept für rationellen Hochleistungs-Busbetrieb gehören auch extrem breite Türen an beiden Seiten und Fahrgastfluß ohne Richtungswechsel. Für die Verdichtung des Busverkehrs bietet sich, wenn die Möglichkeiten des Sprechfunks nicht mehr ausreichen, der elektronisch gesteuerte Fahrzeugabstand in Verbindung mit der automatischen Leitzentrale an. Zur Erhöhung des Komforts wird eine Fülle neuartiger Maßnahmen beitragen. Ein geräuschdämpfender Fahrzeugboden und ein gekapselter Motor halten den Lärm in Grenzen. Durch einen erhöhten Luftdurchsatz wird die Be- und Entlüftung optimal gesteuert. Über den Sitzen befindet sich eine zusätzliche Individualregelung. Weiterer Komfort wird erreicht dank einer Beheizung durch thermostatgeregelte Unterflurheizgeräte mit Warmluftführung – auch entlang der Seitenwände – und beschlagfreier Fenster. Die Verstellbarkeit des Fahrersitzes und der Lenksäule sowie eine Sichtverbesserung durch innenreflexfreie Scheiben sind weitere Schritte, um den Standard im Omnibus zu erhöhen. All diese Neuerungen und noch vielerlei optimierende Details sind im MAN-Konzept für den Linienbus S 80 angelegt. Konnte der S 80 noch als Projekt mit einigen Prototypen angesehen werden, so war der SL 202 die Serie, die ab Mitte 1984 anlief (Bild 1.35).

Motoren und Preßteile

Dem in Werk Nürnberg konzentrierten Bau von Dieselmotoren für die Nutzfahrzeuge der MAN, die seit 1955 im neuen Werk München gebaut werden, ist diese Produktionsverlagerung schon insofern sehr gut bekommen, als damit der dringend benötigte Raum für die eigene Expansion hinzugewonnen wurde. Zudem

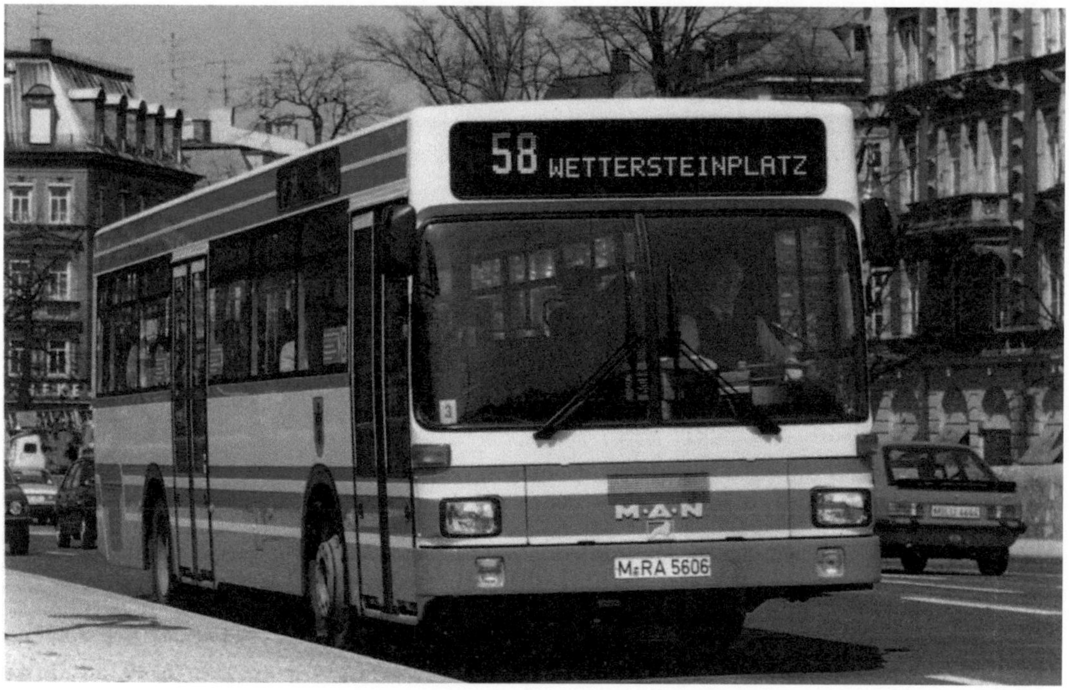

Bild 1.35. MAN-Omnibus Typ SL 202, 1985

darf nicht übersehen werden, daß Werk München zwar Hauptabnehmer von Nürnberger Dieselmotoren ist, aber die gleichen Antriebsquellen in geringeren Stückzahlen auch als Einbaumotoren für Ackerschlepper, Lastwagen und Eisenbahntriebwagen an andere Unternehmen geliefert werden. Darüber hinaus baut MAN Nürnberg schnellaufende Viertakt-Dieselmotoren als Vier- bis Zwölfzylinder mit 43 bis 650 PS (32 bis 478 Kilowatt) Leistung bei 1500 bis 3000 Umdrehungen je Minute zum Einbau in Boote, Schiffe, stationäre Arbeitsmaschinen einschließlich solcher für die Stromerzeugung.

Das Gustavsburger Preßwerk wird ausgebaut, und zwar nach Maßgabe der Produktionsentwicklung in der Fahrzeug-, insbesondere der Automobilindustrie, die der Hauptabnehmer von Gustavsburger Preßteilen bleibt; selbstverständlich wird auch der MAN-Nutzfahrzeugbau beliefert.

Unruhige Zeiten

Sehr differenziert und „bewegt" entwickelt sich in den 80er Jahren die Geschäftslage der MAN Maschinenfabrik Augsburg-Nürnberg AG. An den Aussagen der Geschäftsberichte läßt sich der Ablauf des Geschehens in seinen wesentlichen Zügen verfolgen, wobei hier insbesondere die Entwicklung des Nutzfahrzeugbereichs interessiert.

Im Geschäftsjahr 1979/80 erzielt die MAN einschließlich der inländischen Unternehmen, an denen sie mit mindestens 50 Prozent beteiligt ist, einen Umsatz von 7,8 Milliarden DM. Das sind 11 Prozent mehr als im vorangegangenen Geschäftsjahr. Der Auftragseingang im selben Zeitraum überschreitet erstmals die 8-Milliarden-Grenze. Die Zunahme gegenüber dem Vorjahr in Höhe von 955 Millionen DM oder um 13 Prozent ist in der Hauptsache auf das sehr lebhafte Geschäft mit Nutzfahrzeugen zurückzuführen. Es werden vom Unternehmensbereich Nutzfahrzeuge fast 20500 Lastkraftwagen ausgeliefert, 11 Prozent mehr als 1978/79, wozu die begonnenen Lieferungen von LKW mit dem Zeichen MAN-VW auf dem Kühlergrill beitragen; sie stammen aus der zusammen mit dem Volkswagenwerk geschaffenen neuen Baureihe mit 6 bis 9 Tonnen Gesamtgewicht. Außerdem wirkt sich hier die gute Marktaufnahme der schweren MAN-LKW mit den neuen Sechszylinder-Reihenmotoren aus, die mit der sogenannten kombinierten Aufladung sowie mit Ladeluftkühlung arbeiten und dadurch weit bessere Fahreigenschaften bei stark verringertem Kraftstoffverbrauch erbringen. Auf die starke inländische Nachfrage wirkte sich unter anderem die – jetzt noch – stabile Lage der Bauwirtschaft aus. Der LKW-Export, vor allem an schweren Fahrzeugen über 16 Tonnen Gesamtgewicht, hat einen Zuwachs von 43 Prozent. Europäische Länder sind die Hauptabnehmer, aber auch der asiatische Raum mit den sich erholenden OPEC-Staaten gewinnt wieder an Bedeutung. Bei den Omnibussen nimmt der Absatz im Inland auf fast 1500 Einheiten zu.

Für Aus- und Fortbildung von Mitarbeitern im Nutzfahrzeug-Kundendienstbereich wird ein Trainings-Center in Unterföhring bei München eingerichtet.

Im Berichtszeitraum 1980/81 gelingt dem Unternehmensbereich Nutzfahrzeuge eine Erhöhung der LKW-Lieferungen um mehr als 16 Prozent auf fast 24 000 Einheiten. Dabei wird der Anteil von MAN-VW-Fahrzeugen der Gewichtsklasse von 6 bis 9 Tonnen in diesem Marktbereich weiter vergrößert. Die Umsatzsteigerung ist aber wiederum nur dem weiter gestiegenen Export zu verdanken (insbesondere an schweren Fahrzeugen ab 16 Tonnen aufwärts), dessen Schwergewicht sich von den europäischen Märkten auf Länder des Nahen Ostens verlagert. Die eingetretene Abschwächung der Inlandsnachfrage ist jetzt auf die inzwischen sehr schwierig gewordene Lage der Bauwirtschaft und darauf zurückzuführen, daß die Transportkapazität des gewerblichen Straßengüterverkehrs nicht genügend ausgelastet ist, was Neuanschaffungen selbstverständlich bremst oder unterbindet. Der Inlandsabsatz an Omnibussen ist durch Rückgang der Investitionsförderung und der Betriebsbeihilfen für öffentliche Verkehrsbetriebe beeinträchtigt. Dennoch werden mehr als 3000 Busse geliefert, wobei der Export überwiegt.

Für den steigenden Bedarf des Unternehmensbereichs Nutzfahrzeuge liefert Werk Nürnberg, das vorerst noch immer zum MAN-Unternehmensbereich Maschinen- und Stahlbau gehört, im Berichtsjahr 1980/81 Dieselmotoren mit einer Gesamtleistung von 5,8 Millionen Kilowatt oder 7,9 Millionen PS. Dabei nimmt die Zahl der ausgelieferten Motoren im Leistungsbereich von 66 bis 100 Kilowatt oder entsprechend 90 bis 136 PS um 20 Prozent zu. Genau so groß ist die relative Zunahme der Lieferungen von Industrie-Dieselmotoren.

Im Zeitraum 1981/82, der durch Verschlechterung der allgemeinen Konjuktur weltweit gekennzeichnet ist, profitiert der MAN-Unternehmensbereich Nutzfahrzeuge noch von der vorangegangenen Wirtschaftslage; es werden insgesamt 24 000 Lastkraftwagen, genausoviel wie im Vorjahr, ausgeliefert. Aber die Nachfrage in der Bundesrepublik nach Nutzfahrzeugen aller Gewichtsklassen verringert sich weiter. Zu den gleichen Gründen wie im Vorjahr – rückläufiges Transportaufkommen und Stagnation der Bauwirtschaft – kommt die noch schwieriger gewordene Finanzsituation von Bund, Ländern und Gemeinden hinzu. Zur Anpassung an die rezessive Entwicklung muß Kurzarbeit eingeführt werden. Mit der Ausfuhr von rund 16 000 vorwiegend schweren LKW nimmt der Export noch um genau 30 Prozent gegenüber dem Vorjahr zu. Aber auch hier läßt die Nachfrage mittlerweile sehr zu wünschen übrig. Bemerkenswert ist der Inlandsabsatz an LKW der Gemeinschaftsbaureihe von 6 bis 9 Tonnen. Hier werden zwar 9 Prozent weniger verkauft als 1980/81, aber dennoch steigt der MAN-VW-Marktanteil weiter auf reichlich 12 Prozent.

Der Omnibusabsatz geht im genannten Berichtsjahr von 3000 auf 2900 zurück. Zudem sind bei den Linienbussen für den öffentlichen Nahverkehr die Erlöse äußerst schlecht. Auch hier hat sich die Auslandsnachfrage ebenfalls weiter abgeschwächt.

Zum Ausbau des Kundendienstes wird in der Nähe des Münchener Hauptwerks ein neues Zentralersatzteillager errichtet.

Zur Erläuterung der schwachen Weltkonjunktur weist der MAN-Geschäftsbericht für die Jahresspanne 1982/83 darauf hin, daß es Ende 1982 kein Industrieland mit merklich ansteigender Produktion gab. Die deutsche Investitionsgüterindustrie erlebte den stärksten Einbruch im Exportgeschäft der letzten Jahrzehnte. Zur Stagnation in den angelsächsischen Ländern sowie in Japan ist, wie es weiter heißt, ein unerwartet starker Rückgang in den kontinentaleuropäischen Staaten hinzugekommen, der auch viele Rohstoffländer erfaßt. Daß all dies aber offenbar nicht so weiterzugehen scheint, drückt der Hinweis aus, in Westeuropa sei „die Talsohle der Rezession erreicht" worden. Als Hauptgründe für eine leichte Besserung des Konjunkturklimas gelten der Rückgang der Ölpreise und die Senkung der Zinsen. Nach wie vor aber ruhen einige Lasten auf der Wirtschaftsentwicklung, nämlich die noch immer hohen Zinsen, übermäßige Verschuldung vieler Entwicklungs- und Staatshandelsländer, zunehmender Protektionismus, große Defizite der öffentlichen Haushalte und die gleichfalls immer noch hohen Inflationsraten in vielen Ländern. In der Bundesrepublik Deutschland hat, wie bemerkt wird, die negative Entwicklung der Weltwirtschaft über rückläufige Auslandsnachfrage zu sinkender Kapazitätsauslastung sowie zu einer Belastung der Unternehmenserträge geführt und mangelnde Investitionsbereitschaft weitere Arbeitslosigkeit verursacht.

Ein starker Einbruch in der Nachfrage nach Lastkraftwagen 1982/83 ist weltweit zu registrieren. MAN liefert mit 16 000 Einheiten insgesamt nur noch zwei Drittel der im Vorjahr erreichten Menge. Daß die Absatzkurve in der Bundesrepublik um die Mitte des Berichtszeitraums Ende 1982, leicht ansteigt, ist einer Investitionszulage zu verdanken. Von der Bundeswehr gibt es einen Auftrag zur Lieferung von 975 Transportfahrzeugen. Die Auslandslieferungen an LKW gehen nach der überdurchschnittlichen Exportsteigerung im Vorjahr um mehr als die Hälfte zurück, nämlich von 16 000 auf 7000 Einheiten, und zwar wiederum vor allem in der hohen Gewichtsklasse ab 16 Tonnen Gesamtgewicht. Von den wichtigen Abnehmern des Nahen Ostens, den OPEC-Ländern, werden kaum noch Aufträge erteilt, und in Europa hält die Marktschwäche an. Bei den Omnibussen ist der Absatzrückgang nicht ganz so kraß: von 2900 auf 2400 Einheiten oder um rund 17 Prozent. Im Ausland verstärkt sich der Trend, anstelle kompletter Busse nur Fahrgestelle nebst dem gesamten „Antriebsstrang" zu kaufen, die dann mit Aufbauten anderer Hersteller, vorzugsweise aus dem eigenen Land, versehen werden. Darüber hinaus mehren sich bei den Bedarfsträgern Schwierigkeiten mit der Finanzierung. Im Inland halten sich die öffentlichen Verkehrsbetriebe gezwungenermaßen mit Bestellungen zurück. Der Unternehmensbereich Nutzfahrzeuge nimmt angesichts der wirtschaftlichen Entwicklung – so wie die gesamte MAN – Kapazitäts- und Personalanpassungen in allen Betrieben vor.

Die Produktion steigt wieder

Nach Abschluß des Geschäftsjahres 1983/84 wird bereits von einem weltweiten Aufschwung der Konjunktur gesprochen, der nach dem Bericht des Vorstandes „an Breite gewonnen" hat. Dank einer kräftigen Wirtschaftsexpansion in den USA ist die von dort kommende Nachfrage nach Investitionsgütern in Westeuropa besonders stark, begünstigt vor allem durch den hohen Dollarkurs. Auch der innereuropäische Handel nimmt zu. Der Rückgang der Lieferungen in die ölexportierenden und in die übrigen Entwicklungsländer kommt zum Stillstand. Während die öffentlichen Investitionen in den meisten westeuropäischen Ländern infolge von Haushaltskonsolidierungen weiter zurückgehen, beginnt dort allenthalben die Wirtschaft trotz hoher Zinsen zu investieren, um den angestauten Nachholbedarf ihrer erneuerungsbedürftigen Produktionsanlagen zu decken.

Die Wirtschaft der Bundesrepublik erfährt während des Winterhalbjahres 1983/84 eine deutlich erkennbare konjunkturelle Erholung, mit der über die steigende Nachfrage die Produktion und damit die Kapazitätsauslastung wieder steigen, während der Beschäftigungsgrad vorerst wenigstens nicht mehr abnimmt. Der Geschäftsbericht nennt für diesen Belebungstrend mehrere Ursachen: Erfolge der Bundesbank in der Abkoppelung von den hohen amerikanischen Kapitalmarktzinsen, eine niedrige Inflationsrate, steigende Auslandsnachfrage und Verbesserung des wirtschaftlichen Klimas durch die Konsolidierungsmaßnahmen des Staates. Dann aber kommen Arbeitskämpfe in der Metallindustrie und im Druckgewerbe; es sind die umfangreichsten in der Geschichte der Bundesrepublik Deutschland. Wie sie die wirtschaftliche Entwicklung im zweiten Quartal beeinträchtigen, zeigt sich am Bruttosozialprodukt, das im ersten Quartal 1984 noch um annähernd 4 Prozent gewachsen ist und jetzt stagniert. Unabhängig davon hat sich aber die Investitionsgüternachfrage des Inlands seit Mitte 1983 verbessert. Die Bereitschaft zu Modernisierungs-, d. h. größtenteils Rationalisierungsinvestitionen wurde durch die günstige Zinsentwicklung angeregt.

Für den Unternehmensbereich Nutzfahrzeuge wird im Geschäftsbericht 1983/84 ein um etwas über 6 Prozent gestiegener Absatz an Lastkraftwagen gemeldet. Über die fertiggestellten 17 000 Fahrzeuge hinaus, vornehmlich wieder der schweren Gewichtsklasse ab 16 Tonnen aufwärts, können 700 infolge des erwähnten Arbeitskampfes nicht ausgeliefert werden. Auf der Internationalen Automobilausstellung (IAA) 1983 hat das neue LKW-Programm der Gewichtsklasse von 12 bis 16 Tonnen Premiere. Die Sechszylinder-Reihenmotoren dieser Fahrzeuge, im oberen Leistungsbereich mit der „kombinierten Aufladung" (durch Luftschwingungs-Resonanzrohre) und Ladeluftkühlung, beeindrucken mit ihrem systembedingten sparsamen Kraftstoffverbrauch und abgasschadstoffreduzierten Betrieb. Diese als „Verteilerfahrzeuge" geltenden Lastwagen tragen bis zu 650 Kilogramm mehr Nutzlast als ihre Vorgänger. Die dänische Armee bestellt 650 allradgetriebene MAN-VW-LKW der 6- bis 9-Tonner-Klasse. Zur Festigung der Marktposition im östlichen Mittelmeerraum wird ein neues Lastwagenwerk in der türkischen Hauptstadt Ankara gebaut.

Anfang 1984 faßt der MAN-Unternehmensbereich Nutzfahrzeuge seine Bus-Aktivitäten zu einem eigenständigen Produktbereich im Zweigwerk Salzgitter zusammen. Der Gesamtumsatz an Omnibussen im laufenden Geschäftsjahr ist mit 2400 wieder gerade so groß wie im Vorjahr. Im Inland geht der Bus-Bedarf des öffentlichen Nahverkehrs zurück, und der Absatz an Schulbussen verringert sich mit den geburtenschwachen Jahrgängen. Auf der IAA 83 wird der derzeit stärkste Standard-Reisebus der MAN als Hochdecker vorgestellt. Im Zuge des schon erwähnten Trends, ins Ausland zunehmend Fahrgestelle mit Antrieb statt Komplettbusse zu liefern, wird das MAN-Programm an Omnibus-Chassis durch ein ausschließlich luftgefedertes Dreiachsfahrgestell mit abgesenktem Rahmen für Aufbauten verschiedenster Art erweitert.

Insgesamt beklagt der Unternehmensbereich Nutzfahrzeuge die Entwicklung der erzielbaren Preise, die im harten internationalen Wettbewerb infolge der allenthalben mangelhaften Kapazitätsauslastung an sich unzulänglich sind. Angesichts einer neuerlich kräftigen Erholung der Bestelltätigkeit, vor allem seitens der Kunden in den westlichen Industrieländern nach Überwindung des Tiefs Mitte 1983, sieht man Anlaß zu vorsichtigem Optimismus, der für das kommende Geschäftsjahr ein etwa ausgeglichenes Ergebnis erwarten läßt, zumal da jetzt der größte Teil jener hohen Belastungen entfällt, die in den beiden Jahren zuvor mit der starken Belegschaftsreduzierung durch Sozialpläne und einmalige Aufwendungen (Abfindungen) verursacht worden waren. Positiv wirkt sich zudem das mittlerweile in Betrieb genommene Münchener Zentralersatzteilelager aus, indem es eine sehr spürbare Rationalisierung vor allem bei der Auftragsabwicklung und durch verringerte Vorratshaltung ermöglicht. Mitte 1984 wird der gesamte in Nürnberg angesiedelte Fahrzeug-Dieselmotorenbau organisatorisch in den Unternehmensbereich Nutzfahrzeuge ohne Standortwechsel übergeleitet.

1984/85 verkauft der Unternehmensbereich Nutzfahrzeuge insgesamt 19 000 Lastkraftwagen. Das sind 2000 mehr als im Vorjahr, aber noch längst nicht wieder so viele wie in den Boom-Jahren 1980/81 und 1981/82, als es jeweils 24 000 waren. Die Absatzsteigerung ist dem Export zu verdanken, der gegenüber dem Vorjahr von 7000 auf 9000 Fahrzeuge wächst; die Ausfuhr in die westeuropäischen Länder nimmt stark, die nach Übersee nur schwach zu. Die Nachfrage aus dem Inland ist leicht rückläufig, aber offensichtlich nur infolge einer wegen der Investitionszulage im vorangegangenen Geschäftsjahr vorweggenommenen Bedarfsdeckung. Wie üblich dominieren beim Absatz die schweren LKW ab 16 Tonnen Gesamtgewicht aufwärts. Bei der MAN-VW-Gemeinschaftsbaureihe sind es die 6- bis 9-Tonner. Von ihnen werden 3300 Fahrzeuge verkauft, rund 600 mehr als im Vorjahr.

Ein Lizenzvertrag für den Nachbau schnellaufender MAN-Dieselmotoren von mehr als 124 Kilowatt bzw. 168 PS wird mit der bulgarischen Außenhandelsorganisation Technika abgeschlossen.

Die Auslieferung von Omnibussen erreicht 1984/85 mit 2300 Einheiten die gleiche Menge wie im Vorjahr. Im Inland tritt die erwartete Absatz-Baisse ein. Im gleichen Zeitraum beginnt die Betriebsüberleitung einschließlich Personal von Werk Braunschweig, das aufgegeben wird, auf das Werk Salzgitter.

Im Jahre 1985 wurde der Unternehmensbereich Nutzfahrzeuge aus der „MAN Maschinenfabrik Augsburg-Nürnberg AG" ausgegliedert. Die „MAN Nutzfahrzeuge" trat zunächst als GmbH, nach vier Jahren als AG als operativ selbständiges und damit eigenverantwortliches Unternehmen im Rahmen der neuen Konzernstruktur ins Leben.

Damit ist dieser Beitrag zu Ende, nicht aber die Geschichte des MAN Nutzfahrzeuges. „Zu neuen Ufern lockt ein neuer Tag" (Goethe).

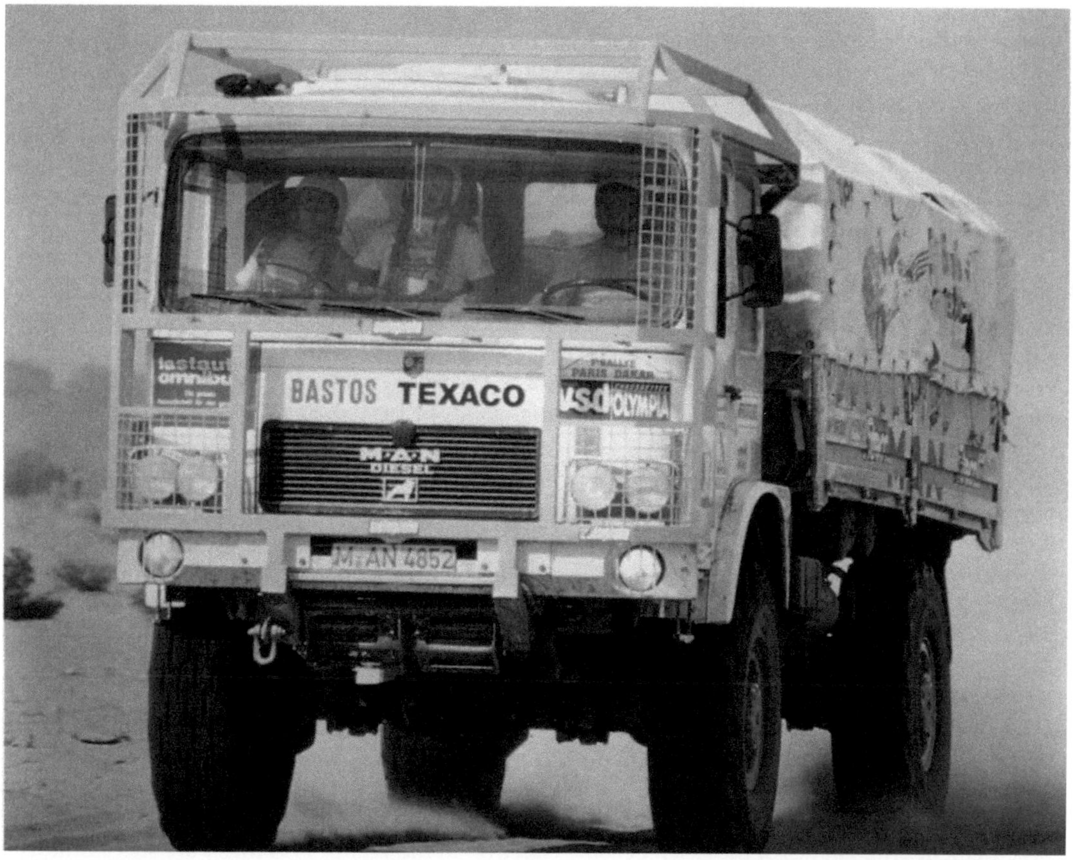

Bild 1.36. MAN-LKW Typ 14 240 FAEG KAT III auf der Rallye Paris-Dakar, 1987

Hellmut Droscha

Summary
History of MAN Commercial Vehicles

The development of the Diesel engine as a new power engine for commercial vehicles is an important chapter of the MAN history. In 1878 Rudolf Diesel aged 20 years has the initial idea for the realization of this engine when reflecting on an engine that should work more economically than a steam engine. With regard to the construction of the engine invented by him Diesel also applies to the engine factory Augsburg. After the exchange of several letters the enterprise is prepared to construct the engine at the end of April 1892. The first attempt in 1893 failed.

In a test workshop especially established in Augsburg in 1894 a Diesel engine is running – though for a few cycles only. In consideration of the experiences made by him Diesel applies for a patent. Two further constructions are not yet as successful as hoped for. The technical facilities of that time do not allow a sufficient injection of fuel by means of a compressor against the high pressure in the combustion chamber. The test runs of a much altered engine turn out satisfactory to all parties concerned. The engine reaches an incredible total efficiency of 26 per cent. The first Diesel engine being installed in a match factory in 1898 does not yet meet the expectations of its constructors and users. An unshakeable trust is the base for a further development of the engine – even during economically hard times. Finally an encouraging success sets in. At the beginning of the new century MAN has already got 27 licensees for the engine. Between the years 1904–1906 MAN Augsburg build up the first great Diesel power station of the world in Kiew with 1,600 hp, serving the production of electricity for the tramcar.

After the beginning of World War I MAN, with their general management now being seated in Nuremberg, loose one third of their workers and clerks as they are drafted for military service. The Diesel engine becomes of great importance for the Navy. The army needs engine lorries for the transport of the huge quantities of troops and material. In order to produce vehicles as quick as possible MAN found a subsidiary company together with the Swiss automobile factory Saurer which has the form of a limites partnership and takes residence in Lindau/Nuremberg. After the decisive treaty of July 12 th, 1915 they officially start constructing lorries. On account of its high weight and size the Diesel engine is not yet appropriate for the installation into these vehicles. Therefore the lorries are provided with petrol engines. The MAN lorries for the army become very successful.

During the catastrophic economic situation of the post-war period the lack of raw materials is very aggravating for MAN. For this reason they are looking for connections to iron works. At the beginning of the 1920ies MAN connects with the Gutehoffnungshütte in Oberhausen. The grievance in material supply is put out of the way. The years 1919–1923 are signified for MAN by the work on a Diesel engine with direct injection. In 1923 an MAN vehicle Diesel engine with direct injection ready to be put on the market is running – the first one in the world. In 1924 an MAN lorry driven by a Diesel engine with direct injection is rolling – the world's first one again. At the beginning of the construction of commercial vehicles the MAN car frames of lorries and buses are still identical, but from 1924 on they produce chassis with deeply pulled down frames and a bended rear axle in order to lower the buses as much as possible. In 1925 a Diesel 5-ton-lorry with shaft drive is put on the market – a novelty in this size for Germany. Soon it expels the chain drive still used by others. In the last year of the war, in 1918, MAN and Saurer agree to reduce their connection to a mere relation based on licences which loosens and finally breaks off in the course of the years. Now MAN are forced to build up a competitive distribution system in form of sales establishments which are property of the factory.

The international economic crisis has also some effect on MAN. In 1932, when the most effective Diesel lorry up to that time with 150 hp and 10 tons loading capacity is produced by MAN they do not see any chance for the construction of commercial vehicles. The change of the political situation from 1933 on has some positive influence on the vehicle industry because of the building of the express engine way and the shove in motorization connected with it. Moreover the employment and procurement programmes of the Reich become effective. In the year of 1934 MAN are successful with one of their cars which is noticed worldwide. Against a strong competition of all countries they gain a first price at the "International competition of Diesel engines for cars" which leads 5,000 km through the USSR. In the company report of 1936/37 they complain about the lack of skilled workers. There is full employment. The armed forces are an important alternative for many workers. They try to fight the lack of skilled workers by comprehensive retraining courses. Many vehicle producers in the country and abroad also acquire licences for complete vehicles or certain constructive sets besides their rights for the construction of vehicles. In 1939 a quarter of the production is exported.

During World War II the orders are determined by mobilization. The entrepreneurial possibilities for free determination are quite reduced. The lack of engines and skilled workers as well as the increasing number of air-raids worse the conditions of production steadily.

As everywhere in destroyed Germany MAN, too, removes the ruins first during the early post-war time. In Nuremberg soon the construction of lorries, very important vehicles during these times, continues. Production does not work without provisional arrangements. From 1948/49 on MAN produce a farm tractor. These agricultural machines can be delivered from 18 to 45 hp. In 1951 MAN deliver a lorry with a turbo charged Diesel engine developed by themselves. In order to increase the efficiency they add a cooling of the loading air and a resonance conduit system later. In 1954 in the course of further work on the Diesel engine they produce engines with centric spherical combustion chambers which are advantageous in many ways. They are multifuel engines. This is one reason why the German Federal Armed Forces decide for the MAN equipment. The construction of these engines is licensed internationally.

In the early 1950ies production capacities in Nuremberg are exhausted. After negotiations in 1955 they decide to take over the former Allacher Flugmotorenwerk of the BMW AG in Munich which is used by Americans at that time. The construction of commercial vehicles move from Nuremberg to Munich with the exception of the departments of engine testing, engine construction and engine fabrication. Within a few years they achieve the production they desired and sale and service are adapted to the extension. Soon MAN export into 60 countries all over the world. The steadily increasing demand for MAN vehicles requires additional production capacities. In 1963 the company therefore decides to transfer the construction of tractors to Mannesmann-Porsche-Diesel.

The takeover of the traditional constructor of commercial vehicles Büssing is of great importance for MAN. This act is concluded in 1971. The acquisition ot the company in Brunswick is combined with a considerable extension of the market. Also in the early 1970ies the Austrian subsidiary company of MAN ÖAF takes over the shares of the renowned enterprise Gräf & Stift and from that time on they act as "Österreichische Automobilfabrik ÖAF-Gräf & Stift Aktiengesellschaft". Since 1971 there is a cooperation between the competitors Daimler-Benz AG and MAN. Each partner produces engine and vehicles components for himself and the other one. Due to their great number of items both companies could attain by their consolidation they can install technically and economically best production equipment. This takes place mostly in form of transfer lines which are now applicable for the items concerned for the first time. In order to expand the range of products MAN cooperates with VW. The basic idea is to offer the customer lorries of every size produced by both companies respectively their cooperation.

A 'secret of success' in the sales of commercial vehicles of MAN is, besides their high technical standard, also the principle of rationalization which is consequently followed up when programmes and production are planned to offer a maximum of types and variations with a minimum of components like engines, front and rear-axles and gearings. The international specialized press choose an MAN lorry as 'lorry of the year 1978'. This success recurs within the next years.

In the early 1980ies the MAN enterprise fot the construction of commercial vehicles employ a staff of about 20,000. MAN is internationally represented by importers and representatives in 85 countries. During the business year of 1980/81 more than 50 % of the production is exported.

On the field of commercial vehicles research and development are pursued systematically and with great expenses. One chief stress is laid onto the question of fuel reduction which plays a superior roll. In innovation research there is a final emphasis on ecological compatibility in the planning of new vehicles or engines.

During the eighties MAN go through troubled times. The deterioration of the economic situation has a negative effect on the sale of commercial vehicles in the home country and abroad at the beginning of the decade. Furthermore there is an intensification in the trend abroad to buy only chassis as well as the complete 'drive' and to produce the upper constructions in their own countries instead of buying complete vehicles. By the mid of the eighties the order-books of MAN, too, fill again slowly. In early 1984 the construction of omnibuses in the Salzgitter works becomes a self-reliant branch of products within the MAN department of commercial vehicles.

Zweites Kapitel

Die alemannische Wurzel des MAN-Nutzfahrzeugbaus

Horst Hausen

2.1 Archive und Quellen

Die Bearbeitung dieses Themas stellte sich aufgrund der fehlenden Quellen als schwierig heraus. Wichtige Hinweise verdanken wir Dr. Max Fehlmann[1], Schliern bei Köniz in der Schweiz, der auch Nachforschungen bei dem früheren Saurer-Pressechef Heinz Rudolphi angestellt hat. Er führt das Fehlen von Quellen vor allem darauf zurück, daß Saurer zu Beginn der Zusammenarbeit 1914 ein reines Familienunternehmen von Vater Adolph Saurer und Sohn Hippolyt war. Bei einer solchen Strukturierung der Unternehmensführung war es nicht erforderlich, Entscheidungen von Vorstands- oder Aufsichtsratssitzungen durch Memoranden vorzubereiten und aktenkundig zu machen oder den Schriftwechsel aufzubewahren.

Zudem befand sich die Nutzfahrzeug-Abteilung der Firma Saurer seit 1981 in Auflösung, 1983 ist die Fabrikation mit dem Auslaufen eines Militärauftrags (1200 Schwerfahrzeuge) eingestellt worden. Heute besteht, außer einer reduzierten Textilmaschinenfabrikation in Arbon, nur noch ein Reparatur-Ersatzteilbetrieb. Die Direktionsposten der neugegründeten, von Daimler-Benz und Oerlikon Bührle beherrschten „Nutzfahrzeug-Gesellschaft Arbon/Wetzikon (NAW)" sind anderweitig besetzt. Der ehemalige Saurer-Marketing-Direktor Ulrich Küenzi konnte Dr. Fehlmann nur berichten, daß der Restbestand des Saurer-Archivs im Laufe der Jahre immer mehr in Einzelbesitz übergegangen ist, so ein weltweit verstreutes Bildmaterial und einige statistische Angaben über die Verbreitung der Fahrzeuge im Ausland. In den Jahrgängen 1915 bis 1918 der „Automobil Revue" sind zwar zahlreiche in- und ausländische Wirtschaftsberichte und Statistiken enthalten; sie sind jedoch zu wenig differenziert, als daß man daraus Schlüsse bezüglich der Lastwagenausfuhr ziehen könnte. Auch der Mitverfasser der Schriftenreihe „Pioniere der Wirtschaft", Markus Maeder, Männedorf (Schweiz), habe ihm bestätigt,

[1] Bis 1981 stellvertretender Chefredakteur der „Automobil Revue" und Leiter des Ressorts Nutzfahrzeuge, jetzt Mitarbeiter im Archiv der „Auto Revue".

daß die Saurer-Archivbestände sehr reduziert seien; von der Zusammenarbeit mit MAN während des Ersten Weltkriegs sei ihm nichts bekannt. In dem 1983 erschienenen Buch „Saurer" von Kurt Sahli und Jo Wiedmer [1] wird nur eine Lizenzvergabe an MAN in einer Zeittafel erwähnt; sie ist auf das Jahr 1918 datiert. Auch im Archiv des „Verkehrshauses der Schweiz" (Leiter Dr. h. c. R. Waldis) in Luzern fanden sich keine sachbezogenen Unterlagen. Die Geschichte des Unternehmens wurde anläßlich der 100-Jahr-Feier 1953 u. a. von Papenbrook behandelt [2, 3]. Er schließt mit den Worten: „Die Adolph Saurer AG hat in Abweichung von einer wertvollen Gepflogenheit zur Würdigung der Jahrhundertfeier nicht eine eingehende Geschichte des Unternehmens in einem Jubiläumsband herausgegeben, sondern statt dessen einen Weg zur Förderung der Kunst beschritten, indem sie einer Gruppe von 8 schweizer Künstlern Aufträge zur Schaffung zahlreicher Kunstblätter erteilte, die vorwiegend Ansichten und Arbeitsvorgänge im Werk festhalten." Über die weitere Entwicklung wird in der FAZ vom 17. August 1988 berichtet: „Wo Dieselmotoren von morgen entstehen. Dercco – ein Erbteil des Schweizer Nutzfahrzeugherstellers Saurer – Heute Teil des Iveco-Konzerns" [4].

Von Hanspeter Borst bringt die „Weltwoche" vom 25. September 1986 einen Aufsatz „Das lange Sterben des Dinosauriers vom Bodensee" [5, S. 39, 41]: Der aus Württemberg stammende Schlosser und Fuhrmann Franz Saurer besaß in St. Georgen eine kleine Gießerei. Nach seiner Heirat mit der Witwe des Werkstattbesitzers Xaver Stoffel zog er nach Arbon und stürzte sich auf den Bau der damals gefragten Stickmaschinen. Die erste große Krise im Stickmaschinenbau veranlaßte seinen Sohn Adolph 1885, den Bau von Verbrennungsmotoren aufzunehmen. Um 1900 kam der Webmaschinenbau dazu. Borst zitiert einen Auszug aus der Festschrift zum 70. Geburtstag Adolph Saurers 1911: „Von dem allen (enorme Konstruktions- und Materialprobleme ... Mißerfolge und Rückschläge) weiß die Firma Adolph Saurer mehr zu erzählen, als viel zukünftige Schulweisheit sich wird träumen lassen, darum ist es gut, wenn es einmal gesagt und geschrieben wird, wie sie in langer, beharrlicher Arbeit ihre Modelle entwickelte und keines aus der Hand gab, ehe sie sicher war, daß es die Feuerprobe nicht mehr zu fürchten hätte, und zwar nicht nur die Feuerprobe des Rennens und der Wettfahrt, sondern die viel wichtigere des jahrelangen, angestrengten Betriebes." Das sind die Grundsätze, nach denen das Unternehmen geführt und groß wurde. Es sind die gleichen, denen die Motorlastwagenfabrik Heinrich Büssing ihre Weltgeltung verdankte. Der Sohn Hippolyt war nicht nur ein „zurückgezogener Grandseigneur im Stile des vergangenen Jahrhunderts", sondern „gleichzeitig ein höchst moderner Ingenieur und Erfinder", dem die Firma hervorragende Innovationen, wie den Dieselmotor mit direkter Einspritzung und Doppelwirbelung im Jahre 1934, verdankte. Die latenten Führungskrisen der folgenden Jahrzehnte, die mit den Namen Dubois, Robert Holzach, Verwaltungsratspräsident Munz, Claude Berthelon und dem in Arbon aufgewachsenen, ehemaligen Saurer-Schlosserlehrling und Unternehmenswirtschafter Walter Hess verbunden sind, führten schließlich zum Sterben des Dinosauriers vom Bodensee. Auch in dieser Übersicht über Aufstieg, Blüte und Vergehen eines Weltunternehmens fehlt ein Eingehen auf die Episode gebliebene Zusammenarbeit mit MAN.

Während des Ersten Weltkriegs mußte die Firma Saurer vorsichtig agieren. Sie hatte in Suresnes, einem Außenbezirk von Paris, ein „ziemlich großes Werk" zunächst zur Miete, dann zum Kauf von der Serpolé Dampfwagenfabrik übernommen. Dort wurden bei Kriegsbeginn monatlich 30 bis 35 Lastwagen hergestellt. Rückwirkungen auf dieses Unternehmen durch Maßnahmen der französischen

Regierung mußte Saurer daher mit Recht befürchten, wenn vorzeitig publik geworden wäre, daß Saurer nach Kriegsbeginn auch mit deutschen Firmen in der Rüstungsindustrie eng zusammenarbeitet. So betonten Saurer Vater und Sohn bereits auf der ersten Reise Lipparts und Gertungs in die Schweiz am 15./16. Januar 1915 [6, S. 2]: „Unbedingte Notwendigkeit in Deutschland als *vollständig deutsche Firma*[2] auftreten zu können." Die Wichtigkeit dieses Gedankens wird von Saurer noch einmal betont: „Sie (Saurer) seien im Gegenteile überzeugt, daß man in Zukunft noch mehr als bisher auf die Bevorzugung der nationalen Arbeit Rücksicht zu nehmen habe, sie müßten in Frankreich als französische, in Deutschland als deutsche Firma auftreten können. Für sie sei daher die Gründung einer deutschen Gesellschaft erste Voraussetzung. Lindau sei im Verkaufe schon jetzt sehr selbständig, eine Beeinflussung in dieser Beziehung fände von Arbon aus nicht statt" [6, S. 6].

Weitaus ergiebiger wird die Suche nach historischen Quellen in den Archiven der MAN. Das Werksarchiv Nürnberg besitzt lückenlos die Verträge aus den Jahren 1915, 1918 und 1921, den Schriftwechsel mit Saurer, die Protokolle und Reiseberichte sowie die Berichte an die Mitglieder des Vorstands und Aufsichtsrats. Sie sind der Vernichtung im Ersten und Zweiten Weltkrieg glücklicherweise entgangen und bilden eine unentbehrliche Grundlage für die Beurteilung der damaligen Vorgänge, wenngleich auch hier das Bismarck-Wort gilt: „Das Wichtigste steht oft nicht in den Akten".[3]

2.2 Der Erste Weltkrieg – nur ein letzter Anstoß

Die Zusammenarbeit mit Saurer wurde eingeleitet durch einen Brief des damaligen Vorstandsvorsitzenden der MAN, Anton von Rieppel, vom 11. Dezember 1914 und besiegelt durch ein umfangreiches Vertragswerk vom Frühjahr 1915.

Stand damit der Erste Weltkrieg an der Wiege des MAN-Nutzkraftwagenbaus? Bei oberflächlicher Betrachtung möchte es so scheinen. Zweifellos ging der letzte Anstoß von dem kometenhaften Anstieg der Rüstungsproduktion aus. Die Marneschlacht mit dem für den Ausgang entscheidenden Massentransport von französischen Soldaten aus Paris an die Marne durch die hauptstädtischen Taxis hatte die kriegsentscheidende Bedeutung der Motorisierung schlagend bewiesen. Geht man jedoch den Dingen auf den Grund, sieht die Sache etwas anders aus:

---

[2] Diese wie alle folgenden Unterstreichungen sind im Original vorhanden.

[3] Auch die Oral History bietet keine Informationen. Aus den Jahren des Ersten Weltkriegs stehen keine Zeugen mehr zur Verfügung. Adolph Saurer starb 1920, sein Sohn Hippolyt 1936; Anton von Rieppel verschied 1926, und das Vorstandsmitglied Gertung starb auf einer Reise nach Südamerika im Jahre 1929. Auch die engsten Mitarbeiter aus dieser Zeit sind alle längst verstorben.

Der maßgebende Mann auf seiten der MAN, nicht nur in der Führung des Gesamtunternehmens, sondern auch in den Verhandlungen mit Saurer, war der Generaldirektor Anton von Rieppel in Nürnberg (vgl. Kapitel 5).[4] Sein Ziel war seit langen Jahren die Schaffung einer eigenen MAN-Lastwagenproduktion. Seine Bestrebungen reichen bis in das Jahr 1897 zurück. Am 22./24. Juli 1897 hatte Rieppel mit der Maschinenfabrik Augsburg AG und Friedrich Krupp ein Lizenzabkommen über den Bau von Dieselmotoren getroffen, nachdem beide Firmen bereits vorher, am 25. April 1893, ein Konsortialabkommen getroffen hatten, durch das sie sich die Rechte auf den Bau von Dieselmotoren in Deutschland sicherten. Als Leiter für die neue Abteilung zum Bau von Dieselmotoren hatte Rieppel sechs Wochen zuvor, am 15. Juni 1897, den Ingenieur Lucian Vogel, einen Schwiegersohn von Heinrich Buz, gewonnen. Rieppel stellte ihm die Aufgabe, möglichst rasch einen „Eisenbahnmotor", einen „Kutschenmotor" und einen „Locomotivmotor" zu entwickeln. Vogel brachte wertvolle Erkenntnisse vom Bau des ersten Dieselmotors in Augsburg mit. Unverzüglich stürzte er sich in die Lösung der ihm gestellten Aufgabe. Er begann gegen den Rat Rudolf Diesels zuerst mit dem Kutschenmotor. Die über ein Jahrzehnt sich hinziehenden Versuche, die zahlreichen Gegenvorschläge Rudolf Diesels und die Bemühungen von Vogels Nachfolger namens Ebbs, brachten keinen Erfolg, ebensowenig wie die Wiederaufnahme der Versuche im Jahre 1907 mit Emil Vogel, einem Neffen Lucians. Emil Vogel wurde unterstützt von Josef Wolfenstetter, Carl Kutzbach und Anton Rieppels Sohn Paul, die die Entwicklung eines für Jekaterinodar in Rußland bestimmten Triebwagenmotors vorantrieben. Auch die Einschaltung der Automobilfabrik Safir in Zürich durch Rudolf Diesel und die Verpflichtung des erfahrenen Automobilkonstrukteurs Heinrich Dechamps, der Versuche auf der Grundlage eines Vier-Zylinder-Saurer-Lastwagenmotors von 42 PS unternahm, führte zu keinem befriedigenden Ergebnis; die Zeit war noch nicht reif.[5] Aber Anton Rieppel war nicht der Mann, die Flinte ins Korn zu werfen. Von ihm stammt das Wort: „Die MAN muß auf Räder gestellt werden."

Auch aus den Unterlagen über den Beginn der Verhandlungen mit Saurer geht klar hervor, daß von Rieppel schon Jahre vor dem Kriegsbeginn den Gedanken der Aufnahme einer Lastwagenproduktion verfolgt hatte. So heißt es in einer „An die Herren Vorstandsmitglieder des Werkes Nürnberg" gerichteten Ausarbeitung von Anton von Rieppel, betitelt „Notizen über Erweiterung des Arbeitsprogrammes der MAN" vom 27. Januar 1915:

---

[4] 1906 erhob Prinzregent Luitpold Anton Rieppel unter Verleihung des Kronenordens in den persönlichen Adelsstand; 1916 wurde er zum lebenslänglichen Reichsrat der Krone Bayerns, der ersten Kammer der bayerischen Volksvertretung, berufen, womit der erbliche Adel verbunden war.

[5] Die Einzelheiten hat der frühere Werkarchivar der MAN in Augsburg, Georg Strössner, in einem Aufsatz „Zur Frühentwicklung des Fahrzeugdieselmotors" [7] untersucht.

„Ergänzungsfabrikate in Nürnberg: *Lastautos*
Den Lastautobau habe ich vor Jahren angeregt, aber keine Gegenliebe gefunden. Vielleicht war dies auch gut. Inzwischen wurde mehr Klarheit in bezug auf das Bedürfnis und die Konstruktionen geschaffen. Jedenfalls scheinen sich bis jetzt nur einige Konstruktionen, da sind Daimler, Saurer und Horch, bewährt zu haben. Daß die Bedürfnisfrage in einem größeren Umfang bejaht wird, geht aus allen Verhandlungen, Zeitungsnachrichten usw. hervor. Wollen wir den Bau aufnehmen, steht weiter zu entscheiden, *wann* wir dies tun wollen... Es wird behauptet, daß die Einrichtungen bis zu einer entsprechenden Fabrikationsmöglichkeit ca. 1 Jahr erfordern. Rechnet man nur 8 Monate, so könnte man frühestens ca. 8 Monate nach Friedensschluß, wenn man das Kriegsrisiko scheut, etwas leisten. Wie dann die Verhältnisse durch die neu aufgetretenen Konkurrenzen sein werden, kann niemand beurteilen. Der Abschluß mit Saurer müßte aber doch spätestens unmittelbar nach Friedensschluß betätigt werden. Man läuft also dann ebenfalls noch ein größeres Geldrisiko, allerdings hat man friedliche Verhältnisse unter den Füßen."

In einem Memorandum vom 24. August 1917, auf das später noch einzugehen sein wird, heißt es:

„Wir gingen auf die Beteiligung ein, weil wir Wert darauf legten, für die Zeit nach dem Kriege Beschäftigung für die Nürnberger Werkstätten zu erhalten, welche durch die Übersiedelung des Schiffsölmaschinenbaues nach Augsburg frei geworden waren. Es war die Zeit Ende 1914/Anfang 1915 – und man glaubte nicht, während des Krieges in Nürnberg noch mit der Fabrikation beginnnen zu können."

Über den Krieg hinaus richteten sich seine Gedanken und Sorgen mitten im Kriege auf die Wiederaufnahme der Friedensproduktion.[6] Auch Saurer sah die Zusammenarbeit nicht so sehr unter dem Aspekt des eben begonnenen Weltkriegs, als vielmehr unter der wachsenden Tendenz in den westlichen Industrieländern, der nationalen Arbeit den Vorzug zu geben. So heißt es im Reisebericht der Vorstandsmitglieder Lippart und Gertung über den Besuch bei Adolph Saurer in Arbon (Schweiz) und Lindau (Bayern) vom 15./16. Januar 1915 [6, S. 6, 7]:

„Von einer *Lieferung für den Krieg* könne nach ihrer (Saurers) festen Überzeugung keine Rede sein, sofern dieser sich nicht ganz außerordentlich lang hinzöge. Sie rechneten, daß wir Anfang 1916 in der Lage sein würden, zu liefern."

[6] Bayern entsandte Anton von Rieppel in den Beirat der Reichsstelle für Übergangswirtschaft (Bekanntmachung der Reichsregierung im Deutschen Reichsanzeiger und Königlich-Preussischen Staatsanzeiger vom 3. August 1916).

2.3 Die Zusammenarbeit mit Saurer

Zeitlicher Ablauf

Es begann mit einem Brief Anton von Rieppels vom 11. Dezember 1914.[7] Er hatte folgenden Wortlaut:

„11. Dezember 1914, An die Direktion der Automobilwerke Adolph Saurer, Arbon/Schweiz. Aufgrund einer Anregung von behördlicher Seite tragen wir uns mit dem Gedanken, den Bau von Lastautos in Anschluß an unseren ausgedehnten Wagenbau und den Bau von Präzisionsmaschinen aufzunehmen. Wir würden es dabei vorziehen, in der Konstruktion uns an eine Spezialfirma mit langjährigen Erfahrungen anzulehnen und bitten um Mitteilung, ob und gegebenenfalls zu welchen Bedingungen Sie zu einem Zusammenarbeiten mit uns in dieser Richtung bereit sein würden.

Hochachtungsvoll Maschinenfabrik Augsburg-Nürnberg AG, Generaldirektion, gez. Rieppel."

Bereits am 16. Dezember 1914, einen Tag nach dem Eintreffen des MAN-Briefs vom 11. Dezember 1914, teilte Saurer mit (Bild 2.1): „Ich bin mit Vergnügen bereit, diese Anregung einem näheren Studium zu unterziehen und halte es für wünschenswert, zunächst in einer mündlichen Besprechung einen Gedankenaustausch über die in Betracht fallenden allgemeinen Grundsätze herbeizuführen."

Nachdem mit einem Telegrammwechsel vom 19. Dezember 1914 eine Zusammenkunft für Anfang Januar 1915 in Nürnberg vereinbart worden war, trafen sich Saurer senior und junior und ihr kaufmännischer Direktor mit dem Generaldirektor von Rieppel und den Vorstandsmitgliedern Lauster aus Augsburg sowie Lippart, Endres und Gertung am 5. Januar 1915 in Nürnberg [8]. Dem Besuch in Nürnberg folgte ein solcher in Arbon und Lindau am 15./16. Januar [6]; dabei wurden über den allgemeinen Plan zur Zusammenarbeit hinaus Einzelheiten besprochen (Gründung einer Aktiengesellschaft, Besetzung des Vorstands und Aufsichtsrats, Kapitalbeteiligung)[8]. In einem Telefongespräch vom 20. Februar 1915 legte Lauster Herrn Endres seine Gedanken und Bedenken dar [9]. Vom 28. Februar 1915 bis zum 2. März 1915 führten von Rieppel, Buz und – soweit sie auf deutschem Boden stattfanden – Lauster die Verhandlungen. Von seiten Saurers waren Saurer senior und junior sowie Hauser beteiligt (vgl. [10]). Von Rieppel bedankte sich mit einem persönlichen Brief vom 4. März 1915 zunächst „für die liebenswürdige Aufnahme und für die weitgehenden Aufschlüsse, die Sie meinen Kollegen und

[7] Der Durchschlag des Briefes ist heute, infolge des damals im Kriege verwendeten schlechten Durchschlagpapiers, unleserlich. Der Wortlaut ist jedoch in Bleistift auf der Rückseite des Durchschlags festgehalten.

[8] An den Verhandlungen nahm auf seiten Saurers auch bereits Oberst Hauser, ein Schwager von Adolph Saurer, Präsident des Aufsichtsrates der Kantonalbank, teil, der später als ein Verbindungsmann zwischen Saurer und MAN erscheinen wird.

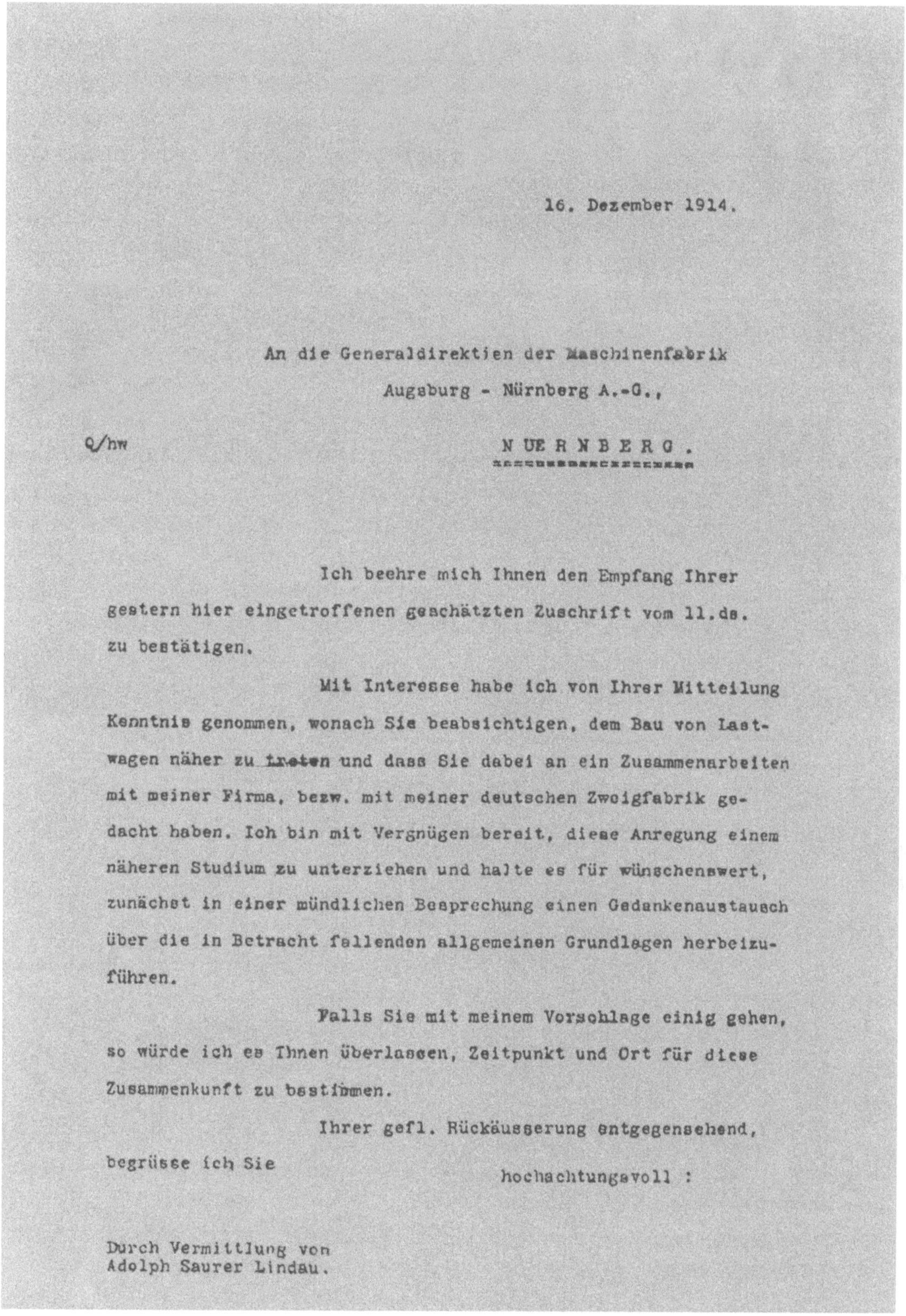

16. Dezember 1914.

An die Generaldirektion der Maschinenfabrik
Augsburg - Nürnberg A.-G.,

Q/hw

N UE R N B E R G .

Ich beehre mich Ihnen den Empfang Ihrer gestern hier eingetroffenen geschätzten Zuschrift vom 11.ds. zu bestätigen.

Mit Interesse habe ich von Ihrer Mitteilung Kenntnis genommen, wonach Sie beabsichtigen, dem Bau von Lastwagen näher zu treten und dass Sie dabei an ein Zusammenarbeiten mit meiner Firma, bezw. mit meiner deutschen Zweigfabrik gedacht haben. Ich bin mit Vergnügen bereit, diese Anregung einem näheren Studium zu unterziehen und halte es für wünschenswert, zunächst in einer mündlichen Besprechung einen Gedankenaustausch über die in Betracht fallenden allgemeinen Grundlagen herbeizuführen.

Falls Sie mit meinem Vorschlage einig gehen, so würde ich es Ihnen überlassen, Zeitpunkt und Ort für diese Zusammenkunft zu bestimmen.

Ihrer gefl. Rückäusserung entgegensehend,

begrüsse ich Sie

hochachtungsvoll :

Durch Vermittlung von
Adolph Saurer Lindau.

Bild 2.1. Brief von Saurer vom 16. Dezember 1924

mir erteilten". Es folgen die Gedanken zur gesellschaftlichen Gestaltung der Zusammenarbeit, wobei auch die Form einer oHG unter Einbeziehung der Maschinenfabrik Felser & Co. in Riga erörtert wurde, von der die MAN die Mehrheit der Aktien besaß. Bei der nächsten Besprechung am 19. März 1915 in Lindau, die zwischen Saurer junior, Oberst Hauser und Direktor Rubli von seiten Saurers und Gertung von MAN geführt wurde, lag schon der Entwurf des Vertragswerks vor. Es wurde eingehend Punkt für Punkt durchgesprochen und gebilligt. Bevor das Vertragswerk privatschriftlich unterzeichnet wurde, legte von Rieppel in einem Schreiben vom 22. März 1915 an den Vorsitzenden des Aufsichtsrats, Kommerzienrat Max Schwarz in Augsburg, den Stand der Verhandlungen mit Saurer dar. Am 24. März 1915 wurde dann der Gesamtvertrag, 8 Einzelverträge umfassend, in Nürnberg privatschriftlich unterschrieben.

Damit waren im wesentlichen die Grundlagen für die Zusammenarbeit gelegt. In einer MAN-internen Besprechung am 29. April 1915 in München stellte Gertung die Einzelheiten gegenüber dem Mitglied des Aufsichtsrats, Geheimrat Gänssler, und dem Aufsichtsratsvorsitzenden Schwarz noch einmal heraus. Gänssler gab dabei einleitend folgende bei dem Umfang des Vertragswerkes für einen Außenstehenden verständliche Anregung: „Die Form sei sehr kompliziert, man könne vielleicht das Einverständnis mit der Unterfertigung erklären, gleichzeitig aber Saurer anheim geben, eine juristisch einfachere Form zu wählen" [11, S. 1]. Die Anregung ließ sich nicht verwirklichen. Den komplizierten Verhältnissen konnte nur eine komplizierte Vertragsgestaltung entsprechen.

In einem Rundschreiben der MAN vom 14. Juni 1915 wurde den Agenten mitgeteilt (Bild 2.2): „Wir geben Ihnen vorläufig Kenntnis, daß wir den Bau von Lastkraftwagen aufnehmen, und zwar in Verbindung mit der bekannten Firma Adolph Saurer."

Am 21. Juni 1915 wurde dann die GmbH (Bild 2.3) ins Gesellschaftsregister des Amtsgerichts Nürnberg eingetragen.

Am 6. Juli 1915 fand die Gesellschafterversammlung der Lastwagenwerke MAN-Saurer GmbH mit dem Sitz in Nürnberg statt [12].

Am 12. Juli 1915 folgte die Eintragung der Kommanditgesellschaft nach. Der 12. Juli 1915 bezeichnet somit die Geburtsstunde des gemeinsamen Lastwagenbaus (Bild 2.4).

Am 21. Juli wurden die Vertretungen über die genaue Firmen- und Fabrikatbezeichnung informiert (Bild 2.5). Das Firmenbild mit der aufgestempelten neuen Firmenbezeichnung stammt vom 30. September 1915 (Bild 2.6). Am 23. August wird der Geheime Justizrat Gänssler, München, brieflich in Kenntnis gesetzt, daß die Gesellschaft ihre Tätigkeit begonnen habe.

Von dem Umfang der damit verbundenen Kleinarbeit geben die Archivbestände ein beredtes Zeugnis. Der Bericht über Inventur und Prüfung der Bücher bei Saurer in Lindau und Arbon von seiten der MAN vom 31. Juli 1915 umfaßt 6 Seiten [13]. Dazu kommen umfangreiche Dienstvorschriften. Als wichtigste seien genannt: 1. über das Arbeiterwesen der LWW, 2. über Bestellungen der ersteren (LWW) an letztere (MAN), 3. über die Behandlung der ankommenden und abgehenden Güter der LWW, 4. Fabrikbuchführung der LWW, 5. Prüfungsunterlagen für die Verrechnungen der MAN an die LWW, 6. Dienstvorschriften der LWW für die Lohnverrechnung und Lohnauszahlung ihrer Arbeiter und Verarbeitung der Anfälle an Lohnzuschlägen zu Zwecken der Nachkalkulation, 7. Verkaufsanleitungen, 8. Berichte über Versuchs- und Abnahmefahrten 1915 und die Rundschreiben 1915/1916 sowie Verkaufsanleitungen.

Inhalt des Vertragswerks

Der MAN-Standpunkt. MAN hatte den Plan und Wunsch, einen Lizenzvertrag abzuschließen[9]. Bei dem Besuch Lipparts und Gertungs am 15./16. Januar 1915 in Arbon und Lindau wurde die Frage der gesellschaftlichen Gestaltung mit Saurer eingehend besprochen. Über diesen Besuch vom 25. Januar 1915 heißt es [6]:

„Zunächst fand eine Besprechung statt über den allgemeinen Plan des Zusammenarbeitens zwischen Saurer und MAN. *Saurer* führte aus: Sie hätten die verschiedenen Pläne des Zusammenarbeitens weiter erwogen. Sie hielten die Abtrennung des Verkaufes von der Fabrikation für zu schwierig. Ein Zusammenhang zwischen Fabrikation und Verkauf sei unbedingt nötig; andernfalls treten auf beiden Seiten Schwierigkeiten auf. Vor allen Dingen glauben sie, daß die Trennung auch für die Verrechnung unüberwindliche Hindernisse böte. Sie sähen als Endziel die *Aktiengesellschaft*, die von MAN die Werkstätten miete, die Werkzeugmaschinen, soweit entbehrlich, selbst kaufe und weitere Maschinen anschaffe. Beteiligung 1:1."

Weiter heißt es dann: „Saurer streben aber an, sich durch die Gründung der deutschen Gesellschaft und Anlehnung an die MAN von einem Teil ihrer Verantwortung in technischer und geschäftlicher Beziehung zu entledigen. Der junge Herr Saurer scheint mit Arbeit sehr überlastet zu sein und wünscht sich – wohl auch auf Drängen seines Vaters – etwas frei zu machen. Es wird von Saurer angestrebt dies zu erreichen und trotzdem dabei sich einen dauernden Gewinn aus der bisherigen Entwicklung des Lastwagenbaues vom deutschen Markt zu sichern. Die Herren sind wohl überzeugt, daß sie bei Verkauf ihrer Erfahrungen und Patente keine ausreichende einmalige Entschädigung bekommen können und glauben, daß bei einem Lizenzverhältnis der Lizenznehmer das Bestreben haben

[9] MAN streckte die Fühler um diese Zeit nach verschiedenen Richtungen aus. Marienfelde bei Berlin, damals noch von Daimler-Benz, Stuttgart, verhältnismäßig unabhängig, zeigte die kalte Schulter. Die Anbahnungen endeten mit einer Drohung Daimlers, ein eigenes großes Werk in Bayern zu errichten. Auch bei Rathgeber in München fühlte MAN am 23. Oktober 1914 und 5. November 1914 vor [14]; aber auch hier verliefen die Sondierungen rasch im Sande. Die Einschaltung eines Mittelsmannes namens Huber von der „Luxusautomobilgesellschaft München" führte nicht weiter. Eine Zusammenarbeit mit Mulag, die in einem Brief vom 26. Februar 1915 die Firma Buff & Lange in Dortmund anregte, kam ebenfalls nicht voran. Auch mit Professor Junkers wurde über einen Mittelsmann namens Folkerts ergebnislos Verbindung aufgenommen [14].

Abt.: Geg Nürnberg, den 14. Juni 1915.

Rundschreiben Nr.4014. Kennwort: Kornmuehle.

An unsere Herren Agenten!

Lastkraftwagenbau.

Wir geben Ihnen vorläufig Kenntnis, dass wir den Bau von Lastkraftwagen aufnehmen und zwar in Verbindung mit der bekannten Firma Adolph Saurer.

Wir übernehmen deren Werk in Lindau; Herstellung und Verkauf erfolgen aber nicht unter eigenem Namen, sondern unter dem einer besonderen Gesellschaft.

Die Firma Adolph Saurer verfügt bereits über ein ausgedehntes Vertretungsnetz. Mit Rücksicht hierauf sowie auf Grund der allgemeinen Bestimmung in unseren Agenturverträgen, betreffend die Aufnahme der Herstellung neuer Erzeugnisse, fällt dieser Geschäftszweig nicht unter Ihren Agenturvertrag.

Soweit unsere ständigen Herren Agenten Wert darauf legen, bei dem Vertrieb der Lastkraftwagen mitzuwirken, werden wir gerne in Erwägung ziehen, ob und in welcher Form dies mit Rücksicht auf die bestehenden Verträge und Abkommen der Firma Adolph Saurer möglich ist.

Wir geben Ihnen anheim, uns zunächst mitzuteilen, ob Sie Interesse haben, auf dem Gebiete des Lastkraftwagenbaues tätig zu sein und uns entsprechende Vorschläge zu machen; wir würden dann gelegentlich eingehend mit Ihnen verhandeln.

Ihrer Rückäusserung sehen wir entgegen.

Maschinenfabrik Augsburg-Nürnberg A.G.
Generaldirektion

. . . .

. . . .

Bild 2.2. Rundschreiben der MAN an ihre Agenten vom 14. Juni 1915

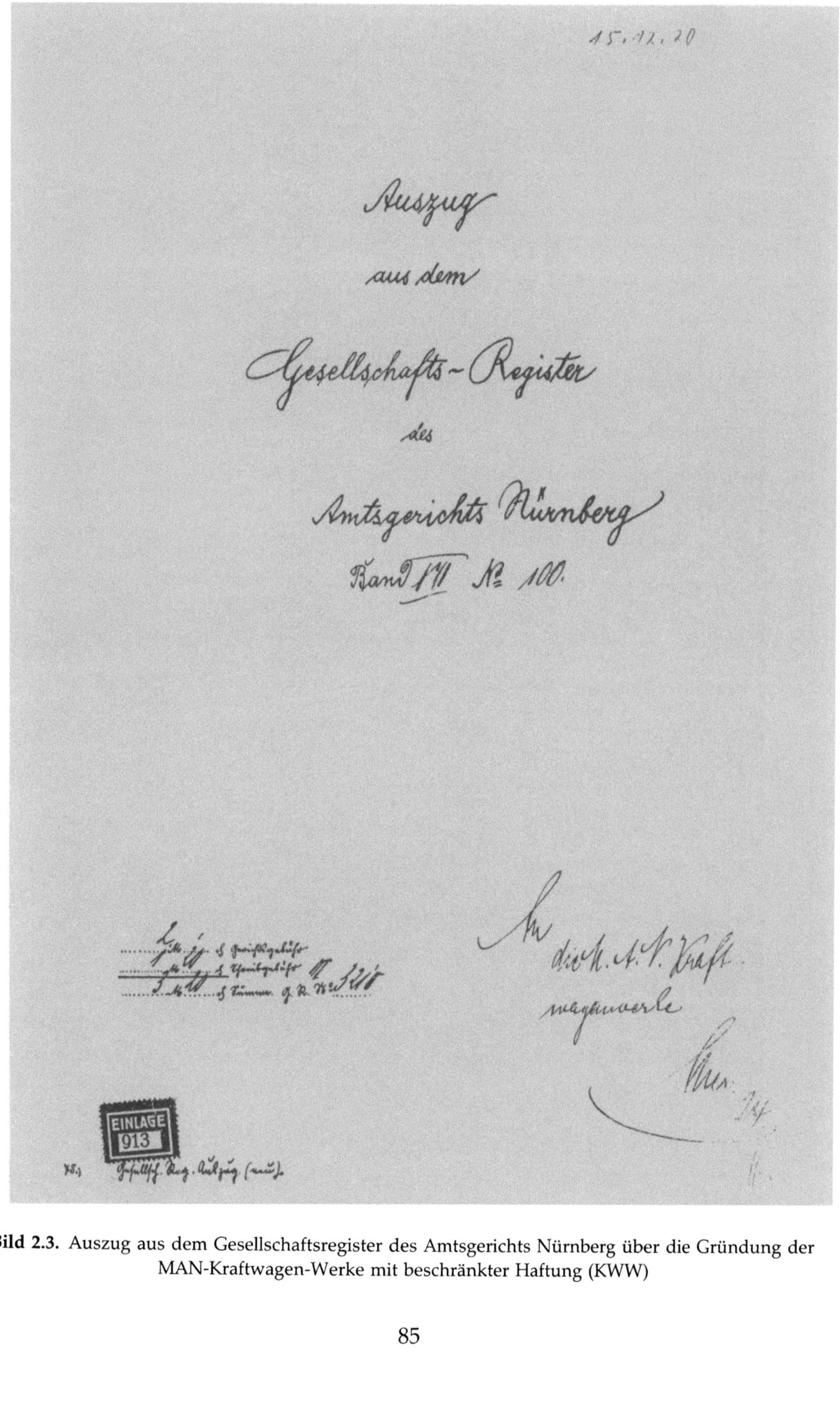

Auszug

aus dem

Gesellschafts-Register

des

Amtsgerichts Nürnberg

Band VII No 100.

EINLAGE 913

Bild 2.3. Auszug aus dem Gesellschaftsregister des Amtsgerichts Nürnberg über die Gründung der MAN-Kraftwagen-Werke mit beschränkter Haftung (KWW)

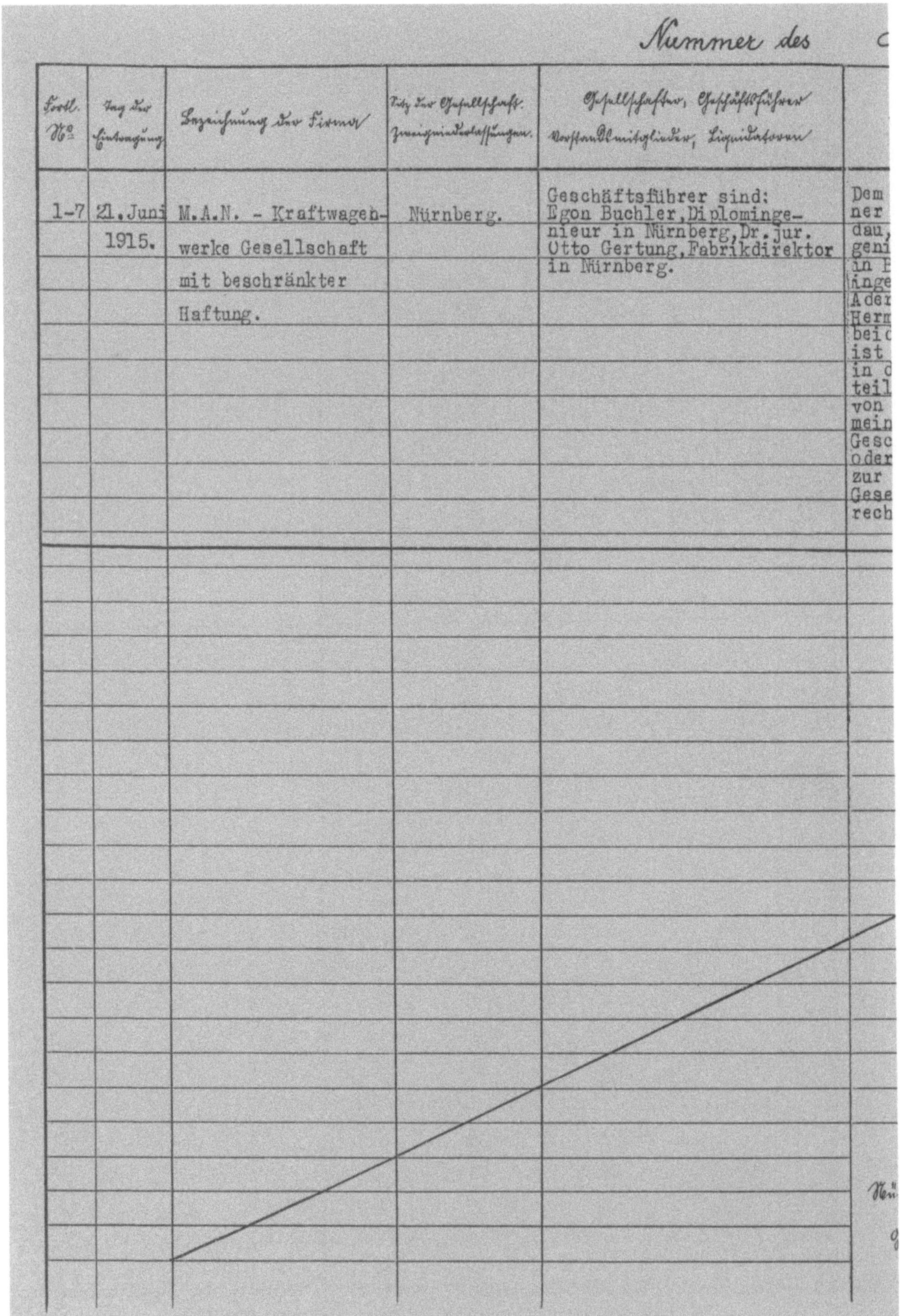

Nummer des

Fortl. Nr.	Tag der Eintragung	Bezeichnung der Firma	Sitz der Gesellschaft. Zweigniederlassungen.	Gesellschafter, Geschäftsführer Vorstandsmitglieder, Liquidatoren	
1-7	21. Juni 1915.	M.A.N. - Kraftwagenwerke Gesellschaft mit beschränkter Haftung.	Nürnberg.	Geschäftsführer sind: Egon Buchler, Diplomingenieur in Nürnberg, Dr. jur. Otto Gertung, Fabrikdirektor in Nürnberg.	Dem ner dau, geni in inge Ader Herm beid ist in teil von mein Gesc oder zur Gese rech

Bild 2.3. (Fortsetzung)

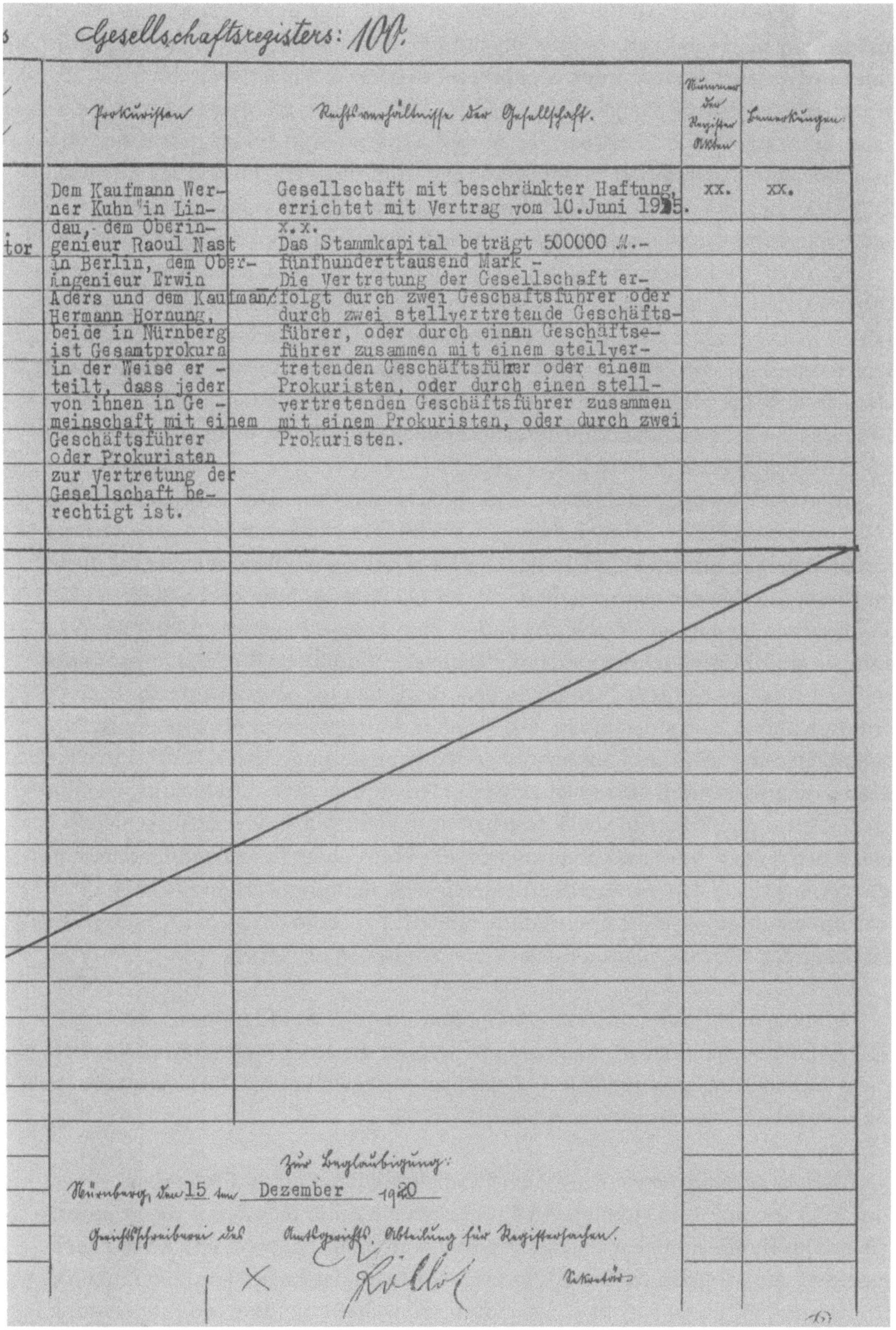

Gesellschaftsregisters: 100.

Prokuristen	Rechtsverhältnisse der Gesellschaft.	Nummer der Registerakten	Bemerkungen
Dem Kaufmann Werner Kuhn in Lindau, dem Oberingenieur Raoul Nast in Berlin, dem Oberingenieur Erwin Aders und dem Kaufmann Hermann Hornung, beide in Nürnberg ist Gesamtprokura in der Weise erteilt, dass jeder von ihnen in Gemeinschaft mit einem Geschäftsführer oder Prokuristen zur Vertretung der Gesellschaft berechtigt ist.	Gesellschaft mit beschränkter Haftung, errichtet mit Vertrag vom 10. Juni 19[illegible]. x.x. Das Stammkapital beträgt 500000 M. – fünfhunderttausend Mark – Die Vertretung der Gesellschaft erfolgt durch zwei Geschäftsführer oder durch zwei stellvertretende Geschäftsführer, oder durch einen Geschäftsführer zusammen mit einem stellvertretenden Geschäftsführer oder einem Prokuristen, oder durch einen stellvertretenden Geschäftsführer zusammen mit einem Prokuristen, oder durch zwei Prokuristen.	xx.	xx.

Zur Beglaubigung:

Nürnberg, den 15 ten Dezember 1920

Gerichtsschreiberei des Amtsgerichts Abteilung für Registersachen.

Sekretär

müsse, sich möglichst bald zu emanzipieren und dann dem Stammhause sogar Konkurrenz machen kann. Saurer erwähnten in diesem Zusammenhange ihre schlechten Erfahrungen mit der englischen Lizenz Hall in Dartford" [6, S. 15].

Im Reisebericht Gertungs vom 8. März 1915 ist über die Besprechung dieser Frage in Arbon am 5. Februar 1915 festgehalten, daß MAN grundsätzlich zur Zusammenarbeit mit Saurer bereit sei, aber darum bitte, die endgültige Entscheidung bezüglich des Vertrages noch hinauszuschieben, „bis wir mit einiger Sicherheit voraussehen können, daß Deutschland den Krieg durchzuhalten vermag. ... Schließlich brachte ich unsere Wünsche vor bezüglich der Form des Vertragsverhältnisses, daß wir nämlich im Prinzip mit ihrem Vorschlage einverstanden seien, aber eine lockere Form wünschten, die uns nicht der Gefahr aussetze, auf einzelnen Gebieten unserer Werkstätten nicht unsere eigenen Herren zu sein. ... Ich erklärte, daß wir den Lastwagenbau nur gemeinsam mit Saurer oder überhaupt nicht aufnehmen würden und infolgedessen bereit wären, ihnen in dieser Beziehung jede berechtigte Zusage zu machen"[16].

Anton von Rieppel kommt in seinem Schreiben an den Vorsitzenden des Aufsichtsrats der MAN, Schwarz, vom 2. März 1915 noch einmal auf die inzwischen geklärten Fragen zurück [17, S. 2, 3]: „Der Lastkraftwagen der Firma Saurer findet ungeteilte Anerkennung und steht wohl der Qualität nach an erster Stelle... Wir glaubten nun, zuerst von der Firma Saurer eine Lizenz erhalten zu können. Dies lehnt sie ab. Übrigens lehnten auch die Daimler- und Horch-Werke, die wir in der weiteren Folge in Betracht gezogen haben, die Erteilung einer Lizenz ab, oder sie forderten unerfüllbare Anzahlung. Die Firma A. Saurer erstrebt ein engeres Zusammenarbeiten mit uns durch eine zu bildende gemeinsame Gesellschaft. Aus einer Lizenzerteilung verspricht sie sich zu wenig Nutzen, da sie befürchtet, in absehbarer Zeit zwar alle Erfahrungen abgegeben zu haben, selbst aber ausgeschaltet zu sein. Nach langen Verhandlungen wurde die Form einer Kommanditgesellschaft gewählt, bei der der persönlich haftende Gesellschafter eine kleine GmbH ist. In der Kommanditgesellschaft und in der GmbH tritt anstelle der Firma A. Saurer der Schwager des Herrn A. Saurer, Herr Oberst Hauser in St. Gallen."

Der Standpunkt Saurers. In einem Memorandum, das von Rieppel am 24. August 1917 verfaßte, behandelte er die inzwischen durch die Kriegsverhältnisse eingetretenen Veränderungen, legte aber in der Einleitung noch einmal die Grundkonzeption von 1914/15 zusammenfassend dar [18, S. 2]:

„Regelung bei Gründung der LWW. Bei Einleitung der Verhandlungen mit Arbon Ende 1914 / Anfang 1915 strebten wir ein Lizenzverhältnis an, um uns die Erfahrungen Arbons durch einmalige Anzahlung und laufende Abgaben zu sichern, gleichzeitig aber die Möglichkeit einer späteren selbständigen Entwicklung vorzubehalten. Arbon ging hierauf nicht ein, sondern wünschte eine dauernde Beteiligung.

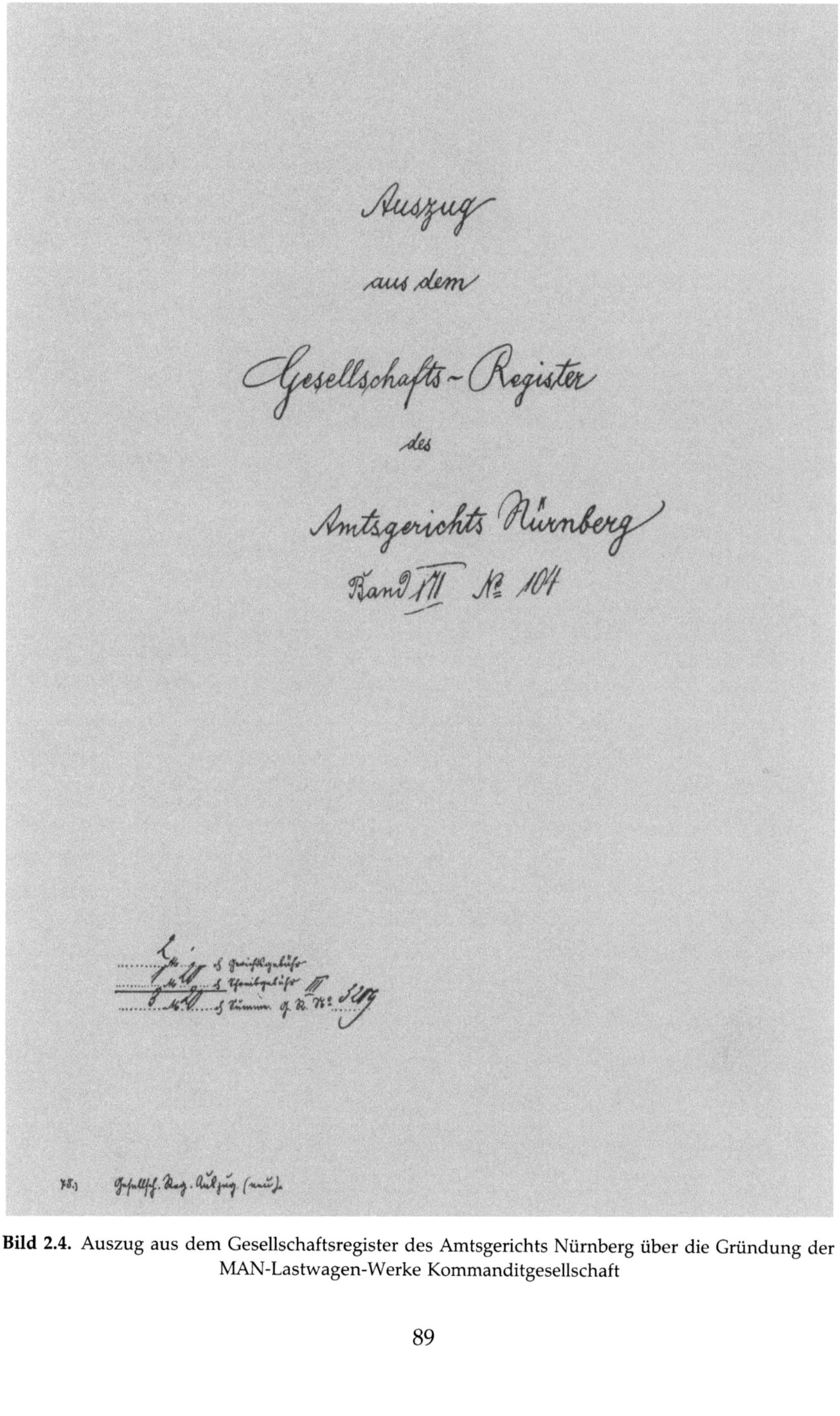
Auszug

aus dem

Gesellschafts-Register

des

Amtsgerichts Nürnberg

Band VII № 104

Bild 2.4. Auszug aus dem Gesellschaftsregister des Amtsgerichts Nürnberg über die Gründung der MAN-Lastwagen-Werke Kommanditgesellschaft

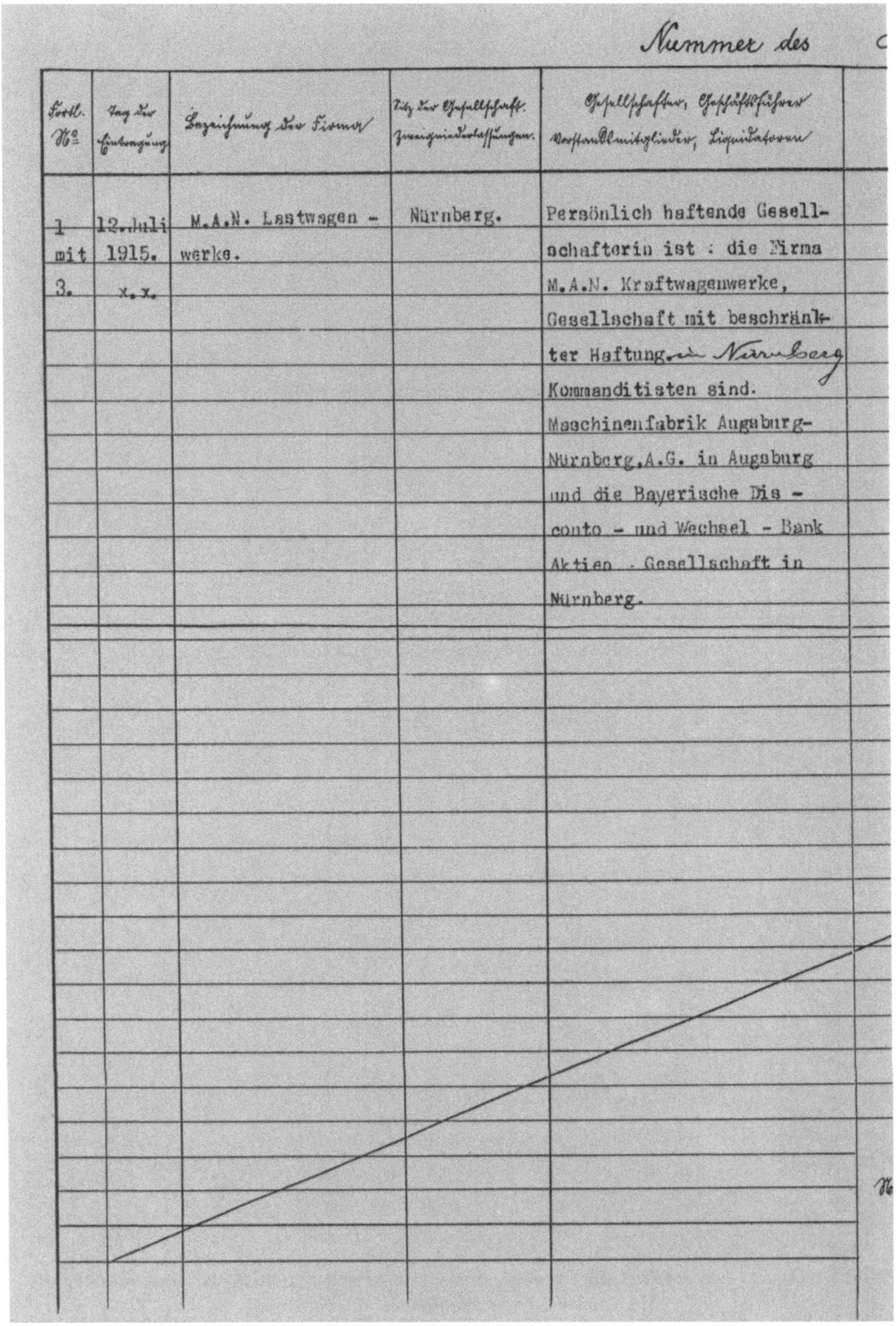

Nummer des

Fortl. No	Tag der Eintragung	Bezeichnung der Firma	Sitz der Gesellschaft. Zweigniederlassungen.	Gesellschafter, Geschäftsführer Vorstandsmitglieder, Liquidatoren
1 mit 3.	12. Juli 1915. x. x.	M.A.N. Lastwagen - werke.	Nürnberg.	Persönlich haftende Gesellschafterin ist : die Firma M.A.N. Kraftwagenwerke, Gesellschaft mit beschränkter Haftung in Nürnberg Kommanditisten sind. Maschinenfabrik Augsburg-Nürnberg, A.G. in Augsburg und die Bayerische Disconto - und Wechsel - Bank Aktien - Gesellschaft in Nürnberg.

Bild 2.4. (Fortsetzung)

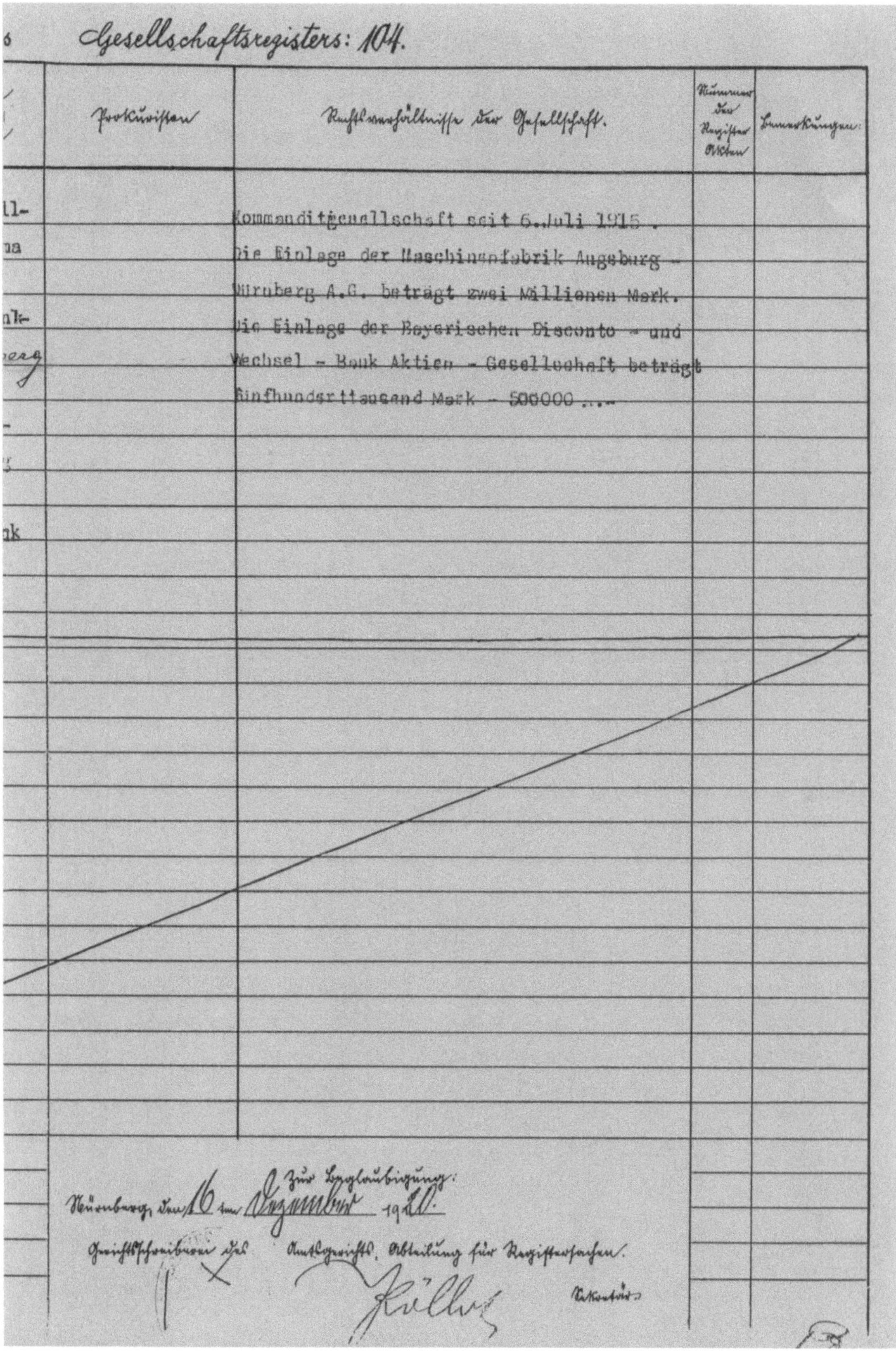

Gesellschaftsregisters: 104.

Prokuristen	Rechtsverhältnisse der Gesellschaft.	Nummer der Registerakten	Bemerkungen.
	Kommanditgesellschaft seit 6. Juli 1915. Die Einlage der Maschinenfabrik Augsburg - Nürnberg A.G. beträgt zwei Millionen Mark. Die Einlage der Bayerischen Disconto - und Wechsel - Bank Aktien - Gesellschaft beträgt Fünfhunderttausend Mark - 500000 ..-		

Zur Beglaubigung:

Nürnberg, den 16 ten Dezember 1920.

Gerichtsschreiberei des Amtsgerichts, Abteilung für Registersachen.

Sekretär

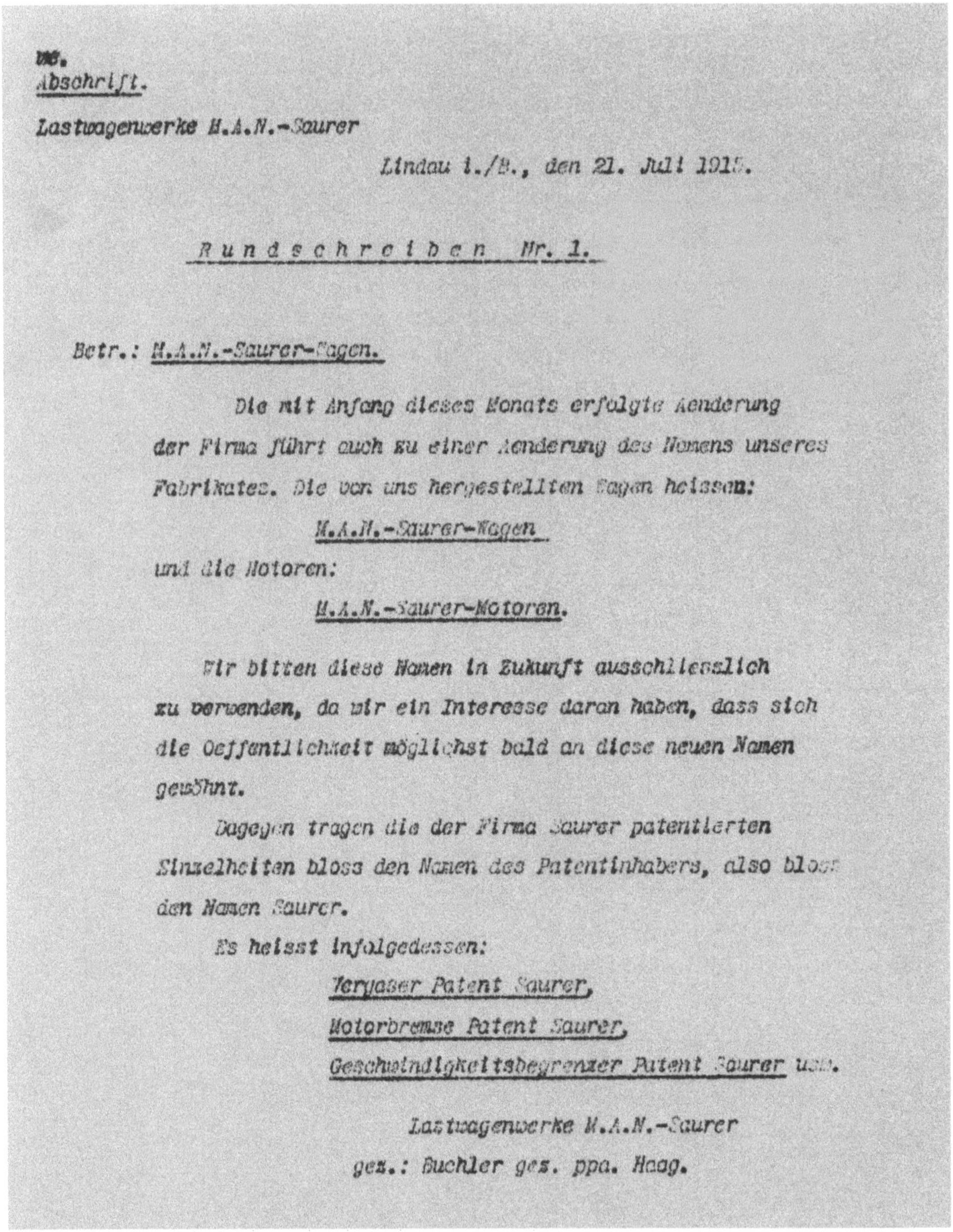

Abschrift.

Lastwagenwerke M.A.N.-Saurer

Lindau i./B., den 21. Juli 1915.

Rundschreiben Nr. 1.

Betr.: M.A.N.-Saurer-Wagen.

Die mit Anfang dieses Monats erfolgte Aenderung der Firma führt auch zu einer Aenderung des Namens unseres Fabrikates. Die von uns hergestellten Wagen heissen:

M.A.N.-Saurer-Wagen

und die Motoren:

M.A.N.-Saurer-Motoren.

Wir bitten diese Namen in Zukunft ausschliesslich zu verwenden, da wir ein Interesse daran haben, dass sich die Oeffentlichkeit möglichst bald an diese neuen Namen gewöhnt.

Dagegen tragen die der Firma Saurer patentierten Einzelheiten bloss den Namen des Patentinhabers, also bloss den Namen Saurer.

Es heisst infolgedessen:

Vergaser Patent Saurer,
Motorbremse Patent Saurer,
Geschwindigkeitsbegrenzer Patent Saurer usw.

Lastwagenwerke M.A.N.-Saurer
gez.: Buchler gez. ppa. Haag.

Bild 2.5. Information der Vertreter vom 21. Juli 1915

Anmerkung:
Aus firmenrechtlichen Gründen (§ 4 GmbH-Gesetz; § 19 HGB) mußte die KG unter der Firma MAN-SAURER-Lastwagenwerke (LWW) und die GmbH unter der Firma MAN SAURER-Kraftwagenwerke (KWW) betrieben werden.

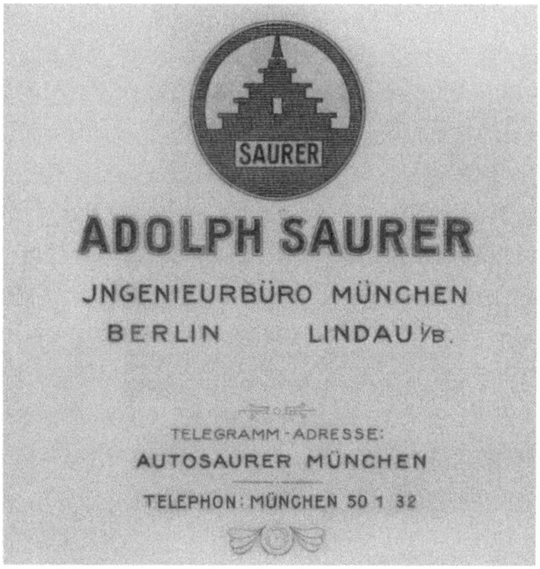

Bild 2.6. Firmenbild vom 30. September 1915 mit eingestempelter, neuer Firmenbezeichnung

Die Gründe hierfür wurden nicht genannt. Aus den persönlichen Verhandlungen ließ sich aber entnehmen, daß die Herren Wert darauf legten, dauernd die Konstruktion und Ausführung zu beeinflussen, um zu verhindern, daß unter der Marke „Saurer" nicht ganz erstklassige Wagen geliefert würden. Veranlassung hierzu hatte die Erfahrung in England gegeben. Sodann wünschte man wohl, eine Konkurrenz der deutschen Fabrikation in anderen Ländern möglichst zurückzuhalten. ...

Man (MAN?) empfand aber schon damals es als störend, auf dem eigenen Grund und Boden einen Betrieb zuzulassen, der uns nicht allein gehörte. Die anderen Momente (Beschäftigung der Werkstätten, Einführung der Massenfabrikation) überwogen."

Der Kern des Vertragsverhältnisses. Mit dem privatschriftlichen Abschluß der Verträge am 24. März 1915 [19] hatte die Frage nach der Form der Zusammenarbeit ihren Abschluß gefunden: Anstelle der von MAN gewünschten Lizenz war eine eigene juristische Person getreten; an ihr waren Saurer und MAN zu gleichen Teilen beteiligt; Einkauf, Fertigung und Verkauf waren in einer Hand, der der Gesellschaft, vereinigt, Saurer hatte sich durchsetzen können.[10]

---

[10] Die spätere Entwicklung führte, durch die Kriegsverhältnisse erzwungen, dann doch zu einem bloßen Lizenzabkommen, vgl. Abschnitt 2.4.

Damit war aber die Hauptforderung Saurers, daß durch Abschluß der Verträge vor allem in Frankreich keinerlei Zweifel an der Neutralität des Saurerschen Unternehmens erweckt werden dürften, noch nicht erfüllt. Dazu war es notwendig, nach außen hin das gesamte Vertragswerk in mehreren Stufen zu vollziehen. Die erste war die Gründung einer Gesellschaft mit beschränkter Haftung, zunächst unter der Firmenbezeichnung „MAN Kraftwagen-Werke (GmbH)" (Vertrag Nr. 1 s. Bild 2.3). Gesellschafter waren die MAN und Saurer zu gleichen Teilen. Die Eintragung ins Handelsregister gab keinen Hinweis auf Saurers Beteiligung. Um zu vermeiden, daß bei dem neuen Unternehmen Saurer als GmbH-Gesellschafter in Erscheinung trat, wurde nach Gründung der GmbH eine zweite Gesellschaft ins Leben gerufen, die MAN Lastwagen-Werke Kommanditgesellschaft (LWW) (Vertrag Nr. 2 vom 24. März 1915) und am 12. Juli 1915 in das Gesellschaftsregister beim Amtsgericht Nürnberg eingetragen. Komplementär war die MAN Kraftwagenwerke GmbH, Kommanditisten waren die MAN AG und Saurer, letzterer unter der Tarnbezeichnung „Bayerische Discont- und Wechsel-Bank Aktien-Gesellschaft". Immerhin aber war Saurer als GmbH-Gesellschafter identifizierbar. Dem wurde durch den Vertrag Nr. 6 abgeholfen. Er steht im engsten Zusammenhang mit dem GmbH-Vertrag Nr. 1 und dem KG-Vertrag Nr. 2. Er dient der Einschaltung eines Mittelsmannes für Saurer; dies war der Schwager Adolph Saurers, Oberst Hauser aus St. Gallen. In Ziffer I regelt der Vertrag das Verhältnis zwischen Saurer und Hauser einerseits und MAN andererseits; es war in seinem Kern treuhänderischer Natur. Zusätzlich wird in diesem Vertrag zwischen Saurer und LWW KG der Austausch der Erfindungen und Erfahrungen geregelt und das Arbeitsgebiet von LWW einerseits, Saurer andererseits festgelegt.

Damit war der Forderung von Saurer, er dürfe nach außen hin nicht in Erscheinung treten, Genüge getan. Die Verträge Nr. 3, Nr. 4, 5 und 7 dienten der praktischen Durchführung der Zusammenarbeit.

Vertrag Nr. 3 war der Betriebs-Vertrag zwischen MAN und LWW KG. Er regelt bis ins einzelne die Zurverfügungstellung von Räumen, Kraft, Beleuchtung, Personal, Materialeinkauf und Materialverwaltung, die käufliche Übernahme von Werkzeug und Maschinen der LWW, die Lohnarbeit, Abrechnung und Führung der Geschäfte. Vertrag Nr. 4 enthält den Grundstückskauf Lindau: LWW KG kauft von Saurer die Lindauer Grundstücke. Im Vertrag Nr. 5 erwirbt die KG von Saurer den Geschäftsbetrieb der Niederlassung Lindau. Im Vertrag Nr. 7 schließlich wird unter Ziffer I festgelegt, daß die GmbH in Zukunft die Firmenbezeichnung „Kraftwagen-Werke MAN, Gesellschaft mit beschränkter Haftung in Nürnberg" trägt.

Verwirrend ist, daß eine Zeitlang sowohl die GmbH wie die Kommanditgesellschaft den gleichen Firmennamen „Lastwagenwerke-MAN" führten. Dies geht zurück auf Ziffer II des Kommanditvertrags; diese lautet: „Firma und Sitz ... die Gesellschaft führt aufgrund des unter Ziffer 1 erworbenen Rechts (zur Fortführung der Firma Lastwagenwerke MAN-GmbH, d. Verf.) die Firma Lastwagenwerke-

MAN." Nachdem auf diese Weise sowohl die GmbH wie die Kommanditgesellschaft die gleiche Firma „Lastwagen-Werke-MAN" führten, war eine Firmenänderung der GmbH unvermeidlich geworden. Sie wurde auf der Gesellschafterversammlung vom 6. Juli 1915 beschlossen und am 12. Juli 1915 eingetragen.

Diese LWW Kommanditgesellschaft war die nach außen in Erscheinung tretende Gesellschaft. Persönlich haftender Gesellschafter (Komplementär) und Geschäftsführer war die GmbH. Durch den GmbH-Vertrag aber hatten Saurer und MAN als Gesellschafter das alleinige Bestimmungsrecht in der GmbH. Die Geschäftsführer waren durch den Gesellschaftsvertrag eng an die beiden Gesellschafter gebunden. Darüber hinaus war im Kommanditvertrag – soweit nach dem Gesetz überhaupt möglich – den Kommanditisten Saurer und MAN eine weitestgehende Einflußnahme auf die Geschäftsführung eingeräumt.

Zusätzlich zu dem Mantelvertrag wurden somit am 24. März 1915 privatschriftlich folgende Verträge abgeschlossen und später, soweit notwendig, notariell beurkundet und registergerichtlich eingetragen:

- GmbH-Vertrag,
- Vertrag über die Errichtung einer Kommanditgesellschaft,
- Vertrag zwischen MAN und der Kommanditgesellschaft,
- Vertrag zwischen Saurer und LWW über den Ankauf des Saurer gehörenden Lindauer Grundstückes,
- Vertrag zwischen Saurer und LWW über die Übertragung des von Saurer in Lindau und von Lindau aus in Deutschland unterhaltenen Geschäftsbetriebs,
- Vertrag zwischen MAN, Saurer, LWW und Hauser,
- Beschluß über Abänderung des GmbH-Vertrags.

Bisweilen wird behauptet, der Zusammenarbeitsvertrag zwischen Saurer und MAN sei nichts anderes als ein Lizenzvertrag gewesen.[11] Dies ist unrichtig. Die MAN AG verpflichtet sich in Ziffer III des Vertrags Nr. 6, für die Laufzeit der Zusammenarbeit selbst keine Lastwagen herzustellen. In Besitz der Saurerschen Nachbaurechte kam die LWW gemäß Ziffer II des Vertrags Nr. 6 „Austausch der Erfindungen und Erfahrungen". Dort heißt es: „Saurer gewährt den LWW das ausschließliche Recht, Lastkraftwagen seines Systems in Deutschland herzustellen. Saurer stellt den LWW alle seine Erfahrungen, Erfindungen und Verbesserungen – mögen sie geschützt sein oder nicht –, die dafür erworbenen Patent-, Schutz- und

[11] So Wilhelm Treue in [20, S. 187], Fritz Büchner in [21, S. 20]. Die LWW selbst umschreiben in einem Rundbrief vom 9. März 1916 ihre Beziehungen zu Saurer als Lizenznehmer. Dies ist nicht so falsch wie die Bezeichnung der MAN AG als Lizenznehmerin. Die etwas schiefe Darstellung erklärt sich daraus, daß die Einzelheiten des Gesamtvertragswerks nur einem kleinen Kreis bekannt waren.

Markenrechte aller Art, insbesondere auch die Marke Saurer, sowohl für die Herstellung der Wagen wie deren Verkauf zur Verfügung. Die LWW haben Anspruch auf alle Typen von Saurer..." Damit ist eindeutig klargestellt, daß die Schutzrechte eine Sacheinlage des Kommanditisten Saurer neben seiner Kapitalbeteiligung an der Kommandit Gesellschaft LWW waren. Folgerichtig spricht der Vertrag auch an keiner Stelle davon, daß die LWW Lizenzgebühren an Saurer zu zahlen hätten. Vielmehr wird die Gegenleistung der LWW für die Einbringung der Saurerschen Rechte im Rahmen der Reingewinnverteilung geregelt. In Ziffer IV des Vertrags Nr. 6 ist festgelegt:

„*Die LWW verpflichten sich* gegenüber Saurer, als Gegenleistung für die von Saurer den LWW in Ziffer II und III dieses Vertrages überlassenen technischen und kaufmännischen Vorteile zu folgenden Vergütungen an Saurer: ..." Es folgen dann eingehende Bestimmungen über die Verteilung des Reingewinns; aus dem Reingewinn wird zunächst das Kapital der LWW KG und dann das Einlagenkapitel der Kommanditisten mit 5 Prozent verzinst; von dem Restgewinn erhält Saurer einen Vorzugsanteil von 25 Prozent so lange, bis die auf diese Weise dem Unternehmen zugeflossenen Beträge die Summe von 500 000,– M erreicht haben. Ist dies der Fall, dann bekommt Saurer auf die Dauer von 25 weiteren Geschäftsjahren eine laufende Abgabe in Höhe von 1 Prozent des Umsatzes der LWW (Bruttoverkaufspreis). Erst im Sommer des Jahres 1918 trat an Stelle der Zusammenarbeit ein reines Lizenzverhältnis (vgl. Abschnitt 2.4).

Man fragt sich mit Recht, wie das außerordentlich komplizierte Vertragswerk, noch dazu unter den im Kriegsverlauf zunehmenden, ungeahnten Schwierigkeiten (vgl. Abschnitt 2.5) funktionieren konnte. Die Antwort darauf wird in Abschnitt 2.6 zu geben versucht.

Die Bedeutung der Übernahme des Saurer-Werks Lindau geht aus einem Rundschreiben der Lastwagenwerke MAN-Saurer vom 9. März 1916 hervor; in ihm wird u. a. ausgeführt:

„Wir haben bei Gründung unserer Gesellschaft *das gesamte Büro- und Betriebspersonal des Lindauer Werkes* der Firma Adolph Saurer, also auch die dortigen, bereits lange Jahre im Dienste von A. S. gewesenen *Meister, Monteure* und *Spezialarbeiter* übernommen. Der *Betriebsleiter* unseres neuen Nürnberger Werkes ist vor Übertritt in unsere Firma ebenfalls bei Adolph Saurer in Arbon in erster Betriebsstelle in hervorragender Weise tätig gewesen. Er hat sämtliche Erfahrungen aus den dortigen Werkstätten bei Einrichtung der hiesigen Fabrikation unter steter Mitwirkung der Firma Adolph Saurer ausgenützt. Diese Erfahrungen von Adolph Saurer stehen uns vertragsgemäß laufend zur Verfügung, um so mehr als A. S. selbst großes Interesse an der guten Entwicklung unserer Firma als Lizenznehmerin hat. *Die wichtigsten Meisterstellen* insbesondere der *Werkzeugmacherei, Dreherei, Detailschlosserei, Motorschlosserei, Montage, die Kontrolleurposten für Fertigware* usw. sind mit langjährig in *Arbon* angestellt gewesen Leuten besetzt worden. Die Bestellung des

Materials erfolgt durchweg nach Vorschriften von Arbon und durch in Arbon langjährig in diesem Fach beschäftigt gewesene Beamte.

...Wir arbeiten mit dem gleichen Lehrensystem wie die Firma Saurer und haben nur allerbeste Werkzeugmaschinen für unsere Fabrikation in Benützung.

Nach alledem ist Gewähr dafür geboten, daß unsere Fabrikate in jeder Beziehung dem Saurer-Wagen gleichen, um so mehr, als sie in Verbindung mit einer Firma hergestellt werden, die schon viele Jahre auf dem Gebiet des Maschinenbaues, insbesondere in der Fabrikation von Dieselmotoren, Großgasmaschinen usw. eine führende Stellung einnimmt."

2.4 Die Gesamtentwicklung des Unternehmens Lastwagenwerke Nürnberg (LWW)

Die wirtschaftliche Entwicklung

Die Entwicklung des Unternehmens ist ein getreues Spiegelbild der heutzutage unvorstellbaren Schwierigkeiten, die der Krieg mit sich brachte (vgl. Kapitel 1). An Aufträgen fehlte es nicht; allein die Militärbehörde, vor allem die Inspektion des Militär-, Luft- und Kraftfahrwesens München, hatte einen mit den Kriegsjahren stark wachsenden Bedarf. Auch der private Markt wollte gepflegt sein, dachte doch besonders Anton von Rieppel unentwegt und mit größter Sorge an die Nachkriegszeit. Die Materialbeschaffung wurde von Monat zu Monat schwieriger. Aluminium, Kurbelwellen, Hinterachsen und Werkzeugmaschinen konnten nur mit langen Lieferfristen beschafft werden; wichtige Teile fehlten; Ersatzteile blieben aus.

Wegen des Mangels an Arbeitskräften standen die Werkzeugmaschinen monatelang still. Gab es dann Arbeitskräfte, fehlte es an Fertigungsmaterial. So war es ein besonderer Glücksfall, daß das Werk Lindau mit seinem Arbeiterstamm und seinem wertvollen Maschinenpark in vollem Umfange zunächst die Fertigung trug. Wie sehr die Auslieferung der Fahrzeuge schwankte, geht eindruckvoll aus der Anlage Seite 30 zu den Bilanzvorschlägen für das Geschäftsjahr 1916/17 hervor. Der Arbeitskräftemangel wurde von Jahr zu Jahr drückender; Frauenarbeit konnte die Männerarbeit nicht ersetzen, zumal die notwendigen Einweiser für diese Arbeit vom Heer in der Regel überhaupt nicht oder nur zögernd und mit größter Verspätung vom Kriegsdienst freigestellt wurden. Auch hier war von großer Bedeutung, daß zunächst das Arbeitskräftepotential von Lindau zur Verfügung stand. Daß gleichwohl damals eine Produktion in kurzer Frist aufgebaut und über die Jahre des Krieges hinweg aufrechterhalten werden konnte, zeugt von der Pflichterfüllung der Mitarbeiter, von der Generaldirektion, den Oberingenieuren, Ingenieuren und Meistern bis zu den Arbeiterinnen und Arbeitern in schwerster Zeit.

Im folgenden soll die Entwicklung der Beschäftigungszahlen, der Fertigung und des Vertriebs im einzelnen dargestellt werden. Im Anschluß daran wird die Entwicklung der Technik, und zwar nach dem Stand vom 5. Juli 1915 sowie vom 5. Juli 1915 bis 30. Juni 1918, untersucht. Dabei standen im wesentlichen die Quellen [22–30] des Historischen Archivs München zur Verfügung.

Belegschaftszahlen. Auf die Entwicklung der Belegschaftszahlen gehen die „Bilanzunterlagen Geschäftsjahr 1915/16" ein [24, S. 1]. Dort läßt das Wort „Fräulein" für „weibliche Angestellte" schlechthin die Verhältnisse bei Kriegsbeginn erahnen; schon im folgenden Jahr wird die Bezeichnung „männlich und weiblich" eingeführt.

„Zu anliegender Jahres-Rechnung erlauben wir uns folgendes zu bemerken: Unsere Gesellschaft wurde am 5. Juli 1915 gegründet. Der Fabrikations-Betrieb in Lindau, der im Laufe des Jahres nach und nach hierher überführt wurde, ist Ende Juni 1916 vollständig aufgelöst worden. Die hiesige Fabrikation nahm ihren Anfang im November 1915, und zwar mit einem Arbeiterstand von:

1 Meister und 40 Arbeitern,

der sich Ende Dezember 1915 auf:

4 Meister und 47 Arbeiter,

Ende März 1916 auf:

11 Meister, 65 gerlernte Arbeiter und 27 Hilfsarbeiter

belief und Ende Juni 1916 auf:

15 Meister, 63 gelernte Arbeiter und 98 Hilfsarbeiter

angewachsen ist. Als Beamte beschäftigten wir Ende Juni insgesamt 42 Herren und 25 Fräulein."

Für das Geschäftsjahr 1916/17 enthalten die Bilanzvorschläge folgendes [25, S. 7]:

Personal

Der Arbeiterstand unseres hiesigen Betriebes hat sich im Laufe des Geschäftsjahres schrittweise erhöht. Er belief sich am 1. Juli 1916 einschliesslich Meister und übriges Hilfspersonal

		auf	214	(Fabrikation 176,	Magazin 34,	Büro 4)
am 1. Oktober	1916	"	300	(" 270,	" 25,	" 5)
am 1. Januar	1917	"	318	(" 281,	" 32,	" 5)
am 1. April	1917	"	388	(" 344,	" 38,	" 6)
und schloss						
am 30. Juni	1917	mit	492	(" 440,	" 47,	" 5)

– Gesamtzuwachs: 729, Gesamtabgang: 451 –

Ausserdem waren beschäftigt:

		Für Reparaturwerkstätte Berlin:	Für München:
am 1. Juli	1916	20 Montöre & 9 Arbeiter,	1 Montör
am 1. Januar	1917	14 " & 8 " ,	1 "
am 30. Juni	1917	19 " & 4 " ,	1 "

Als Beamte standen in unsern Diensten:

	Nürnberg				Übrige Büros	
	Verwaltung		Betrieb			
	männl.	weibl.	männl.	weibl.	männl.	weibl.
am 1. Juli 1916	22	12	17	10	6	4
davon im Felde	1		1		3	
am 30. Juni 1917	27	13	24	20	6	3
davon im Felde	3		3		3	

In der Verwaltung und im Betrieb waren am 30. Juni 1917 also zusammen 78, in den übrigen Büros 6, männliche und weibliche Beamte tätig. Gesamtzuwachs: 43, Gesamtabgang: 21

Lastwagenwerke MAN-Saurer.

Über den Personalstand am 1. Juli 1916 und die Fortführung bis zum 30. Juni 1917 gibt die nachfolgende Sonderaufstellung Auskunft [26]:

1.) Beamte

Stand am 1. Juli 1916			Versetzungen ⁒	Versetzungen +	Eintritt	Austritt	Stand 30. Juni 17
Nürnberg	Verw.	21 Herrn, davon 2 i. F.	4	4	12	7	26 dav. 3 i. F.
		10 Frl.	0	2	3	3	12
	Betr.	17 Herrn, davon 2 i. F.	3	5	12	6	25 dav. 3 i. F.
		10 Frl.	1	–	14	3	20
							83
Lindau		2 Herrn	2				
		1 Frl.	1				
übr. Büros		6 Herrn, davon 3 i.F.					6 dav. 3 i. F.
		4 Frl.			1	2	3
		71	11	11	43	21	92 dav. 9 i. F.

2.) Meister & Arbeiter

a) Werk Nürnberg

	Stand 1. Juli 16	Eintritt	Austritt	Stand 30. Juni 17
Meister	16	8	9	15
Angestellte im Wochenlohn	9	17	7	19
Nichtarbeiter im Stundenlohn	4	15	11	8
Arbeiter	139	308	282	365
Hilfsarbeiter	46	191	142	85
	214	729	431	492

Gesamtstand der	Meister	&	Arbeiter	am	1. Juli	1915	214
"	"	"	"	"	"	1. Okt.	1915	300
"	"	"	"	"	"	1. Jan.	1917	318
"	"	"	"	"	"	1. Apr.	1917	388
"	"	"	"	"	"	30. Juni	1917	492

b) Arbeitsstand Berlin & München

				Berlin		München
				Monteure	Arbeiter	Monteure
Gesamtstand	am	1. Juli	1916	20	9	1
"	"	1. Okt.	1916	16	5	1
"	"	1. Jan.	1917	14	8	1
"	"	1. Apr.	1917	16	7	1
"	"	30. Juni	1917	19	4	1

i. F. = im Felde

Der Beschäftigungsstand im Geschäftsjahr 1917/18 ist wie folgt dargestellt [27, S. 7, 8]:

Personal-Stand.

	Verwaltung Nürnberg	Betrieb Nürnberg	Berlin Büro & Werkstatt	Auswärtige Büros	Total
Beamte	35[a]	18[a]	4	5[a]	62
Beamtinnen	33	12	4	–	49
im Wochenlohn bezahlte	9	35	2	–	46
Arbeiter	–	635	20	–	655
	77	700	30	5	812
im Felde	2	1	–	2	5

[a] im Felde

Fertigung. Über die Fertigung wird im Geschäftsbericht 1915/16 ausgeführt [25, S. 1]:

„In Lindau wurden 118, in Nürnberg 5 Wagen – sämtliche mit fertigen Motoren und Getriebekasten aus Arbon – zusammengebaut. Durch Bezug von weiteren 153 kompletten Fahrgestellen aus Arbon, standen für den Verkauf insgesamt 276 Wagen zur Verfügung, die mit M 4 909 971,— weiter verrechnet wurden.

Für abgegebene Ersatzteile und ausgeführte Reparaturen lösten wir M 793 398,55, sodaß sich der Jahresumsatz auf M 5 703 369,55 stellt."

In den Bilanzvorschlägen Geschäftsjahr 1916/17 [26, S. 5] heißt es:

Erzeugung und Umsatz.

In unserem Nürnberger Werke sind im Geschäftsjahr 1916/17 175 Fahrgestelle (ohne Motoren) und 97 einzelne Motoren hergestellt, sowie in 3 Fahrgestelle, die noch vom früheren Lindauer Betrieb verblieben, die Motoren eingebaut worden. Aus Arbon bezogen wir 6 kompl. Fahrgestelle und 81 einzelne Motoren. Es standen somit für den Verkauf 184 Wagen zur Verfügung, die mit

M 3515281,57	weiter verrechnet wurden. Wir lösten ferner
" 55200,—	für gebrauchte Wagen (4 Stück)
" 995171,59	für unsere Ersatzteillieferungen,
" 308196,—	für ausgeführte Reparaturen (in Berlin wurden 67 Wagen repariert).
	Der gesamte Jahresumsatz stellt sich demnach auf:
M 4873849,16.	

Auftragsstand.
Zum Stand an Wagenaufträgen für Private (einschließlich Zivilbehörden) kam im Geschäftsjahr 1916/17 ein Zuwachs von 90 Wagen. Es gelangten zur Ablieferung 10 Wagen, annulliert wurde 1 Wagen, so daß am 30. Juni 1917 ein Auftragsstand für Privatlieferungen von 313 Wagen verblieb. Durch die Heeresverwaltung, der wir im Geschäftsjahr 1916/17 177 neue und einen gebrauchten Wagen geliefert haben, ist unsere gesamte Erzeugung bis vorläufig einschließlich Mai 1918 belegt.

Letztmals wird dann in den Bilanzvorschlägen Geschäftsjahr 1917/18 [27, S. 5, 6] berichtet:

Erzeugung und Umsatz.
In unserem Nürnberger Werk sind im Geschäftsjahr 1917/18
358 4T Fahrgestelle mit 45 PS Motoren neu hergestellt und
4 gebrauchte Wagen in verkaufsfähigen Zustand gebracht worden.
Es standen somit dem Verkauf zur Verfügung

358 neue Fahrgestelle mit Motoren 4 gebr. " " "	M 9303307,40
Reparaturen und Ersatzteillieferungen	" 2949004,78
Gesamt-Jahresumsatz	M 12252312,18

Über die *Entwicklung des Absatzes* berichten die Bilanzvorschläge Geschäftsjahr 1915/16 [25, S. 25, 26]:

Kunden
unsere Guthaben bei:

Militärbehörden:	
Immobiles Kraftwagen Depot 8, Berlin-Schöneberg	M 13611,80
Immobiles Kraftwagen-Hilfsdepot I, Nürnberg	M 88126,64
Immobiles Kraftwagen Depot 6, München	M 315834,—
Verschiedenes laut Sonderaufstellung	M 799,46
Zivilbehörden:	
Städt. Elektrizitätswerke, Berlin	M 10901,20
Landesversicherungs-Anstalt Königreich Sachsen, Dresden	M 1207,—
Kommenado der Berufsfeuerwehr, München	
Consignations-Konto	M 6902,—
Kgl. Generaldir. der Berg-Hütten- & Salzwerke, Bad Steben	M 14770,15
Verschiedenes laut Sonderaufstellung	M 806,85
	M 452959,10
Privaten:	
Emil *Lansche*, Pforzheim	M 8469,20
Direktor Hans *Arquint*, München	M 4774,40
Heinrich Funk & Co., Neudorf	M 1274,35

Hofbräuhaus Coburg A.-G., Coburg	M 21 585,—
Gg. *Bucher,* Lindau	M 617,10
Paul *Satiger,* Stuttgart	M 4 593,63
F. P. *Weber,* Luxemburg	M 2 020,40
Kraftwagen-Verkehr, Reutlingen G.m.b.H. Reutlingen	M 634,40
Berliner Kunstfeuerwerkerei, Deichmann & Co., Berlin	M 2 328,40
A. *Rouge,* Pfaffenreuth	M 6 333,33
Oberbayerische A. G., für Kohlenbergbau, München	M 6 476,50
Nedliner Mühlenwerke, *Nedlin*	M 6 091,10
K. *Stöhr,* München	M 6 764,—
Prof. K. *Wehrle,* München	M 1 600,—
Verschiedene Kunden (Beträge unter M 500,–)	M 5 167,20
Verschiedene Provisions- & Spesenabrechnungskonto lt. besonderer Aufstellung	M 2 411,65
	M 534 099,76

In den Bilanzvorschlägen Geschäftsjahr 1916/17 werden erstmals die Auslieferungen graphisch dargestellt. Für das Geschäftsjahr 1917/18 finden sich die entsprechenden Zahlen in [27, S. 6, 7]:

Auftragsstand.
Der Stand an Wagenaufträgen für Private (einschließlich Zivilbehörden) erhöhte sich im Geschäftsjahr 1917/18 von 313 Stück auf 339 neue Wagen
10 gebr. "
so daß der Auftragsstand am 30. Juni 1918 349 Wagen verschiedener Typen beträgt. Die Heeresverwaltung hat unsere gesamte Erzeugung bis vorläufig einschließlich 30. Juni 1919 belegt.

Einen Überblick über das umfassende Programm, das den Kunden angeboten wurde, gibt eine Listenpreis-Aufstellung für das Jahr 1916/17. Danach standen für den 2-Tonnen-Wagen mit Kardanantrieb drei Motorvarianten, nämlich 30, 36 und 45 PS, zur Verfügung. Für den 3½-Tonnen-Wagen mit Kardanantrieb gab es ebenfalls die genannten drei Varianten; der neue 4-Tonnen-Wagen mit Kettenantrieb und der 5-(4½-)Tonnen-Wagen war ebenfalls mit den drei Motorvarianten 30, 36 und 45 PS zu haben.

Die im Geschäftsjahr 1916/17 [26] gelieferten 188 Fahrgestelle teilten sich zwischen Arbon, Nürnberg und Lindau wie folgt auf:

Im Geschäftsjahr 1916/17 wurden geliefert:
177 Fahrgestelle an das J.K.D. 6 München
7 " " Private & zwar:
1 Fahrgestell in den Vertreterbezirk d. T. Büros Nürnberg
1 " " " " d. H. Richter – Erfurt
1 " " " " d. H. Kuenzli – Leipzig
4 " direkt (St. Blasien, Langholztr. MAN, Arquint)
1 2 1

184 Fahrgestelle
davon entfallen auf:
2T 36 PS 1 Stck. Arboner Fabr.
3T 36 PS 4 " " " (2 Fahrgest. v. Lindau

4T 36 PS 44 " mit Arboner Motoren (42 " Nürnb. Fa.
4T 45 PS 134 " " 37 " " & (1 Fahrgest. v. Lindau
(133 "
97 Nürnbg. (Nürnberger Fabr.
5T 36 PS 1 " Arboner Fabr., ferner

4 Fahrgestelle gebraucht und zwar:

1 4T 30 PS	an J.K.D. 6 München zu	12 000,—
1 2T 16 PS)	und	10 000,—&
1 2T 30 PS)	an MAN (1 Nürnb. & 1 Gustavsb.)	11 600,—
1 2T 45 PS	in den Vertreterbezirk d. T. Büros München (Dachau)	21 600,—
	also insgesamt	(55 200,—)

188 Fahrgestelle (gegenüber 276 Wagen im Geschäftsjahre 1915/16)

Die Fabrikation verteilt sich wie folgt:

	Arbon	Nürnberg	Lindau
1.) Fahrgestelle ohne Motoren			
Geschäftsjahr 1915/16	153	5	118
" 1916/17	6	175	3
2.) Motoren			
Geschäftsjahr 1915/16	276	–	–
" 1916/17	87	97	–

Über die Lieferungen im Geschäftsjahr 1917/18 enthalten die Bilanzvorschläge keine gesonderte Aufstellung. Sie sind in den Bilanzvorschlägen Geschäftsjahr 1917/18 unter „Erzeugung und Umsatz" miterfaßt [27, S. 5, 6].

Die Technische Entwicklung

Die Broschüre „Lastwagenwerke MAN-Saurer Nürnberg und Lindau Lastkraftwagen und Kraftomnibusse" aus dem Jahre 1915 (Bild 2.7) stellt eindrucksvoll den Stand der Technik dar, den MAN durch die Zusammenarbeit mit Saurer erreichte [28].

Das ursprüngliche Programm. Saurer brachte ein umfassendes Programm in die Zusammenarbeit ein. Es begann mit den Lastkraftwagen 2-Tonner, 3½-Tonner, 4-Tonner und 5-Tonner mit Motoren von 30, 36 bis 45 PS (Bild 2.8), setzte sich fort in den Omnibus-Angeboten (Bild 2.9) für öffentliche und private Hände [28, S. 16–42] und reichte schließlich bis zu den Spezialfahrzeugen [28, S. 43–49], bei denen damals vor allem die Fäkalien-Abfuhrwagen eine große Rolle spielten. (Die Fäkalien-Abfuhr war damals teils in privaten, teils in öffentlichen Händen.) Der Kuriosität halber sei noch ein Tier-Unfallwagen erwähnt, der vor allem zum Transport von verunglückten Pferden diente. Eingehend werden die MAN-Saurer-Motoren in [28, S. 5–10] behandelt; besondere Beachtung verdienen auch die Ausführungen über Spezialfahrzeuge mit Kippvorrichtungen in [28, S. 28–30].

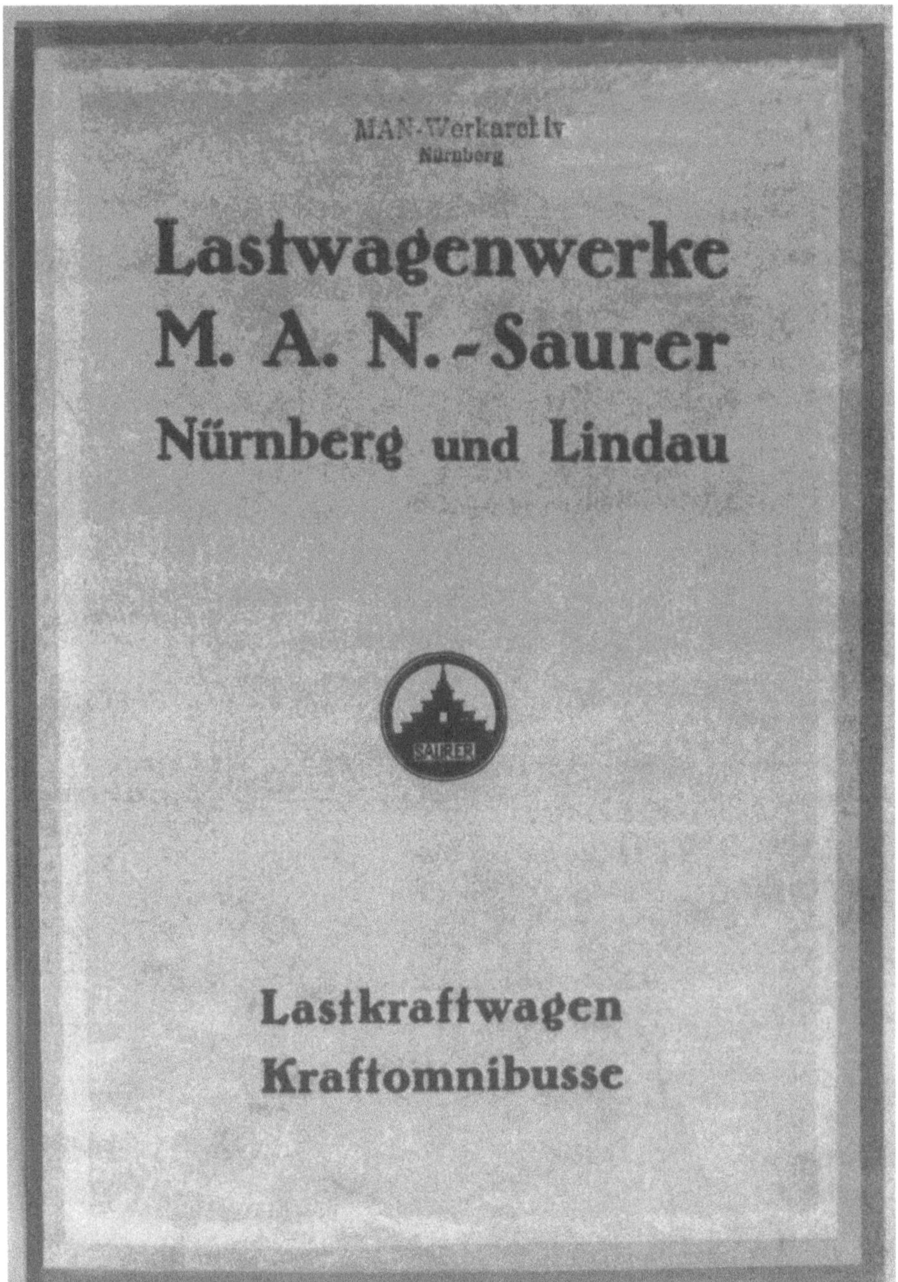

Bild 2.7. Broschüre der Kraftwagenwerke MAN-Saurer aus dem Jahre 1915

Der 4-Tonnen-Kettenwagen. Einen besonderen Einschnitt in die technische Entwicklung der MAN-Saurer-Lastwagen stellt die Umstellung auf den 4-Tonnen-Kettenwagen dar (Bild 2.10). Bei Kriegsbeginn spielte er noch keine Rolle. Erst die Forderung der Heeresleitung nach einem stärker belastbaren Wagen zwang zu Neuentwicklungen während des Krieges. Welche Schwierigkeiten damit verbunden waren, zeigen eindrucksvoll die Ausführungen des Geschäftsführers Buchler

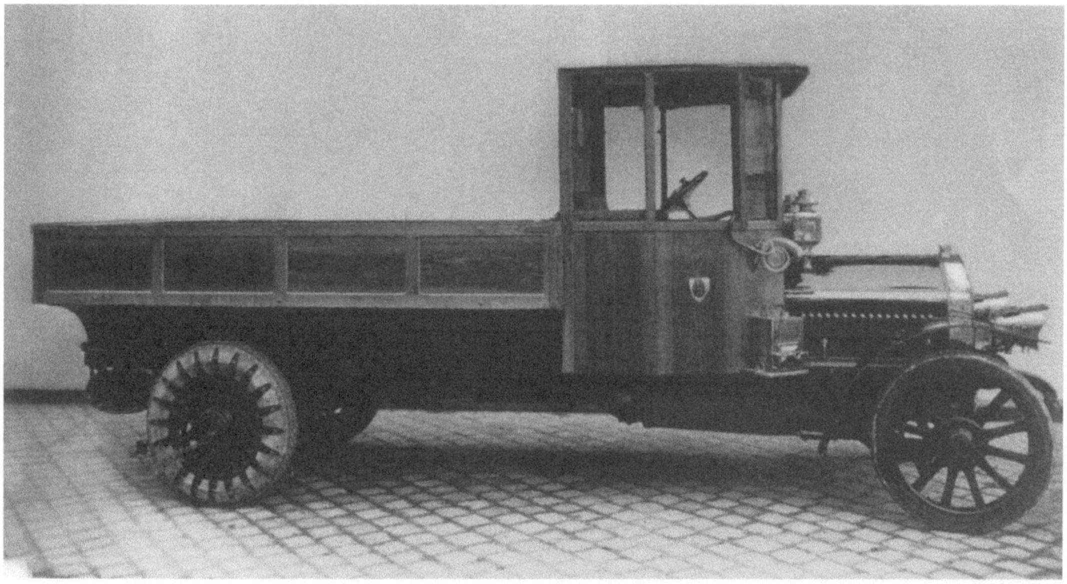

Bild 2.8. 5 t MAN-Saurer-Lastkraftwagen; vollständig geschlossener Führersitz mit herablaßbaren Seitenfenstern, 1915–1919

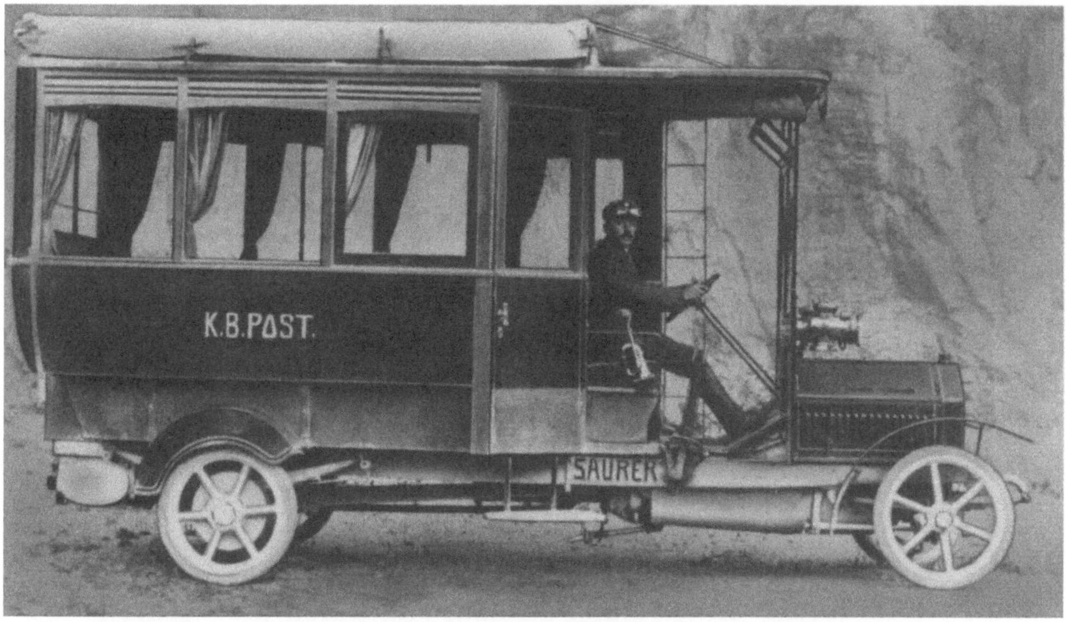

Bild 2.9. MAN-Saurer Omnibus der Königl. Bayerischen Post aus dem Jahre 1915

in seinem Memorandum an Rieppel und Gertung vom 27. Januar 1917 [30]. In einem Rundschreiben vom 8. Januar 1917 [31] wird der neue 4-Tonner-Kettenwagen mit folgenden Worten angekündigt:

„Wir bringen Ihnen hiermit zur Kenntnis, daß wir voraussichtlich im Mai 1917 einen neuen 4-Tonnen-Kettenwagen herausbringen, der bestimmt ist, an die Stelle des jetzigen 4-Tonnen-Wagens zu treten. Die Erfahrungen, die mit den Lastwagen im Kriege gemacht wurden, ihre höhere

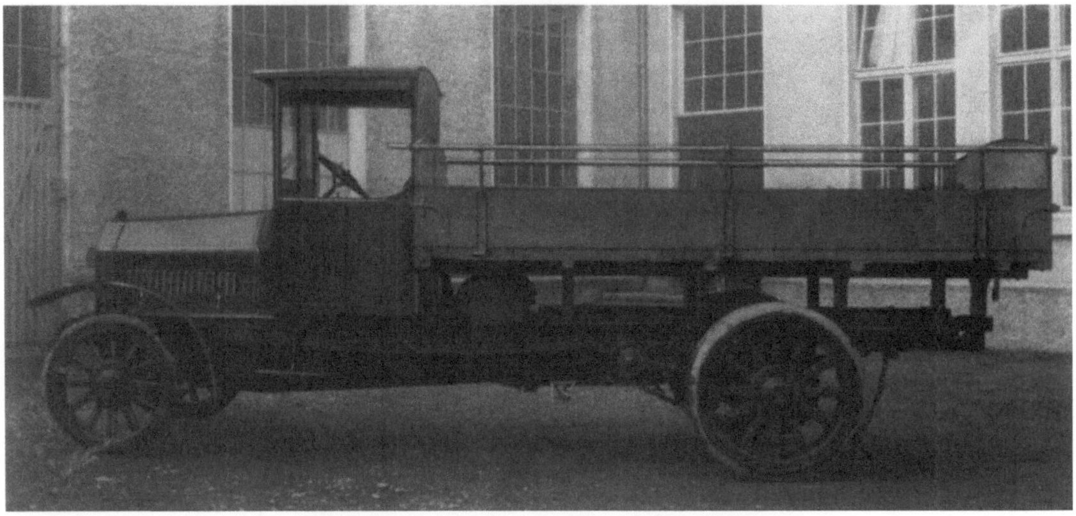

Bild 2.10. MAN-Saurer 4 t Lastwagen, 1916

Beanspruchung infolge der Eisenbereifung oder ähnlicher Bereifungsarten ohne Verwendung von Gummi liessen eine *durchgreifende Umkonstruktion* für geboten erscheinen."

Die Kennzeichen des neuen Wagens sind: verstärkter Rahmen aus gepreßtem Stahlblech, besonders kräftige, nicht gekröpfte Hinterachsen, breitere Hinterfedern, die bei großer Elastizität eine hohe Tragkraft besitzen, stärkere Antriebsketten mit 50,4 mm Teilung, vergrößerter Radstand (4075 mm), Verstärkung der Abmessung der Gummireifen auf 140 mm Breite und gleichzeitige Anpassung der Abmessungen der Vorderreifen auf die jetzigen militärischen Normalabmessungen. Im Rundschreiben Nr. 21 vom 24. April 1917 wurden die technischen Angaben zusammengefaßt, die bei den Angeboten auf den neuen 4-Tonner-Wagen zugrunde zu legen sind.

In der Drucksache 5164 vom 25. März 1919 sind alle technischen Daten des Nutzkraftwagen-Angebotes, wie sie bei Auflösung des Zusammenarbeitsverhältnisses galten, zusammengefaßt.

So hat auch die technische Entwicklung des Lastwagenbaus unter schwierigsten Umständen im Kriege mit der Konkurrenz Schritt gehalten. Freilich, die epochemachende Entwicklung des Dieselmotors nach dem Ersten Weltkrieg, dessen wirtschaftliche Leistungsfähigkeit für den Nutzkraftwagen von umwälzender Bedeutung war, stand noch bevor; sie war nicht mehr Gegenstand der Zusammenarbeit.

2.5 Die weitere Entwicklung und das Auslaufen der Verträge

Im November 1916 wurde die Überführung des Lindauer Werks nach Nürnberg abgeschlossen; das in die Gesellschaft eingebrachte, ehemalige Saurer-Werk in Lindau wurde verkauft.

Das Jahr 1917

In einem Bericht an von Rieppel vom 24. August 1917 [32] mit zahlreichen Randbemerkungen durch von Rieppel schildert Gertung nach dem zeitlichen Ablauf der

Zusammenarbeit die zwangsläufigen Einflüsse der Kriegswirtschaft auf das Verhältnis zu Saurer:

„Die seitherige Entwicklung nahm einen anderen Verlauf, als ursprünglich angenommen wurde, weil der Krieg sich wider Erwarten lange hinzog. Wir haben jetzt schon zwei volle Betriebsjahre hinter uns. Die Unterstützung von Arbon durch Lieferungen mußte immer mehr eingeschränkt und schließlich ganz eingestellt werden wegen des hohen Kursverlustes und wegen der Schwierigkeit der Materiallieferung nach der Schweiz. Infolgedessen mußte das Bauprogramm in Nürnberg entgegen dem ursprünglichen Plane erweitert werden. Die technische Unterstützung Arbons konnte auch nicht voll in dem zugesicherten Maße gewährt werden, weil Herr Saurer persönlich und auch teilweise sein maßgebendes Personal nicht nach Deutschland kommen konnten, wenn sie sich nicht Schwierigkeiten bezüglich ihrer französischen Niederlassung in Suresnes aussetzen wollten. Dazu kam weiter, daß die deutsche Heeresverwaltung eine starke Normalisierung der Kraftwagen anstrebte. Dies brachte mit sich, daß wir Konstruktionsänderungen ohne Hilfe von Arbon ausführen mußten, weil jede Benachrichtigung nach dem Auslande über die Normalisierung ausdrücklich strengstens verboten war."

Es folgen dann Vorschläge für die weitere Entwicklung in Richtung auf ein reines Lizenzverhältnis.

Mit Brief vom 26. Oktober 1917 kündigte von Rieppel eine Reise Gertungs nach Arbon an. Er schreibt an Hippolyt Saurer [33]: „Es wär mir lieb gewesen, wenn Herr Gertung schon früher nach Arbon hätte reisen können, da ich größten Wert darauf lege, daß Sie auch während der Kriegszeit über die Geschäftsführung bei den Lastwagen-Werken genau unterrichtet werden." Diese Reise konnte wegen der Schwierigkeiten der Paßbeschaffung für Gertung erst 1918 stattfinden.

Das Jahr 1918

Die Verhandlungen über eine Umgestaltung des Vertragsverhältnisses begannen mit einem Besuch Gertungs in Arbon am 18. Januar 1918. In einem Brief vom 26. Januar schreibt von Rieppel an Saurer u. a. [34]: „Mit großem Interesse nahm ich Kenntnis von der Besprechung über die etwaige Umwandlung unseres Vertragsverhältnisses zu Ihnen in ein *reines Lizenzverhältnis.* Wir werden die Frage hier eingehend studieren und Ihnen binnen kurzem einen Vorschlag unterbreiten."

Am 7. März 1918 bestätigte Adolph Saurer den Erhalt des Briefes vom 26. Januar 1918 [35]: „Ich habe mit Interesse davon Kenntnis genommen, daß Sie nach meiner im Januar mit ihrem Herrn Dr. Gertung in Arbon gehabten Besprechung über die allfällige Umwandlung unseres Vertragsverhältnisses zu Ihnen in ein reines Lizenzverhältnis die Angelegenheit dort eingehend studieren wollen und sehe gerne den mir in Aussicht gestellten bezüglichen Vorschlägen entgegen. Es wird mir stets ein Vergnügen sein, auch unter eventuell neuen Verhältnissen die allezeit außerordentlich angenehmen Geschäftsbeziehungen zu Ihrer Firma weiter zu pflegen. Mit freundlichen Empfehlungen verbleibe ich Ihr sehr ergebener gez. Adolph Saurer."

Am 27. April 1918 greift Hippolyt Saurer das Thema erneut auf und betont den Wunsch der Firma Saurer, möglichst umgehend zu einem neuen Konzept zu kommen. Mit Schreiben vom 27. Mai 1918 geht MAN darauf ein. Es heißt dort weiter [36]: „Mit Rücksicht darauf, daß nicht abzusehen ist, wie lange der Kriegszustand noch anhält und daß wahrscheinlich nach dem Friedensschlusse noch längere Zeit der Verkehr nicht vollständig freigegeben sein wird, dürfte es vielleicht im beiderseitigen Interesse liegen, das gegenwärtige Gesellschaftsverhältnis durch *ein reines Lizenzverhältnis* zu ersetzen. Wir unterbreiten Ihnen nachstehend Vorschläge für eine derartige Regelung. ..." (Es folgen Einzelheiten über den vorgeschlagenen Lizenzvertrag.)

Am 26./27. Juni 1918 wurde in Nürnberg das Ausscheiden Hausers als Gesellschafter der KWW (Kraftwagenwerke MAN-Saurer GmbH) und der LWW (Lastwagenwerke MAN-Saurer) mit Wirkung vom 1. Juli 1918 in einem privatschriftlichen Vertrag vereinbart [37]. Dort wird festgelegt, daß die am 10. Juni 1915 geschlossenen Verträge ebenfalls mit Wirkung vom 1. Juli 1918 außer Kraft treten. Der Anteil Hausers wird notariell an MAN und an die Bayerische Disconto- und Wechselbank AG am 19. August 1918 (Notariat Nürnberg II) abgetreten.

Die Vereinbarung eines ersten Übergangsstadiums bis 30. Juni 1921 und eines zweiten bis 30. Juni 1925 mit vorzeitiger Kündigungsmöglichkeit und Verlängerungsrechten für MAN folgt. Auf der 83. Aufsichtsratssitzung der MAN erstattet von Rieppel am 23. Juli 1918 Bericht über die Auflösung des Vertragsverhältnisses. Im Sitzungsprotokoll heißt es dazu [38]:

„Herr Rieppel berichtet, daß aus militärischen Gründen die Lösung unseres Verhältnisses zu Saurer, insbesondere insoweit die Mitwirkung von Saurer in technischer Hinsicht in Betracht kam, notwendig war. Die Firma Saurer hat nun eingewilligt, dabei aber bedingt, daß der Name Saurer zwar aus der Firma verschwinde, daß dagegen die besondere Gesellschaft für den Bau und Verkauf der Kraftwagen, an der sie mit Gewinn in so lange, als wir ihre Schutzrechte verwenden, beteiligt bleibt, fortbestehe. Dieser Forderung wurde entsprochen. Saurer scheidet aus der Gesellschaft aus. Die Firma erhält ihr Eigenkapital zum Nennwert zurück, außerdem erhielt sie für bereits vorliegende Ansprüche für die Zinsen Verzugsanteil an dem Gewinnanteil für das mit 1. Juli verflossene Geschäftsjahr insgesamt rund M 3 000 000,—. Die Gesellschaft, die bis jetzt den Namen MAN-Saurer Lastwagenwerke führte – ihr neuer Name steht noch nicht fest – hat gut gearbeitet. Sie verdiente im letzten Jahr nach entsprechenden Abschreibungen rund 1,5 Mill. M. ... Der MAN-Saurer-Wagen gilt bei den Militärbehörden als einer der besten." In einem Rundschreiben vom 18. November 1918 [39] wird dann die Firmenänderung in „MAN-Lastwagenwerke" mitgeteilt (Bild 2.11). Gleichzeitig wird die Kundschaft der MAN entsprechend informiert (Bild 2.12).

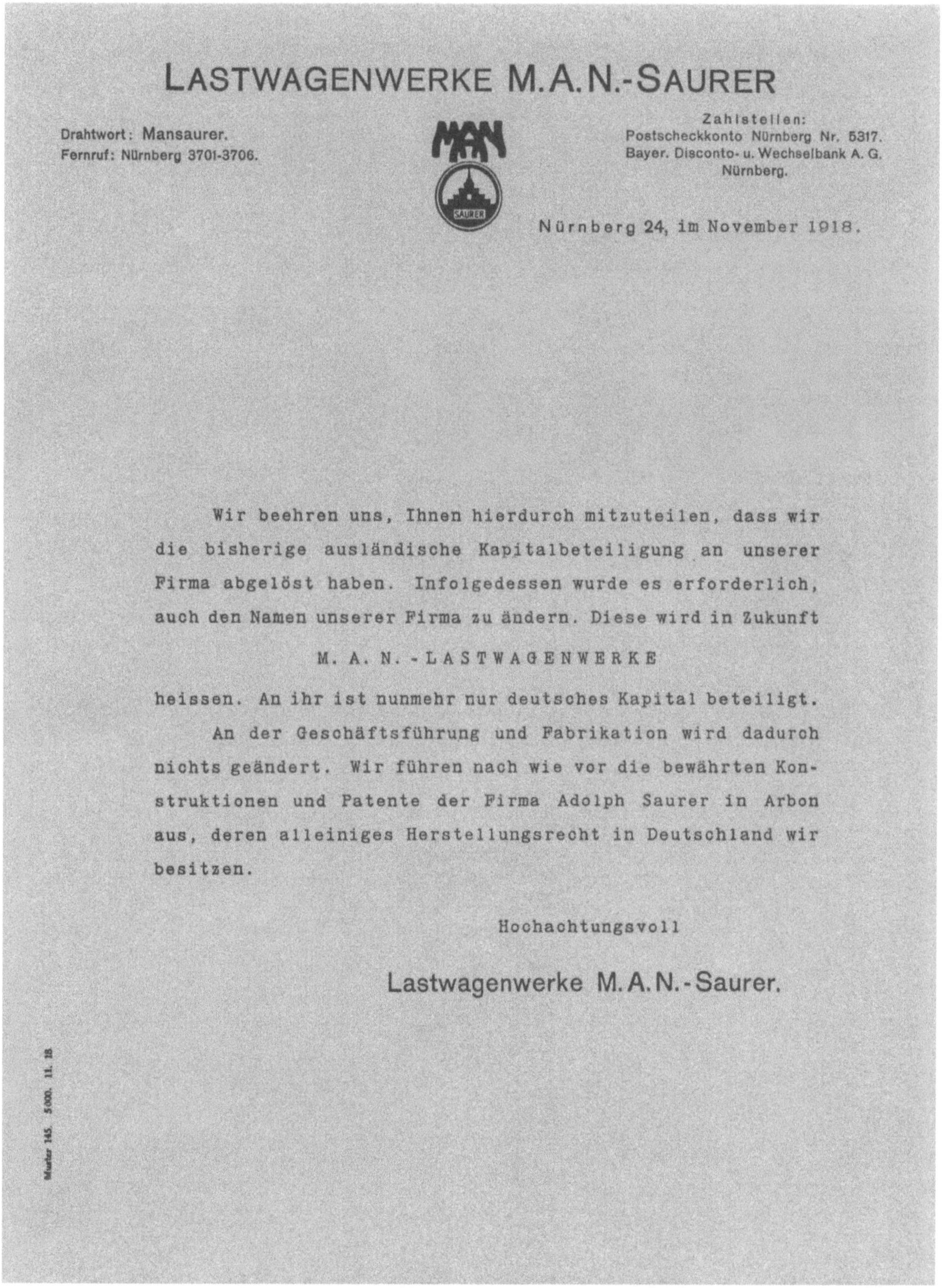

LASTWAGENWERKE M.A.N.-SAURER

Drahtwort: Mansaurer.
Fernruf: Nürnberg 3701-3706.

Zahlstellen:
Postscheckkonto Nürnberg Nr. 5317.
Bayer. Disconto- u. Wechselbank A. G.
Nürnberg.

Nürnberg 24, im November 1918.

Wir beehren uns, Ihnen hierdurch mitzuteilen, dass wir die bisherige ausländische Kapitalbeteiligung an unserer Firma abgelöst haben. Infolgedessen wurde es erforderlich, auch den Namen unserer Firma zu ändern. Diese wird in Zukunft

M. A. N. - LASTWAGENWERKE

heissen. An ihr ist nunmehr nur deutsches Kapital beteiligt.

An der Geschäftsführung und Fabrikation wird dadurch nichts geändert. Wir führen nach wie vor die bewährten Konstruktionen und Patente der Firma Adolph Saurer in Arbon aus, deren alleiniges Herstellungsrecht in Deutschland wir besitzen.

Hochachtungsvoll

Lastwagenwerke M.A.N.-Saurer.

Muster 145. 5000. 11. 18.

Bild 2.11. Rundschreiben vom November 1918

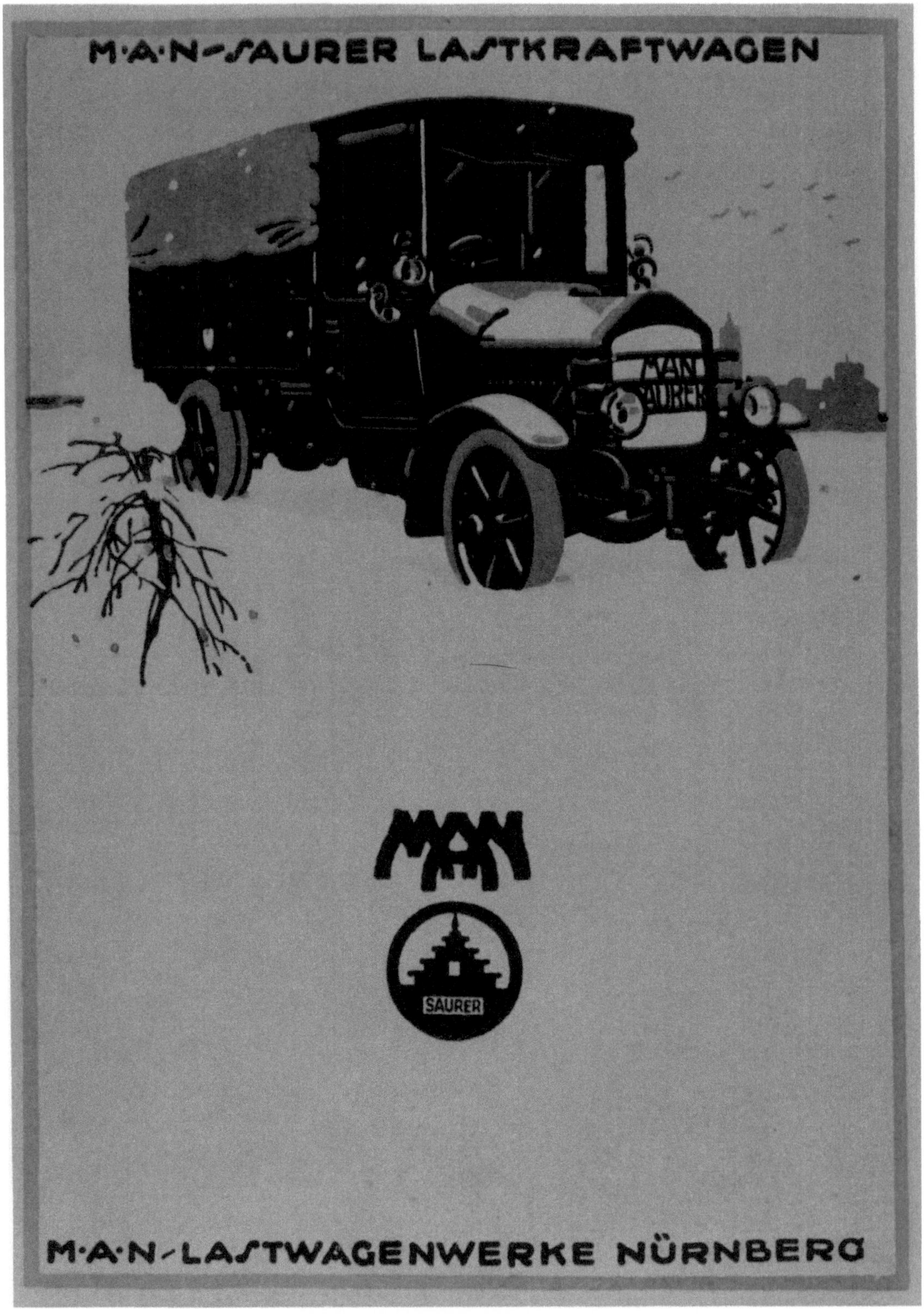

Bild 2.12. MAN-Saurer Werbeplakat vom Januar/Februar 1919

Die endgültige Auflösung der Beziehungen

Für das Ausscheiden und zugleich als Entgelt für die Einführung in den Lastwagenbau zahlte die MAN an Saurer eine einmalige Pauschalsumme von 1,2 Mio. Papiermark und verpflichtete sich außerdem, bis 1925 einen Anteil von 5 Prozent des Jahresreingewinns der Lastwagenwerke MAN GmbH, mindestens aber 80 000 Mark pro Jahr zu bezahlen.

Seit 1921 arbeitete der Lastwagenbau als Werksabteilung der MAN (Bild 2.13). Um hierfür die Zustimmung der Firma Saurer zu erhalten, erhielt diese eine weitere Abfindung von 1,08 Mio. Papiermark zugebilligt.

1925 wurde die gegenseitige technische Unterrichtung auf die Dauer von 10 Jahren verlängert und eine von MAN an Saurer abzuführende Lizenzgebühr für Benzinlastwagen von 1 Prozent und für Diesellastwagen von ½ Prozent vereinbart. MAN entwickelte aber zunehmend und unabhängig von Saurer fast nur eigene Konstruktionen und nahm eigene Schutzrechte. Der Schwerpunkt der Entwicklung bei MAN lag auf der Entwicklung eines brauchbaren Diesellastwagens.

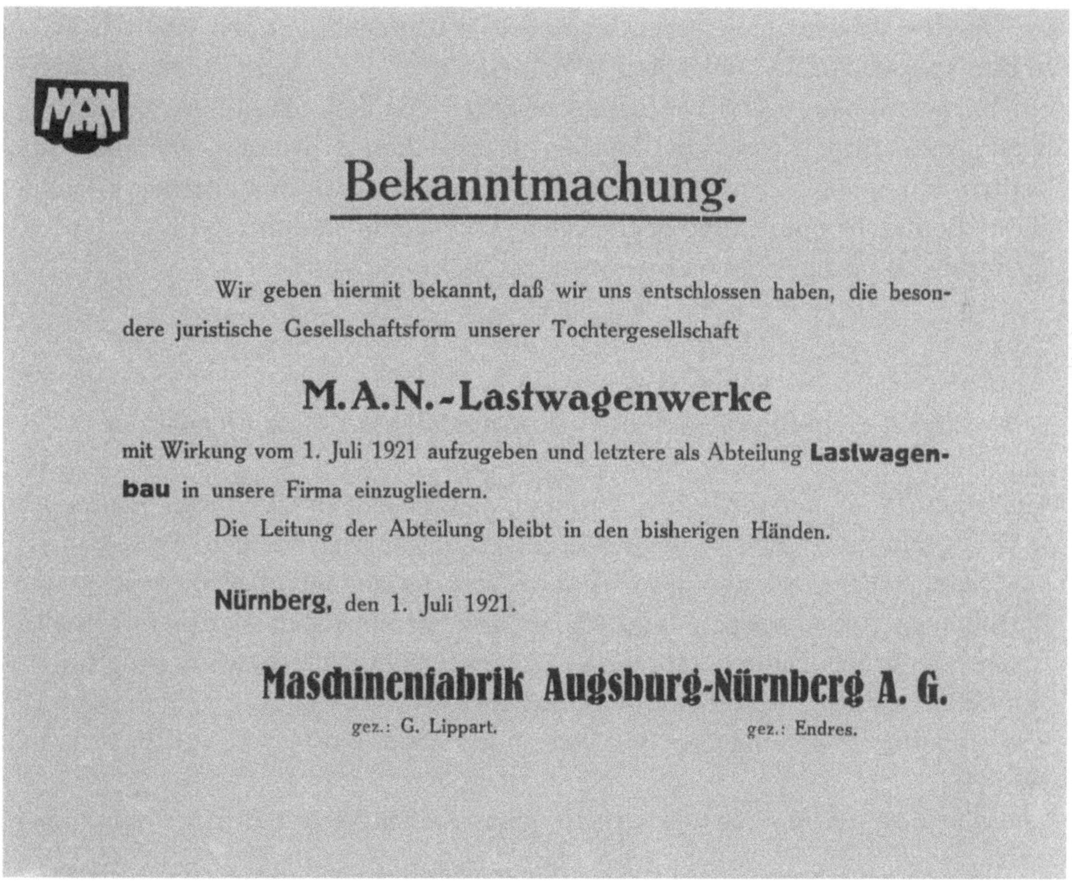

Bekanntmachung.

Wir geben hiermit bekannt, daß wir uns entschlossen haben, die besondere juristische Gesellschaftsform unserer Tochtergesellschaft

M.A.N.-Lastwagenwerke

mit Wirkung vom 1. Juli 1921 aufzugeben und letztere als Abteilung **Lastwagenbau** in unsere Firma einzugliedern.

Die Leitung der Abteilung bleibt in den bisherigen Händen.

Nürnberg, den 1. Juli 1921.

Maschinenfabrik Augsburg-Nürnberg A. G.

gez.: G. Lippart. gez.: Endres.

Bild 2.13. Bekanntmachung vom 1. Juli 1921 über die Eingliederung der bisherigen Tochtergesellschaft MAN-Lastwagen-Werke in die MAN

1925 schloß Saurer mit MAN einen nicht ausschließlichen Lizenzvertrag, der nicht für die Schweiz galt und der Saurer den Nachbau von MAN-Lastwagen-Dieselmotoren gestattete. MAN erhielt hierfür eine einmalige Abfindung von 25 000 Goldmark und hatte Anspruch auf eine Lizenzgebühr von ½ Prozent vom Chassis-Listenpreis der verkauften Diesellastwagen. Für den Vertrag war eine Laufzeit von 10 Jahren vorgesehen. In den folgenden Jahren jedoch gingen die Wege vor allem im Diesellastwagen-Motorenbau auseinander. Saurer schloß mit Bosch einen Lizenzvertrag über den Lastwagen-Dieselmotor. MAN entwickelte den Dieselmotor mit Direkteinspritzung (vgl. Kap. 8). Im Jahre 1931 kam man dann im gegenseitigen Einvernehmen zu einer freundschaftlichen Auflösung der gegenseitigen Lizenzverträge, und zwar der Lizenznahme MAN bei Saurer auf den Bau von Lastwagen und der Lizenznahme Saurer bei MAN auf den Bau von Lastwagen-Dieselmotoren. Die gegenseitigen Ansprüche aus der vorzeitigen Auflösung der Verträge wurden aufgerechnet; MAN zahlte an Saurer noch 100 000 Goldmark.[12]

Wesentlich zu der Trennung beigetragen haben die zerrütteten wirtschaftlichen Verhältnisse nach Kriegsende in Deutschland. Die Übergangswirtschaft vom Krieg zum Frieden wurde von schweren Krisen erschüttert. Die galoppierende Inflation und die Ruhrbesetzung erschreckten Saurer sehr und ließen den Wunsch immer stärker werden, nach dem Ersten Weltkrieg nicht in den Wirtschaftszusammenbruch Deutschlands und die antideutsche Stimmung in der Welt hineingezogen zu werden. Als entscheidend aber verdient festgehalten zu werden, daß auch diese Verhandlungen im Geiste der ehemaligen fruchtbaren Zusammenarbeit und einer fairen Berücksichtigung der gegenseitigen Interessen geführt wurden und die Trennung im beiderseitigen Einverständnis vollzogen wurde.

2.6 Gegenseitiges Vertrauen als Grundlage der Zusammenarbeit

Aus einem besonderen Grunde verdient die Zusammenarbeit von Saurer und MAN in schwerster Zeit vor dem Vergessen bewahrt zu werden: Es waren sich hier Männer begegnet, die die Grundlage der Zusammenarbeit nicht so sehr in schriftlichen Abmachungen, sondern in dem persönlichen Vertrauenverhältnis zueinander sahen. Darin erkannten sie die unentbehrliche Voraussetzung für eine ersprießliche Zusammenarbeit ihrer Unternehmen. So heißt es in dem Reisebericht von Lippart und Gertung über den Besuch in Arbon und Lindau am 15./16. Januar 1915 [16]:

„Alle diese Herren (die von seiten Saurers an den Verhandlungen teilnahmen)

[12] Wie die Zusammenarbeit über Österreich nach dem Ersten Weltkrieg wieder in dem Lizenzvertrag der MAN mit Saurer fruchtbar wurde, schildert Kapitel 3.

sowie die übrigen nicht genannten Beamten, die wir kennenlernten, machten den denkbar besten Eindruck, und es ging aus dem ganzen Verkehr hervor, daß ein außerordentlich gutes Verhältnis zwischen den Besitzern und der Beamtenschaft und Arbeiterschaft besteht."

Später kommen die Verfasser noch einmal auf diesen Kernpunkt zurück [15, S. 15]:

„Ganz allgemein sei noch bemerkt, daß der Eindruck, den wir schon bei den Besuchen der Herren Saurer in Nürnberg hatten, bestätigt wurde, daß wir es hier mit einer außenordentlich anständigen, vornehm denkenden Familie, die auf sehr solider Grundlage arbeitet, zu tun haben. Es geht aus allem hervor, daß die Herren über reichliche Mittel verfügen und die Verbindung mit uns nicht etwa wegen finanzieller Entlastung anstreben. Die Herren erwähnten, und wir haben keinen Zweifel an der Richtigkeit dieser Bemerkung, daß sie leicht von den Banken das Geld für den Ausbau von Lindau erhalten könnten."

Eingehend befaßt sich mit der Vertrauensfrage der Reisebericht Anton von Rieppels vom 4. März 1915 über seine Reise in die Schweiz. Dort heißt es [40, S. 3]:

„Bei Beginn der Verhandlungen legte ich den Herren dar, daß ein ersprießliches Zusammenwirken nur auf volles Vertrauen aufgebaut werden könne, ist das Vertrauen aber vorhanden, dann wird sich ein Weg finden lassen, der uns nicht in unserem eigenen Werk eine neue Organisation schafft, die in keinen harmonischen Zusammenhang mit unserer eigenen Werkorganisation gebracht werden könne."

Später kommt von Rieppel noch einmal darauf zurück und weist auf den Vertragsabschluß mit Siemens hin [40, S. 4]:

„Bei diesen Verhandlungen teilte ich den Herren Saurer und Hauser mit, daß seinerzeit ohne Zuziehung eines Juristen zwischen Herrn Wilhelm von Siemens und mir der Vertrag über die Fusion der Firma Siemens & Halske und Schukkert & Co. für die Starkstromanlagen innerhalb weniger Tage verfaßt und abgeschlossen wurde. Dieser Vertrag, von dem ich den Herren Kenntnis gab, sei aufgebaut auf einem starken Vertrauen, das bei einem solchen Unternehmen nicht entbehrt werden könne. Die Herren nahmen von dem Vertrag mit Interesse Kenntnis."

Das Vertrauenverhältnis wird auch im folgenden verdeutlicht:

„Bevor wir der Einladung, die Werkstätten zu besichtigen, Folge leisteten, betonte ich nochmals, daß unsererseits noch keine genügende Fühlungnahme mit dem Aufsichtsrat stattgefunden habe, es sei lediglich der Vorsitzende von den Verhandlungen in Kenntnis gesetzt worden. Ich könnte deshalb auch nicht einmal mit einiger Sicherheit sagen, ob der Vertrag zustande kommt, deshalb stellte ich den Herren anheim, ob sie uns unter diesen Umständen die Fabrik zeigen wollten.

Die Herren nahmen jedoch keinen Anstoß daran, uns die Fabrik zu zeigen, sie unterrichteten uns vielmehr sehr eingehend über die gesamte Organisation" [40, S. 6, 7].

Auch sonst findet sich immer wieder der Hinweis, daß beide Vertragspartner bereitwilligst ihre Karten offenlegten und dem anderen Partner Gelegenheit gaben, alle Geschäftsunterlagen einzusehen. Als Beispiel sei auf den Reisebericht des MAN-Revisors Käferlein über Inventur und Prüfung der Bücher in Lindau und Arbon verwiesen, wo die ihm offen gezeigten Unterlagen ausgewertet werden. Ebenso ist der Brief Anton von Rieppels vom 26. Januar 1918 an Adolph Saurer, der die Umwandlung in ein reines Lizenzverhältnis einleitete, das Musterbeispiel einer feinfühligen Behandlung des anderen Partners; von Rieppel spricht dort die bestimmte Hoffnung aus [41, S. 19, 20], „daß die außerordentlich angenehmen Geschäftsbeziehungen zu Ihrem Hause auch unter den veränderten Verhältnissen weiter bestehen werden, und daß wir auch in Zukunft auf Ihre Unterstützung und ein enges, freundschaftliches Zusammenarbeiten rechnen können, auf das wir hier den allergrößten Wert legen."

Letzten Endes ist dies eine ethische Grundhaltung; sie ist die Voraussetzung auch jeden wirtschaftlichen Erfolgs. „Honesty pays first" – dieser Wahlspruch der Quäker hat sich in der Geschichte der Zusammenarbeit zwischen MAN und Saurer bewahrheitet. In den drei Männern, A. von Rieppel, Vater und Sohn Saurer, lebte etwas von der puritanisch-kalvinistischen Geisteshaltung, der selbstlosen Hingabe an eine über ihre Person hinausragende Aufgabe. Alle Beteiligten wußten, daß nicht noch so fein ausgeklügelte Verträge, so notwendig sie auch waren, den Erfolg der Zusammenarbeit gewährleisteten, sondern das gegenseitige Vertrauen, das sie verband. In den Geschäftsbriefen und Stellungnahmen von Rieppels wurde diese Geisteshaltung, die er auch auf seiten Saurers antraf, als Fundament jeglicher Zusammenarbeit besonders deutlich. Anton von Rieppel hatte in seinem Gegenüber menschlich, wirtschaftlich und auch ingenieurmäßig gleichgerichtete Partner gefunden.

Die weltberühmten Saurer-Lastkraftwagen gibt es nicht mehr. Offenbar hat sich auch bei dem Familienunternehmen Saurer das schicksalhafte Gesetz erfüllt, daß die innovativen, unternehmerischen Kräfte einer Familie sich nach drei bis vier Generationen erschöpfen. Vielleicht ist, von Saurer her gesehen, die Zusammenarbeit nur eine Episode in der langen, ruhmreichen Geschichte dieses Unternehmens gewesen. Die Zusammenarbeit zwischen Saurer und MAN in der schweren Zeit des Ersten Weltkrieges und in den Jahren danach sollte aber als frühes Beispiel einer fruchtbaren Kooperation vor dem Vergessen bewahrt werden.

Literatur zu Kapitel 2

1. Sahli, K.; Wiedmer, J.: Saurer. Bern: Buri 1983
2. Papenbrook: In: Motor-Rundschau – NKZ-12, 1953, S. 445.
3. ders.: In: Neue Zücher Zeitung vom 29. 5. 53
4. Frankfurter Allgemeine Zeitung vom 17. 8. 1988
5. Borst, H.: In: Weltwoche, Nr. 39 vom 25. 9. 86
6. Lippart/Gertung: Reisebericht vom 25. 1. 1915
7. Strössner, G.: In: Automobiltechnische Zeitschrift, H. 3, 1958
8. Gertung: Aktennotiz vom 8. 1. 1915
9. Protokoll eines Telefongesprächs vom 20. 2. 1915
10. von Rieppel: Reisebericht vom 4. 3. 1915
11. Gertung: Reisebericht vom 4. 6. 1915
12. Sitzungsniederschrift des Notariats vom 6. 7. 1915
13. Bericht über Inventar und Prüfung der Bücher bei Saurer in Lindau und Arbon vom 31. 7. 1915
14. Schlesinger: Reisebericht vom 28. 10. und 10. 11. 1914
15. Telefonnotiz vom 20. 2.1915 mit Folkerts
16. Gertung: Reisebericht vom 8. 3. 1915
17. von Rieppel: Schreiben an den Aufsichtsratsvorsitzenden der MAN, Schwarz, vom 2. 3. 1915
18. von Rieppel: Memorandum vom 24. 8. 1917
19. Verträge 1 bis 7 vom 24. 3. 1915 zwischen Saurer und MAN
20. Treue, W.: In: Heinrich Büssing – Mensch, Werk, Erbe. München: Vandenhoek & Ruprecht 1986
21. Büchner, F.: Hundert Jahre Geschichte der MAN. 1940
22. Rohbilanz und Fabrikations- und Unkostenkonto-Zerlegung des Werks Lindau vom 1. 10. 1915 bis 31. 12. 1915
23. Rohbilanz und Unkostenzerlegung des Nürnberger Werks vom 1. 1. 1916 bis 31. 3. 1916
24. Rohbilanz Fabrikations- und Unkostenkonto-Zerlegung des Werks Lindau vom 1. 1. 1916 bis 31. 3. 1916
25. Bilanzunterlagen Geschäftsjahr 1915/16 vom 5. 7. 1915 – 30. 6. 1916
26. Bilanzvorschläge Geschäftsjahr 1916/17
27. Bilanzvorschläge Geschäftsjahr 1917/18
28. Broschüre aus dem Jahre 1915 „Lastwagenwerke MAN-Saurer Nürnberg und München, Lastwagen, Kraftomnibusse" (Stand der Technik vom 5. 7. 1915)
29. Rundschreiben der Lastwagenwerke vom 8. 1. 1917 und 24. 4. 1917
30. Memorandum des Geschäftsführers Buchler vom 27. 1. 1917
31. Rundschreiben Nr. 19 vom 8. 1. 1917
32. Gertung: Bericht an von Rieppel vom 24. 8. 1917
33. von Rieppel: Brief an H. Saurer vom 26. 10. 1917
34. von Rieppel: Brief an Saurer vom 26. 1. 1918
35. Saurer, A.: Brief an von Rieppel vom 7. 3. 1918
36. MAN: Schreiben vom 27. 5. 1918 an Saurer
37. Vertrag vom 26./27. 6. 1918
38. Sitzungsprotokoll von der 83. Sitzung des Aufsichtsrates der MAN am 23. 7. 1918
39. Rundschreiben der MAN vom 18. 11. 1918
40. von Rieppel: Reisebericht vom 4. 3. 1915
41. von Rieppel: Brief an A. Saurer vom 26. 1.1918
42. 125 Jahre MAN 1840–1965. Sondernummer der Werkzeitung der MAN vom November 1965
43. Kennett, P.: MAN (World Trucks No. 4). Patrick Stephens Ltd. oder Aztex Corporation Tucson, Arizona, 1978

Horst Hausen

Summary
Archives and Sources

The origin of the MAN commercial vehicle construction based on the cooperation between the world-renowned Saurer AG and MAN which took place in Arbon/Switzerland at the beginning of the war in 1914

Unfortunately Saurer have no documents concerning the cooperation which was a decisive chapter in the history of MAN commercial vehicle construction. On the one hand Saurer insisted on keeping their neutrality during the great war of the nations from 1914 to 1918. Important interests especially in France were at stake. On the other hand Saurer were a mere family enterprise. Reports to the managing board or the supervisory board, travel reports to the managing boards or detailed notices about long distant calls were unnecessary.

The situation of MAN was different: From the beginning there were complete reports about the negotiations in documents. Numerous travel reports, notes for the managing board and the supervisory board and the very complicated contracts, circular letters for the representatives and customers as well as comprehensive instructions have been secured in record-offices today.

It would be wrong to say that World War I was the father of the MAN lorry construction. It remains undecided whether Heraklit's statement that war would be the father of all things is still valid today in a time when modern „war" could destroy all living beings on earth. In any case that statement has not proved right concerning the start of the lorry construction by MAN: The idea of constructing lorries at MAN came up in 1897 already. The former member of the managing board, Anton von Rieppel, who was responsible for Nuremberg recognized with an ingenious foresight that the epoch-making invention of the Diesel engine should be used for commercial vehicles, too. "MAN has to be put on wheels" was his device ever since. The realization of this aim still claimed more than 27 years. The way was paved with disappointments and failures. Count Seherr-Thoss handles this matter more detailed in his contribution in this book. We only know for certain that the war of 1914 quickened the development which had been pursued for 17 years already.

The Cooperation

After preliminary trials to cooperate with German commercial vehicle constructors that soon came to nothing Anton von Rieppel turned towards Saurer in Arbon/Switzerland with a letter of December 11 th, 1914. Saurer's products were already world-renowned at that time. Adolph Saurer (father) and Hippolyt Saurer (son) answered by return of post. In a letter of December 12 th, 1914 they informed about their interest in a cooperation and offered a meeting in Nuremberg. This took place on January 5 th, 1915. It led to a basical agreement about the form of the cooperation in the following period. They decided on the details at several meetings in Arbon, Lindau, and Nuremberg. On March 24th, 1915 they already signed a private contract. On June 21st, 1915 the complete agreement was officially signed and attested and the limited liability company and the limited partnership were recorded at the district court in Nuremberg on July 12th, 1915. Therefore July 12th, 1915 denotes the hour of birth of the common lorry construction.

The Contents of the Contract

At first two basically different opinions confronted each other: Anton von Rieppel had a licence treaty with Saurer in his mind that should enable MAN to take up production in their own house immediately. He did not want the establishment of a separate place of production with own management and own workers inside the Nuremberg plant. Saurer's objections finally persuaded von Rieppel. He rejected his plan of a licence contract and subscribed to the views of both gentlemen Saurer who intended to found a separate plant for lorry construction with a participation of 50 : 50 for each partner in Germany under the name of "MAN-SAURER-Lastwagenwerke (LWW)" and with the location in Lindau for the beginning. There already existed a production plant for Saurer lorries. The workers and clerks were highly qualified.

On March 24th, 1915 the contract was signed privately. Any notarial attestation, if required should be made up for in June. In August, 1915 they already took up production in Lindau. In November, 1916 the Lindau plants were sold and the production was united in the Nuremberg plants of MAN.

The treaty was extraordinarily complicated. It consisted of eight contracts, a skeleton contract and seven single contracts. The single contracts comprised the limited liability contract, the contract about the construction of a limited partnership between the limited liability company, MAN and Saurer, the contract between MAN and the limited partnership company, called LWW-contract, the contract between Saurer and LWW about the sale of a piece of land in Lindau belonging to Saurer, the contract between Saurer and LWW about the transformation of Saurer's management in Lindau that was maintained for Germany in Lindau, the contract between MAN, Saurer, LWW, and Hauser, and finally the decision on the change of the deed of partnership of the limited liability company. The new enterprise was a limited liability company with a stock fund of 500,000 Marks. These were introduced into a limited partnership company as a personally liable partner. Both of the limited partners, Saurer and MAN, took charge of a share of 2.5 million Marks. MAN and Saurer participed in the limited partnership as well as in the limited liability company with 50% each. Saurer participated by a middleman, Colonel Otto Hauser from St. Gallen. The executive positions, too were filled proportionally as far as possible.

The development met with the expectations of both contract partners especially since the growing demand of the war brought considerable orders. The growing length of the war caused troubles which were in the nature of things and which could not be solved by any of the partners. The supply with raw materials and machines became more and more difficult, not to speak about the lack of workers in Germany. Due to the contracts both partners were obliged to an open and loyal cooperation. The army supply division, however, increasingly demanded a strict secrecy according the new lorry construction in Germany. Additionally more problems in foreign exchange which were due to the clearing system between Germany and Switzerland arose during the war than were previewed.

In 1917, when all these problems grew to enormous proportions, this all led towards a termination of the cooperation in 1918. It was introduced by a sympathetic and considerate correspondence in early 1918 and was concluded in the contract of June 26th/27th, 1918: Saurer withdrew from the company. Since that time the company was named „MAN-Lastwagengesellschaft mbH" without the addition of „Saurer". The cooperation was replaced by a licence contract which made it possible for MAN to drop the trade-mark „Saurer" slowly without any disturbances of the business within a transition period that lasted until 1921. In 1921 the company was dissolved with the agreement of Saurer and its scope was incorporated as a bay into the MAN works in Nuremberg. In 1925 the licence contract of July, 1918 was changed into a mutual licence contract and was prolonged for another ten years. The licence that was given to MAN from Saurer was valid ten years including licence fees graduated for gasoline lorries and Diesel lorries. The licence given from MAN to Saurer concerned the Diesel engine for MAN lorries. As, however, the developments of both enterprises especially concerning the field of the Diesel engine parted more and more the licence connection was dissolved on friendly terms in 1931.

Within a few months this put an end to a connection that had taken place during the hard times of 1915–1918 and which had survived the war until both partners had to recognize the necessity of an adaption to the circumstances which could not be influenced by any of the contract partners. Beyond the difficulties due to that period the question has to be answered why it was possible that a contract which could survive the storms of World War I in its adjustment and which let both partners part in a friendly way without any discords could be created within a very short time.

The Probable Answer

The cooperation was initiated by three men, Anton von Rieppel of MAN and Adolph Saurer father and Hippolyt Saurer son of Saurer. These three men were of kindred spirits. There lived something of a puritanical-calvinistical attitude of mind in them, of an asceticism of the inner life, of the selfless devotion to a task exceeding their persons. All parties concerned knew that no ever so ingenious contracts, how necessary they might have been, could guarantee the success of the cooperation, but only mutual confidence, that united those three men. This attitude was evident by the objective and sensible correspondence and comments, an attitude that was shared by Saurer, too, and which formed the basis of every cooperation. Anton von Rieppel had found equivalent partners in the engineers, humanly, economically and concerning expert knowledge.

The End

The cooperation between Saurer and MAN is part of the past. Saurer lorries, once world-famous, do not exist any longer. The history of the cooperation teaches us who follow on the human gifts which are an unalterable basis of every profitable cooperation: frankness, respect, consideration of mutual interest and, last but not least, confidence in the integrity of the contract partner – honesty pays first.

Drittes Kapitel

Die Entwicklung in Österreich

Hans Seper

3.1 In der k. u. k. Monarchie

Die Brüder Gräf

Die Österreichische Automobilfabrik ÖAF – Gräf & Stift AG gründet sich auf zwei traditionsreiche Wiener Unternehmungen, und zwar auf die aus dem Familienbetrieb der Brüder Gräf hervorgegangene Firma Gräf & Stift und auf die Österreichischen Fiat-Werke AG.

Der Vater der Brüder Gräf, Ferdinand Gräf, geboren am 2. September 1836, war gelernter Schlosser und kam aus Groß-Herrlitz, Kronland Schlesien, in die kaiserlich königliche Reichshaupt- und Residenzstadt Wien. Er heiratete am 11. Oktober 1868 die Färbermeisterstochter Viktoria Peutlschmid und eröffnete eine Eisenhandlung. Der Standort an der Kreuzung zweier Gassen, die damals nach den mit dem Wagenbau beschäftigten Handwerkern Schmied- und Wagnergasse benannt waren, war gleichsam ein „technischer" Genius Loci und scheint bestimmend für die Karriere von dreien seiner vier Söhne gewesen zu sein (Bild 3.1).

Der Älteste, Josef, geboren am 2. Jänner 1869, studierte an der Wiener Universität. Die finanziellen Mittel erlaubten nur, daß einer studierte. Josef Gräf wurde ein anerkannter Verwaltungsjurist und ging 1934 als Obersenatsrat des Wiener Magistrates in Pension.

Seine drei Brüder bauten eine der größten und angesehensten Automobilfabriken der Donau-Monarchie und später der Republik auf. Carl Gräf, der sich später „Karl" schrieb, wurde am 11. Juni 1871 geboren; er lernte das Schlosserhandwerk. Franz Gräf, geboren am 27. Oktober 1874, wurde Wagenbauer, und Heinrich Gräf, geboren am 4. Jänner 1877, erlernte das Elektro- und Mechanikergewerbe. Er besuchte, ebenso wie sein Bruder Carl, Abendkurse im „Technologischen Gewerbemuseum", eine Art technischer Mittelschule, wo er durch seine Genauigkeit und sein technisches Einfühlungsvermögen auffiel.

Am 22. Jänner 1886 starb Vater Ferdinand Gräf, nicht einmal 50 Jahre alt. Seine Frau Viktoria Gräf führte die Eisenhandlung weiter, unterstützt von ihren vier Söhnen. Das Leitmotiv der Mutter war: „Haltet zusammen, seid einig, das macht

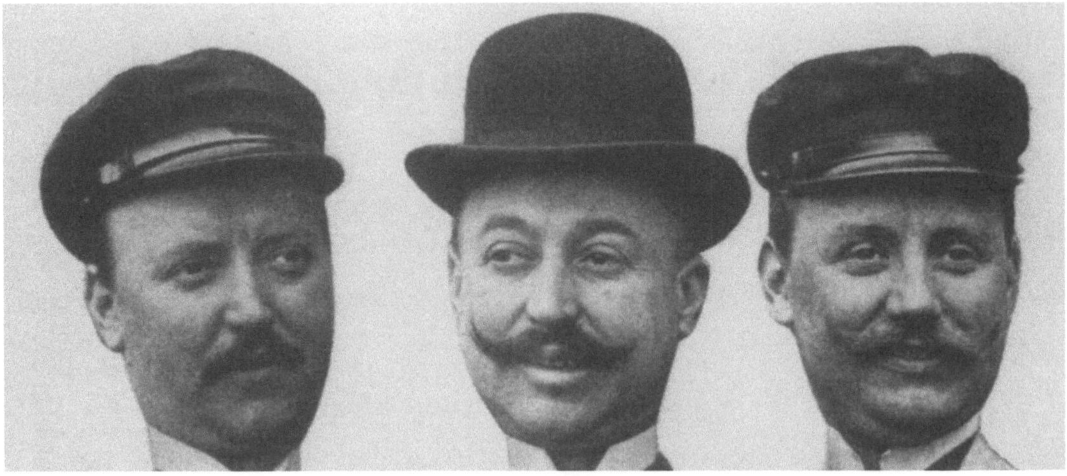

Bild 3.1. Die Gebrüder Gräf; in der Mitte Kommerzialrat Karl Gräf, links Franz Gräf, rechts Heinrich Gräf; Aufnahme vom März 1912

euch stark". Durch ihr Vorbild, die als Frau einen Geschäftszweig führte, der damals ausschließlich den Männern vorbehalten war, wurde das Lebensbild und Lebensziel der Söhne stark beeinflußt.

Nach Absolvierung der dreijährigen Militärpflicht, die er als Zugsführer beendete, machte sich Carl Gräf laut Eintragung im Wiener Gewerberegister vom 6. Juli 1896 in der Wiener Nußdorfer Straße als Schlosser selbständig. Ein schmales Tor führte von der Nußdorfer Straße aus in einen engen, langgestreckten Hof, und von hier gelangte man über einige Stufen hinab in eine dunkle Werkstätte von etwa 30 Quadratmetern. Gewiß nicht ideal, aber es war ein Anfang. Hier reparierte und montierte Carl Gräf Fahrräder.

Als am 4. Mai 1898 Heinrich Gräf ebenfalls in der Nußdorfer Straße eine nun wesentlich größere Mechanikerwerkstätte eröffnete, gewann der Betrieb an Format. Von den drei Brüdern, die nun hier miteinander arbeiteten, traten nur Carl Gräf, wie auch in späterer Folge, nach außen hin, und Heinrich Gräf in technischen Belangen in Erscheinung.

Schon mit altem Standort hatte sich der Betrieb zu einer bekannten Servicestation für Fahrräder entwickelt, denn die Nußdorfer Straße war eine lebhaft frequentierte Verbindung aus dem Stadtinnern zum Norden des Wienerwaldes und wurde von Scharen pedalierender Ausflügler befahren. Sie mußten an der Werkstätte vorbei, die auch am Sonntag einen Hilfsdienst in Betrieb hielt. Man macht sich heute keinen Begriff, was für ein Massensport vor 100 Jahren das Radfahren war. Alles, was „Wadeln" hatte, trat in die Pedale, es gab Klubs in jeder Gasse. Es radelte Alt und Jung, Arm und Reich. Das Fahrrad gab dem Leben seinen Stil in einer Zeit, in der erstmals die breite Masse vom Sport ergriffen wurde.

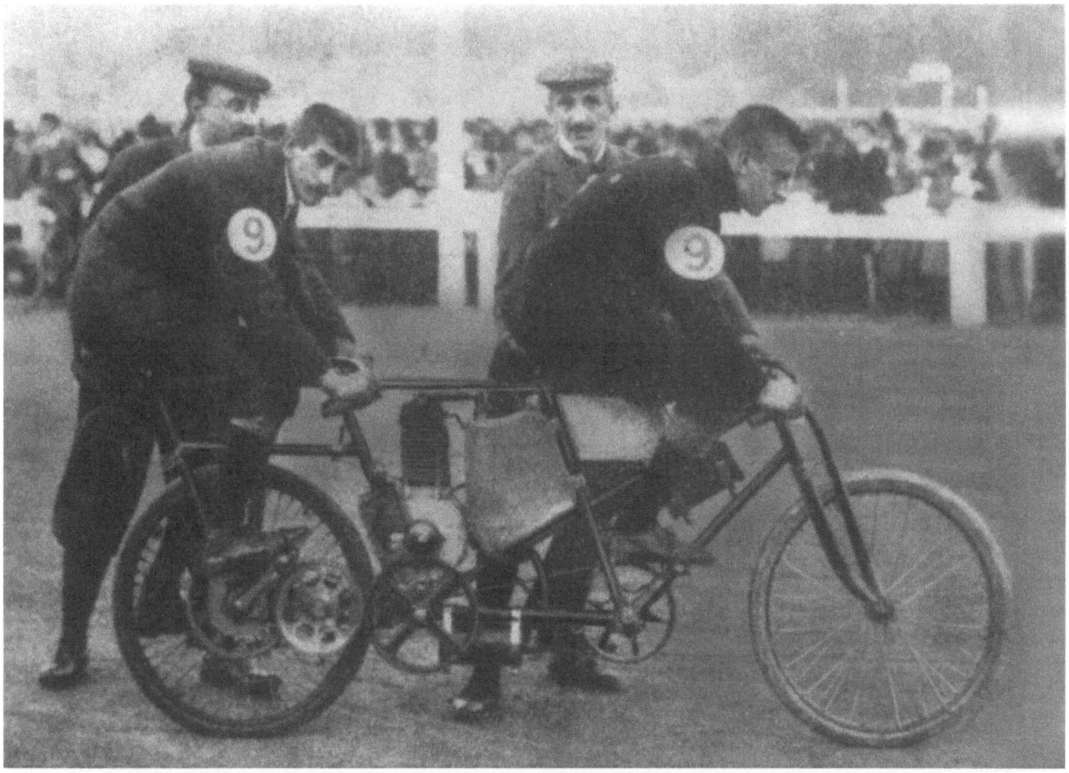

Bild 3.2. Gräf-Motortandem beim Automobil- und Motocycle-Rennen auf dem Wiener Trabrennplatz am 22. Oktober 1899. Fahrer Karl Warchalowski und Jacob Dietrich, links Karl Gräf

Im Jahre 1899 bauten die Gräfs als erstes ihrer motorischen Vehikel ein Motortandem unter Verwendung eines luftgekühlten 1¾-PS-De Dion-Motors. Das Gräf-Motortandem erregte beim „Automobil- und Motocycle-Rennen" am 22. Oktober 1899 auf dem Wiener Trabrennplatz beträchtliches Aufsehen (Bild 3.2).

Kleinwagen der Brüder Gräf

In der neuen, größeren Betriebsstätte konnte auch ein schon als Zeichnung vorliegendes Projekt realisiert werden: der Bau eines vierrädrigen Fahrzeugs. Den Anlaß hierzu gab der wahrscheinliche Finanzier und langjährige Besitzer des Fahrzeugs, Heinrich Pösendeiner, der als junger Lehrer am „Technologischen Gewerbemuseum" tätig war und dort die Brüder Carl und Heinrich Gräf kennengelernt hatte.

Was hier als Entwurf vorlag, war nicht mehr und nicht weniger als der erste Fronttriebler in der Geschichte des Automobils (Bild 3.3). Dieses historische Unikat steht heute als konkretes Beispiel einer erstaunlichen Frühleistung in der Kraftfahrzeugsammlung des Wiener Technischen Museums.

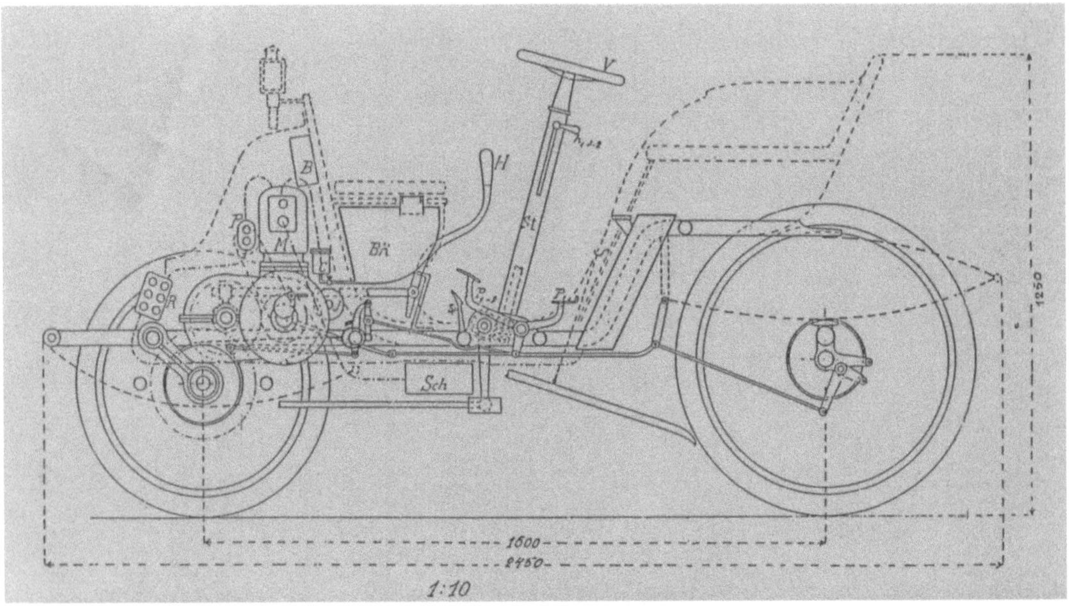

Bild 3.3. Zeichnung des ersten Gräf-Automobils mit Vorderradantrieb aus dem Kommissionierungsakt. Das am 7. Mai 1902 ausgestellte Automobil-Prüfungszeugnis hat die Nummer 64

Als Kraftquelle dient ein einzylindriger, wassergekühlter, stehender 3¼-PS-Viertaktmotor, Fabrikat De Dion-Bouton, Paris, der von diesem Unternehmen 1899/1900 erstmals gebaut wurde. Das Interessanteste an diesem ersten „Gräf" bleibt natürlich die ingeniöse Lösung des kardanischen Antriebs der gelenkten Vorderräder. Diese Idee war neu und revolutionär, denn die Vorderräder zum Lenken und zum Antrieb zugleich zu benützen, hatte bis dahin noch niemand gewagt.

Bei der Herstellung beteiligt waren Heinrich Pösendeiner, der die Pläne lieferte, die Brüder Gräf und Ferdinand Hrček, damals in einem großen Schmiedebetrieb tätig.

Das Unternehmen florierte, und schon bald wurden drei Lehrbuben beschäftigt. Es wurden nicht nur Fahrräder gebaut, sondern man lagerte auch sämtliche Bestandteile für Reparaturen.

Für die II. Internationale Automobilausstellung in Wien, die vom 23. Mai bis 7. Juni 1901 stattfand, wurde ein zweiter Prototyp mit einem vorne eingebauten, stehenden, einzylindrigen, wassergekühlten und elektrisch gezündeten 4½-PS-De Dion-Bouton-Motor gebaut. Wie aus der „Allgemeinen Automobil-Zeitung" vom 16. Juni 1901 hervorgeht, „erfolgt der Antrieb mittels eines Stirnrades auf die Vorderachse und auf die mit Universalgelenken verbundenen Vorderräder, die gleichzeitig die Lenkräder bildeten. Die Karosserie wurde vom k. u. k. Hof-Wagenfabrikanten Armbruster in Fiakerausführung angefertigt." Über das weitere Schicksal dieses Fahrzeugs, das bei der Ausstellung die Silberne Medaille erhielt, ist nichts bekannt.

Gründung der Automobilfabrik Gräf & Stift OHG

Der zweite Namensgeber, Wilhelm Stift (1845–1917), betrieb seit 1881 in Wien einen Zwirn-, Woll- und Stickereiwarenhandel. Gleichzeitig war er seit 1899 Gesellschafter der OHG August Braun & Comp., fabrikmäßiger Betrieb des Mechanikergewerbes, der im Januar 1900 einen Kleinwagen auf den Markt brachte. Stift trat im Jahre 1900 aus der Offenen Handelsgesellschaft aus, um selbst Automobilfabrikant zu werden. Er gründete im Februar 1901 die „Automobilfabrik Celeritas", deren Alleininhaber er war. Ihr Produkt war ein Kleinwagentyp mit französischen Zweizylindermotoren vornehmlich der Marke Buchet. „Celeritas" – das klang verheißungsvoll. Die Tatsachen waren eher enttäuschend. Die Fabrik existierte nur acht Monate bis zum Oktober 1901.

Als Stift auf der II. Internationalen Automobilausstellung in Wien 1901 den dort ausgestellten zweiten Gräf-Prototyp in Fiakerausführung mit Vorderradantrieb sah, nahm er mit den Brüdern Gräf Kontakt auf. Obwohl Nichtfachmann, erkannte er richtig, daß hier Könner am Werk waren. Er schloß mit ihnen am 1. November 1901 einen Gesellschaftsvertrag zur Gründung der OHG Gräf & Stift (Bild 3.4). Wilhelm Stift nahm Einfluß auf die kommerzielle Leitung, und seinem Sohn Wilhelm, für den er eine Versorgung suchte, wurde die Kollektivprokura erteilt.

Noch bevor man ein Produktionsprogramm realisieren konnte, trat ein Umstand ein, der ausschlaggebend für die künftige Entwicklung des Unternehmens sein sollte: Arnold Spitz, Repräsentant für De Dion, dann Benz und Mercedes in Wien, wollte eigene Automobile unter seinem Namen auf den Markt bringen. Dazu hatte er sich den Konstrukteur Ing. Otto Hieronimus engagiert. Die neu gegründete Firma Gräf & Stift, die sich noch auf nichts spezialisiert hatte, bot sich hier für die Herstellung an. Die „Allgemeine Automobil-Zeitung" vom April 1902 berichtete darüber: „Unter der Bezeichnung ‚leichter Spitz' kommt ein Wagen in den Handel, der von der verhältnismäßig jungen Wiener Fabrik Gräf & Stift herausgebracht wurde und in den Kreisen der Wiener Automobilisten einiges Aufsehen gemacht hat (Bild 3.5).

Man sieht den Wagen auf den ersten Blick an, daß hier erfahrene, praktische Automobilisten und tüchtige Mechaniker Hand in Hand gearbeitet haben... Herr Arnold Spitz hat die gesamte Erzeugung der Firma Gräf & Stift für die Jahre 1902 und 1903 sozusagen „auf dem Halme gekauft". Die Spitz-Wagen wurden mit 8-PS- und 12-PS-De Dion-Motoren gebaut. Beim 12-PS-Wagen wurde garantiert, daß er eine Steigung von 25 Prozent zu nehmen und in der Ebene ein Tempo von 55 bis 60 km/h zu leisten vermochte. Der 8-PS-Wagen nahm, wie versichert wurde, eine Steigung von 20 Prozent und erreichte in der Ebene eine Geschwindigkeit von 45 km/h.

Gleichzeitig wurde eine Reparaturwerkstätte für Automobile und Motorzweiräder eingerichtet und die Generalvertretung für die „F.N."-Motorräder übernommen, die von der belgischen Waffenfabrik „Fabrique Nationale" in Herstal produ-

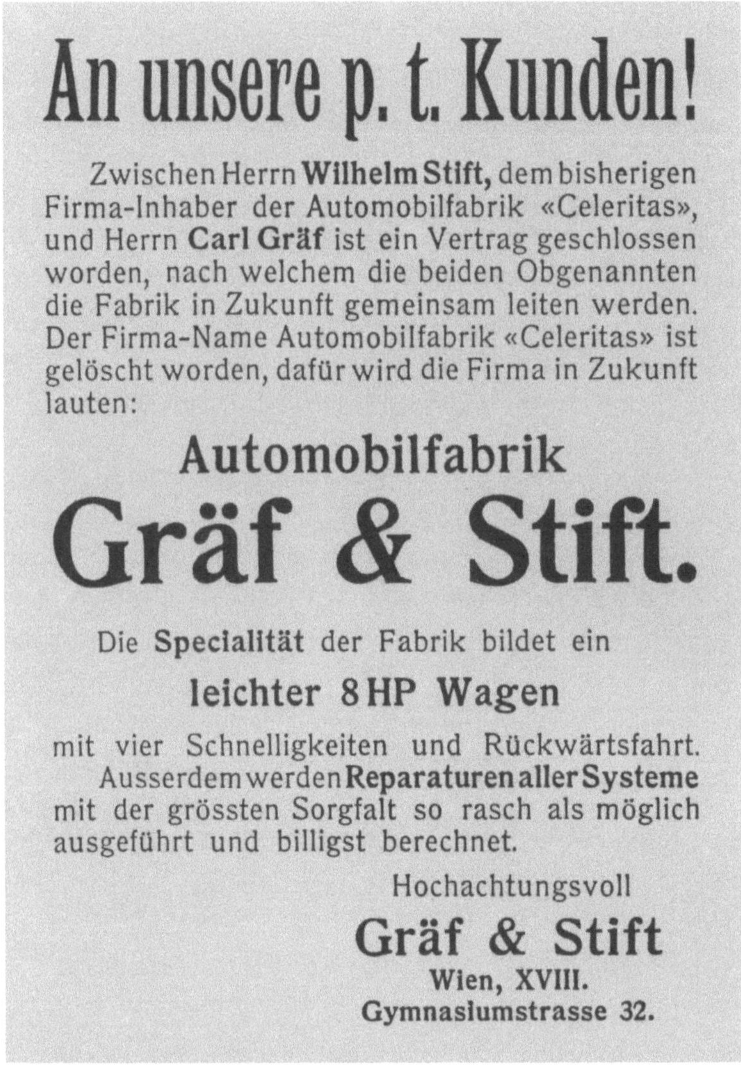
An unsere p. t. Kunden!
Zwischen Herrn Wilhelm Stift, dem bisherigen Firma-Inhaber der Automobilfabrik «Celeritas», und Herrn Carl Gräf ist ein Vertrag geschlossen worden, nach welchem die beiden Obgenannten die Fabrik in Zukunft gemeinsam leiten werden. Der Firma-Name Automobilfabrik «Celeritas» ist gelöscht worden, dafür wird die Firma in Zukunft lauten:
Automobilfabrik
Gräf & Stift.
Die Specialität der Fabrik bildet ein
leichter 8 HP Wagen
mit vier Schnelligkeiten und Rückwärtsfahrt.
Ausserdem werden Reparaturen aller Systeme mit der grössten Sorgfalt so rasch als möglich ausgeführt und billigst berechnet.
Hochachtungsvoll
Gräf & Stift
Wien, XVIII.
Gymnasiumstrasse 32.

Bild 3.4. Inserat aus der „Allgemeinen Automobil-Zeitung" Nr. 14, Seite 11, vom 6. April 1902

ziert wurden. Auch Chassisverlängerungen wurden vorgenommen, um den damals bei verschiedenen Fahrzeugen üblichen rückwärtigen Einstieg durch einen seitlichen zu ersetzen. Der Betrieb beschäftigte damals 16 Leute.

Die Räumlichkeiten für den immer stärker wachsenden Betrieb wurden allmählich zu eng. Man entschloß sich deshalb 1904 zum Ankauf eines Grundstücks in der Weinberggasse in Sievering (Sonnenried), weit außerhalb der Stadt. Am 7. November 1904 konnte um die Benützungsbewilligung für das zweistöckige Wohnhaus und für die in Shedbauweise ausgeführten fünf Werkstättenräume angesucht werden.

„Die große und geräumige Anlage ist", wie die „Allgemeine Automobil-Zeitung" vom 11. Dezember 1904 schrieb, „mit den neuesten amerikanischen Maschi-

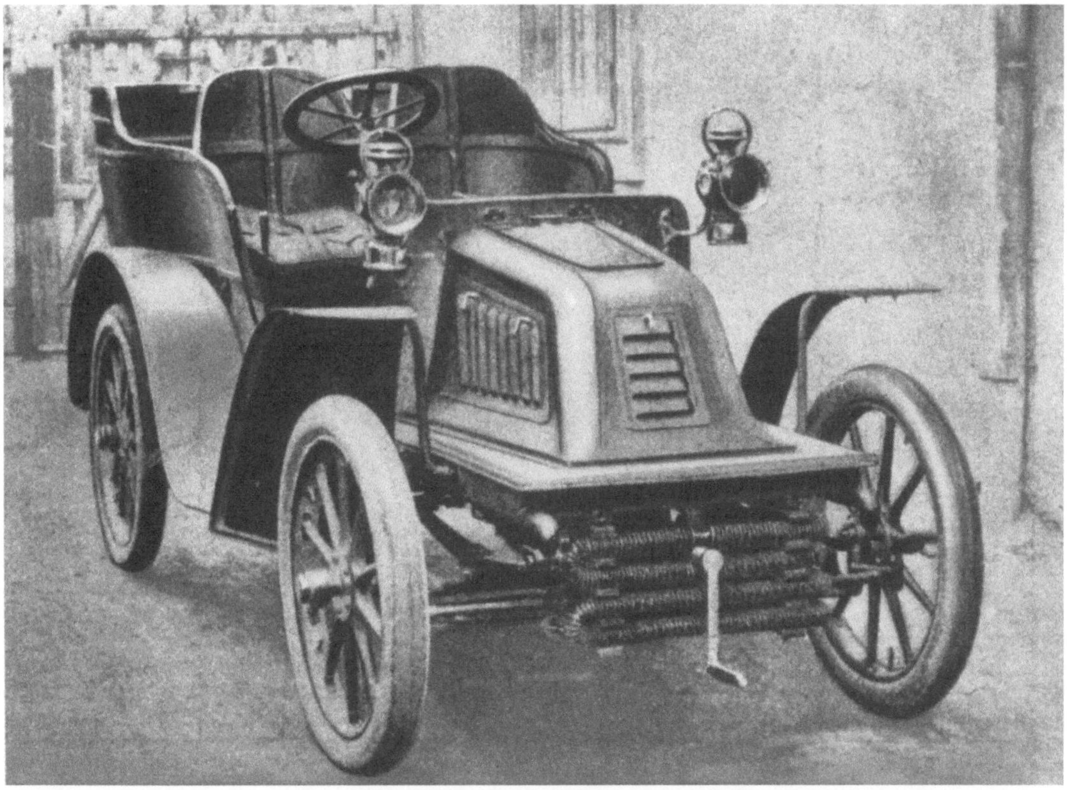

Bild 3.5. Der leichte Spitz-Wagen, gebaut von Gräf & Stift, vorgestellt im April 1902. Zum Antrieb dient ein, dem damaligen Entwicklungsstand der DeDion-Bouton-Motoren entsprechender, wassergekühlter, einzylindriger 8-PS-Motor der neuesten Type

nen und den sonstigen zur Erzeugung von Motorfahrzeugen nötigen Behelfen reichlich ausgestattet, so daß sie allen Anforderungen entsprechen kann". Der Arbeiterstand betrug zu diesem Zeitpunkt 40 Mitarbeiter.

Diese Aktivitäten wurden durch die risikolos erzielten finanziellen Gewinne ermöglicht, welche die Gräf & Stift OHG durch die bei ihr in Auftrag gegebenen Spitz-Wagen erzielte. Die dabei gesammelten Erfahrungen versetzten das Unternehmen 1905 in die Lage, sowohl Motoren als auch Wagen selbst nach eigenen Plänen zu bauen und unter eigenem Namen zu vertreiben.

Der vierzylindrige 24/28-PS-Gräf & Stift hatte erstmalig in Österreich Kardanantrieb und einen neu durchkonstruierten, patentierten Vergaser. Er wurde 1905 zur Benützung im öffentlichen Verkehr zugelassen. Ein Chassis wurde 1906 bei der VI. Internationalen Automobilausstellung in Wien ausgestellt (Bild 3.6). Die ersten 40/45-PS-Vierzylinder-Wagen wurden im September 1906 ausgeliefert. Damals beschäftigte das Unternehmen bereits 120 Arbeiter. Den gleichen Ruf, den Gräf & Stift mit seinen Automobilen errungen hatte, konnte es auch durch die Reparaturwerkstätte gewinnen, die von Anfang an Reparaturen bei Fahrzeugen der verschiedensten Systeme und Marken zur Zufriedenheit der Kunden durchführte.

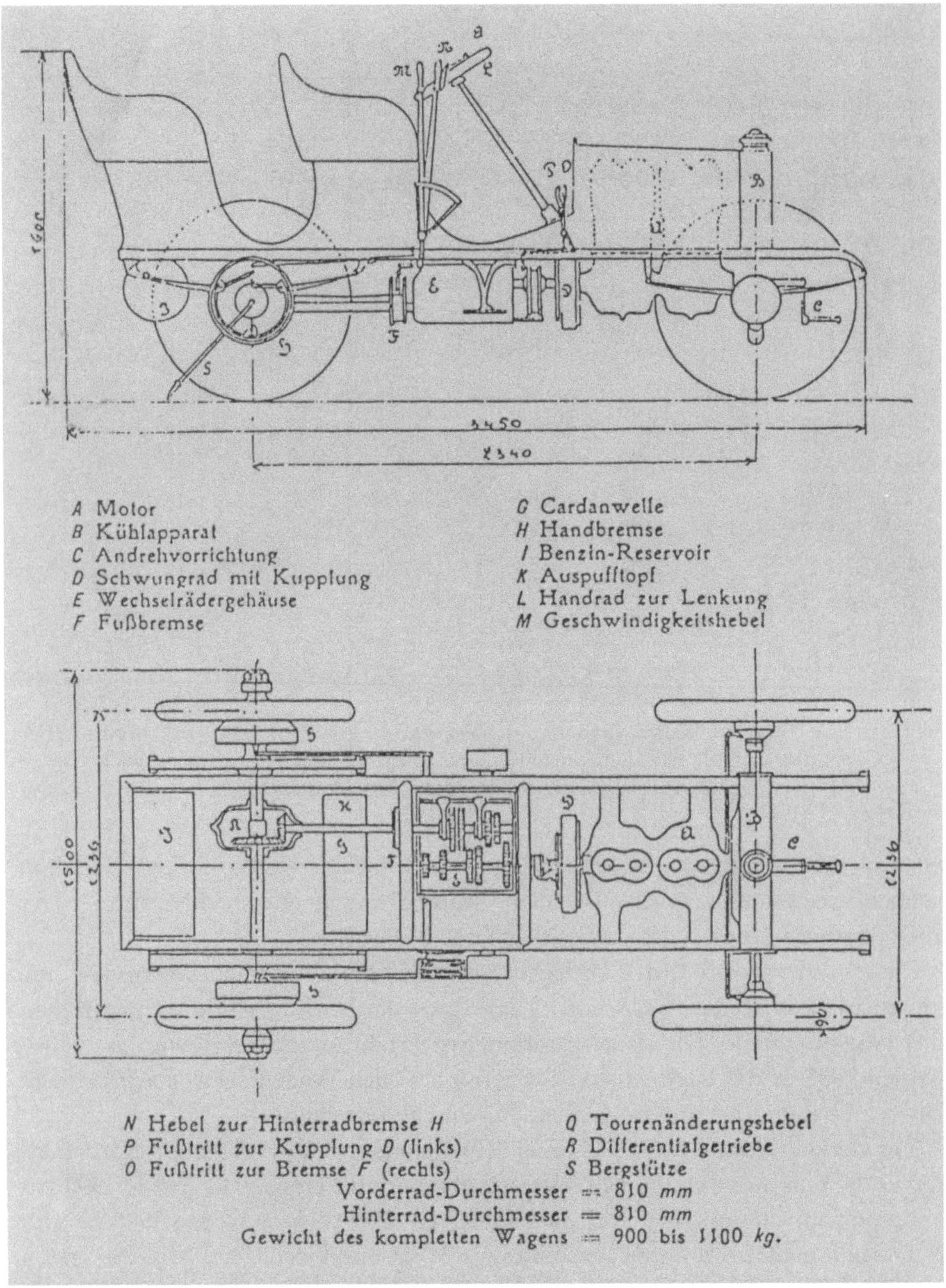

Bild 3.6. 24-PS-Gräf & Stift; aus dem Automobil-Prüfungszeugnis Nr. 117, ausgestellt am 21. Juni 1905

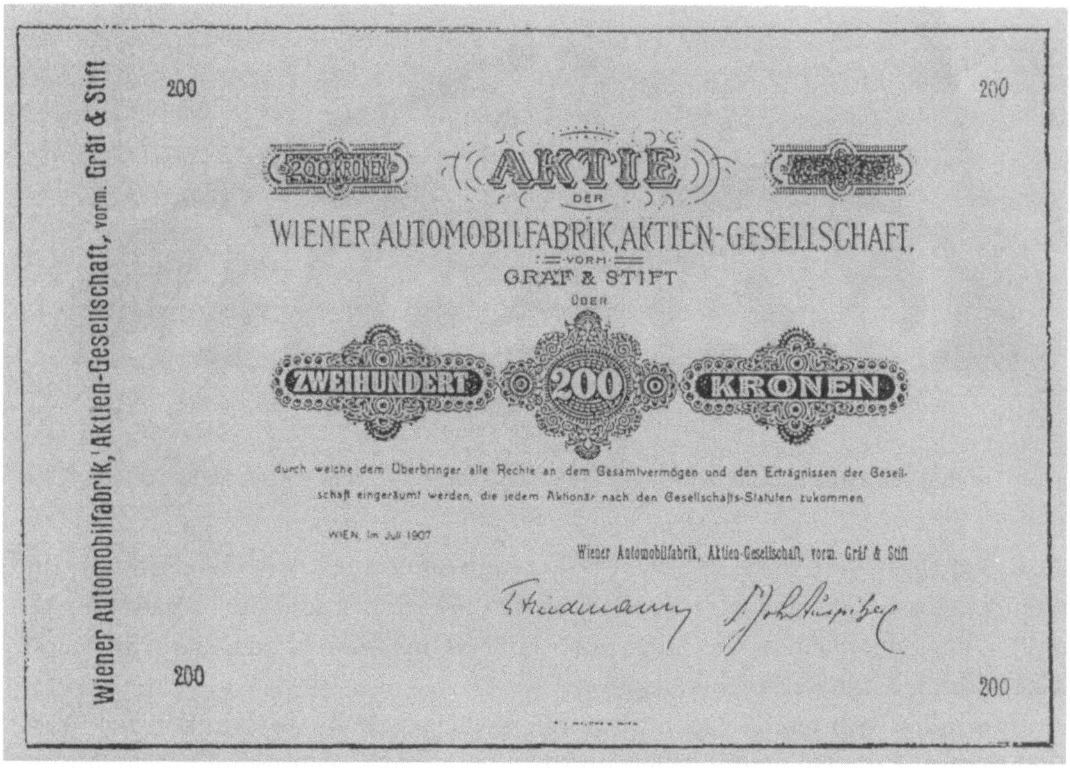

Wiener Automobilfabrik, Aktien-Gesellschaft, vorm. Gräf & Stift

200 200

200 KRONEN AKTIE DER 200 KRONEN

WIENER AUTOMOBILFABRIK, AKTIEN-GESELLSCHAFT,

VORM. GRÄF & STIFT

ÜBER

ZWEIHUNDERT 200 KRONEN

durch welche dem Überbringer alle Rechte an dem Gesamtvermögen und den Erträgnissen der Gesellschaft eingeräumt werden, die jedem Aktionär nach den Gesellschafts-Statuten zukommen

WIEN, im Juli 1907

Wiener Automobilfabrik, Aktien-Gesellschaft, vorm. Gräf & Stift

200 200

Bild 3.7. Aktie der Wiener Automobilfabrik, A.-G. vom Juli 1907

Das Ansehen des Unternehmens war so gestiegen, daß mit Hilfe von Kapital der Union-Bank Wien die Umwandlung in eine Aktiengesellschaft erfolgen konnte. Die Eintragung der Wiener Automobilfabrik AG, vorm. Gräf & Stift, in das Wiener Handelsregister erfolgte am 21. Juni 1907. Das Aktienkapital betrug 1 Mio. Kronen, geteilt in 5000 Stück volleingezahlte, auf den Überbringer lautende Aktien von je 200 Kronen (Bild 3.7).

Am 7. November 1908 verlieh die k. k. Niederösterreichische Statthalterei dem Unternehmen für seine fabrikmäßige Erzeugung von Automobilen gemäß § 59 der Gewerbeordnung die Auszeichnung, den kaiserlichen Adler im Schild und Siegel führen zu dürfen (Bild 3.8). Dazu waren umfangreiche Erhebungen notwendig gewesen. Die Behörde stellte fest, daß über 180 Arbeiter und 18 Beamte beschäftigt wurden, daß die Angestellten gut behandelt werden (9 Stunden Arbeitszeit, Anteil am Gewinn) und für alle Einrichtungen zum Schutze des Lebens und der Gesundheit gesorgt sei.

Durch die Auszeichnung, den Doppeladler führen zu dürfen, wurde die Automobilfabrik nicht bloß der Ehre halber Hoflieferant. In der Garage des Kaiser Franz Joseph I., „Oberstallmeisteramt Seiner k. u. k. Apostolischen Majestät", standen drei Gräf & Stift-Automobile, mehrere Erzherzoge waren auf die einheimische Marke eingeschworen – Erzherzog Friedrich besaß allein zwei Stück und Erzherzog Karl Stefan drei. Die Statthaltereien und Ministereien dürften vermutlich einen Flotten-

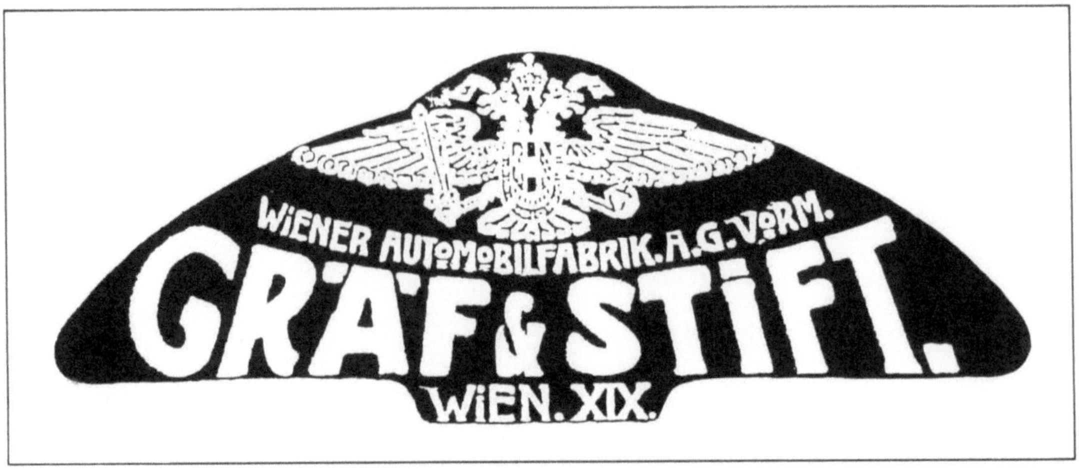

Bild 3.8. Firmenschild der Wiener Automobilfabrik AG vorm. Gräf & Stift, 1908

rabatt gehabt haben, denn die Dienstfahrzeuge kamen fast ausschließlich aus der Weinberggasse. Eine ansehnliche Reihe von Rennerfolgen und die Namen hochgestellter Persönlichkeiten, die zufriedene Gräf-Käufer waren, machten die Marke weit über die Grenzen hinaus bekannt.

Es wurden aber auch Wagen für Sonderzwecke gebaut, so zum Beispiel Krankenwagen für die Gemeinde Wien und für das damals weltbekannte Sanatorium Löw, das 1908 einen modifizierten 28/32-PS-Gräf & Stift erhielt.

Dr. Karl Lueger fuhr ebenfalls ein 28/32-PS-Gräf & Stift-Landaulet, Hofgrün mit Gold geschnitten, das 1909 dem Wiener Bürgermeister von Direktor Karl Gräf persönlich am Platz vor dem Rathaus übergeben wurde. Seit 1912 hatte auch Kaiser Franz Joseph I. als Leibwagen einen 40/45-PS-Gräf & Stift, ebenfalls karrosiert vom k. u. k. Hoflieferanten Anton Czerny (Bild 3.9).

Es gibt noch zwei Gräf-Automobile, die in die Geschichte eingingen und erhalten geblieben sind. Eines davon ist der Typ 28/32, der 1910 dem Grafen Franz Harrach geliefert wurde und mit dem der österreichische Thronfolger Erzherzog Franz Ferdinand und seine Gemahlin Fürstin Sophie Hohenberg durch Sarajevo fuhren, als es am 28. Juni 1914 zu dem folgenschweren Attentat kam, das den Ersten Weltkrieg auslöste. Dieser Wagen steht heute im Heeresgeschichtlichen Museum in Wien (Bild 3.10).

Der andere noch erhaltene Gräf-Wagen ist der 1914 dem k. u. k. Oberstallmeisteramt gelieferte Typ 40/45 PS (Bild 3.11). Dieser Jagdwagen wurde von Kaiser Karl I. vornehmlich bei Frontfahrten benutzt und später, als er seiner Herrscherrechte verlustig erklärt und samt Familie des Landes verwiesen wurde, mit ins Ausland genommen. Das Fahrzeug wurde 1920 auf „S. M. Charles empereur" in der Schweiz zugelassen.

Als das Gräf-Automobil 1974 in Genf zur Versteigerung kam, trieben drei Bietergruppen den Preis sehr schnell auf sFr. 120 000 hinauf. Unter finanzieller

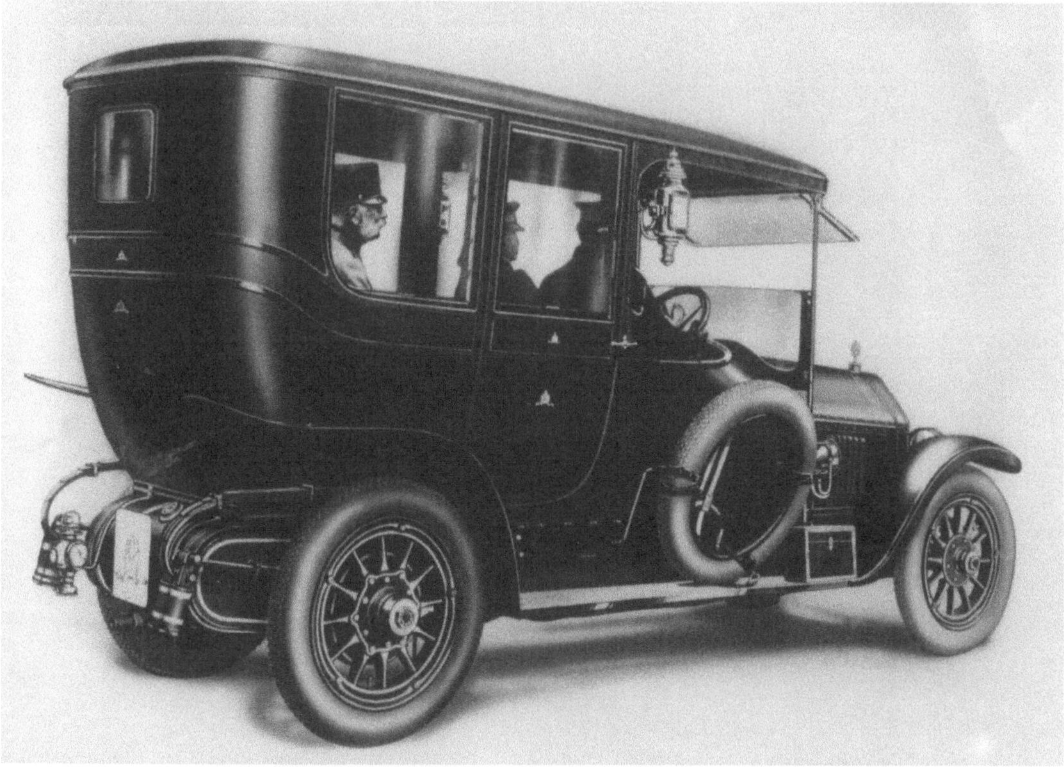

Bild 3.9. Leibwagen Kaiser Franz Joseph I.; ein 40/45-PS-Gräf & Stift, Karosserie Anton Czerny; geliefert an das Oberstallmeisteramt am 14. September 1912

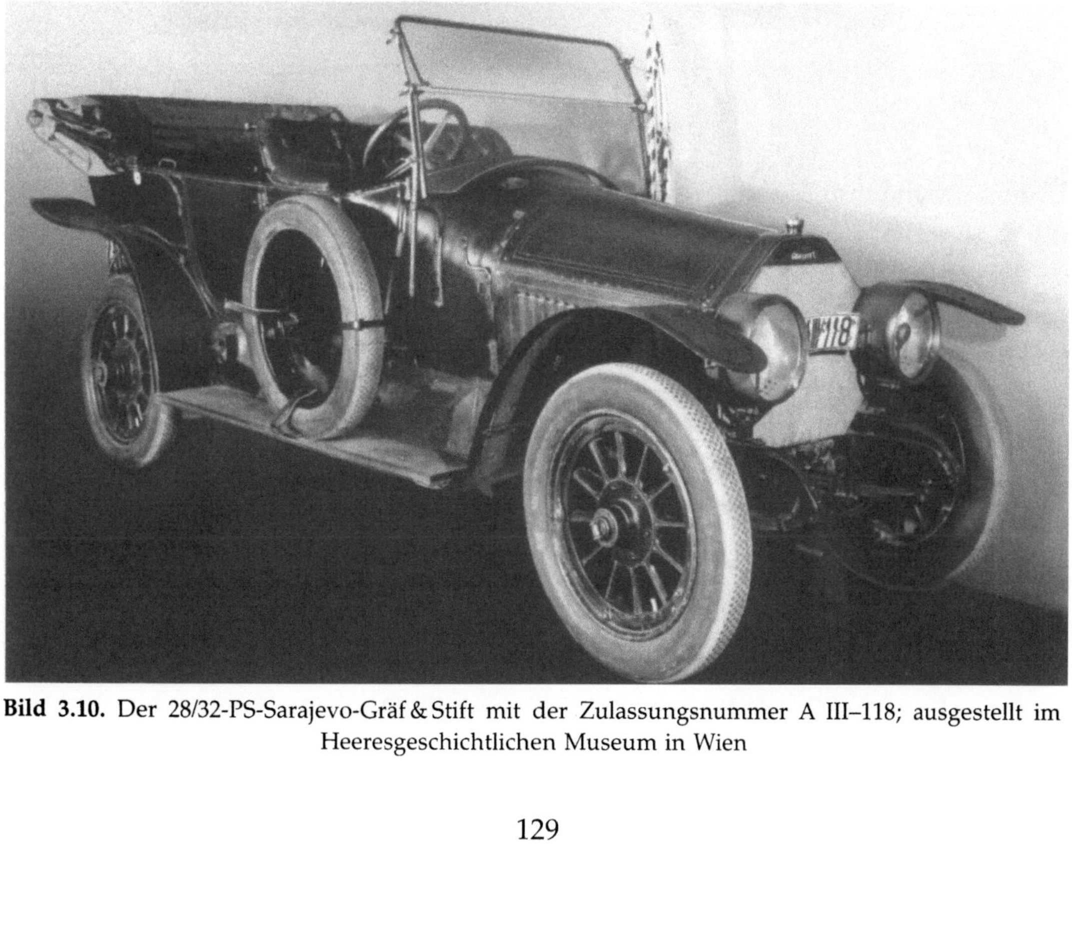

Bild 3.10. Der 28/32-PS-Sarajevo-Gräf & Stift mit der Zulassungsnummer A III–118; ausgestellt im Heeresgeschichtlichen Museum in Wien

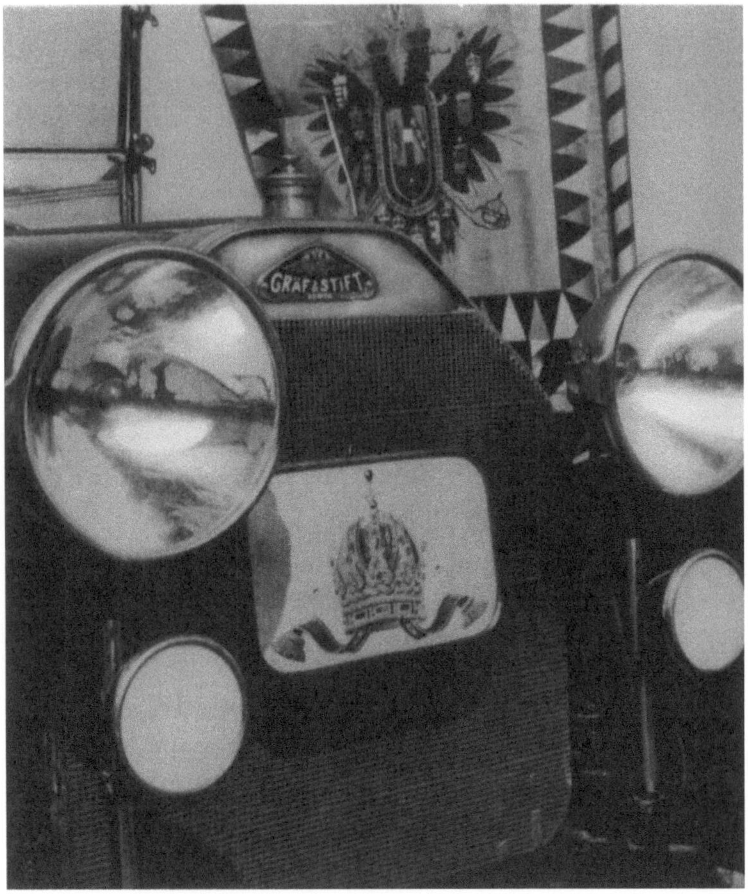

Bild 3.11. Gräf & Stift-Wagen 40/45 PS, am 14. August 1914 dem Oberstallmeisteramt geliefert und von Kaiser Karl I benutzt

Unterstützung und Mithilfe von MAN erhielt Dr. Richard Daimer den Zuschlag für die ÖAF – Gräf & Stift AG, für sFr 190 000.

Die ständig wachsende Beliebtheit der Gräf-Automobile machte eine fortwährende Erweiterung der Fabrikanlagen notwendig. Im Jahre 1909 wurde der Rotziegelbau in der Weinberggasse 72 aufgeführt. Die „Allgemeine Automobil-Zeitung" vom 26. März 1911 schreibt dazu, „daß es in Österreich im allgemeinen nicht viele Fabriken geben wird, die im Verlauf von zwei Jahren durch die sprunghafte Steigerung des Geschäftsganges gezwungen sind, jedesmal ihre Fabriksrealität um das Doppelte zu erweitern."

1911 wurden erstmalig Gräf & Stift-Aktien an der Wiener Börse zur amtlichen Notierung zugelassen. Der Kurswert betrug 357 Kronen für 200 Kronen Nominalwert.

Der große moderne Betonbau in der Görgengasse wurde 1916 begonnen und kurz vor Ende des Ersten Weltkrieges fertiggestellt. Das Unternehmen beschäftigte bereits 1200 Arbeiter.

Gräf & Stift – Lastwagen, Omnibusse und Spezialfahrzeuge

Die Übernahme des ersten Gräf & Stift-Militär-Lastwagens erfolgte am 28. Oktober 1907 (Bild 3.12). Das Militärtechnische Komitee hatte an fünf österreichische Firmen Militär-Lastwagen für eine Nutzlast von 1500 kg mit Eisenbereifung in Auftrag gegeben. Wie die „Allgemeine Automobil-Zeitung" vom 5. November 1907 schreibt, „wurde Herrn Karl Gräf die vollste Anerkennung über die Leistungsfähigkeit des Wagens ausgesprochen. Die Wiener Automobilfabrik A.G. vorm. Gräf & Stift hat somit bewiesen, daß sie auch in der Erzeugung erstklassiger Lastwagen auf der Höhe der Situation steht."

Die österreichischen Automobilerzeuger hatten anfänglich keinerlei Unterstützung durch die Heeresverwaltung, da die k. u. k. Armee vorerst um nichts in der Welt motorisiert werden wollte. 1903 hatte der Chef des Generalstabs, Feldzeugmeister Graf Friedrich Beck, wörtlich erklärt: „Das Automobil ist für die Armee nicht zu gebrauchen. Es ist ein hübscher Zeitvertreib für aristokratische Nichtstuer und für jüdische Sportsleute." Auch der Kaiser mochte anfänglich das Automobil nicht.

Am 11. Juli 1908 fand die Kommissionierungsfahrt des vierzylindrigen 30-PS-Gräf & Stift-Dolomiten-Omnibus auf dem Exelberg bei Wien statt. Sie führte zur Bestellung von sieben Gräf-Omnibussen für die Linie Bozen – San Martino. Die Fahrzeuge waren mit der bei Gräf entwickelten Motorbremse ausgestattet. Die Motorbremsung erfolgte durch axiale Verschiebung der Nockenwelle, wobei die Auspuffventile ganz oder teilweise geschlossen wurden.

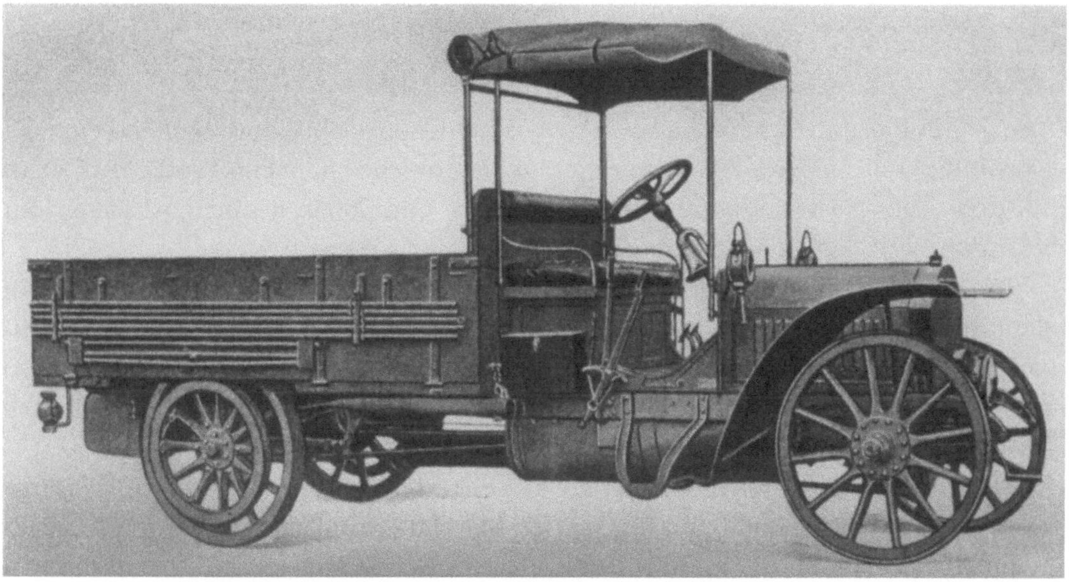

Bild 3.12. Leichter Militär-Lastwagen Gräf & Stift, 1907

Es folgten Bestellungen von Mannschafts- und Transportwagen für die Post- und Telegraphenzentrale Hirschstetten. Zugwagen mit fahrbarem Generator, die sogenannten Lichtmaschinenwagen, die auf Gräf & Stift-Spezial-70-PS-Fahrgestellen aufgesetzt waren, wurden ab September 1912 zu einem Preis von 17 000 Kronen ans Militär geliefert. Auch automobile Werkstättenwagen, die eine elektrische Eigenversorgung von 10 kW aufwiesen, wurden bestellt und den 30,5-cm-Mörserbatterien zugeteilt. Neben Lastwagen, Omnibussen und Spezialfahrzeugen für die Heeresverwaltung wurden auch Feuerwehrautos ausgeliefert.

Vom Kriegsministerium wurde ab September 1914 für Gräf & Stift folgender Monatsliefersoll festgelegt: Batterie-Kommandantenwagen, 2 Stück, 2-Tonnen-Lastkraftwagen, 25 Stück, 3-Tonnen-Lastkraftwagen, 20 Stück, Anhängewagen, 10 Stück.

Eine Personenwagenproduktion wurde erst im Jänner 1916 neuerlich bewilligt. Durch diese Produktion durfte das Lastkraftwagenprogramm keinesfalls gefährdet werden, und so wurde pro Firma als obere Leistungsgrenze im Monat 5 Stück festgesetzt.

Der 45/50-PS-Sechszylinder-Gräf & Stift aus dem Jahre 1916 hatte erstmalig als Kühlerverschluß den „Gräf-Löwen" (Bild 3.13), der nicht aufgeschraubt, sondern wie ein Deckel einer Dose aufgeklappt wurde. Die Registrierung als Symbol- und Markenzeichen erfolgte 1921.

Im Februar 1917 eröffnete k. k. Kommerzialrat Karl Gräf mit seinen beiden Brüdern für die Belegschaft eine Kriegsküche in der Fabrik. Die Arbeiter und Angestellten erhielten dort ein Frühstück und ein reichhaltiges Mittag- und Abendessen zu niedrigsten Preisen. Bei der damaligen Lebensmittelknappheit eine wirklich soziale Tat.

Fiat-Werke AG

Am 17. Juli 1907 fand in den Räumen der Anglo-Österreichischen-Bank in Wien die konstituierende Generalversammlung der österreichischen Fiat-Werke AG statt, mit dem Ziel, die Produktion von Stadtwagen, Omnibussen und Lastwagen der bekannten Fiat-Typen aufzunehmen.

Im Unterschied zu den Brüdern Gräf, die die Anfänge des Automobilismus mit allen ihren Schwierigkeiten miterlebt hatten und gezwungen waren, diese schrittweise zu beheben, konnten die österreichischen Fiat-Werke die Erfahrungen und das technische Know-how der 1899 gegründeten „Fabbrica Italiana Automobili Torino" übernehmen, die 1907 bereits 700 Arbeiter beschäftigte.

Die Gründung der österreichischen Aktiengesellschaft erfolgte durch Initiative von Cav. Giovanni Agnelli und Ing. Enrico Marchesi von Fiat-Turin, um die hohen Zollgebühren, die für die Einfuhr kompletter Automobile aus dem Ausland eingehoben wurden, zu sparen. Außerdem hatte sich der Verband österreichischer

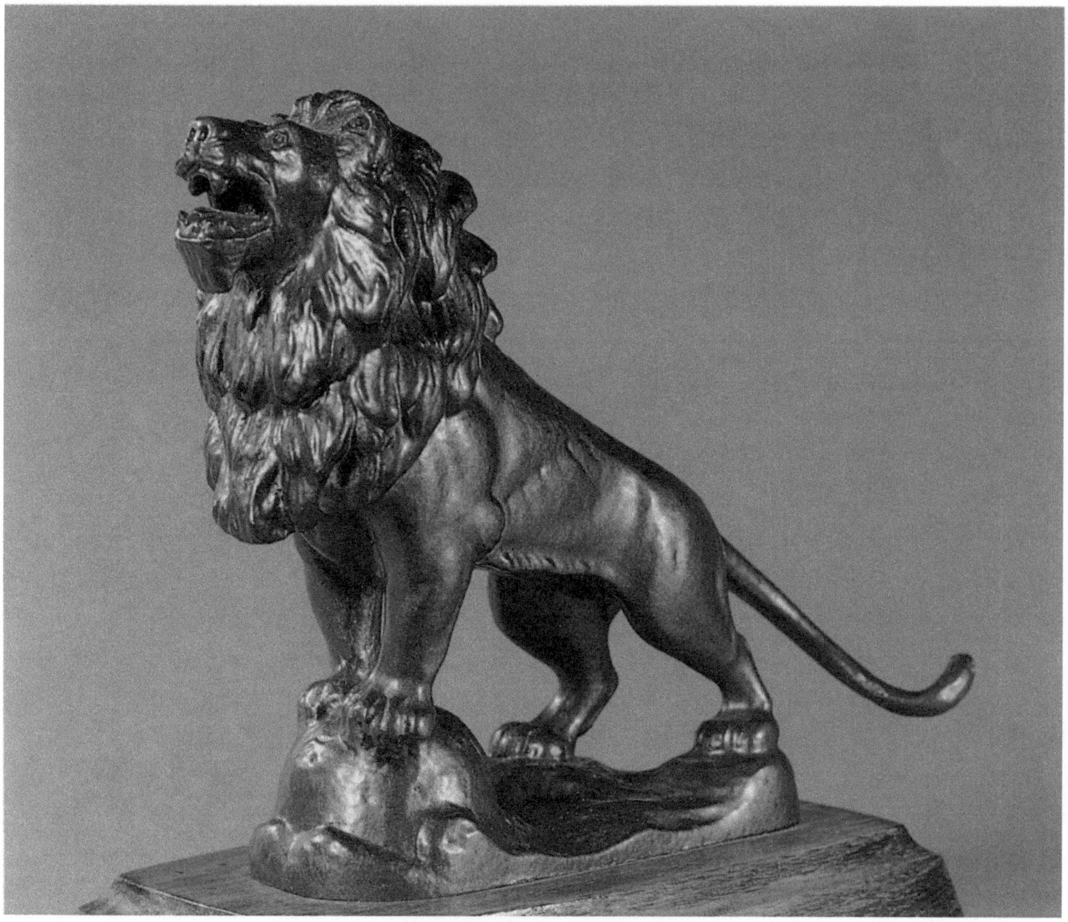

Bild 3.13. Der „Gräf-Löwe"

Automobil-Industriellen dafür eingesetzt, „daß bei allen öffentlichen Vergebungen nur vollständig im Inland erzeugte Wagen zur Anschaffung gelangen".

Die österreichische Gesellschaft hatte ein Anfangskapital von 1,25 Mio. Kronen. Es wurde ein 20jähriger Vertrag zwischen Fiat-Turin und der österreichischen Fiat-Werke AG geschlossen.

Außerdem wurde zwischen Fiat-Turin und der österreichischen Industriegruppe ein Syndikatsvertrag bezüglich der Mehrheitsabstimmung beschlossen. Fiat-Turin bewilligte der neugegründeten Gesellschaft unter anderem die Führung des Namens Fiat sowie die Verwendung der Patente und anderer Fabrikationsrechte.

Bei der konstituierenden Sitzung des Verwaltungsrates wurde Fürst Karl Trauttmannsdorf zum Präsidenten, Ing. Erico Marchesi, Direktor der Fiat-Werke Turin, zum Vizepräsidenten, Adolf Eduard Egger, Direktor des väterlichen Unternehmens der späteren Österreichischen Brown-Boveri AG zum Leiter der Gesellschaft und Ing. Paul Bretschneider, der vorher erster Werkstättenleiter von Gottlieb Daimler in Cannstatt war, zum technischen Direktor bestellt.

Es wurde beschlossen, in Wien-Floridsdorf eine Fabrik hauptsächlich für die Montage der aus Turin bezogenen Einzelteile zu errichten. Die Fabrikationsanlagen waren bescheiden. Aber alles war gut durchdacht und gemäß den Richtlinien von Turin mit Werkzeugmaschinen und Geräten neuester Konstruktion ausgestattet.

Die Fabrik nahm ihre Tätigkeit im Frühjahr 1908 mit 50 Arbeitern auf, von denen der Großteil von Turin nach Wien gekommen war. Infolge der ausgezeichneten Qualität und des guten Rufs, den die Marke Fiat bereits besaß, überwand die Wiener Fabrik die anfänglichen Schwierigkeiten und nahm einen bescheidenen Aufschwung.

In den ersten Jahren wurde nur ein einziger Typ, ein 16-PS-Vierzylinder-Wagen gebaut, während die anderen Modelle aus der laufenden Produktion aus Turin eingeführt wurden.

Austro-Fiat hatte das Alleinverkaufsrecht für ganz Österreich-Ungarn mit eigenen Verkaufsfilialen oder Vertretungen in den größeren Städten der Monarchie. In der Zeit von 1908 bis 1938 wiesen die Fiat-Automobile die höchste Importquote nach Österreich gegenüber anderen ausländischen Fabrikaten auf.

Ab 1910 produzierte die österreichische Fabrik, immer kräftig unterstützt von Turin, auch selbst Motoren und Getriebe. Am bekanntesten ist der Typ C 1 (Dolomitentyp) mit einem 24-PS-Vierzylinder-Blockmotor und seitlich gesteuerten Ventilen und Kardanantrieb. Unter anderem wurden auch sparsame Taxen gebaut, die vor allem in Wien zur vollsten Zufriedenheit liefen.

September 1912 wurde der Fiat-Werke AG die Berechtigung erteilt, den kaiserlichen Adler im Schild und Siegel führen zu dürfen.

Im ungarischen Teil des Reichs wurden in Budapest zwei neue Fabriken gegründet, und zwar die „Magyar-Fiat-Müvek Részéntytársaság" für die Fabrikation der 3-Tonnen-Lastkraftwagen der Subventionstype und die „Ganz-Fiat, Ungarische Flugmotoren-Fabrik AG", die mit 50 Prozent an der „Maschinen- und Waggonfabrik AG Ganz & Comp.-Danubius" beteiligt war und die Hieronimus-Flugmotoren (6 Zylinder, 200 PS) in Ungarn baute.

Diese Aktivitäten hatten den Zweck, der für Ungarn vom Kriegsministerium vorgesehenen Quote von 33 Prozent für Bestellungen teilhaftig zu werden.

Mit der Kriegserklärung Italiens am 23. Mai 1915 wurden die Beziehungen zwischen dem italienischen und dem österreichischen Unternehmen gewaltsam unterbrochen. Während des Krieges arbeiteten die Österreichischen Fiat-Werke AG ausschließlich für den Heeresbedarf, wobei die Anlagen, um den Aufträgen nachkommen zu können, stark vergrößert werden mußten. Zu diesem Zweck wurde schon 1915 ein ausgedehntes Areal gegenüber der alten Fabrik erworben und die beiden Fabrikanlagen durch einen 32 Meter langen und 4,5 Meter breiten Tunnel unterhalb der Brünner Straße verbunden. Im neu gebauten Teil der Fabrik wurde eine moderne Schlosserei eingerichtet und die Produktion von Flugmotoren, Lizenz Hieronimus, aufgenommen.

Infolge des Kriegszustandes mit Italien wurde der Wortlaut des Unternehmens gemäß Beschluß der 8. ordentlichen Generalversammlung vom 2. Mai 1916 in Österreichische Fiat-Werke AG geändert.

Im Zuge dieser expandierenden Betriebsamkeit von Austro-Fiat mußte das eigene Kapital aufgestockt werden, ohne dabei Fiat-Turin die Möglichkeit zu geben, das ihr laut Aktiengesetz zustehende Recht auszuüben. Mit Weitblick entschloß sich Senator Giovanni Agnelli, die Mehrheit der Aktien von Austro-Fiat durch Verdopplung des Kapitals zu erwerben, wobei die neuen Aktien ausschließlich Fiat vorbehalten blieben. Fiat-Turin dagegen verzichtete auf jegliche Schadenersatzforderungen gegenüber Austro-Fiat.

Zu diesem Zeitpunkt wurde Ing. Guido Fornaca in den Vorstand von Austro-Fiat gewählt und konnte in dieser Funktion seine ausgezeichneten organisatorischen Fähigkeiten bei der Verwirklichung dieser Transaktionen zur Anwendung bringen.

Die Subventionslastzüge

Auch in Österreich erhob sich die Frage, wie man, ohne das Budget zu sehr zu belasten, im Ernstfall eine ausreichende Anzahl truppentauglicher Kraftfahrzeuge zur Verfügung haben könne. Es war nicht zu vertreten, dem Heer in Friedenszeiten einen großen Fuhrpark zuzumuten, der in Kürze durch Überalterung nur noch bedingt einsatzfähig sein würde. Die sich sprunghaft entwickelnde technische Entfaltung war zu diesem Zeitpunkt unüberschaubar.

Trotz Lastwagenkonkurrenzen, die die Betriebssicherheit und Rentabilität beweisen sollten, und einer intensiven Propagandatätigkeit vermehrte sich der Lastwagenbestand nur zögernd. Die Lastfrächter standen damals noch auf dem Standpunkt, daß es mit ein paar Pferden und einem Wagen auch gehe. Sie stellten den Anschaffungspreis von Pferd und Wagen dem Anschaffungspreis des Automobils gegenüber, und da der Vergleich immer zuungunsten des Lastwagens ausfiel, kauften sie Pferd und Wagen.

Deshalb faßte das k. u. k. Kriegsministerium den Entschluß, wie in Deutschland den Erwerb von Lastautomobilen durch Private mit einer staatlichen Subvention zu fördern (Bild 3.14). Alle für eine Subvention in Frage kommenden Lastkraftwagen hatten, ohne dabei das firmentypische Aussehen zu verlieren, gewisse Bauvorschriften zu erfüllen. So waren Ausmaße, Radstand, Spurweite, Tragfähigkeit, Anstrich und Ausrüstung normiert. An der ausgeschriebenen Subventionskraftwagen-Prüfungsfahrt vom 13. Oktober bis 7. November 1911 über eine Gesamtlänge von 1910 Kilometern, beteiligten sich zehn Lastzüge. Aufgrund dieser Vergleichsfahrt erhielten Austro-Fiat, Gräf & Stift, Fross-Büssing, Berna-Perl und die Böhmisch-mährische Maschinenfabriks AG, Prag, eine Produktionsgenehmigung für die Serienfertigung solcher Züge.

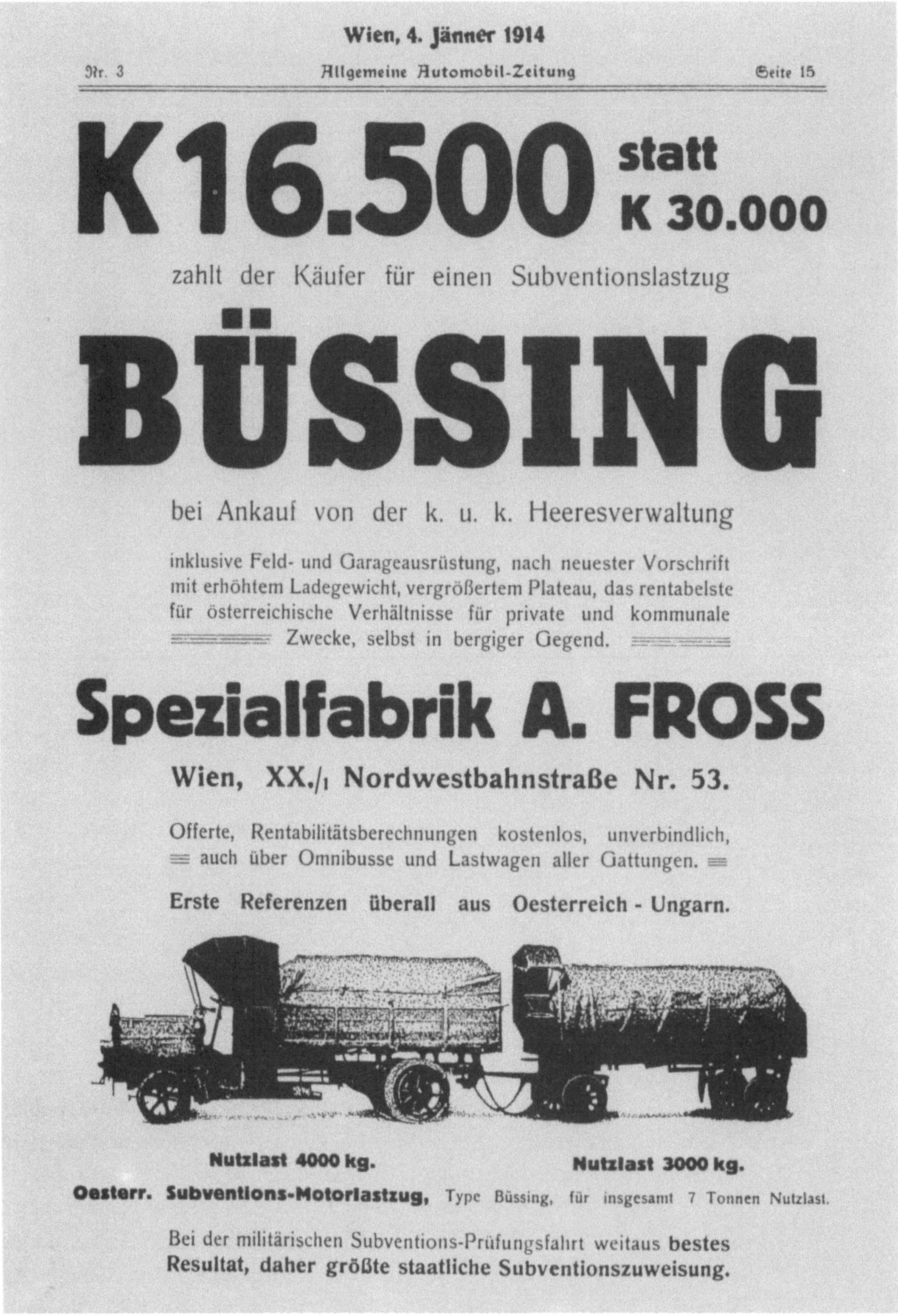

Bild 3.14. Inserat aus der „Allgemeinen Automobil-Zeitung" vom 4. Januar 1914; Büssing-Subventionslastzug

Nach Fertigstellung der Prototypen hatten sich die im Verband Österreichischer Automobil-Industrieller zusammengeschlossenen Fahrzeughersteller zu einer Preisabsprache zusammengefunden und den Preis für einen Subventionslastzug mit 35 000 Kronen fixiert. Dieser lag weit über den Vorstellungen der Heeresverwaltung und der privaten Abnehmer. Es blieb der Österreichischen Berna Motorfahrzeugefabrik Ing. Perl & Co., Wien-Liesing, vorbehalten, dieses Preiskartell zu durchbrechen, indem sie ihrerseits den Subventionslastzug für 25 000 Kronen anbot. Die anderen Hersteller mußten gleichziehen. Man einigte sich schließlich auf 30 000 Kronen.

Der Käufer eines 5-Tonnen-Subventionslastzugs (3 Tonnen am Motorwagen, 2 Tonnen am Anhänger) mußte sich verpflichten, Lastzug und Fahrer stets einsatzbereit zu halten, ihn nicht über die Grenze von 3 plus 2 Tonnen zu belasten, ihn zu Waffenübungen zu stellen und das Ladeplateau bei solchen Gelegenheiten wieder aufzusetzen, falls ein anderer Aufbau verwendet wurde, die genormte Ausrüstung vollzählig beizugeben und dem Fahrzeug Treibstoff für 300 Kilometer Fahrt mitzugeben.

Von Staats wegen wurde zunächst ein Subventionsfonds in Höhe von 4 Mio. Kronen bereitgestellt, der zur Herstellung von ca. 300 Zügen ausreichte, aber nach Kriegsbeginn wegen des bedeutenden Mehrbedarfs des Heeres stark erweitert wurde, da die Züge ab diesem Zeitpunkt voll bezahlt werden mußten.

Die Einheitstype (ET) der Österreichischen Post

Im Jahre 1912 wurden bereits siebzehn ganzjährige und acht Sommerlinien von der österreichischen Postverwaltung betrieben, wobei 149 Postkraftwagen zur Abwicklung dieses Verkehrs in den Dienst gestellt wurden. Diese wurden von sieben Firmen geliefert und bestanden insgesamt aus zwölf Wagentypen. Mit einem derart aufwendigen Fuhrpark ließ sich auf die Dauer kein zweckmäßiger oder gar ökonomischer Betrieb führen. Getrennte Ersatzteillager und kostspielige Reparaturen waren die notwendige Folge dieser Typenvielfalt. Rasche Abhilfe erwies sich als notwendig, konnte jedoch nur dann wirksam werden, wenn es gelang, die Fahrzeuge zu vereinheitlichen.

Der Gedanke einer Einheitstype, für deren Verwirklichung Dipl.-Ing. Josef Altmann, damals Oberbaurat der Generalpostdirektion, verantwortlich zeichnete, hatte sich aber auch aus der Erwägung entwickelt, daß ein staatlicher Betrieb einen so großen Auftrag – es wäre letzten Endes doch um mehrere hundert Einheiten gegangen – nicht gut an eine einzige Firma vergeben könne. So logisch das Konzept war, so diffizil war die Durchführung. Es gab nicht wenige Zweifler, die diesen „Mosaikwagen", dessen genormte Einzelteile von sieben Automobilfabriken der damaligen österreichisch-ungarischen Monarchie gebaut werden sollten, nur als theoretisch gelten lassen wollten. Der ET-Wagen war einer der interessantesten Versuche, ein Modell durch ein Kollektiv herstellen zu lassen.

Die Laurin & Klement AG lieferte Rahmen, Kühler, Federn und Steuersäule, die Österreichische Daimler-Motoren AG den Motor, die Kraftfahrzeug Ges.m.b.H. (Österreichische Saurer-Werke) die Vorderachse mit Rädern, die Kotflügel und das Lenkgestänge, die Wiener Automobil-Fabriks AG, vorm. Gräf & Stift die Hinterachse samt Rädern und die österreichischen Fiat-Werke AG Kupplung und Getriebe, während sich Fross-Büssing und die Johann Puch AG die Erzeugung der Reservoirs und des Zubehörs, vor allem der Armaturen, teilten. Die Karosserien stammten von J. Th. Petera in Hohenelbe und von J. Rohrbacher in Wien.

Die Probefahrt des ersten kompletten ET-Chassis fand im März 1913 statt. Erstaunlich war nicht nur, daß alles wie geplant zusammenpaßte, sondern daß die Montagearbeiten von Wagen zu Wagen immer schneller vonstatten gingen. Man hatte das Prämiensystem eingeführt und die Montagezeit auf 150 Stunden heruntergedrückt.

Am 1. Juni 1913 fuhren die ersten vier Einheitswagen von Reutte in Tirol nach Sonthofen in Bayern. Mit der Bezeichnung ET 13 sind diese Fahrzeuge in die Geschichte des Österreichischen Postbusses eingegangen (Bild 3.15). Im Juli 1913

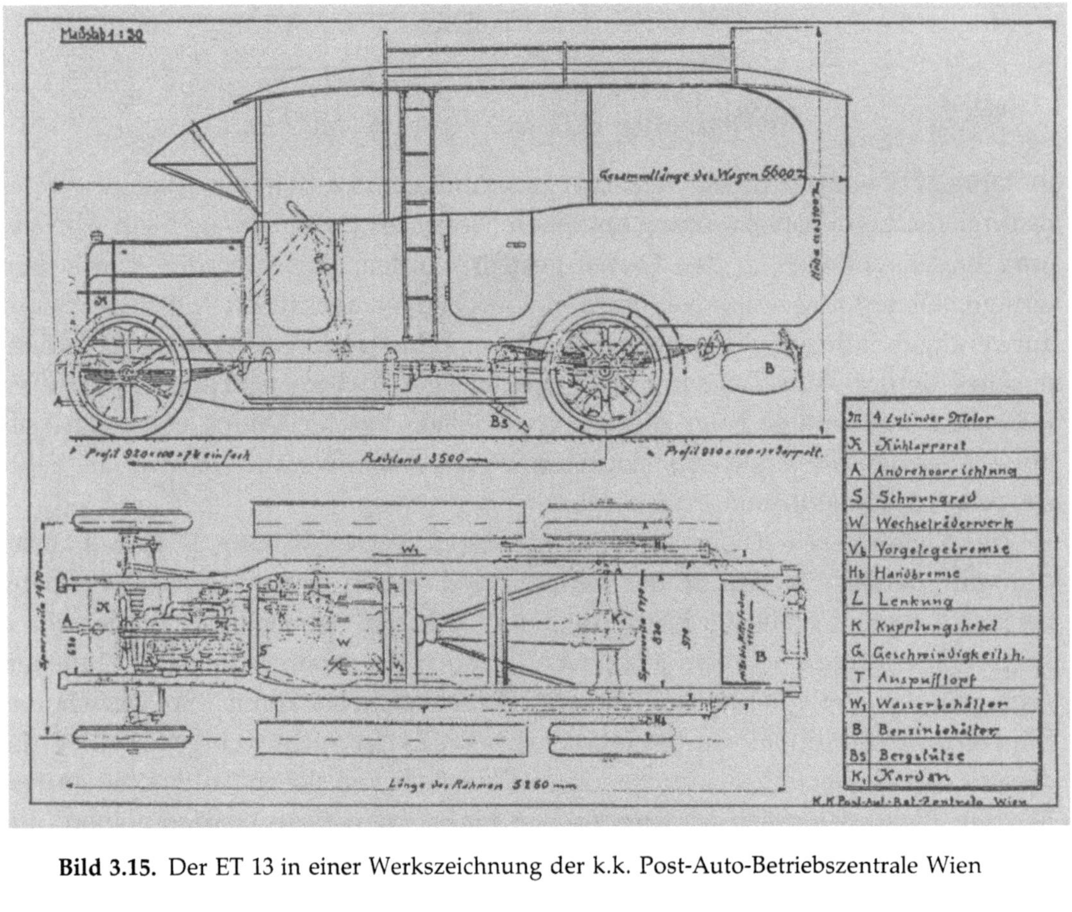

Bild 3.15. Der ET 13 in einer Werkszeichnung der k.k. Post-Auto-Betriebszentrale Wien

wurden bereits dreißig Wagen hauptsächlich auf Alpenstraßen eingesetzt. Insgesamt nahmen mit der Einheitstype 13 in den Jahren 1913/14 zehn neue Linien den Betrieb auf. Ein Fahrzeug kostete 21 000 Kronen, was einem heutigen Wert von etwa 500 000 Schilling entspricht.

Das ET-Grundkonzept blieb stets unverändert: Vierzylindermotor, 40 PS bei 940 Umdrehungen je Minute. Der Motor war mit Bosch-Hochspannungszündung und Kühlung mittels Wasserpumpe ausgestattet. Die Geschwindigkeit der Fahrzeuge wurde mit Rücksicht auf das „Gesetz über die Haftung von Schäden aus dem Betrieb von Kraftfahrzeugen" vom 9. August 1908 auf 25 Kilometer in der Stunde beschränkt, um die Post-Einheits-Type von der Haftpflicht zu befreien.

Da alle Postautolenker Schlosser waren und im Winter an der Zusammenstellung der ET-Wagen in Wien-Stadlau arbeiten mußten, trat der seltene und überaus günstige Fall ein, daß die Postchauffeure selbst ihre Omnibusse gebaut hatten und sich deshalb bestens auskannten.

Nach Ausbruch des Ersten Weltkrieges mußten alle Postkraftwagen mit ihren Lenkern zur Kriegsdienstleistung einrücken. Ein Großteil der Garagen wurde der Heeresverwaltung unterstellt. Für die ET-Wagen, als Lastkraftwagen karossiert, begann nun eine harte Probezeit. Sie dienten hauptsächlich der Feldpost und dem Nachschub für Sanität und anderen Heeresbedarf.

3.2 Die Erste Österreichische Republik

Die Wiener Automobilfabrik AG, vorm. Gräf & Stift

Im November 1918 zerbrach das alte Reich der Habsburger. Am 11. November unterzeichnete Kaiser Karl I. im Schloß Schönbrunn ein Manifest an das deutschösterreichische Volk, in dem er auf jeden Anteil an der Regierung verzichtete. Mit dem Ende der Monarchie ergaben sich für „Restösterreich" – nun ca. 7½ Millionen Einwohner statt 52 Millionen Einwohner – größte wirtschaftliche Probleme.

Alle Automobilfabriken des klein gewordenen Österreichs wurden durch den Ausgang des Ersten Weltkrieges schwer getroffen. Sie waren für den Kriegsbedarf stark vergrößert worden und hatten jetzt nicht nur ihre Hauptauftraggeber, sondern auch den Inlandsmarkt verloren. Über Nacht wären sie gezwungen gewesen, 90 Prozent der Produktion im Ausland abzusetzen.

Von den großen Automobilfabriken verblieben auf österreichischem Gebiet die Wiener Automobil-Fabrik Ges.m.b.H. (ehemals Bock & Hollender), die drei Omnibus- und Nutzfahrzeugehersteller A. Fross-Büssing, Österreichische Saurer-Werke AG, Automobilfabrik Perl AG, ferner die Puchwerke AG, die Österreichische Daimler-Motoren AG und die Wiener Automobilfabrik AG, vorm. Gräf & Stift sowie die Österreichische Fiat-Werke AG. Dazu entstand noch 1920 eine neue Automobilfabrik für Qualitätswagen: Steyr. Das Sechszylinder-Waffenauto der Österreichischen Waffenfabriks-Gesellschaft Steyr wurde erstmalig im August 1920 bei der Prager Automobilausstellung vorgestellt.

Neun Automobilfabriken in Konkurrenz, die teilweise das gleiche bauten, das konnte nicht gut gehen! Und so kam es in der Folge zu Auflösungen, zur Bildung von Interessensgemeinschaften und zu Zusammenlegungen.

Die Automobilfabrik Gräf & Stift, die in den Kriegsjahren 1914 bis 1918 für die k. u. k. Armee ca. 3900 Fahrzeuge, vorwiegend Lastkraftwagen, gebaut hatte, hatte zu Kriegsende 1250 Mitarbeiter, die vorerst auf 800 Mann reduziert werden mußten. Die Umstellung auf die Friedensproduktion war ein Gebot der Stunde, dem man sich nicht ohne Opfer unterwarf.

Zunächst wurde die Lastwagenproduktion wieder aufgenommen, wobei die bekannten Kriegstypen, wie der 5-Tonnen-Subventionslastzug, gebaut wurden. Die Anschaffung moderner Werkzeugmaschinen und Produktionsanlagen während des Krieges kam der nun anlaufenden Friedensproduktion zugute. Der 3-Tonnen-Lastwagen mit 55-PS-Benzinmotor, Typ „WKR 15", wurde mit umkippbaren Bordwänden und Dach über dem Führersitz gebaut. Der 2-Tonnen-Schnellastkraftwagen mit 45-PS-Benzinmotor war mit Pritschen- und Kastenaufbau erhältlich.

Das Doppeladler-Firmenzeichen wurde in eine „I" geändert, was eine Steigerung von „sehr gut" auf „vorzüglich" bedeuten sollte (Bild 3.16). Karl Gräf erinnerte sich dabei an seine Schulzeit, wo er für besondere Leistungen eine „I" erhalten hatte.

Die Herstellung von Personenwagen konnte 1920 mit dem VK wieder aufgenommen werden. Im Hinblick auf die veränderte wirtschaftliche Lage baute man einen kleinen 20-PS-Vierzylinder. Bei seinem Nachfolger, dem VK 2, der bis 1930 im Programm aufschien, wurde die Motorleistung auf 30 PS erhöht (Bild 3.17).

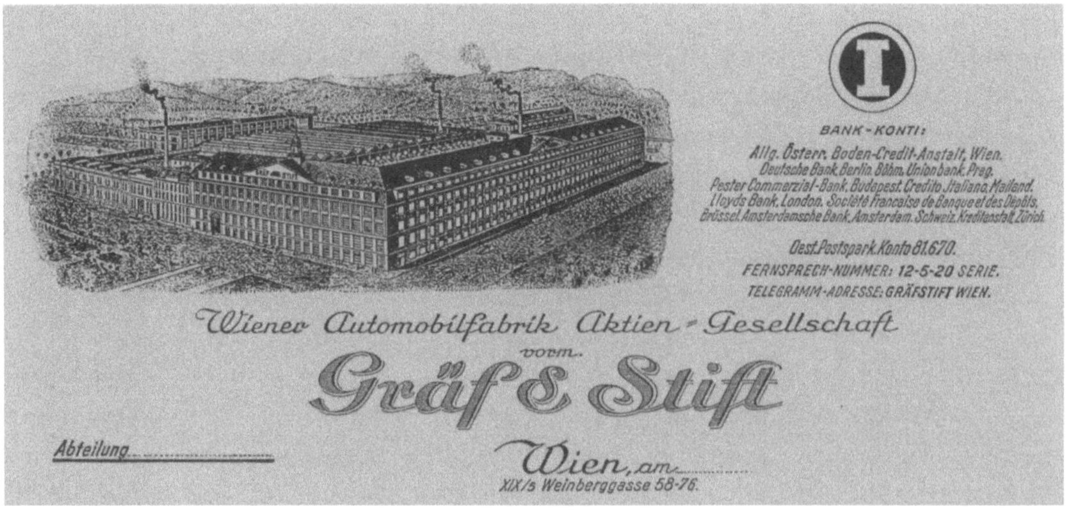

Bild 3.16. Brief-Kopf mit dem Firmenzeichen „I"

Um auch anspruchsvolle Käufer befriedigen zu können, verlegte man sich wieder auf große, repräsentative Luxusautomobile und baute von 1921 bis 1924 den Typ SR 2, einen mächtigen 7,7-Liter-Sechszylinder, den man gerne als österreichischen Rolls-Royce bezeichnete. Dies hatte insofern seine Richtigkeit, da ein Rolls-Royce, den der österreichische Generalstab als Beutefahrzeug während des Krieges benutzte, als Vorbild gedient hatte und der SR2 in konstruktiver Hinsicht auffallend genau mit dem Engländer übereinstimmte. Natürlich gab es bald Ärger mit der englischen Firma und sogar einen Prozeß, weshalb der große Gräf & Stift mehrfach abgewandelt und überarbeitet wurde. Dazu kam der etwas kleinere 6-Liter-Typ SR 3.

Um über qualifizierte Facharbeiter verfügen zu können, errichtete die Firma eine private fachliche Fortbildungsschule für Automechaniker, wobei das Bundesministerium für Handel und Verkehr mit Erlaß vom 15. Januar 1926 den Unterricht an der Wiener Automobilfabrik AG, vorm. Gräf & Stift, als gleichwertig mit dem Unterricht an den fachlichen Fortbildungsschulen für Mechaniker erklärte. Auch Josef Gräf, der Sohn von Karl Gräf, besuchte diese Schule.

Am 22. Juli 1921 fand die Feier des 25jährigen Bestandes der Firma Gräf & Stift statt (Bild 3.18). Die Allgemeine Automobil-Zeitung vom 26. August 1921 widmete diesem Ereignis einen längeren Artikel, der mit den Worten schloß: „Der Wert der Persönlichkeit setzt sich eben auch im industriellen Massenbetrieb durch. Was die drei Brüder Gräf auf diesem Gebiet geleistet haben, wie sie als Arbeitsmenschen dennoch den Zauber des Wiener Schönheitssinnes, mit dem sie aufwuchsen, ihren Werken aufgeprägt haben und ihre Wagen nicht bloß als praktisch und technisch hochstehende Werke, sondern zugleich auch als ästhetisch reizvolle Gebilde geschaffen haben, das ist eine so typische Wiener Eigentümlichkeit, in vielen Jahrhunderten bewährt, daß die Firma beruhigt in die Zukunft sehen kann. Sie wird ihr noch manche schöne Erfolge bringen."

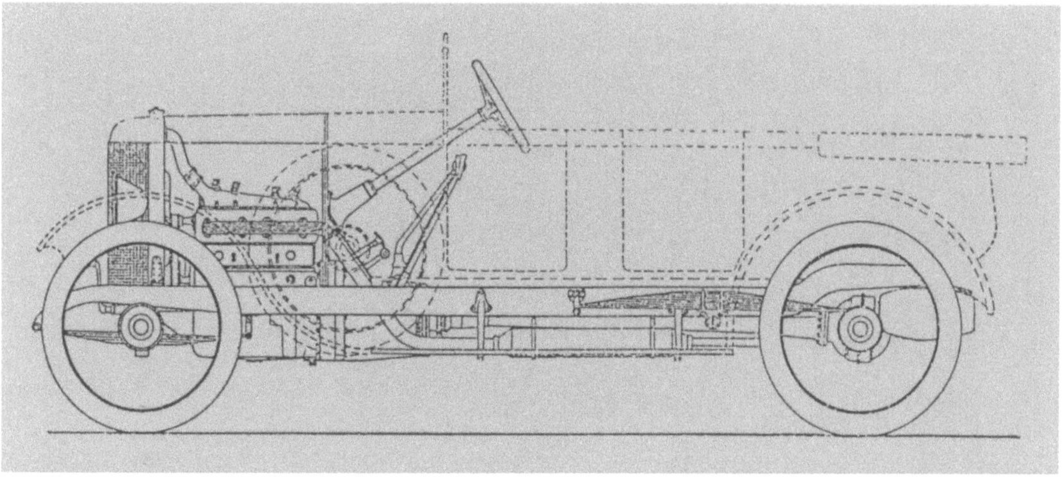

Bild 3.17. Personenwagen Typ VK, 20 PS der Wiener Automobilfabrik A.-G. vorm. Gräf & Stift

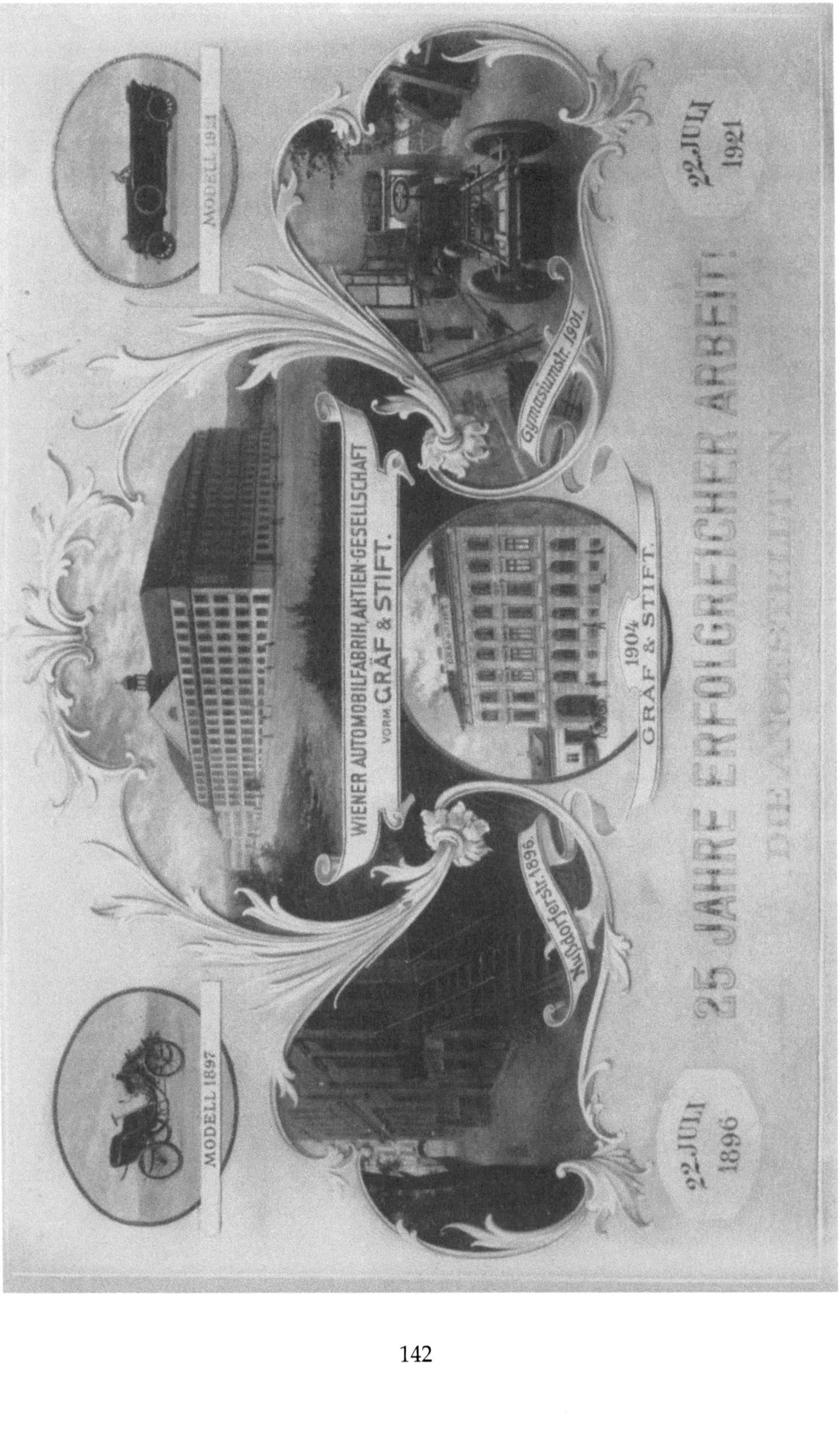

Bild 3.18. Jubiläumsgabe der Angestellten an Karl Gräf, Heinrich Gräf und Franz Gräf, vom 22. Juli 1921

Im Jahre 1925 trat auch der Sohn des Generaldirektors Kommerzialrat Karl Gräf, Dipl.-Ing. Josef Gräf, dem Unternehmen bei. Am 29. Dezember 1897 in Wien geboren, besuchte er nach Absolvierung der Mittelschule und Teilnahme am Ersten Weltkrieg die Technische Hochschule in Wien, deren Ingenieurdiplom er 1925 erwarb. Mit Rücksicht auf die Tradition der Familie unterzog er sich auch einer praktischen Ausbildung im Mechanikergewerbe und legte 1933 die Meisterprüfung ab. Er betätigte sich insbesondere im Konstruktionsbüro und im technischen Bereich. Er beteiligte sich vielfach an Autorennen und gewann zahlreiche wertvolle Preise.

Beim Lastwagen- und Omnibusbau ging man vom sogenannten 2-Tonnen-Schnellastwagen auf die 3- und 4-Tonnen-Typen über und bei den Omnibussen auf solche mit 26 bis 30 Sitzplätzen, die an die Post und später an die Österreichische Bundesbahn geliefert wurden. Auch dem Bundesheer der Ersten Republik wurden verschiedene Fahrzeuge aus der erwähnten Lastkraftwagen-Typenreihe geliefert.

Während der Wirtschaftskrise 1927 bis 1929 mußte das Unternehmen kurzarbeiten. Von den rund 1000 Arbeitern und Angestellten waren jetzt nurmehr 400 Mitarbeiter Bestand der Firma. Die Zahl der Arbeitslosen in ganz Österreich näherte sich der 500 000-Grenze.

Trotzdem gab es bei Gräf & Stift noch verschiedene, sehr ansehnliche und gar nicht billige Sechszylindermodelle, wie den Typ SR 4 (1926–1928) und die Typen SP 5 (1924–1933), SP 6 (1934–1935) und SP 7 (1927–1929), vor allem aber ab August 1929 den Typ SP 8 mit einem 6-Liter-23/120-PS-Achtzylinder-Einblockmotor und neunmal gelagerter Kurbelwelle, der zu den Spitzenerzeugnissen des damaligen Automobilbaus gehörte. Die Ein- und Auslaßventile des Achtzylindermotors, für den der Chefkonstrukteur des Hauses Gräf & Stift, Ing. Paul Netzker, verantwortlich zeichnete, lagen in einem abnehmbaren Zylinderkopf. Die Zündung erfolgte durch Hochspannungs-Batterie-Doppelzündung.

Am 28. Mai 1931 wurde der Autobusverkehr Wien – Budapest mit einem 110-PS-Gräf & Stift-Omnibus feierlich eröffnet. Besonderer Wert wurde auf die exquisite Ausstattung des Autobusses gelegt. Die 36 Passagiersitze waren so gut gepolstert wie die besten Sitze der teuersten Luxuslimousinen. Für die Nachtfahrt waren Kopflehnen und Daunenpolster vorgesehen. Aufklappbare Tischchen vervollständigten die Bequemlichkeit. Auch für eine zugfreie Entlüftung wurde gesorgt. Konstrukteur des Omnibusses war Dipl. Ing. Josef Gräf, der auch bei der Jungfernfahrt als Lenker fungierte.

Automobilfabrik Perl, Aktiengesellschaft

Im Jahre 1935 wurde zwischen der Wiener Automobilfabrik AG vormals Gräf & Stift und der Automobilfabrik Perl AG eine Interessengemeinschaft geschlossen, die einer Fusionierung gleich kam. Der zunehmende Kapitalbedarf der Automobilfabrik Perl AG brachte es mit sich, daß die Aktienmehrheit allmählich in das Eigentum der Union-Bank überging, mit der auch Gräf zusammenarbeitete.

Die Automobilfabrik Gustav Rudolf Perl, die sich von Anbeginn der Produktion von Lastkraftwagen verschrieben hatte, geht auf eine Gründung aus dem Jahre 1907 zurück. 1911 wurde eine Kommanditgesellschaft mit der Bezeichnung Österreichische Berna Motorwagenfabrik Ing. Perl & Co. errichtet, die in Wien-Liesing ein Grundstück mit Anschlußgleis erwarb und im Winter 1911/1912 eine Fabrik zur Herstellung von Lastkraftwagen baute.

Nach dem Ersten Weltkrieg baute Perl neben Lastkraftwagen auch Kleinwagen und Omnibusse. 1923 erfolgte die Umwandlung des Unternehmens in eine Aktiengesellschaft.

Die Allgemeine Automobil-Zeitung begrüßte die Interessengemeinschaft zwischen den beiden Automobilfabriken „als einen ersten Schritt in der so notwendigen Konsolidierung der österreichischen Lastwagenfabrikation" und gab der Hoffnung Ausdruck, „daß dadurch allmählich Einsparungen gemacht werden können, die letzten Endes dem automobilkaufenden Publikum zugute kommen werden". Ab 1935 befand sich die gemeinsame Zentrale bei Gräf & Stift in der Weinberggasse.

Perl zog sich auf den Betrieb der von ihm gegründeten Überland-Kraftfahrzeugwerkstätten- und Betriebsgesellschaft m.b.H. sowie auf die Werkstättenbetriebe in Breitensee zurück.

Von 1935 bis 1938 baute Gräf & Stift den etwas weniger aufwendigen 4,6-Liter-110-PS-Achtzylinder G 35. Im Jahre 1938 wurde der G 12, ein 90-PS-Zwölfzylinder mit V-Motor entwickelt, der allerdings niemals zum regulären Verkauf kam. Der Prototyp mit dem Zwölfzylindermotor ist fahrbereit erhalten und heute im Besitz der ÖAF – Gräf & Stift AG.

Die Herstellung von Personenwagen eigener Konstruktion war mittlerweile kein lohnendes Geschäft mehr, vor allem fehlte es am notwendigen Kapital. Man versuchte es noch mit einer Montagefertigung, zunächst mit Citroen, dann mit den Kölner Ford-Werken. Der „GräfFord", von 1936 bis 1937 gebaut, hatte einen 90-PS-Achtzylinder-3,6-Liter-V-Motor. Bei Gräf wurde die Karosserie auseinandergeschnitten und vergrößert. „Mit diesem Typ ist ein österreichischer Wagen geschaffen worden, dem auch alle Vorzüge der welterprobten amerikanischen Ford-Konstruktion eigen sind", schrieben damals die Zeitungen.

Im Jahre 1937 wurden 106 Lastkraftwagen bzw. Omnibusse, davon 64 Dieselfahrzeuge, und 83 Personenwagen, davon 69 GräfFords, insgesamt also 189 Kraftfahrzeuge produziert. Der Personalstand des Unternehmens betrug zu diesem Zeitpunkt 800 Personen.

Austro-Fiat

Mit dem Zusammenbruch der Donau-Monarchie sah sich auch Austro-Fiat schwierigsten Verhältnissen gegenübergestellt. Sie mußte sich unter schweren Opfern der neuen Situation anpassen und das Produktionsprogramm auf ein Fünftel von früher reduzieren sowie die Zahl der Arbeiter von 1800 auf 300 vermindern.

Die Nachkriegsproduktion wurde mit den Vorkriegsprodukten, dem Tourenwagen 15/35 PS, Typ II DR, und dem 9/24-PS-Stadtwagen, Typ C 1, aufgenommen. Das Produktionsprogramm umfaßte ferner den 35/40-PS-Fiat-Exzelsior-Motorpflug, dessen vierzylindriger Blockmotor für Benzin- und Benzolbetrieb geeignet war.

Es war durchaus üblich, nur ein Chassis zu erwerben und die Karosserie nach eigenen Wünschen anfertigen zu lassen. Austro-Fiat ging hier eigene Wege und erwarb Ende 1919 die Aktienmehrheit der Wagen-Karosserie- und Automobil-Fabriks AG, vormals Weiser & Sohn, eines seit dem Jahre 1839 bestehenden altrenommierten Wiener Unternehmens. Seither gelangten die Austro-Fiat-Chassis in den Weiser-Werken serienmäßig zur Karossierung.

Zu diesem Zeitpunkt entstand das Projekt für eine Fusionierung von Austro-Daimler in Wiener Neustadt, Puch in Graz und Austro-Fiat. Diese Idee wurde ernsthaft in Erwägung gezogen, doch lehnte Austro-Fiat schließlich ab, da der ausgearbeitete Vorschlag die Reserven von Austro-Fiat aufgebraucht hätte, ohne einen Nutzen zu bringen. Auch hatte Fiat-Turin kein Interesse, sich an der Produktion anderer Marken zu beteiligen, die eine Konkurrenz für die eigenen Erzeugnisse bedeuteten.

Fiat-Turin entschloß sich 1921, wahrscheinlich wegen der tristen wirtschaftlichen Verhältnisse in Österreich, die Mehrheit ihrer Aktien an der Österreichischen Fiat-Werke AG an die Österreichische Creditanstalt zu verkaufen. Gleichzeitig wurde auch die Firmenbezeichnung in Österreichische Automobil-Fabriks AG, vormals Austro-Fiat, geändert (Bild 3.19).

Die Interessensgemeinschaft von Austro-Daimler und den Puch-Werken führte dazu, daß in Graz die Automobilherstellung praktisch aufgegeben und dafür die Produktion von Fahr- und Motorrädern ausgebaut wurde.

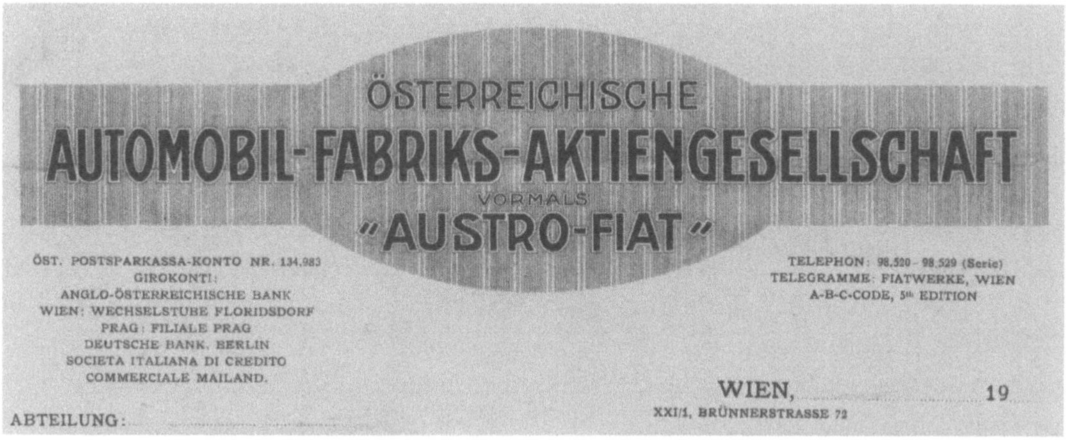

Bild 3.19. Firmen-Bezeichnung: „Österreichische Automobil-Fabriks-Aktiengesellschaft, vormals Austro-Fiat

Im Tätigkeitsbericht der Generalversammlung der Österreichischen Daimler-Motoren AG, Wiener Neustadt, vom 29. Mai 1923 wird auf diesen Umstand besonders verwiesen: „Die Interessensgemeinschaft mit der Österreichischen Automobil-Fabriks AG, vormals Austro-Fiat, und der Puchwerke AG, Graz, von welchen beiden Unternehmungen wir (via Creditanstalt) die Majorität des Aktienkapitals besitzen, wurde weiter ausgebaut und verschiedene wichtige Verwaltungszweige wurden zentralisiert, wodurch nebst anderen Vorteilen, auch nicht unwesentliche Ersparnisse erzielt werden konnten."

Diese Interessensgemeinschaft führte Ende des Jahres 1928 zur Fusion von Daimler und Puch, und die neue Firma Austro-Daimler-Puchwerke AG wurde am 28. Dezember 1928 unter dieser Bezeichnung in das Handelsregister Wien eingetragen.

Austro-Fiat gelang es, trotz der Interessensgemeinschaft, unter großen Schwierigkeiten und diplomatischem Geschick, die industrielle und finanzielle Unabhängigkeit aufrechtzuerhalten. Eine Fusion kam deshalb nicht in Frage, weil sich die alte industrielle Minderheitsgruppe von Austro-Fiat unter Führung von Dir. Adolf E. Egger widersetzte und die Creditanstalt nicht über die notwendigen 75 Prozent für den entsprechenden Beschluß verfügte.

Austro-Fiat nahm eine ständige Aufwärtsentwicklung, auch dank der Konstruktion eines neuen Personenwagentyps, der mit der Bezeichnung AF 1 im Jahre 1922 auf den Markt kam. Der 9/32-PS-Vierzylinder hatte einen Blockmotor und eine Allwetter-Karosserie. Aus dem AF 1 entstand schließlich der 9/32-PS-Schnellastwagen AFN für 1750 kg Nutzlast.

Im Oktober 1927 wurde das 20jährige Jubiläum der Österreichischen Automobilfabriks AG gefeiert und zugleich die Fertigstellung des 1000sten Schnellastwagens Typ AFN (Bild 3.20).

Tatsächlich gab es damals kaum einen staatlichen oder größeren privaten Betrieb, der nicht AFN-Fahrzeuge verwendet hätte. Sie waren im Postdienst, bei Feuerwehr und Rettung, als Straßensprengwagen, Kehrichtwagen, Mannschafts- und Rüstwagen und als Wäsche- und Aktentransportwagen zu finden. Auch die Lebensmittelindustrie bediente sich ihrer in ausgedehntem Maße. Es überrascht deshalb nicht, daß mehr als 3000 Stück davon gebaut wurden.

1928 wurde der neue Fiat, Typ 1001, auf der Wiener Frühjahrsmesse vorgestellt, der 1929 in zwei Ausführungen gebaut wurde. Beide hatten einen 6/32-PS-Vierzylinder-Blockmotor mit abnehmbarem Zylinderkopf und fünffach gelagerter Kurbelwelle. Vom Typ 1001 wurde auch eine „Taxameter-Ausführung" hergestellt. Die Chauffeurrückwand war mit drei Fenstern abgeschlossen, Dach und Rückwand waren aufklappbar und mittels Sturmstangen fixierbar (Bild 3.21).

Der Typ 1001 wurde aber auch als Plattformwagen und Lieferungswagen mit einer Nutzlast bis 1000 Kilogramm und mit vergrößertem Chassis, außerdem als

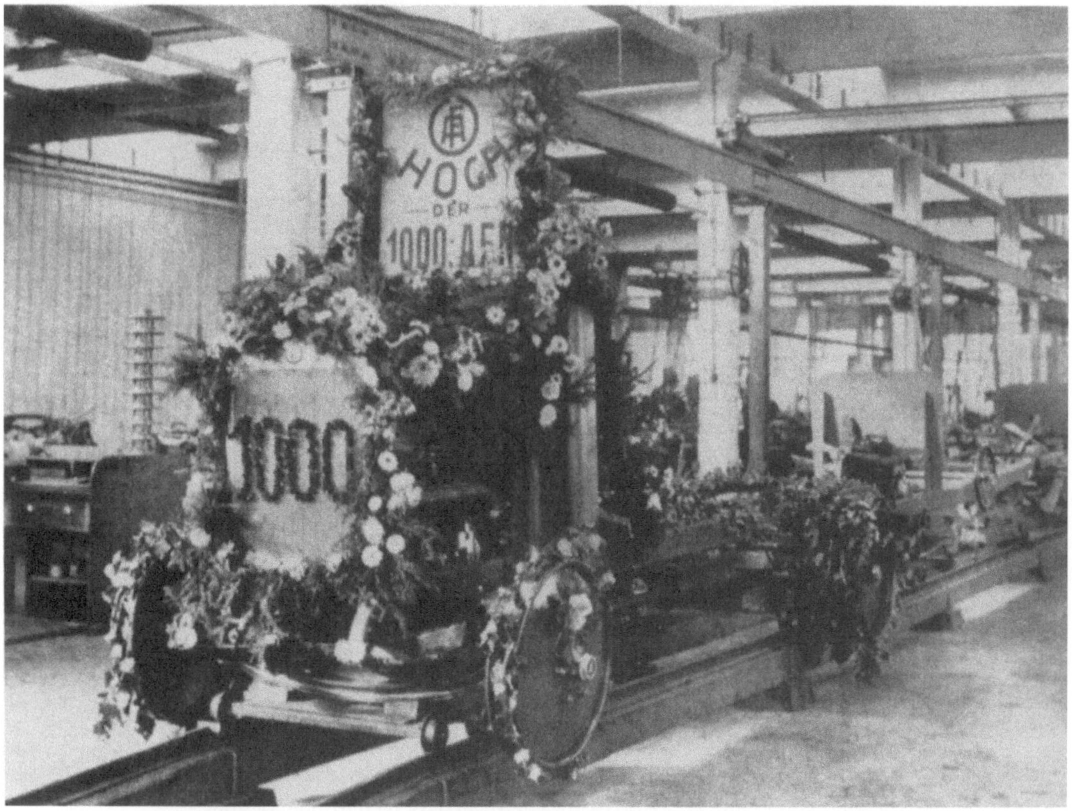

Bild 3.20. Der 1000ste Schnellastwagen Typ AFN, vom Oktober 1927

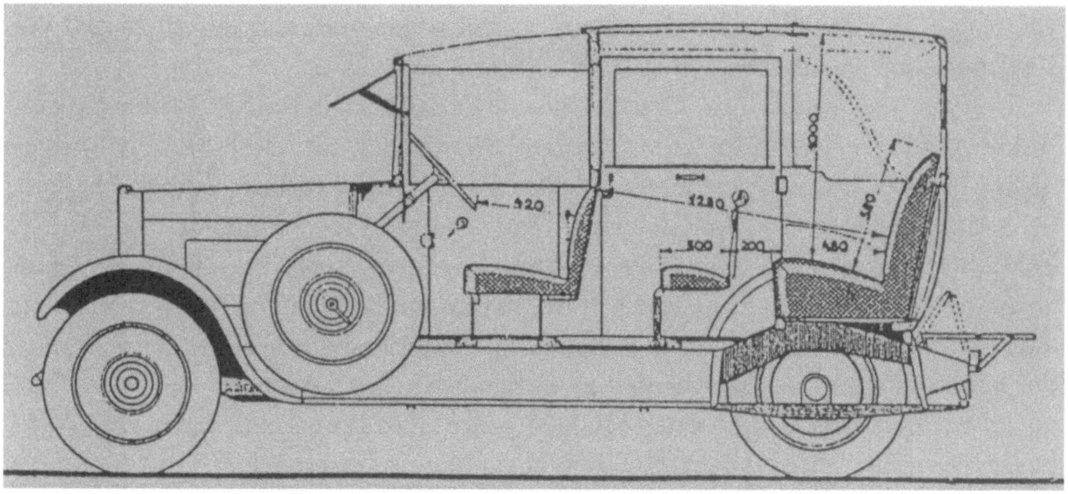

Bild 3.21. 1001-Taxameter-Wagen; vorgestellt im April 1928

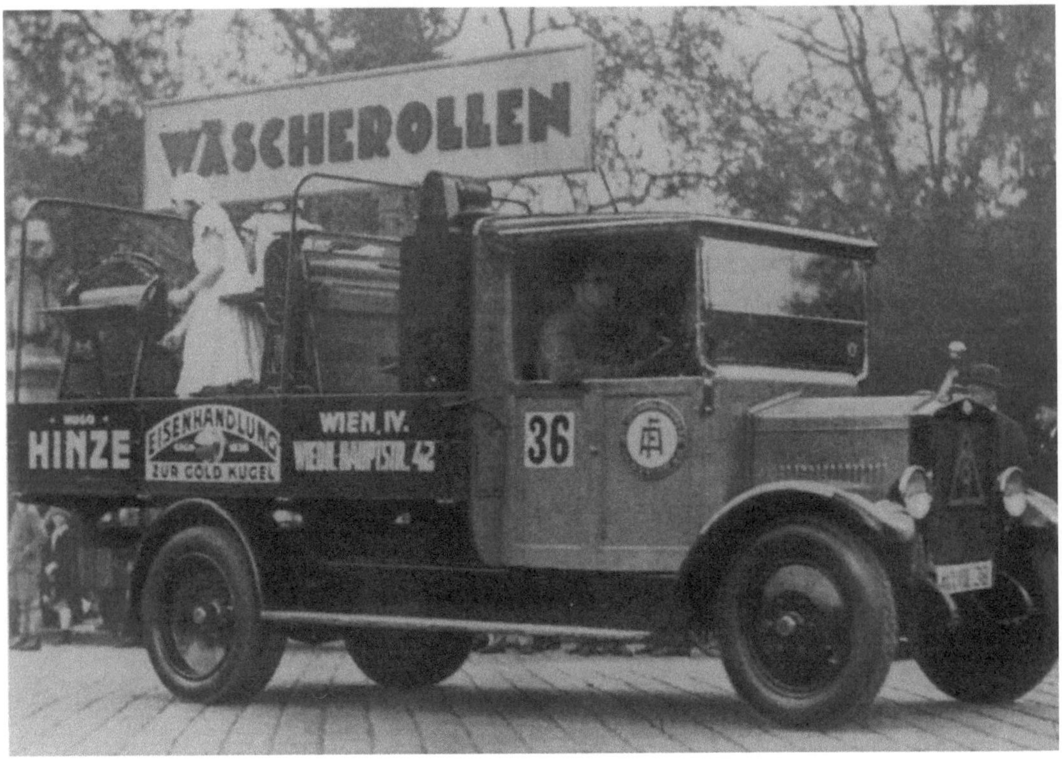

Bild 3.22. Parade von 300 Geschäftsautos, veranstaltet vom „Verband österreichischer Reklame-Fachleute" am 27. April 1930; Austro-Fiat-Wäscherollen-Wagen

Lastwagen mit Zwillingsrädern gebaut, wobei unter anderem der Radstand von 3000 mm auf 3300 mm vergrößert wurde (Bild 3.22).

Im Jahre 1932 sah sich die Österreichische Creditanstalt, die 150 000 Austro-Fiat-Aktien besaß, infolge ihrer angespannten finanziellen Situation veranlaßt, diese Aktien nebst anderen erstklassigen österreichischen Industrieaktien an eine Schweizer Holding-Gesellschaft gegen Gewährung eines Kredits zu verpfänden. 1933 entschloß sich Fiat-Turin, diese Aktien wieder zu erwerben, wodurch es die absolute Mehrheit erhielt. Austro-Fiat besaß nun ein Kapital von 54 Mio. Schilling, aufgeteilt in 360 000 Aktien zu je 15 Schilling. Damit begann nun die dritte Periode der beiderseitigen Zusammenarbeit zwischen Turin und Wien.

Es wurden eine Reihe neuer Modelle geschaffen, Personenwagen und Autobusse bis zu den Schwerstfahrzeugen, wobei mit dem Österreichischen Kriegsministerium Lieferverträge abgeschlossen wurden. In Wien-Floridsdorf wurde eine Reparaturwerkstätte für Flugmotoren und Flugzeuge eingerichtet.

Im Jahre 1938, als Österreich seine Selbständigkeit verlor, hatte das Unternehmen 2000 Arbeiter und einen Jahresumsatz von 18 Mio. Friedens-Schilling, damals 20 Mio. Schweizer Franken.

3.3 Die Anfänge des Dieselmotors in Österreich

Österreichische Automobilfabrik AG, vormals Austro-Fiat

Im Jahre 1936 übertrug die im europäischen Dieselmotorenbau führende Maschinenfabrik Augsburg-Nürnberg der Österreichischen Automobilfabrik AG, vormals Austro-Fiat, die Fabrikations-Lizenz für den Bau ihrer inzwischen berühmt gewordenen MAN-Direkteinspritzer-Dieselmotoren DO 530 und D 534 mit Vier- und Sechszylinder 80 und 90 PS und räumte ihr auch das Verkaufsrecht für den Südosten ein.

Durch diesen vorteilhaften Vertrag sicherte sich Austro-Fiat neuerlich die Führung im Lastkraftwagen- und Omnibusgeschäft Österreichs und festigte durch ihre kaufmännische Voraussicht in Verbindung mit der Produktion technisch hochwertiger Fahrzeuge ihre wirtschaftliche Position. Das Unternehmen war nie gezwungen, Bankkredite in Anspruch zu nehmen, und konnte infolge seiner finanziellen Unabhängigkeit nach rein industriellen Gesichtspunkten geführt werden.

In der Zeit bis Kriegsbeginn fand eine ungeahnte Geschäftsausweitung statt. Einige tausend ÖAF-Lastkraftwagen und auch Omnibusse wurden verkauft. ÖAF wurde Marktführer in Österreich, Fahrzeuge wurden sogar nach Rußland und China exportiert.

Wiener Automobilfabrik AG, vormals Gräf & Stift

Mit dem Dieselproblem hatte sich Gräf & Stift schon frühzeitig befaßt und auf der Wiener Automobilausstellung 1930 einen Plateauwagen mit Dieselmotor ausgestellt. 1931 folgte ein Lastwagen mit „Rohölniederdruckmotor", Patent Hesselmann. Auch mit dem Dieselmotor der Firma Oberhänsli wurde experimentiert. Gräf & Stift konstruierte aber auch selbst einen Dieselmotor, der sich bei der russischen Konkurrenz für Lastautomobile gut bewährte.

Nichts destoweniger führten kaufmännische Erwägungen, insbesondere mit Rücksicht auf die beschränkten Absatzverhältnisse in Österreich dazu, Lizenzverträge mit Daimler-Benz abzuschließen, um in die eigenen Fahrgestelle den Mercedes-Diesel einzubauen. Ab 1936 wurden die Diesel-Fahrzeuge von Gräf & Stift mit nach Lizenz von Daimler-Benz hergestellten Motoren ausgestattet.

Österreichische Saurerwerke AG

Die Österreichische Saurerwerke AG (Bild 3.23) wurde 1906 von dem aus Görz stammenden Ing. Alfred Radio Radiis (1885–1957) als Kraftfahrzeuggesellschaft m.b.H. mit Standort Wien gegründet. Der aus dem Familienwappen entnommene Komet stand als Firmenzeichen symbolhaft für den Aufstieg des Betriebes. Die

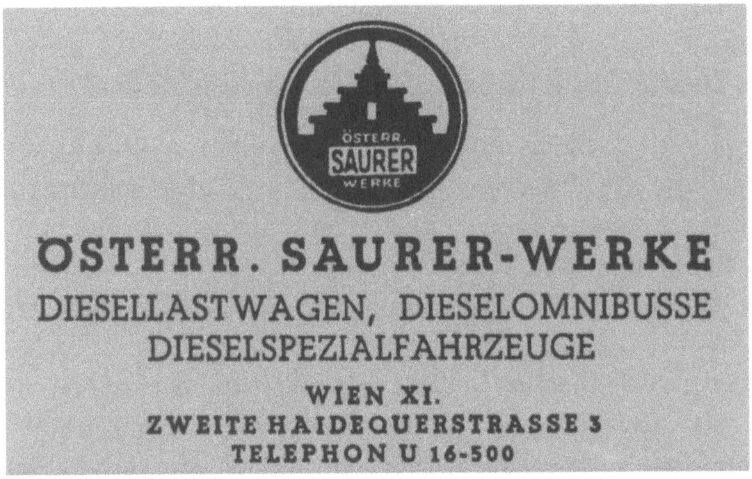

Bild 3.23. Firmen-Zeichen der österreichischen Saurer-Werke

Saurerwerke in Arbon, Schweiz, erteilten Radio Radiis die Lizenz zum Bau von Lastkraftwagen und Omnibussen. 1927 wurde das Werk auf der Simmeringer Heide in Wien in eine Aktiengesellschaft umgewandelt.

Der neue entwickelte Bundesheer-(BH)-Wagen mit seiner 2-, 4- und 5-Tonnen-Ausführung, allerdings noch mit Benzinmotor, wurde zu einem hervorragenden Verkaufsobjekt.

Interessant war die Zusammenarbeit mit der Maschinenfabrik Augsburg-Nürnberg, die aus Vereinheitlichungsgründen und durch die Notwendigkeit, neben ihren schweren 5-Tonnen-Wagen auch leichte 2-Tonnen-Fahrzeuge anbieten zu können, noch die Lieferung einer großen Anzahl von 2-Tonnen-BH-Saurerwagen in Auftrag gab.

Im Jahre 1929 war es den Saurerwerken möglich, als erste Firma einen Dieselmotor herzustellen, der durch das sogenannte Doppelwirbelungsverfahren gegenüber den anderen entwickelten Systemen günstige Betriebsergebnisse erbrachte. Durch den Umstand, daß der damals gebaute CR-Benzinmotor leicht auf diesen Betrieb umgebaut werden konnte, ergab sich für diese Dieselfahrzeuge großes Interesse. MAN war Lizenznehmer von Saurer.

Berühmtheit erlangten die Saurerwerke in der Folge nicht nur durch die Lastkraftwagen und Omnibusse, sondern auch durch ihre Kettenfahrzeuge.

A. Fross-Büssing

Seit 31. August 1907 gab es in Österreich ein neues Unternehmen, das ausschließlich Lastkraftwagen, später auch Omnibusse baute. Mit diesem Datum wurde nämlich zwischen der Maschinenfabrik A. Fross (Stephan Götz & Söhne) in Wien Brigittenau,

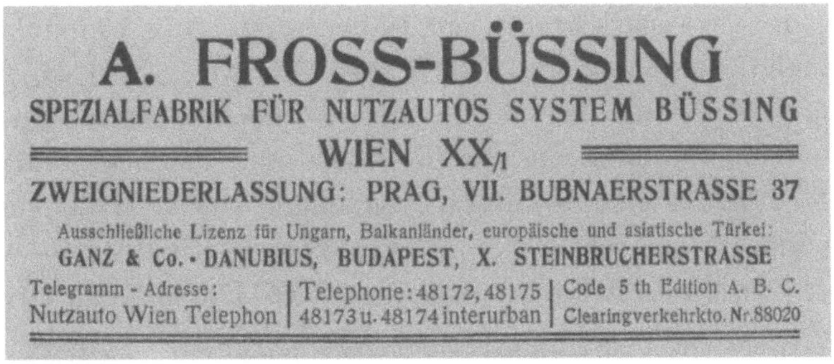

Bild 3.24. Werbe-Anzeiger der Spezialfabrik für Nutzautos System Büssing, A. Fross-Büssing

die bis dahin Signal- und Weichenanlagen für die k. u. k. Staatsbahnen geliefert hatte, und Büssing in Braunschweig ein Lizenzvertrag abgeschlossen (Bild 3.24).

Anton Fross hatte anläßlich der VII. Wiener Automobilausstellung 1907 die Tochter des Geheimen Baurates Dr. Ing. E. h. Heinrich Büssing, Hedwig Büssing, kennengelernt und kurze Zeit später geheiratet. Als Mitgift erhielt er die Lizenzrechte „gegen eine Erzeugungsabgabe von 6 Prozent der fakturenmäßig festgesetzten Verkaufspreise ausschließlich Karosserie und Gummi ...".

Jahrelang kämpfte Anton Fross-Büssing für die Popularisierung des Lastkraftwagens. Er scheute kein materielles und persönliches Opfer und sagte immer: „Wenn ich Gold zu verschenken habe, und es weiß niemand davon, wird man es mir nicht abnehmen. Wenn ich Lastwagen verkaufen will, muß ich es allen Leuten bekanntmachen." Und so beteiligte er sich an allen Konkurrenzen und Ausstellungen. Die große militärische Subventionsfahrt über 2000 Kilometer verlief so glänzend, daß das Kriegsministerium ihm 44 Prozent der österreichischen sowie seiner Lizenzfirma für Ungarn, der Waggonfabrik Ganz & Co., die ganze ungarische Quote an Lastkraftwagen zuwies.

Auch Fross-Büssing erhielt durch die technische Neuerung des Dieselmotors, der sich durch seine Sparsamkeit und vor allem Betriebssicherheit für den Nutzfahrzeugebau als besonders günstig erwiesen hatte, einen Auftrieb. Daimler und MAN hatten 1923/24 die ersten Lastkraftwagen mit Dieselmotor vorgestellt. Daimler hatte dabei die Einspritzung in die Vorkammer gewählt, MAN als erste die direkte Einspritzung in den Verbrennungsraum. Büssing in Braunschweig baute seit 1932 einen eigenen Dieselmotor, der auch Eingang in das österreichische Unternehmen fand.

Vom Bundesministerium für Landesverteidigung wurde im Oktober 1937 die Lieferung von 123 Stück 3-Tonnen-Lastkraftwagen mit Dieselmotor ausgeschrieben. In diesem Zusammenhang wurden sämtliche in Frage kommenden Fabriken besichtigt, um festzustellen, inwieweit diese in der Lage waren, die Dieselmotoren in eigener Werkstätte und aus einheimischem Material zu fertigen. Nur unter diesen Voraussetzungen konnte ein Auftrag in Frage kommen. Nach Abschluß der Erhebungen wurde die Aufteilung der Aufträge für die 123 3-Tonnen-Diesel-

Lastkraftwagen vom Staatssekretär für Landesverteidigung, General der Infanterie Zehner, wie folgt vorgenommen: Gräf & Stift 23 Stück, Saurer 44, Austro-Fiat 23 und Fross-Büssing 33 Stück. Erst nach dem Sammeln von Erfahrungen technischer und wirtschaftlicher Natur sowie von Leistungs- und Vergleichswerten im Dauerbetrieb mit einer größeren Anzahl von Fahrzeugen vier verschiedener Typen, die erstmals eingeführt worden waren, sollten Nachbeschaffungen vorgenommen werden; doch war die Bestellung von weiteren 120 Diesel-Lastkraftwagen für die M-36-Kriegsbrückenkolonnen vorgesehen. Die Idee, einen Einheitskühler für die bestellten 3-Tonnen-Diesel-Lastkraftwagen zu beschaffen, wurde vom Bundesministerium für Landesverteidigung am 8. März 1938 aufgegeben. Am 12. März 1938 rückte die Deutsche Wehrmacht in Österreich ein.

3.4 Der Zweite Weltkrieg

Durch das Reichsgesetz über die „Wiedervereinigung" Österreichs mit dem Deutschen Reich vom 13. März 1938 und das gleich benannte Bundes-Verfassungsgesetz vom selben Tag wurde das „Land Österreich" in den reichsdeutschen Rechts- und Verwaltungsraum eingegliedert. Neben beträchtlichen Gold- und Devisenreserven, Rohstoffen und Industriekapazitäten fiel der Deutschen Wehrmacht die gesamte Ausrüstung des Bundesheeres in die Hände.

Die Spezialfabrik für Nutzfahrzeuge, Fross-Büssing, arbeitete zu diesem Zeitpunkt an der Ausführung des Heeresauftrages für 33 Schnell-Lastkraftwagen II FB 5 D. Deren Auslieferung verzögerte sich jedoch bis 1939. Für die Deutsche Reichsbahn wurde ein größerer Auftrag abgewickelt. Das Oberkommando des Heeres folgte mit einem Auftrag im Wert von 2,4 Mio. Reichsmark zum Bau von 200 Pferdetransport-Kraftwagen vom Typ 4000. Sie wurden durch Büssing-NAG-LD5-Fünfzylinder-Dieselmotoren angetrieben.

Österreichische Automobilfabrik AG (ÖAF)

Das Majoritätspaket der Österreichischen Automobil-Fabriks AG, vormals Austro-Fiat, wurde 1939 nach Gesprächen auf höchster Ebene zu günstigen Bedingungen für Fiat-Turin an MAN verkauft und gleichzeitig gemäß Beschluß der Hauptversammlung vom 22. Mai 1939 eine Änderung des Firmenwortlauts in Österreichische Automobil-Fabriks AG vorgenommen; das Stammkapital wurde mit 3,6 Mio. Reichsmark neu festgesetzt.

Um das „Austro-Fiat"-Zeichen zu retten (Bild 3.25), machte man aus dem „AF" den Begriff „Automobil-Fabrik" und setzte ein großes „O" darum herum. Der Name „Österreichische Automobilfabrik" war geboren.

Bild 3.25. ÖAF-Firmenzeichen

Das Unternehmen lieferte 1938/39 den 5-Tonnen-Lastwagentyp FD 6 in größerer Stückzahl an die Deutsche Reichsbahn. Der Motor basierte auf dem MAN-D-1040-Sechszylinder-Triebwerk, welches die Firma in Lizenz produzierte. 1939 erschien der Typ 4 D 90, wovon es die Ausführungen 4 D 90 mit Dieselmotor, 4 D 90 a mit Generatorantrieb und 4 D 90 b als Omnibus gab. Diese mit dem 90-PS-MAN-Lizenzmotor D 0540 ausgerüsteten Wagen wurden bis 1940 produziert.

Gräf & Stift Automobilfabrik AG

Gräf & Stift setzte den Bau des Lastwagentyps V 17 ND fort. Die Deutsche Wehrmacht bestellte als Anschlußauftrag 170 Stück des Omnibustyps V 7 D. Dieses Fahrzeug hatte in der Ausführung V 7 DW einen Einheitsaufbau, der zur Personenbeförderung sowie als Kommando- und Befehlsfahrzeug verwendet werden konnte. Eingebaut war ein D-105-Sechszylinder-Dieselmotor, eine Lizenzfertigung des Daimler-Benz-OM-67/3-Motors. Zusammen mit Lieferungen von Lastkraftwagen betrug der Gesamtauftrag an Gräf & Stift 3,5 Mio. Reichsmark.

Im Jahre 1939 erfolgte eine Umbenennung des Unternehmens. Der neue Firmenwortlaut Gräf & Stift Automobilfabrik AG wurde am 31. Juli 1939 ins Wiener Handelsregister eingetragen. Das Grundkapital betrug 1 333 333 Reichsmark (2 Mio. Friedens-Schilling). Zum Generaldirektor wurde Dipl.-Ing. Josef Gräf bestellt.

Keiner der Firmengründer hat das Kriegsende erlebt. Der langjährige Generaldirektor Kommerzialrat Karl Gräf starb am 22. Oktober 1939 im Alter von 68 Jahren. Direktor Franz Gräf, der Junggeselle und sparsamste unter den Brüdern, starb am 18. Februar 1940 im Alter von 66 Jahren und Direktor Kommerzialrat Heinrich Gräf starb am 10. November 1943, ebenfalls im Alter von 66 Jahren.

Im November 1938 wurden die Weichen für die deutsche und die ehemalige österreichische Kraftfahrzeugindustrie durch das sogenannte Schell-Programm neu gestellt. Oberst Adolf v. Schell wurde als Generalbevollmächtigter für das Kraftfahrwesen beauftragt, eine Typenbereinigung durchzuführen. Im Rahmen dieses Programms verzichtete die Wehrmacht auf ihre Sonderkonstruktionen auf dem Lastwagensektor und einigte sich mit der Industrie auf einige Grundtypen, welche sowohl Militärzwecken wie auch der Wirtschaft dienen konnten. Mit dieser Maßnahme wurden dem Heer größere Stückzahlen gleichen Geräts in verhältnismäßig kurzer Zeit zur Verfügung gestellt.

Die Ausführungsvorschriften wurden im „Reichs- und preußischen Staatsanzeiger" vom 18. März 1939 veröffentlicht, wobei für die österreichische Kraftfahrzeug-Industrie folgende Herstellungsgenehmigungen für Lastkraftwagen erteilt wurden:

- 1,5-Tonnen-Nenn-Nutzlast. Ein Haupttyp der Firma Steyr-Daimler-Puch AG mit Ottomotor;
- 4,5-Tonnen-Nenn-Nutzlast. Ein Haupttyp der Firmen Daimler-Benz AG und Gräf & Stift AG. Die Herstellung hatte nach einer zwischen den beiden Firmen gemeinsam vereinbarten Konstruktion zu erfolgen. Ein Haupttyp der Firmen Austro-Fiat AG, Klöckner-Humboldt-Deutz AG, Magiruswerke, Maschinenfabrik Augsburg-Nürnberg AG und Österreichische Saurerwerke AG mit Dieselmotor. Die Herstellung sollte nach einer von den vier Firmen gemeinsam vereinbarten Konstruktion erfolgen mit der einzigen Abweichung, daß der Firma Saurer der Einbau des Saurer-Dieselmotors bis auf weiteres gestattet war.
- 6,5-Tonnen-Nenn-Nutzlast. Ein Haupttyp der Firmen Faunwerke, A. Fross-Büssing KG, Friedrich Krupp AG und Maschinenfabrik Augsburg-Nürnberg AG mit Dieselmotor. Auch diese vier Firmen sollten sich auf eine gemeinsam zu bauende Konstruktion einigen.

Die A. Fross-Büssing KG lieferte ab Mai 1940 wöchentlich 12 Stück des 4-Tonnen-Zweiachs-Lastkraftwagens und begann mit der Produktion des MAN-Nachbautyps E 3000. So zeigten sich bereits zu diesem Zeitpunkt die ersten Abweichungen vom ursprünglichen „Schell-Programm".

Die Österreichische Automobilfabrik AG nahm 1941 den Nachbau des MAN-Typs ML 4500 S (SML) auf. Typisches Merkmal dieser Fahrzeuge war die von MAN ausgelegte Konstruktion einer getrennten Trag- und Antriebsachse. 1942 folgte im Nachbau der allradgetriebene MAN-Typ ML 4500 A.

Das Oberkommando des Heeres bezahlte ausgeführte Rüstungsaufträge grundsätzlich nur mit sogenannten Wehrmachtsverpflichtungsscheinen, wodurch sich der Reichsfiskus verpflichtete, den ausgewiesenen Nennbetrag vom Fälligkeitstag ab an den Inhaber dieses Scheins auszubezahlen.

Ab Februar 1945 erreichte der Luftkrieg über Österreich seine wirkungsvollste Phase. Die Rüstungsindustrie konnte nicht mehr mit Kohle und Rohstoffen versorgt werden.

Am 28. März 1945 überschritten die ersten russischen Soldaten die Grenzen Österreichs. Nach Kriegsende litt die österreichische Kraftfahrzeugindustrie nicht nur an den Zerstörungen des Krieges, sondern an den einsetzenden Demontagen, vor allem durch die russische Besatzungsmacht. Trotzdem konnten alle Werke – mit Ausnahme von Fross-Büssing – wenn auch vorerst nur in bescheidenem Rahmen, die Produktion von Kraftfahrzeugen wieder aufnehmen.

3.5 Die Zweite Österreichische Republik

In dem seit 29. März 1945 von den sowjetischen Truppen besetzten Ostösterreich mit Wien wurde am 27. April 1945 eine provisorische Regierung gebildet, die noch am gleichen Tag gemäß der Moskauer Deklaration die Wiederherstellung der Republik Österreich verkündete. Obwohl durch die Kriegsereignisse schwer in Mitleidenschaft gezogen, schuf die österreichische Kraftfahrzeugindustrie in mühevoller Aufbauarbeit die Voraussetzungen, um wieder zu einer neuen Produktion zu kommen.

Österreichische Automobil-Fabriks-AG (ÖAF)

Die Österreichische Automobil-Fabriks-AG, die durch schwere Kriegs- und Nachkriegsverluste praktisch alles verloren hatte, befand sich nun im russischen Teil der Viersektorenstadt Wien. Die Produktion war zum Erliegen gekommen. Am 25. September 1945 wurde auf Grund des Gesetzes vom 10. Mai 1945 Franz Herout als öffentlicher Verwalter und zu seinem Stellvertreter Hans Lidmansky bestellt. Während der Dauer der öffentlichen Verwaltung ruhten die Befugnisse der Gesellschaftsorgane. Vertretungsbefugt waren nur die beiden öffentlichen Verwalter.

Am 5. Juli 1945 ordnete Generaloberst Wladimir Kurassow, der sowjetische Oberbefehlshaber, die Übergabe des gesamten deutschen Eigentums in der sowjetisch besetzten Zone Österreichs an die UdSSR an. Der Befehl war auf den 27. Juni rückdadiert. Die Maßnahme ging auf die Potsdamer Konferenz zurück, auf der die Sowjetunion auf Reparationszahlungen verzichtete, dafür aber „geeignete deutsche Vermögenswerte im Ausland" zugesichert erhielt.

Da die Maschinenfabrik Augsburg-Nürnberg AG das Majoritätspaket der ÖAF besaß, wurde das Unternehmen zu einem USIA-Betrieb erklärt (USIA = Uprawlenje Sowjetskowo Imuschtschewa a Awstrii – Verwaltung sowjetischer Güter in Österreich).

Trotz aller Schwierigkeiten konnte das Unternehmen auf der Wiener Frühjahrsmesse 1947 bereits seinen hundertsten Lastkraftwagen aus eigener Fertigung seit der Befreiung Österreichs ausstellen. Es war dies ein 5-Tonner mit einem 110-PS-Dieselmotor, Niederrahmen und großem Plateau. Dieser Typ wurde vorerst nur für den Export hergestellt, um in Kompensation Werkzeugmaschinen zu erhalten. Er wurde auch als Elektrofahrzeug mit einem Elektromotor von 40 PS und 16 Kilowatt bei 160 Volt gebaut. Der elektrifizierte Benzin- bzw. Dieselwagen war kein vereinzeltes Beispiel. So zeigte das Wiener Elektrizitätswerk auf der Wiener Frühjahrsmesse 1947 verschiedene Beispiele von Autowracks, die durch den Einbau eines Elektromotors wieder fahrtüchtig gemacht worden waren, ohne daß tiefgreifende konstruktive Änderungen vorgenommen werden mußten. Die ÖAF-Elektrowagen wurden in der Folge auch als Paketwagen mit einer Nutzlast von 3½ Tonnen für die Post gebaut.

1949 wurden Trambusse und elegante Reiseomnibusse mit einem 120-PS-Dieselmotor produziert. Die dabei verwendete Lenkung war eine firmeneigene Entwicklung und zog die Aufmerksamkeit der Fachleute auf sich.

Im Jahre 1951 wurde der Prototyp eines 50-PS-Viertakt-Diesel-Schnellasters für 1½ bis 2 Tonnen Nutzlast konstruiert, der 1952 in Serie ging. Für solch einen kleinen Lastwagen, der billig und einfach im Betrieb war, bestand in Österreich und im Ausland lebhafte Nachfrage. In Österreich waren Diesel-Lastkraftwagen von dieser leichten Klassen bis dahin noch nicht gebaut worden. Motor und Wagen waren österreichische Produkte, sorgfältig geplant und erprobt. Der Wagen wurde als Pritschen-, Koffer- und Kastenwagen sowie als Kleinbus geliefert.

Die ÖAF wies bei ihrem Programm eine Besonderheit auf, mit der ausländische Mammutwerke nicht konkurrieren konnten: die Individualität. Käuferwünsche nach besonderer Zurichtung eines Lastkraftwagens, die große Fabriken normalerweise nicht erfüllen konnten oder wollten, wurden von der ÖAF ohne weiteres verwirklicht. Dies führte dazu, daß das Werk sich einen Abnehmerkreis vor allem im Osteuropa sichern konnte, auch weil der Betrieb unter russischer Verwaltung stand.

Am 15. Mai 1955 wurde der Österreichische Staatsvertrag unterzeichnet, und bereits am 12. Juli 1955 schlossen Österreich und die UdSSR ein Abkommen über Entschädigung für sowjetisch verwaltete Betriebe, wobei die ÖAF im Rahmen dieses Abkommens Kühl- und Gefrierlastwagen an die UdSSR lieferte. Die enteigneten Aktien kamen nach Abschluß des Staatsvertrags in den Besitz der Republik Österreich mit der Auflage, sie nicht mehr an den deutschen Eigentümer zurückzugeben.

Das Jahr 1956 fällt zusammen mit der ersten Wiederaufbauhilfe mit Mitteln eines ERP-Kredits (European Recovery Program = Europäisches Wirtschaftsaufbauprogramm, allgemein Marshall-Plan genannt).

Mit Beschluß der Hauptversammlung vom 12. Oktober 1962 wurde das Grundkapital der ÖAF mit 20 Mio. Schilling festgesetzt, und neue Aktien wurden ausgegeben (Bild 3.26).

1963 baute die ÖAF Nutzfahrzeuge der Tornado-Reihe, die wahlweise mit vier verschiedenen Dieselmotoren geliefert wurden, dem werkseigenen 18P-PS-ÖAF-Motor, einem deutschen 200-PS-MAN-Motor, einem englischen 200-PS-Leyland-Motor und einem amerikanischen 200-PS-V-6-Cummins-Motor. Diese neuen, stark

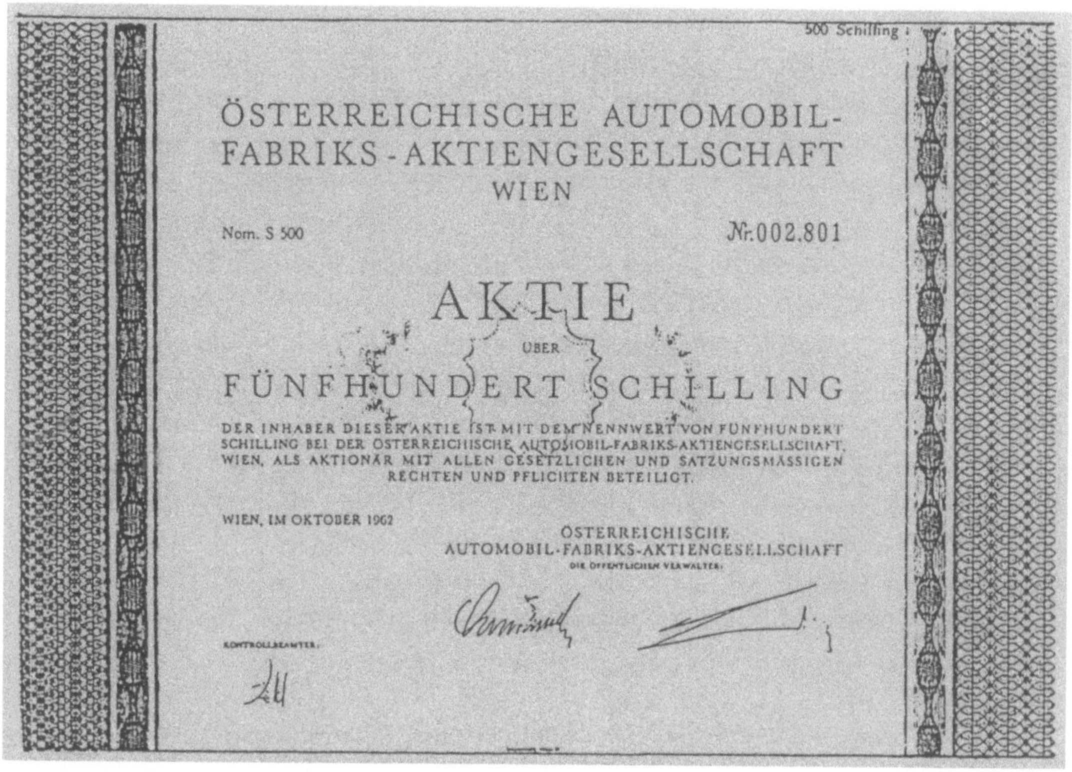

500 Schilling

ÖSTERREICHISCHE AUTOMOBIL-
FABRIKS-AKTIENGESELLSCHAFT
WIEN

Nom. S 500 Nr. 002.801

AKTIE
ÜBER
FÜNFHUNDERT SCHILLING

DER INHABER DIESER AKTIE IST MIT DEM NENNWERT VON FÜNFHUNDERT SCHILLING BEI DER ÖSTERREICHISCHE AUTOMOBIL-FABRIKS-AKTIENGESELLSCHAFT, WIEN, ALS AKTIONÄR MIT ALLEN GESETZLICHEN UND SATZUNGSMÄSSIGEN RECHTEN UND PFLICHTEN BETEILIGT.

WIEN, IM OKTOBER 1962

ÖSTERREICHISCHE
AUTOMOBIL-FABRIKS-AKTIENGESELLSCHAFT
DIE ÖFFENTLICHEN VERWALTER:

KONTROLLBEAMTER:

Bild 3.26. Aktie der ÖAF A.G., Oktober 1962

belastbaren Fahrzeuge der 16-Tonnen-Klasse mit Frontlenker- oder Kurzhauben-Fahrerhaus eroberten den österreichischen Kippermarkt und entsprachen auch den neuen gesetzlichen Bestimmungen. Sie hatten bis 1975 einen führenden Marktanteil.

Einen entscheidenden Schritt zur Hebung der Verkehrssicherheit tat die ÖAF 1964 durch den Bau kompletter, schwerer Sattelzüge und zog damit, ebenso wie mit der Einführung der Zweikreisbremse, die Aufmerksamkeit der Fachwelt auf sich.

Das Nutzfahrzeugeprogramm der ÖAF für schwere Beanspruchungen mit Dieselmotoren bis zu 200 PS reichte schließlich vom Diesel-Lastkraftwagen von 16 bis 22 Tonnen Gesamtgewicht bis zum Lastkraftwagen der Nutzklasse 2, 2½ und 3 Tonnen. An Sonderfahrzeugen wurden unter anderem Dreiseitkipper, Allradfahrzeuge, Tankfahrzeuge, Sattelschlepper und Großraumtiefkühlwagen gebaut.

Die MAN hatte, um in Österreich selbst wieder Fuß fassen zu können, 1956 eine Vertriebsgesellschaft gegründet, die Austro-MAN Ges.m.b.H., die komplette MAN-Lastkraftwagen importierte.

Im Jahre 1964 kam Dr. Richard Daimer aus München zur Austro-MAN Ges.m.b.H. Er konnte bis 1969 den Marktanteil von MAN-Lastkraftwagen von

2 Prozent auf ca. 9 Prozent steigern und außerdem ein Werkstättennetz mit drei eigenen Reparaturbetrieben aufbauen.

Die öffentlichen Verwalter der ÖAF, Gregor Szelinger und Alfred Schabas, streckten damals über die Austro-MAN Ges.m.b.H. ihre Fühler zur MAN aus. Im Jahre 1969 wurde tatsächlich in einem breiten Konsens zwischen der Republik Österreich (Regierung und Opposition), den Sozialpartnern und der MAN eine Lösung gefunden, die durch Einschaltung eines dritten Unternehmens in Liechtenstein die Einflußnahme der MAN auf die ÖAF wiederherstellte.

Auch die Belegschaft war einverstanden. Sie hatte einen Vorstoß der Steyr-Daimler-Puch AG, die ÖAF zu erwerben und als Reparaturbetrieb weiterzuführen, mit einem Warnstreik beantwortet.

Am 7. Jänner 1970 wurden die öffentlichen Verwalter Gregor Szelinger und Alfred Schabas von ihren Ämtern enthoben; sie wurden als Vorstandsmitglieder der ÖAF bestellt und im Wiener Handelsregister eingetragen.

Die Austro-MAN Ges.m.b.H., die später als Holding für die ÖAF-Aktienmehrheit fungierte, wurde in die ÖAF eingebracht, und gemäß Beschluß der Hauptversammlung vom 19. Juni 1970 wurde Dr. Richard Daimer zum Vorstandsmitglied der ÖAF bestellt.

Nur wenige Monate danach und noch bevor sich die ÖAF und die Austro-MAN konsolidieren konnten, ging die Gräf & Stift AG ihrem Ende als selbständiges Unternehmen entgegen.

Nach den schweren Rückschlägen, die die Gräf & Stift AG im Zuge der Kriegsereignisse bis 1945 hinnehmen mußte, bei denen fast der ganze Maschinenpark verlorenging, wurde mit großer Energie in den Werken Döbling und Liesing die Produktion in bescheidenem Umfang wieder aufgenommen. Diese bestand vorerst aus der Zusammenstellung von UNRRA-Fahrzeugen (UNRRA = United Nations Relief and Rehabilitation Administration), für die auch ein ständiger Instandhaltungsdienst eingerichtet wurde.

Nicht allein die Anschaffung eines neuen Maschinenparks war es, die das Unternehmen unter Leitung von Generaldirektor Dipl. Ing. Josef Gräf vor große Aufgaben stellte, sondern auch der Entschluß, sich zu spezialisieren. Man griff dabei auf den altbewährten Typ 120-O zurück und schuf bereits 1946 unter Berücksichtigung verschiedener Neuerungen einen Omnibustyp, der sich schon früher bei seinen Käufern großer Sympathien erfreut hatte.

Dieser Reisebus mit einem 125-PS-Dieselmotor und Ganzstahlkarosserie hatte 34 Sitzplätze und wurde vor allem für die Post und für die Kraftfahrlinien der Österreichischen Bundesbahnen gebaut.

Auch bei der Gräf & Stift AG nahm man nach dem Zweiten Weltkrieg die im Jahre 1938 eingestellte Personenwagenproduktion nicht mehr auf. Man entschied sich hier ebenfalls für eine Montage. Sie lief im Jahre 1949 an. Diesbezügliche Gespräche waren bereits im Jahr davor geführt worden. Dieses Verfahren, anfangs nur im Wege von Kompensationsgeschäften möglich, wurde drei Jahre lang betrieben. Es waren verschiedene ausländische Firmen beteiligt, wobei aufgrund der Zusammenarbeit mit der Firma F. M. Tarbuk & Co. hauptsächlich tschechische Modelle der Firmen Škoda und Aero-Minor montiert wurden. Die mit einer Station-Karosserie versehenen Kleinwagen hatten den Vorteil, daß man so von hinten mit breiter Tür beladen konnte; sie wurde auch in Zusammenarbeit mit der englischen Firma Morris Motor Ltd. hergestellt.

Die Umstände, weshalb die Gräf & Stift AG im Jahre 1970 aufgeben mußte, gehen auf das Jahr 1950 zurück. Gräf & Stift unterstützte die Bestrebungen von Prof. Dr. techn. Dr. h. c. Dipl. Ing. Hans List von der Technischen Hochschule in Graz, einen Dieselmotor zu schaffen, der die Ergebnisse neuzeitlicher Forschungsarbeit verwerten sollte. Der vom Hause List entwickelte ventillose Zweitakt-Dieselmotor in V-Form mit Direkteinspritzung arbeitete nach dem Wirbelkammersystem und hatte ein Gehäuse sowie andere wesentliche Teile aus Leichtmetall. Bei den Omnibussen mit Heckmotor war dieser aus Gründen der leichteren Handhabung bei Service-Arbeiten auf einem Hilfsrahmen zusammen mit dem Getriebe und dem Hinterachsantrieb montiert. Es stand eine vierzylindrige Ausführung mit einer Leistung von 125 PS und eine sechszylindrige mit 180 PS bei 2000 Umdrehungen je Minute zur Verfügung.

Die Kennlinien des Motors waren beachtenswert, die Drehmomentskurve war flach, wodurch die Lenker der Fahrzeuge in bezug auf die Schaltbarkeit wesentlich entlastet wurden. Insbesondere die Omnibusse konnten mit Personenwagen vornehmlich auf den steilen Bergstraßen ohne weiteres bezüglich der Geschwindigkeit mithalten. Der Verbrauch war nicht nur für die damaligen Verhältnisse sensationell (163 Gramm je PS und Stunde).

Die Gräf & Stift-Lastkraftwagen der Typenbezeichnung 120 N und 120 KN wurden 1950 mit dem neuentwickelten Motor ausgestattet. Dieser Dieselmotor wurde auch in die neuen Reiseomnibusse eingebaut, die infolge des einsetzenden Reisebooms bestellt wurden. Der Motor hauchte aber in den Fahrzeugen, die überall in Europa unterwegs waren, serienweise sein Leben aus. Hatte die Entwicklung dieser Neukonstruktion bereits 30 Mio. Schilling gekostet, traten nun immense Garantieleistungskosten auf, wobei einige Schadensersatzprozesse gerade noch vermieden werden konnten. Die Gründe für das Motorsterben waren vielfältig. Unter anderem wurde von den Kunden die Plombierung der Einspritzpumpe gelöst und die Mengeneinstellung wesentlich verändert. Durch die Überversorgung des Roots-Ladegebläses mit Luft bis zu 33 Prozent wurde die Leistung der Motoren hochgetrieben, z. B. von 180 PS auf 260 PS. Diese Leistungssteigerung konnten die Motoren nicht verkraften.

Zahlreiche Umkonstruktionen konnten das endgültige Ende für den Zweitakt-Dieselmotor nicht verhindern. Seit 1959 wurden nurmehr Sechszylinder-Viertakt-Dieselmotoren verwendet.

Es ist erstaunlich, daß die Gräf & Stift AG trotz der immensen finanziellen Verluste beachtliche Aktivitäten entwickeln konnte: 1953 wurde ein Stadtomnibus, „Diwabus" genannt, mit einem automatisch schaltenden, hydraulischen Getriebe gebaut. Dieses Automatikgetriebe war eine Neukonstruktion der Firma Voith, Heidenheim. Es bestand aus einem hydraulischen und einem mechanischen Teil. Beide Teile arbeiteten völlig selbständig, abhängig nur von Drehmoment und Drehzahl.

Das neue Lastwagen-Programm des Jahres 1955 enthielt erstmals einen Allrad-Lastkraftwagen bzw. Kipper für 6 und 8 Tonnen Nutzlast mit Ganzstahlfahrerhaus in Kurzform. Im Omnibusprogramm waren enthalten: Reiseomnibusse, u. a. ein Leichtbus mit Perkins-Motor im Heck; Großraumbusse mit 150-PS-Büssing-Diesel-Unterflurmotor und Diwabus-Getriebe, die einen Fassungsraum von 75 Fahrgästen hatten; der für 50 Fahrgäste bestimmte Stadtomnibus mit 100-PS-Unterflurmotor; Solo-Obusse und Gelenk-Obusse; darüber hinaus Stockomnibusse und ab 1957 ein voll luftgefederter Reiseomnibus.

Am 23. Februar 1957 wurde Dipl. Ing. Rudolf Gräf, der den Verkauf sowie den Kunden- und Reparaturdienst leitete, zum Vorstandsmitglied bestellt.

Im Zuge der rigorosen Handhabung der Bestimmungen über höchstzulässiges Gewicht bei Kraftfahrzeugen in Österreich entstand 1958 die Notwendigkeit, Lastkraftwagen mit einer dritten Achse zu versehen, um eine für den Ferntransporter wirtschaftliche Nutzlast von 9 bis 11 Tonnen zu erreichen.

Als absolute Neuheit hatte Gräf & Stift den Typ L 200/1 ins Programm aufgenommen. Auch bei diesem Lastkraftwagen wurde die selbstspurende Nachlaufachse, System Arcom, serienmäßig eingebaut. Als Antriebsaggregat diente ein 200-PS-Mercedes-Benz-Sechszylinder-Viertakt-Dieselmotor, der als besonderes Kennzeichen sechs abnehmbare Einzelzylinderköpfe aufwies.

1958 wurde ein Leichtmetallomnibus in freitragender Bauweise konzipiert, dessen Gesamtgewicht durch Verwendung von Aluminium um 1000 Kilogramm reduziert werden konnte. Es wurden nur einige Exemplare angefertigt, da die Herstellung zu teuer kam.

Die Rationalisierungsmaßnahmen im Baugewerbe verlangten, insbesondere auf Großbaustellen, den Einsatz von Spezialfahrzeugen für die Erdbewegung. Dieser Entwicklung Rechnung tragend, baute Gräf & Stift im Jahre 1960 den Muldenkipper KA 200 mit einer Leistung von 200 PS.

Im Laufe des Geschäftsjahres 1960 erwarb Gräf & Stift ein Aktienpaket, das sich im Besitz eines New Yorker Aktionärs befand, um den Betrag von 3 Millionen Schilling. Die Deckung des Kaufpreises erfolgte durch die freie Rücklage. Gräf & Stift beschäftigte damals 1073 Arbeiter und Angestellte.

Am 1. Juli 1963 wurde Helmut Gräf zum stellvertretenden Vorstandsmitglied bestellt. Er besaß mit seinem Vater, Dipl. Ing. Josef Gräf, der sich nun aus dem

Geschäftsleben zurückzog, die Aktienmehrheit, während sich die Brüder Rudolf, Heinrich und Karl das Minderheitsaktienpaket teilten.

Das Produktionsprogramm umfaßte damals nicht nur schwere Diesel-Lastkraftwagen, Linien-, Luxusreise-, Großraum- und Stadtautobusse, sondern auch allradgetriebene, geländegängige Pionierfahrzeuge und Dreiachszugmaschinen mit 145- und 200-PS-Motoren sowie verschiedene Spezialfahrzeuge.

Da immer wieder Bestellungen in Millionenhöhe hereinkamen, wurden die Bankkredite ständig verlängert. Nach einem Verlust in Höhe des Grundkapitals im Jahre 1970 hatte die Creditanstalt die Kredite jedoch gekündigt und ein Ultimatum für ein neues Konzept gestellt.

Verhandlungen von Helmut Gräf und Kommerzialrat Dipl. Ing. Rudolf Gräf mit der Daimler-Benz AG und anderen ausländischen Unternehmungen sowie mit der Steyr-Daimler-Puch AG hatten sich zerschlagen. Steyr und die Creditanstalt standen jetzt in Auffangposition mit dem Ziel, das hochinteressante Omnibuswerk in Liesing günstig aus der Konkursmasse zu erwerben. Doch Helmut Gräf und Dipl.-Ing. Rudolf Gräf hatten schon Fühlung mit der MAN aufgenommen.

Innerhalb von drei Wochen hatte die MAN gemeinsam mit der ÖAF eine Unternehmensbewertung der Gräf & Stift AG vorgenommen und ein Zukunftskonzept erarbeitet, das es ermöglichte, die Aktien durch die ÖAF erwerben zu lassen und die Omnibusproduktion fortzuführen. Die in der Endphase hektischen Verhandlungen wurden zu einem erfolgreichen Abschluß gebracht, wobei die ÖAF sämtliche Verbindlichkeiten der Gräf & Stift AG übernahm und die im Familienbesitz befindlichen Aktien erwarb. Es gab erstaunte Gesichter bei den Herren der Creditanstalt, als Dr. Richard Daimler und die MAN-Vorstände Dr. Gerd Wollburg und Dr. Wolfgang Müller am Ablauftag des Ultimatums auftauchten, um das neue Konzept vorzustellen und die Wechsel einzulösen. Dem Wunsch, die Kreditlinie fortzusetzen – auch zu verbilligten Konditionen –, wurde letztlich stattgegeben.

Auf Grund des Verschmelzungsvertrages vom 23. Juni 1971 wurde die Gräf & Stift Automobilfabrik AG mit der ÖAF durch Aufnahme verschmolzen und am 6. Juli 1971 der neue Firmenwortlaut Österreichische Automobilfabrik ÖAF – Gräf & Stift AG im Wiener Handelsregister eingetragen. Gleichzeitig wurde Dipl.-Ing. Rudolf Gräf zum Vorstandsmitglied bestellt und mit der Aufgabe betraut, die alten Gräf & Stift-Kunden, vor allem der öffentlichen Hand, im neuen Unternehmen zu betreuen.

Damit ist eine Entwicklung zum Abschluß gekommen, die mehr als acht Jahrzehnte eines ruhmvollen Kapitels österreichischer Nutzkraftwagengeschichte umfaßt.

Literatur zu Kapitel 3

Allgemeine Automobil-Zeitung, Wien Jahrgang 1900–1938
Eintragungen im Handelsregister, Wien
Walter J. Spielberger: Kraftfahrzeuge und Panzer des österr. Heeres 1896 bis heute. Stuttgart: Motorbuch Verlag 1976
Die Geschichte der Österreichischen Saurerwerke 1906–1956, Festschrift, Wien 1956
Hans Seper: Österreichische Automobilgeschichte 1815 bis heute. Wien: Orac-Verlag 1986
Familienarchiv Kommerzialrat Dipl.-Ing. Rudolf Gräf, Wien

Summary
The Development in Austria

The Österreichische Automobilfabrik ÖAF – Gräf & Stift AG is founded on two traditional enterprises in Vienna which are Gräf & Stift who arose from the family enterprise of the brothers Carl, Franz, and Heinrich Gräf, and the Österreichische Fiat-Werke AG. The period of these events includes the k. u. k. monarchy and World War I (until 1918), the First Republic (1918–1938), the occupation of Austria and World War II (1938–1945), and the Second Republic (from 1945 on).

Carl Gräf became an independent mechanic on July 6th, 1896 and Heinrich Gräf opened a considerably bigger mechanic workshop on May 4th, 1898. These two events were the initiation of the development of one of the leading automobile factories of Austria. At first Carl Gräf built and repaired bicycles. His first motor vehicle was a motor-tandem in 1899 which was followed by a four-wheeled vehicle. This was the world's first automobile with front wheels driven by cardan transmission, a construction in advance of its time. On November 1st, 1901 the Offene Handelsgesellschaft Gräf & Stift was founded. The second bearer of the name, Wilhelm Stift, traded with twine, woollen and embroidery goods and on February 12th, 1901, without any expert knowledge, he founded the "Automobilfabrik Celeritas" which he introduced into the new enterprise. Before a production program could be realized certain circumstances became determinging factors for the future development of the enterprise: Arnold Spitz, representative of De Dion, then of Benz and Mercedes in Vienna, wanted to put own automobiles with his trademark on the market. He engaged the engineer Otto Hieronimus as constructor. The Spitz vehicles built by Gräf & Stift soon became popular. When the building of the Celeritas-factory in the Gymnasiumstraße became too small plants were built in the Weinbergstraße in 1904. These activities were made possible by financial gains which were achieved without risking anything. Because of their experiences made Gräf & Stift OHG were able to construct engines as well as cars according to their own plans and to sell them under their trade mark in 1905. The 24/28 HP Gräf & Stift with four cylinders was Austria's first vehicle with cardan transmission and a new designed and patented carburettor. The first 40/45 HP automobile with four cylinders was delivered in September, 1906. At that time the factory already engaged 120 workers. The reputation of the enterprise had grown so much that the transformation into a joint-stock company could take place. The certificate of incorporation was issued on the new trade-name Wiener Automobilfabrik AG, vorm. Gräf & Stift in Vienna on June 21st, 1907. From the beginning they concentrated on the construction of highly qualified first-class cars. Lorries up to five tons payload were constructed as so-called "subvention type" for civil and military use. The enterprise also took part in the production of the "post unit type". The imperial family of Austria, the nobility and all people of renown gladly bought Gräf passenger cars. Since September, 1912 emperor Franz Joseph I., too, had a 40/45 HP Gräf & Stift for his personal use.

On July 17th, 1907 the constitutive company meeting of the Österreichische Fiat-Werke AG took place with the aim to start the production of urban cars, omnibuses, and lorries of the well-known Fiat-types. In contrast to the brothers Gräf who experienced the early years of automobilism with all their problems and who were forced to solve them step by step the Österreichische Fiat-Werke could already take over the experiences and the technical know-how of the "Fabbrica Italiana Automobil Torino" that was founded on July 11th, 1899 and already engaged 700 workers. They immediately decided to build a factory for the assembly of the parts delivered from Turin in Vienna 21, Floridsdorf. During the first years only one type, a 16 HP car with four cylinders, was produced while all other types were imported from the running production in Turin. Since 1910 the Austrian Factory also produced engines and transmissions. Type C 1 (Dolomites Type) was the most popular one. They also built economical taxies which run to the full satisfaction of the people in Vienna mainly. Austro-Fiat produced a subsidy motor lorry and trailer, and clutches and gears for the post unit type in 1913, too. On May 23rd, 1915 when Italy declared war the relations between the Italian and the Austrian enterprises were interrupted by force. During the wartime the Österreichische Fiat-Werke AG only worked for Army demands. In the course of this the plants had to be enlarged considerably in order to meet with the increasing demands. At the end of the k. u. k. monarchy in November, 1918 all automobile factories of shrinked Austria which had been enlarged for war demands were hit hard. Gräf & Stift who had produced 3,900 vehicles, mainly lorries, for the k. u. k. army during the war years from 1914 to 1918 had a staff of 1,250 who had to be reduced to 800 workers for the time being. First of all the lorry production was started with the types used during the war. The construction of passenger cars started again with the VK in 1920. Its successor, VK 2, was produced until 1930. From 1921 to 1924 representative luxury cars, too, were constructed like the SR 2, a mighty car with 7.7 litres piston displacement and six cylinders that was often called the Austrian Rolls Royce. Concerning the lorry construction they changed from speed lorries of two tons to types of three and four tons and from buses with 26 to those of 30 seats which were delivered to the Federal Railway of Austria. Since the trade mark had been registered on May 25th, 1921 all Gräf & Stift automobiles had the famous "silver lion" on the radiator. During the economical crisis from 1927 to 1929 the enterprise had to work short-time. In spite of this Gräf & Stift offered very stately and in no way cheap cars with six cylinders like type SR 4 (1926–1928) and the types SP 5 (1924–1933), SP 6 (1934–1935), and SP 7 (1927–1929), but most of all type SP 8 with a single block engine with eight cylinders that was constructed since August, 1929. The production of passenger cars of own design was no longer profitable and unfortunately they lacked the necessary capital. They tried an assembly production in cooperation with Citroen and the Ford-works in Cologne later. So the "GräfFord" was produced from 1936 to 1937.

After the end of World War I Austro-Fiat, too, had to reduce their production to a fifth and their staff from 1800 to 300. They took up production with prewar products, a touring-car 15/35 HP, Type II DR and a 9/24 HP urban car type C 1. At that time a project was made to merge Austro-Daimler in Vienna Neustadt, Puch in Graz and Austro-Fiat. In 1921 Fiat-Turin decided on selling the majority of their Österreichische Fiat-Werke AG shares to the Österreichische Creditanstalt. At the same time they changed the trade-name into Österreichische Automobil-Fabriks AG, vormals Austro-Fiat. Daimler, Puch and Austro-Fiat then belonged to the same bank which formed a pool with them. Austro-Fiat, however, succeeded in keeping their industrial and financial independence under great difficulties by proving diplomatic skill. Austro-Fiat steadily increased partly thanks to the construction of a new type of passenger car that was put on the market with the trademark AF I in 1922. On April 1st, 1928 the new Fiat type 1001 was presented that was also built as a "taximeter type" and as platform and delivery van. In 1932 the Österreichische Creditanstalt was induced to mortgage the Austro-Fiat shares against a credit to a Swiss holding-company. In 1933 Fiat-Turin decided to recover the shares to regain the vast majority. This was the start of the third period of mutual cooperation between Turin and Vienna. It was a historical event when Austro-Fiat lent to the Austrian Federal Army the first speed lorries of 3 tons with a Diesel engine from a new series on January 28th, 1936. The installed Diesel engine Austro-Fiat/MAN D 0530 had been produced according to a licence treaty and had been offered together with a rear axle planned by MAN separating supporting axle and driving axle. Due to this advantageous licence treaty with the Maschinenfabrik Augsburg leading in the European Diesel engine construction Austro-Fiat secured the leadership of the lorry and omnibus business in Austria and confirmed its economical position by their far-sighted business prudence in connection with the construction of high-grade vehicles one more time. Until the beginning of the war business prospered unexpectedly. Several thousands of ÖAF-lorries and buses, too, were sold. When Austria lost her independence in 1938 the enterprise had a staff of 2000 workers and a yearly turn-over of 18 million Friedens-shillings corresponding 20 million Swiss Francs. The majority block of the

Österreichische Automobilfabriks AG, vormals Austro-Fiat, was bought by MAN for Fiat-Turin on easy terms in 1939 and the trade name was changed into Österreichische Automobilfabriks AG.

On July 31st, 1939 the trade name of the Wiener Automobilfabrik AG, vormals Gräf & Stift was changed back into Gräf & Stift Automobilfabrik AG. Gräf & Stift as well as the Österreichische Automobil-Fabriks AG worked for army demands only.

Since March 29th, 1945 upper Austria including Vienna was occupied by Soviet troops. The Österreichische Automobil-Fabriks AG who had lost nearly everything due to heavy war and postwar losses then was in the Russian part of Vienna that had been divided into four sectors. As the Maschinenfabrik Augsburg-Nürnberg AG owned the majority block of ÖAF the enterprise being German property was declared to be possession of an USIA-enterprise belonging to the Soviet Union. They produced lorries, electric cars and a 50 HP four strokes Diesel speed lorry in 1952. There was a great demand for such small lorries that were cheap and easy to handle. It was delivered as back-seat, trunk, and frame car. The ÖAF immediately realized customers' wishes concerning special lorry constructions which normally would and could not be fulfilled from big factories. So the works could secure a stock of customers who mainly lived in the east partly because the enterprise was subordinate to Russian administration. On May 15th, 1955 the Austrian internationaly treaty was signed. Austria came to an agreement with Russia about the compensation of enterprises administrated by the Soviets whereas the ÖAF delivered cooling and freezer lorries to the Soviet Union within the scope of this agreement. The expropriated shares became property of the Austrian Republic under the condition not to return them to their German proprietors. The range of commercial vehicles of the ÖAF finally reached from Diesel lorries of sixteen to twenty-two tons total weight to lorries of payload class two, two and a half and three tons. They produced special vehicles like three-sided tip-trucks, all wheels driven vehicles, tank lorries, road tractors, and large-sized deep-freezing vehicles. In order to reestablish themselves in Austria MAN had founded a trading company, the Austro-MAN Ges.m.b.H., in 1956 which imported complete MAN lorries. In 1969 they approved to a solution that brought back the influence of MAN on ÖAF by inserting a third enterprise in Liechtenstein without injuring the international treaty of Austria. The Austro-MAN Ges.m.b.H. who later acted as holding of the ÖAF share majority was yielded into the ÖAF. Only a few months later Gräf & Stift came to an end as independent enterprise before ÖAF and Austro-MAN could consolidate. In 1945 in the course of the war events Gräf & Stift had lost their whole machine plant. In spite of this they created an omnibus type that was based on the well-tried type 120-O and which enjoyed wide popularity among the customers in 1946. After World War II Gräf & Stift AG, too, had not taken up again the production of passenger cars which had been stopped in 1938. They decided on an assembling first with Skoda and then with Morris Motor Ltd. The reasons why Gräf & Stift AG had to give up in 1970 were based on events that took place in 1950. Gräf & Stift financially supported the efforts to create a modern Diesel engine with two cycles and without valves. The Diesel engine was installed in new travelling buses, but it led to breakdowns of numerous vehicles that were on the way everywhere in Europe. The development had already cost 30 million shillings and then additional payments for the guaranties arose. Numerous recasts could not hinder the final end of the Diesel engine with two cycles. Since 1959 they used Diesel engines with four cycles and six cylinders. It is surprising that Gräf & Stift AG were very active on the field of lorry and omnibus construction. The range of products did not only comprise heavy Diesel lorries, route, luxury travelling, big spaced and city buses, but also all wheels driven cross-country pioneer's vehicles and tractors with three axles and 145 HP and 200 HP engines as well as several different special vehicles. Bank credits were steadily prolonged as new orders to the amount of millions came in again and again. After a loss in the height of the stock capital in 1970 the credit bank had called in the money and delivered an ultimatum for a new concept. MAN stood in the breach and together with ÖAF they worked out a future draft that made it possible for the ÖAF to buy Gräf & Stift shares and to go on with the omnibus production. Due to the merger contract of June 23rd, 1971 Gräf & Stift Automobilfabrik AG was assimilated by ÖAF and the new trade name on the certificate of incorporation in Vienna was read Österreichische Automobilfabrik ÖAF – Gräf & Stift AG. This was the end of the development of a glorious chapter of more than eight decades of Austrian commercial vehicle history.

Viertes Kapitel

Der Weg zur ÖAF-Gräf & Stift AG

Richard Daimer

4.1 Austro-MAN Fahrzeugvertrieb GmbH

Die MAN hatte im Jahre 1956, um nach der Enteignung der ÖAF in Österreich wieder Fuß zu fassen, in Wien die Austro-MAN Fahrzeugvertrieb GmbH gemeinsam mit einer schweizerischen Bank gegründet. Das Stammkapital betrug 5 Mio. Schilling. Das Unternehmen importierte Traktoren und später LKW von der MAN. Bis 1963 hatte die Austro-MAN ein jährliches Geschäftsvolumen von etwa 30 Mio. Schilling erreicht. Der Marktanteil für MAN-Lastkraftwagen ab 12 Tonnen Gesamtgewicht betrug 3 Prozent.

Geschäftsführer waren Direktor Franz Herout, vorher öffentlicher Verwalter bei ÖAF, und Adalbert Gattermayer, der das Kundendienstnetz aufbauen sollte. Die beiden Geschäftsführer harmonisierten jedoch nicht. Die MAN war mit dem Geschäftsvolumen und den Ergebnissen der Gesellschaft nicht zufrieden.

Am 1. Juli 1964 wurde Dr. Richard Daimer, der seit 1962 Direktionsassistent in der kaufmännischen Verwaltung der MAN in München war, nach Österreich entsandt. Er hatte den Auftrag, innerhalb eines halben Jahres die Austro-MAN entweder „in Ordnung zu bringen“ oder die Liquidation einzuleiten. Die bisherigen Geschäftsführer schieden aus, und Dr. Daimer wurde zum Geschäftsführer bestellt.

In gemeinsamer Aufbauarbeit wurde bis zum Jahr 1969 der MAN-Marktanteil ab 12 Tonnen Gesamtgewicht von 3 Prozent auf über 9 Prozent gesteigert. Eine eigene Vertriebsorganisation mit Niederlassungen in Wien, Wels, Innsbruck und Graz wurde aufgebaut.

Zu der 1964 vorhandenen ersten eigenen Reparaturwerkstätte (Bild 4.1) kamen von 1966 bis 1970 Reparaturwerkstätten in Wels, Graz und Innsbruck hinzu. Die Betriebe wurden von Partnern nach MAN-Plänen errichtet und an die Gesellschaft vermietet. Das Bundesland Kärnten blieb dem Einfluß der Austro-MAN verschlossen. Dort arbeitete ein selbständiger Importeur.

Im Jahre 1969 hatte die Austro-MAN 145 Beschäftigte, davon waren 72 Mechaniker und 27 im Verkauf tätig. Der Umsatz betrug 176 Mio. Schilling. Die Bilanzergebnisse waren positiv.

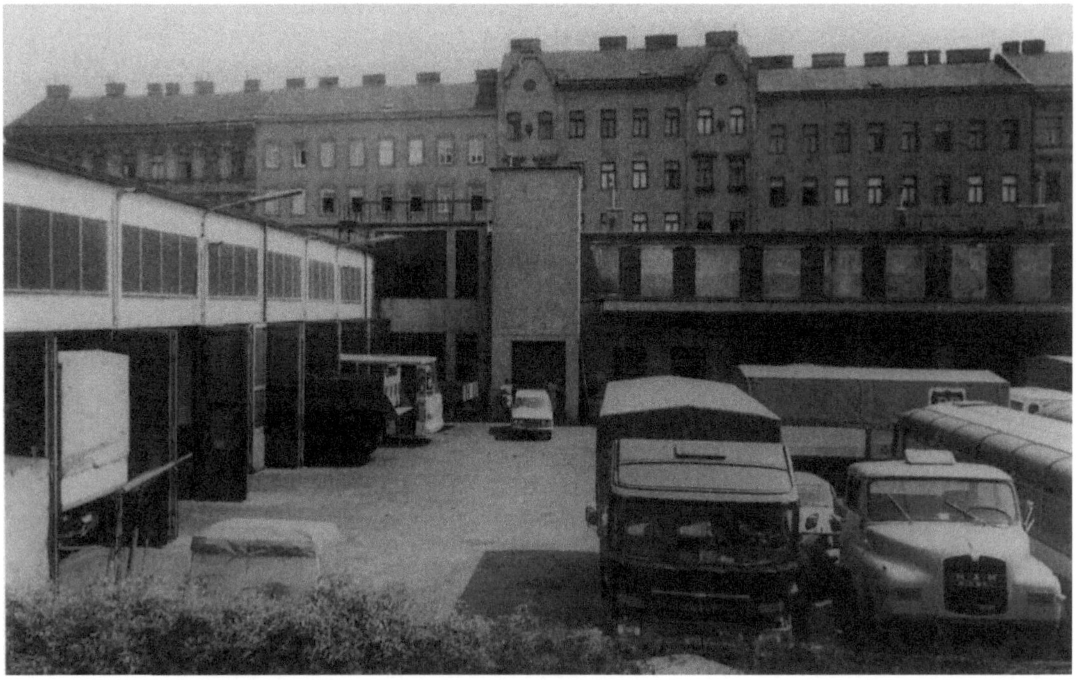

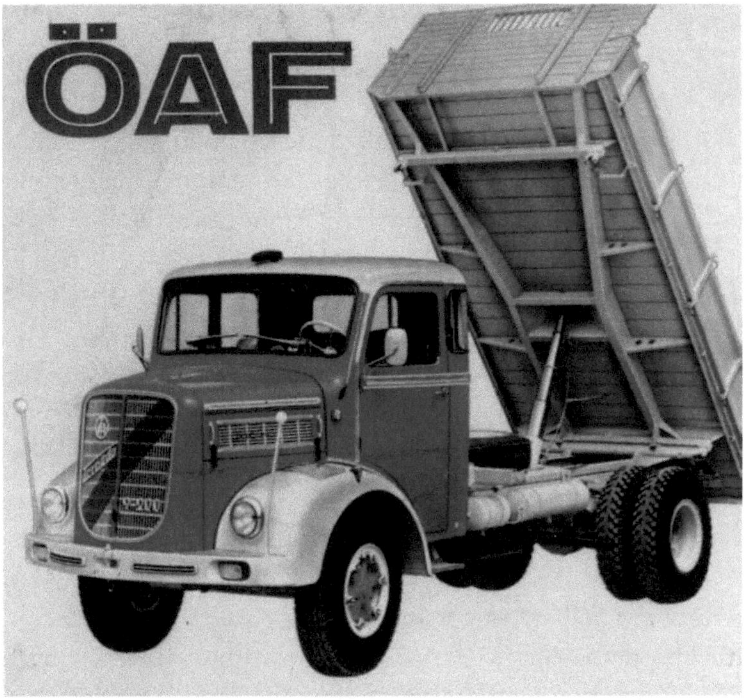

Bild 4.2. ÖAF-Tornado I, 9–200, 1965

Zwischen Austro-MAN und der Österreichischen Automobil-Fabriks-AG (ÖAF) bestand ein ambivalentes Verhältnis. Einerseits herrschte vor allem in Wien, in Niederösterreich und im Burgenland erbitterte Konkurrenz. Die ÖAF-Typenreihe „Tornado" (Bild 4.2) wurde wegen ihrer Robustheit und Überladbarkeit von den Kipperkunden favorisiert. Der Marktanteil für Baustellenfahrzeuge betrug 60 Prozent. Besonders schmerzlich empfanden die Austro-MAN-Verkäufer, daß das „Herz" der ÖAF-Fahrzeuge nicht nur aus dem ehemaligen MAN-Lizenzmotor D 180 bestand, sondern daß auch die 215-PS-Sechszylinder-Maschine D 2156 M 3 direkt von MAN bezogen und eingebaut wurde.

Darüber hinaus hatten die ÖAF-Fahrzeuge eine unverwüstliche Banjo-Achse, während bei MAN-Fahrzeugen Trag- und Triebachse getrennt waren. Die Steckachsen verdrehten sich bei Überlastung und landeten fast täglich als Reklamationsobjekte auf dem Schreibtisch der Geschäftsleitung der Austro-MAN.

Trotz der Gegnerschaft sah man immer wieder das Gemeinsame, sowohl bei den Produkten als auch in der Firmengeschichte und in der persönlichen Betreuung der Kunden. Die öffentlichen Verwalter der ÖAF, Szelinger und Schabas, ließen ihre stille Sehnsucht durchblicken, in den MAN-Kreis zurückzukehren.

Es gab geheime Zusammenkünfte mit der Geschäftsleitung der Austro-MAN, bei welchen solche Zukunftsvisionen skizziert wurden. Die Vorstandsmitglieder der MAN, Dr. Schott und Dr. Choinowsky, winkten jedoch ab. Sie wollten nach der Enteignung und den Auflagen des österreichischen Staatsvertrages keinen Produktionsbetrieb mehr in Österreich haben.

4.2 Die Österreichische Automobilfabrik vor der Reprivatisierung

Nach dem Tod der öffentlichen Verwalter Gutscher und Grund im Jahre 1962 waren Szelinger und Schabas eingesetzt worden. Der Sozialist Szelinger war vorher Betriebsrat gewesen, Schabas wurde nach den Proporzprinzipien der damaligen Koalition von der „schwarzen Reichshälfte" gestellt. Beide stellten das Wohlergehen des Unternehmens der Parteipolitik voran.

Arbeiter-Betriebsratsobmann in dieser Zeit war Ernst Schmidt, ein Kommunist der ersten Stunde nach dem Zweiten Weltkrieg. Er hatte sich in der USIA-Zeit (USIA: Verwaltung des beschlagnahmten, ehemals deutschen Vermögens, 1946 bis 1955) aktiv in der Parteipolitik betätigt. Ab 1957 beschränkte er sich auf die Arbeit im Betrieb. Aus dieser Zeit sind harte Richtungskämpfe zwischen Szelinger und Schmidt bekannt. Die Gegnerschaft wurde „auf Österreichisch" beigelegt: Szelinger wurde öffentlicher Verwalter, Schmidt Betriebsratsobmann (in dieser Eigenschaft wurde letzterer nach der Privatisierung delegiertes Aufsichtsratsmitglied. Die alte, nunmehr kollegiale Gegnerschaft konnte sich bei Aufsichtsratssitzungen entladen). Im Gegensatz zu den „Betriebskaisern" bei der verstaatlichten Industrie mit Mehrfachbezügen blieb Schmidt bei aller Machtfülle ein bescheidener Mann, der in der Arbeit für seine Kollegen aufging, als Privatwagen einen „Lada" fuhr und nur nach Zureden bereit war, den ihm als freigestelltem Betriebsratsobmann zustehenden Akkordhöchstverdienst in Anspruch zu nehmen.

Daß die ÖAF-Arbeiterschaft nicht kommunistisch war, bewiesen die Arbeiterkammerwahlen, bei welchen die Sozialisten immer die absolute Mehrheit errangen; bei Betriebsratswahlen dagegen gewann die stärkere Persönlichkeit von Schmidt.

Mit ihrem Typenprogramm war die ÖAF trotz geringer Investitionsmittel auf neuestem Stand. Schon 1956 war ein Frontlenkerfahrerhaus auch in Großraumausführung entwickelt worden. 1967 wurde dieses durch ein moderneres abgelöst, das mit einer Hydraulikvorrichtung kippbar war. Es konnte mit Klapptüren oder Schiebetüren ausgerüstet werden und wurde vor allem an die Gemeinde Wien als „FKO-Fahrzeug" (Frontlenkerkommunalfahrzeug) verkauft.

Mangels einer Serviceorganisation blieben die Versuche ins Fernverkehrsgeschäft einzusteigen vergeblich.

In den Jahren 1966 bis 1968 wurde zusätzlich zum „Tornado" ein kleiner Haubenwagen entwickelt, ein Allradfahrzeug mit 3,5 Tonnen Nutzlast. Der „Husar" wurde dem Österreichischen Bundesheer angeboten. Es folgte der „Hurricane" mit einer 136-PS-Maschine. Dieses Fahrzeug hatte bereits eine Motorhaube aus Plastikmaterial. Von der Konkurrenz wurde es wegen seiner eigenartigen Haubenform als „Donald Duck" bezeichnet. Es hat sich trotz guter Fahreigenschaften aus Kostengründen nicht durchgesetzt. Nur 35 Stück wurden davon gebaut.

Die Geschäftsleitung der ÖAF hatte ein Gespür für die Zukunft, die sich auch in Form eines möglichen EG-Beitritts Österreichs abzuzeichnen begann. Es war ihr klar, daß das Unternehmen nicht allein lebensfähig war und die öffentliche Verwaltung des Betriebes nur eine Übergangslösung sein konnte. Es gab Kooperationsgespräche mit Scania-Vabis, British Leyland und auch mit der UdSSR.

Die Verluste der Jahre 1968 und 1969 verzehrten das Grundkapital und die Rücklagen bis auf einen Rest von 5 Mio. Schilling. Neue Mittel mußten zugeführt werden.

Die Republik drängte auf den Verkauf, Steyr erklärte sich interessiert; das von Generaldirektor Rabus der Österreichischen Vermögensschutzgesellschaft (staatliche Holding) vorgelegte Unternehmenskonzept sah vor, die Produktion von Lastkraftwagen nach einer kurzen Übergangszeit aufzugeben und aus dem Werk Floridsdorf einen Großreparaturbetrieb zu machen.

Die Belegschaft antwortete auf die Pläne von Steyr mit einem Warnstreik.

Als Interessent konnte schließlich die MAHA AG, Liechtenstein (eine Tochter des kanadischen Hunter-Douglas-Konzerns) gefunden werden. Zunächst war an eine Produktion in Europa gedacht worden. Der Geschäftsführer der MAHA, Friedl Sußkind, wollte das Produktionsrisiko im Zusammenhang mit einer kompletten Umstellung der Fertigung nicht übernehmen, sondern die ÖAF-Aktivitäten in

Form der Fahrzeugproduktion zunächst fortführen. Dazu benötigte er einen starken Partner aus der Branche, der bereit war, technisches Know-how und ein zukunftsweisendes Konzept einzubringen.

Die Maschinenfabrik Augsburg-Nürnberg AG, die die Motorenlieferungen von mehreren hundert Einheiten im Jahr nicht verlieren wollte, erklärte sich bereit, bei der Umstellung auf ein neues Produktionskonzept behilflich zu sein, ihr Know-how zur Verfügung zu stellen und eine Beschäftigungsgarantie in Form von Zulieferaufträgen auf die Dauer von fünf Jahren zu geben. In einer Vollversammlung entschied sich die ÖAF-Belegschaft für die Lösung MAHA-MAN.

In der Hauptversammlung am 17. Dezember 1969 wurde das Aktienkapital von 20 Mio. auf 5 Mio. Schilling zusammengelegt und durch Neuzuführung von Mitteln wieder auf 20 Mio. Schilling aufgestockt. Die Austro-MAN GmbH wurde als Sacheinlage eingebracht. Bereits am 4. Dezember war das Mehrheitspaket der Republik an die MAHA verkauft worden.

Die öffentlichen Verwalter traten zurück und wurden als Vorstände neu bestellt. Als drittes Vorstandsmitglied mit Zuständigkeit für Verkauf und Kundendienst wurde Dr. Daimer bestellt.

Als Aufsichtsratsmitglieder wurden ernannt: Friedl Sußkind als Präsident sowie Sektionschef Dr. Wilhelm Storm (Finanzministerium), Dr. Rudolf Schneider (Vermögensschutzgesellschaft) und Dr. Walter Nuener (Vorstandsmitglied der Bank von Liechtenstein). Vom Betriebsrat in den Aufsichtsrat delegiert wurden Ernst Schmidt und Ing. Rudolf Wertheim.

In einer weiteren Hauptversammlung am 19. Juni 1970 wurden DDr. Josef Koliander (Generaldirektor – Stellvertreter der Österreichischen Länderbank) und Dr. Wolfgang Müller (Direktor bei MAN) in den Aufsichtsrat gewählt. Betriebsrat Koncsek wurde zusätzlich delegiert. Direktor Johann Erdle, München, wurde als weiteres Vorstandsmitglied mit Zuständigkeit für die gesamte Technik bestellt. Bei der zweiten Aufsichtsratssitzung am 21. Januar 1970 trug Dr. Daimer das folgende Sanierungskonzept vor:

Zur Erhaltung der Liquidität: Aufstockung des Kreditrahmens um 50 Mio. Schilling auf 90 Mio. Schilling bei gleichzeitiger Senkung der Sollzinsen. Dadurch wurde der aufgelaufene Verlust finanziert. An MAN wurde die Bitte gerichtet, das Zahlungsziel von 9 Monaten auf ein Jahr zu erstrecken.

Zur sofortigen Verbesserung der Ertragslage: Verhandlungen mit der Österreichischen Länderbank und der Kontrollbank wegen eines Schuldennachlasses; Verhandlungen mit Hauptlieferanten, z. B. Semperit, für einen „Treuebonus"; Erzielung verbesserter Einkaufsbedingungen und Übergang auf Sofortzahlung der Lieferanten, um Skonto zu erreichen.

Mittelfristig wirkende Maßnahmen: Aufgabe besonders verlustbringender Typen wie „Hurricane", „Husar" und Frontlenker, ebenso des „Tornado"-Dreiachsers,

Forcierung des „Tornado"-Zweiachsers; Auslaufen der eigenen Motorenfertigung zugunsten von MAN-Motoren.

Das neue Unternehmenskonzept wurde mit der MAN abgestimmt und fand die Zustimmung von Dr. Moll, Dr. Wollburg und Dr. Müller. Die ÖAF-Kunden, denen das neue Konzept „ÖAF und MAN, das starke Team" bei einem „Tag der offenen Tür" im Dezember 1969 vorgestellt wurde, reagierten positiv.

Im ersten gemeinsamen neuen Jahr 1970 stieg der Umsatz um 26 Prozent auf 587 Mio. Schilling. Der Betriebsverlust wurde halbiert. Das Bilanzergebnis war mit 0,3 Mio. Schilling erstmals wieder positiv; dazu hatten allerdings außerordentliche Erträge beigetragen.

Vorangegangen war eine Zusammenlegung der beiden Vertriebs- und Kundendienstorganisationen von ÖAF und Austro-MAN: Die früheren Konkurrenten wurden auf ein gemeinsames Ziel ausgerichtet und arbeiteten in kürzester Zeit hervorragend zusammen. Wegscheider wurde Verkaufsleiter, die ÖAF-Verkäufer Verkaufsleiter für Wien, Niederösterreich und das Burgenland. In den Bundesländern Oberösterreich, Salzburg und Tirol hatte die ÖAF selbständige Händler; deren Verträge wurden aufgelöst, so daß der Verkauf einheitlich über eine eigene Organisation erfolgen konnte. Die Servicebetriebe beider Organisationen ergänzten sich. Erich Gattermayer wurde Kundendienstchef. Gradischnig, Kärnten, war nunmehr MAN-Importeur und zugleich ÖAF-Händler.

4.3 Die letzten Jahre der Gräf & Stift AG

Mitten in die Sanierungsphase bei der ÖAF platzte Ende 1970 die Nachricht von dem bevorstehenden Zusammenbruch von Gräf & Stift (vgl. Kapitel 3). Nach mehr als einjährigen Geheimverhandlungen mit Daimler-Benz und Steyr über einen Aktienankauf hatte Daimler-Benz im Dezember von einem Kauf des Unternehmens Abstand genommen. Am 23. Dezember 1970 kündigte die Hausbank von Gräf & Stift, die Creditanstalt-Bankverein, die Kreditlinie mit Wirkung zum 28. Februar 1971. Noch im November hatte Gräf & Stift im Hinblick auf die bevorstehende Zusammenarbeit mit Daimler-Benz und Steyr den Vertrag mit seinem Kooperationspartner Klöckner-Humboldt-Deutz (KHD) gekündigt.

Jetzt befand sich das Unternehmen in einer tödlichen Falle. Die Steyr-Werke, eine Tochtergesellschaft der Creditanstalt, konnten nunmehr abwarten, bis Gräf & Stift in den Konkurs gehen würde, um dann aus erster Hand interessante Unternehmensteile aus der Masse erwerben zu können.

Dazu kam es nicht, denn am 25. Februar 1971, kurz vor Ablauf der Deadline, sprachen Rudolf Gräf, Helmut Gräf und Dr. Daimer von ÖAF bei Direktor Osondt in der Creditanstalt vor und berichteten über den durchgeführten Ankauf der

Aktien von Gräf & Stift durch ÖAF sowie das gemeinsam mit MAN festgelegte neue Unternehmenskonzept und die erweiterte Auslastungsgarantie der MAN.

Die Creditanstalt beeilte sich mit dem Angebot, die gekündigte Kreditlinie zu ermäßigten Konditionen zu verlängern.

In den beiden vorangegangenen Jahren hatte es bei Gräf & Stift hektische Versuche gegeben, das sich abzeichnende Ende zu verhindern. Nach dem Debakel mit dem List-Zweitaktmotor (Bild 4.3) war Gräf & Stift eine Kooperation mit KHD eingegangen: Gräf & Stift-Reisebusse wurden auf Deutz-Chassis aufgebaut.

Die Linienomnibusse für Bahn und Post wurden mit luftgekühlten Deutz-Motoren ausgerüstet. Für die Busse der Städtischen Verkehrsbetriebe Innsbruck und Linz verwendete man Henschel-Motoren. Nach Innsbruck wurden später auch Büssing-Fahrgestelle geliefert, die mit Gräf-Aufbauten versehen waren. Bei Bahn, Post und auch der Gemeinde Wien kooperierte Gräf mit den österreichischen Saurer-Werken, die unter Aufgabe des Produktnamens mit Steyr fusioniert wurden. Gräf & Stift-Lastkraftwagen wurden mit Daimler-Benz-Motoren ausgerüstet. Im Jahr 1967 hatte Gräf & Stift auch die Vertretung für Berliet übernommen und konnte damit beim Bundesheer einen überraschenden Großauftrag von 107 Dreiachsern landen. Eine Schwestergesellschaft von Gräf & Stift, die Wiener Automobilfabrik AG (WIFAG), hatte am Firmensitz Döbling eine Gebietsvertretung für Scania-Vabis. Schließlich wurden dort auch Wartburg-PKW importiert und Peugeot- und Renault-Fahrzeuge repariert.

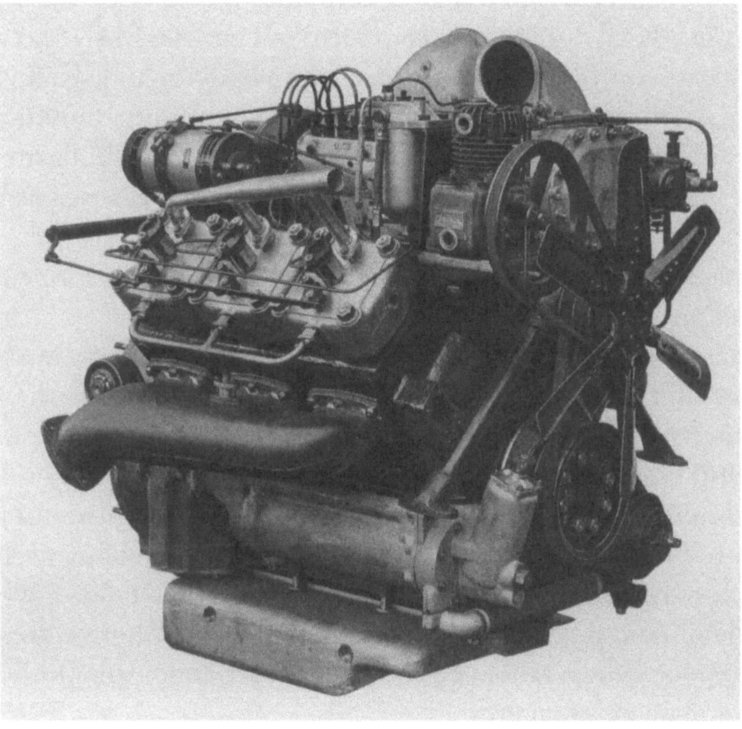

Bild 4.3. List-Zweitaktmotor

Im Jahr 1969 begannen die bereits erwähnten Verkaufsverhandlungen gemeinsam mit Daimler und Steyr. Dabei war vorgesehen, daß Gräf & Stift den eigenständigen Busbau aufgibt und Daimler-Benz-Busse des Typs O 302 in CKD-Form importiert und montiert. Die Steyr-Werke wollten in Zukunft die beiden wichtigsten Kunden, Bahn und Post, mit ihren eigenen Omnibussen beliefern, die Motoren dazu sollten von Daimler-Benz kommen.

Bemerkenswerterweise gab es bis 1969 keine Kontakte zwischen den Geschäftsleitungen von Gräf & Stift und ÖAF. Vielleicht spielten die unterschiedlichen Eigentumsverhältnisse eine Rolle: ÖAF war Staatsbetrieb, bei Gräf & Stift herrschten privatwirtschaftliche, konservative Züge vor.

Was hätte man sich auch bieten können? Beide kämpften ums Überleben. Allerdings gab es Kontakte zwischen Dr. Daimer und dem Leiter des Omnibuswerkes, Direktor Löw, mit dem Ziel, die Möglichkeit einer Zusammenarbeit zu sondieren. In seinem minuziös geführten Tagebuch berichtet Löw über Gespräche im Jahre 1968 und zuletzt am 1. Oktober 1969. Am 18. Februar 1970 besuchte Löw das Werk München; er wurde von Dr. Moll empfangen. Man sprach über Zusammenarbeit bei Sonderaufbauten für Lastkraftwagen und Kooperation bei Trolley-Bussen.

Der Umsatz von Gräf & Stift betrug im Jahr 1970 195 Mio. Schilling. Beschäftigt waren 812 Personen. Die Verluste drohten, das Kapital aufzuzehren. Nach dem Scheitern der Verhandlungen mit Daimler-Benz und Steyr wandten sich Dipl.-Ing. Rudolf Gräf und Helmut Gräf über die Verbindung Löw – Dr. Daimer an die MAN. Ein Erwerb der Aktien durch MAN kam nicht in Betracht. MAN war aber bereit, bei der Neustrukturierung mitzuwirken und eine Beschäftigungsgarantie abzugeben, falls ÖAF die Übernahme von Gräf & Stift durchführte. Innerhalb von sechs Wochen wurde das Unternehmen analysiert, Bewertungsgutachten erstellt, ein neues Unternehmenskonzept erarbeitet und ein angemessener Kaufpreis ausgehandelt.

Alle Aktien wurden von ÖAF übernommen. Der neue Firmenname lautete: „Österreichische Automobilfabrik ÖAF-Gräf & Stift AG".

Das erklärte Unternehmensziel war die Erhaltung und der Ausbau der Omnibusfertigung und die Betreuung des übernommenen Kundenstocks Bahn, Post sowie städtische Verkehrsbetriebe.

Gräf & Stift bestand aus den Betriebsstätten Liesing (Bild 4.4) und Döbling (Bild 4.5) sowie aus der WIFAG. Relativ einfach war die Eingliederung des Werkes Liesing. Das Omnibuswerk war eine autonome Unternehmenseinheit, welche unter der patriarchalischen Leitung von Direktor Löw stand. Löw war zugleich Konstruktions-, Produktions- und Vertriebschef. Es war ihm gelungen, trotz ständig wechselnder Kooperationspartner das Vertrauen der Kunden und das Geschäftsvolumen zu erhalten.

Ungleich schwieriger war die Situation im Stammwerk Döbling. Dort wurden

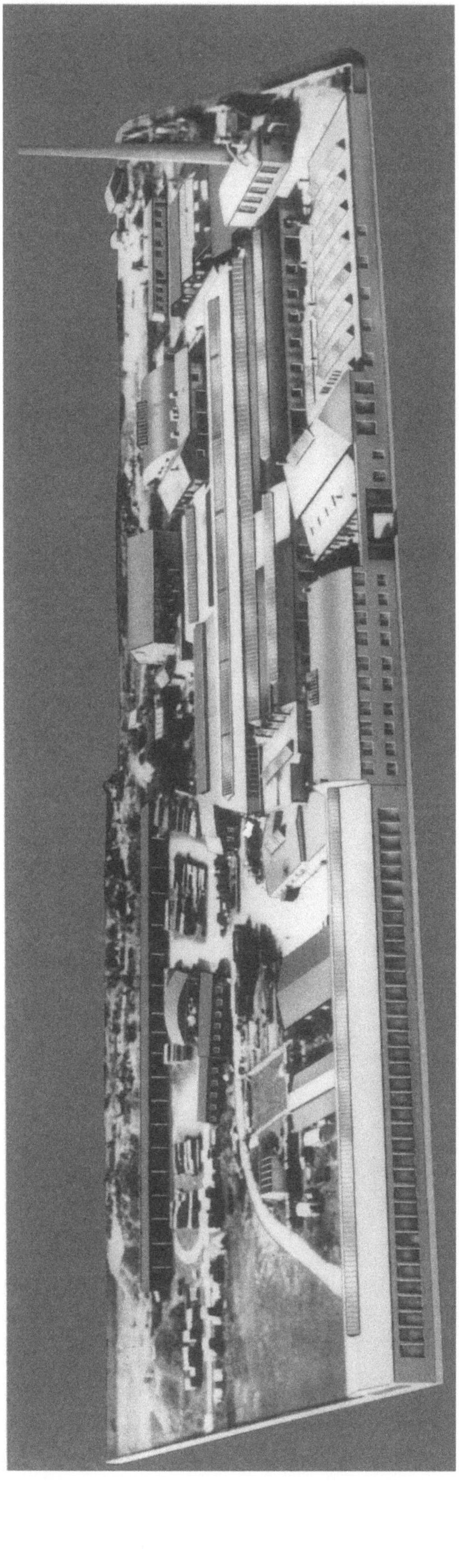

Bild 4.4. Werk Liesing

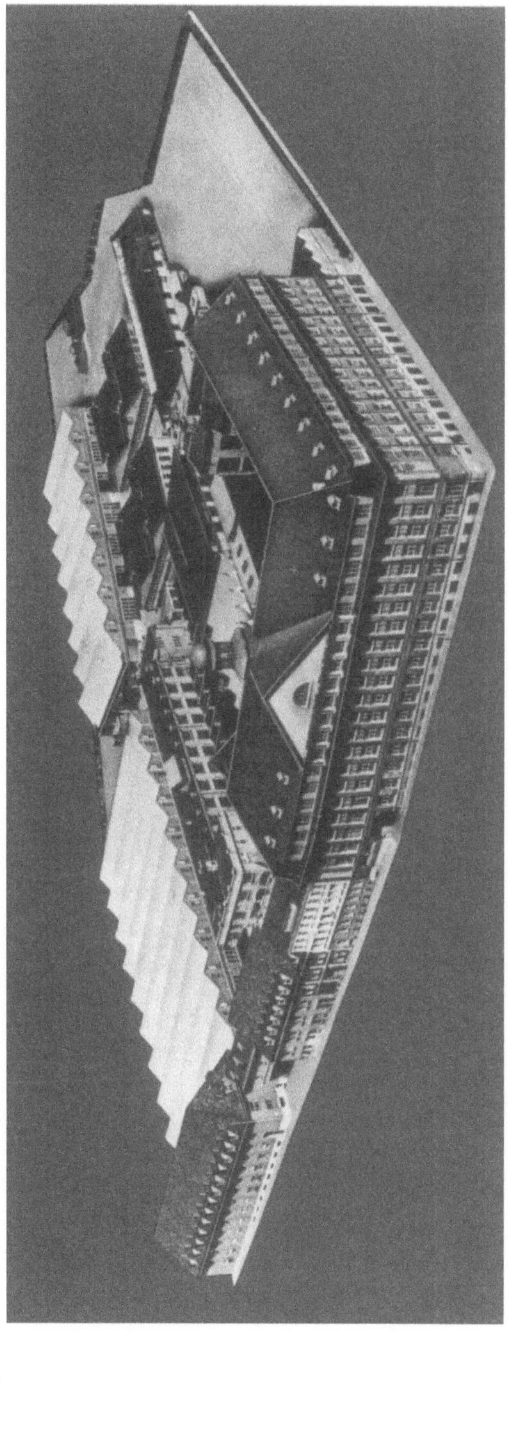

Bild 4.5. Werk Döbling

zuletzt 100 Lastkraftwagen pro Jahr gefertigt; in Hallen verschiedenster Bauweise befanden sich Reparaturbetriebe und Läger; die mechanische Fertigung bestand aus einer Ansammlung von Dutzenden von großdimensionierten, überalterten Maschinen. Der Firmenleitung, Dipl.-Ing. Rudolf Gräf und Helmut Gräf, wurde von einem Gremium von Prokuristen und Hauptabteilungsleitern mit umfangreichen Vorlagen zugearbeitet. Der Aufsichtsrat bestand aus älteren Familienmitgliedern, die erfreut waren, daß das Unternehmen nun einer sicheren Periode entgegenging.

Während bei ÖAF in Floridsdorf eine hemdsärmelige, rauhe Gangart mit einer Aufbruchstimmung gepaart war, hing über Döbling ein Anflug von Melancholie einer auslaufenden großen Tradition. Gemeinsam mit Rudolf Gräf, der zum Vorstandsmitglied in der neuen Aktiengesellschaft ernannt wurde, gelang es schrittweise, die beiden Organisationen zusammenzuführen. Ein nicht unbeträchtlicher Personalabbau war erforderlich.

Es ist das Verdienst von Rudolf Gräf (Bild 4.6), daß er als Vorstandsmitglied der neuen Gesellschaft das gemeinsame Konzept mit großem Engagement mitgetragen hat. Damit wurde ein wichtiger Beitrag geleistet, um die Kunden, den guten Namen und die Unternehmenstradition von Gräf & Stift zu erhalten und in neuer Gestalt fortzuführen. Die Architekten der Fusion von ÖAF und Gräf & Stift waren auf seiten der MAN Dr. Moll und Dr. Müller. Beide wurden später mit dem Großen Verdienstorden der Republik Österreich ausgezeichnet.

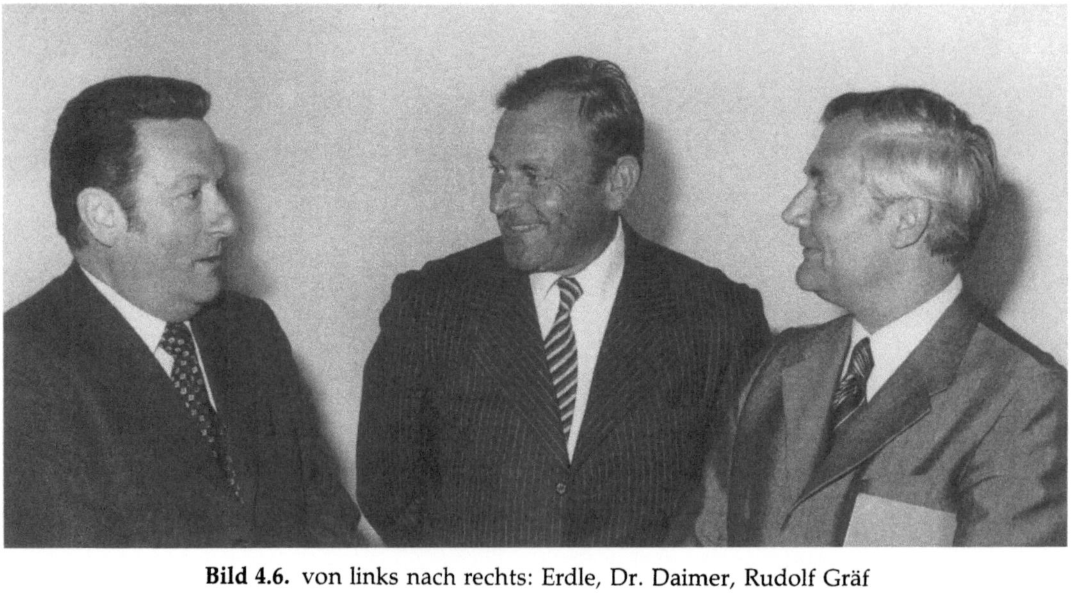

Bild 4.6. von links nach rechts: Erdle, Dr. Daimer, Rudolf Gräf

4.4 Die neue ÖAF-Gräf & Stift AG

Das mit MAN abgestimmte Konzept für das neu strukturierte Unternehmen sah mittelfristig zwei Produktionsschwerpunkte vor, den Lastkraftwagenbau in Floridsdorf und die Omnibusfertigung im Gräf & Stift-Werk Liesing. Im Werk Döbling wurden die letzten Lastkraftwagen aus dem Produktionsumlauf und aus Ersatzteilen zusammengebaut und an Gräf & Stift-Kunden verkauft. Die mechanische Fertigung in Döbling produzierte noch die 13-Tonnen-Achse für Gräf & Stift-Trolleybusse und belieferte die Floridsdorfer Fertigung mit Achsteilen.

In einer der Produktionshallen wurde ein Großreparaturwerk für alle Fabrikate samt Zentralersatzteillager eingerichtet. Die Belegschaft des verkauften ehemaligen Austro-MAN-Reparaturwerkes aus der Pasettistraße zog dort ein. Im Jahr 1975 wurde die mechanische Fertigung in Döbling eingestellt. Die MAN-Technik wurde auch im Omnibusbau bei der Gerippefertigung und beim Styling eingeführt. Alle Omnibusse bekamen MAN-Motoren. Bei einem „Tag der offenen Tür" im November 1971 erschienen 1200 ÖAF- und Gräf & Stift-Kunden. Das neue Konzept wurde ihnen vorgestellt und fand Zustimmung.

Mit 1,07 Mrd. Schilling Umsatz wurde 1971 erstmals eine besondere Marke überschritten. Darin waren allerdings 109 Mio. Schilling für den Verkauf des Hofvorrates von 85 neuen Scania-Lastkraftwagen der WIFAG enthalten. Trotz des zu hohen Personalstandes von 2288 Personen war das Bilanzergebnis mit 400 000 Schilling positiv. Außerordentliche Erträge hatten dazu beigetragen.

Der Aufwind hielt, begünstigt durch eine gute Konjunkturlage, auch in den folgenden Jahren an. Die Gesamtzulassungen für Fahrzeuge ab 7 Tonnen Nutzlast erreichten 1972 den Nachkriegsrekord von 4991 Stück (darin waren 500 „Vorziehkäufe" wegen der 1973 eingeführten Mehrwertsteuer enthalten). Mit 27 Prozent Marktanteil wurde ÖAF-Gräf & Stift Marktführer bei schweren LKW. Das Ziel, die addierten Marktanteile von ÖAF, MAN und Gräf & Stift zu halten, war erreicht.

Als der Zivilmarkt für Lastkraftwagen im Jahr 1973 auch wegen des ersten Öl-Boykotts auf 3060 Zulassungen zurückging, bewährte sich die neue Konstellation: Die Aufträge der öffentlichen Hand für Omnibusse und LKW brachten den Ausgleich. Die MAN-Technik, verbunden mit hoher österreichischer Wertschöpfung, hatte sich durchgesetzt und das neue Unternehmen auch bei Omnibussen zum Marktführer gemacht.

Mit Ausnahme der Grazer Verkehrsbetriebe belieferte ÖAF-Gräf & Stift nunmehr alle größeren städtischen Betriebe. Auch der Trolleybusbau wurde forciert. Die Verkehrsbetriebe Salzburg erhielten im Jahr 1973 zehn Solo-O-Busse (Bild 4.7). Ein Auftrag von der norwegischen Stadt Bergen für Trolleybusse wurde abgeschlossen.

Der Omnibus-Umsatz stieg von 100 Mio. Schilling (1971) auf 275 Mio. Schilling (1974).

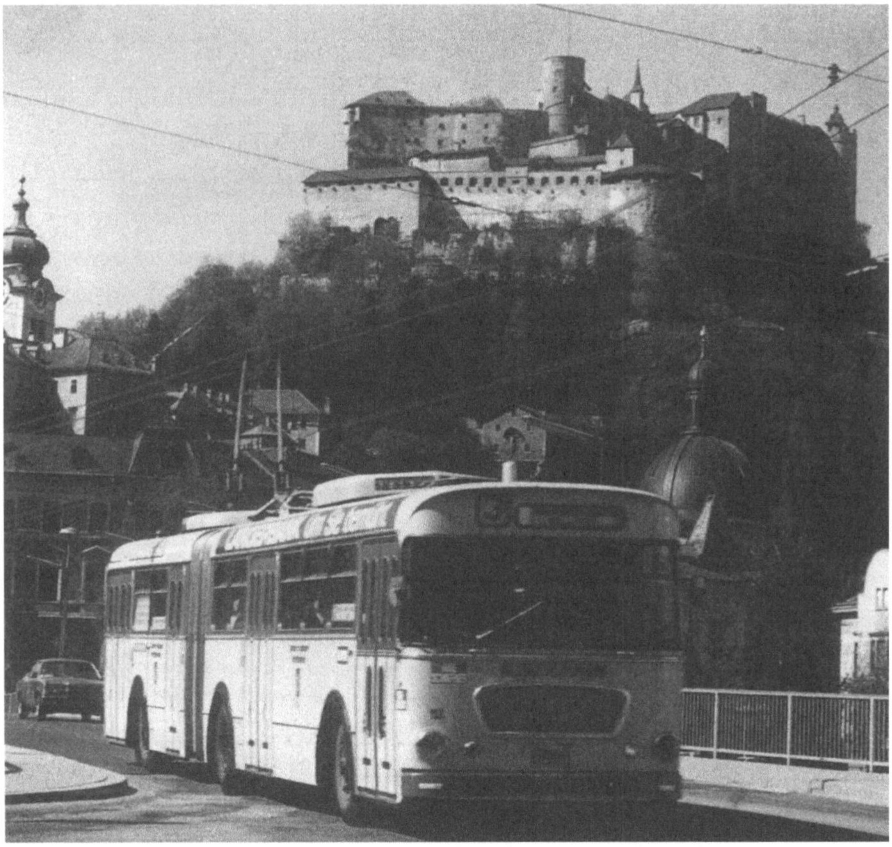

Bild 4.7. Gräf & Stift Oberleitungsbus (Trolley-Bus) der Salzburger Verkehrsbetriebe

Am 31. Dezember 1972 gingen die Vorstandsmitglieder Schabas und Szelinger in Pension. Der Vorstand bestand nunmehr aus Dr. Daimer (Gesamtverkauf, Kundendienst, Sprecher d. V.), Ing. Erdle (Gesamttechnik), Dipl.-Ing. R. Gräf (Technik Liesing, Verkauf öffentliche Hand) sowie von Beck-Mannagetta (kaufmännisches Rechnungswesen). Nach Abbau der Verlustvorträge wies das Unternehmen ab 1973 positive Bilanzergebnisse aus.

Im Jahr 1974 drängte das ÖAF-Aufsichtsratsmitglied Dr. Schneider, der zugleich Vorstandsmitglied bei der Creditanstalt war, auf die Einleitung einer Zusammenarbeit mit Steyr. Hierüber hatte es Absprachen mit der MAHA gegeben. Zu einer Kooperation ÖAF–Steyr kam es nicht, weil Steyr infolge starker Inanspruchnahme durch das Steyr-Hellas-Projekt die vereinbarten Probegetriebe nicht geliefert hatte.

Mit Produktionszahlen von 200 bis 230 Stück blieb der ÖAF-„Tornado" das am meisten gebaute Modell (Bild 4.8). 30 bis 50 „Tornados" wurden jährlich nach Jugoslawien, Spanien und auch in die UdSSR exportiert. Erdle hatte das Fahrzeug in der Bauweise rationalisiert und optimiert. Es erhielt ein einfacheres, verbessertes Fahrerhaus, kürzere Türen und weniger arbeitsaufwendige Kotflügel. Bis zum Jahr

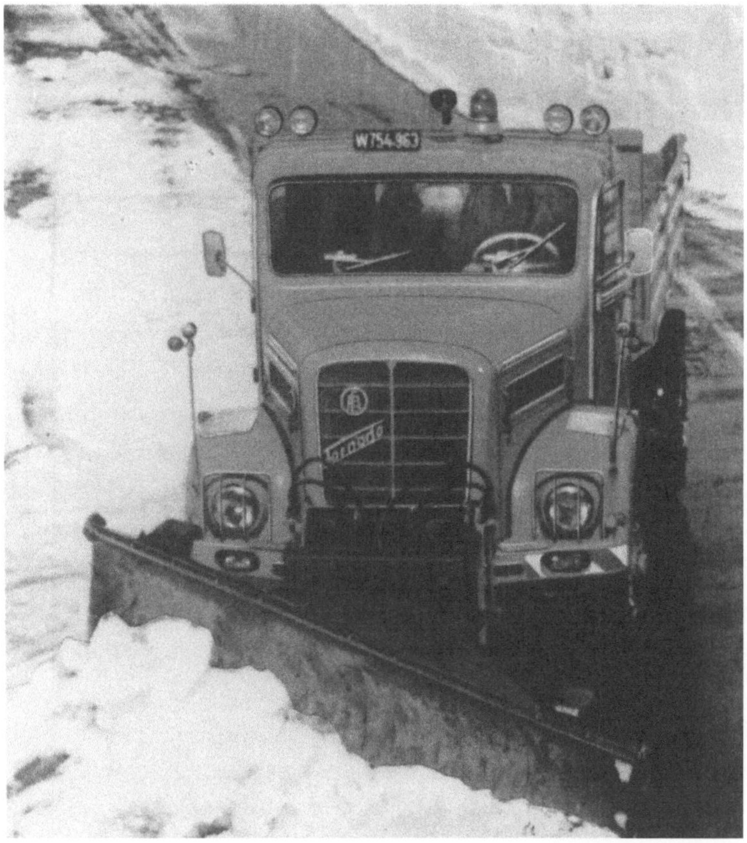

Bild 4.8. ÖAF-Tornado I mit Schneeräumgerät

1977 wurde der „Tornado“ produziert und hielt seinen führenden Marktanteil. Die Produktionskosten hat er nie ganz hereingebracht. Daneben baute ÖAF MAN-Hauber und Frontlenker; man berücksichtigte viele Kunden-Sonderwünsche. Im Jahr 1977 wurde der „Tornado“ aufgegeben. Die traditionellen „Tornado“-Kunden, vor allem die „Sandbarone“ des 20. und 21. Wiener Gemeindebezirks, waren mit dieser Entscheidung nicht zufrieden. Der Kipper-Marktanteil der ÖAF ging um ein Drittel zurück.

Der starke Rückgang bei den LKW-Zulassungen auf 2300 Stück im Jahr 1975 zwang das Unternehmen zu weiteren Rationalisierungsmaßnahmen und zu einem Personalabbau von 2147 auf 2045 Mitarbeiter. Eine Überarbeitung des Unternehmenskonzeptes wurde erforderlich. Auch aus der Sicht der MAN war die Zusammenarbeit mit ÖAF-Gräf & Stift günstig verlaufen, denn zwischen 1970 und 1974 konnten über 3600 Motoren und Teilesätze im Wert von 500 Mio. Schilling geliefert werden. Zusätzlich wurden 1270 komplette LKW nach Österreich verkauft. Mit einem Marktanteil von 25 bis 27 Prozent bei LKW und 50 Prozent bei Omnibussen waren die Wachstumsgrenzen erreicht.

Mit der bevorstehenden Assoziierung Österreichs an die EG kündigte sich ab 1977 der Zollabbau an. Für die Produktion von serienähnlichen Fahrzeugen zeichneten sich Preis- und Ergebnisprobleme ab. Damals wurde die Idee, überschwere Spezialfahrzeuge zu bauen, geboren und in Angriff genommen.

Inzwischen war Dipl.-Ing. Otto Voisard Nachfolger von Dr. Moll als MAN-Unternehmensbereichsleiter für die Nutzfahrzeuge in München geworden. Voisard, ein gebürtiger Österreicher, studierte von 1946 bis 1951 an der Technischen Hochschule in Wien Maschinenbau. Er stand den heimatlichen Aktivitäten positiv, aber auch mit Distanz gegenüber. Die österreichischen Probleme mußten ihm angesichts der anderen, ihm vertrauten Größenordnungen bei MAN aus dieser Perspektive unbedeutend erscheinen; die lokalen Traditionen und wirtschaftlichen Gegebenheiten erregten manchmal seine Ironie.

Es wurden erste Überlegungen angestellt, bei ÖAF in Zukunft Lastkraftwagen und Omnibusse zu bauen, die durch stärkere Motorisierung und Verwendung von zusätzlichen Achsen für größere Zuggewichte und Traglasten eigneten.

1974 schlug der ÖAF-Vorstand vor, bei ÖAF ein neues Haubenfahrerhaus für den Gesamtbedarf der MAN zu entwickeln. Des weiteren wurde das Projekt unterbreitet, unter der Verwendung der neuen MAN-Doppelachse HD 16 120 ein überschweres Baustellenfahrzeug mit einem Gesamtgewicht von 38 bis 40 Tonnen zu entwickeln. Der „Jumbo" hätte wegen der Breite von 2,50 m sowohl auf öffentlichen Straßen als auch mit erhöhtem Gesamtgewicht abseits von Straßen eingesetzt werden und so in das Marktsegment der Spezialmuldenkipper eindringen können.

Die bei ÖAF entwickelten Omnibusse mit Sonderaufbauten, z. B. der Röntgenbus, der Büchereibus und das Großraumsanitätsfahrzeug (mit tragbaren, auswechselbaren Sitzreihen), ebenso der Gräf & Stift-Doppeldeckerbus und die Trolleybusse wurden der MAN zur Ergänzung der Typenpalette angeboten. Die Ideen konnten nicht verwirklicht werden. Der „Jumbo"-Vorschlag wurde von MAN nicht akzeptiert: Einem hohen Konstruktionsaufwand würden nur geringe Stückzahlen gegenüberstehen. Die Markterfordernisse kamen bei der Lösung des Problems zu Hilfe. Die Österreichische Mineralöl-Verwaltungs-Gesellschaft (ÖMV) wollte unteilbare Bohreinrichtungen mit einem Gesamtgewicht von 28 Tonnen transportieren und bestellte dafür zwei 38-Tonnen-Fahrgestelle. Rahmen, Schlußquerträger und Bremsen wurden stärker ausgelegt, die ersten „Jumbos" erfüllten ihre Aufgabe zur Zufriedenheit des Kunden.

Im Frühjahr 1975 wurde ein Großprojekt an die ÖAF herangetragen: In Nizza sollte der Flughafen erweitert werden (Bild 4.9). Dazu mußte Geröll aus einem 12 km entfernten Gebirge heruntertransportiert und ins Meer gekippt werden. Aufgabenstellung war es, eine Sattelzugmaschine zu liefern, die zwei hintereinanderlaufende Dolly-Auflieger mit je 45 Tonnen Nutzlast schleppen sollte. Das Zugsgesamtgewicht betrug 128 Tonnen. Die französische Arbeitsgemeinschaft

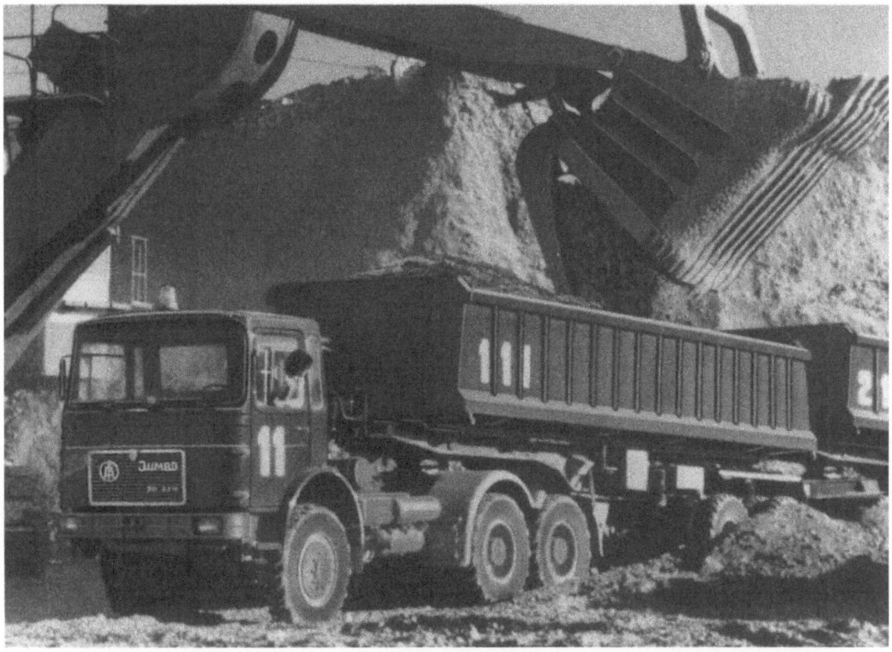

Bild 4.9. ÖAF-Frontlenker „Jumbo" mit 320 PS MAN-Motor D 2530 MF

verlangte eine Einsatzgarantie von 90 Prozent auf die Dauer von vier Jahren. Der Auftrag wurde so kalkuliert, daß zusätzlich zwei Reservefahrzeuge im Preis enthalten waren. In den vier Einsatzjahren wurde von den mit dem 320-PS-MAN-Motor D 2530 MF ausgestatteten „Jumbos" über 30 Mio. Tonnen Material transportiert. Nach Beendigung des Einsatzes waren noch 28 Fahrzeuge fahrbereit und wurden von der Arbeitsgemeinschaft versteigert. Bei diesem Schwersteinsatz haben sich verständlicherweise auch Schwachstellen an der Fahrzeugauslegung herausgestellt, deren Behebung hohe Kosten verursachte. Die Achsaufhängungen mußten verstärkt werden, das MAN-Verteilergetriebe VG 800 mußte einer permanenten vorbeugenden Überholung unterzogen werden, und auch der Getriebehersteller ZF hatte rund um die Uhr einen Wartungs- und Reparatur-Turnus eingerichtet, um Schäden abzufangen. Der intensive Einsatz des MAN-Kundendienstes gemeinsam mit dem Service-Betrieb der damaligen MAN-Partnerfirma Saviem und dem ÖAF-Service hat die erfolgreiche Durchführung des risikoreichen Projektes ermöglicht.

In der Folgezeit bot ÖAF die „Jumbos" weltweit über die MAN-Vertretungen an. Das Auftragsvolumen betrug aber nur 20 bis 30 Stück jährlich.

Als weiteres Spezialfahrzeug wurde das Brücken-Inspektionsgerät „BIG 40" entwickelt (Bild 4.10), ein Vierachser mit zwei angetriebenen Hinterachsen und zwei lenkbaren Vorderachsen. Die Firma Hilgers in Rheinbrohl lieferte dazu den Aufbau, eine 25 Tonnen schwere, zusammenklappbare Hydraulik-Plattform; damit konnte eine Arbeitsbühne unter Autobahnbrücken dirigiert werden, um den Brük-

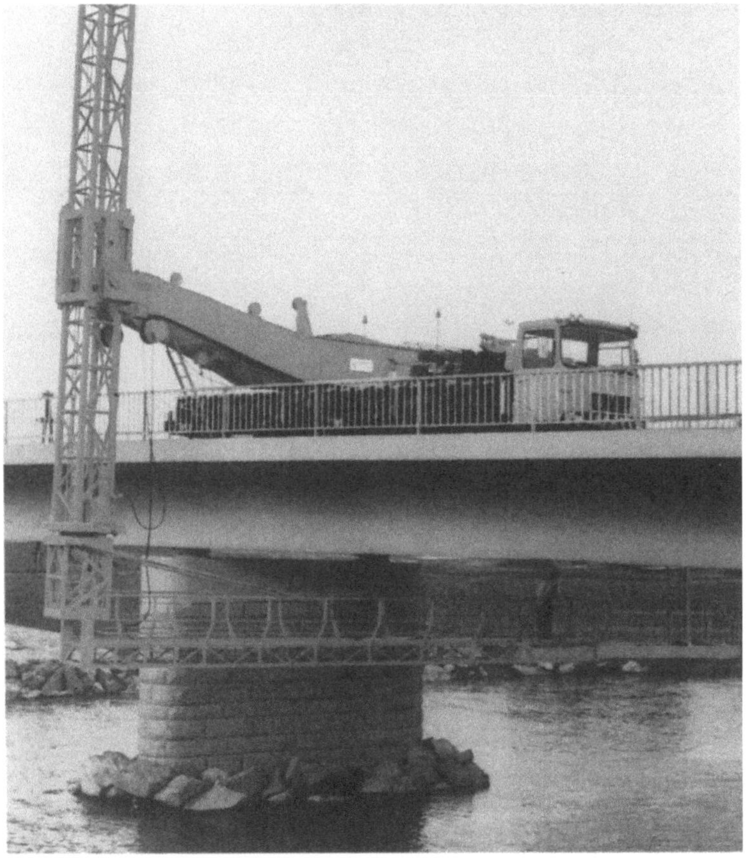

Bild 4.10. Brückeninspektionsgerät BIG 40, 1974

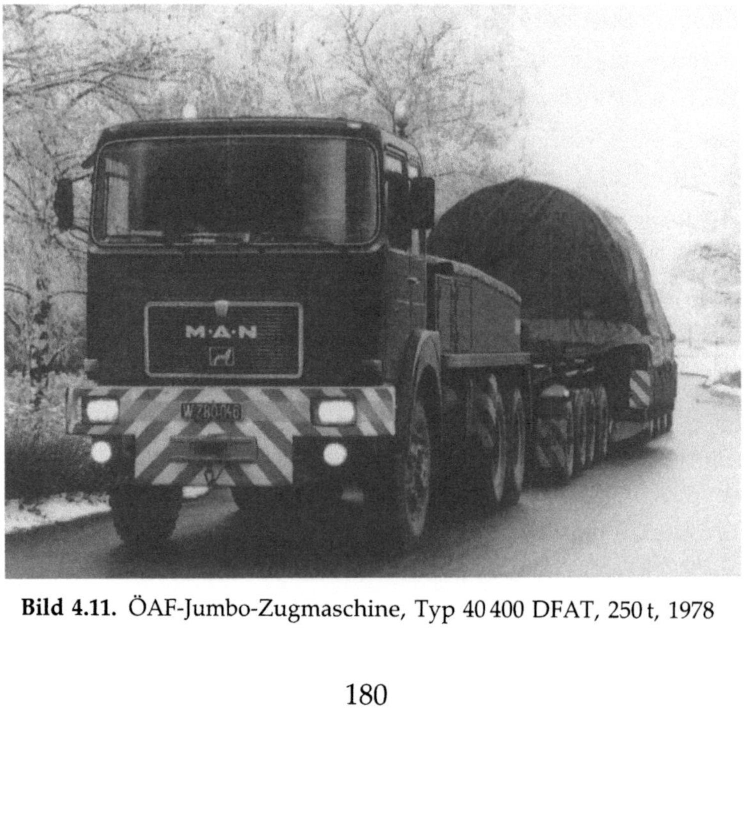

Bild 4.11. ÖAF-Jumbo-Zugmaschine, Typ 40 400 DFAT, 250 t, 1978

kenverlauf zu untersuchen und Schäden zu beheben. Nach dem Einsturz der Reichsbrücke in Wien (1976) konnte ÖAF vier „BIG 40" an die Bundesautobahnverwaltung liefern.

Die MAN-Technik wollte die Weiterentwicklung des „Jumbos" zu einem Serientyp als Kipper und vor allem als Schwerstzugmaschine mit 400 bis 440 PS nun selbst in die Hand nehmen (Bild 4.11). Aus Kapazitätsgründen hat es sechs Jahre gedauert, bis das Vorhaben mit den Typen 40 440 DFAS und DFS verwirklicht werden konnte.

Ein entscheidender Beitrag zur Überwindung der Konjunkturflaute und zur Verwirklichung des Spezialfahrzeug-Konzepts war der im Jahre 1974 vom österreichischen Verteidigungsminister Lütgendorf erteilte Auftrag über 350 Stück „s-LKW". In Anlehnung an Vorlagen für schraubengefederte, voll geländegängige Fahrzeuge der MAN hat die ÖAF-Technik unter der Leitung von Direktor Erdle eine Österreich-Version entwickelt: Der Dreiachser mit einer Nutzlast von 10 Tonnen im Gelände wurde mit einem in Abkantbauweise gebauten ÖAF-Fahrerhaus versehen (Bild 4.12). Der Achtzylinder-V-Motor Typ D 2538 MTA, und die Achsen kamen in Teilen von MAN und wurden in Österreich montiert. Die österreichische Wertschöpfung betrug 80 Prozent. Steyr konnte kein gleichwertiges Fahrzeug anbieten.

Ab 1978 wurde eine zweiachsige Version des „s-LKW" als „Schnellangriffsfahrzeug" für Feuerlöschzwecke entwickelt, das mit einer 440-PS-MAN-Maschine

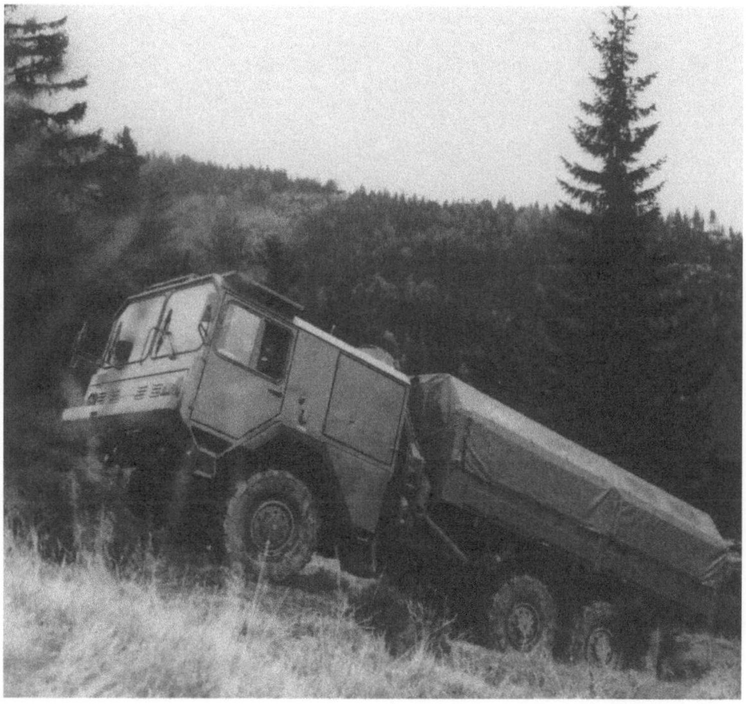

Bild 4.12. Bundesheer-LKW, ÖAF Typ 20 320, Bj. 1975

D 2530 MF ausgerüstet war. Es erhielt einen Schaumlösch-Aufbau von Rosenbauer. Der „Jumbo-Cheetah" beschleunigt in 28 Sekunden von null auf 80 Kilometer in der Stunde, erreicht eine Höchstgeschwindigkeit von 130 Kilometer in der Stunde und hat die Aufgabe, neben einem havarierten, landenden Flugzeug seine Fahrt zu beschleunigen und in den wenigen Sekunden der Landung durch Schaumwurf einen Brand zu verhindern. Bis 1986 wurden 59 „Jumbo-Cheetahs" an europäische und außereuropäische Flughäfen verkauft.

Im Jahr 1974 wurde mit einem Umsatz von 2153 Mio. Schilling die Zwei-Milliarden-Grenze überschritten. Nach dem Abbau der Verlustvorträge wurde die Dividendenzahlung aufgenommen. In den Jahren 1974 bis 1975 wurden je 5 Prozent an die Kleinaktionäre ausgeschüttet. 1976 bis 1977 gab es eine Volldividende von 5 bzw. 8 Prozent. In den Jahren 1979 bis 1980 wurden jeweils 8 Prozent und dazu ein Bonus von 19 bzw. 7 Prozent bezahlt. Insgesamt hat ÖAF-Gräf & Stift von 1974 bis 1980 58 387 000 Schilling ausgeschüttet. Der spätere Großaktionär, die Austro-MAN GmbH, hat den ihr zustehenden Dividendenanteil dem Unternehmen als Darlehen belassen. Bis zum Jahr 1977 wurde das Kapital in Etappen auf 120 Mio. Schilling erhöht.

Direktor Johann Erdle wurde am 31. Mai 1976 zum Werksleiter des MAN-LKW- und Omnibuswerks Salzgitter ernannt. Als sein Nachfolger wurde Dipl.-Ing. Georg Frank gewonnen, bis dahin Geschäftsführer des MAN-Beteiligungswerkes für Nutzfahrzeuge in Istanbul.

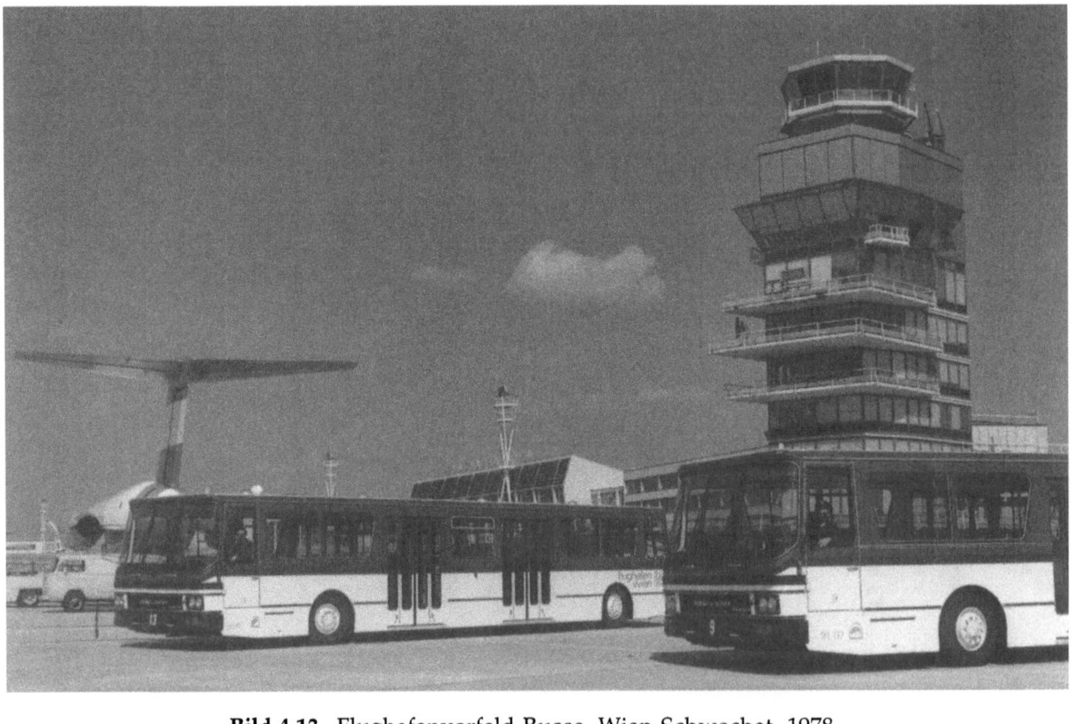

Bild 4.13. Flughafenvorfeld-Busse, Wien-Schwechat, 1978

1977 bestellte die Flughafengesellschaft Wien-Schwechat sieben Vorfeld-Omnibusse (Bild 4.13). Aufgabenstellung war es, ein Transportmittel für ca. 130 bis 150 Passagiere samt Handgepäck für die von den Austrian Airlines (AUA) angeschafften Flugzeuge des Typs DC9 darzustellen. Der Omnibus sollte sich mit gleicher Geschwindigkeit vorwärts und rückwärts bewegen; sowohl im Heck als auch vorne waren Fahrerstände vorgesehen. Wegen der engen Kurvenradien der Flughafenverkehrsstraßen mußten beide Achsen lenkbar sein. Fünf breite Türen sowie extrem niedrige Einstiege hatten bequemen und raschen Ausstieg zu gewährleisten. Ein Automatikgetriebe wurde vorgeschrieben.

Im Juni des Jahres 1978, also 18 Monate nach dem technisch geklärten Lieferumfang, wurden die ersten drei Omnibusse bei einer Pressekonferenz zugestellt und dem Flughafen übergeben. Schwechat bestellte insgesamt 14 Omnibusse dieses Typs. Die ÖAF-Exportabteilung bemühte sich um Aufträge. Es gelang in den Jahren 1981 bis 1986, insgesamt 20 Flughafenvorfeldbusse nach Los Angeles und Oman zu verkaufen.

Nach dem Tod des Vorstandsmitglieds von Beck-Mannagetta im September 1977 wurde Udo Malsch am 1. Januar 1978 als Prokurist und kaufmännischer Direktor bestellt und am 1. Januar 1981 zum Vorstandsmitglied berufen.

Ab 1975 wurden zwei strategische Ziele mit Nachdruck verfolgt: Einmal die Wiener Produktionsaktivitäten auf zwei Standorte zu konzentrieren, nämlich Floridsdorf (für LKW und mechanische Fertigung) und Liesing (für Omnibusfertigung). Zum anderen wurden Parallelfertigungen zu MAN in der mechanischen Produktion aufgegeben. ÖAF strebte an, die Fertigung eines kompletten Aggregates nach Österreich zu verlagern: Die Verteilergetriebe-Fertigung begann mit dem Bau von Getriebegehäusen. ÖAF investierte dafür in CNC-Maschinen und gab den Bau von Achsteilen an MAN zurück.

Am 18. Dezember 1975 wurde der „Eckbau" in Döbling, der die mechanische Fertigung von Gräf & Stift enthielt, für 21 Mio. Schilling verkauft. Aus dem Erlös wurde ein Verwaltungsgebäude in Floridsdorf (Bild 4.14) für 10,5 Mio. Schilling, eine LKW-Auslieferungshalle für 3,5 Mio. Schilling und die Erweiterung der Liesinger Fertigungshallen mit Baukosten von 7,4 Mio. Schilling finanziert. Die gänzliche Aufgabe des Werkes Döbling setzte voraus, daß eine Unterbringungsmöglichkeit für das Großreparaturwerk und Zentralersatzteillager sowie für die PKW-Ausfertigung gefunden wurde.

Im Juni 1978 konnte die ÖAF in der Nachbarschaft zum Werksgelände Liesing ein Grundstück des ehemaligen Metallschmelzbetriebes „Boschan" im Ausmaß von 27 000 m² für 15 Mio. Schilling erwerben. Zwischen dem Boschan-Gelände und dem Werksgelände befand sich der sogenannte Hundeabrichtplatz mit 16 000 m²; dieses Grundstück wurde auf 10 Jahre angemietet und konnte bereits im Jahre 1980 dazugekauft werden.

Jetzt stand im Anschluß an das Werk Liesing ein baureifes Gelände von

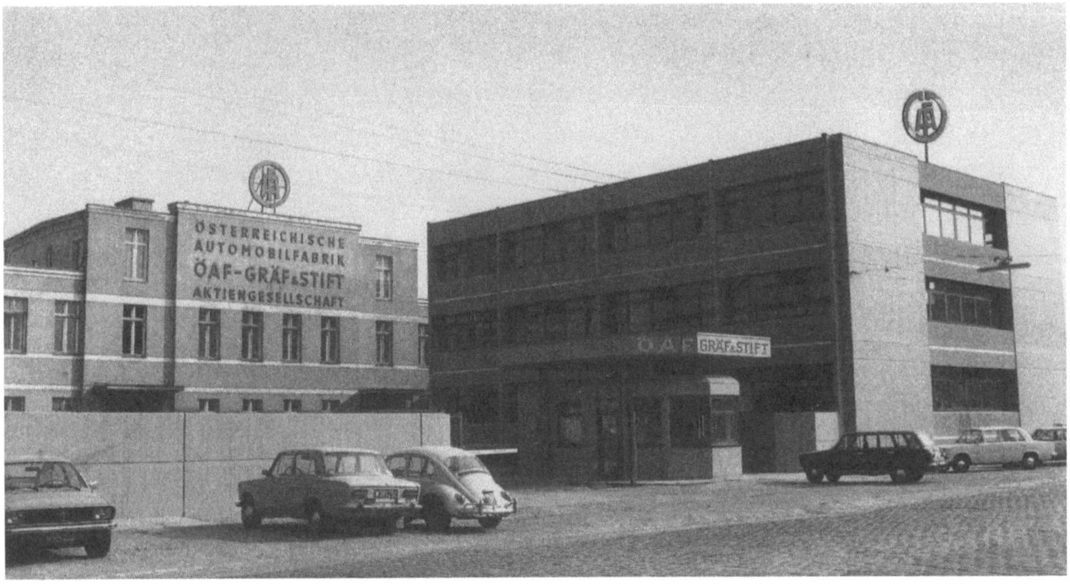

Bild 4.14. Verwaltungsgebäude, Wien-Floridsdorf

42 000 m² zur Verfügung. Schon 1978 gab es die Überlegung, die gesamten Fertigungsaktivitäten in Liesing zu konzentrieren. Aus damaliger Sicht hat es sich nicht gerechnet, weil eine Verwertbarkeit von Floridsdorf nicht realistisch erschien. Statt dessen wurde die Aufgabe des Werkes Döbling und der Beginn der Verteilergetriebe-Fertigung in Angriff genommen. Diese setzte den Auszug aus dem Reparaturwerk Wien-Floridsdorf voraus. Ein neues Reparaturwerk mit 20 Ständen und einer PKW-Reparaturabteilung wurde deshalb in der Richard-Neutra-Gasse im 21. Bezirk errichtet. Mit einem Investitionsaufwand von 100 Mio. Schilling wurde die Verteilergetriebe-Fertigung (Bild 4.15) in den frei gewordenen Hallen des Werkes I in der Brünner Straße mit modernen Fertigungsautomaten eingerichtet.

Die maschinelle Kapazität wurde auf 6000 bis 9000 komplette Verteilergetriebe ausgelegt; zunächst sollten 150 neue Mitarbeiter dort beschäftigt werden. MAN überließ damit der ÖAF einen eigenen Fertigungsbereich und leistete einen entscheidenden Beitrag zur Stabilisierung der Unternehmensstruktur. Die Verteilergetriebe-Fertigung wurde gleichzeitig zum Wertschöpfungsausgleich für den Bezug von MAN-Motoren und -Achsen.

Durch rasch entschlossene Investition konnten Bestrebungen, die Verteilergetriebe-Fertigung doch noch in das unterbeschäftigte MAN-Werk Augsburg zu geben, im letzten Augenblick verhindert werden.

Das Werk Döbling wurde 1979 für 80 Mio. Schilling an den Wirtschaftsförderungsfonds der Stadt Wien verkauft. Mit einem Investitionsaufwand von 157 Mio. Schilling konnte nunmehr der Bau eines modernen Großreparaturwerks mit 40 Ständen sowie des neuen Zentralersatzteillagers und einer PKW-Auslieferungsanlage geplant und in Angriff genommen werden.

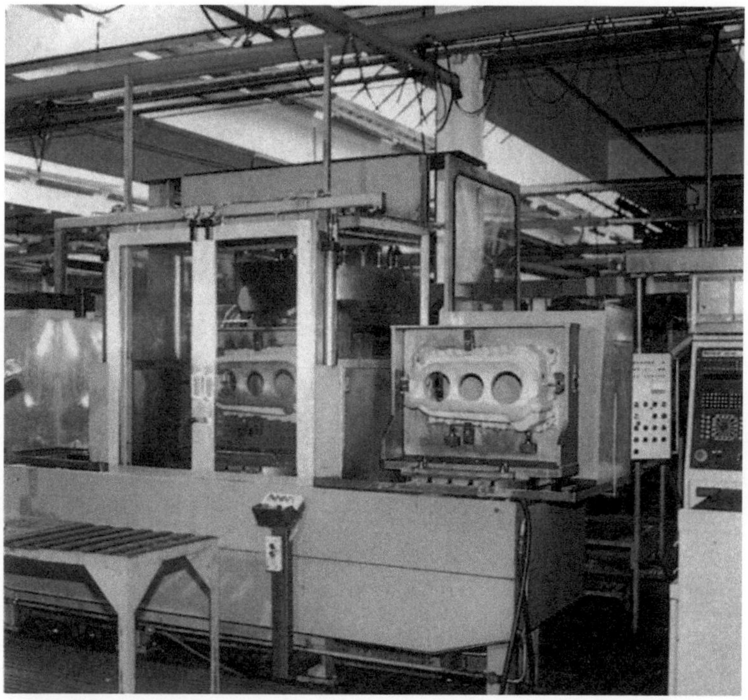

Bild 4.15. Verteilergetriebefertigung, Planetenträgerfertigung auf CNC-Bearbeitungszentrum

Am 25. November 1980 bot Generaldirektor Dr. Haiden von der Zentralsparkasse in Wien der ÖAF ein modernes Nutzfahrzeug-Reparaturwerk mit 25 Reparaturständen an, welches unmittelbar an der Westautobahneinfahrt in Wien auf einem 26 000 m² großen Grundstück errichtet war. Der Eigentümer hatte sich beim Bau der Anlage finanziell übernommen und auch mit seinem Vertragspartner Daimler-Benz überworfen. Ein Teil des Geländes mit einer gesonderten Halle war an die Bundesprüfanstalt für behördliche Bremsenüberprüfungen vermietet. Das Objekt, das mit 67 Mio. Schilling geschätzt worden war, wurde für 40 Mio. Schilling (Übernahme der Hypothekenschulden) zuzüglich einem Aufgeld von 3 Mio. Schilling angeboten.

Der Aufsichtsrat wurde überzeugt, daß es zweckmäßiger war, anstelle des geplanten Großbetriebs in Wien-Süd mit 40 Ständen ein drittes mittleres Reparaturwerk in Wien zu betreiben. Es bestand auch die Möglichkeit, ein Reparaturvolumen von 20 Mio. Schilling jährlich an Fremdfabrikaten mitzuübernehmen. Im Wettlauf mit dem Konkurrenten Daimler-Benz konnte ÖAF das Reparaturwerk aus der Vergleichsmasse erwerben.

Die bisher geplanten Investitionen für das Großreparaturwerk Liesing wurden um 46 Mio. Schilling vermindert, wobei das Liesinger Projekt von 40 auf 15 Stände reduziert wurde. Die Ergebnisse des Servicebereichs verbesserten sich durch die Transaktion um 4 Mio. Schilling jährlich. Mit der Eröffnung des Reparaturwerks Wien-West im März 1982 (Bild 4.16) und der Eröffnung von Wien-Süd im Mai 1983

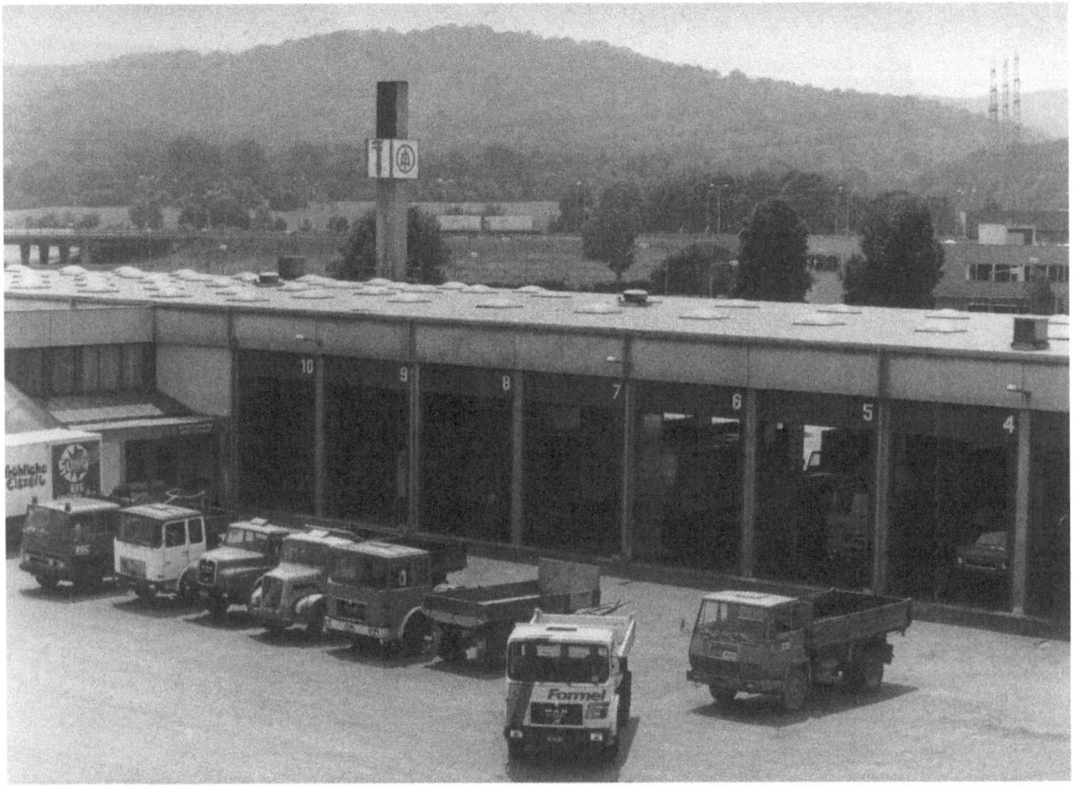

Bild 4.16. Reparaturwerk Wien-West, 1982

war ein vorläufiger Endstand bei der Werkstättenplanung erreicht. Drei Werkstätten befanden sich nunmehr in Wien, jeweils am Ortsrand, um das dazugehörige niederösterreichische Einzugsgebiet zu erfassen. Drei Reparaturbetriebe, nämlich Wels (1966), Linz/Traun (1971) sowie Neumarkt (1975) betreuen die Kunden in dem von der wirtschaftlichen Bedeutung am zweiten Rang liegenden Bereich in Oberösterreich. Die übrigen Reparaturbetriebe Innsbruck, Kundl, Liezen und Bad Fischau entstanden in den Jahren 1970 bis 1978. Insgesamt stehen seit 1983 165 Reparatur-Standplätze zur Verfügung, an welchen 290 Mechaniker eingesetzt sind; es gibt 95 gewerbliche Auszubildende.

Im Mai 1983 ging das neue Zentralersatzteillager in Wien-Liesing in Betrieb (Bild 4.17). Es ist unterteilt in Palettenlager, Langgutlager und Hochregallager und wird über Regalförderzeuge und Förderbänder halbautomatisch betrieben. Rund 50 000 Teilepositionen für LKW, Omnibusse und PKW sind gelagert. Es versorgt nicht nur die angeschlossenen Reparaturbetriebe für LKW, Omnibusse und PKW, sondern auch den Barverkauf und die Reparaturwerkstätten in den Bundesländern. Pro Tag erfolgen rund 2000 Bewegungen (Ein- und Auslagerung); Disposition, Inventur und Fakturierung werden über die EDV-Anlagen vorgenommen.

In der Nacht vom 7. September 1979 erreichte den ÖAF-Vorstand eine Katastrophenmeldung: Das Omnibuswerk Liesing stand in Flammen. Durch Feuer- und

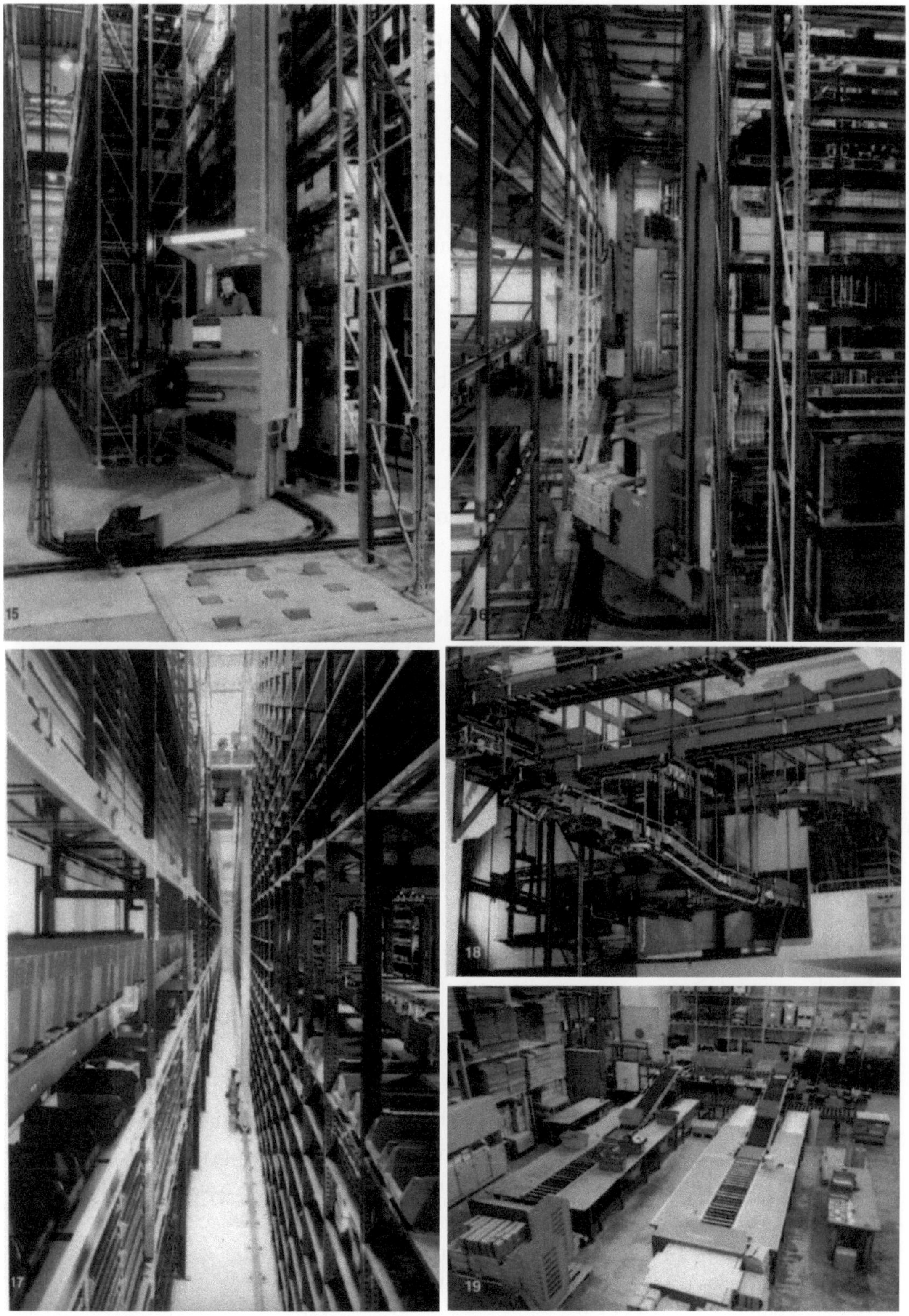

Bild 4.17. Das neue Zentralersatzteillager, Wien-Liesing

Löschwasserschäden wurden 2600 m^2 Fertigungsfläche und damit 30 Prozent der Arbeitsplätze vernichtet. Durch beherztes Eingreifen der Betriebsleitung gelang es, einen Teil der halbfertigen Produktion aus den Hallen zu retten. Das Glück im Unglück bestand darin, daß auf Anraten von Dr. Müller eine bei MAN übliche Betriebsunterbrechungsversicherung kurz vorher abgeschlossen worden war, welche wenigstens die Löhne und Gehälter für ein halbes Jahr und die Betriebsausfälle voll abdeckte. Bis Ende Dezember 1979 konnte die Arbeit in provisorischen Räumen wieder aufgenommen werden. Die Kunden hatten Verständnis für die besondere Situation und waren mit Lieferverzögerungen einverstanden. Durch zusätzlichen Einsatz von Investitionsmitteln in Höhe von 26 Mio. Schilling wurden die Hallen bis Ende 1980 in modernerer Bauweise neu aufgebaut.

Trotz empfindlicher Ausfälle im Omnibusbereich wurde das Jahr 1979 noch zu einem Rekordjahr. Zwar übernahm Steyr erstmals wieder die Marktführung bei schweren LKW, doch trugen die erhöhten LKW-Auslieferungen und die Verrechnung der letzten „s-LKW" sowie der Verkauf von 1700 Lada-„Taigas" im Rahmen der von ÖAF betriebenen Generalvertretung für sowjetische PKW zu einem Jahresgewinn von 24,4 Mio. Schilling bei.

4.5 Krise und Konzentration

Nach einem drei Jahre andauernden günstigen Konjunkturverlauf in Europa, der für die Nutzfahrzeugindustrie noch von umfangreichen Lieferungen in OPEC-Länder überlagert war, brachen die Märkte ab 1981 drastisch ein. Es zeigten sich Kapazitätsüberhänge bei allen Herstellern. In Österreich ging das Marktvolumen in den ersten neun Monaten des Jahres 1981 um 40 Prozent zurück. Der einsetzende Preisverfall wurde durch hohe, unverkaufte Hofbestände bei Steyr verschärft. Die ÖAF-Produktion war noch nicht unmittelbar betroffen, weil die MAN in diesem Jahr 419 LKW zur Montage in Auftrag gegeben hatte. Bei hohem Zinsniveau waren die Löhne nochmals um 8 bis 10 Prozent gestiegen; Preiserhöhungen waren nicht möglich.

Zur Anpassung an den rückläufigen Markt und zum Abfangen drohender Verluste verschrieb sich die ÖAF ein hartes Kosteneinsparungsprogramm. Ab Mai 1981 wurde das Personal in drei Wellen um insgesamt 273 Mitarbeiter abgebaut. Die Mittelbindung wurde um 300 Mio. Schilling zurückgenommen. Innerhalb von drei Jahren mußte das Einsparungspotential 100 Mio. Schilling jährlich erbringen.

Erstmals seit zehn Jahren geriet das Unternehmen in die roten Zahlen. In den Jahren 1981 und 1982 entstand ein Verlust von insgesamt 46 Mio. Schilling; 30 Mio. davon entstanden im Bereich Verteilergetriebe-Fertigung; die geplante Stückzahl konnte wegen der verminderten Auftragslage durch MAN nur zur Hälfte erreicht werden. Obwohl bei MAN inzwischen kurzgearbeitet wurde und umfangreiche Kündigungen anstanden, erhielt ÖAF auch im Jahr 1982 noch Montageaufträge für

640 Fahrzeuge von MAN; davon waren 491 Haubenfahrzeuge für ein mittelöstliches Land bestimmt.

Am 14. Oktober 1982 teilte der MAN-Vorstand der ÖAF mit, daß ab Jahresbeginn 1983 keine Produktionsaufträge für Verlagerungsfahrzeuge erteilt würden. Das bedeutete einen Personalabbau um weitere 250 bis 300 Beschäftigte. Bei einem Rückgang der Produktion von 1000 Fahrzeugen auf 400 wäre die LKW-Fertigung zum Erliegen gekommen. Die zusätzlich entstehenden Verluste von 55 Mio. Schilling hätten zu einer aktienrechtlich kritischen Verminderung des Kapitals geführt. Es kam zu Krisensitzungen mit der MAN, dem Betriebsrat und Regierungsstellen. Schließlich mußte das „Vorwarnverfahren" eingeleitet werden, das bei starkem Personalabbau gesetzlich vorgeschrieben ist.

Am 1. Dezember 1982 fand ein „Gipfelgespräch" im Parlament statt. Teilnehmer waren Gewerkschaftspräsident Benja, Arbeiterkammerpräsident Czettel, Verteidigungsminister Rösch, Sozialminister Dallinger und Bürgermeister Gratz, von MAN-München Direktor Lochte, Dr. Müller sowie der ÖAF-Vorstand. Die prekäre Lage bei MAN und ÖAF wurde dargestellt. Die ÖAF erhielt kurzfristig zusätzliche öffentliche Aufträge des Österreichischen Bundesheeres, der Gemeinde Wien sowie von Bahn und Post für LKW im Wert von 100 Mio. Schilling, für welche eine Sonderfinanzierung durch Finanzminister Salcher herbeigeführt wurde. Die MAN vergab letztmals einen Auftrag über 200 Mio. Schilling für Verlagerungsfahrzeuge. Der Sozialminister sagte einen Zuschuß von 5,2 Mio. Schilling zu, falls der trotzdem noch erforderliche Personalabbau auf 150 Personen eingeschränkt würde.

Damit war die bedrohliche Entwicklung vorerst gestoppt. Während des Jahres 1983 erhielt ÖAF einen Auftrag über 104 Dreiachs-LKW für ein südamerikanisches Land, welcher über die Österreichische Kontrollbank finanziert werden konnte. Ende 1983 war die ÖAF wieder in der Gewinnzone; doch wie würde sie eine neuerliche Krise überstehen? "Small is beautiful" hieß der neue Slogan der meisten Nutzfahrzeughersteller. Die ÖAF stellte sich auf ein Fertigungsvolumen von 600 bis 700 LKW pro Jahr ein. Überlegungen im Hause MAN gingen aber auch in eine andere Richtung und reichten von der Einschränkung der LKW-Produktion auf 150 Spezialfahrzeuge und ebenso viele Behördenfahrzeuge bis zur gänzlichen Aufgabe dieses Fertigungsbereichs.

Die Untersuchungen ergaben, daß dies der Anfang vom Ende gewesen wäre, weil sich eine derart verminderte Produktion in dem viel zu großen Werk Floridsdorf, bei dem auch immer wieder aufgeschobene, umfangreiche bauliche Sanierungsmaßnahmen anstanden, nicht sinnvoll darstellen ließ.

Die gänzliche Aufgabe der LKW-Fertigung hätte zur Kündigung von 800 Arbeitern und Angestellten – etwa 40 Prozent aller Beschäftigten – geführt; die damit verbundenen Abfindungen sowie die Kosten für den zusätzlich anfallenden „Sozialplan" waren nicht finanzierbar. Der mit der Aufgabe der Lastwagenfertigung verbundene Vertrauensbruch bei der öffentlichen Hand hätte auch das Ende des Omnibusbaus nach sich gezogen. Der Umsatz wäre auf 500 bis 700 Mio. Schilling zurückgefallen, und der Marktanteil hätte sich halbiert. Das Kundendienstnetz mit 13 überwiegend angemieteten Reparaturwerkstätten war auf die Fortsetzung des Absatzvolumens abgestellt; ein Rückgang der LKW-Verkäufe um 50 Prozent hätte die Ertragskraft infolge von Überkapazitäten zerstört. Schließlich hätte die MAN umfangreiche Zulieferungen an Fahrzeugaggregaten und den führenden Marktanteil auf ihrem damals wichtigsten europäischen Export-Markt eingebüßt.

Das neue Konzept bestand aus einer „Vorwärtsstrategie": Beibehaltung einer modernen LKW-Kapazität von 600 bis 700 Fahrzeugen jährlich; nur noch 300 Stück sollten serienähnliche Inlandsfahrzeuge sein, ca. 300 bis 350 Fahrzeuge wurden als Spezialfahrzeuge projektiert, wovon 100 an österreichische Behörden und ca. 250 für den Export bestimmt waren. ÖAF wurde mit seinen Spezialfahrzeugen ein Betrieb, der das Produktionsprogramm der MAN nach oben erweitern sollte. Die LKW- und die Omnibusfertigung sollte an einem Standort konzentriert werden.

Die zunächst naheliegende Lösung, die Produktion an dem größeren Standort Floridsdorf zu konzentrieren, scheiterte an der Höhe der Investitionskosten und vor allem daran, daß die Bauzeit sechs bis acht Jahre betragen hätte. Bei fortlaufender Produktion hätte in Etappen das gesamte Werk abgerissen und in neuer Form wieder aufgebaut werden müssen. Am Standort Liesing standen die in den Jahren 1978 bis 1980 gekauften baureifen Grundstücke zur Verfügung und boten sich für das Konzentrationsvorhaben an. Voraussetzung für die Verwirklichung dieses zukunftentscheidenden Vorhabens war die Zustimmung der MAN und die Verwertung des Floridsdorfer Geländes als Grundstock für die bevorstehenden Investitionen.

Am 16. August 1983 führte Dr. Daimer ein Gespräch mit Vizebürgermeister Mayr, berichtete über die Entwicklung der ÖAF und die für die Zukunftsgestaltung gegebenen Optionen. Dabei wurde auch dargestellt, daß Daimler-Benz im Zusammenwirken mit Saurer (Schweiz) ein ähnliches Spezialfahrzeug-Konzept entwikkelte und zusätzliche Konkurrenz entstehen würde. Vizebürgermeister Mayr war zugleich der „Finanzminister" des von der Bevölkerung her größten österreichischen Bundeslandes Wien. Seinen wirtschaftsfördernden Ideen verdankt die Region wichtige Industrieansiedlungen und den niedrigsten Arbeitslosenstand des Landes. Wenn der Ausdruck bei Österreichs Sozialisten nicht negativ belegt wäre, könnte man ihn als einen Verfechter der „sozialen Marktwirtschaft" bezeichnen. Er erklärte sich spontan bereit, „über das Projekt zu reden".

Unter Annahme des ungünstigsten Falles, eines Verkaufserlöses von 80 Mio. Schilling, wurde das Konzentrationsvorhaben durchgerechnet und positiv beurteilt.

Das nächste Gespräch mit Vizebürgermeister Mayr und seinen Mitarbeitern fand am 13. Dezember 1983 statt. Es wurde folgende mündliche Vereinbarung getroffen: Ankaufspreis für das Gelände in Floridsdorf: 100 Mio. Schilling, Förderung: 70 Mio. Schilling, langfristiges ERP-Darlehen: 50 bis 100 Mio. Schilling. Der Kaufpreis würde bei Vertragsabschluß ausbezahlt, so daß das Unternehmen während der Bauzeit bis zum Umzug das alte Werk noch kostenlos nutzen konnte.

Durch das Einverständnis, vorhandene Hallen abzumontieren und das „Werk I" getrennt zu verwerten, bestand die Möglichkeit, die Erlöse nochmals um 30 Mio. Schilling zu erhöhen, so daß nunmehr ein Eigenkapital von ca. 220 Mio. Schilling zur Verfügung stand. Allerdings hatten sich auch die Schätzungen für die Investitionskosten inzwischen von 250 auf 350 Mio. Schilling erhöht.

Am 19. Dezember 1983 wurde das Verhandlungsergebnis durch Vizebürgermeister Mayr dem kaufmännischen Vorstand der MAN, Dr. Müller, bestätigt. Die MAN sagte zu, auch in Zukunft für die Auslastung des dann in Liesing konzentrierten Unternehmens zu sorgen. Nun mußte noch die endgültige Zustimmung des MAN-Vorstandes nach nochmaliger Überarbeitung der Investitionspläne herbeigeführt und die formelle Zustimmung des ÖAF-Aufsichtsrates eingeholt werden. Das grüne Licht dazu kam am 25. Januar 1984. Die nächste Aufsichtsratssitzung war routinemäßig für den 30. Januar 1984 anberaumt und sollte im Werk Liesing stattfinden.

Am 27. Januar 1984 wurde der Arbeiter- und Angestelltenbetriebsrat vom ÖAF-Vorstand über die Zukunftsperspektiven des Unternehmens unterrichtet. Die vorangegangenen Überlegungen und Optionen wurden dargestellt. Die Schlußfolgerung, wonach die Konzentration der gesamten Fertigung in Liesing die einzige Möglichkeit darstellte, um die ÖAF als Nutzfahrzeughersteller für die Zukunft abzusichern, wurde erläutert. Es kam zu erregten Diskussionen. Die Floridsdorfer Betriebsräte, geführt von Arbeiterbetriebsrat Obmann Schittenkopf („Linksblock") und Zentralbetriebsrat Renner kündigten den „Widerstand der Belegschaft mit allen zur Verfügung stehenden Mitteln" an.

Bereits an diesem Wochenende gab es Kontroversen in der Presse: Der Vorstand hatte nach dem Gespräch mit dem Betriebsrat eine Presseerklärung abgegeben. Der Betriebsrat verfaßte eine Gegenerklärung, in der gegen das Vorgehen mit der Behauptung protestiert wurde, es käme bald zu „Massenkündigungen", „die Substanz der ÖAF würde verschleudert", und er sei nicht entsprechend dem Arbeitsverfassungsgesetz vorher informiert worden.

Am 30. Januar 1984 wurde zu Arbeitsbeginn eine Vollversammlung der Arbeiter im Werk Floridsdorf und später auch eine solche der Angestellten einberufen. Anschließend wurde die Arbeit niedergelegt. Gegen 9 Uhr wurde das Verwaltungsgebäude von rund 120 Arbeitern besetzt. Der Vorstand hatte sich in den Sitzungssaal im zweiten Stock zurückgezogen, den er nicht verlassen durfte. Der Vorstand wurde bei dem Versuch, die erregten Mitarbeiter zu informieren und sie zum Abzug zu bewegen, niedergeschrien. Schittenkopf erklärte sich außerstande, die „spontane Aktion" zu beenden. Ziel der Besetzung war es, den Vorstand an der

Teilnahme an der um 13 Uhr beginnenden Aufsichtsratssitzung zu hindern und damit eine Verschiebung der Entscheidung über das Projekt zu erreichen. Kurz nach dem Beginn der „Besetzung" erschienen Journalisten, voran ein Vertreter der kommunistischen „Volksstimme". Gegen 11 Uhr kam ein Fernsehteam des ORF, dem das Investitionsvorhaben vom Vorstand erklärt wurde.

Inzwischen sammelten sich Protesttelegramme an, u. a. von der Gewerkschaftsbezirksvertretung und von sozialistischen Politikern des 21. Wiener Gemeindebezirkes, die sich gegen eine Absiedlung des Betriebes verwahrten. Schittenkopf erklärte sich gegen Mittag bereit, für einen Abbruch der „Besetzung" zu sorgen, wenn die Aufsichtsratssitzung verschoben würde. Der Aufsichtsrat, der inzwischen in Liesing eingetroffen war, ließ mitteilen, daß die Sitzung auf jeden Fall stattfinden würde, notfalls ohne Anwesenheit des Vorstands; sollte allerdings der Wunsch bestehen, mit dem Aufsichtsrat über die Situation zu sprechen, so sei zuerst die Belagerung aufzugeben. Gegen 13 Uhr zogen sich die Arbeiter zurück. Am nächsten Tag wurde die Arbeit wieder aufgenommen. Einige Tage später fuhr ein Teil der Arbeiter in der Arbeitszeit mit Bussen in die Stadt und besetzte das Büro von Minister Sekanina, um eine Diskussion zu erzwingen.

Die Presse berichtete bemerkenswerterweise nicht über das Großvorhaben, mit einem Investitionsaufwand von 350 Mio. Schilling ein neues Produktionswerk zu errichten, sondern befaßte sich im wesentlichen damit, ob die Unternehmensleitung den Betriebsrat rechtzeitig und ausreichend informiert hätte.

Bei der Aufsichtsratssitzung am 30. Januar 1984 sprachen die Betriebsräte Schittenkopf und Renner dem Vorstand das „Mißtrauen der Belegschaft" aus. Dr. Müller berichtete, daß alle vorangegangenen Untersuchungen die Zusammenfassung der Produktion in Liesing als einzig mögliche Zukunftsperspektive ergeben hatten. Die Alternative wäre die gänzliche Aufgabe des Lastwagenbaues. Der Vorstand nahm ausführlich zu dem Konzentrationsprojekt Stellung; danach wurde folgender Beschluß gefaßt: Der Aufsichtsrat nimmt das vorgetragene Konzept zustimmend zur Kenntnis. Er beauftragt den Vorstand, alle erforderlichen Gespräche und Konsultationen durchzuführen. Der Aufsichtsrat ermächtigt den Vorstand, alle im Zusammenhang mit dem Konzept notwendigen Schritte und Maßnahmen durchzuführen. Die Belegschaftsvertreter des Werkes Floridsdorf im Aufsichtsrat stimmten diesem Beschluß nicht zu.

Am 31. Januar 1984 fand ein Gespräch beim Präsidenten der Arbeitskammer, Czettel, statt, an welchem sich auch Dr. Müller und der ÖAF-Vorstand beteiligten. Später kam Minister Sekanina und der ÖAF-Betriebsrat dazu. Auch Gewerkschaftspräsident Benja vermittelte; Vizebürgermeister Mayr erklärte sich bereit, auch vor der Vollversammlung der Belegschaft zu sprechen, um die Zweckmäßigkeit des Konzentrationskonzeptes zu erklären. Der Betriebsrat war nach wie vor gegen das Konzept eingestellt und beeinflußte die Belegschaft und die Presse.

Der Vorstand versuchte, die Mitarbeiter durch Aushang am Schwarzen Brett und durch Informationsbriefe direkt zu informieren. Die Aushänge wurden entfernt und die Informationsmitteilungen eingesammelt und von Betriebsrat Schittenkopf beim Vorstand deponiert. Auch die an die Privatadressen der Mitarbeiter gerichteten Informationsschreiben wurden den Adressaten wieder abverlangt und dem Vorstand durch den Betriebsrat zurückgeschickt.

Trotz einer Reihe von Informationsbesprechungen, bei welchen der Vorstand dem Betriebsrat in Gegenwart von Vertretern der Gewerkschaft und der Arbeiterkammer das Projekt erläuterte und die Versicherung abgab, daß es nur rund 150 fluktuationsbedingte Abgänge geben würde, hielt der Konflikt bis zum Herbst des Jahres 1984 an. Noch in der von Schittenkopf herausgegebenen „ÖAF-Mitteilung" vom August hieß es, daß der Vorstand immer noch versuche, „unter Ausschaltung des Betriebrats und hinter dem Rücken der Belegschaft den teuflischen Plan zu verwirklichen". Die kommunistische „Volksstimme" beschuldigte die Gemeinde Wien, „bevorstehende Massenkündigungen" mit öffentlichen Subventionen zu unterstützen.

In der Aufsichtsratssitzung vom 19. September 1984 hielt Dr. Müller dem Betriebsrat vor, daß „wider besseren Wissens Belegschaft und Presse falsch informiert würden" und der Betriebsrat die Pflicht verletze, „seine Tätigkeit im Interesse der Belegschaft und des Unternehmens auszuüben". Arbeiter-Betriebsratsvorsitzender Schittenkopf mußte sich nun zwischen der ihm vorgezeichneten Parteilinie und den Interessen des Unternehmens und seiner Kollegen (und zukünftigen Wähler) entscheiden. Zentralbetriebsrat Renner hatte sich bisher im „Windschatten" von Schittenkopf bewegt.

Am 28. März 1985 wurde in Gegenwart von Gewerkschaft und Arbeiterkammer dem Vorstand vom Betriebsrat ein Sozialplan vorgelegt. Er enthielt 44 Einzelforderungen und wurde als Voraussetzung für die Bereitschaft zum Umzug bezeichnet. Für diejenigen, die nicht umziehen wollten und deshalb selbst kündigen würden, sollte das Unternehmen eine um 100 Prozent erhöhte Abfindung bezahlen. Diejenigen, die mit nach Liesing gehen würden, sollten ein zinsloses Darlehen in Höhe der zu erwartenden Abfindung erhalten, wobei die Rückzahlungsmodalität nur im Einvernehmen mit dem Arbeitnehmer festzulegen war. Kündigenden Arbeitnehmern sollte die Firmenpension ausbezahlt werden. Arbeitnehmern mit einer besonders langen Anfahrtszeit sollte als Härteausgleich eine zusätzliche, freiwillige Abfindung in Höhe von 50 Prozent gewährt werden. Für alle Arbeitnehmer im neuen Werk Liesing sollte die Arbeitszeit auf 35 Stunden reduziert werden.

Dieser Sozialplan hätte die Abwanderung eines großen Teils der Floridsdorfer Belegschaft gefördert, andererseits hätten sich die Arbeitskosten für das neue Werk jährlich um ca. 70 Mio. Schilling erhöht, so daß die Investitionsmittel in drei Jahren aufgezehrt gewesen wären.

Nach mehreren Verhandlungsrunden, bei denen sich auch Sozialminister Dallinger als „Schiedsrichter" einsetzte, wurde folgendes Ergebnis erzielt: Es ist jedem

Mitarbeiter zuzumuten, daß er innerhalb des Ortsgebietes einen neuen Arbeitsplatz annimmt. Ein Abfindungsanspruch entsteht deshalb nicht. Die Firmenleitung erklärte sich bereit, für die aus dem Einzugsgebiet nördliches Niederösterreich kommenden Mitarbeiter einen kostenlosen Buszubringerdienst einzurichten. Schließlich wurde ein „Härtefonds" mit 2 Mio. Schilling je zur Hälfte aus der Arbeitsmarktförderung und seitens des Unternehmens geschaffen, um bei besonderen Härtefällen Hilfe leisten zu können. Im dritten Quartal des Jahres 1987 zog die gesamte Floridsdorfer Belegschaft nach Liesing (Bild 4.18) um. Zu Kündigungen kam es nicht.

Unter Dipl.-Ing. Wilfried Lochte, dem Leiter des Unternehmensbereichs Nutzfahrzeuge der MAN, wurde die ÖAF in die Produktionsstruktur des MAN-Konzerns als Spezialfahrzeughersteller eingebunden sowie die Arbeitsteilung und die Zuständigkeiten der ÖAF festgelegt. Der ÖAF wurde Konstruktion und Produktion

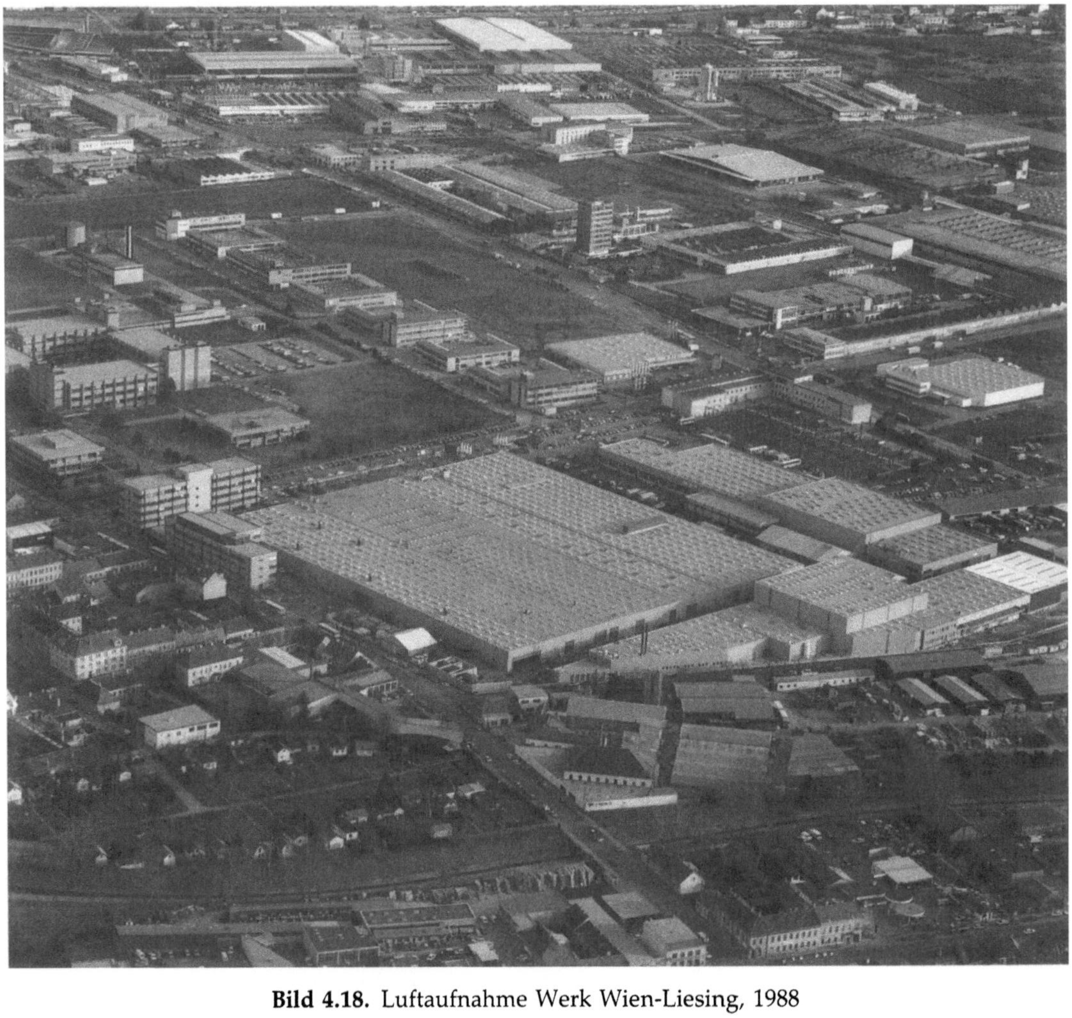

Bild 4.18. Luftaufnahme Werk Wien-Liesing, 1988

der Fahrzeuge mit Motoren ab 440 PS zugewiesen. Gleiches galt für die vierachsigen und fünfachsigen schweren Baustellenfahrzeuge. Den Vertriebsabteilungen der MAN wurde das ÖAF-Programm unter der Bezeichnung „MAN“ als zusätzliches Typensortiment zur Verfügung gestellt. Als Zielvorstellung wurde zunächst eine Stückzahl von 150 bis 200 LKW pro Jahr für den Export vorgesehen.

Im Einvernehmen und in Abstimmung mit der Konstruktionsabteilung bei MAN entwickelte die ÖAF vor allem vierachsige Fahrzeuge, von welchen seit 1983 mehrere hundert nach Holland geliefert wurden. Nachdem die Verkehrsgesetzgebung Vierachsfahrzeuge auch in der Bundesrepublik Deutschland zuließ, errang der MAN-Inlandsverkauf mit bei ÖAF gebauten Fahrzeugen einen Marktanteil von 50 Prozent auf diesem Sektor. ÖAF lieferte Schwerstzugmaschinen bis 700 PS an eine Reihe von europäischen und überseeischen Ländern (Bild 4.19). Der bei ÖAF entwickelte Vierachser mit abgesetztem Fahrerhaus, „Leguan“, konnte als Fahrgestell für ein Brückenlegerfahrzeug an militärische Institutionen verkauft werden (Bild 4.20). Im Jahr 1987 erreichte der Bestelleingang für Spezialfahrzeuge 270 Stück. Damit konnte das Unternehmenskonzept als verwirklicht angesehen werden.

Begünstigt durch eine gute inländische Konjunkturentwicklung, steigerte die ÖAF in den Jahren 1983 bis 1987 den Umsatz auf 2,7 Mrd. Schilling. Die Ergebnisse blieben positiv. Nach der Anpassung des ÖAF-Geschäftsjahres an das der MAN begann das letzte Geschäftsjahr in diesem Bericht am 1. Juli 1987. Das Ziel, den Umzug ins neue Werk abzuschließen, die Umzugskosten von 40 Mio. Schilling zu verkraften und bei einem Umsatz von 2,7 Mrd. Schilling ausgeglichen zu bilanzieren, wurde erreicht.

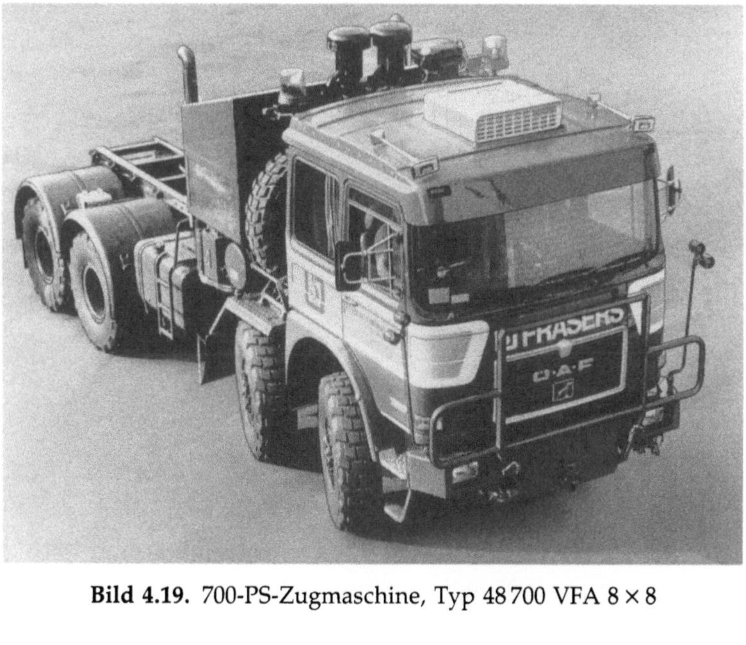

Bild 4.19. 700-PS-Zugmaschine, Typ 48 700 VFA 8 × 8

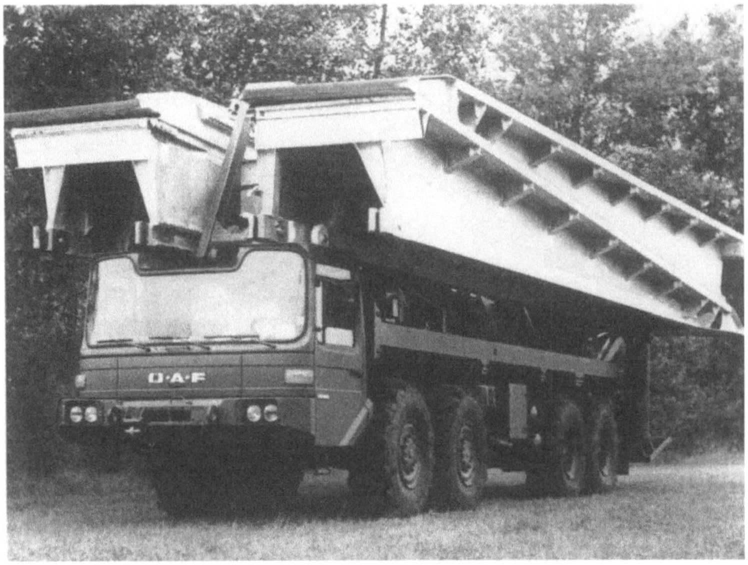

Bild 4.20. Brückenlegerfahrzeug „Leguan", 1984

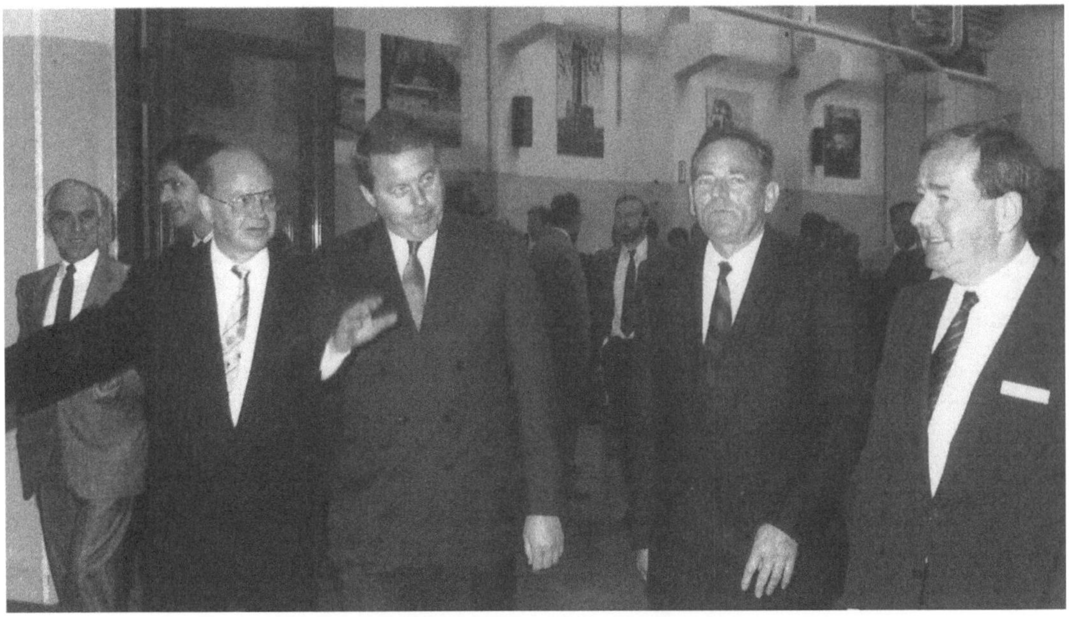

Bild 4.21. vorne links: Bundeskanzler Dr. Franz Vranitzky mit dem Aufsichtsratsvorsitzenden und Vorstandsmitgliedern der ÖAF

Nach einer Bauzeit von 2 Jahren wurde am 26. Mai 1988 das neue Werk in Anwesenheit höchster Repräsentanten der österreichischen Bundesregierung, Wirtschaft und Verwaltung offiziell eröffnet (Bild 4.21).

Im Geschäftsjahr 1990/91 stieg der Umsatz auf 4,6 Mrd. Schilling.

Mit 25 % Marktanteil bei LKW ab 15 t Gesamtgewicht und mit 34 % Marktanteil bei Omnibussen wurde ÖAF Marktführer.

70 % der Produktion von Speziallastkraftwagen gingen in den Export.

Summary
The way to the enterprise „Österreichische Automobilfabrik ÖAF-Gräf & Stift AG"

In 1956, after the expropriation of the ÖAF, MAN regained a foothold in Austria. Together with a Swiss Bank they founded the Austro-MAN Fahrzeugvertrieb GmbH with an original capital of 5 million ÖS. On July 1st, 1964 Dr Richard Daimer of MAN Munich was sent to Austria with the order either to arrange Austro-MAN or to open the liquidation. By combining all efforts he succeeded in reconstructing the enterprise. They established a marketing organization of their own. Repair-shops in Wels, Graz and Innsbruck were added to the first own repair-shop in Vienna.

The Österreichische Automobilfabrik (ÖAF) after World War II

At first they were subordinate to public administration. The management had a good nose for the future. They realized that the enterprise could not exist solitary and that the public administration could only be a temporary solution. So they started conversations about a cooperation with Scania-Vabis, British Leyland and with the USSR. The losses of the years 1968 and 1969 used up the original capital and the reserves with the exception of 5 million ÖS. New means had to be applied. The government urged on sale. Negotiations with Steyr came to nothing. Finally the contact with the MAHA AG Liechtenstein (a subsidiary company of the Canadian Hunter-Douglas combine) was successful. They wanted to continue the activities of ÖAF in form of the vehicle production, but in order to do so they needed a strong partner who was prepared to bring in technical know-how and a conception for the future. This partner for MAHA was MAN. The share capital was consolidated to 5 million ÖS and increased to 20 million ÖS by adding other means. Austro-MAN GmbH was brought in as an investment, the government's majority of the shares was sold to MAHA. The members of the managing board were newly appointed. New members of the board of directors were nominated. Extensive measures to maintain the liquidity and to improve the profit were taken without delay. Within a short period of time types especially involving losses were ceded to others. The own engine production came to an end in favour of the MAN-engines. The departments of sale and service of ÖAF and Austro-MAN were united, treaties with independent traders were dissolved. Sale took place in a uniform way via their own organization. Soon success could be noticed. In 1970 already, the first common new year, the turnover increased for 25 % up to 587 million ÖS. The loss was halved. For the first time the balance that showed 0.3 million ÖS was positive again.

The Last Years of Gräf & Stift AG

In the midst of the phase of reorganization ÖAF were surprised by the news of the imminent break down of Gräf & Stift at the end of 1970. After more than one year's secret negotiations with Daimler-Benz and Steyr about a purchase of shares Daimler-Benz had desisted from buying the enterprise in December. On December 23rd, 1970 the bank of Gräf & Stift, the Creditanstalt-Bankverein, called in the credits starting from February 1st, 1971. Within a short time before the expiration of the deadline would take place Rudolf Gräf, Helmut Gräf, and Dr Daimer of ÖAF called on the Creditanstalt and reported about the purchase of the Gräf & Stift shares by ÖAF, the new conception of the enterprise determined together with MAN, and the extended guarantee of employment by MAN. In return the Creditanstalt immediately offered the prolongation of the credits at moderated conditions. The name of the new enterprise was: „Österreichische Automobilfabrik ÖAF-Gräf & Stift AG". The aim of the enterprise was to extend the production of omnibuses and to care for the customers they had taken over which were the railway company, the post and the urban traffic service. Gräf & Stift consisted of three departments: the works Liesing and Döbling and the associated company WIFAG. The incorporation of the works Liesing was comparatively simple. Under the management of Director Löw the omnibus construction was a unit of the enterprise. The situation of the original works Döbling was far more difficult. Within the last time they had constructed 100 lorries a year. There were repair-shops and stores in halls of most different constructions. The department of mechanical fabrication consisted of dozens of superannuated machines of great dimensions. It is the merit of Rudolf Gräf that he as a member of the managing board of the new enterprise had taken part in the common conception with great emphasis. The architects of the merge on part of MAN were Dr Moll and Dr Müller.

The New ÖAF-Gräf & Stift AG 1971–1975

The new conception agreed with MAN for the newly structured enterprise had two points of main efforts concerning the production: the construction of lorries in Floridsdorf and the construction of omnibuses in the works Liesing of Gräf & Stift. In 1973 when the civil purchase of lorries decreased down to 3,060 licences partly due to the first oil-boycott the new constellation approved: The orders of omnibuses and lorries of the public enterprise led to a settlement. MAN technique combined with Austrian highgrade production had succeeded and had made the new enterprise leader of the market of omnibuses, too. After extinguishing the debts the enterprise showed a positive balance from 1973 on.

The considerable decrease of lorry licences down to 2,300 in 1975 caused the enterprise not only to rationalize and to dismiss 165 workers. It was also necessary to revise the conception of the enterprise. In 1977 ÖAF started to reflect on constructing lorries and omnibuses which were qualified for a higher motorization and the use of additional axles for higher haulage weights and carrying capacities. The demands of the markets came to their assistance. The Österreichische Mineralöl-Verwaltungs-Gesellschaft (ÖMV) wanted to transport indivisable drilling equipments with a total weight of 28 t and therefore ordered two chassis of 38 t. Frames, rear cross-bars, and brakes were reinforced. In spring 1975 a great project was offered to ÖAF: An airport in Nizza had to be enlarged. For this purpose rubble had to be transported from mountains that were 12 km distant. This rubble had to be tipped out into the sea. During four years of labour more than 30 million t of material were transported by "Jumbos" that were equipped with MAN-engines D 2530 MF of 320 hp. Another special vehicle that had to be constructed was the „Brückeninspektionsgerät BIG 40" (device for the inspection of bridges) consisting of four axles, two driven rear axles and two manoeuvrable front axles. The order of 350 "S-LKW" (lorries) by the Austrian Minister of the Defence in 1974 was a decisive contribution to overcome the slack economic situation and to realize the conception of the construction of special vehicles. From 1978 on a version of the "s-LKW" with two axles was developed as „Schnellangrifsfahrzeug" (action vehicle), a fire-extinguisher that was equipped with the MAN-engine D 2530 MF of 440 hp. In 1974 they exceeded the limit of two billions with a turnover of 2.153 million ÖS. After having settled the former debts they started again to pay the dividends. In 1974 and 1975 5 % were distributed to the minor shareholders. In 1976 and 1977 there were 5 % respectively 8 % dividends. In 1979 and 1980 8 % plus a bonus of 19 % respectively 7 % were paid. From 1974 to 1980 ÖAF-Gräf & Stift have distributed 58,387,000 ÖS altogether. Until 1977 the capital was increased by stages up to 120 million ÖS. In 1977 the airport company Vienna-Schwechat ordered seven airport omnibuses. Another seven followed. From 1975 on they emphatically aimed at two strategical objects: In the first place they wanted to concentrate the production in Vienna on two sites which were Floridsdorf (lorries and mechanical construction) and Liesing (omnibus construction). In the second place they stopped the production of goods parallel to those of MAN. On December 18th, 1975 the „Eckbau" (building at the corner) in Döbling was sold for 21 million ÖS. The proceeds financed an administration building in Floridsdorf at the price of 10.5 million ÖS, a distribution hall for lorries at a price of 3.5 million ÖS and an enlargement of the construction halls in Liesing which cost 7.4 million ÖS. In 1978 ÖAF bought an area of the dimensions of 27,000 squaremetres that was situated close to the factory plant at a price of 15 million ÖS. The „Hundeabrichtungsplatz" (dog's training area) of the size of 16,000 squaremetres which was situated between the "Boschan"-area and the area of the factory plant could be rented for ten years and in 1980 they were already able to buy it. Next to the works Liesing there was an area of 42,000 squaremetres available that was ready to build on. They started on the task of the works Döbling and the beginning of the construction of transmission distributors. First, however, they had to move from the repair-shop Vienna-Floridsdorf. A new reapir-shop with 20 stands was built in the 21st district. By expending an investion of 100 million ÖS the production of transmission distributors was established with modern automatic machines for production in the halls of works I in the Brünner Strasse. The works Döbling was sold to the fund of economic promotion of Vienna at a price of 80 million ÖS in 1979. Finally they could start to build a bigscale repair-shop with 40 stands as well as the new central spare part store which cost 157 million ÖS. When competing with their rival Daimler-Benz ÖAF managed to buy the modern repair-shop with 25 stands directly next to the West Highway entrance in Vienna from an estate of bancrupt. A preliminary final constellation concerning the planning of workshops was reached when they opened the repair-shops Vienna-West in March, 1982 and Vienna-South in May, 1983. In May, 1983 they started the new spare part store in Vienna-Liesing.

In the night of September 7th, 1979 the omnibus factory Liesing was burning. The insurance in case of an interruption of the production that had been signed shortly before completely covered the wages and salaries for half a year and the deficit of work. Until the end of December, 1979 work could start again in provisional rooms. Due to an additional sum of 26 million ÖS the halls were rebuilt in a more modern style by the end of 1980.

Crisis and Concentration

During the course of a favourate conjuncture development in Europe that lasted for three years and which was overlapped by numerous deliveries into the OPEC-countries by the producers of commercial vehicles the market drastically broke down from 1981 on. ÖAF prescribed for themselves a radical saving program: From May, 1981 on 273 workers were discharged in three waves. 300 million ÖS of the commitment of funds were taken back. There were special conferences with MAN, the works council and representatives of the government. On December 1st, 1982 a summit conference took place in the parliament. At short sight ÖAF obtained additional public orders worth 100 million ÖS. MAN placed a final order at a price of 200 million ÖS. The Minister of Social Welfare promised an additional supply of 5.2 million ÖS in case that the discharge still necessary would be reduced down to 150 persons. At the end of 1983 ÖAF yielded a profit again. At that time it was the main point to handle future crises effectively and in time. The new conception consisted of a strategy to move forward: to keep a capacity of lorries of 600 to 700 vehicles a year and to concentrate the production of lorries and omnibuses at one site. For this purpose the necessary areas ready to build on were available in Liesing. On August 16th, 1983 when a conference with vice mayor Mayr of Vienna took place Dr Daimer reported about the development of ÖAF and about the options given for the future formation. During the next conference in December, 1983 the decisive agreements were made: The City of Vienna buys the area in Floridsdorf at a price of 100 million ÖS and grants a furtherance of 70 million ÖS. Additionally an ERP-credit of 50–100 million ÖS is granted on long terms. The consent of the managing committee of MAN and the board of directors of ÖAF still has to be obtained. This meant unexpected difficulties for the works council. For months they tried to urge the works council to agree. The cooperation was deeply disturbed. Several assemblies which should explain the situation were booed by the workers. Wrongly they talked about mass dismissals. The building of the administration was occupied by angry workers. The directorate were forced to retreat into the second floor. The workers tried to hinder the participation of the directorate at the decisive conference of the supervisory board at any price. Telegrams of protest hailed down. During the working hours a part of the workers went to town by bus and occupied the office of minister Sekanina. The members of the works council Schittenkopf and Renner declared "No-conficence of the personnel" against the directorate. At the end of January, 1984 top-level talks with president Czettel took place. The president of the trade union Benja and vice mayor Mayr interceded, though in vain at first. The works council prohibited any attempt to inform the personnel directly by hanging out any placards on the notice-board or by letters. A social plan with 44 items displayed by the works council on March 28th, 1985 failed because of the immoderateness of the demands. After several negotiations where the Minister of Social Welfare Dallinger played the roll of an "arbitrator" finally a satisfactory result could be obtained. A free feeder service by bus was established for workers from northern Lower Austria and an emergency fund of 2 million ÖS was organized half from the labour market furtherance and half on the part of the enterprise. In the third quarter of 1987 the whole personnel of Floridsdorf moved to Liesing. There were no dismissals.

When Dipl.-Ing. Wilfried Lochte was director of the department of commercial vehicles of MAN, ÖAF became a part of the production structure of MAN as producer of special vehicles. The division of labour and the sphere of responsibility of ÖAF was laid down. Favoured by a good inland development of the business circle ÖAF increased their turnover up to 2.7 billion ÖS from 1983 to 1987. The balance remained positive. They had reached the aims to settle the removal into the new works, to cope with the expenditures of the removal of 40 million ÖS and to balance well with a turnover of 2.7 billion ÖS.

Fünftes Kapitel

Ein halbes Jahrhundert MAN-Geschichte unter Anton von Rieppel und Otto Meyer

Karl Bosl

5.1 Anfänge, Trends und Ziele

In Bayern setzte der Durchbruch zur vollen Industrialisierung des Landes erst nach 1945, vor allem seit 1960 ein. Erst jetzt wurde es ein Industrieland mit agrarischen Inseln. Bis nach dem Ersten Weltkrieg war es ein Agrarland mit industriellen Inseln geblieben, in denen aber soviel technischer Fortschritt entfaltet wurde, daß es seit dem Ende des Deutsch-Französischen Krieges von 1870/71 an der allgemeinen Entwicklung des nationalen Machtstaates soweit teilnehmen konnte, als Revierferne und Randlage es zuließen. Zu den industriellen Inseln zählten die alten großen Geld-, Handels- und Produktionszentren Augsburg und Nürnberg, dazu kamen noch Würzburg, Schweinfurt und Hof. München ist erst 1964 zur größten Industriestadt des Bundeslandes Bayern emporgestiegen. Es liegt also in der geschichtlichen Logik bayerischer Urbanität, daß die größten Eisen- und Stahlwerkstätten des Landes in Augsburg und Nürnberg entstanden, wobei Nürnberg als größtes Produktionszentrum Süddeutschlands sich schon seit dem späten Mittelalter der Reviernähe erfreuen konnte; denn die Oberpfalz war das „Ruhrgebiet" des Spätmittelalters und der frühen Neuzeit noch vor dem Siegerland und dem Eisenerzland der Steiermark. In beiden Städten setzte der industrielle Aufstieg schon vor der Mitte des 19. Jahrhunderts ein, auch im Zusammenhang mit dem Eisenbahnbau, der die Eisen- und Stahlindustrie voranbrachte und das Verkehrsvolumen des Landes bedeutend steigerte.

Im letzten Drittel des 19. Jahrhunderts erkannte man die Notwendigkeit und Vorteile des Zusammenschlusses sich ergänzender Werke und den Zwang rationeller Wirtschaft. Deshalb beschloß die Generalversammlung der Vereinigten Maschinenfabrik Augsburg und Maschinenbaugesellschaft Nürnberg AG vom 7. Dezember 1908 mit Wirkung vom 15. Januar 1909, die Firma fortan Maschinenfabrik Augsburg-Nürnberg AG zu nennen. Die Abkürzung war schon 1903/04 entstanden und wurde seitdem zum internationalen Markenzeichen eines Konzerns, der nicht weit hinter den „Riesen" in Nordwest- und Ostdeutschland lag. Heinrich

Buz und Anton Rieppel waren kurz vorher zu Generaldirektoren der neuen MAN ernannt worden, die mindestens in Bayern und Süddeutschland bereits ein industrieller „Riese" war. Es ist bezeichnend für den strukturellen Wandel der bayerischen Wirtschaft, daß nach einer Zeit, in der die Zugehörigkeit der MAN zwischen süddeutsch-bayerisch (-österreichischem) und nordwestdeutschem Raum schwankte, sich der Schwerpunkt des Unternehmens auch als Großkonzern fest in der alten Heimat verankert hat. Zwei Bayern, nämlich der Nordoberpfälzer Anton von Rieppel und der Mittelfranke Otto Meyer, bestimmten in den ersten 50 Jahren als Generaldirektoren die Entwicklung der MAN maßgeblich. Otto Meyer war es, der den großen nordwestdeutschen Industriellen Paul Reusch (Bild 5.1), den führenden Mann der Gutehoffnungshütte, daran hinderte, den Nutzfahrzeugbau der MAN zu liquidieren. Ihre historische Aufgabe nahm die MAN so wahr: Die

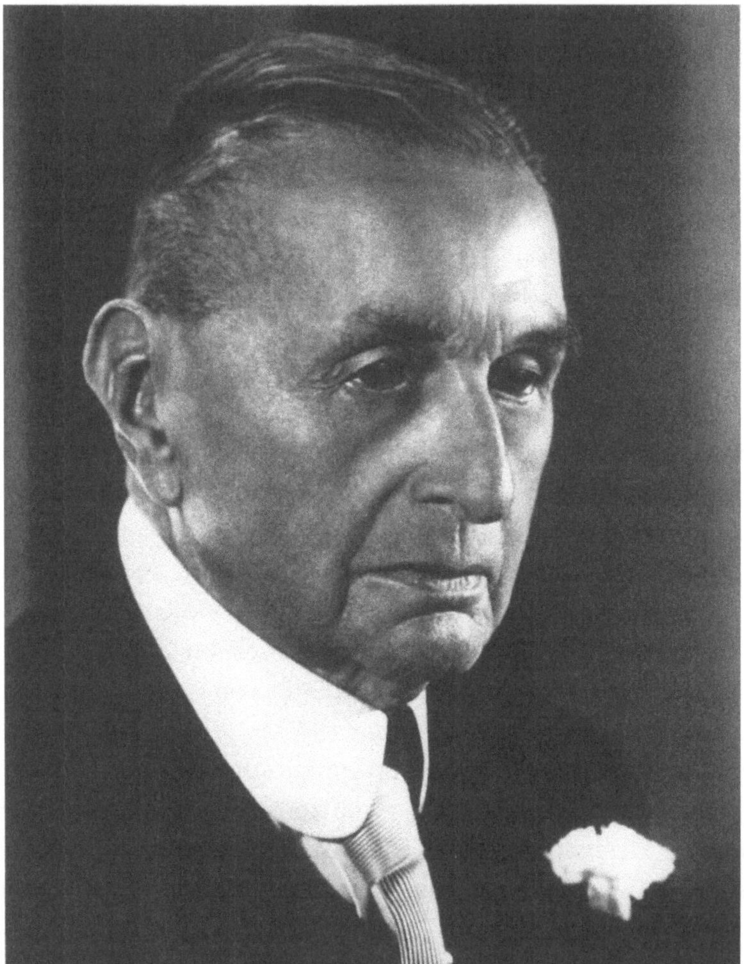

Bild 5.1. Kgl. Kommerzienrat Dr. Paul Reusch, 1868–1956, Gründer des Gutehoffnungshütte-Aktienvereins

Maschinenfabrik Augsburg unter der Leitung von Heinrich Buz und unter Mitarbeit von Heinrich Lauster war die Wiege des weltbekannten Motors von Rudolf Diesel, die Vereinigung dieses Werkes mit der Maschinenbau-Aktiengesellschaft Nürnberg (Bild 5.2), dem Unternehmen Theodors von Cramer-Klett, aber war entscheidend für die Weiterentwicklung des Fahrzeug-Dieselmotors.

Nach einem Interregnum von vier Jahren, das 1884 mit dem Tode des nobilitierten Industriebarons Theodor von Cramer-Klett eingetreten war, wurde Anton Rieppel vom Brücken- und Kranbauwerk Gustavsburg bei Mainz 1888 als technischer Leiter der Klettschen Fabrik in Nürnberg berufen (Bild 5.3). Damit setzte der Aufstieg der Maschinenbau-Aktiengesellschaft Nürnberg allmählich ein. Zunächst allerdings beschränkten noch die Familie des Ersteigentümers und ihr Umkreis die Kompetenzen der Direktoren. Die konstitutionelle Monarchie hatte nach 1848 den politischen Aufstieg des liberalen Bürgertums gebremst und das Weiterwirken einer postfeudalen aristokratischen Oberschicht gefördert. Wer politisch-militärisch, kirchlich, wirtschaftlich, ja selbst kulturell aufsteigen wollte, mußte die Nobilitierung anstreben; von oben wurde bis zum Ersten Weltkrieg eine elitäre Gesellschafts- und Auslesepolitik betrieben, vor allem unter dem Prinzregenten Luitpold (1886–1912) durch den Präsidenten des Geheimen Rates von Wiedenmann, Sohn eines Schusters, der auf diesem Wege zum kommandierenden General aufstieg. Die große Wende trat in Nürnberg ein, als der technische Leiter Rieppel 1892 aus den Händen des Kommerzienrats Hensolt, eines alten Mitarbeiters von Cramer-Klett, die Gesamtleitung des Werkes übernahm und sich der Herausforderung neuer konkreter und detaillierter Aufgaben stellte. Der eigentliche Aufstieg von MAN und Rieppel zugleich aber setzte mit der Fusion der drei Werke Augsburg, Nürnberg, Gustavsburg zur späteren MAN 1898 ein; sie war eine Folge des Desinteresses des Barons an der Industrie. In dieser Epoche refeudalisierten sich nicht nur in Bayern die bürgerlichen, wirtschaftlichen, militärischen und intellektuellen Oberschichten. Der Feudaladel und alle, die zu ihm stießen, strebten immer zu Grundbesitz, vielleicht noch zu Kapital; das (Groß-)Bürgertum indes stieg durch Handel, Geldgeschäft und Produktion zum Handels- und Industriekapital, zu Großproduktion und Schwerindustrie empor. Wenn es diese Gipfel erreicht hatte, ahmte es den Feudaladel in Großgrundbesitz und „Herrschaftsausübung" nach und erstrebte bis zur Revolution von 1918 die Erhebung in den Adelsstand. Auch der Industriekapitän und Großmanager Rieppel wurde 1906 in den persönlichen Adelsstand erhoben und in die adelige Kammer der Reichsräte im bayerischen Staat berufen.

Der alleinige Inhaber der Aktien der Maschinenbau AG Nürnberg übergab 1898 Rieppel den Auftrag, die Aktien bzw. die beiden Fabrikwerke an ein Bankkonsortium in der günstigsten Form zu verkaufen. Dabei bestimmte Baron Theodor von Cramer-Klett selber maßgeblich die „Darmstädter Bank für Handel und Industrie". Das Münchener Bankhaus Merck, Fink und Co. war eine Kommanditniederlassung

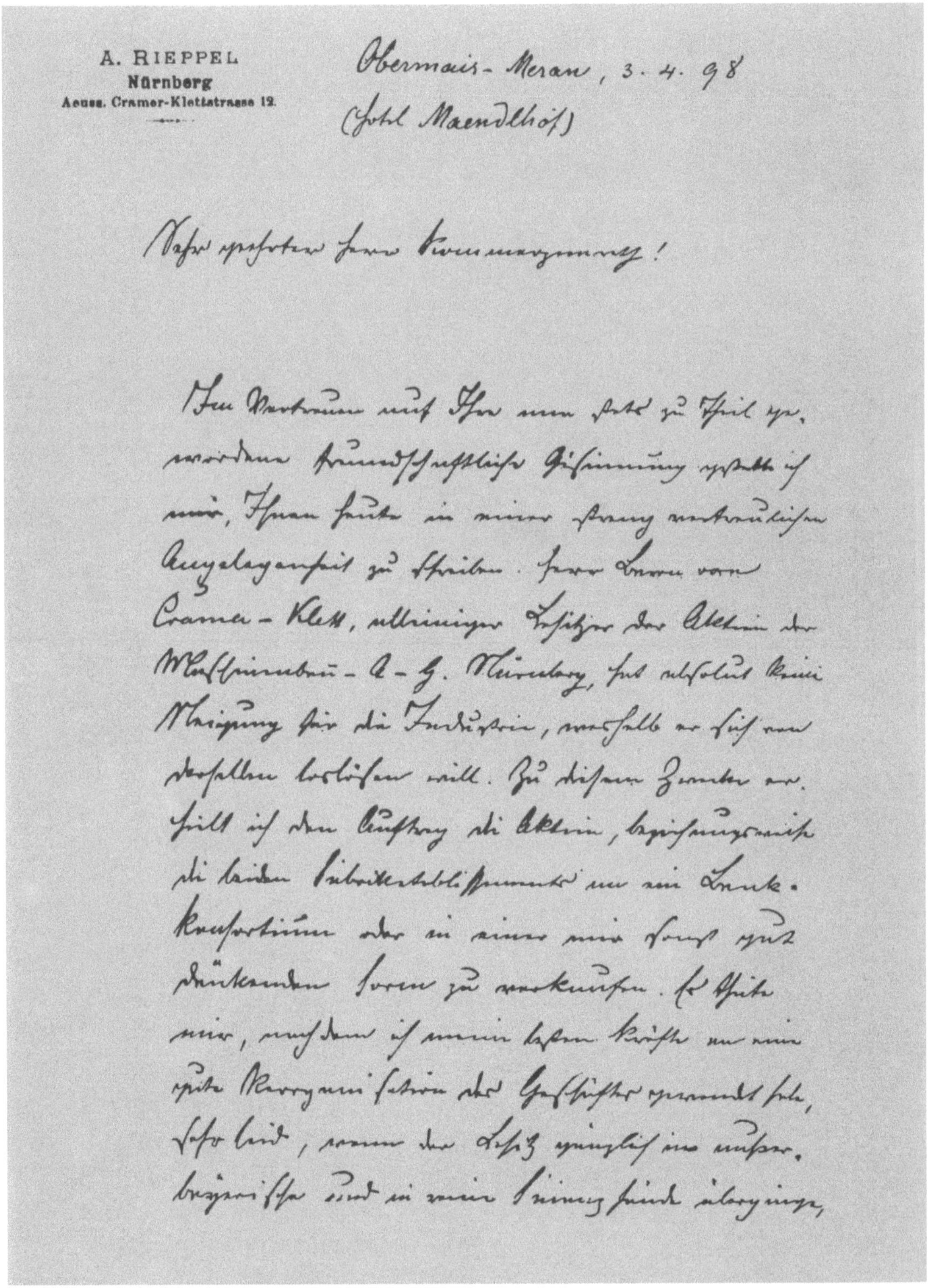
A. RIEPPEL
Nürnberg
Aeuss. Cramer-Klettstrasse 12.

Obermais-Meran, 3. 4. 98
(Hotel Maendlhof)

Bild 5.2. Erste Seite des Briefes Anton von Rieppels an Heinrich Buz vom 3. April 1898 mit dem Vorschlag, „eine Fusion der beiden Gesellschaften ... in den Kreis näherer Erwägung zu ziehen"

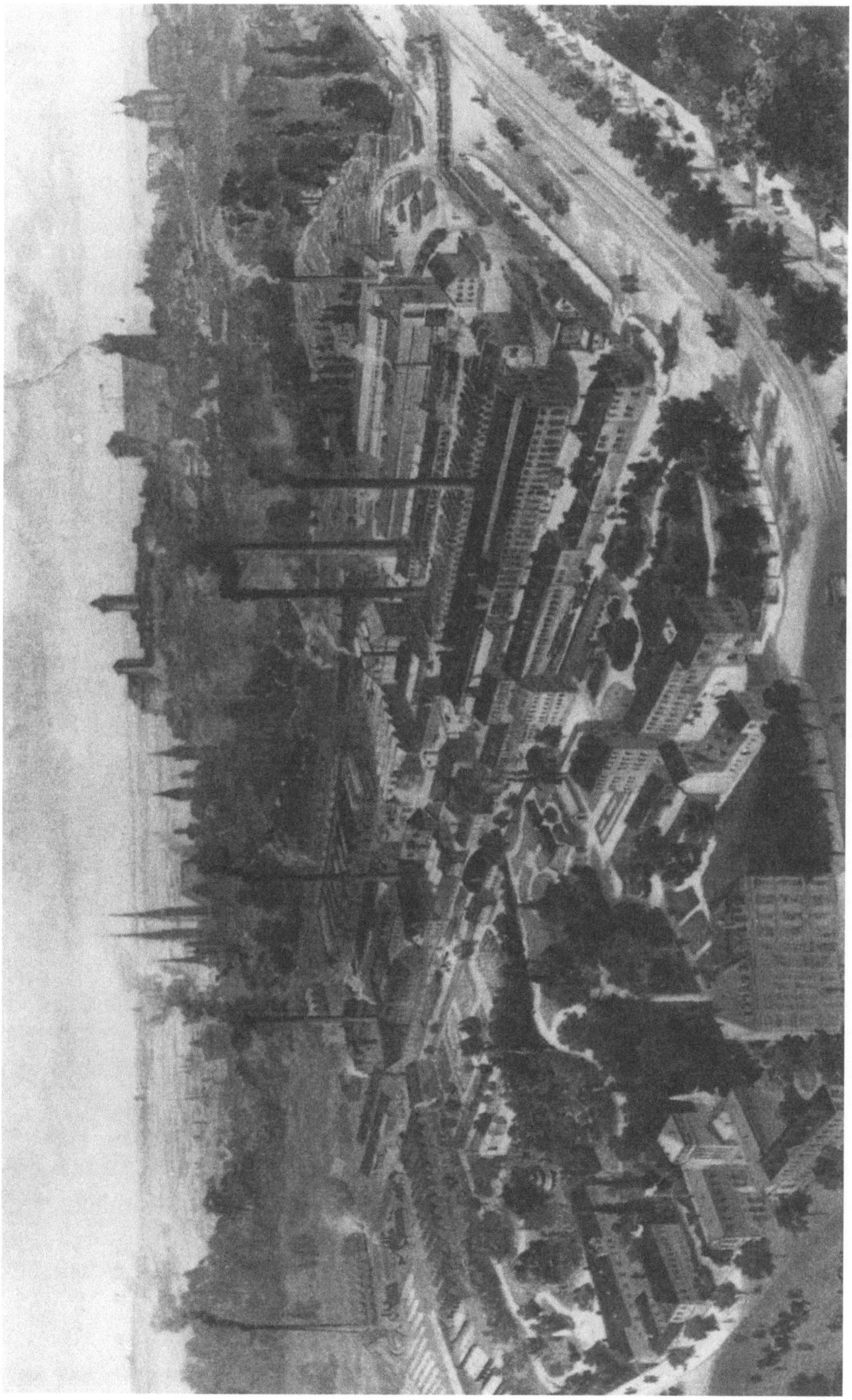

Bild 5.3. Werbeplakat nach einem Entwurf von Prof. Ritter, das die Klett'sche Fabrik vor der Nürnberger Stadtmauer zeigt

des Darmstädter Bankhauses. Hier zeigte sich klar das bayerische Interesse des Oberpfälzers Rieppel, der den Betrieb nicht in außerbayerische Hände kommen lassen wollte. Er bedang sich die Leitung des Nürnberger Werkes aus. Die Zentrale sollte Augsburg werden, Nürnberg aber seine selbständige Leitung behalten; durch Aufteilung der Geschäftszweige wurde die Einheit ebenso gewahrt wie durch einheitlichen Einkauf der Materialien. Buz und Rieppel und ihre Gremien einigten sich auf den Namen „Vereinigte Maschinenfabrik Augsburg-Nürnberg". In Augsburg waren Heinrich Buz und Rudolf Diesel sowie der Motorenbauer Heinrich Lauster für die Gesamtentwicklung bestimmend. Auf der Pariser Weltausstellung von 1900 war der Dieselmotor mit dem Grand Prix ausgezeichnet worden. Der Erfolg der drei Werke in der ersten Phase nach ihrer Vereinigung bestand in einer gewaltigen technischen Expansion, die zur wirtschaftlichen Festigung des Unternehmens wesentlich beitrug.

Im Jahre 1907 erlebte die MAN die erste Rezession. Sie wurde ausgelöst durch eine Finanzkrise in den Vereinigten Staaten, die auf dem europäischen Markt Geldverknappung, Arbeitseinschränkungen und Preisrückgänge hervorrief. Die eisenverarbeitende Industrie war besonders hart davon betroffen und litt außerdem unter heftigster Konkurrenz, während die Elektroindustrie sich im Aufwind befand. Die Kohlenpolitik der nordwestdeutschen Wirtschaft führte vor allem 1908 zu einer heiklen Energiekrise, die gerade in Bayern zum Ausbau der Wasserkräfte und zur Elektrifizierung des Landes führte. An der Kriegsproduktion des Ersten Weltkriegs war auch die MAN beteiligt. Das Werk Gustavsburg war vor allem mit der Reparatur oder dem Neubau von Eisenbahn- und Straßenbrücken in Kriegsgebieten beschäftigt.

Für die Geschicke der MAN wurde es grundlegend, daß der gesamte Maschinenbau in Augsburg konzentriert und ein Teil des Kranbaus nach Duisburg verlagert wurde und das dadurch entlastete Nürnberger Werk die neue große Aufgabe des Wagenbaus erhielt. Es war die zukunftsträchtige Idee von Rieppel, daß die MAN „auf Räder gestellt werden" müsse.

Auf Betreiben von Rieppel begann am 12. Juli 1915 der Lastwagenbau bei der MAN. Die Gründung des MAN-Fahrzeugbaus ging allein auf Anton von Rieppel zurück. Der Krieg brauchte und verbrauchte eine große Zahl von Lastkraftwagen, die schnell gebaut werden konnten.

Damit die MAN den Lastkraftwagenbau forcieren konnte, schloß sie sich mit der schweizerischen Automobilfabrik Saurer in Arbon am Bodensee zusammen; sie übernahm das Saurer-Zweigwerk in Lindau und verlegte es nach Nürnberg. Man verwendete dafür aber nicht den noch unreifen Dieselmotor, sondern den ganz gewöhnlichen Ottomotor. Die MAN beschäftigte 1914 an die 10 000 Arbeiter, 1918 entlohnte sie 14 000.

Das Kriegsende traf die MAN 1918 ebenso hart wie die folgende Inflation. Die Revierferne, der Mangel an Kohle, Stahl und anderen Rohstoffen wirkte sich sehr empfindlich aus. Inflation und wirtschaftliche Unsicherheit schufen soziale Probleme und erzeugten Unruhen. Die führenden Männer der MAN dachten an strukturelle Erweiterungen ihrer Basis und suchten jetzt Anschluß an geeignete Unternehmensgruppen, vorab an ein großes kapitalkräftiges Unternehmen der deutschen Grundstoff-, besonders der Kohle- und Eisenindustrie. Das war die Gutehoffnungshütte (GHH) in Oberhausen. Von Rieppel hatte schon länger an eine Interessengemeinschaft zwischen Maschinen- und Stahlbauunternehmen wie der MAN und Lieferanten von Kohle, Koks und Hüttenerzeugnissen gedacht; letztere sollten Großabnehmer von Maschinen- und Stahlbauprodukten werden. Die Revierferne Bayerns machte die Rohstoffversorgung zur Existenzfrage in der Krisensituation nach dem Ersten Weltkrieg. Der Friedensvertrag von Versailles löste den härtesten Konkurrenzkampf zwischen Hütten- und Maschinen- bzw. Stahlbauindustrie aus.

Rieppel trat für ein Zusammengehen mit der Interessengemeinschaft (IG) Stinnes sowie den Rheinstahlwerken Duisburg und einer Kombination von Eisenhütte, Kohlebergwerk, Elektroindustrie und MAN ein, unterlag aber der Option des Aufsichtsratsvorsitzenden Baron von Cramer-Klett für den Zusammenschluß mit der Gutehoffnungshütte. Der langjährige Vorstandsvorsitzende der Gutehoffnungshütte, Paul Reusch, ein alter Vertrauensmann des Barons, erhielt die Leitung des gesamten deutschen Industrieimperiums, das nach der Niederlage von 1918 nicht nur die Wirtschaft, sondern auch die Politik und die öffentliche Meinung Süddeutschlands und besonders Bayerns beherrschte. Der Industriebaron wollte sein „Ahnenerbe" nicht einer anonymen Wirtschaftsmacht ausliefern, er vertraute der vorsichtigen und gesunden Finanzpolitik der „Hütte" sowie ihrem fairen Geschäftsgebaren mehr und setzte in deren Haupteigentümer, die Familie Haniel, das besondere Vertrauen, daß sie die MAN nicht als Spekulationsobjekt benützen würde. Paul Reusch erreichte in den wechselnden Verhandlungen schließlich einen Anteil der „Hütte" von gut 50 Prozent am Aktienkapital, der sich Anfang der 60er Jahre auf über 75 Prozent steigerte. Die Öffentlichkeit interessierte sich für die Transaktionen sehr stark und sprach von einer „industriellen Mainlinie". Das Zusammengehen von MAN und GHH sicherte Rohstoffversorgung und finanzielle Basis, es bedrohte bayerische Interessen nicht. Von Rieppel legte 1920 sein Amt als Vorstandsvorsitzender der MAN nieder. Sein Nachfolger wurde Richard Buz, der Sohn des ebenfalls persönlich geadelten Heinrich von Buz, der seit 1907 dem Vorstand angehörte. Sein Großvater Karl Buz war der Gründer der Maschinenfabrik Augsburg AG. Paul Reusch belohnte Richard Buz mit der Leitung der MAN für sein entschiedenes Eintreten für das Zusammengehen mit der GHH.

Zur Beruhigung der bayerischen Aktionäre bemühte man sich, einen in Süddeutschland bekannten Industrieführer für den Vorsitz im Aufsichtsrat zu gewinnen. Dies gelang in der Person des Generaldirektors der Siemens-Schuckert-Werke, des Geheimrates Dr. von Petri, der schon seit 1912 dem Aufsichtsrat der MAN angehörte (Bild 5.4).

Das wirtschaftliche Chaos nach der Niederlage, das durch Inflation, Arbeitskampf 1922, Ruhrbesetzung 1923, Entlassung von Arbeitern, Unterbrechung der Beziehungen zu Rhein und Ruhr geprägt war, wurde erst durch die Stabilisierung der Mark beendet. In Nürnberg lagen Wagenbau und Großgasmaschinen fast völlig danieder, in Augsburg dagegen ging der Bau von Dieselmotoren und Druckmaschinen günstig voran, in der gesamten MAN aber brachten Energie, Ideenreichtum und Zielstrebigkeit die technische Entwicklung wieder voran. Rationalisierung und Produktionssteigerung senkten die zu hohen Produktionskosten. In dieser Situation bestellte Paul Reusch, der GHH-Konzernchef, Ende 1925 den gebürtigen

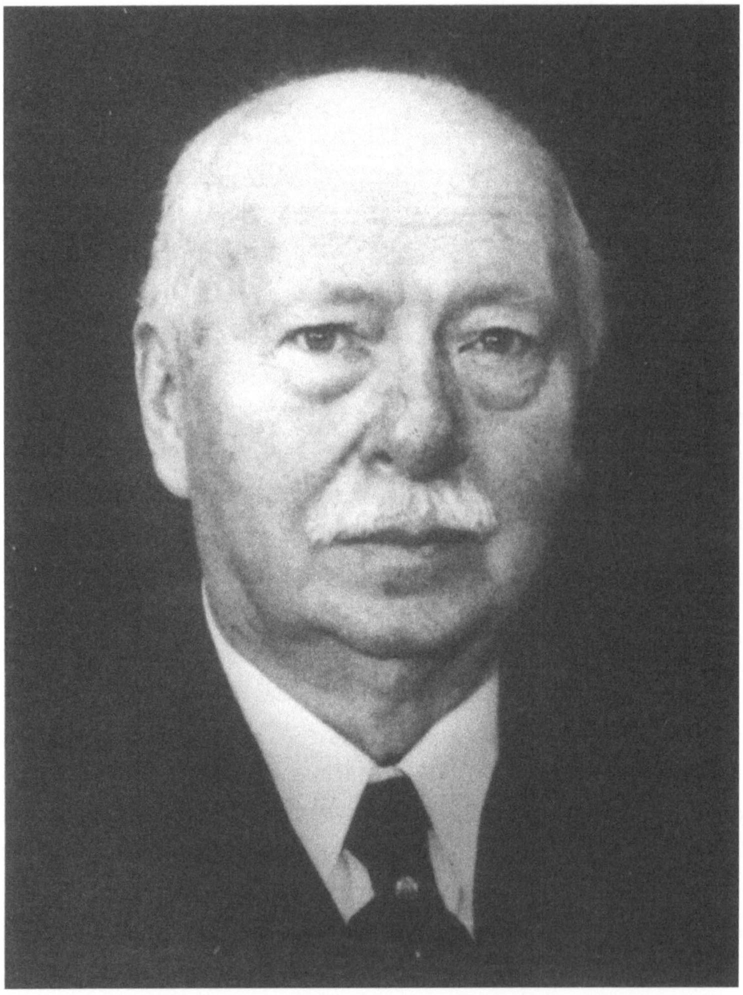

Bild 5.4. Geheimrat Dr. von Petri, Vorsitzender des Aufsichtsrates der Maschinenfabrik Augsburg-Nürnberg AG

Regensburger Otto Meyer zum neuen technischen Leiter des MAN-Werkes Nürnberg. Dieser führte das Gesamtwerk der MAN drei Jahrzehnte lang mit großem Erfolg, ein geeigneter Nachfolger des Gründervaters Anton von Rieppel in einem erweiterten Tätigkeitsfeld: Der neue Dieselmotor wurde im Werk Augsburg in einen Lastwagen des Werkes Nürnberg eingebaut und schließlich von Augsburg nach Nürnberg überführt. Der Fahrzeugdiesel wurde den besten Großdieselmotoren ebenbürtig.

Der Wallstreet-Bankkrach von 1929 wäre für den Nürnberger Nutzfahrzeugbau der MAN beinahe verhängnisvoll geworden. Trotzdem brachte das Werk Nürnberg 1932 den mit 150 PS und 10 Tonnen stärksten Dieselwagen der Welt heraus. Otto Meyer, der Vertrauensmann des „Großen Vorsitzenden" in Oberhausen, brachte das Werk aus den roten Zahlen. Mit Autobahnbau, dem damit verbundenen Motorisierungsschub und einem großen Beschäftigungsprogramm der Reichsbehörden erholte sich der Lastwagenbau. Von Bedeutung wurde die Ende der 30er Jahre beschlossene Zusammenarbeit mit der Österreichischen Automobilfabrik AG, vormals Austro-Fiat, in Wien-Floridsdorf (vgl. Kapitel 4). In Arbeitsteilung wurden die Motoren in Nürnberg, die Triebachsen in Wien hergestellt.

Die MAN konnte durch die Vielseitigkeit ihrer Erzeugnisse relativ lange die Auswirkungen der Weltwirtschaftskrise von sich fernhalten; auch verlor die Qualität ihrer Erzeugnisse nichts an Attraktion. Erst im Sommer 1931 war sie dem Scheitern nahe. Die Ausweitung der Wirtschaftskrise zur Finanzkrise und zu Stockungen im internationalen Zahlungsverkehr traf alle drei süddeutschen Stammwerke gleich stark; in zwei Jahren (bis Ende 1932) sank die Zahl der Arbeiter und Angestellten von 14 000 auf 7000, der Umsatz ging noch stärker zurück. Trotzdem erwarben GHH und MAN zu gleichen Teilen 55 Prozent Aktienkapitals der Schloemann AG in Düsseldorf, die als Konstruktionsbüro für hydraulische Anlagen Weltruf genoß. Beim Tode des Vorstandsvorsitzenden der MAN, Richard Buz, durch einen Autounfall, der die MAN sicher und erfolgreich durch die schweren Wirtschaftskrisen geführt hatte, übernahm Immanuel Lauster von 1932 bis 1934 seine Nachfolge. Nach dessen Ausscheiden blieb der Posten des Vorstandsvorsitzenden der MAN bis 1946 unbesetzt. Dafür übernahm Otto Meyer, der Begründer der „Betriebskommission" aller MAN- und GHH-Werke zur Beratung über aktuelle, werkspezifische Fragen an wechselndem Ort, 1934 als Chef des Werkes Nürnberg zusätzlich die Leitung des Augsburger Werkes. In beiden ließ er die Fertigungsstätten großzügig ausbauen und neu einrichten. Der große Ingenieur konzentrierte sich auf die Rationalisierung der Arbeitsvorgänge und die Einführung produktionssteigender Arbeitsmethoden. Dies wurde ihm durch sein persönliches Verhältnis zur Belegschaft erleichtert. Das Geschäftsjahr 1936/37 brachte Vollbeschäftigung. Während des Zweiten Weltkrieges produzierte die MAN in Nürnberg Panzerfahrzeuge, in Augsburg Schiffsdieselmotoren für die Kriegsmarine, Gustavsburg stellte strategische Brücken her.

Der Bombenkrieg zerstörte in Augsburg 30 Prozent aller Gebäude und vernichtete 25 Prozent der Werkzeugmaschinen. In Nürnberg waren die Kriegsschäden noch größer, 70 Prozent der Gebäude waren zerstört. Doch begann hier wieder sehr früh der Bau von Lastkraftwagen und die Fertigung von Ersatzteilen. Das Werk in Gustavsburg hatte den Krieg relativ gut überstanden und war mit der Wiederherstellung zerstörter Brücken vollbeschäftigt. Der Übergang der Befehlsgewalt an die Alliierten brachte politische Probleme, die Kontrollratsbestimmungen stellten das Werk unter Treuhänderschaft, die der MAN-Ingenieur Georg Fink, Geheimrat Ludwig Kastl und Heinrich Thielen übernahmen; sie wahrten den Zusammenhalt der MAN-Werke, verhinderten die Demontage der Augsburger Fabrik und retteten somit den Firmenverbund. Otto Meyer wurde 1946 offiziell zum Vorstandsvorsitzenden ernannt. Im Jahre 1949 wurde die MAN aus der Firmenkontrolle entlassen. Die GHH aber wurde einer einschneidenden Strukturveränderung unterworfen und mußte sich einer Entflechtung unterziehen, die für Montan- und Chemiewerke angeordnet war. Das brachte die Trennung der Grundstoffe Kohle und Stahl. Die Leitung in der GHH wechselte von Vater Paul Reusch auf Sohn Hermann Reusch. Die MAN begann im Werk Nürnberg wieder mit dem Bau von Lastkraftwagen. Im Fahrzeug-Dieselmotorenbau ging es ebenfalls kräftig voran. Das Werk erreichte die Grenze seiner Fertigungskapazität. Deshalb mußte man an die Errichtung eines eigenen Nutzfahrzeugwerkes denken und nahm den Süden von Nürnberg dafür in Aussicht. Doch sprach sich der Bayerische Ministerpräsident Ehard 1954 für Karlsfeld bei München aus; die amerikanische Armee wollte dort ein von ihr 1945 beschlagnahmtes ehemaliges Flugmotorenwerk Allach der Bayerischen Motorenwerke AG (BMW) freigeben. Das „Karlsfeld Ordnance Depot" (KOD) zwischen Allach und Dachau hatte bis 7500 Arbeiter beschäftigt. Die Bayerische Staatsregierung wollte die Arbeitsplätze retten. Nach harten internen Auseinandersetzungen fiel mit Zustimmung Otto Meyers die Entscheidung für den Standort München, der für den Ausbau des MAN-Nutzfahrzeugs am günstigsten schien. Am 28. April 1955 wurden zwei Drittel des Werkes Allach übernommen und Hunderte von Arbeitskräften im Nürnberger Werk umgeschult. Am 11. November 1955 lief in München der erste Lastwagen vom Band, der Produktionsplan sah jährlich 8000 Wagen vor.

Als man infolge einer wirtschaftlichen Rezession das Werk wieder nach Nürnberg zurückverlegen wollte, verhinderte dieses Otto Meyer ebenso wie schon 1932 die Auflösung. Seit dem Münchener Start hatten die MAN-Dieselfahrzeuge gegenüber der Konkurrenz einen großen technischen Vorsprung erreicht. Otto Meyer trat im Alter von 72 Jahren vom Vorstandsvorsitz zurück und wechselte in den Aufsichtsrat über.

In der Geschichte der MAN prägen sich drei deutlich feststellbare Phasen aus. Im ersten Abschnitt bis zur Fusion mit der Gutehoffnungshütte wurde die Revierferne überwunden, Eisengewinnung und Eisenverarbeitung miteinander verbunden und die Krise unmittelbar nach dem Ersten Weltkrieg gemeistert. Die bayerischen Grenzzäune waren aufgebrochen. Diese Epoche ist geprägt durch den individuellen Führungsstil des großen Industriekapitäns Anton von Rieppel.

Die zweite Phase endete mit dem Abgang des zweiten großen Industriemannes, Otto Meyer, der den Konzern durch den Weltbankkrach, die Zeiten des Dritten Reiches und des Zweiten Weltkrieges sowie den „Unconditional Surrender" bis 1955 sicher und erfolgreich führte. Beide Industriekapitäne haben sich in der bayerischen und deutschen Industrie- und Technikgeschichte, in der territorialen wie nationalen Firmen- und Wirtschaftsgeschichte einen bislang viel zu wenig gewürdigten Ehrenplatz errungen. Vor dem Hintergrund der Entwicklung des Unternehmens und seiner jeweiligen politisch-staatlichen, gesellschaftlichen, wirtschaftlichen und kulturellen Situationen gewinnen ihr individuelles Wirken und ihre Persönlichkeit an Farbe und Gewicht; Geschichte ist das kollektive Wirken des individuellen Menschen im Wandel von Gesellschaft und Kultur.

Die dritte Phase der Firmengeschichte, die mit Ulrich Neumann beginnt, ist durch einen grundlegenden kollektiven Wandel des Führungsstils gekennzeichnet. Der individuelle Kapitän, Ingenieur und Organisator macht der kooperativen Teamarbeit an der Spitze des Unternehmens Platz. Der neue Chef führt die kollektive Entscheidung in die Existenz- und Detailfragen des Unternehmens ein; er verteilt die Verantwortung auf viele Köpfe und viele Gewissen, er nutzt die menschliche Kraft potenziert für ein großes gemeinsames Ziel. In jeder Gegenwart steckt bis zu 60 Prozent Vergangenheit, die in Gegenwart und Zukunft weiterwirkt. Auch das modernste technische Unternehmen von nationalem wie internationalem Rang muß immer wieder zu seinen Gründervätern sowie den Ideen, Werten, Leistungen der Anfänge zurückkehren, um seine wesensprägende Identität auch menschlich bewußt zu erhalten und weiterzuentwickeln. Das Zeitalter der Aufklärung ist noch nicht zu Ende, das uns die technische Massengesellschaft, Historizität und das Abwerfen des mittelalterlichen Ballasts beschert hat. Schon länger und immer deutlicher kündigt sich der Umbruch auf vielen Gebieten an. Wir müssen alles tun, damit kein Bruch erfolgt, sondern ein identischer Übergang möglich bleibt. Technik ist Kultur und hat Tradition, auch wenn sie kulturkreisunabhängig sein kann.

5.2 Anton von Rieppel

Am Südhang des Fichtelgebirges, in der nördlichen Oberpfalz an der Fichtelnaab stand die Wiege des großen bayerischen Industriepioniers und Industriekapitäns, des Ingenieurs und Managers Anton Rieppel (Bild 5.5). Er entstammte einem oberpfälzischen Hammerwerk und war fast ein Selfmademan, der sich in der freien Wirtschaft durch Begabung und Leistung, zähen Willen, Zielbewußtsein und Selbstvertrauen zu den höchsten Stellen in der Industrie im Aufstiegszeitalter der

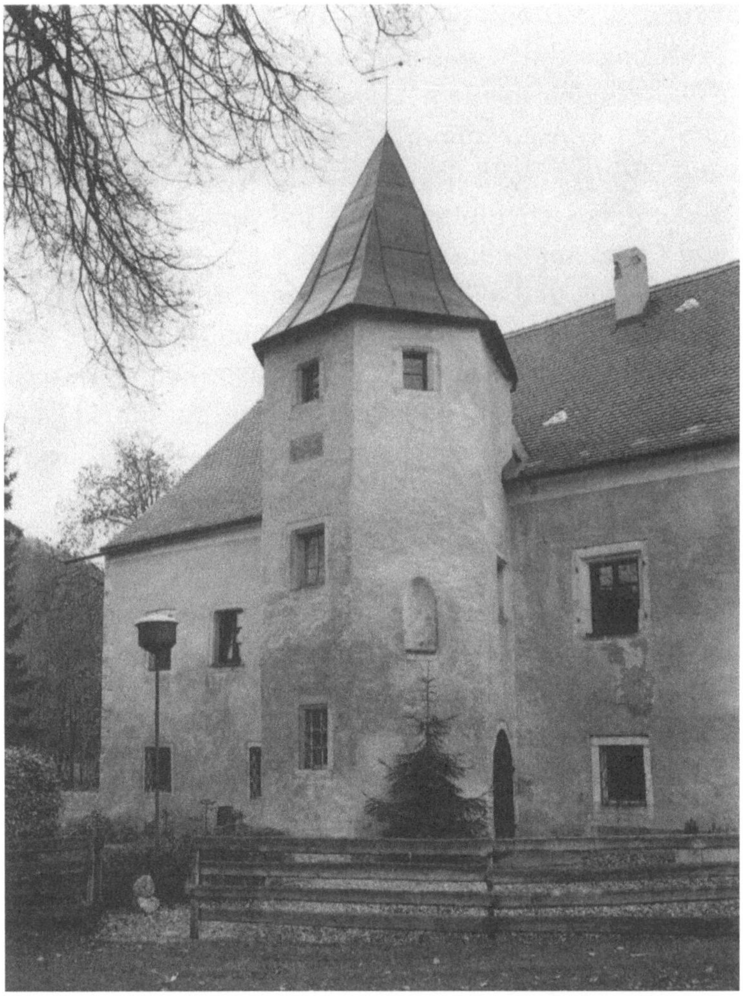

Bild 5.5. Geburtshaus Anton von Rieppels in Hopfau/Oberpfalz

Technik und des MAN-Imperiums emporarbeitete. Rieppel war kein Humanist und kein Idealist im Sinne der Bildungsgeschichte des 19. Jahrhunderts, aber ein bedeutender Mensch und großer Vertreter technischer Kultur und Zivilisation, eine Symbolfigur bayerisch-deutscher Wirtschaft, Gesellschaft und Kultur.

Er wurde am 17. April 1852 im Hammerwerk Hopfau (Bild 5.6), Gemeinde Zwergau im heutigen Landkreis Tirschenreuth als zweiter Sohn und viertes von sechs Kindern des dortigen Hammerwerksbesitzers Albert Rieppel und seiner Frau Theresia, einer Tochter der Müllers Peter Jakob Schrems aus dem benachbarten Grötschenreuth geboren. Die Rieppel waren ein altes oberpfälzisches Bauerngeschlecht, das ersmals 1497 zu Riggau bei Pressath belegt ist; seit 1560 sind sie in Wernersreuth, damals im Amt Kemmath-Waldeck, bezeugt. Von dort aus verlegte der Urgroßvater durch Kauf seinen Wohnsitz nach Hopfau; als Quartiermeister in der kurbayerischen Armee hatte er sich so großes Prestige erworben und offenbar auch Geld gemacht, daß ihm mit dem Ankauf auch das ritterliche Hammerwerk mit

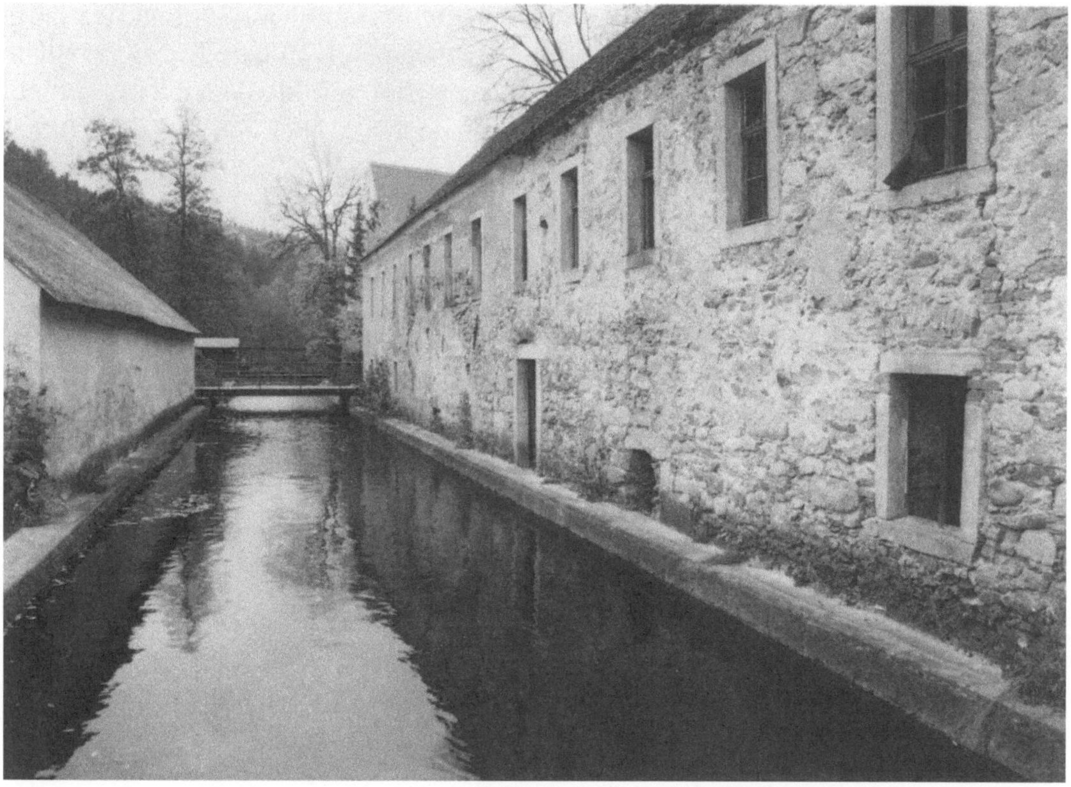

Bild 5.6. Rieppel'sche Hammerschmiede in Hopfau/Oberpfalz

Ökonomie in Hopfau übertragen wurde. Die „Obere Pfalz", seit dem 16. Jahrhundert so genannt, war vom 13./14. bis zum 17. Jahrhundert ein Eisenproduktionsland vor und neben dem Siegerland und der Steiermark; man kann sie für die damalige Zeit das „Ruhrgebiet" Deutschlands nennen; sie war auch das Land der ersten Kartellbildung des Eisengewerbes mit Sitz in Amberg. Nürnberger Kapitalinvestitionen haben die Eisengewinnung gefördert, und die eisenverarbeitende Industrie der großen Reichsstadt Nürnberg fertigte Eisenwaren und verkaufte diese in ganz Europa.

Heimat, Familie, Region und Charakter fallen in der Gestalt des Industriekapitäns zusammen. Der Dreißigjährige Krieg (1618–1648), die Neuorientierung des Territoriums hinsichtlich Handel, Verkehr, Wirtschaft und Gesellschaft, dann Gegenreformation und Rekatholisierung, dazu die Eingliederung in den kurbayerischen Staat hatten die Wirtschaftsblüte des Landes nicht nur geknickt, sondern teilweise seine wirtschaftliche Kapazität vernichtet. Aber in der engeren und weiteren Heimat Rieppels, dem alten Landrichteramt Kemmath-Waldeck an der Fichtelnaab vor allem, erhielten sich Reste dieser alten Eisenproduktion und haben auch in Rieppels Leben eine Rolle gespielt. Wir treffen die Hammerwerke Grünberg, Solingen, Ebnath, Riglasreuth mit Funkenau und Dechantsee an; in einem Seitental fristeten Trevesen, Kronau und das heimatliche Hopfau ein müdes

Dasein; an der Haidenaab finden wir Feilershammer, Züntlhammer (bei Pressath), Troschelhammer, Dießfurt und Pechhof nebeneinander aufgereiht. Es handelte sich dabei um Werke mit Zrennfeuer (Schmelzherde), mit Blaufeuer (Holzkohlen-Hochöfen) und Waffenhämmer. In der Nähe arbeiteten noch die Hämmer Erlenhammer, Kaibitz und Warmensteinach. Rieppel war von Jugend an inmitten einer technisch-vorindustriellen Landschaft mit Tätigkeiten und Lebensformen vertraut, die den selbständigen Handwerker und präindustriellen Lohnarbeiter charakterisierten und sein persönliches Schicksal und eine individuelle Leistung vorbestimmten. Der Hammerherr Albert Rieppel hatte deshalb schon seinen älteren Sohn in die höhere Schule geschickt und zum Studium der technischen Wissenschaften bestimmt. Wie den Wirtschaftsexperten, so war auch dem Vater Rieppel längst klar, daß die Hammerwerke der Oberpfalz keine Zukunft mehr hatten und den großen Eisenwerken der Oberpfalz, Maxhütte, Luitpoldhütte, Sulzbach-Rosenberg die nähere Zukunft gehörte. Das expansive Zeitalter von Technik und Industrie war gerade nach dem Krieg von 1870/71 in Deutschland mit Macht angebrochen (Gründerzeit), ein gewaltiger technischer Aufschwung setzte im neuen deutschen Nationalstaat ein. In dessen Verlauf erfolgte die Fusion mittlerer und kleinerer Werke zu großen Konzernen und Kartellen, die Wirtschaftsimperien darstellten. In umfangreichem Maße erblühten Geschäft und Export, Industriekapital häufte sich an, und moderne Finanzwirtschaft setzte sich durch – beginnend mit dem Eisenbahnbau –; sie veränderten den Arbeitsmarkt, die menschlichen Lebensformen und die Bildung, und sie verwandelten die bürgerliche Welt zur technisch-industriellen Massengesellschaft. Mit diesem tiefgreifenden Wandel konnten die oberpfälzischen Eisenhämmer nicht mehr Schritt halten. Die Maxhütte in der südlichen Oberpfalz, 1833 begründet, wurde ihr größter Konkurrent. In vielen Hammerwerken fielen die Einnahmen unter das Existenzminimum; das zwang zur Schließung auch des Rieppelschen Hammerwerks Hopfau. Es wurde zwangsversteigert und zu einem Polierwerk umgewandelt. Der Hammerherr Anton Rieppel und seine Frau wanderten aus, wie Jahre vorher schon ihre Geschwister. Sie gingen in die Vereinigten Staaten und kehrten erst nach Jahrzehnten in die alte Heimat zurück; sie ließen sich aber nicht mehr in dem Dörflein an der Fichtelnaab nieder, sondern zogen nach Nürnberg, wo ihr Sohn Anton bereits einen ersten Höhepunkt seines erfolgreichen Schaffens erreicht hatte und Vorstand der „Vereinigten Maschinenfabrik Augsburg und Maschinenbaugesellschaft Nürnberg AG" geworden war (Bild 5.7).

Bis dahin aber hatte der junge Anton Rieppel noch einen weiten Weg vor sich. Er litt unter der allgemeinen wirtschaftlichen Notlage. Die Mittel reichten nicht aus, um ihn als zweiten Sohn der Familie studieren zu lassen; deshalb sollte er einmal das väterliche Hammerwerk übernehmen und in der Landwirtschaft, im Hammerwerk, in der Sägemühle und in der Schlosserei mitarbeiten, die Praxis erlernen und sich handwerklich-technische Spezialkenntnisse aneignen. Dem später bedeuten-

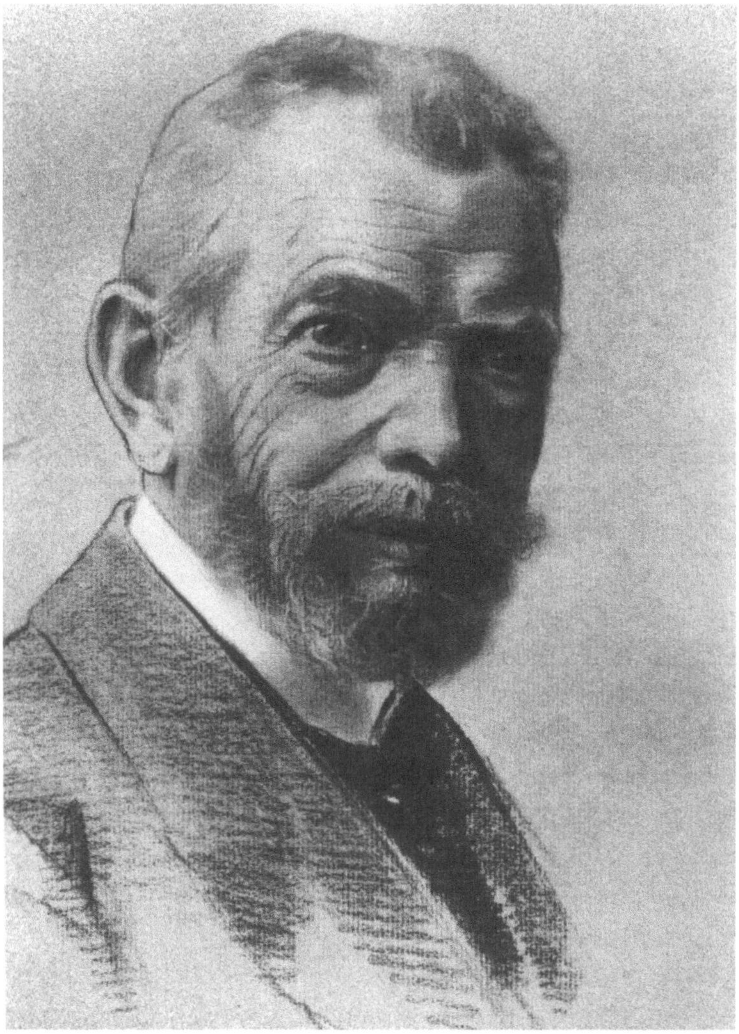

Bild 5.7. Anton von Rieppel, 1852–1926

den Theoretiker kam die Praxis der Jugendjahre sehr zustatten, er hat sie nie vergessen. Und doch träumte er von einem Lehrstuhl an einer Universität; der Techniker, Manager, Betriebsfachmann war aber in ihm stärker, er schlug den Weg der Universitätslaufbahn schon am Polytechnikum in München aus, als sein Lehrer von Bauernfeind ihm diesen ebnen wollte. Zunächst aber besuchte Rieppel fünf Jahre die nahegelegene Dorfschule in Grötschenreuth und anschließend die städtische Volksschule im alten Bergwerksort Erbendorf. Seit 1863 arbeitete er im väterlichen Betrieb, war aber den Anstrengungen körperlich nicht gewachsen und erkrankte 1867 an schwerem Gelenkrheumatismus, so daß der Vater sich entschloß, den Siebzehnjährigen auf der Gewerbeschule zu Wunsiedel lernen zu lassen, wo er sich zum Ersten emporarbeitete. Seit 1869 besuchte er drei Jahre lang die Industrieschule in München und beendete dort sein Studium in der bautechnischen Abteilung mit der Note 1. Da seine Eltern zur Auswanderung gezwungen wurden, war der mittellose junge Mann auf sich allein gestellt und mußte Brot und Studium in der Bauabteilung des erst kurz gegründeten Polytechnikums selbst verdienen. Seinen Studienplan richtete er nach den Zwängen des Broterwerbs ein und fand dadurch die Aufmerksamkeit des Rektors Max von Bauernfeind, der ihm bezahlte Privatarbeiten und eine Hilfsarbeiterstelle an der Bayerischen Akademie der Wissenschaften verschaffte. Rieppel interessierte sich vor allem für Mathematik. Dieser praktisch-realistisch ausgerichtete technisch-mathematische Studien- und Bildungsgang setzte sich allmählich allgemein durch neben dem idealistisch-humanistischen, konservativ-großbürgerlichen Bildungsweg und veränderte Denken und Weltanschauung der Bildungsbürger und Intellektuellen, aber auch der Handwerker und Arbeiter, kurz der Gesellschaft. Er schuf ein neues wirtschaftliches, soziales und politisches Klima. Auch darin war der Student Anton Rieppel modern, daß er, entgegen den Absichten seines Gönners von Bauernfeind, nach dem erfolgreichen Abschluß seiner Studien und trotz der Härte seines bisherigen Lebensweges in die Industrie ging und nicht die akademische Laufbahn wählte. Er trat bei Heinrich Gerber (aus Hof), dem Direktor der Süddeutschen Brückenbau Aktiengesellschaft in München ein und berechnete bzw. konstruierte zunächst Eisenbauten, nachdem er die theoretischen Prüfungen an der Technischen Hochschule mit bestem Erfolg abgelegt hatte. Er kam dann zur Montage einer großen Brücke und wurde 1876 in den Werkbetrieb der Brückenbauanstalt Gustavsburg bei Mainz aufgenommen. Nach wenigen Monaten avancierte er zum Betriebsleiter und stieg 1877 bereits zum Werkstattleiter auf.

Rieppel leistete bis 1884 umfangreiche und erfolgreiche Ingenieursarbeit in den wenigen, schlecht gebauten Baracken von Gustavsburg bei Mainz mit veralteter Maschinenausrüstung. Seine große Liebe zum Brückenbau, seine Verehrung für den großen Brückenbauer Gerber beflügelten seine Tatkraft über alle Schwierigkeiten hinweg. Hier kam er mit dem Industriebaron Theodor von Cramer-Klett und mit Ludwig Werder zusammen und lernte sie schätzen. Ludwig Sander hatte 1840 die Maschinenfabrik Augsburg begründet, die Dampfkessel, Druckmaschinen, Transmissionen, Wasserräder und Turbinen herstellte. Seit 1844 war sie mit der Carl Reichenbachschen Maschinenfabrik verbunden, die ertsmals in Deutschland den Bau von Wasserturbinen aufgenommen hatte. Zur gleichen Zeit, 1841, gründeten Friedrich Klett und Companie eine Eisengießerei und Maschinenfabrik in Nürnberg, aus der 1873 die Maschinenbau AG Nürnberg hervorging. Eisenbahnbau und Industrialisierung standen in Nürnberg, Bayern und Deutschland damals in engster Verbindung. Von Cramer-Klett, der Schwiegersohn Friedrich Kletts, baute Maschinen und stellte Eisenbahnmaterial (Eisenbahnwagen) her. Der Bau der großen Eisenbahnbrücke über den Rhein bei Mainz, die von Cramer-Klett 1860 vollendete, regte die Errichtung von Montagewerken am Rhein an und führte zur

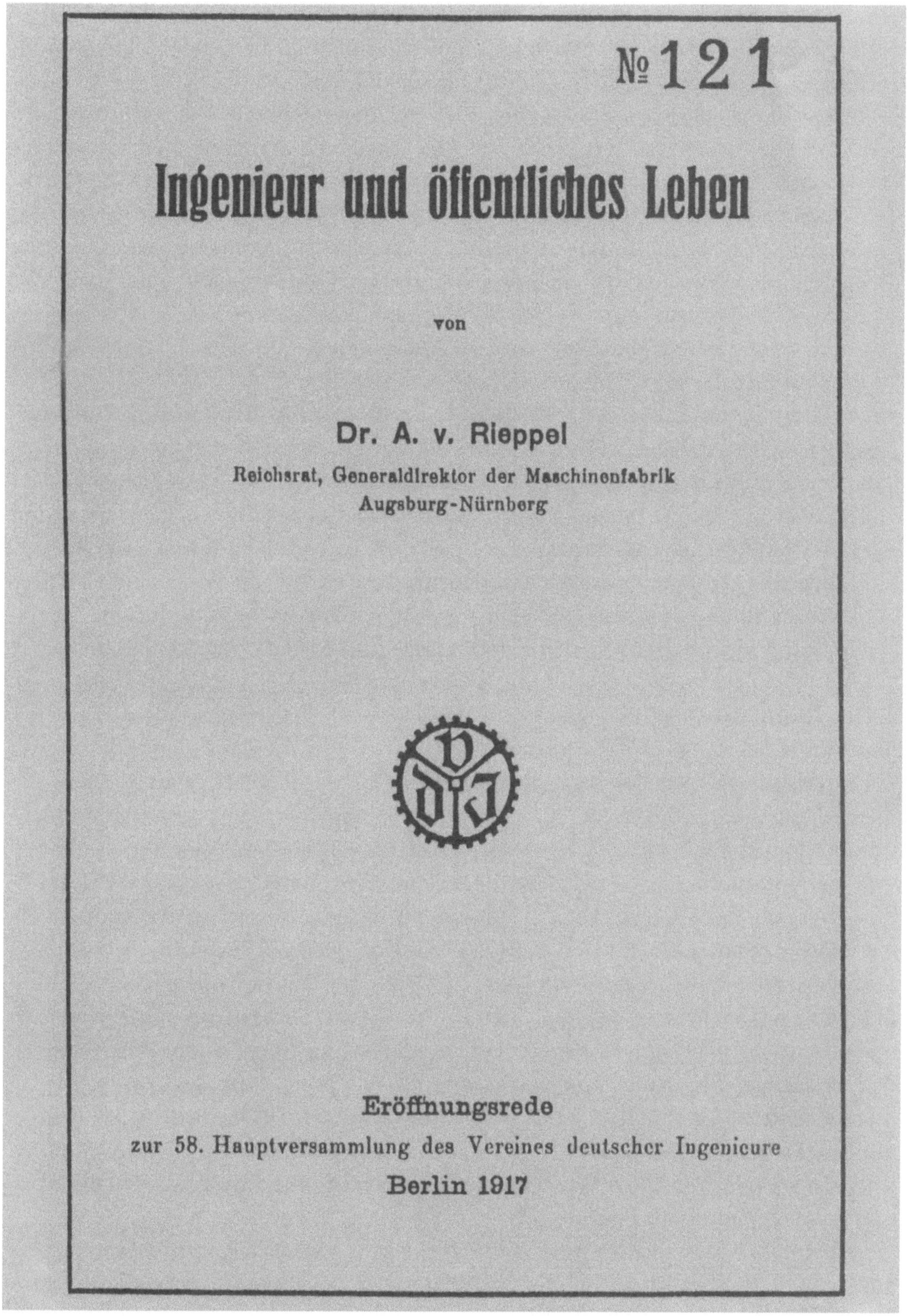

№ 121

Ingenieur und öffentliches Leben

von

Dr. A. v. Rieppel

Reichsrat, Generaldirektor der Maschinenfabrik
Augsburg-Nürnberg

Eröffnungsrede
zur 58. Hauptversammlung des Vereines deutscher Ingenieure
Berlin 1917

Bild 5.8. Titelblatt der Eröffnungsrede Dr. Anton von Rieppels bei der Hauptversammlung des Vereins deutscher Ingenieure, Berlin 1917

Gründung des Werkes Gustavsburg. Nach der Gründung eines weiteren Zweigbetriebes in München, der Süddeutschen Brückenbau AG, wurde Gustavsburg 1885 der Maschinenbau AG Nürnberg angegliedert.

Dasselbe gelang gleichzeitig der starken Persönlichkeit des technisch und kaufmännisch geschulten Heinrich Buz (aus Eichstätt), der 1864 das Augsburger Werk mit Carl Reichenbach von Ludwig Sander übernahm und durch Besonnenheit, Risikofreude und Menschenkenntnis seinem Werk den Ruf sicherte, eine der besten Maschinenbauanstalten der Welt zu sein. Dieser „Bismarck" der deutschen Maschinenbauindustrie entwickelte zusammen mit Professor Carl Linde die Lindesche Kompressionsmaschine; er ließ die Theorien und Erkenntnisse Rudolf Diesels, mit dem er eng verbunden war, verwirklichen, den ersten Dieselmotor der Welt bauen und ihn zur betriebsreifen Maschine entwickeln.

Anfang der 80er Jahre wollte Gerber Gustavsburg aufgeben und das Werk nach Nürnberg verlegen. Vergeblich machte der junge Rieppel auf die ideale Lage Gustavsburgs für den Brückenbau aufmerksam. Die Süddeutsche Brückenbau AG wurde aber im Herbst 1884 aufgelöst, der Betrieb Gustavsburg abgebrochen und mit der Maschinenbau AG Nürnberg vereinigt. Während man den Angestellten zu kündigen beabsichtigte, machte man Rieppel Aussichten, im Wagenbau zu Nürnberg beschäftigt zu werden. Der junge Ingenieur lehnte aber ab und gab seinen Willen kund, das Werk zu pachten und auf eigenes Risiko weiterzubetreiben. Der leitende Direktor verneinte es, äußerte aber den Wunsch, daß Rieppel das Werk Gustavsburg als Abteilung des Nürnberger Werkes weiterführe, wenn er schon den Mut habe, auf eigene Rechnung in Gustavsburg weiterzuwirken. So übertrug man ihm die alleinige Leitung eines hoffnungslos darniederliegenden Unternehmens. Unterstützt von W. Dietz, dem späteren Professor der Technischen Hochschule München, ging Rieppel mit aller Tatkraft ans Werk; er holte binnen Jahresfrist das Unternehmen aus den roten Zahlen und erarbeitete Gewinne. In Gustavsburg heiratete der erfolgreiche Manager und richtete sich auf eine dauernde Bleibe ein. Doch es kam anders. Nach dem Ausscheiden zweier Direktoren in Nürnberg 1887/88 schlug man Rieppel vor, als Direktor der Hauptfirma nach Nürnberg überzusiedeln; schweren Herzens stimmte er zu und überführte den Brückenbau nach Nürnberg. Die alten Herren an der Pegnitz begegneten ihm mit Mißtrauen, so daß in Rieppel der Wunsch aufkam, nach Gustavsburg zurückzukehren, um so mehr als die Bauten und Maschinen in Nürnberg noch schlechter instand waren als die in Gustavsburg. Man schnitt ihm aber die Rückkehr ab, indem man ihn zum Vorstandsmitglied machte und 1892 beim Rücktritt des Direktors Hensolt zum alleinigen Vorstand der Firma erhob.

Nach den Zeiten großen Aufstiegs unter von Cramer-Klett und Werder traten Stillstand und Rückschritt an der Pegnitz ein. Diese lasteten so sehr auf dem Unternehmen, daß eine zweite Blüte nur möglich war, wenn man das Werk auf allen Gebieten erneuerte. Die Fabrik war in langen Jahrzehnten inmitten der Stadt

Nürnberg organisch gewachsen, sie war inzwischen veraltet und konnte sich nicht ausdehnen. Nur vor der Stadt gab es die freien Flächen, um ein neues Werk mit neuen Maschinen und einem jungen Mitarbeiterstamm zu errichten. Das geschah mit großer Tatkraft im letzten Jahrzehnt des 19. Jahrhunderts, das nicht nur politisch neues Leben erfuhr, sondern auch einen großen technisch-industriellen Aufschwung erlebte. Der für seinen Beruf begeisterte Ingenieur Rieppel war der richtige Mann für die notwendige Erneuerung des Nürnberger Unternehmens (Bild 5.9). Als Brückenbauer hatte der mit feinsten Meßgeräten arbeitende Techniker Weltruf erworben, Hunderte von Brücken und großen Eisenkonstruktionen entsprangen seinen Plänen. Nach seinen eigenen Worten war diese schöpferische Jugendphase die glücklichste Zeit seines Lebens und Wirkens gewesen. Er interessierte sich vor allem für die statisch unbestimmten Systeme im Brückenbau und wandte gerade sie bei Riesenbauten an. Davon zeugen die Müngstener Kaiser-Wilhelm-Brücke, die mit ihren 107 Metern Höhe und 170 Metern Bogenspannung noch heute zu den größten Festlandsbrücken zählt; das beweist auch der technisch interessante „Gerber-Träger“ der Schwebebahn Elberfeld-Barmen. Den Konstrukteur zeichnete ein Scharfblick für die Zusammenhänge aus, der ihn von der theoretischen Berechnung und der konstruktiven Gestaltung weg zur Werkstattausführung und frühzeitig zum Maschinenbau führte. Weitblick und Schaffenskraft motivierten den leitenden Mann im Nürnberger Werk zur Initiative für große Entwicklungen und zur Auslese hervorragender Mitarbeiter auf allen Gebieten, so bei der Entwicklung des Großdampfmaschinenbaus und vor allem der Nürnberger Großgasmaschine, die der Eisenindustrie die Möglichkeit gab, ihre Wirkungskapazität wesentlich zu erhöhen.

Sowohl der Neubau der ganzen Fabrik als auch die stürmische technische Entwicklung in dieser Zeit auf allen Gebieten, aber auch der steigende Geldbedarf im Zeitalter des Kapitalismus forderten die höchste Entschlußkraft des Industrieführers von Rieppel. Er mußte schon deswegen neue Wege gehen, weil der Sohn des 1884 verstorbenen Industriebarons Theodor von Cramer-Klett bei der Übernahme des Vorsitzes im Aufsichtsrat das ganze Werk auf breitere Grundlagen stellen wollte. Von Rieppel tat den ersten Schritt dazu, indem er den leitenden Direktor der Krupp-Werke gewinnen wollte. Die rheinisch-westfälische Firma hatte aber kein Verlangen, sich auf die eisenverarbeitende Fertigungsindustrie näher einzulassen. Auf der anderen Seite ließ der harte Wettbewerb mit der anderen großen bayerischen Maschinenfabrik Augsburg im Großdampfmaschinenbau von Rieppel keinen anderen Ausweg als die Vereinigung beider Werke anzustreben. Der Manager, der immer auf sparsamste Ausnutzung der vorhandenen Kräfte bedacht war, wünschte durch die starke Einheit der beiden führenden Maschinenfabriken Bayerns eine unfruchtbare Konkurrenz auszuschalten. 1898 kam dieser erste große Zusammenschluß im deutschen Maschinenbau zustande; es dauerte aber noch einige Zeit, bis der Werkpartikularismus überwunden und die

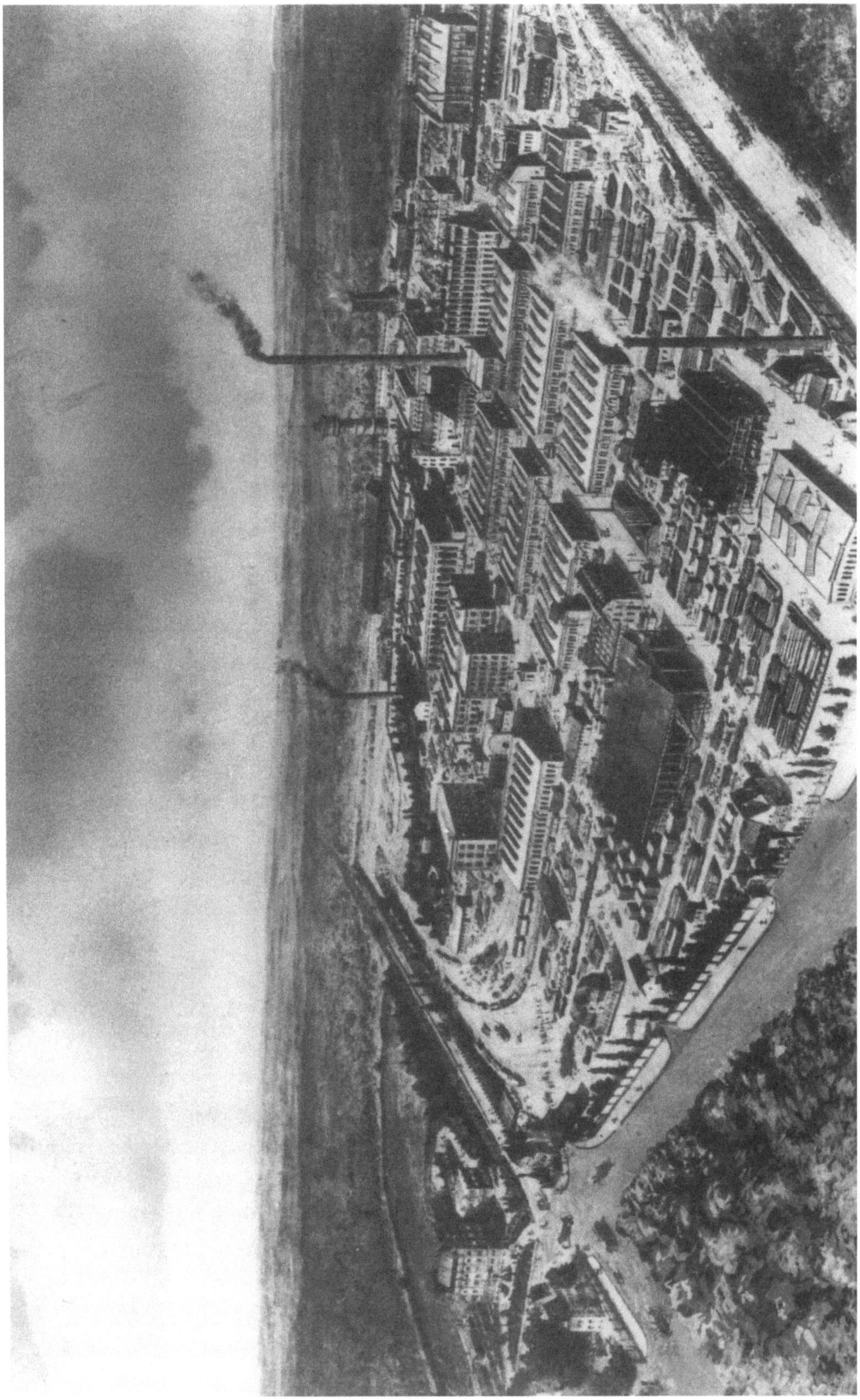

Bild 5.9. Das neue MAN-Werk in Nürnberg-Gibitzenhof, Übersichtsperspektive

innere Einheit erreicht war. Von Rieppel war auch an der Vereinigung der Siemens-Schuckert-Werke beteiligt; mit Wilhelm von Siemens verbanden ihn gemeinsame Auffassungen in grundsätzlichen Fragen. Nach dem Ausscheiden von Heinrich Buz aus dem Vorstand wurde von Rieppel 1913 Generaldirektor des Gesamtwerkes MAN, das aus den Werken Augsburg, Nürnberg, Gustavsburg bestand. Sein scharfer Blick sagte ihm, daß bald die rheinisch-westfälische Industrie zum nächsten großen Konkurrenten werden würde, da sie eine gute Rohstoffgrundlage für die Fertigung besaß und zu den Rohstoffstandorten verkehrsgünstig lag; er dachte deshalb immer an einen Anschluß an größere Werke und notfalls an ein eigenes Werk im Industrie-, Kohlen- und Stahlrevier. So entstand 1911/12 das Werk Duisburg der MAN, das die großen und schweren Maschinen für das Revier bauen, den Transportweg verkürzen und verbilligen und das Werk für den Großmaschinenbau wettbewerbsfähig machen sollte. Das Produktionsprogramm der MAN bei Ausbruch des Ersten Weltkrieges umfaßte Brückenbau, Eisenhochbau, Hebezeuge, Dampfmaschinen, Dampfturbinen, Großgasmaschinen und Dieselmaschinen, Dampfkesselbau, Eisenbahnwagen und Buchdruckmaschinen. Das alles hatte von Rieppel zu kontrollieren, kalkulieren, analysieren; dazu brauchte er ein Übermaß an Schaffenskraft, an körperlich-geistiger Widerstandskraft und an schöpferischem Organisationstalent. Der Kriegsausbruch machte eine große Umstellung des Betriebes nötig. Der Patriot von Rieppel sah ihn als große Herausforderung zu gesteigerter Leistung an, sowohl in der Produktion von Waffen, Munition, Ausrüstung als auch in der Erweiterung der Fabriken.

Das Kriegsende stellte sein ganzes Schaffen in Frage und türmte einen Berg neuer Sorgen für einen Industrieführer auf. Neue Pläne mußten geschmiedet werden. Von Rieppel, Mitglied des Alldeutschen Verbandes und der Deutschen Vaterlandspartei, wollte seine Erfahrungen und die ganze noch verbliebene Arbeitskraft in den Neuanfang einbringen (Bild 5.10). In einem Bericht aus dem Jahre 1919 an den Arbeitsausschuß des Aufsichtsrates der MAN, dem Baron von Cramer-Klett, Geheimrat Dr. von Petri und Herr von Fromm angehörten, entwikkelte er den weitschauenden Gedanken, Maschinenbau und Fahrzeugbau völlig voneinander zu trennen und den ersteren in Augsburg, den letzteren in Nürnberg zu konzentrieren. Das hätte in Nürnberg neben dem schon bestehenden Bau von Nutzkraftwagen, Motorpflügen und Eisenbahnwagen schließlich auch zur Produktion von Lokomotiven führen müssen – für solche Pläne aber war die Zeit noch nicht reif. Mit der Gründung des Fahrzeugwerks München wurde der Gedanke von Rieppels später teilweise verwirklicht, und die Verschmelzung von GHH und MAN 1985 sollte selbständig operierende Sparten und Gesellschaften schaffen.

Als eine schwere Krankheit erneut über ihn hereinbrach und Ende 1920 die Entscheidung gegen seine Pläne eines vertikalen Aufbaus der Industrie und einer Anbindung an rohstoffbesitzende Großwerke fiel, als vor allem der Anschluß an die Gutehoffnungshütte beschlossene Tatsache wurde, schied von Rieppel aus. Bis

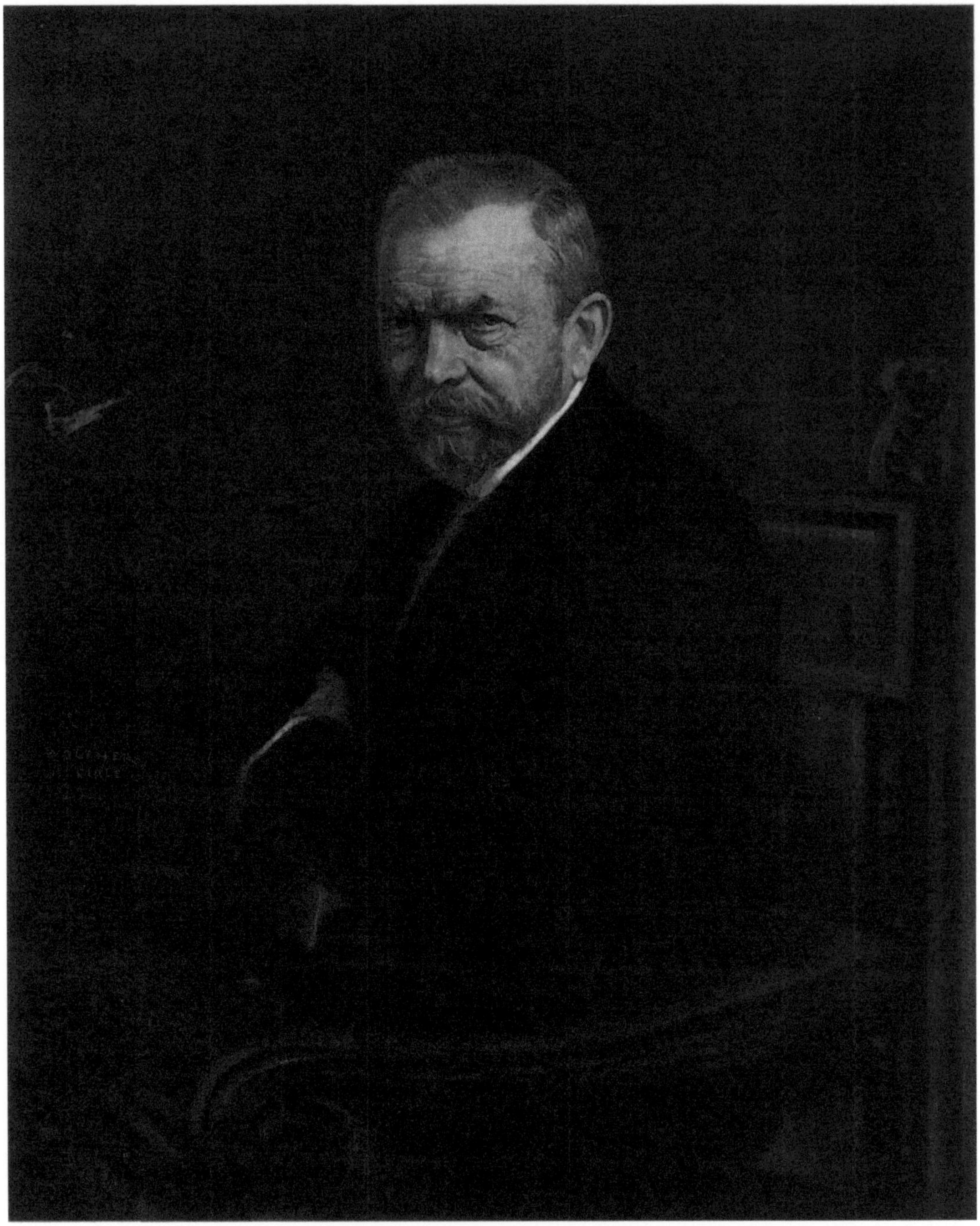

Bild 5.10. Reichsrat Dr. Anton von Rieppel, Ölgemälde von Prof. Walter Firle

1926 trotzten sein starker Wille und sein Körper dem schleichenden Verfall. Er verbrachte die längste Zeit des Jahres auf seinem Gut am Tegernsee und verfolgte sorgenvoll die Entwicklung von Industrie und Technik in den ersten Friedensjahren. Er war lange Zeit an das Krankenbett gefesselt. Am 31. Januar 1926 erlöste ihn der Tod von einem schweren Leiden (Bild 5.11). Im alten Johannisfriedhof zu Nürnberg wurde sein Leichnam bestattet.

Dieser außergewöhnliche Mann verdient einen Ehrenplatz in der modernen bayerischen Geschichte für seine Verdienste in der Industrieentwicklung und der Entfaltung des modernen deutschen Wirtschaftslebens von 1880 bis 1920. Der große Industrieführer diente aber nicht nur in harter Lebens- und Berufsarbeit seiner Firma, die er aufbaute und erweiterte, nicht nur der Technik, Industrie und Wirtschaft seines Landes und seiner Nation in beispielhafter Pflichterfüllung, sondern auch der Gemeinschaft und der sozialen Wohlfahrt vorab seiner Belegschaften. Deshalb hatte ihn 1906 der konstitutionelle Monarch unter Verleihung des Kronenordens in den persönlichen Adelsstand erhoben. Deshalb berief man ihn 1916 zum lebenslänglichen Reichsrat der Krone Bayerns, also in die erste Kammer der bayerischen Volksvertretung; diese gab den Politikern und Kritikern von damals schon Anlaß zur Forderung nach gesellschaftlicher Erweiterung über Adel, Bürokratie, Großbürgertum und verdiente Nobilitierte hinaus und zur Aufnahme von Mittel- und Unterschichten. Mit der Ehrendoktorwürde zeichneten die Technischen Hochschulen Darmstadt und München und die Universität Göttingen den um theoretische Wissenschaft und praktische Anwendung in Technik und Industrie gleichermaßen verdienten Mann aus. Seine Berufsgenossen, die deutschen Ingenieure, hatten ihm schon 1899 die höchste Auszeichnung ihres Verbandes, die goldene Grashof-Medaille verliehen.

Wie Rudolf Diesel prägte auch Anton von Rieppel ein sehr waches Interesse für die technisch-industrielle Gesellschaft und die soziale Situation des Menschen. Der Industriekapitän war nicht individueller Manager, sondern auch Verbandsführer, der um die Bedeutung von Pressure Groups wußte, seine Kräfte auch dem Bayerischen Industriellenverband sowie dem Verein Deutsche Maschinenbauanstalten zur Verfügung stellte. In der Massengesellschaft traten die Interessenverbände als Vertreter der Gruppen und Berufszusammenschlüsse immer stärker in den Vordergrund; der einzelne konnte seine Belange nur im Verband und durch seinen öffentlichen Druck durchsetzen. Gleich anderen großen Industriekapitänen sah er die großen Erziehungsaufgaben, die der modernen Gesellschaft im Industriezeitalter gestellt waren; er konnte dabei an Traditionen aus der Zeit von Cramer-Kletts und Werders anknüpfen. In deren Geist ließ er sich Lehrlingsausbildung im Betrieb besonders angelegen sein. Der Ausbau des Pensionswesens, die Gründung der Wohnsiedlung „Gartenstadt-Werderau" und Wohlfahrtseinrichtungen aller Art bekundeten nicht nur seine soziale Gesinnung, sondern verfolgten auch den Zweck, den fluktuierenden Arbeiter, vor allem den gelernten Facharbeiter an den Betrieb zu binden und so die steigende Mobilität vor allem der Arbeiter zu drosseln. Mobilität war ein wesentlicher Motor der Gesellschafts- und Kulturentwicklung im 19. Jahrhundert; Mobilität und Entbindung von Arbeitsstelle, Beruf, Heimat hatten die industrielle Arbeiterklasse überhaupt erst entstehen

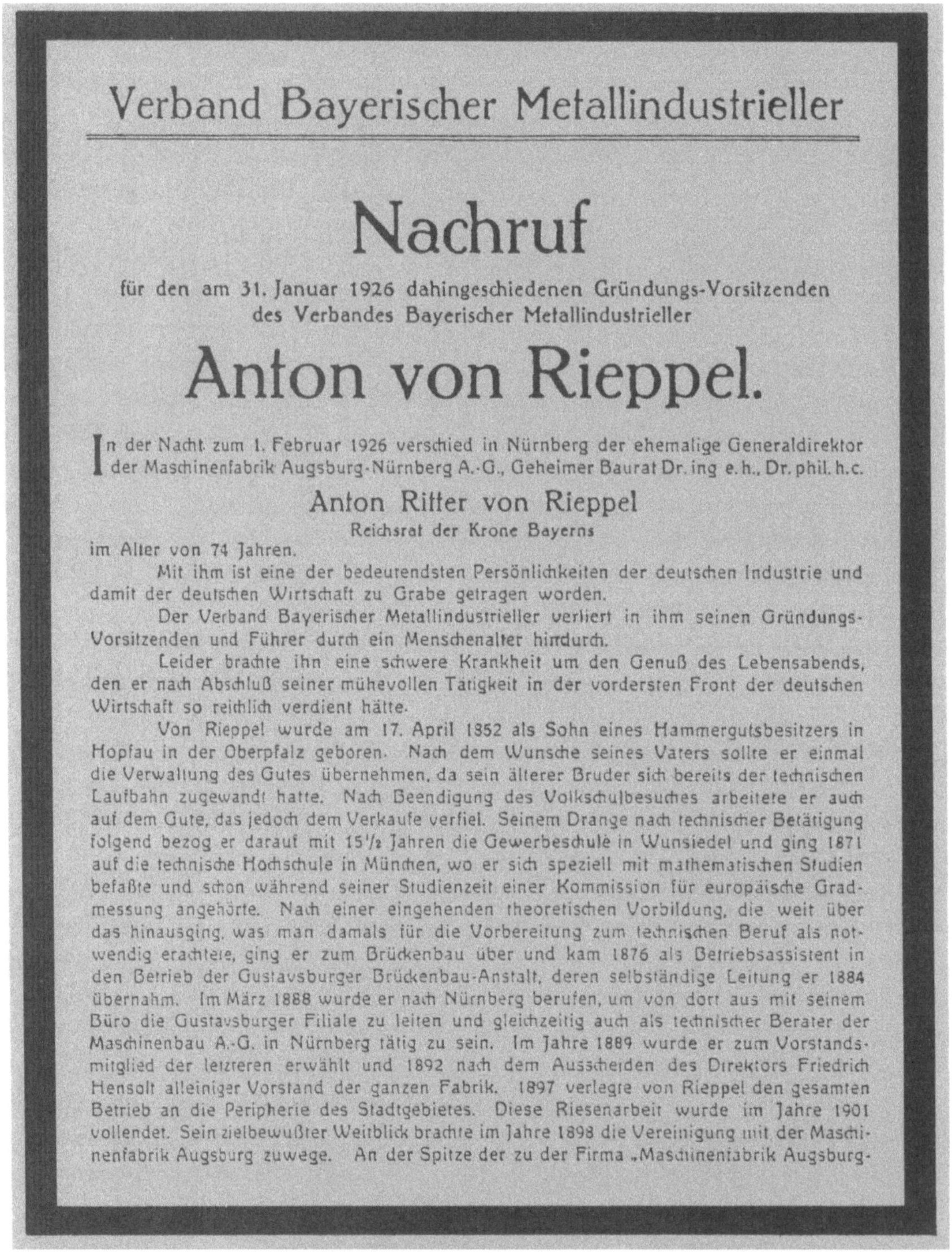

Verband Bayerischer Metallindustrieller

Nachruf

für den am 31. Januar 1926 dahingeschiedenen Gründungs-Vorsitzenden des Verbandes Bayerischer Metallindustrieller

Anton von Rieppel.

In der Nacht zum 1. Februar 1926 verschied in Nürnberg der ehemalige Generaldirektor der Maschinenfabrik Augsburg-Nürnberg A.-G., Geheimer Baurat Dr. ing e. h., Dr. phil. h. c.

Anton Ritter von Rieppel

Reichsrat der Krone Bayerns

im Alter von 74 Jahren.

Mit ihm ist eine der bedeutendsten Persönlichkeiten der deutschen Industrie und damit der deutschen Wirtschaft zu Grabe getragen worden.

Der Verband Bayerischer Metallindustrieller verliert in ihm seinen Gründungs-Vorsitzenden und Führer durch ein Menschenalter hindurch.

Leider brachte ihn eine schwere Krankheit um den Genuß des Lebensabends, den er nach Abschluß seiner mühevollen Tätigkeit in der vordersten Front der deutschen Wirtschaft so reichlich verdient hätte.

Von Rieppel wurde am 17. April 1852 als Sohn eines Hammergutsbesitzers in Hopfau in der Oberpfalz geboren. Nach dem Wunsche seines Vaters sollte er einmal die Verwaltung des Gutes übernehmen, da sein älterer Bruder sich bereits der technischen Laufbahn zugewandt hatte. Nach Beendigung des Volksschulbesuches arbeitete er auch auf dem Gute, das jedoch dem Verkaufe verfiel. Seinem Drange nach technischer Betätigung folgend bezog er darauf mit 15½ Jahren die Gewerbeschule in Wunsiedel und ging 1871 auf die technische Hochschule in München, wo er sich speziell mit mathematischen Studien befaßte und schon während seiner Studienzeit einer Kommission für europäische Gradmessung angehörte. Nach einer eingehenden theoretischen Vorbildung, die weit über das hinausging, was man damals für die Vorbereitung zum technischen Beruf als notwendig erachtete, ging er zum Brückenbau über und kam 1876 als Betriebsassistent in den Betrieb der Gustavsburger Brückenbau-Anstalt, deren selbständige Leitung er 1884 übernahm. Im März 1888 wurde er nach Nürnberg berufen, um von dort aus mit seinem Büro die Gustavsburger Filiale zu leiten und gleichzeitig auch als technischer Berater der Maschinenbau A.-G. in Nürnberg tätig zu sein. Im Jahre 1889 wurde er zum Vorstandsmitglied der letzteren erwählt und 1892 nach dem Ausscheiden des Direktors Friedrich Hensolt alleiniger Vorstand der ganzen Fabrik. 1897 verlegte von Rieppel den gesamten Betrieb an die Peripherie des Stadtgebietes. Diese Riesenarbeit wurde im Jahre 1901 vollendet. Sein zielbewußter Weitblick brachte im Jahre 1898 die Vereinigung mit der Maschinenfabrik Augsburg zuwege. An der Spitze der zu der Firma „Maschinenfabrik Augsburg-

Bild 5.11. Erste Seite des Nachrufes auf Anton von Rieppel, 1926 lassen. Gemeinschaftsarbeit war der große Weg zu ihrer Befriedung, und das Verbandswesen in der deutschen Maschinenindustrie war ein Mittel zur Dämpfung und Kontrolle ungezügelter Konkurrenz im Interesse gesunden technisch-industriellen Wettbewerbs und Messens der Kräfte. Von Rieppel blieb auch als „Kapitän" Ingenieur und Vertreter seines Berufsstandes. Er war Mitbegründer des Fränkisch-Oberpfälzischen Bezirksvereins der Ingenieure in Nürnberg.

In der Zeit des Ersten Weltkrieges vertrat er 1915 und 1916 programmatisch die Aufgabe des „Ingenieurs als Volksbildner" und entwickelte „Richtlinien für die Zukunftsaufgaben des deutschen Ingenieurs" (Bild 5.8). Seine Aufgabe war nicht Parteipolitik, sondern Dämpfung und Befriedung der Klassengegensätze in Deutschland. Nicht das Berechtigungswesen sei zu fördern, sondern den breiten Volksschichten der Aufstieg zu höherer Bildung zu eröffnen. Von Rieppel forderte Bildung des Charakters neben der des Intellekts, vor allem Idealismus aber stand ihm für die Erziehung zum Charakter, zu Pflichterfüllung gegen sich, die Nächsten und die Allgemeinheit an vorderster Stelle. „Nur Pflichterfüllung, Arbeit, einfache Lebenshaltung kann ein Volk vor dem Untergang schützen." Es entsprang seinem Weitblick und Scharfsinn, daß er es als wichtiges Ziel ansah, die in der Menschheit schlummernden Kräfte richtig zu erkennen, was bislang kaum ernsthaft versucht worden sei. Er forderte eine höhere Effizienz der Arbeit und erkannte in der Ausschaltung des Wettbewerbs ein Versagen wirtschaftlicher Organisation sowie ein Hemmnis des technischen Fortschritts. Dem Industrieführer verlangte er freiere und großzügigere Auffassung seines wirtschaftlichen und staatsbürgerlichen Tuns ab; auf der Qualität des Einzelführers aber beruhe das Wohl des Volkes und der Volkswirtschaft. Als Feind der Gleichmacherei setzte er sich für den Aufstieg der besten, tüchtigsten und leistungsfähigsten Köpfe ein. Von Rieppel war kein blinder Befürworter industriellen Fortschritts und redete einer zu starken Industrialisierung Deutschlands nicht das Wort, er wußte um die Bedeutung der Landwirtschaft aus eigener Erfahrung. Technik, Industrie, Landwirtschaft gehörten in seiner Philosophie ebenso zusammen wie Charakter, Pflichterfüllung, Einfachheit im persönlichen und gesellschaftlichen Leben. Der geadelte, lebenslängliche Reichsrat der Krone Bayerns, Ehrendoktor und Geheime Baurat (1911) hatte einen maßgeblichen Einfluß auf die Entwicklung des Gemeinschaftsgeistes der Arbeitgeber in Bayern und im Reich, sozialpolitisch wie wirtschaftlich. Er war der Gründer des Verbandes Bayerischer Metallindustrieller. Sein besonderes Verdienst war es, daß er in den Zeiten der Revolution ruhig und tatkräftig auf seinem Posten ausharrte und am 15. November 1918 zusammen mit anderen Führern der deutschen Wirtschaft ein wichtiges Generalabkommen mit den Gewerkschaften über die ungestörte Fortführung der deutschen Industrie traf. Am 29. März 1919 schied er aus dem Vorstand des Verbandes Bayerischer Metallindustrieller aus, den er 20 Jahre geleitet hatte. Von Rieppel war auch Vorsitzender im Gesamtverband Deutscher Metallindustrieller, im Verein Deutscher Maschinenbauanstalten, im Bayerischen Industriellenverband, im Verein Deutscher Ingenieure, im Verwaltungsrat der Bayerischen Landesgewerbeanstalt und Vorstandsmitglied des Reichsverbandes der Deutschen Industrie. Er war ein äußerst vielseitiger Mann, eine individuelle und soziale Persönlichkeit, ein moderner Mensch.

5.3 Otto Meyer

Otto Meyer wurde in der alten Reichs- und späteren Regierungsbezirkshauptstadt Regensburg (Bild 5.12) am 29. August 1882, also fast ein Menschenalter später als der Gründervater der MAN, Anton von Rieppel, geboren. Sein Aufstieg in der MAN erfolgte kurz nach Rieppels Ausscheiden aus der Leitung des Unternehmens, das sich jetzt eine neue Organisationsstruktur gab.

Otto Meyer war der Sohn des Spediteurs Michael Meyer und seiner Frau Maria, einer gebürtigen Herzog. Die beiden Elternteile waren aus dem mittelfränkischen Gunzenhausen zugewandert, das einst in der markgräflichen Geschichte Frankens

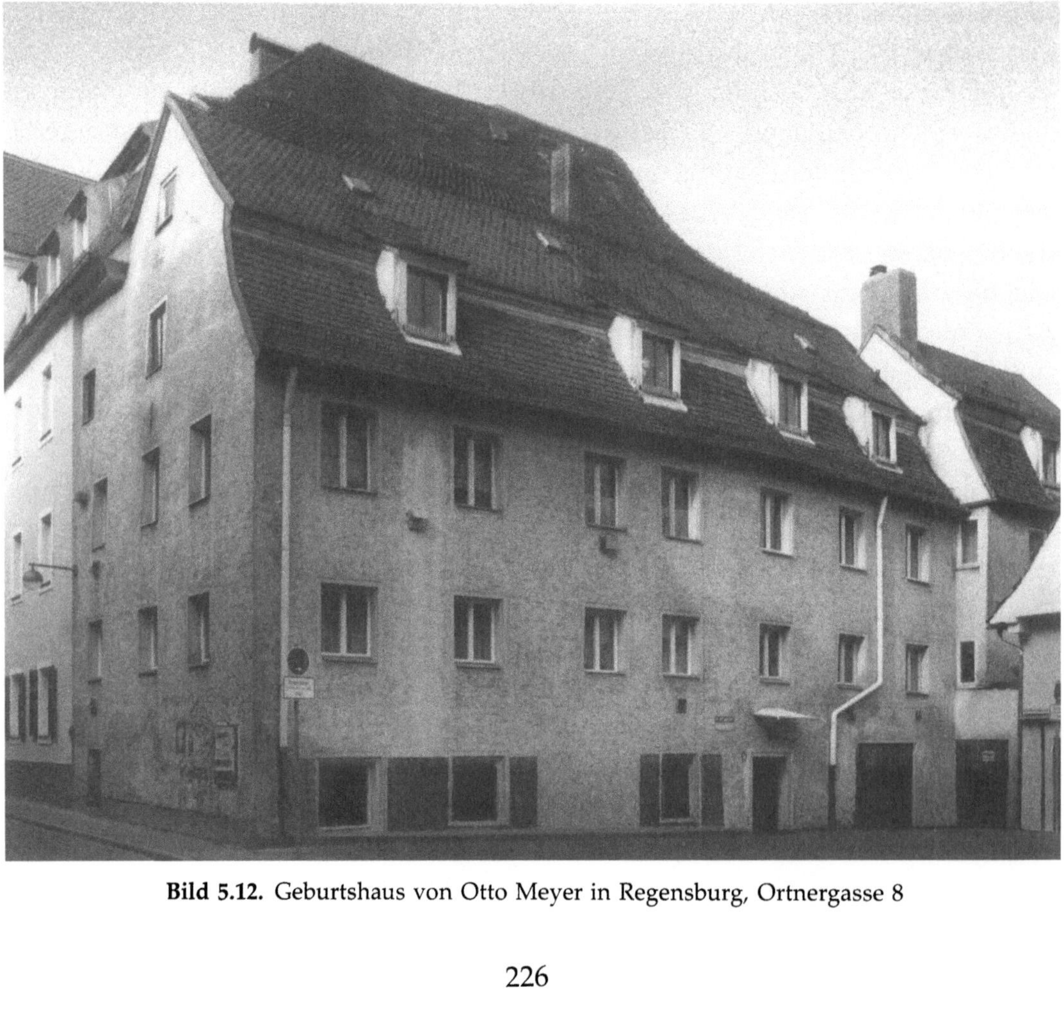

Bild 5.12. Geburtshaus von Otto Meyer in Regensburg, Ortnergasse 8

zwischen Weißenburg und Ansbach eine Rolle gespielt hatte. Nachdem Otto Meyer die Schulen seiner Vaterstadt und Münchens durchlaufen hatte, trat er in die Technische Hochschule München ein und studierte von 1902 bis 1907 Maschinenbau. Nach der Diplomprüfung trat er als Ingenieur bei der Firma Gebrüder Seck, einer Maschinenfabrik in Heidenau bei Dresden, ein, wo er zehn Jahre blieb. Dann war er vier Jahre technischer Direktor der 1916 gegründeten Rumpler-Werke in Augsburg, die durch ihr Flugzeug „Rumplertaube" von sich reden machten und nach Kriegsende ein „Tropfenauto" herausbrachten. Die dortige Tätigkeit befähigte ihn 1964, eine reichbebilderte Studie „Zur Geschichte des Luftverkehrs" zusammen mit seinen alten Mitarbeitern Botho und Hans von Römer herauszugeben. Meyer hat die Augsburger Rumpler-Werke geplant, aufgebaut und gegen alle Vorurteile und Widerstände den Rumpler-Luftverkehr geschaffen, dessen „Geburtstag" der 13. März 1919 ist. Die Bayerische Rumpler-Werke AG war eine Zweigniederlassung der Rumpler-Werke in Berlin-Johannisthal – eins der bedeutendsten Flugzeugwerke Deutschlands. An der Gründung waren die Riedinger Ballonfabrik AG in Augsburg mit Kommerzienrat August Riedinger sowie der Konstanzer Oberbürgermeister Kommerzienrat Robert Dietrich, der Münchener Rechtsanwalt Otto Rahn und der Augsburger Bankdirektor Franz Gerhaher beteiligt. Der kaufmännische Direktor war Hermann Auer, der technische Direktor Otto Meyer. Letzterer hatte sich zu Beginn des Ersten Weltkrieges freiwillig zu einer Pionierabteilung gemeldet, wurde aber auf eigenen Wunsch zur Fliegerschule Großenhain in Sachsen versetzt. Für einen Flugzeugführer war er schon zu alt und kam deshalb zu den Werktruppen. Den Soldaten des Dresdner Grenadierregiments versetzte die Inspektion der Fliegertruppen von Adlershof nach Augsburg und beauftragte ihn als Diplom-Ingenieur mit der Bauaufsicht bei den Rumpler-Werken und bald darauf mit der Bauaufsicht bei den AGO-Werken. Den Absturz einer Maschine beim Werkstattflug überlebte Meyer unverletzt (Bild 5.13). Er gewann das Vertrauen des Dr. Ing. Rumpler binnen kurzer Zeit, wurde zum technischen Leiter ernannt und in den Vorstand der Gesellschaft berufen. Schon damals lernte er es, sich gegen Widerstände durchzusetzen; dabei sammelte er große Erfahrungen in der Organisation des Flugzeugbaus und begeisterte sich dafür. Er erkannte, daß das Flugzeug schnell zum bedeutenden Verkehrsmittel aufsteigen werde. Nach Kriegsende beteiligte er sich sowohl am Aufbau von Fluglinien wie für den Segelflugsport zusammen mit Rumpler, Baron von Crailsheim und Pilot Schneider. Von 1921 bis 1925 war Otto Meyer als technischer Direktor bei der Fritz Neumeyer AG in München tätig, die Wasserturbinen, Traktoren, Pflüge und Kleinlokomotiven baute.

Mit einem reichen Schatz an Erfahrungen und erprobtem Organisationstalent, mit einer am Widerstand gestählten Kraft und einem Blick für neue Entwicklungsmöglichkeiten begann Otto Meyer am 1. Dezember 1925 seine Laufbahn in der MAN, und zwar in der technischen Leitung des Werkes Nürnberg. Dort setzte er

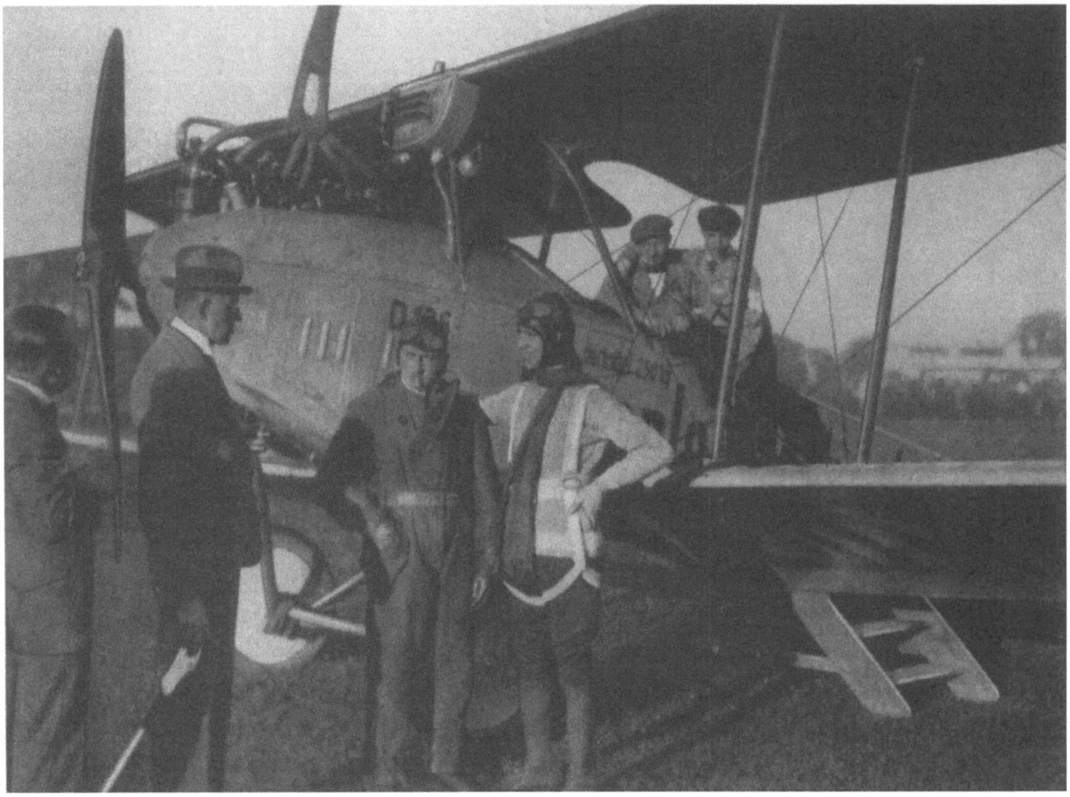

Bild 5.13. Rumpler-Flugzeug Typ CI/D136; von links: Ernst Udet, Otto Meyer

sich für den großzügigen Ausbau der gerade erst angelaufenen Fertigung von Fahrzeug-Dieselmotoren und Dieselnutzfahrzeugen ein. Gerade dieser Produktionszweig setzte einen Markstein für die zukünftige Expansion und den Höhenflug der MAN. Parallel zum Fahrzeug-Dieselmotor entwickelte das Nürnberger Werk einen eigenen Lastwagen. 1932 brachte Werk Nürnberg den stärksten Diesellastwagen der Welt heraus (150 PS, 10 Tonnen). Wallstreet-Bankkrach und Weltwirtschaftskrise hätten 1932 den Fahrzeugbau der MAN um ein Haar zu Fall gebracht, trotz der großen Zukunftsaussichten des Produktionszweiges Nutzfahrzeuge. Der Konzernchef der Gutehoffnungshütte, Paul Reusch, wollte dem Nürnberger Nutzfahrzeugbau, auch unter dem Eindruck der allgemeinen Krise, keine Chance mehr einräumen. In dieser Situation gelang es Otto Meyer 1932, dessen pessimistische Bedenken zu zerstreuen und eine Schonfrist von einem Jahr zu erreichen. Diese Frist nutzte er, um aus den roten Zahlen heraus zu kommen und danach wieder Gewinne zu machen. Die Situation zwang, gewisse Rationalisierungsreserven zu nutzen. In festem Vertrauen auf die Zukunft des Dieselfahrzeugs hatte der Ingenieur und Organisator sich von Anfang an im Werk Nürnberg auf Serienfertigung der Lastwagen auf dem Fließband festgelegt (Bild 5.14). Um die Produktionsleistung zu erhöhen, entschloß sich Otto Meyer zur Zusammenarbeit

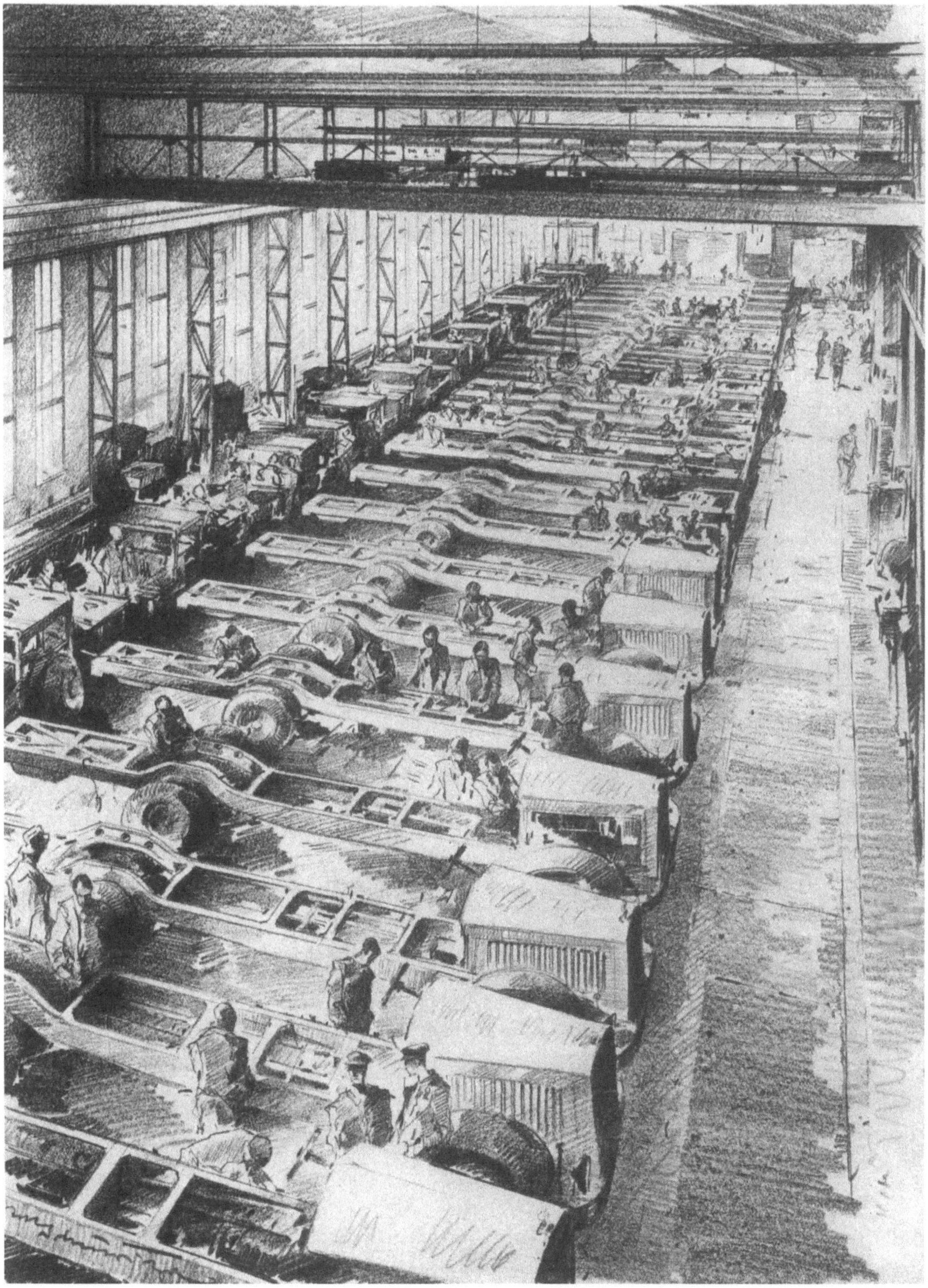

Bild 5.14. Fließstraße zum Aufbau von MAN-Diesellastwagen, Werk Nürnberg 1932

mit der Österreichischen Automobilfabriks AG (ÖAF), vormals Austro Fiat, in Wien-Floridsdorf, die ein ähnliches Programm erfüllte. Fortan stellte man in Arbeitsteilung die Fahrzeuge und Motoren in Nürnberg, die Triebachsen in Wien her. Bei einem internationalen Autodieselmotoren-Wettbewerb, dessen über 5 000 Kilometer lange Teilstrecke durch weite Teile Rußlands führte, errang die MAN mit einem ihrer Motoren gegen starke Konkurrenz aus vielen Ländern den ersten Preis. In der Folgezeit erreichten MAN-Diesel-Lastkraftwagen in Europa und Übersee immer höhere Leistungen auf stetig wachsenden Strecken ohne Betriebsstörung. Im Werk Augsburg hatte man 1923 mit der Entwicklung von Vielstoffmotoren begonnen, doch herrschte die Weiterentwicklung der schweren Dieselmaschinen für den Antrieb von Schiffen, Schienenfahrzeugen oder für stationäre Anlagen vor. Das Augsburger Klima aber war für den Bau schnellaufender Motoren nicht günstig. Um alle Vertretungsfragen der MAN besser koordinieren und zentral steuern zu können, hatte schon von Rieppel nach Kriegsende in Nürnberg eine eigene Gesamtabteilung aufgebaut, die 1963 nach Augsburg zum Hauptverwaltungssitz des Unternehmens verlegt wurde. Dort war seit 1927 die I. A. Riedinger Maschinen- und Bronzewarenfabrik AG mit dem Werk Augsburg und der MAN fusioniert. Unter der Wirtschafts- und Finanzkrise von 1932 litten alle Werke der MAN in gleichem Maße mit großen finanziellen Einbußen.

55 Prozent des Aktienkapitals der Schloemann AG in Düsseldorf wurden erworben; sie unterhielt ein Konstruktionsbüro für hydraulische Pressen, stellte Werkzeuge her und genoß Weltruf. Das bedeutete eine Verstärkung des nordwestdeutschen Arms des Konzerns, den Paul Reusch leitete, der große Gönner und Förderer von Otto Meyer. Reusch (1868–1956) war Württemberger und hatte seine Jugendzeit in Königsbronn, Wasseralfingen und Stuttgart verbracht. Seit 1901 war er Direktor des großen Hüttenwerks der Friedrich Wilhelms-Hütte in Mühlheim an der Ruhr und avancierte schon 1905 zum Vorstandsmitglied der Gutehoffnungshütte (GHH) in Oberhausen; 1909 wurde er Vorstandsvorsitzender dieses Aktienvereins für Bergbau und Hüttenbetrieb und hatte für fast vier Jahrzehnte die Gesamtleitung dieses expandierenden Großunternehmens inne. Die GHH, 1758 in Betrieb genommen, war das älteste Unternehmen der Schwerindustrie des Ruhrgebiets und deshalb oft „Wiege des Ruhrgebiets" genannt. Reusch schuf nach dem Ende des Ersten Weltkrieges in Verhandlungen mit der Reichsregierung äußerst günstige Startbedingungen für den Konzernaufbau und übernahm 1921 bis 1924 eine wesentliche Beteiligung an MAN. Von 1917 bis 1936 hatte sich die GHH im ganzen Deutschen Reich ausgedehnt (Duisburg, Hamburg, Düsseldorf, Osnabrück, Nürnberg, Esslingen, Augsburg, Wasseralfingen, Deggendorf, Essen, Hannover) und beschäftigte über 80 000 Arbeiter. Diese Größenverhältnisse muß man vor Augen haben, will man die Bedeutung der Fusion der MAN mit der GHH ermessen. Der Eintritt war eine Markscheide in der Entwicklung der MAN.

Anton von Rieppel war ein autonomer Vorstandsvorsitzender und Generaldirektor im Vergleich zu Otto Meyer gewesen, der von Paul Reusch abhängig war und sich mit ihm akkommodieren mußte, was er glänzend verstand. War von Rieppel der Retter von Gustavsburg gewesen, so war Otto Meyer 1932 der Retter der MAN durch seinen Einfluß auf Paul Reusch, der ihm vertraute und seine Prognosen würdigte. Paul Reusch starb 1956, nachdem zum 31. Dezember 1954 Otto Meyer aus dem Vorstandsvorsitz der MAN ausgeschieden war und Ulrich Neumann Platz gemacht hatte.

Otto Meyer berief Anfang März 1933 die erste Sitzung der „Betriebskommission" ein, ein neuartiger Versuch periodischer Beratungen über Betriebsführung und Organisationsfragen, bei der sich verantwortliche Männer der MAN und später des ganzen GHH-Konzerns zweimal im Jahr an wechselnden Werksstandorten trafen. Der „Obermeister der MAN", wie sich der Betriebsgewaltige selber nannte, hatte zur Belegschaft ein persönliches Vertrauensverhältnis, das noch stark patriarchalisch war. Bei seinen häufigen Gängen durch die Betriebe pflegte der „OM" oder „Unser Otto", wie ihn die Arbeiter nannten, das Gespräch mit ihnen; er erkundigte sich nach ihren privaten Anliegen. Im Jahre 1934 hatte er als Chef des Werkes Nürnberg zusätzlich die Leitung des Werkes Augsburg übernommen (Bild 5.15); in beiden ließ er die Fertigungsstätten großzügig ausbauen und neu einrichten; ihm ging es immer um Rationalisierung der Arbeitsvorgänge und Einführung produktionssteigender Arbeitsmethoden. 1936/37 vermeldete der Geschäftsbericht

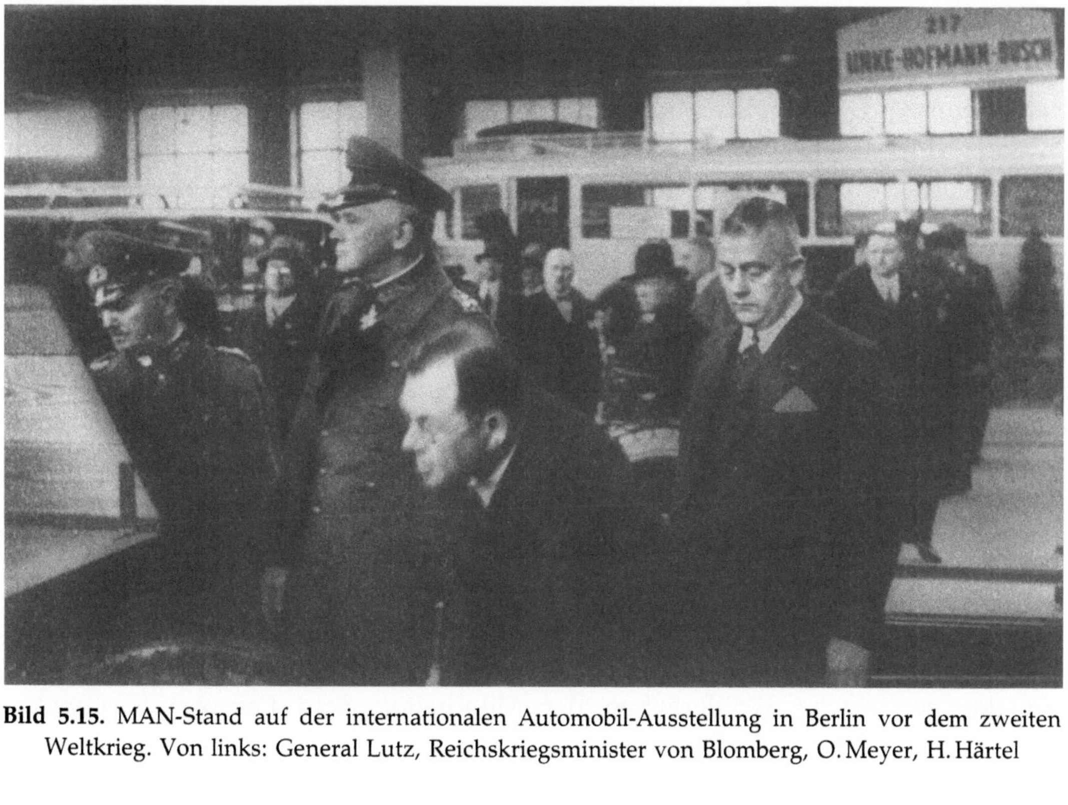

Bild 5.15. MAN-Stand auf der internationalen Automobil-Ausstellung in Berlin vor dem zweiten Weltkrieg. Von links: General Lutz, Reichskriegsminister von Blomberg, O. Meyer, H. Härtel

Vollbeschäftigung und größte Intensität auf allen Gebieten. In noch höherem Maße als von Rieppel mußte der „Betriebsmann" daran denken, den Nachwuchs in eigenen Werkstätten heranzubilden, um den steigenden Bedarf an eigenen Facharbeitern zu decken, an denen es im ganzen deutschen Maschinenbau fehlte. An Ingenieuren, Meistern, Facharbeitern mangelte es damals. Dies ging auf das Konto der „Arbeiterhamsterei" der Wehrmacht; auch die Deutsche Arbeitsfront wollte ihr Berufserziehungswerk in die Betriebe legen. Im Zweiten Weltkrieg mußte die Friedensproduktion überwiegend eingestellt werden. MAN arbeitete im Rahmen der Rüstungswirtschaft. Die Folge davon war die teilweise oder völlige Zerstörung der Fabrikgebäude und der Werkzeugmaschinen durch die Alliierten. Das erste Ziel nach der Kapitulation vom Mai 1945 war deshalb die Instandsetzung der Fabriken und die Wiederaufnahme der Friedensproduktion, mit 3000 Mann schon im Dezember des ersten Friedensjahres. In Nürnberg ging es dabei vor allem um Lastwagen, in Gustavsburg um die Wiederherstellung zerstörter Brücken.

Nach dem Übergang der Machtbefugnisse an die siegreichen Alliierten hatten die MAN-Werke politisch krisenreiche Zeiten zu bestehen. Es war schwierig, die drei Hauptwerke der MAN zusammenzuhalten. Heinrich Thielen verhinderte in langen Verhandlungen die Demontage der Werke Augsburg und Nürnberg. Die MAN wurde im Herbst 1949 aus der Vermögenskontrolle entlassen. Otto Meyer hatte Schwierigkeiten nach dem Einmarsch der Amerikaner, denn ein Wehrwirtschaftsführer war natürlich verdächtig. Er wurde verhaftet, obwohl er kein Freund der Nationalsozialisten gewesen war. Doch 1946 wurde er offiziell zum Vorstandsvorsitzenden der MAN berufen. In der Leitung der GHH gab es einen Wechsel: Paul Reusch wurde von seinem Sohn Hermann Reusch abgelöst. Der neue Generaldirektor und Vorstandsvorsitzende der MAN, Otto Meyer, erwarb 1953 die Wagner Hochdruck Dampfturbinengesellschaft mbH (WAHODAG) in Hamburg und investierte damit in die Konstruktion von Dampfturbinen und Kesseln für seegehende Schiffe. Seine letzte große Initiative war 1955 der Vorschlag, von den Bayerischen Motorenwerken (BMW) das Werk Allach zu kaufen und es zu einer großen Spezialfabrik für Lastkraftwagen, Omnibusse und Ackerschlepper auszubauen. Im gleichen Jahr wurde auch ein Pachtvertrag zwischen dem Bundesfinanzministerium, dem Stadtstaat Hamburg und der MAN unterzeichnet, auf Grund dessen das von der MAN im Kriege in Hamburg gebaute Motorenwerk zur Benutzung durch die MAN freigegeben wurde, die MAN also an der Nordsee festen Fuß faßte.

Allerdings war der Generaldirektor und Dr.-Ing. E.h. Otto Meyer schon am 1. Januar 1955 vom Vorstandsvorsitz zurückgetreten und in den Aufsichtsrat hinübergewechselt. Beide Organe rühmten seine Schaffenskraft, seinen Rat, seine Erfahrung und sein Verständnis für den arbeitenden Menschen und die stete Sorge für das persönliche Wohlergehen der Mitarbeiter. Sein Leitwort war vielen bekannt: „Die Pflicht ist selbstverständlich. Aber das richtige Gewicht gibt erst das Herz, das freiwillig in die Waagschale geworfen wird".

Sein großes und warmes Interesse an Staat, Gesellschaft, Gemeinschaft und an den sozialen Fragen führte den Industriekapitän Otto Meyer nach 1945 zum Kreis der Männer, die in Bayern versuchten, die Wirtschaft wieder anzukurbeln, Er berief die Gründungsmitgliederversammlung der Vereinigung der Arbeitgeberverbände in Bayern ein. Der breiten Öffentlichkeit wurde er vor allem bekannt durch seinen Einsatz für die Wiederingangsetzung des Deutschen Museums in München, dessen Verein er seit 1931 angehörte. Man bat ihn 1948, den Posten eines Vorstandsmitgliedes zu übernehmen. Als der greise Vorstandsvorsitzende, Geheimrat Prof. Jonathan Zenneck, 1952 sein Amt aufgab, wurde Otto Meyer, selbst einundsiebzigjährig, zum Nachfolger gewählt. Zeichen höchster wissenschaftlicher und menschlicher Wertschätzung und höchsten Vertrauens auf seine ungewöhnliche Tatkraft, Leistungsfähigkeit und Opferbereitschaft. Darin war er sowohl dem Gründer des Deutschen Museums, Oskar von Miller, wie seinem Vorgänger in der MAN, Anton von Rieppel, geistesverwandt. Otto Meyer besaß eine große Ausstrahlung und forderte von sich selbst sehr viel. Eins von Meyers Leitworten war: „Das Geheimnis des Könnens ist das Wollen". Von Rieppel und Meyer waren sachlich, unkompliziert, entschlossen, der letztere vielleicht flexibler und wendiger. In zehn Jahren stellte der Regensburger als Vorstandsvorsitzender unter großen Opfern im Deutschen Museum die Strukturen Oskars von Miller wieder her. Besondere Mühe verwendete der „oberste Geldauftreiber" und „Oberbettler" auf die Mitglieder- und Spendenwerbung. Er veranlaßte 1958 die GHH bei ihrem 200jährigen Bestehen, 500 000 DM, und die MAN beim 100jährigen Jubiläum von Gustavsburg 100 000 DM zu zahlen. Zwischen 1952 und 1962 brachte er 8 Mio. DM an Sachmitteln, 10 Mio. DM an Geldspenden ein. Als er 1963 sein Amt niederlegte, hatte er 2542 Stipendien beschafft. Er entfaltete eine große Propaganda für das Museum und betrieb gezielte Imagepflege (Bild 5.16). Die Bildungsaufgabe (Vorträge, Publikationen, Kurse) stand obenan. Er unterstützte die Bemühungen des Vereins Deutscher Ingenieure und des Museumsvorstands um die Unterrichtung über die Geschichte der Naturwissenschaften und der Technik als Teil der Kulturgeschichte, besonders in den Technischen Hochschulen; er strebte die Gründung eines Instituts für die Geschichte der exakten Naturwissenschaften an. Als Meyer 1963 sein Amt niederlegte, war der Wiederaufbau des Deutschen Museums weitgehend abgeschlossen. 1962 spendete er selbst 50 000 DM an dieses weltberühmte Institut, das nicht weit hinter dem Smithonium Museum in Washington steht.

Im Führungsstil der MAN trat mit dem Rücktritt Otto Meyers vom Vorstandssitz ein grundlegender Wandel ein, für den der Nachfolger Ulrich Neumann verantwortlich war. Anton von Rieppel und Otto Meyer lenkten das Firmenschiff durch ihre Befehle gewissermaßen „als Kapitäne von der Brücke des Schiffes aus". Jetzt wurden Kooperation, Teamwork, Zusammenarbeit, Gedankenaustausch der

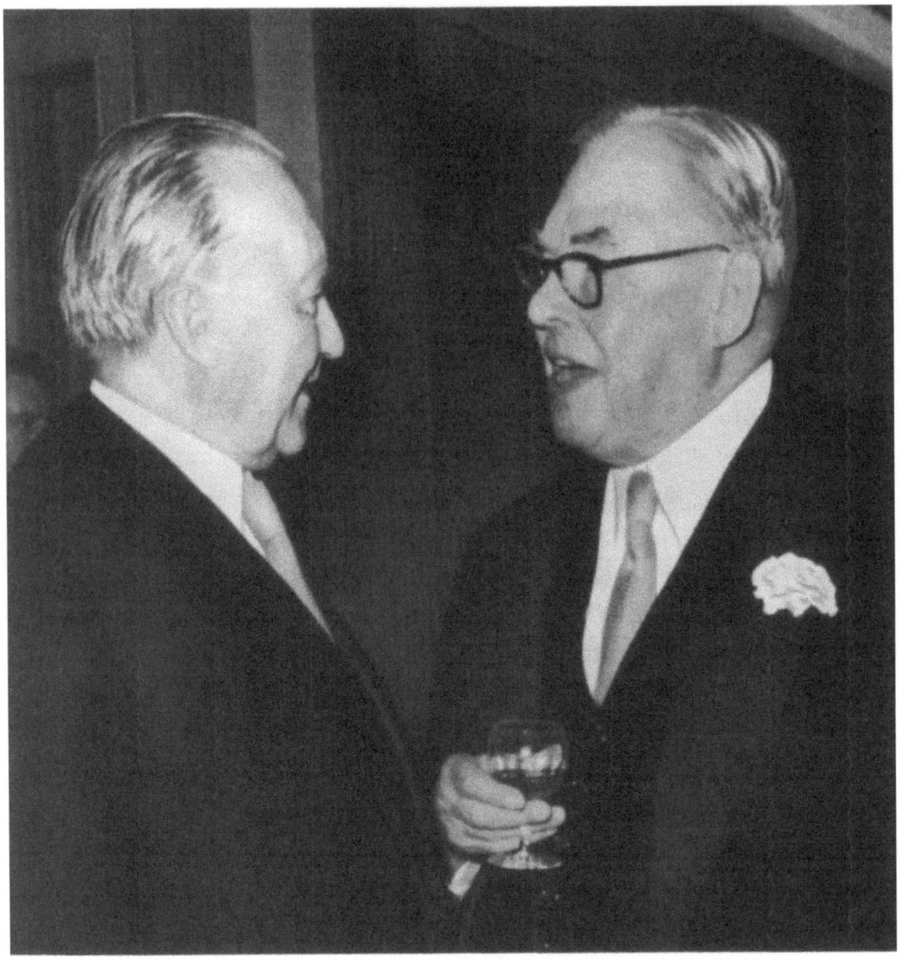

Bild 5.16. Otto Meyer mit Bundeskanzler Konrad Adenauer

Weg zu gemeinsamer Meinung und einem festen Kurs. Auch die großen Entscheidungen wurden zum Ergebnis eines langen gesellschaftlich-psychologischen, ja mentalitätsverändernden Prozesses. Delegieren von Verantwortung, Dezentralisierung von Entscheidungen sowie Kooperation nützen die Fähigkeiten der Mitarbeiter und entfalten ihre Persönlichkeit; dies braucht eine zentrale Organisation, deren Glieder nicht nur passiv folgen können.

Otto Meyer war Ehrendoktor der Technischen Hochschule München, trug den Goldenen Ehrenring des Deutschen Museums (1952), war Ehrenbürger der Städte Augsburg, Regensburg und des Pfarrdorfes Zirgetsheim (bei Lederstadt), Träger der Grashof-Gedenkmünze des Vereins Deutscher Ingenieure, Träger des Großen Verdienstkreuzes der Bundesrepublik Deutschland und der Silbernen Bürgermedaille seiner Vaterstadt Regensburg (Bild 5.17).

Otto Meyer war nicht nur Industriekapitän, Verbandsführer, Oberbetriebsleiter und Mann des öffentlichen Lebens, sondern ein Mensch, dessen Lebensgeschichte besondere Züge aufweist. In seiner Jugend war er weder Musterschüler noch

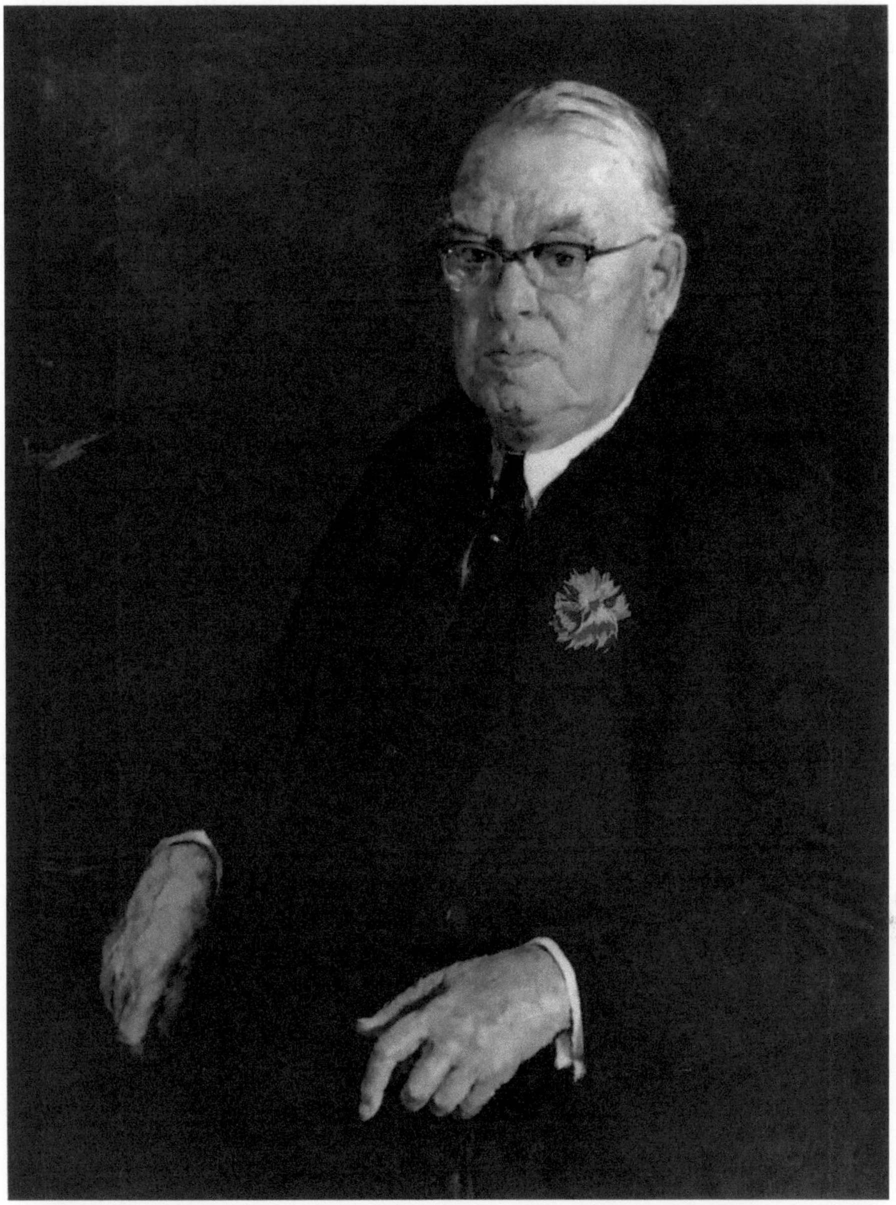

Bild 5.17. Otto Meyer, Ölgemälde von Prof. Constantin Gerhartinger, 1959

Tugendbold, aber sehr fleißig. Er starb am 25. Juni 1969 in Augsburg und wurde auf dem dortigen protestantischen Friedhof beerdigt. Der große Industrieführer war von Haus aus mit dem Protestantismus sehr eng verbunden, zeitlebens war er ein suchender und hadernder Christ, der sich über Kunst und Musik auch dem Katholizismus aufschloß. Er war ein „urtümlicher" Mensch, der das Leben genoß, kein Mann der Akten und des Papiers, er ging auf Menschen zu und packte Dinge direkt an. Trotz seines Weitblicks war er kein Mann der großen weiten Welt. Diese Seite seines Wesens ergänzte seine Frau Stella Reichenberger, die jüdischer

Abstammung und rumänischer Herkunft war. Sie lebte in Budapest und von 1892 bis 1910 in Wien, beherrschte vier Sprachen und verbrachte einige Zeit im englischen Colchester und im amerikanischen Philadelphia. Als bedeutende Pianistin genoß sie internationales Ansehen und war seit 1910 nach Berlin orientiert, das damals zu einer liberalen Großstadt internationalen Rangs aufstieg; dort war sie in den Salons gefragt. Aber zu Hause stand sie im Schatten ihres aktiven Mannes, der nicht nur ein „urtümlicher" Gigant, sondern auch ein großer Briefschreiber, ein Mann von sensibler innerlicher Zartheit war. Über seine Frau war Meyer mit dem großen Mann des berliner Propellerbaus, Hans Reißner, verschwägert, eine Koryphäe des akademischen und gesellschaftlichen Lebens, der aber als Jude gezwungen war auszuwandern.

Otto Meyer war, wie es in Bayerns führenden Kreisen vor und nach 1918 fast üblich war, nationalliberal und deutschnational, er las den Fränkischen Kurier und war Monarchist wie sein väterlicher Freund Paul Reusch, wie der langjährige Vorsitzende des MAN-Aufsichtsrates, Oscar von Petri, und viele Männer der alten elitären Oberschichten (Bild 5.18). Er war ein patriarchalischer Herr und Vater des Betriebs und seiner Arbeiter. Seine jüdische Verwandtschaft und vielleicht auch der verbreitete konservative Irrtum, man solle Hitler an die Macht lassen, um ihn umso eher wieder abhalftern zu können, haben die Stellung dieses offiziellen „Industrieführers" nicht leicht gemacht. Er traf 1933 Vorkehrungen für die Reise in die Schweiz, wo Lausanne das Asyl vor allem für seine Frau wurde. Diese

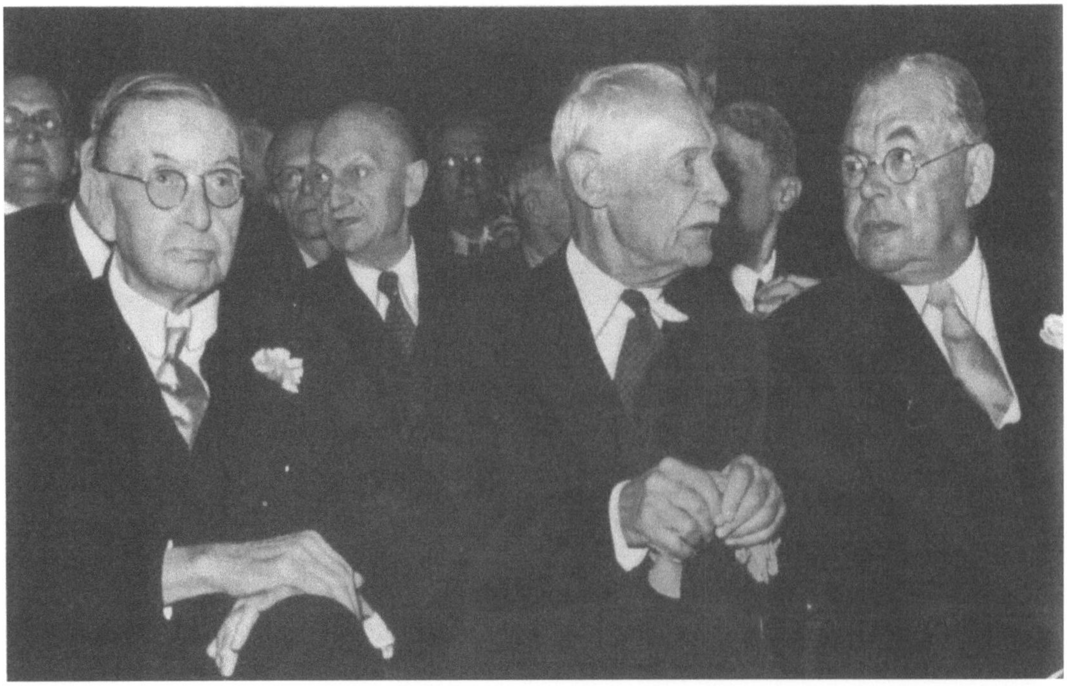

Bild 5.18. Erste Reihe von links: Paul Reusch, Kronprinz Rupprecht von Bayern, Otto Meyer

Emigration war ein Stein des Anstoßes. Sein Sohn verlor die deutsche Staatsangehörigkeit, weil er sich der Einberufung nicht stellte, seine Tochter Ina Maria emigrierte in die USA und erhielt die amerikanische Staatsangehörigkeit. Seine Enkel sind alle Schweizer Bürger geworden. Dies alles hinderte Otto Meyer nicht, sich den Besatzern nach dem Zweiten Weltkrieg nicht servil zu zeigen; als Wirtschaftsführer wurde er ohne Begründung automatisch unter Arrest gestellt. Als Industrieführer hatte er während des Krieges harte Kämpfe mit dem Chef des Amtes Produktion und Rüstung, Saur, zu bestehen. Otto Meyer war militäruntauglich gewesen, weil er nur noch ein Auge hatte. Er war nicht Mitglied der NSDAP und im Dritten Reich parteilich unpolitisch. Auf diesen warmherzigen Menschen war in schweren Zeiten immer Verlaß.

Otto Meyer, der sich nie von den Ideologien des Nationalsozialismus betören ließ, traf sich immer wieder mit dem Widerstandskämpfer Gördeler; die Kriegswirren verhinderten es, daß er selber liquidiert wurde. Er unterhielt enge Beziehungen zu Oswald Spengler und Paul Reusch, zum Physiker Jonathan Zenneck, zum Reichsminister und Oberbürgermeister Otto Gessler, zu dem Optikindustriellen Alexander Rodenstock, zum Kugel-Fischer-Fabrikanten Georg Schäfer; sein führender Berater war sein Freund Ministerialrat Robert Pöverlein; zu dem Freundeskreis zählten auch die Haniel und Oskar von Miller. Für Meyer und seinen Einsatz für den Wiederaufbau von Bayerns Wirtschaft und Kultur war von entscheidender Bedeutung die Beziehung zu dem Unterfranken Hanns Seidel, der als Ministerpräsident die Industrialisierung Bayerns in Gang brachte. Der „Kapitän" war kein Zauderer und schob nichts auf die lange Bank. Meyer hatte eine besondere Liebe zu Kunst und Musik, die ihm Trost und seelische Kraft gab. Er liebte Bruckner, Strauß, Tschaikowsky und Wagner. Zur Literatur kam er durch Reusch. Außerdem besaß Meyer eine große Sammlung von Bildern und Plastiken und war ein bedeutender Mäzen. Besondere Anliegen waren ihm die Wiedererrichtung der Marienorgel von Ottobeuren, die Renovierung des Gesandten-Friedhofes in der Reichsstadt Regensburg, vor allem aber der Wiederaufbau des Münchner Nationaltheaters und des Deutschen Museums.

Literatur zu Kapitel 5

Bosl, K., Die wirtschaftlichen und gesellschaftlichen Voraussetzungen der Industrialisierung Bayerns im 20. Jahrhundert, in „VBM besteht 20 Jahre" (1967) 17–25

Ders., Der technische Fortschritt in Bayerns Staat und Gesellschaft – Sonderdruck zum bayerischen Verfassungstag 1979 in Nürnberg (1979)

Ders., Anton von Rieppel 1852–1926. Brückenbau und Industriepionier, in S. Färber, Bedeutende Oberpfälzer (Regensburg 1981) 170–176

Büchner, F., Hundert Jahre Geschichte der Maschinenfabrik Augsburg-Nürnberg (1940)

Brühl, H., Manuskript über die Lebensgeschichte Anton von Rieppels, im Historischen Archiv der MAN Nutzfahrzeuge AG

Chronik des Deutschen Museums von Meisterwerken der Naturwissenschaft und Technik. Gründung: Grundsteinlegung und Eröffnung 1903 bis 1925 (München 1927)

Diener, M., u. Hausen, H., Die vier großen Ingenieure des MAN Nutzfahrzeuges (Nürnberg 1988)

Diesel, R., Solidarismus. Natürliche wirtschaftliche Erlösung des Menschen (München u. Berlin 1903)

Diesel, E., Diesel. Der Mensch. Das Werk. Das Schicksal. (Hamburg 1937/39)

Ders., Jahrhundertwende. Gesehen im Schicksal meines Vaters (Stuttgart 1949)

Ders., München und die MAN, in München, die Stadt und unser Werk (1964) 91–131

Droscha, Geschichte – Leistung. Manuskript MAN

Hausen, H., Rudolf Diesel und Heinrich Büssing – ein Vergleich

Ders., Rudolf Diesel und sein tragisches Ende unter besonderer Berücksichtigung seines Werkes „Solidarismus"

Herzog, B., Paul Reusch und das Deutsche Museum in München. Zum 100. Geburtstag von Paul Reusch – Abh. d. Deutschen Museums 35 (1967) Heft 3 (1967)

Hlava, Z., Das Mitglied Nr. 2747, in Kultur und Technik. Zs. d. Dtsch. Mus. 3 (1982) 142–145

Kuhlo, A., Geschichte der bayerischen Industrie (München 1964) 248 ff

Matschoß, C., Geschichte der Maschinenfabrik Nürnberg. Die Begründung und Entwicklung der Werke Nürnberg und Gustavsburg der Maschinenfabrik Augsburg-Nürnberg AG (MAN), in Beiträge zur Geschichte der Technik und Industrie. Jb. d. Ver. Deutscher Ingenieure 5 (Berlin 1913) 244–297

Ders., Große Ingenieure (München 1954)

Meyer, O., Zur Geschichte des Luftverkehrs (München 1967). Ein dynamisches Leben. Otto Meyer zum 75. Geburtstag hrsg. v. d. Vereinigung der Arbeitgeberverbände in Bayern, Landesverband der Bayerischen Industrie, Verein der Bayerischen Metallindustrie (München 1957)

Rieppel, A., Ingenieure und öffentliches Leben (Berlin 1917)

Ders., Deutsche Zukunftsaufgaben und die Mitwirkung der Ingenieure (Berlin 1917). Nachrufe auf Rieppel: Die Bautechnik 4 (1926); Der Bauingenieur 7 (1926); Zentralblatt der Bauverwaltung 46 (1926); Verband Bayerischer Metallindustrieller (1926); Vereinigung Deutscher Ingenieure Zs. 70/1 (1926) 425 ff

Rieppel, A. v., in Jubiläumsschrift der Stadt Wunsiedel, hrsg. v. d. Stadt Wunsiedel (1928) 71–73

Ruppert, W., Lebensgeschichten. Zur deutschen Sozialgeschichte 1850–1950 (Nürnberg 1980)

Treue, W., in Heinrich Büssing, Mensch – Werk – Erbe, hrsg. von MAN Nutzfahrzeuge GmbH (Göttingen 1986)

Zinner, K. (Hrsg.), Anekdoten um Otto Meyer (1982)

Für wertvolle Hinweise danke ich Frau Lore Meyer, Utting am Ammersee
und Herrn Martin Diener, MAN

Summary
Half a Century of MAN – History Under the Direction of the Great Industrial Managers Anton von Rieppel and Otto Meyer

During the last quarter of the 19th century the necessity and advantages of mergers of complementary industrial plants were realized in consequence of the rationalized economy and the increasing traffic (bridges) in Germany. Therefore, in 1908, the three plants of Augsburg, Nuremberg, and Gustavsburg (near Mayence) were merged under the name „Maschinenfabrik Augsburg-Nürnberg AG" (MAN). This factory ranged not far behind the huge giants in northeastern and eastern Germany. Heinrich Buz and Anton Rieppel were promoted to be general directors of the new factory MAN which became the leading industrial enterprise of Bavaria and southern Germany. The structural change of the Bavarian economy did not prevent that the management of the establishment remained in the old home region of southern Germany. This was due to the fact that two native Bavarians had become general directors within the first fifty years of its existence. They were Anton von Rieppel who was born in northern Upper Palatinate and Otto Meyer whose parents moved from middle Franconia to the old imperial city of Regensburg. The two managers have effectively influenced the development of MAN from the end of the 19th century to the middle of the 20th. The two could prevent the liquidation of the MAN commercial vehicle department by the influential northwestern industrial manager Paul Reusch (GHH = Gutehoffnungshütte).

In 1884 Anton Rieppel changed from the plant of bridge and elevator construction in Gustavsburg near Mayence to Nuremberg where he became a technical director. The engine construction in Nuremberg prospered under his management. Since 1892 he was the director of the whole plant. The real success based on the merger of the three plants in Augsburg, Nuremberg, and Gustavsburg in 1896. It was fundamental for the later MAN.

Rieppel was ennobled and became a member of the "Reichsrat" (Imperial Council). The success of the three establishments during the first period after the merger was due to the enormous technical consolidation. After this MAN participated in the war production of World War I in many ways. Rieppel's idea to put MAN "on wheels" became a future success. The engine construction was concentrated in Augsburg while the department in Nuremberg was restricted to the construction of cars. Rieppel pleaded for an interest combination of engine and steel plants like MAN and producers of coal and mining products. The latter should buy the products of engine and steel construction.

MAN was integrated into the big industrial combine Gutehoffnungshütte. Paul Reusch, a friend of the former owner Baron Cramer-Klett, was its director. In 1920 Rieppel resigned from the guidance of the board of directors. In 1925 his successor Heinrich Buz was followed by Otto Meyer who was born in Regensburg. The new technician of the MAN department in Nuremberg soon became a special favourite of Reusch. For three decades he remained in this position to the advantage of MAN. In Augsburg the new Diesel engines were installed into the lorries which were constructed in Nuremberg and returned to Nuremberg afterwards. Otto Meyer, an intimate friend of the powerful director in Oberhausen, reduced the debts to the real income. The construction of lorries recovered in consequence of the autobahn construction, the great progress in traffic motorization that was part of the federal provision of work. Due to the cooperation with the Austrian automobile plant Austro-Fiat in Vienna-Floridsdorf the production and car sale increased considerably. In summer 1931 MAN made a narrow escape from giving up. From 1934 to 1946 there was no president of the board of directors. Otto Meyer, manager in Nuremberg (1934), was supervisor of the department in Augsburg, too. He was a capable engineer who concentrated his efforts on the rationalization of labour processes and the introduction of new working methods which increased the production.

He was in personal and human contact with his workers. In 1936/7 MAN achieved full employment. MAN were also engaged in rearmament of World War II especially. Many parts of the plants in the cities named above have been destroyed in the aerial warfare. In 1946 Otto Meyer officially became president of the board of directors. At that time he was especially engaged in organizing a second plant for the construction of commercial vehicles. It was installed in the place of the "American Ordnance Depot" in Munich-Karlsfeld. Like in 1933 when they thought of dissolving the plant Otto Meyer prevented the return to Nuremberg. Meyer resigned at the age of 72.

The history of MAN is characterized by three periods:

1. The problem of the great distance from the mines (Revierferne) was solved and the crisis at the end of World War I was overcome. During that time the great managers and founders had an individual style of conduct.
2. The conduct of the capable engineer and manager Otto Meyer was characterized by great successes until 1955. Rieppel and Meyer were outstanding in the modern territorial and national history of industry and economy.
3. There was a fundamental and complete change of the style of conduct. The individual director was replaced by cooperative teamwork which takes the lead of the plant.

Sechstes Kapitel

Rudolf Diesel und sein tragisches Ende unter besonderer Berücksichtigung seines Werkes „Solidarismus"

Horst Hausen

Über kaum eine andere Gestalt der Wirtschafts- und Technikgeschichte sind wir so umfassend orientiert wie über Rudolf Diesel (Bild 6.1). Sein jüngster Sohn, Eugen Diesel, hat das Leben seines genialen Vaters in tiefer Bewunderung für diesen, zugleich aber mit erstaunlicher Objektivität, nachgezeichnet[1] [1, 2]. Daß er dabei über die Herkunft der Diesels aus dem Thüringer Land, der Wiege so vieler bedeutender Männer auf verschiedensten Gebieten[2], eindrucksvoll zu berichten weiß, soll hier nur erwähnt werden. Was über Rudolf Diesel als Erfinder zu sagen ist, hat zahlreiche klassisch zu nennende Darstellungen gefunden [4–7; 8, S. 290 ff; 9, S. 2–15; 10; 11; 12, S. 1–15; 13].

Ist es daher nicht müßig, einen zusätzlichen Beitrag zu diesem menschlich wie erfinderisch exemplarischen Leben zu schreiben? Ich glaube, der Versuch ist gerechtfertigt; er soll helfen, die Gründe, die zu dem geheimnisumwitterten Freitod Rudolf Diesels führten, etwas zu erhellen.

6.1 Das Scheitern des „Solidarismus"

Das Jahr 1897, das den Durchbruch des Dieselmotors brachte, stellt einen Höhepunkt in Rudolf Diesels Leben dar. Diesel befand sich auf dem Gipfel seines

[1] M. Mai nennt in seiner Besprechung des Buches „Diesel" von Thomas [21] das Buch Eugen Diesels über seinen Vater eine „sehr subjektive" Biographie. Inwieweit dies für die Darstellung des Werdegangs des Dieselmotors gilt, bleibe dahingestellt; dem „Solidarismus" seines Vaters steht er in bemerkenswert kritischem Abstand gegenüber.

[2] Es sei an die thüringische Herkunft des Gründers der Nürnberger Linie Johann Friedrich Klett erinnert; er wurde am 9. Februar 1778 in Zella St. Blasien im Herzogtum Gotha geboren. Auch die Familie seines Nachfolgers Theodor Cramer, der wenige Wochen nach dem Tode Kletts dessen einziges Kind Emilie heiratete und den Zusatz „Klett" führen durfte, stammt aus Thüringen [3, S. 1 u. 22].

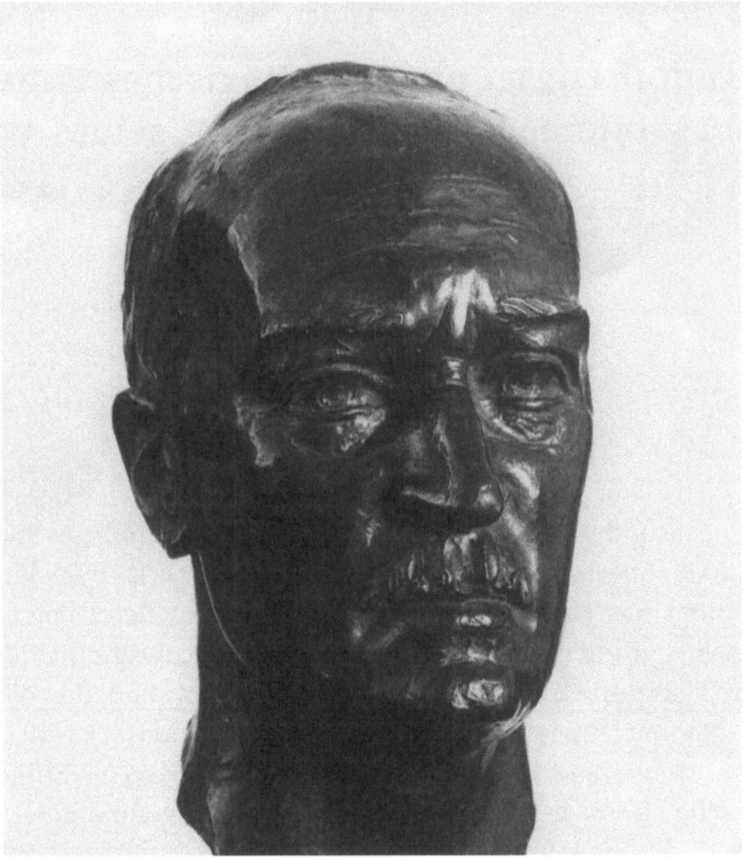

Bild 6.1. Bronzebüste Rudolf Diesels in der Eingangshalle des Verbandes der Automobilindustrie (VDA) Frankfurt am Main

Erfinderruhmes [1, S. 251 ff; 2, S. 93 ff, 112 ff, 121 ff]. Eugen Diesel schildert eindrucksvoll, wie um die Jahrhundertwende zugleich eine Wende in Rudolf Diesels Leben eintritt. Nach den ungeheueren Belastungen in den Jahren der Durchsetzung des Dieselmotors, die bis zu Diesels völliger geistiger und körperlicher Erschöpfung führten, trat endlich eine ruhigere Phase in seinem Leben ein. Er wendete sich neuen und, wie er fest glaubte, höheren Zielen zu: dem „Solidarismus". Mit dem ihm eigenen Scharfsinn und dem den genialen Menschen auszeichnenden Gespür für zukünftige Entwicklungen erkannte Diesel, daß die Menschheit vor großen sozialen Spannungen und Auseinandersetzungen stand. Das vordergründige Glücksgefühl des Ingenieurs über die Erlösung von Mensch und Tier durch Maschinenkraft hatte vor dem scharfen Auge Diesels keinen Bestand mehr. Es galt eine Lösung der sozialen Frage, die alles andere zu überschatten begann, in Angriff zu nehmen. Von seinem Sohn Eugen wissen wir, daß Rudolf Diesel diesem Problem Vorrang vor allen anderen einräumte. Die Antwort auf diese Frage sollte seine größte Tat werden, weit größer als die Erfindung des Dieselmotors, von dem er zunehmend die Empfindung hatte, daß er hier auf halbem Wege stehengeblieben sei [2, S. 206]. Dazu mag beigetragen haben, daß ihm durch die Lizenzvergaben für die weitere Entwicklung des Dieselmotors, hin zum kleineren, leichteren, für das Automobil taugenden Motor bis zum Jahre 1907, dem Auslaufen seiner Patente, die Hände gebunden waren.

So verschrieb sich Diesel unter Einsatz seines großen Vermögens, seines genialen Forscherdrangs, seiner ethischen Geisteshaltung und seines scharfen analytischen Verstandes der Lösung der sozialen Frage. Sein Sohn Eugen berichtet über die Entstehung des „Solidarismus"-Konzepts in seinen Büchern „Diesel" [1, S. 366 ff] und „Jahrhundertwende" [2, S. 201 ff]. Dabei fällt auf, daß der von der Liebe zu seinem genialen Vater erfüllte Sohn dieses Kapitel mit einiger Verschämtheit und überraschender Kürze behandelt – als ob es sich um eine bedauerliche Verirrung dieses genialen Geistes handle, von der man besser nicht spreche. Auch von Ulrich Wolf wird der „Solidarismus" nur mit wenigen Worten gestreift [14, S. 6–9]. Von den anderen deutschsprachigen Biographen Diesels erwähnt nur Siegfried J. Meurer den „Solidarismus" kurz: „Auch auf einem anderen Gebiet dachte Diesel weiter. Er sah die Grenzen der Möglichkeiten des kapitalistischen Wirtschaftssystems und legte mit der ihm eigenen Akribie seine Gedanken über ein neues System in allen Einzelheiten nieder. Er nannte es Solidarismus. Bewußt spricht er nicht von Sozialismus marxistischer Prägung, da er dessen Kampf der Klassen gerade durch ein solidarisches Handeln des Volksganzen ersetzt sehen wollte. Eine gemeinsame Volkskasse befriedigte die finanziellen Bedürfnisse des Volksganzen. Das nur als Beispiel. Heute kann uns der Inhalt seiner zwei fast aktuellen Bücher nicht näher interessieren, sondern nur die offensichtlich vorhandene Eigenart, seine Gedanken weit voraus laufen zu lassen und durch seine Denkarbeit Entwicklungen vorauszusehen, mit denen wir heute, fast hundert Jahre später, noch nicht fertig geworden sind" [12, S. XIV].

Daß das sozialreformerische Werk Rudolf Diesels wieder erhöhtem Interesse begegnet, zeigt eine Sendung des Bayerischen Hörfunks [15]. Im angelsächsischen Raum, wo die Wirtschaftswissenschaften eine Vorliebe für soziologische Fragen haben, beschäftigten sich mehrere Biographen mit dem „Solidarismus"-Konzept von Rudolf Diesel [16–18].

Besondere Beachtung verdienen hier die Forschungen von Donald E. Thomas, Professor für deutsche Geschichte am Virginia Military Institute in Lexington, Virginia, die vom Forschungsinstitut des Deutschen Museums für die Geschichte der Naturwissenschaften und der Technik unterstützt werden. In seinem Essay "Diesel Father and Son: Social Philosophies of Technology" [19, S. 378–382] beschäftigt er sich eingehend mit Rudolf Diesel und seinem jüngsten Sohn Eugen, dem Geschichtsphilosophen und Biographen seines großen Vaters. In diesem Zusammenhang geht er auch auf die Schrift „Solidarismus" von Rudolf Diesel ein.

In seinem Buch "Diesel: Technology and Society in Industrial Germany"[3] widmet derselbe Verfasser ein volles Kapitel dem Thema "Diesel, German Engineers, and the Social Question" [21, S. 38–67]. Das Buch ist, sieht man von den beiden Veröffentlichungen von Diesels Sohn Eugen ab, das bedeutendste Werk über Rudolf Diesel. In ihm hat der Verfasser alle überhaupt erreichbaren, zum Teil bis heute unbekannt gebliebenen Qullen mit wissenschaftlicher Akribie und überzeugender Objektivität ausgewertet. Neben den Nachlässen Rudolf Diesels im Deutschen Museum München und im Historischen Archiv der MAN AG in Augsburg, wo vor allem der Briefwechsel Rudolf Diesels mit seiner Frau Martha und die Kopie eines Tagebuchs von Rudolf Diesels jüngster Schwester Emma aufbewahrt werden, sind der Nachlaß Eugen Diesels und die „Familienchronik" mit bisher unveröffentlichten Briefen von Rudolf Diesel an seine Frau Martha zu nennen, die sich im Besitz von Eugens Sohn Rainer in Freiburg befindet, ferner das unveröffentlichte Manuskript „Lebenserinnerungen" seiner Schwester Hedy von Schmidt, das im Besitz von Hedys Tochter Dorette Breig in Stockholm-Sollentuna ist. Auch der Schriftwechsel von Donald E. Thomas mit Augenzeugen und die Befragung noch lebender Familienmitglieder – beide, „von der Parteiengunst und Haß verwirrt", mit großem Vorbehalt zu benutzen – liefern sorgfältig abgewogene wertvolle Ergänzungen.

Die schicksalhafte Bedeutung des „Solidarismus" im Leben Rudolf Diesels ergibt sich nach Eugen Diesel vor allem aus dem Scheitern an der Lösung der für den Vater zentralen sozialen Frage. Eugen Diesel macht es für den Freitod des Vaters vor der holländischen Küste im September 1913 verantwortlich [1, S. 373 f; 2, S. 214]. Die Beschäftigung mit dem Solidarismus hatte Rudolf Diesel außerordentlich hohe Einsätze an Kapital und Arbeit abverlangt, die selbst ihn bei dem millionenschweren Reichtum, den der Motor ihm gebracht hatte, auf die Dauer mit großer Sorge erfüllten. Freilich kamen noch zwei weitere Momente hinzu, die den wirtschaftlichen Verfall verhängnisvoll beschleunigten. Eugen Diesel weist in eingehenden Untersuchungen überzeugend diese Gründe nach: das Mißlingen seiner Plans, sich in die weitere Entwicklung seines Dieselmotors nach Ablauf der Dieselschen Patente wieder einzuschalten [1, S. 388 ff] und die Riesenverluste aus seinen Grundstücksgeschäften in München [1, S. 254 ff, S. 269 ff, S. 298 ff].

[3] Eine eingehende Besprechung des Buches von M. Mai findet sich in den VDI-Nachrichten Nr. 34 vom 31. August 1987 S. 8 [20]. Hierbei räumt Mai neben der Erfindung des Dieselmotors der „Suche nach einer technisch verbesserten Welt" den gebührenden Rang ein: „Es ist der Verdienst einer jetzt erschienenen Biographie, nicht nur die Einzelheiten und Probleme bei der Entwicklung des Dieselmotors über die Erprobung bis zur Verbreitung nachzuzeichnen, sondern auch die schon zu seinen Lebzeiten ohne Echo gebliebenen sozialpolitischen Vorstellungen Diesels in einem größeren Zusammenhang darzustellen."

Inhalt des „Solidarismus"

Die Schrift „Solidarismus", insgesamt nur 124 Seiten umfassend, gliedert sich in zwei Teile, von Diesel „Bücher" genannt. Im ersten Buch behandelt Diesel das Wesen des Solidarismus.

Im *ersten Kapitel* legt er, ausgehend vom Eigentum am Arbeitsprodukt, die Grundlagen des Solidarismus dar. Den Weg zur Erlösung aus wirtschaftlichen Fesseln sieht er darin, daß die Erzeuger des Arbeitsprodukts zugleich Unternehmer werden, die „aus den Erträgnissen (ihres) Betriebes die übliche Verzinsung und ratenweise Rückzahlung des geborgten Kapitals bewerkstelligen", wobei „gleichzeitig für Letzteres in unanfechtbarer Weise gehaftet wird". Anschließend erörtert er den Begriff dieser haftenden Volkskasse. Sie stellt diejenige Einrichtung dar, die den Brüdern (so nennt Diesel bezeichnenderweise alle Mitglieder der Volkskasse) ermöglicht, die Haftung für das aufgenommene Kapital zu übernehmen. „Die Kredite selbst werden auf dem freien Markt von den ‚Bienenstöcken', den eigentlichen Trägern der Produktion, aufgenommen; die Volkskasse übernimmt lediglich die unbeschränkte Haftung für diesen in den Bienenstöcken arbeitenden Kredit."

Im folgenden wendet sich Diesel den „Bienenstöcken" zu, in denen jegliche Produktion stattfindet. Dabei geht Diesel davon aus, daß sich auf dem freien Kapitalmarkt die Gelder mühelos beschaffen ließen, wenn der Zinsfuß etwas höher als der marktübliche (etwa um 1 Prozent) sei; denn die unbedingte Haftungsklausel der Volkskasse für Zinsen und Kapital biete Vorteile und Sicherheiten an wie keine andere Kapitalanlage. Für ihre umfassende Haftung behält sich die Volkskasse das Eigentum an den Bienenstöcken vor; für ihre Bemühungen und Spesen zahlt der Bienenstock an die Volkskasse eine kleine Prämie; das Kapital der Volkskasse darf für geschäftliche Auslagen nicht in Anspruch genommen werden. Aus der Zahl der Brüder, die mit ihren Pfennigbeträgen die Volkskasse speisen, gehen die besten als Beamte, Meister und Arbeiter in die Bienenstock-Betriebe.

Im *zweiten Kapitel* stellt Diesel die Organisation der Volkskasse und des Volksvertrags dar. Er geht sorgfältig an die Elemente dieser Einrichtungen heran, und es zeigt sich die Schulung des Ingenieurs im Entwerfen auf dem Reißbrett. Es sollen hier nur die wesentlichen Züge des Kapitels nachgezeichnet werden.

Die Volkskasse gliedert sich in drei Fonds: Der *„Stammfonds"* haftet bedingungslos für Kapital und Zinsen der von den Bienenstöcken aufgenommenen Anleihen, und er leistet für die zwischen den Bienenstöcken und ihren Bienen vereinbarten normalen Einkommen sowie für Krankheit und Unfall die entsprechenden Zuschüsse. Aus dem *„Anteilfonds"*, werden den Bieneninvaliden, -witwen und -waisen Anteile und vom 65. Lebensjahr ab Altersversorgungsleistungen ausbezahlt. Der *„Sparkassenfonds"* verwaltet die Gelder aus Ersparnissen der Brüder und der Bienenstöcke; er zahlt, abzüglich der Spesen, den vollen sich ergebenden Zinsbetrag aus.

Zur Verwaltung und Leitung der Volkskasse gehört der Volksrat; er ist Vertreter und Bevollmächtigter der Gesamtheit der Brüder. Er hat umfassende Befugnisse: Ihm obliegt die Ausführung des Volksvertrags, die Verwaltung der Volkskasse, die bestmögliche Verwertung und Anlage des Vermögens der Volkskasse, die Auswahl der Beamten und die Errichtung von Bienenstöcken. Bei Streitigkeiten in Angelegenheiten der Volkskasse und der Bienenstöcke entscheidet er durch kostenlosen Schiedsspruch unter Ausschluß der Gerichte. Ein vorheriger Vermittlungsversuch ist obligatorisch. Das für Brüder und Bienen zwingende, ausschließliche Schiedsspruchverfahren ist ein besonderes Wesensmerkmal des Solidarismus. Der Volksrat hat ferner die Befugnis, unter genau normierten Voraussetzungen von seinem Eigentumsrecht Gebrauch zu machen und den Bienenstock aufzulösen.

Die eigentliche Leitung der laufenden Geschäfte der Volkskasse obliegt dem Direktorium, das vom Volksrat gewählt wird. Es ist die gesetzliche Vertretung der Volkskasse nach außen. Die Volksräte wählen aus ihrer Mitte ihren ständigen Bevollmächtigten und Vermittler zwischen dem Volksrat und dem Direktorium der Volkskasse mit dem Präsidenten an der Spitze. Dieser fertigt die Beschlüsse des Volksrates aus, veranlaßt und überwacht deren Durchführung, ernennt und entläßt in Ausführung der Beschlüsse des Volksrates die Beamten und schließt im Namen der Volkskasse Verträge ab; schließlich ruft er nach Bedarf außerordentliche Tagungen des Volksrates ein.

Die Volkskasse, die ihren Wirkungskreis über das ganze Land erstreckt, ist in den einzelnen Bezirken dieses Landes durch „Delegierte der Volkskasse" vertreten. Diesen obliegt die Vermittlung zwischen den Brüdern und Bienenstöcken ihres Bezirks und der Volkskasse sowie die Abfassung laufender Geschäftsberichte; sie haben in den Vorstandssitzungen der zu ihrem Bezirk gehörenden Bienenstöcke beratende Stimme und ein Antragsrecht; sie nehmen in die gesamte Geschäftsführung der Bienenstöcke, deren Bücher und Akten, Betriebe und Einrichtungen Einsicht und unterstützen den Vorstand der Bienenstöcke mit Rat und Tat; Anträge der Brüder auf Errichtung neuer Bienenstöcke nehmen sie entgegen und begutachten die Errichtung bei der Volkskasse. Unmittelbar an der Basis werden die Delegierten noch teils durch bezahlte Beamte, teils durch freiwillige ehrenamtliche Ortsvertreter unterstützt. Wie weit die Bestimmungen ins einzelne gehen, zeigt die Tatsache, daß es allen Beamten verboten ist, Orden und Titel anzunehmen; der Geschäftsverkehr der Volkskasse hat sich in den einfachsten Formen unter Weglassung von Titulationen und nichtsachlichen Formeln und Formalitäten zu bewegen.

Von den Pflichten der Brüder sind als wichtigste genannt: die Zahlung regelmäßiger Beiträge in die Volkskasse, die Brüderbeiträge; der Bezug aller Dinge für den Lebensunterhalt aus Bienenstöcken, soweit deren Produktion dazu ausreicht; die Vorlage aller Streitigkeiten in Sachen Volksvertrag unter Ausschluß der Gerichte an die Volkskasse und die Unterwerfung unter deren Schiedsspruch.

Die Höhe des Brüderbeitrags wird genau festgelegt: Er beträgt grundsätzlich monatlich 1 Mark, ist jedoch bei kleineren Einkommen nach unten, bei größeren nach oben gestaffelt. Für die Beiträge wird eine Beitragskarte, der Brüderschein, eingeführt. Bei den Delegierten des Bezirks wird die Brüderakte geführt.

Die Rechte der Brüder sind ebenso im einzelnen aufgeführt.

Am Ende des zweiten Kapitels werden die Bedingungen zur Errichtung von Bienenstöcken behandelt: Anträge, Art der Vorprüfung und Hauptprüfung, Genehmigung oder Ablehnung der Anträge, Ernennung des Vorstands, Aufstellung der Errichtungsurkunde.

Das *dritte Kapitel* des „Solidarismus" ist der Organisation der Bienenstöcke und dem Arbeitsvertrag gewidmet. Über die Verwaltung und Leitung der Bienenstöcke heißt es: „Der Bienenstock ist ein Selbstbetrieb; die Bienen teilen sich in die Arbeit und in die Erträgnisse; sie sind alle Teilhaber des Geschäftes; sie haben die uneingeschränkte Nutznießung und Verwaltung desselben; sie leiten ihr Geschäft selbst durch eine Anzahl von Vertrauensleuten, welche sie aus ihrer Mitte unter den Beamten, Meistern und Arbeitern erwählen und welche zusammen mit den von der Volkskasse ernannten Vorständen und mit dem Bienenstock-Arzt den Vorstandsausschuß des Bienenstocks bilden, welcher seine Sitzungen nach Bedarf abhält; der Delegierte der Volkskasse wohnt dessen Sitzungen beratend bei."

Im Arbeitsvertrag wird das Finanzwesen der Bienenstöcke behandelt: „Das Anlage- und Betriebskapital derselben (Bienenstöcke) wird beschafft durch Aufnahme einer verzinslichen, in 50 Jahresraten aus den Einnahmen rückzahlbaren Anleihe, für deren Kapital und Zinsen die Volkskasse unter allen Umständen haftet." Der bleibende „Restertrag" wird unter die Bienen verteilt; er stellt ein zusätzliches Einkommen der Bienen dar. Dabei bestimmt der Arbeitsvertrag, daß die Hälfte des Restertrags bei der Volkskasse in einem allen Bienenstöcken gemeinsamen „Anteilfonds" zu hinterlegen ist. Aus diesem wird die Senioren-, Witwen- und Waisenleistung zu gegebener Zeit ausbezahlt. Die zweite Hälfte des Restertrags erhalten die Bienen als Ergänzungseinkommen im Verhältnis des Normaleinkommens ausbezahlt.

Zu den sozialen Einrichtungen gehören solche für das körperliche Wohl. Speisehallen bieten nahrhafte, wohlschmeckende Kost zu Bienenpreisen (Selbstkostenpreis), gutes Trinkwasser, Tee und Kaffee an; gute hygienische Wohnungen werden zu Bienenpreisen mietweise den Bienen überlassen; für ledige Bienen, Männer und Frauen, stehen Logierhäuser und -heime, ebenfalls zu Bienenpreisen zur Verfügung. Hinzu kommt ein neuzeitlich eingerichtetes Krankenhaus mit Wöcherinnen- und Säuglingsabteilung. Dazu gehören Einrichtungen zur Verhütung von Unfällen und Betriebskrankheiten, gesonderte Umkleide- und Waschräume, Duschen, Wannen- und Schwimmbäder sowie Spiel- und Turnplätze; Genesungsheime und Kinderlandverschickung vervollständigen das Bild.

Alle diese Einrichtungen stehen den Bienen „ohne Unterscheidung der Ehelichkeit oder Unehelichkeit" kostenlos zur Verfügung.

Dazu kommen die Einrichtungen für das geistig-sittliche Wohl, für Geselligkeit und Erholung. Jeder Bienenstock unterhält zur kostenlosen Benutzung:

- Kinderhorte und Kleinkinderschulen,
- Elementarschulen da, wo die vorhandenen Schulen nicht ausreichen oder zu weit entfernt sind,
- Lehrlingswerkstätten in Verbindung mit Fortbildungsschulen, deren Kurse nur in den Tagesstunden stattfinden,
- Haushaltsschulen für Mädchen in Verbindung mit den Heimen für ledige weibliche Bienen,
- Schulen für weibliche Erwerbsarbeiten für nicht mehr schulpflichtige Mädchen,
- Vortragszyklen für Erwachsene,
- eine Bibliothek guter Bücher,
- einen Gesellschaftssaal für zwanglose Zusammenkünfte und gesellige Veranstaltungen aller Art, wie Musik, Gesang, Vorträge oder Spiele.

Im Arbeitsvertrag der Bienenstöcke ist festgelegt, daß die gesamten sozialen Einrichtungen auch den Brüdern, also den bloßen Mitgliedern der Volkskasse, gegen Vorlage ihres Brüderscheins zu denselben Bedingungen wie den Bienen zur Benutzung überlassen werden müssen.

Es finden sich grundsätzliche Ausführungen über die Pflichten der Bienenstöcke im Verhältnis zur Volkskasse und unter sich. Einmal ist hier die Errichtung von „Tauschlagern" genannt. „Der Arbeitsvertrag bestimmt, daß jeder Bienenstock ein Lager seiner eigenen Produkte und der laufenden Lebensmittel und Gebrauchsgegenstände aus anderen Bienenstöcken zu halten und den Brüdern zu Bienenpreisen abzugeben hat. Durch diese Lager tauschen die Bienenstöcke ihre Arbeitsprodukte gegenseitig gegen Verrechnung zu Bienenpreisen aus; sie heißen daher Tauschlager. Für solche Waren, wenn sie nicht unmittelbar zu liefern sind, ist statt des Tauschlagers ein Musterlager zu halten... Jeder Bienenstock hat somit den anderen Bienenstöcken als kostenlose Absatzstelle ihrer Waren zu dienen, und diese Gegenseitigkeit der Leistungen und Unterstützungen findet überhaupt im weitesten Sinne für Vertretungen, Auskünfte, Geldoperationen usw. statt, so daß jeder Bienenstock als Filiale der anderen fungiert ... Selbstverständlich ist die Bestimmung, daß ein Bienenstock Waren und Arbeiten nur an Bienenstöcke und Brüder liefern oder nur von solchen beziehen darf und daß in Bienenstöcken nur Bienen beschäftigt werden dürfen."

Erst die Beitragsleistungen der Brüder in die Volkskasse ermöglichen, daß sich die Bienenstöcke das nötige Kapital am freien Markt verschaffen. Die Pflichten der Bienen gehen daher über die im Volksvertrag festgelegten Pflichten der Brüder hinaus. „Insbesondere ist deren vornehmste Pflicht, das Wirken des einzelnen für die Gesamtheit, eine viel umfassendere geworden; die Beiträge der Bienen zum Stammfonds der Volkskasse sind höher und den Einnahmen proportional; ferner haben die Bienen den Brüdern und anderen Bienenstöcken ihre Produkte zu Bienenpreisen (das sind grundsätzlich Selbstkosten) zu überlassen und alle sozialen Einrichtungen ihres Bienenstocks als da sind: ärztliche Behandlung, Krankenhäuser, Speisehallen, Wohnungen, Schulen, Bibliotheken, Erholungsanstalten usw. den Brüdern zu genau denselben bevorzugten Bedingungen zugänglich zu machen, welche für sie selbst gelten."

Dazu kommt noch als besondere Verpflichtung die Anerkennung und treue Befolgung des Arbeitsvertrages und der Arbeitsordnung des Bienenstockes und „das Einsetzen ihres ganzen Könnens und ihrer ganzen Kraft für die größte und beste Leistung des Bienenstockes bei geringstem Aufwand". Die Beiträge betragen 1 Prozent aller Einkommen aus dem Bienenstock. Sie werden unmittelbar vom Bienenstock an die Volkskasse abgeführt. Eines Markensystems wie bei den Brüdern bedarf es daher nicht. Ein Bienenschein dient als Legitimation bei der Ausübung aller Bienenrechte. Ein „Bienenakt" gibt über alle Einzelheiten Auskunft; bei Austritt der Biene aus dem Bienenstock wird er durch einen Brüderschein ersetzt.

Das Normaleinkommen wird garantiert; das gleiche gilt für das Recht auf bezahlten Urlaub. Das Ergänzungseinkommen wird zur Hälfte an die Bienen ungekürzt ausbezahlt. Die Bienen genießen Schutz vor Entlassung; das gilt nicht nur für Krankheit, sondern auch bei Schwankungen der Konjunktur, bei Überproduktion und dergleichen. Solche Verhältnisse werden „dadurch ausgeglichen, daß die Arbeitszeit aller beteiligten Bienen gleichmäßig herauf- oder herabgesetzt wird, unter Aufrechterhaltung der Normaleinkommen, so daß derartige ungünstige Verhältnisse von allen Schultern gemeinsam getragen werden. Betriebsunterbrechungen durch höhere Gewalten werden durch zeitweises Versetzen der Bienen in andere Bienenstöcke ausgeglichen". So ist auch des Arbeitslosenproblems gedacht. Dazu kommt Anspruch auf Invaliden- bzw. Seniorenanteile, abgestuft nach Dauer der Betriebszugehörigkeit und des Einkommens. Witwen erhalten eine ebenso abgestufte Witwenrente.

Im *vierten Kapitel* „Gesamtorganisation" werden Sonderregeln für die landwirtschaftlichen Bienenstöcke dargelegt. Und nun entrollt Rudolf Diesel die grandiose Vision einer naturgemäßen Volksgemeinschaft mit beschwörenden Worten: „Wie die unaufhörlich fallenden Regentropfen, zu Flüssen und Strömen vereinigt, den unermeßlichen, grenzenlosen Ozean bilden, so bilden und erhalten die winzigen, aber unaufhörlichen und millionenfachen Tagespfennige der Brüder das Kapital der Volkskasse; fast ließe sich berechnen, in welcher Zeit das Letztere so groß sein wird, daß es die gesamte Produktion des Vaterlandes zu tragen imstande ist. Doch Geduld! Die Geschichte der Menschheit macht ebensowenig plötzliche Sprünge wie die Natur! Nicht alle Brüder können sofort Bienen sein; aber je mehr Brüder Ihr seid, je einheitlicher und entschlossener Ihr auftretet, desto größer wird das Kapital der Volkskasse, desto rascher reiht sich Bienenstock an Bienenstock und durch die enorm vermehrende Wirkung der Zeit schließt sich endlich der Kreis, in dessen Umspannung alle Brüder auch Bienen sind, das eigentliche Endziel des Volksvertrages und einer naturgemäßen Volkswirtschaft. Die vor Euren Augen entrollte Gesamtorganisation wird durch ein wunderbares Uhrwerk regiert, dessen Triebfeder die Interessengemeinschaft ist und in welchem die Volkskasse das Wirken des einzelnen für die Gesamtheit, der Bienenstock das Eintreten der Gesamtheit für den einzelnen darstellt."

Nochmals steigert sich dieser Enthusiasmus im *fünften Kapitel,* wo der Begriff „Solidarismus" erläutert wird. „Brüder, Schwestern! Ihr habt nun erkannt, daß Volksvertrag und Arbeitsvertrag der Bienenstöcke die notwendigen Regeln sind für einen Zusammenschluß aller Arbeitenden zum Zwecke der Erreichung engster wirtschaftlicher Interessengemeinschaft nach dem Grundsatz:

- Wirken des einzelnen für die Gesamtheit,
- Eintreten der Gesamtheit für den einzelnen,

welcher hier nicht auf irgendein Einzelgebiet, sondern mit eiserner Konsequenz auf das gesamte wirtschaftliche Leben in allen seinen Äußerungen ausgedehnt ist. Die vorausgesehenen herrlichen Resultate sind nur der Ausfluß eines einzigen Grundgedankens, desjenigen der Zusammengehörigkeit aller Menschen, der Einheitlichkeit der menschlichen Gesellschaft, der Einheit und Gemeinschaft ihrer Interessen, des zum Bewußtsein gekommenen Gefühls, daß alles, was der Gesamtheit nützt oder schadet, auch dem einzelnen nützt oder schadet, weil der einzelne ein Teil der Gesamtheit ist, mit einem Wort, der „Solidarität" aller Menschen ... Der Solidarismus baut auf der Pflicht des einzelnen, für die Gesamtheit zu wirken, dessen Recht auf, daß die Gesamtheit für ihn eintrete. Solidarismus, die vollkommene Gleichsetzung des Einzelinteresses mit dem Gesamtinteresse, ist die freie Vereinbarung der Menschen zu gegenseitiger Gerechtigkeit durch Arbeit, Einigkeit und Liebe. Der Solidarismus ist die Sonne, welche gleichmäßig über alle scheinend, durch ihre milde Wärme und ihr glänzendes Licht die Menschheit aus ihrem Winterschlaf zur wirtschaftlichen Erlösung erwecken wird."

Im *sechsten Kapitel* faßt Diesel die Beweise für die praktische Durchführbarkeit des Solidarismus zusammen. Sie liegen sowohl auf dem Gebiet der Produktion wie der Warenverteilung; sie gelten für die sozialen Einrichtungen wie die kostenlose Schiedsgerichtsbarkeit und die Anlage der Ersparnisse der Brüder sowie für die Aufbringung der Mittel für den Solidarismus aus der Volkskasse. In gleicher Weise werden die Mittel der Bienenstöcke als nüchtern und realisierbar dargelegt.

Das Schlußwort zu diesem Kapitel ist so typisch, daß es wörtlich angeführt werden soll: „Brüder! Es wurde Euch in diesem Kapitel bewiesen, daß der Solidarismus keine Utopie ist; bewiesen nicht durch allgemeine Betrachtungen aufgrund mehr oder weniger unsicherer Annahmen, sondern durch nüchterne Zahlen, geschöpft mitten heraus aus dem wirklichen Leben, entnommen aus der Praxis des heutigen Wirtschaftlebens. Es wurde bewiesen, daß alle Einrichtungen des Solidarismus einzeln schon bestehen und vorzüglich funktionieren, daß keine derselben neue Anforderungen stellt, neue Gewohnheiten verlangt. Es wurde bewiesen, daß der Solidarismus aufgebaut ist auf den großen Gedanken einer glänzenden Reihe von Menschenfreunden, welche zum Teil Märtyrer ihrer Pionierarbeit wurden, daß er fußt auf der Erfahrung früherer Perioden in der Geschichte der menschlichen Wirtschaft, daß er aus diesen Erfahrungen das entnimmt, was in der heutigen Zeit und mit den heutigen Mitteln durchführbar ist und daß er nur die einzelnen zerstreuten Bestrebungen in eine einzige große Bewegung nach wirtschaftlicher Erlösung unter gemeinsamer Leitung nach einheitlichen Gesichtspunkten vereinigt. Es wurde bewiesen, daß der Geist der Zeit diese Einrichtungen fordert, daß sie nur der Ausdruck vorhandener tief empfundener Bedürfnisse sind; es wurde bewiesen, daß nicht nur die finanzielle Grundlage des Solidarismus eine gesunde ist, sondern daß selbst die Mittel zur Begründung desselben schon vorhanden sind; es wurde endlich bewiesen, daß selbst die kleinen Opfer, welche ihr Brüder scheinbar bringen müßt, um die wunderbare Wirkung des Solidarismus herbeizuführen, keine wirklichen Opfer sind, sondern zehn- und zwanzigfach durch die rein materiellen Vorteile des Solidarismus zurückerstattet werden und daß zur Verwirklichung des Solidarismus nichts erforderlich ist als ein gemeinsamer Willensakt und eine intelligente Organisation unter selbstloser, mit eiserner Folgerichtigkeit vorgehender Leitung. Der Solidarismus erreicht auf natürlichem Wege Eure wirtschaftliche Erlösung."

Im *siebten Kapitel* werden die Wirkung des Solidarismus in Hinsicht auf das körperliche und geistig-sittliche Wohl der Brüder sowie seine ethische Wirkung abgehandelt. Auch dieses Kapitel schließt mit einem begeisternden Aufruf zum Solidarismus: „Ihr seht, Brüder, daß der Solidarismus alle sozialen Tugenden in Euch erweckt und entwickelt! Euer Streben nach eigenem Glück wird zugleich das wunderbarste, segensreichste Prinzip tätiger Nächstenliebe, da alles, was Ihr als Brüder und Bienen tut, für alle geschieht, im Namen des Solidarismus. Euer gemeinsames Arbeiten im Selbstbetriebe hebt das Gefühl der Selbstzucht und Disziplin, der Verantwortlichkeit und der Pflicht, der Toleranz und wahrhaften Gerechtigkeit gegen andere, stärkt den Charakter und den Willen. Das Gesetz: ‚Höchster Lohn der höchsten Leistung für die Gesamtheit' zeitigt die höchste Entfaltung der Persönlichkeit; die Sparkassen und sozialen Einrichtungen erwekken die Vorsorge ohne Egoismus und Genußsucht. Eure völlig freie Betätigung und

Selbstbestimmung, der Vollbesitz des Erträgnisses Eures Arbeitsproduktes, die Tatsache, daß jeder den Erfolg sich selbst verdankt, erhöhen das Gefühl Eurer menschlichen Würde, geben Euch die Energie eines ernsten und hohen Wollens zur Selbstbetätigung und Selbstvervollkommnung; sie geben Euch die Gabe, die Würde und Hoheit der Arbeit anzuerkennen, die Wertschätzung des Menschen nicht nach Äußerlichkeiten, sondern nach seiner Leistung und seinem Verdienst für die Gesamtheit zu beurteilen, denn nicht die Arbeit allein adelt, sondern nur die Arbeit für die Gesamtheit! Diese allein ist der Ursprung alles Guten und Edlen auf Erden, die Quelle von Freude und Glück. Und auch für die äußere Anerkennung, welche der Mensch für seine Tätigkeit nicht entbehren kann, sorgt der Solidarismus dadurch, daß sowohl in der Volkskasse als in Bienenstöcken die Verwaltung durch freie Wahl der Besten stattfindet, daß die höchsten Ehrenstellen denen zufallen, welche das Höchste für die Gesamtheit leisteten."

Anschließend behandelt Diesel die Wirkungen des Solidarismus auf das Wohl der Gesamtheit. Der Bienenpreis beseitigt die Schwankungen des Marktpreises, er hat „die Beseitigung der zügellosen anarchistischen Produktion" zur Folge und bringt „die natürliche Regelung der Produktion nach der Nachfrage und damit die Vermeidung der periodischen Krisen automatisch mit sich". Die Konkurrenz verschwindet, das Risiko wird beseitigt, das Arbeitsergebnis mit geringstem Aufwand erreicht. In den Kapitalmarkt kommt Ruhe und Ordnung; die ausschlaggebende Kaufkraft der Massen wird gekräftigt. Die Frage der Arbeitszeit regelt sich von selbst; sie wird dem Bedarf angepaßt. Streik und ähnliche Lohnkämpfe sind dem Solidarismus wesensfremd.

Im *achten Kapitel* untersucht Diesel die Frage: „Wem nützt der Solidarismus?" Er kommt unter eingehender Heranziehung von statistischem Zahlenmaterial zu dem Schluß, daß der Solidarismus dem Wohl aller dient, den Abhängigen, den Selbständigen, den Frauen, dem Staat, den Gemeinden und nicht zuletzt den Kirchen; denn gerade „die Gebote des Christentums sind auch die des Solidarismus". Er beschließt dieses Kapitel mit den Worten: „Was der Gesamtheit nützt, muß auch dem einzelnen nützen; denn der einzelne ist ein Teil der Gesamtheit. Nicht das Wohl des Arbeiterstandes, des Mittelstandes, dieser oder jener Gruppe, dieser oder jener Partei, nein, das Gesamtwohl allein, das Wohl aller ohne Ausnahme ist es, das ihn leitet; nur das führt zu Gerechtigkeit und Liebe, alles andere zu Haß, Zwist, Kampf und Vernichtung. Tut er das aber, so ist er berufen, das Volk zufrieden, das Vaterland groß und mächtig zu machen."

Schließlich enthält das *neunte Kapitel* den flammenden Aufruf zum Solidarismus: „... Solidarität ist das Gesetz, welches mit Kraft und Klarheit sich abhebt auf dem dunkel verworrenen Hintergrund unserer Kultur, in welchem sich das Ringen unserer Zeit nach Erlösung verdichtet, mit elementarer Gewalt hervorquellend aus der Wirrnis, die uns umgibt. Mit unfehlbarer Notwendigkeit führt es zum triumphierenden Sieg der Aufklärung, zur Befreiung, zu großem, freiem, wahrem Menschentum, zu einer neuen Form der Kultur, welche die Mittel der Menschheit gewaltig steigert!...

...Du hast die Kraft, Volk, Du hast die Macht! Erwache! Rüttle Dich auf, ans Werk! Moralische Kräfte bestimmen Deine Geschicke. Nicht länger sei gleichgültig gegen Dein eigenes Schicksal, glaube an Dich, an die Macht Deines Willens! Erfülle Dich mit diesem großen Ideal des Wirkens für die Gesamtheit; frohlockend und unverwandt verfolge das gesteckte Ziel: Deine wirtschaftliche Erlösung. Wenn auch dessen Erreichung Märtyrer fordert, Dein ist der Sieg."

Der *Anhang zum ersten Buch* enthält eine eingehende Statistik der Einkommensverhältnisse in Deutschland, die Statistik der möglichen Brüderbeiträge zur Volkskasse, Informationen über weniger wichtige Formen der Bienenstöcke, über Produktiv- und Konsumgenossenschaften sowie eine Statistik der Spareinlagen des deutschen Volkes. Der Autor beschäftigt sich mit der ausschlaggebenden Bedeutung der großen Masse auf allen Gebieten der Volkswirtschaft, er legt eine Statistik des Getränke- und Tabakverbrauchs in Deutschland vor und gibt statistische Angaben über einige Trusts, die er durch einen Vergleich der Jahresabrechnungen verschiedener Aktiengesellschaften mit den Abrechnungen nach Bienenstock-Vorschriften ergänzt. – All dies sind eindrucksvolle Beweise eines unendlichen Fleißes und Strebens nach volkswirtschaftlicher Erkenntnis, ein imponierendes Lebenswerk eines nie rastenden, unermüdlichen Geistes.

Im *zweiten Buch* folgen die bis ins einzelne gehenden Verträge, nämlich der Volksvertrag mit seinem ersten Teil „Grundlagen und Zweck", dem zweiten Teil „Finanzen der Volkskasse" und dem dritten Teil „Verwaltung und Leitung der Volkskasse". Dazu gehören Volksrat, Präsident, Direktorium und Delegierte der Volkskasse sowie die Beamten der Volkskasse. Dem schließen sich im vierten Teil die Pflichten und Rechte der Brüder, die Unterbrechung der Brüderrechte und im fünften Teil die Bedingungen zur Errichtung von Bienenstöcken an. Der sechste Teil enthält Übergangsregelungen, und im siebten Teil sind die Wahlordnung für den Volksrat sowie das Muster eines Brüderscheins entworfen. Dann folgt der Arbeitsvertrag der Bienenstöcke.

Zu dieser Druckschrift hat Rudolf Diesel handschriftlich bei seinem eigenen Handexemplar Randnummern angebracht (Bild 6.2); sie beziehen sich auf die gleichnumerierten erläuternden Ergänzungen zur Druckschrift Solidarismus. Das Titelblatt zeigt einen Bienenstock, hinter dem die Sonne mit leuchtenden Strahlen hervorbricht. Die dann folgende erste Seite versucht, den Solidarismus bildlich darzustellen (Bilder 6.3, 6.4).

Unter Einsatz seines großen Vermögens beschäftigte Rudolf Diesel einen jungen, hochbegabten, idealistischen Volkswirt im Büro seiner Villa in der Maria-Theresiastraße von München. Zusammen mit diesem wurden Berge von Literatur

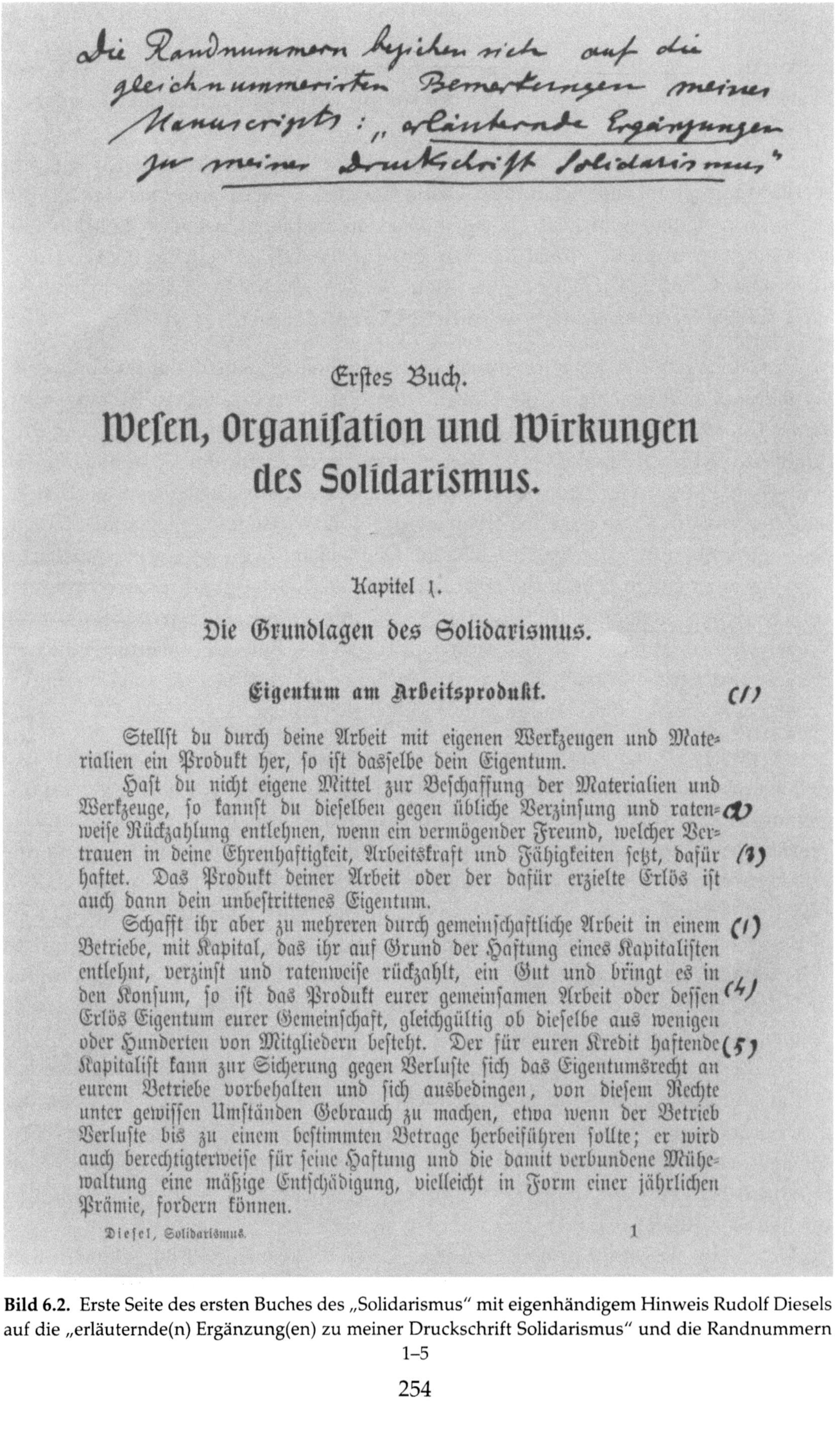

Die Randnummern beziehen sich auf die gleichnummerirten Bemerkungen meines Manuscripts: „erläuternde Ergänzungen zu meiner Druckschrift Solidarismus“

Erstes Buch.

Wesen, Organisation und Wirkungen des Solidarismus.

Kapitel 1.

Die Grundlagen des Solidarismus.

Eigentum am Arbeitsprodukt. (1)

Stellst du durch deine Arbeit mit eigenen Werkzeugen und Materialien ein Produkt her, so ist dasselbe dein Eigentum.

Hast du nicht eigene Mittel zur Beschaffung der Materialien und Werkzeuge, so kannst du dieselben gegen übliche Verzinsung und raten- (2) weise Rückzahlung entlehnen, wenn ein vermögender Freund, welcher Vertrauen in deine Ehrenhaftigkeit, Arbeitskraft und Fähigkeiten setzt, dafür (3) haftet. Das Produkt deiner Arbeit oder der dafür erzielte Erlös ist auch dann dein unbestrittenes Eigentum.

Schafft ihr aber zu mehreren durch gemeinschaftliche Arbeit in einem (1) Betriebe, mit Kapital, das ihr auf Grund der Haftung eines Kapitalisten entlehnt, verzinst und ratenweise rückzahlt, ein Gut und bringt es in den Konsum, so ist das Produkt eurer gemeinsamen Arbeit oder dessen (4) Erlös Eigentum eurer Gemeinschaft, gleichgültig ob dieselbe aus wenigen oder Hunderten von Mitgliedern besteht. Der für euren Kredit haftende (5) Kapitalist kann zur Sicherung gegen Verluste sich das Eigentumsrecht an eurem Betriebe vorbehalten und sich ausbedingen, von diesem Rechte unter gewissen Umständen Gebrauch zu machen, etwa wenn der Betrieb Verluste bis zu einem bestimmten Betrage herbeiführen sollte; er wird auch berechtigterweise für seine Haftung und die damit verbundene Mühewaltung eine mäßige Entschädigung, vielleicht in Form einer jährlichen Prämie, fordern können.

Diesel, Solidarismus. 1

Bild 6.2. Erste Seite des ersten Buches des „Solidarismus“ mit eigenhändigem Hinweis Rudolf Diesels auf die „erläuternde(n) Ergänzung(en) zu meiner Druckschrift Solidarismus“ und die Randnummern 1–5

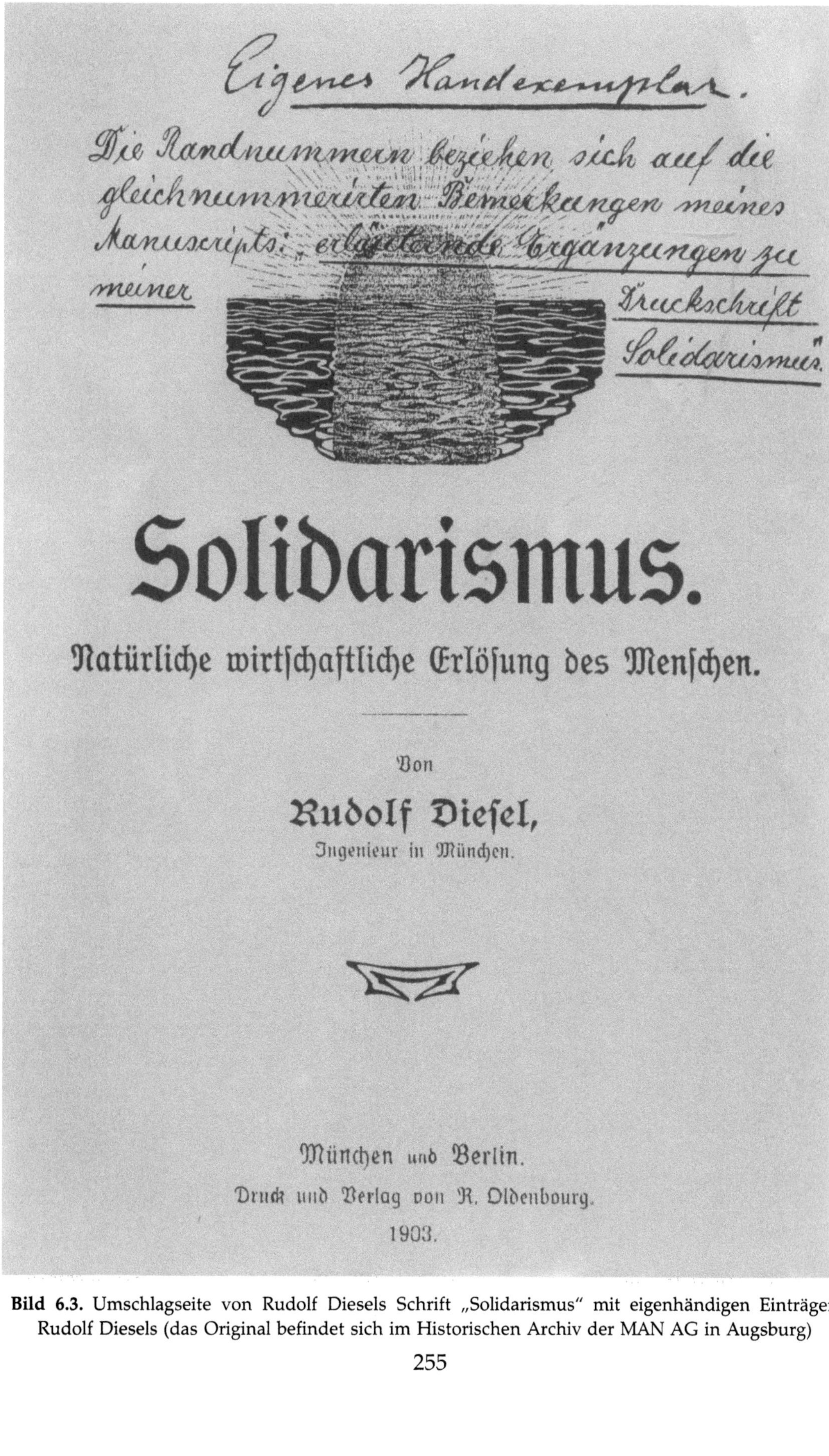
Eigenes Handexemplar.
Die Randnummern beziehen sich auf die gleichnummerirten Bemerkungen meines Manuscripts: „erläuternde Ergänzungen zu meiner Druckschrift Solidarismus".

Solidarismus.

Natürliche wirtschaftliche Erlösung des Menschen.

Von

Rudolf Diesel,
Ingenieur in München.

München und Berlin.
Druck und Verlag von R. Oldenbourg.
1903.

Bild 6.3. Umschlagseite von Rudolf Diesels Schrift „Solidarismus" mit eigenhändigen Einträgen Rudolf Diesels (das Original befindet sich im Historischen Archiv der MAN AG in Augsburg)

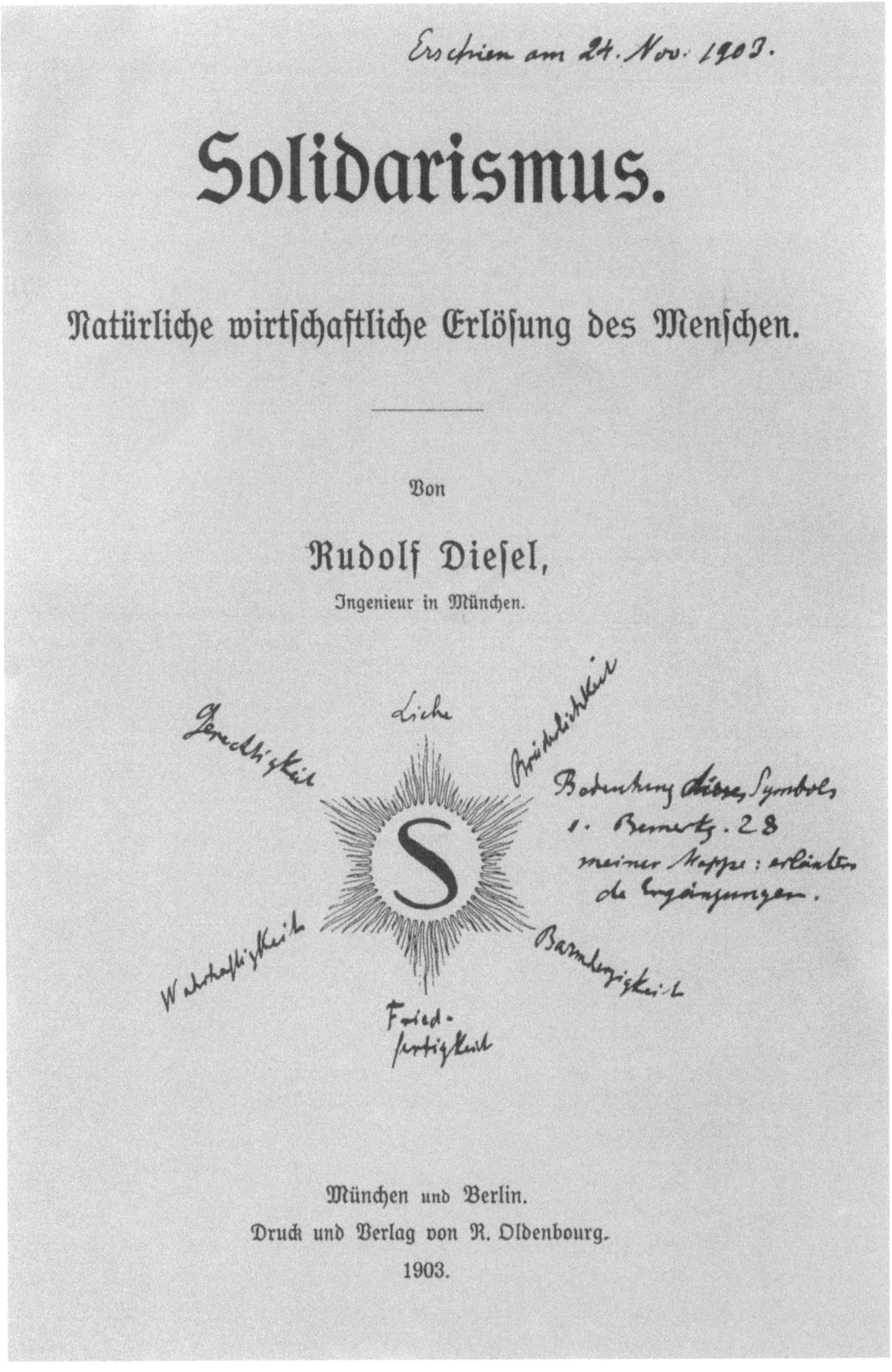

Erschien am 24. Nov. 1903.

Solidarismus.

Natürliche wirtschaftliche Erlösung des Menschen.

Von

Rudolf Diesel,

Ingenieur in München.

München und Berlin.
Druck und Verlag von R. Oldenbourg.
1903.

Bild 6.4. Erste (Titel-)Seite des Buches „Solidarismus"

gewälzt. Mit vielen bedeutenden Männern seiner Zeit stand er in regem Schriftwechsel [2, S. 201 ff, S. 214; 1, S. 366 ff].

Schon die sprachliche Schönheit und Ausdruckskraft des „Solidarismus" verdienen Anerkennung. Es ist eine Arbeit in einer jedermann verständlichen Diktion. Sie ist getragen von der inneren Überzeugung von der Schicksalhaftigkeit dieser Frage, aufrüttelnd und beflügelt von dem tiefen Glauben an die Sache des Solidarismus.

Von Eugen Diesel wissen wir, daß das Buch in einer Auflage von 10 000 Exemplaren gedruckt wurde, wovon aber höchstens 300 verkauft wurden – eine schwere Enttäuschung für Rudolf Diesel bis zu seinem Freitod im Jahre 1913[4].

Diskussion des Werkes

Zweifellos ist das Ganze zunächst, im luftleeren Raum entwickelt, von befremdlicher Wirkung. So meint auch Eugen Diesel, es lasse die Berücksichtigung der menschlichen Schwächen, der geschichtlich gewordenen Schichten und Gruppen im Volksganzen, die Kenntnis der Politik in ihrer entscheidenden Bedeutung vermissen [1, S. 369]. Dies ist vordergründig unbestreitbar der Fall. Aber die Geschichte kennt genug Fälle einer solchen isolierten Betrachtung soziologischer und gesamtwirtschaftlicher Vorgänge. Aus den in einem geschlossenen Raum gleichsam experimentell gewonnenen Erfahrungen werden volkswirtschaftliche Gesetze von Allgemeingültigkeit abgeleitet. Diese stolze Reihe beginnt bei Plato, Aristoteles, vor allem Augustin, Thomas von Aquin und setzt sich fort in den großen Sozialtheoretikern des Humanismus Thomas Morus, Machiavelli, Grotius, Bodin, Hobbes; aus neuerer Zeit seien stellvertretend Adam Smith und Robert Malthus genannt. Ein besonders einprägsames Beispiel einer isolierenden Forschung lieferte im deutschen Raum Johann Heinrich von Thünen [22] in seinem Land- und Arbeitsmodell: Eine Stadt steht im Tauschverkehr mit der landwirtschaftlich sie umgebenden Ebene, eingeteilt in Kreise. Der innere, der Stadt am nächsten gelegene Kreis produziert die Güter, die am stärksten mit Transportkosten belastet sind, während die weiter außen gelegenen Landwirtschaften sich auf Güter spezialisieren, deren Transport billiger ist, die aber auch auf Böden produziert werden müssen, die niedrigere Renten abwerfen. Aus diesem Modell entwikkelt er dann die Gesetze, nach denen Lohn und Renten sich bilden.

Der Traum vom Paradies, vom Goldenen Zeitalter, ist der uralte Menschentraum, mag er sich im Jenseitigen vollenden, mag er in dieser Welt sich verwirklichen. Mythen der Völker künden davon, jüngste Träume, vor allem der Jugend,

[4] Das weitere Schicksal der übriggebliebenen Exemplare hat Thomas in [21, S. 65, S. 369] weiterverfolgt: Die letzten 400 noch vorhandenen Exemplare gab der Oldenbourg-Verlag in München im Jahre 1925 zurück, da sich kein Käufer mehr fand. Die Archivbestände des Verlages wurden im Zweiten Weltkrieg durch Bomben vernichtet.

suchen danach. Die nie ruhende Frage der Menschen ist: Wie kann der Traum verwirklicht werden? Vereinfachend lassen sich die Antworten in zwei Gruppen teilen, wovon die eine sagt, man müsse den Menschen ändern (Personale Utopie). Die andere sagt: Man muß die Institutionen ändern (Institutionelle Utopie); gute Institutionen erzeugen erst den guten Menschen: Sind die Institutionen gut, wird auch der Mensch gut; sind die Institutionen schlecht, kann auch der Mensch nicht gut sein[5].

Welchen Weg ging nun Diesel? Er war ein Kind seiner Zeit und als solches ihren Anschauungen verhaftet. Man kann auch mit Hegel sagen: Der damals herrschende Weltgeist bestimmte auch Rudolf Diesels Grenzen. So war ihm die Welt des Christentums, die Welt Luthers, fremd geworden. In der Welt der rationalen Technik war für die personale Utopie kein Raum. Bestimmend war der Kampf ums Leben und das alles beherrschende Prinzip der Auslese; Darwin und Nietzsche waren die Götter der neuen Zeit. „Homo homini lupus" war ihr Wahlspruch. Was blieb? Menschlicher Verstand und menschliche Vernunft mußten die den Menschen erlösenden und ihm dienenden Institutionen schaffen. Gelang es, diese so zu gestalten und zu ordnen, daß der Mensch fähig wurde, darin seine guten Seiten, über die er neben den bösen ebenso verfügte, voll zu entfalten, dann war eine menschliche Organisation gegeben, die sein Glück gewährleistete.

An die Konstruktion einer solchen Organisation ging Diesel mit dem gleichen Erfinderdrang heran wie an die Konstruktion seiner Maschine. So entwarf er gewissermaßen auf dem Reißbrett ein Gebilde, das zwangsläufig dem Guten im Menschen Raum zur Entfaltung, zur Erreichung eines materiellen Wohlstandes ließ und darum zum wahren Glück führen mußte. So baute Rudolf Diesel seinen Solidarismus auf ein lückenloses Gefüge von ineinandergreifenden Institutionen auf, die nach seiner Überzeugung, ja seinem Glauben, den guten Menschen formen mußten. Daher auch sein geradezu beschwörender Ruf an die Brüder: Es geht; versucht es; es muß sich in diesen Institutionen Euer Glück vollenden.

Der Einfluß der soziologischen Schulen in Frankreich und Deutschland um die Jahrhundertwende

Auf den Einfluß der französischen Soziologen um die Jahrhundertwende weist Thomas hin, und zwar erstmals in seinem 1978 erschienenen Essay "Diesel Father

[5] Diese Fragestellung unterscheidet sich grundlegend sowohl von der des mittelalterlichen Menschen als auch von der, die im Mittelpunkt von Luthers Lehre steht. Nach christlicher Tradition können weder der gute Mensch noch die guten Institutionen helfen. Vor der Erbsünde retten ihn weder eigene Kraft noch irdische Einrichtungen, sondern allein die unverdiente göttliche Gnade. Diese setzt weder den guten Menschen noch die gute Institution voraus, sondern den Berge versetzenden Glauben an den gnädigen Gott [23, S. 199, S. 245 ff]. Dazu auch der Beitrag von Dietrich Rössler [24].

and Son" [19] und dann eingehender in seinem 1987 erschienenen Buch „Diesel"[21]. Schon der Untertitel "Technology and Society in Industrial Germany" zeigt, in welchen großen Rahmen Thomas sein Dieselbild stellt. Wie verdienstvoll das Unternehmen ist, Rudolf Diesels soziale Grundhaltung in die vielfältigen Ströme europäischen Geistes einzubinden, kann nicht genug betont werden; andererseits aber darf es den Blick nicht darauf verstellen, was bei Rudolf Diesel eine spezifische, sie von allen anderen soziologischen Lösungsversuchen unterscheidende eigene „ingenieurmäßige" Leistung war: nämlich ein in allen Einzelheiten konstruktionsmäßig ausgeführtes, praktisch jedermann einleuchtendes und auf dem Konsens aller beruhendes, in sich geschlossenes Modell. Als Konstruktion eines Ingenieurs hebt sich damit Diesels Modell von allen sozialkritischen, philosophischen und politologischen ab. Daß in einem solchen Konzept bereits der Keim zum Scheitern lag, ändert nichts an seiner eigenständigen Art und darf nicht den Blick auf die Besonderheiten verstellen, durch die es sich von allen anderen Gedankengebäuden unterscheidet, die versuchten, die Welt zu reformieren. Gewiß waren Rudolf Diesel, der in Paris geboren war, lange Jahre in Frankreich arbeitete, fließend französisch sprach und vertraut mit der französischen Literatur war, die Gedankengänge bekannt, die um die Jahrhundertwende große Resonanz in den Schichten des französischen liberalen Bürgertums fanden. Sie liefen unter dem Sammelbegriff „Solidarité" und beeinflußten nachhaltig Schule, Presse und Gesetzgebung. Unter den politischen Parteien war es die liberal-bürgerliche Radikale Partei, wo der Gedanke der Solidarität seine Heimat fand.

Erstmals entwickelt wurde der Gedanke der Solidarité von dem Philosophen Alfred Fouille (1838–1912); er führt die politische Entwicklung zurück auf das Grundprinzip, die Ideenkräfte (Idées-forces). Ferner ist in diesem Zusammenhang der Soziologe Emil Durkheim (1858–1917) zu nennen. Er interpretiert mit seiner Lehre vom Kollektivbewußtsein die von Staat, Wirtschaftswissenschaft und Technik durchorganisierte moderne Gesellschaft. Er postuliert dabei den Primat des Sozialen. Von ihm stammt der revolutionäre Gedanke, daß „soziale Tatsachen" mit den Mitteln der positiven Wissenschaft wie „reale Dinge" zu behandeln seien. Auffällig ist, daß unter den Vertretern des Solidarismus sich kein Ingenieur oder Techniker befindet; sie waren ausnahmslos Philosophen, Gesellschaftswissenschaftler oder politische Wissenschaftler. Kern der Solidarité von Emile Bourgeois war die Arbeitsteilung; dabei bestehe nach seiner Ansicht freilich die Gefahr, daß die organische Gesellschaft „entarte", wenn das private Eigentum sich zu stark in wenigen Händen konzentriere; dann sei es Pflicht des Staates, zu intervenieren und das Gleichgewicht wiederherzustellen. Solidarité in diesem Sinne wird damit zum vollendeten Kompromiß zwischen Liberalismus und Sozialismus, wobei letztendlich die Basis des kapitalistischen Gesellschaftssystems unberührt bleibt.

Ebenso geht in der katholischen Soziallehre der Solidarismus auf französische Wurzeln zurück. Dabei tritt der auch bei Rudolf Diesel wiederkehrende Gedanke des Genossenschaftlichen in den Vordergrund. Hier sind die Franzosen C. Bouglè [25] und Charles Gide [26] zu nennen. Das Kernstück der katholischen Soziallehre wurde später von H. Pesch weiter ausgebaut: Er sieht in der Doppelbindung des einzelnen an die Gesellschaft und der Gesellschaft an den einzelnen das grundlegende Seins- und Organisationsprinzip. Gundlach und O. v. Nell-Breuning haben diese Richtung weiterverfolgt und ausgebaut.

Der Einfluß von Léon Bourgeois

Über die literarischen Quellen, die Rudolf Diesel bei Abfassung seiner Schrift benutzte, geben die Bestände des Deutschen Museums im München keine Auskunft. Im Nachlaß Rudolf Diesels, der im Historischen Archiv der MAN AG in Augsburg verwahrt wird, ist die eingehende Untersuchung eines einzigen Buches durch Rudolf Diesel dokumentiert: «Solidarité» des Franzosen Léon Bourgeois.

Léon Bourgeois (1851–1925) war im Gegensatz zu Emile Bourgeois kein Sozialwissenschaftler, sondern Staatsmann. Er war neunmal Minister, 1895 Président du Conseil; als Außenminister vertrat er Frankreich auf den Haager Friedenskonferenzen 1899 und 1907; nach dem Ersten Weltkrieg war er bis zu seinem Tode Frankreichs Vertreter im Völkerbund. Sein Aufsatz konnte in der Zeitschrift «La Solidarité» nicht mehr aufgefunden werden. Der Inhalt ist uns aus einem Auszug aus dem Dictionnaire Encyclopédique Larousse (1982) bekannt, wo es heißt: «Il met en oeuvre le solidarisme, doctrine dont il esquisse les fondements dans un article de la nouvelle revue ‹La Solidarité›, montrant la dette des privilégiés face aux déshérités et faisant de la solidarité la base de société.» („Er stellt besonders die Solidarität heraus, eine Doktrin, deren Grundlagen er in einem Artikel in der neuen Zeitschrift ‹La Solidarité› aufzeichnet, wobei er die Schuld der Privilegierten gegenüber den Benachteiligten hervorhebt und die Solidarität zur Grundlage der Gesellschaft macht".) Darüber hinaus schrieb Léon Bourgeois ein Buch mit dem Titel «Solidarité». Der «Catalogue Général des Ouvrages en Vente», herausgegeben 1930 von «Le Cercle de la librairie» (Librairie Française) erwähnt unter anderen Werken von Léon Bourgeois auch den Titel «Solidarité». Der Verleger, Armand Colin in Paris, hat die Herausgabe des Buches bestätigt, konnte aber nicht das Jahr der ersten Auflage nennen, da keine Archive mehr über die fragliche Epoche existieren. Es wäre denkbar, daß Léon Bourgeois, der später ein sehr bedeutender, mit hohen Auszeichnungen (Friedensnobelpreis 1920) bedachter Staatsmann war, diese doch stark utopischen Ausführungen aufgrund seiner praktischen Erfahrungen nicht mehr aufrechterhalten wollte und sein Buch aus dem Verkehr zog. Im Nachlaß Rudolf Diesels befindet es sich nicht.

Auf zehn eng beschriebenen Folioseiten hat Rudolf Diesel umfangreiche kritische Anmerkungen zu dem Buch gemacht. Diese Aufzeichnungen sind deshalb so wertvoll, weil sie einen Einblick in Diesels Streben gewähren, sich scharf gegen Léon Bourgeois und damit letzten Endes von den französischen gesellschaftskritischen Schulen seiner Zeit überhaupt abzugrenzen. Es ist deshalb kein Zufall, daß von den zahlreichen Unterlagen, die Rudolf Diesel für seine Schrift auswertete, er gerade die zehn Folioseiten für erhaltenswert erachtete, in denen er sich mit Bourgeois auseinandersetzte, während er alle übrigen Unterlagen am 8. September 1913 dem Feuer übergab. Um den Rahmen dieses Beitrages nicht zu sprengen, können im folgenden nur die wichtigsten Bemerkungen angeführt werden. Was sich dabei wie ein roter Faden hindurchzieht, ist die Ablehnung jeder staatlichen Einflußnahme auf das wirtschaftliche Geschehen; die Entscheidungsfreiheit des einzelnen ist für Diesel, im Gegensatz zu Léon Bourgeois, das A und O seines „wirtschaftlichen Glaubensbekenntnisses". Mit Nachdruck hebt er immer wieder gegenüber den praxisfernen, theoretischen und abstrakten Ausführungen von Léon Bourgeois die realitätsnahe, klare, logisch geschlossene und ohne weiteres sofort zu verwirklichende Konzeption seiner „Wirtschaftsverfassung" hervor. Er vertraut darauf, daß die Kräfte der freien Wirtschaft selbststeuernd zu einem Ausgleich führen, ohne daß die Freiheit des einzelnen angetastet wird, in der Diesel ein hohes, wenn nicht das höchste Gut sieht. Während Léon Bourgeois die Notwendigkeit einer Intervention des Staates zur Überwindung des Egoismus jedes einzelnen vertritt, sagt Diesel (Bild 6.5): „Das ist falsch: Mein Prinzip ist, den Egoisme humain als Haupttriebskraft, ja als einzige Triebkraft einer ganz von *selbst* spielenden Organisation zu benutzen, also unter Wahrung des Hauptrechts der Menschen auf ‚Liberté'". Diesel vermißt eine praktische Antwort für die Verwirklichung der Solidarité: „Eine andere, *praktische* Antwort gibt er nicht, und damit schließt das Cap. III: Doctrine *pratique* de la Solidarité. Man sieht, zu *prakt.* Resultaten kommt er nicht, sondern nur zur Anerkennung der *Gleichheit des Rechtes,* alles eine ziemlich dunkle Aussage" (Bild 6.6). Zu den Ausführungen von Bourgeois, es sei die Idee der Schuld, die sich an der Basis jeglicher Spekulation über soziales Engagement antreffen läßt, bemerkt Diesel: „Bei mir ist es eine wirkliche Dette (Schuld), welche in Form des V. K.-Beitrages geleistet ist und für welche der

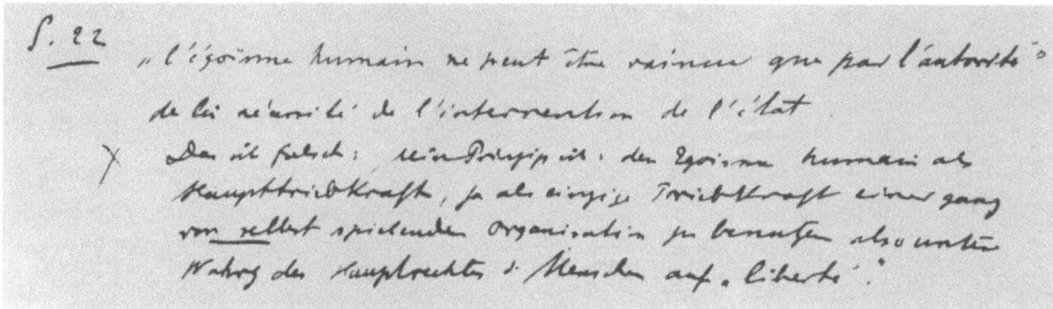

Bild 6.5. Ausschnitt aus den eigenhändigen Bemerkungen Rudolf Diesels zur Seite 22 des Buches „Solidarité" von Léon Bourgeois

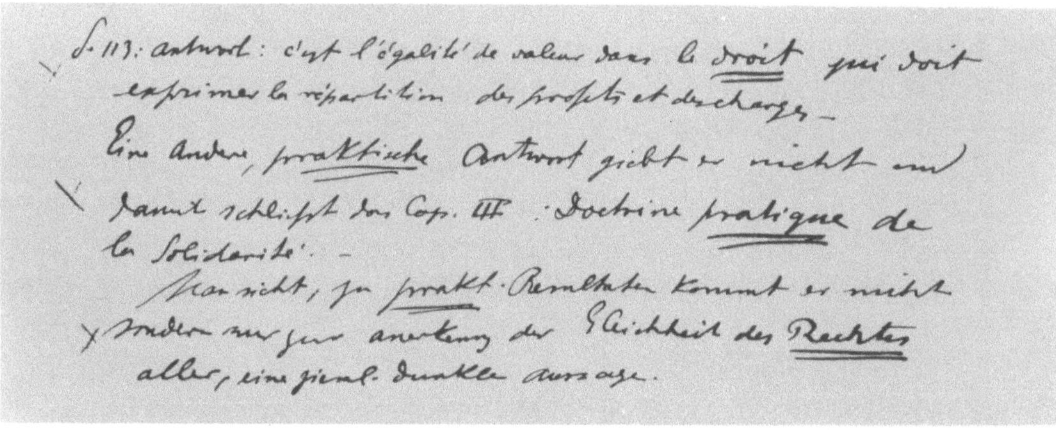

Bild 6.6. Ausschnitt aus den eigenhändigen Bemerkungen Rudolf Diesels zur Seite 113 des Buches „Solidarité" von Léon Bourgeois

einzelne seine Arbeit der Gesamtheit schuldet." Er beanstandet, daß Bourgeois das Prinzip der Freiheit zugunsten der Staatsautorität verläßt. „Hier ist also doch das Prinzip absoluter Freiheit und des Nichtvorhandenseins einer Staatsautorität plötzlich verlassen. Hier wird das System inconsequent. Bei m. Solidarismus bleibt absolute Freiheit bestehen, mitzuthun oder nicht." Ebenso rügt Diesel aufs schärfste, daß Bourgeois die Intervention des Staates und der Gesetzgebung als einen «quasi contrat social» behandelt und nicht, wie Diesel, als einen wirklichen «contrat social»; er fährt fort „er (Bourgeois) verliert sich dabei in Speculationen, die ziemlich unklar sind und kommt auf die Intervention des Staates und der Gesetzgebung zurück, ist also auch hier unlogisch". Diesel bedauert, daß die Theorie der Solidarité zu keinem praktischen Resultat führt, wenn er auch zugesteht, daß der Staat die freiwilligen Kontrakte der Menschen sanktionieren kann. Diesel kritisiert, bei Bourgeois fehle die Assoziation der Schwachen und Kleinen, der Menge, der Majorität. Er beklagt „ein gewisses vages Programm, was mein Gesetz schon realisiert", und er vermißt die Nähe zur Praxis und realen Durchführbarkeit. Er sagt: „Mein Solidarismus rechnet bloß mit wirklichem Geld und Geldeswert und reellen Zahlen, nicht mit Worten." Zu der Forderung von Bourgeois, die Finanzierung müsse durch die Reichen geschehen, bemerkt Diesel: „Ich will ganz das Gegenteil, die Reichen brauche ich nicht bzw. ziehe ich das Capital durch sein eigenes Interesse herein." Er betont den Unterschied der Kassen bei Bourgeois zu seiner Volkskasse: „Bourgeois scheint dort auch eine Art von Volkscassa im Auge zu haben, aber mehr zur Unterstützung als zur Schaffung freier Arbeit wie im Bienenstock". Diesel faßt seine Kritik zusammen: „Bourgeois will im Ganzen nur großartige Wohltätigkeits- und Hilfsanstalten, während diese zwei Dinge im richtigen socialen Staat nicht existieren sollen, weil weder Wohltat noch Hilfe erforderlich".

Diese wenigen Hinweise mögen genügen, um zu zeigen, daß Diesel den grundlegenden Unterschied seiner Wirtschaftsverfassung gegenüber der Konzeption von Léon Bourgeois in der jederzeit praktisch zu verwirklichenden, bis in die letzten Verzweigungen satzungsgemäß ausgearbeiteten Realisierung sieht. In der Freiheit und Vernunft des wirtschaftlichen Menschen sieht er das einzige und wirksame Regulativ im Interessenausgleich der Gesellschaft. Nicht philosophisches Gedankenspiel, sondern sofort durchführbare, ingenieurmäßig konzipierte Konstruktion war das unablässig verfolgte Ziel des Ingenieurs Diesel. Nicht zufällig steht sowohl auf der Umschlagseite wie auf der Titelseite des „Solidarismus": „von Rudolf Diesel, Ingenieur in München" (vgl. Bilder 6.2 und 6.3). Darin wollte er sich grundlegend von allen philosophischen und utopischen Theorien unterscheiden.

Mit Recht weist Donald E. Thomas [21, S. 58 f] auf den starken französischen Einfluß im Leben Rudolf Diesels überhaupt und auf seine Schrift „Solidarismus" im besonderen hin. Er überschätzt aber dessen Anteil an Rudolf Diesels Werk, vielleicht unter dem Eindruck, daß im Historischen Archiv der MAN nur Léon

Bourgeois als Quelle sich findet. Auf den ersten Blick ist es überraschend, daß Rudolf Diesel sich nicht auf die Arbeiten französischer Geschichtsphilosophen und Soziologen stützt, sondern auf ein Buch eines erfolgreichen Politikers. Sehen wir jedoch den Kern der Dieselschen Konstruktion in der nüchternen, realistischen Welt menschlichen Zusammenlebens, im weitesten Sinne der Politik, so erstaunt es nicht, daß Rudolf Diesel die Gedanken eines erfolgreichen Mannes der Tat für seine Konstruktion untersuchte und auswertete. Die Quellen Dieselschen Denkens liegen eben nicht, wie vielfach angenommen, in der gesellschaftskritischen Philosophie des ausgehenden 19. Jahrhunderts, sondern in der industriellen Realität des beginnenden 20. Jahrhunderts. Nicht Philosophen suchte Diesel hier als Weggenossen, sondern Männer des Staates und der praktischen Politik.

Rudolf Diesel wollte am Zeichentisch eine Gesellschaft entwerfen, nachvollziehbar und verständlich für den einfachen Mann; denn um dessen Lebensglück ging es. Die französischen Denker des ausgehenden 19. und beginnenden 20. Jahrhunderts wollten staatsphilosophische Denksysteme entwickeln, die von der Teilnahme des Volkes – besonders des Bürgertums – an der politischen Gestaltung, an der Teilhabe der Macht im Staate bestimmt werden. Nicht umsonst wurden ihre Systeme das politische Glaubensbekenntnis der französischen Bourgeoisie und ihrer politischen Repräsentanz, der liberal-bürgerlichen Radikalen Partei. Während Diesel als Ingenieur ein Modell für die persönliche Befreiung des arbeitenden Menschen und für sein irdisches Glück entwerfen wollte, wollten die französischen Philosophen und Soziologen das Verhältnis von Staat und Gesellschaft, Politik und Wirtschaft einer theoretischen Klärung zuführen. Nicht zufällig haben sozialpolitische Erwägungen der französischen Schule, von der später die katholische Soziallehre Deutschlands namhafte Anleihen machte, keine sichtbare Spur in Diesels „Solidarismus" hinterlassen. Dies zeigt klar den Abstand, den Diesel – trotz aller Vertrautheit mit den Gedankengängen der um die Jahrhundertwende lebenden französischen und deutschen Sozialreformer – bewußt zwischen diesen gewaltigen, vielschichtigen Gedankenströmen und seinem streng logischen, klaren, für den einfachen Mann einsichtbaren Modell einhielt.

Donald E. Thomas und der Dieselsche „Solidarismus"

Thomas führt den Dieselschen Solidarismus auf drei Wurzeln zurück: Da ist einmal Diesels Glaube an die gesellschaftsgestaltende Kraft der industriellen Dezentralisation, ermöglicht durch seine „Small Power Engine"[6].

[6] Mit diesem „Kleindieselmotor" wollte Diesel den kleinen und mittleren Handwerksbetrieben eine billige und wirtschaftliche Kraftquelle schaffen, die sie gegenüber den Großbetrieben mit mächtigen Dampfmaschinen und gewaltigen Dieselmotoren konkurrenzfähig machen sollte. Diesel selbst ist das nicht mehr gelungen; Gewicht, Abmessungen und Anschaffungskosten seiner Maschine erlaubten zu seinen Lebzeiten eine derartige Anwendung noch nicht.

Eine zweite Quelle sieht Thomas in Diesels sich steigerndem Enthusiasmus für Wirtschaft, Technik und Fortschritt, wie ihn am Ausgang des 19. Jahrhunderts bedeutende Geister Europas mit ihm teilten.

Die dritte Wurzel schließlich sind die zahlreichen vielschichtigen solidaristischen Bewegungen um die Jahrhundertwende [21, S. 57–64].

Der Streit um die sozialen Folgen einer Konzentration der Großindustrie, wobei die Vorteile dezentralisierter Klein- und Mittelunternehmen gegenübergestellt werden, blieb sicherlich nicht ohne Spuren in Diesels sozialem Denken. Thomas überschätzt jedoch offenbar den Einfluß auf die Konzeption des Solidarismus, den Diesels frühere, auf das Jahr 1880 zurückgehende Vorliebe für die „Small Industry" und seine Hoffnung auf die entscheidende Rolle seines Dieselmotors für die industrielle Dezentralisierung hatte[7]. Auch ist zu fragen, ob die Gedanken Rudolf Diesels in einem Brief an seine Eltern aus Frankreich vom 22. Juni 1880 von Thomas nicht für die spätere Zeit des Entstehens des Solidarismus (1903) überbewertet werden. Thomas zitiert diesen Brief, wonach man streng mit den Arbeitern sein und Gottesfurcht in sie pflanzen müsse; andernfalls hätten diese Leute keine Zucht[8]. Dasselbe gilt für Rudolf Diesels „Leitende Prinzipien bei Anlage einer Fabrik" von Ende der 80er Jahre[9]. Hier werden frühe Regeln für das Zusammenleben der Menschen innerhalb der sich herausbildenden Großproduktion aufgestellt. Vergleichbare Regeln mußten in allen derartigen Unternehmen erarbeitet werden, ohne daß man auf bereits vorhandene Vorbilder zurückgreifen konnte[10]. Mit Recht schließt Thomas mit dem Hinweis, daß das Interesse für die arbeitende Schicht auch hier damals noch Hand in Hand ging mit der Mißachtung ihrer Gefühle. Von Thomas wird der Einfluß wohl überbewertet, den Diesels frühe Erfahrungen in den 80er Jahren vor allem in Frankreich auf ihn hatten[11].

Thomas unterliegt auch der Gefahr, den Enthusiasmus Diesels für Fortschritt, Technik und Wissenschaft, der teilweise religiöse Züge annahm, als zweite Quelle des Solidarismus zu überschätzen [21, S. 56].

Die religiöse Einstellung Rudolf Diesels hat sich im Laufe der Zeiten grundlegend geändert [2, S. 50–59]. Mit der schweren Last seiner religiösen Gedanken

---

[7] Dazu Thomas [21, S. 52–55] unter Bezugnahme auf den Einfluß Lindes und dessen Lehrers Franz Reuleaux.
„... was doch mir mit Lebenszweck ist, da mir die Arbeiterfrage sehr am Herzen liegt" [1] und [21, S. 51 und Anm. 55 zu Kapitel 2].

[8] Bei Eugen Diesel lautet das Zitat: „Streng muß man sein, dreinfahren wie ein Donnerwetter, sonst ist in diesem Volk keine Disziplin" [1, S. 134].

[9] Historisches Archiv der MAN in Augsburg.

[10] Satzung des Arbeiterausschusses für das Büssing-Unternehmen vom 11. Februar 1906 in [27, S. 82] und Arbeits-Ordnung für Werk Nürnberg der Maschinenfabrik Augsburg-Nürnberg AG, gültig ab 3. Februar 1913, im Historischen Archiv München.

[11] Er zitiert einen Brief Diesels an seine Frau Martha vom 16. Mai 1895, in dem er von seinen bescheidenen Lebensverhältnissen zur damaligen Zeit in Paris spricht.

wollte Diesel offenbar den „Solidarismus" nicht befrachten, so sehr auch Thomas' Hinweis zutrifft, daß einige von Diesel verwendete Begriffe der religiösen Welt entlehnt sind (Liebe, Glückseligkeit, Bruderschaft).

Als dritte Quelle zu Diesels Solidarismus behandelt Thomas den Einfluß der verschiedenen solidaristischen Bewegungen um die Jahrhundertwende [21, S. 58–60]; zuvor hatte er die Verwandtschaft mit Claude Henri, Comte de St. Simon, François Fourier untersucht. Einen großen Einfluß übte wohl Wilhelm Oswaldt, der bedeutende Chemiker und Sozialreformer, auf Rudolf Diesels Gedankengänge aus, allein im Solidarismus hat der mit seinem Namen verknüpfte Monismus keine sichtbaren Spuren hinterlassen. Auch der Einfluß von Edward Bellamy auf den Solidarismus Diesels, von dem Thomas [21, S. 59 u. S. 235] spricht, ist kaum nachweisbar, so groß er im übrigen auf Diesels Denken gewesen sein mag. Die katholische Soziallehre, wie sie vor allem mit dem Namen Heinrich Pesch verknüpft ist, kann Diesel nicht wesentlich beeinflußt haben; denn die entscheidenden Werke erschienen nach 1903, dem Erscheinungsjahr von Diesels „Solidarismus". Thomas selbst weist richtig darauf hin, daß Rudolf Diesel zeit seines Lebens darauf bestanden habe, daß sein „Solidarismus" ein eigenständiges, von ihm persönlich als Ingenieur konzipiertes konstruktives Modell ist [21, S. 57]. Thomas faßt den Grundgedanken des Solidarismus treffend so zusammen: «His concern in solidarismus was economics» (sein Anliegen des Sozialismus war wirtschaftlicher Art)[12] [21, S. 60]. M. Mai [20] übernimmt von Thomas dessen Auffassung, daß Diesel am stärksten von den Ideen des russischen Anarchisten Kropotkin (Bild 6.7) und des amerikanischen Utopisten Bellamy beeinflußt worden sei; ebenso verweist er darauf, daß sich im Nachlaß Rudolf Diesels zahlreiche Hinweise auf die verschiedenen französischen Philosophen zum Thema „Solidarität" finden – ohne daß der Name Léon Bourgeois ausdrücklich genannt wird. Er fährt jedoch fort: „Die sozialistisch orientierten Quellen täuschen nicht über den im Prinzip konservativen Charakter seiner Vorschläge hinweg". In dieser konservativen Einstellung unterscheidet er sich in der Tat grundlegend von allen gesellschaftskritischen, revolutionären Vorstellungen der damaligen Zeit. Wenn Mai schreibt: „Diesel hoffte, die soziale Frage mit der gleichen rationalen Methode lösen zu können, die ihn zur Lösung des Problems einer optimalen Verbrennungsmaschine führte ... Diesel war ... überzeugt, daß seine sozialen Vorstellungen sich aufgrund ihrer Rationalität zwangsläufig durchsetzen müßten", so trifft dies den Kern der Dieselschen Gedan-

[12] Wie sehr die Probleme der industriellen Umwälzung damals in der Luft lagen, zeigen die Ausführungen, die der große Unternehmer und nüchterne Schwabe Robert Bosch in seiner Schrift „Die Verhütung künftiger Krisen in der Weltwirtschaft", macht Privatdruck 1932. Dazu der Aufsatz von Toni Pierenkemper „Robert Bosch, der Industrielle, Zum Typus des deutschen Unternehmers in der Hochindustrialisierung" [28, S. 4–18] unter sorgfältiger Auswertung der nahezu unübersehbar gewordenen Literatur.

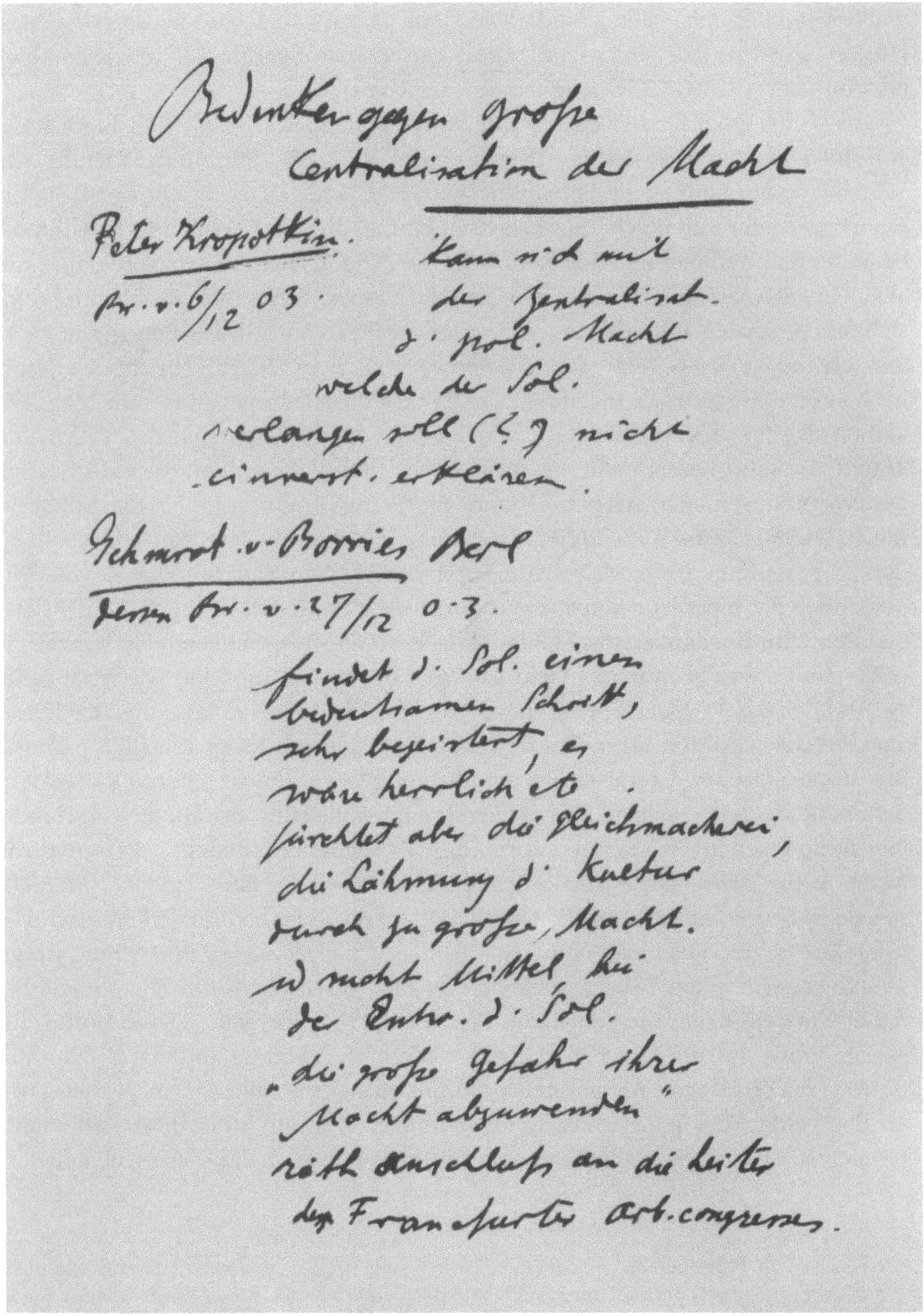
Bedenken gegen grosse Centralisation der Macht

Peter Kropotkin. Br. v. 6/12 03. Kann sich mit der Zentralisat. d. pol. Macht welche d. Sol. verlangen soll (?) nicht einverst. erklären.

Geheimrat v. Borries Berl. Dessen Br. v. 27/12 03.

findet d. Sol. einen bedeutsamen Schritt, sehr begeistert, es wäre herrlich etc. fürchtet aber die Gleichmacherei, die Lähmung d. Kultur durch zu grosse Macht. u. macht Mittel bei der Entw. d. Sol. „die grosse Gefahr ihrer Macht abzuwenden" räth Anschluss an die Leiter des Frankfurter Arb.congresses.

Bild 6.7. Bedenken gegen große Centralisation der Macht; Rudolf Diesels handschriftliche Notizen zu den Briefen von Peter Kropotkin vom 6. Dezember 1903 und Geheimrat von Borries, Berl (vermutlich Berlin) vom 27. Dezember 1903 kenwelt, die nicht philosophischer, sozialkritischer, revolutionärer Natur, sondern realistisch, konstruktiv berechenbar, rational, mit einem Wort, ingenieurmäßig war.

Die Stellung des Ingenieurs im „Solidarismus"

Ein Problem erscheint im „Solidarismus" nicht, so sehr es Diesel auch im Laufe der Jahre beschäftigte: Es ist die Stellung des Ingenieurs, des Unternehmers und Erfinders in der damaligen Sozialordnung des Wilhelminischen Kaiserreichs [vgl. 21, S. 38 ff]. Diesel erkannte mit dem ihm eigenen Scharfblick, daß der Ingenieur im kaiserlichen Deutschland erst noch um die Stellung und Anerkennung ringen müsse, die ihm in Frankreich, England und USA selbstverständlich waren. Dies ist ein Beweis für Diesels wachen Geist, seinen Spürsinn für die Trends seiner Zeit und für die Weite seines Blickes. Aber im Solidarismus beschäftigte sich Diesel mit anderen Fragen; auch soweit dort von Bildungsgängen, Schulen, Ausbildungsstätten die Rede ist, zielen diese Ausführungen auf die allgemeine Hebung der Volksbildung. Die Stellung des Ingenieurs ist dabei nicht erwähnt.

Parallelen des Dieselschen „Solidarismus" zur Utopia von Thomas Morus

Der Schwerpunkt Dieselschen Denkens liegt nicht im Soziologisch-Gesellschaftlichen oder in einem geschlossenen Weltbild polit-ökonomischer Prägung, sondern ist auf die Vorstellung konzentriert, daß die von Menschen konstruierten Einrichtungen diesen zum Guten verhelfen. Hier stoßen wir auf Thomas Morus. Sein Lebenswerk umfaßt ein weites Feld an der Nahtstelle zwischen Mittelalter und Neuzeit.

Thomas Morus erlebt in unserer Zeit eine Renaissance. Das seinem Lebenswerk geltende Schrifttum ist heute nahezu unübersehbar geworden. Was die Welt des Humanismus ihm verdankt, füllt Bände. Mit den führenden großen Geistern seiner Zeit stand er in regem schriftlichen und persönlichem Kontakt. Allein die Ausgabe des Briefwechsels mit Erasmus von Rotterdam umfaßt über 3000 Briefe. Mit Willibald Pirckheimer, Konrad Peutinger, Sir John Colets, John Fisher, Bischof von Rochester und Sir Thomas Elyot hielt er eine enge, sich gegenseitig befruchtende Beziehung aufrecht. Von der Übersetzung der Dialoge Lukians, die er zusammen mit Erasmus anläßlich dessen zweiten Englandaufenthalts 1505 bis 1506 verfaßte, erschienen zu Lebzeiten Morus' acht Auflagen. Bis Ende des 16. Jahrhunderts sind mindestens 14 Auflagen nachweisbar, so daß in dieser Zeit keineswegs die „Utopia", sondern die Lukian-Übersetzungen Morus' populärste Schrift waren. „Die an Lukian geschulte Ironie bereitete in vieler Hinsicht den Weg für Erasmus' ‚Moriay Encomium' und ‚Colloquia Familiaria' sowie für Morus' ‚Utopia' [29]. Was die Utopia des Morus betrifft, so nennt das Pirckheimer-Jahrbuch neben der ersten Ausgabe von 1516 weitere, darunter die erste deutsche Übersetzung von Claudius Cantiuncula (Basel 1524), die erste englische von Ralph Robinson, (London, 2. Auflage 1546), eine kritische „Utopia"-Ausgabe von Michels und Ziegler (Berlin 1895), die im gleichen Jahre erschienenen zwei textkritischen Ausgaben von J. H. Jupton (Oxford 1895), die „Utopia"-Ausgabe von Oncken/Ritter, (Berlin 1922). Oncken sah später in der Utopia den Entwurf eines Machtstaates kapitalistisch-imperialistischer Prägung [29, S. 71]. Die wohl bedeutendste neue Veröffentlichung ist die „Kritische Utopie"-Ausgabe von André Prévose (Paris 1978); schließlich erwähnt das Pirckheimer-

Jahrbuch noch eine russische Übersetzung aus dem Jahre 1953 und eine japanische aus dem Jahre 1978. Hubertus Schulte Herbrüggen würdigt den Inhalt der Utopia mit folgenden Worten: „Mit der ‚Utopia' hatte er sich einen rein politischen Stoff erwählt, den er in Buch I realkritisch anging und dieser Kritik im Buch II einen genialen ‚utopischen' Entwurf eines Idealstaates entgegenstellte" [29, S. 74]. Daß das Interesse an diesem großen Denker an der Schwelle zur Neuzeit ungebrochen ist, beweisen die neuesten Veröffentlichungen: eine Übersetzung von Gerhard Ritter ins Deutsche von 1987 [30, S. 71 ff]. Im selben Jahr ist von Richard Marius „Thomas Morus – eine Biographie" erschienen [31]. Marius liefert eine eingehende Lebensbeschreibung von Thomas Morus nach dem neuesten Stand der Forschung. In drei Kapiteln (Der Aufbau von Utopia; Die Religion in Utopia und der Glaube des Thomas Morus; Utopia abschließendes Postscriptum) werden die utopischen Gedanken dargestellt. Einzelne Betrachtungen des Thomas Morus über Kommunismus und Privateigentum, Naturrecht, Auswahl der Ehepartner, Stellung des Priesterstandes, Diebstahl und Todesstrafe greift er heraus und kommt zu dem Schluß, Thomas Morus habe die Probleme angerissen, aber nicht gelöst. Dabei wirft er der modernen Morus-Forschung vor, sie sehe Thomas Morus zu kompliziert. Hinter die Geschlossenheit und erschöpfende Darstellung des historischen Lebenslaufs von Thomas Morus tritt die Einordnung der Utopia in das Weltbild des ausgehenden Mittelalters und der beginnenden Neuzeit zurück.

Auf politischem Gebiet – und nur hier – trifft sich der umfassende Denker in der Zeit des Übergangs vom Mittelalter zur Neuzeit mit dem Ingenieur und Erfinder. Dieser spürte den Übergang von der humanistisch-adeligen, bürgerlichen Gesellschaft zum modernen Industriezeitalter mit den feinen Antennen seines unruhigen Geistes und verfolgte die Eingliederung des vierten Standes als die Schicksalsfrage seiner Zeit bis zur Selbstaufopferung.

Darf man ein Leben von geradezu unfaßlicher Spannweite, wie es das von Thomas Morus darstellt, mit dem Rudolf Diesels vergleichen? Hinsichtlich der Fülle der Geistesleistung sicherlich nicht; man kann aber die Parallelen aufzeigen, in denen die beiden großen Geister auf dem speziellen Sektor der Utopie mit seherischem Blick eine ideale Gesellschaft zu entwerfen versuchten. Daß es sich auch dabei nur um einen Teilbereich der Morusschen Utopie handelt, auf dem sich die beiden begegneten, zeigen die Untersuchungen von Thomas Nipperdey [32]. Sie beziehen sich nicht auf die sozialkritischen Untersuchungen von Morus, zu denen er durch die Verhältnisse in England angeregt wurde, sondern sie gelten für das zweite Buch, das die eigentliche Beschreibung der Insel Utopia mit der Hauptstadt Amaurotum und dem Fluß Anydrus enthält.

Thomas Morus hat die mittelalterliche personale Verheißung ersetzt durch die institutionelle. Er hat nicht den guten Menschen zur Voraussetzung menschlichen Glückes gemacht, sondern die gute Institution, die erst die guten Seiten im Menschen zur Entfaltung kommen läßt.

Gehen wir zunächst von dem aus, was bei Morus eine Utopie ist. Dazu Thomas Nipperdey: „Die Utopia ist ein Gedankenexperiment; in ihr wird der Gedanke einer geglückten und vernünftigen institutionellen Welt mit dem ihr inhärenten Verbindlichkeitsanspruch experimentierend konsequent ausphantasiert und zugleich realistisch in Zweifel gezogen, ohne daß doch dieser Zweifel jenes Experiment zur Absurdität degradiert. ... Freilich ruht das utopische Spiel nun nicht wie ein reines Spiel in sich selbst, sondern es weist über sich hinaus, es hat – die unendlichen direkten und indirekten Bezüge auf die Zeit machen es deutlich – eine Funktion in der Wirklichkeit und von dieser Funktion her bestimmt sich sein Sinn. Das Gedanken-Experiment eröffnet einen neuen Denk- und Vorstellungsraum" [32, S. 232]. Wie soll nun die Welt umgestaltet werden? Die Gegner – bei Morus ein gewisser Fabian – weisen eindringlich darauf hin, daß der Mensch eben nicht nur gut sei, sondern ambivalent gut und schlecht, daran müsse jede Utopie der Weltverbesserung scheitern. Dabei ist übersehen, daß sowohl bei Morus wie bei Diesel nicht der Mensch in einem utopischen Traum verbessert werden soll; verbessert werden sollen vielmehr die Institutionen. So heißt es bei Nipperdey: „... Es ist die ungerechte Ordnung, die den Menschen immer wieder ungerecht werden läßt. Darum müssen die Institutionen so umgebildet werden, daß sie die Person freilassen und zum Guten bestimmen; wer die Person will, muß die Institution gestalten. Der Einwand..., daß gute Institutionen gute Menschen voraussetzen, soll gerade durch die Erzählung von Utopia widerlegt werden" [31, S. 228]. Eine weitere Parallele zwischen Morus und Diesel drängt sich auf: Bei Diesels Utopie ist nirgends vom Staat oder den ihn tragenden Parteien die Rede. Vergleichen wir damit, was Thomas Nipperdey[13] über die Utopia des Thomas Morus sagt: „Schließlich ist noch ein zumeist übersehenes Strukturmoment von Utopia hervorzuheben; Utopia ist in einem sehr spezifischen Sinne eine Welt. In diesem Bericht über den besten Zustand einer Res Publica spielt die Sphäre des ‚Staates' im neueren Sinne keineswegs eine dominierende Rolle. Ausführlich wird die Eigentums- und Wirtschaftsordnung beschrieben; darüber hinaus eine Fülle von ‚unpolitischen' Sachverhalten: Arbeitsteilung, -gesinnung und -disziplin, die ‚Freizeit', die Spiele, die Mahlzeiten, die Reisen, die Mode, Häuser, Gartenkultur und Stadtanlagen, die Familienverfassung, die Erziehung, die Moral und die Lebensphilosophie, die Art und die Stellung der Wissenschaften und natürlich die Religion und ihre Institutionen – im ganzen eine Fülle von Sitten, von sozialen

[13] Interessant ist, daß ein anderer großer deutscher Unternehmer und Zeitgenosse Rudolf Diesels, Robert Bosch, in seiner Schrift „Die Verhütung künftiger Krisen in der Weltwirtschaft", Privatdruck 1932, das politische Moment ebenfalls völlig in den Hintergrund drängt. Dazu Toni Pierenkemper [28]. „Das politische Denken Robert Boschs war eher von einem starken Harmoniebedürfnis geprägt. Der Klassenkampfgedanke blieb ihm mit der staatlich-volklichen Gesamtverantwortung unvereinbar, und er suchte deshalb nach einer Lösung, in der der staatlich-nationale Gedanke die Sonderinteressen überwölbte. In seiner eigentümlichen Schrift Die Verhütung künftiger Krisen in der Weltwirtschaft forderte er deshalb die Ausmerzung des Klassenkampfgedankens als Bedingung zukünftiger Anti-krisenpolitik. Angesichts der tatsächlich beobachtbaren sozialökonomischen und politischen Interessengegensätze in der Weimarer Republik erscheint diese Grundauffassung eher apolitisch." Er geht mit folgenden Worten kurz auf den Inhalt der Schrift ein: „Diese etwas merkwürdige Schrift stellt eine Mischung von persönlichem Bekennertum und nüchterner Argumentation dar. Als Ergebnis formuliert Bosch darin den Glauben an die menschenbeglückende Sendung der Technik und an den Freihandel als Möglichkeiten zur Verhinderung zukünftiger Krisen" [28, S. 15].

Institutionen, von objektivierten Einstellungen. In all diesen Sachverhalten kommen Grundprinzipien oder Grundwerte Utopias – Vernunft, Kultur, Wohlfahrt, Liberalität und Toleranz – zum Ausdruck. Zugleich, und das ist nun entscheidend, stehen diese Sachverhalte in einem wechselseitigen Bedingungsverhältnis: Wirtschaft, Arbeit, Erziehung, Kultur, Religion und Herrschaft konstituieren und stabilisieren sich gegenseitig: Das Strukturprinzip der utopischen Welt ist das der universalen Interdependenz. Darin gründet die Einheit und Stimmigkeit der utopischen Welt, darin gründet auch der utopische Institutionalismus, denn nur als interdependente Einheit können die Institutionen die Person wesentlich bestimmen. Damit ist schließlich ein besonderer Tatbestand des ‚Politischen' gegeben: Die politische Struktur Utopias geht nicht in der Herrschafts- und Machtordnung auf, sondern ist mit der gesellschaftlich-kulturellen unlösbar verflochten; der ‚Begriff des Politischen' ist nicht ‚rein' politisch, sondern soziologisch-universal." Darum würde Rudolf Diesel auch der Morusschen Auffassung zugestimmt haben, wonach mit diesem Utopie-Modell keineswegs ein totales Gemeinwesen eingeführt werden soll. „Die Bedrohung durch eine staatliche Totalität ist dadurch eingedämmt, daß die Politik in Utopia, nicht wie in der Neuzeit als Machtübung und als Entscheidung substantieller Alternativen, sondern als Verwaltung gesehen wird. Die eigentliche Macht über den einzelnen ist die gesellschaftliche Kontrolle, und sie ist allerdings total. Aber der gesellschaftliche Machtdruck ist – in einem gewissen Widerspruch dazu – ganz gering. Die Atmosphäre Utopias ist die der Freiheit und Heiterkeit, es herrscht die Offenheit einer humanistischen Bildungsgesellschaft und die – zur Zeit des Morus noch ganz unwirkliche – Toleranz. Unbefangen wird der allgemeine Arbeitszwang und die Kontrolle der Arbeitsdisziplin als Ermöglichung kultureller Freiheit gedeutet, Herrschaft der Bildungselite und allgemeine Egalität gehen ohne weiteres zusammen, Konformität und Liberalität schließen sich nicht aus" [32, S. 227 f, 235 f].

Kannte Rudolf Diesel Thomas Morus oder eine der zahlreichen Schriften über ihn? Sicher ist, daß Rudolf Diesel bei der Abfassung seines „Solidarismus" eingehend aller erreichbaren Abhandlungen über das Problem einer vernünftigen, von Liebe getragenen, von Solidarität bestimmten Gesellschaft gesammelt, gelesen und ausgewertet hat [1, S. 367, 372].

Rudolf Diesel hat seinen Nachlaß, soweit er den Dieselmotor betrifft, zum Teil dem Deutschen Museum in München [19] vermacht. Unterlagen über das Entstehen des „Solidarismus" befinden sich dort nicht. Umfangreiches Material beherbergt das Historische Archiv der MAN AG in Augsburg. Dort befindet sich das Original des Handexemplars mit eigenhändigen Bemerkungen Rudolf Diesels, ebenso seine Randbemerkungen auf 38 eng beschriebene Folioseiten; sie sind eine wichtige Ergänzung der Schrift und eine Fundgrube weiterführender Gedanken. So lehnt Diesel dort die Formel «la propriété, c'est le vol» (Eigentum ist Diebstahl) scharf ab. Es gibt eine „Sammlung von Diesels solidaristischen Schriften, je 1 Exemplar, eiserner Bestand" außerden zahlreiche größere und kleinere Notizbuchzettel, viele Zeitungsausschnitte, eingehende Berechnungen zum Problem des Volkseinkommens, umfangreiche Statistiken über Krankheitsdauer und Krankheitskosten, über den Stand der Invalidenversicherung, Liste der Zeitungen und Zeitschriften, die „für den Solidarismus benützbar" sind. Es gibt viele Listenfolgen über die „Anhänger und Gegner des Solidarismus", eingeteilt nach Ländern und nach der Intensität ihrer Gefolgschaft oder Gegnerschaft („unbedingte und begeisterte Anhänger", „bloße Sympathiekundgebungen", „unbedingte, unversöhnliche Gegner"; selbst eine Liste „Spötter" fehlt nicht). Dazu kommt die Einstellung der öffentlichen Sparkassen und der Konsumvereinsbewegung, der Parteien und hier wieder besonders der Nationalliberalen Bürgerlichen Partei und der Sozialdemokratie. Weitere Listen erscheinen unter den Stichworten „Die nötige Einigkeit nicht erzielbar", „Die Mittel werden nicht aufgebracht", „Die freie Individualität würde leiden", „Bloße Sympathiekundgebungen". Äußerungen von deutschen und ausländischen Persönlichkeiten sind in großer Zahl gesammelt und ausgewertet; auch eine mündlich geäußerte Stellungnahme seines hochverehrten Lehrers Linde findet sich darunter; ebenso die des Colonel E. D. Meier, des technischen Beraters von Adolphus Busch aus St. Louis, Missouri, USA; beide glaubten, die Sache werde am Egoismus des Menschen scheitern. Ebenso ist dort eine Stellungnahme Kropotkins (Bild 6.7) aufbewahrt, der ein Übermaß an Staatsgewalt befürchtet. Eingehende Thesen für die Propaganda, für eine Neuauflage und Flugschriften werden dabei festgehalten. Einen breiten Raum nimmt die Vorbereitung des Vortrags in Anspruch, den Diesel auf dem Genossenschaftstag deutscher Konsumvereine zu Hamburg am 14. Januar 1904 hielt. Hier sind ein handschriftlicher Entwurf und mehrere eigenhändig von Diesel korrigierte maschinenschriftliche Entwürfe vorhanden. Von Eugen Diesel wissen wir, wie kläglich der Versuch ausging, dem Solidarismus auf dieser Tagung zum Durchbruch zu verhelfen [1, S. 373 ff].

Hinsichtlich der zahlreichen anderen Quellen, die Diesel mit unermüdlichem Fleiß benutzte, sind wir auf Vermutungen angewiesen. Eugen Diesel berichtet [2, S. 290 ff; 1, S. 242 ff], wie sein Vater im Jahre 1913, angesichts des Entschlusses aus dem Leben zu scheiden, wesentliche Bestände seiner Bücherei und seiner schriftlichen Arbeiten dem Feuer übergab[14]. Die den Dieselmotor betreffenden Unterlagen waren nicht darunter. Alles spricht dafür, daß es das umfangreiche Material war, das er für seine Schrift „Solidarismus" ausgewertet hatte.

Würdigung des „Solidarismus" als bewußte Utopie und Gegenwelt

Wir können nicht mehr die Frage beantworten, ob Diesel die Utopia des Thomas Morus kannte. Der Umstand jedoch, daß die Bedeutung der Institutionen für die Bildung des Menschen zum Guten sowohl bei Morus als auch bei Diesel im Mittelpunkt stehen, spricht für die Verwandtschaft der Gedankengänge Diesels mit den Vorstellungen von Morus. Dabei dürfen wir die eigenständige Fortbildung der Morusschen Utopia bei Rudolf Diesel nicht übersehen: An die Stelle des Humanis-

[14] Paul Meyer [11, S. 2] verweist auf eine Widmung von Rudolf Diesel vom 8. September 1913, also 3 Wochen vor seinem Tode, mit der er sein in diesem Jahre erschienenes Buch „Die Entstehung des Diesel-Motors" dem Deutschen Museum übersandte. Der Eintrag lautet „Dem Deutschen Museum in München. Dieses Werk ist ein kurzer Auszug aus den Studien und Aufzeichnungen, die ich zur Zeit der Entstehung meines Motors über meine theoretischen und Laboratoriumsarbeiten führte. Gleichzeitig mit dieser Schrift widme ich dem Museum die vollständige Sammlung der Original-Dokumente ... Möge das Deutsche Museum, das ich liebe, dem Geschichtsforscher immer eine Quelle unverfälschter Wahrheit bleiben. München 8. September 1913, Dr. Ing. Rudolf Diesel" (Diesel war Dr. Ing. E. h.). Auf diesen Zeitpunkt läßt sich die Verbrennung in der Dieselschen Villa mit einiger Sicherheit datieren.

mus ist die innerweltliche Erfahrung getreten; auf sie beruft sich Diesel auf Schritt und Tritt. Diese Erfahrung drängt den utopischen Charakter der Schrift Rudolf Diesels stärker, vielleicht zu stark in den Hintergrund. „Trotzdem haben solche Utopieentwürfe ihren Sinn, weil sie selbsterzieherisch wirken können" (Hans Jonas, der Träger des Friedenspreises des Deutschen Buchhandels 1987, in einem Interview in [33, S. 118; 34]. Darüber hinaus fühlte Rudolf Diesel die Bedeutung, die der Eingliederung des vierten Standes, des Proletariats in der Frühzeit des Kapitalismus, zukam. Er wußte als ein Kind seiner Zeit von der Bedeutung des Kapitals für seine Bienenstockwelten – alles Dinge, von denen Morus beim Übergang vom Mittelalter in die Neuzeit kaum etwas ahnen konnte, im jedem Fall aber nicht in seinem Inneren berührt war. Die seither entstandenen modernen Probleme des Industriezeitalters konnte erst Rudolf Diesel erkennen und zu lösen versuchen. Daß es ihm nicht gelang, sollte uns nicht den Blick auf die geniale Persönlichkeit Rudolf Diesels verstellen, dem die weltweit wirkende Erfindung des Dieselmotors nicht genügte. Vielmehr unternahm er es darüber hinaus, in die Welt des Ethisch-Sittlichen vorzustoßen: Im Zeitalter der Maschinen-Gläubigkeit sah sein in die Zukunft blickendes Auge die institutionellen Möglichkeiten für das irdische Glück des Menschen. Sein Fortschrittsglaube, wurzelnd in der aufschließenden Kraft konkreten utopischen Denkens, galt mit zunehmenden Jahren nicht so sehr der Technik und hier den von den Technikern erfundenen Maschinen, die Mensch und Tier von aller Fron befreien und zum Glück führen sollten. Vielmehr baute er auf die vernunftgemäße Entfaltung der Persönlichkeit, frei von staatlicher Bevormundung und obrigkeitlichem Zwang, und letzten Endes auf die Liebe im Zusammenleben der Menschen auf. Von diesem Gedanken war er so fasziniert, daß er glaubte, die Kräfte, die zu allen Zeiten im Zusammenleben der Schichten eines Volkes wirksam sind, um der Klarheit seiner Zielsetzung willen vernachlässigen zu können. Nur wenn wir diesen Glauben Rudolf Diesels uns vergegenwärtigen, gewinnen wir ein Gefühl für den ungeheuren Absturz, den dieser Mensch durch das Scheitern seines Solidarismus erfuhr.

Wenn Eugen Diesel meint, sein Vater hätte sich darauf beschränken sollen, auf seinem eigentlichen Gebiet der Technik der Welt die Vollendung seines Dieselmotors zu schenken, so übersieht er hier den Kern von seines Vaters Persönlichkeit [2, S. 214 ff]. Rudolf Diesel selbst war es, der seine Schrift „Solidarismus" über seine Erfindung des Dieselmotors gestellt hat [1, S. 373 f]. Er und nicht nur er, sondern die besten seiner Generation, lebten in dem tiefen Glauben an die erlösende Kraft der Technik. In dieser Menschheitsbeglückung sah Diesel die letzte und größte Aufgabe des Ingenieurs. Nicht Philosophen und Gesellschaftskritiker, nicht Utopisten und politische Sozialreformer, sondern der Ingenieur war berufen, eine neue Welt in nüchterner, jederzeit nachvollziehbarer, sofort zu verwirklichender Konzeption oder richtiger Konstruktion zu formen und so das goldene Zeitalter heraufzuführen. In diesem Zusammenhang muß Diesels „Solidarismus" gewürdigt werden. Freilich: Was er nicht ahnen konnte, war die bittere Erkenntnis von den Grenzen der Technik, waren die Aufgaben, die durch die technischen Entwicklungen gestellt sind und die zu lösen über Diesels „Solidarismus" weit hinausführt.

6.2 Die Hoffnungen auf Vollendung des Dieselmotors

So wagte Rudolf Diesel den zweiten Schritt in ein neues Leben. Aber auch dieser mißlang: Diesel stürzte sich, nachdem er nach Ablauf seiner Patente und damit seiner Lizenzen wieder freie Hand gewonnen hatte, mit doppelter Kraft auf die Weiterentwicklung seines Motors. Aber seine Bemühungen in den Jahren 1907 bis 1913 scheiterten vollständig. Sein Vermögensverfall beschleunigte sich. Auch hier hat uns Eugen Diesel die Entwicklung aus nächster Nähe ergreifend geschildert [2, S. 214 ff, S. 246 ff; 1, S. 362 ff S. 395 ff].

Die Lizenzinhaber, Weltfirmen wie MAN, Krupp, Deutz, Sulzer, hatten mehr als ein Jahrzehnt praktischer Erfahrung und eingehender Forschung hinter sich, basierend auf den Arbeiten zahlreicher Techniker und großer Labors. Diesen Vorsprung vermochte Diesel als einzelner mit einem im Vergleich zu den Forschungs- und Konstruktionseinrichtungen der Großindustrie bescheidenen Konstruktionsbüro nicht mehr aufzuholen. Besondere Bedeutung kam hierbei Diesels vergeblichem Versuch zu, um 1910 zusammen mit Heinrich Dechamps einen kleinen Fahrzeugmotor zu entwickeln. Dieser Mißerfolg traf ihn besonders schwer, hatte er doch den Fahrzeugmotor als Krönung seines Erfinderlebens erhofft [1, S. 392].

6.3 Tiefe Wunden aus verlustreichen Geschäften und aus der Verletzung seines Gerechtigkeitssinns

Rudolf Diesel war kein Grundstücksspekulant; es fehlten ihm alle Voraussetzungen und der Wille dazu. Aber er hatte um die Jahrhundertwende ein großes Vermögen erworben, das angelegt werden mußte. Tragisch war, daß die aus den umfangreichen Grundstücksgeschäften sich ergebenden Streitfragen für Rudolf Diesel zu einem Kampf ums Recht wurden. Welche ethischen Prinzipien diesen Kampf ums Recht geradezu forderten, hat ein Zeitgenosse Rudolf Diesels in der Schrift „Der Kampf ums Recht" dargelegt[15]. So erhob Rudolf Diesel den Kampf um sein Recht zu einem ethischen Prinzip, hinter das alle wirtschaftlichen Erwägungen und alle ökonomische Vernunft zurücktraten.

[15] Der Verfasser war Rudolf von Ihering (1818–1892). Um die Jahrhundertwende war die kleine Schrift in fast alle europäischen Sprachen und ins Japanische übersetzt; 1921 erschien bereits die 20. Auflage (dazu Erik Wolf, Rechtsdenker der deutschen Geistesgeschichte [35, S. 491 ff].

War schon beim Thema Solidarismus auffällig, daß Eugen Diesel ein näheres Eingehen auf dieses für den Vater zentrale soziale Prinzip vermied, so gilt dies verstärkt für die Grundstücksgeschichte; er streift sie nur am Rande. Keinen Zweifel läßt er allerdings daran, von welch schicksalhafter Bedeutung für das Leben und den Tod seines Vaters das Zusammentreffen dieser drei Fehlschläge war: nämlich des Solidarismus, der Wiederaufnahme der Dieselmotor-Forschung und nicht zuletzt seiner Grundstücksgeschäfte.

Worum handelte es sich bei diesen Grundstücksgeschäften? Bei Eugen Diesel heißt es dazu nur: „An sich war nichts wichtiger, als daß Diesel durch seinen Beruf als Ingenieur dem sich ankündenden Verfall seines Vermögens Einhalt zu tun versuchte. Dann hätte er sich aber aus vielen anderen Tätigkeiten und Interessen und vor allem ganz und gar aus dem Netz der Grundstücksgeschäfte lösen und sich mit zäher Verbissenheit einzig und allein seiner Ingenieurarbeit widmen müssen. Dem erfolgreichen und selbstbewußten Mann saß indessen der Stachel tief in der Seele, daß er durch Menschen und Umstände, die nicht seinem Wesen entsprachen, Verluste erlitten hatte. Es entsprach seinem Charakter, nicht zu kapitulieren. In Überschätzung seiner Fähigkeiten nahm er sich vor, die Leute auf ihrem eigensten Gebiet zu schlagen und zu strafen. Auch hierbei blieb er besonnen und kühl. Vielleicht lag gerade darin ein Verhängnis; denn durch diese zähe Unnachgiebigkeit schleppten sich die fürchterlichen Prozesse, Auseinandersetzungen und Kosten qualvoll durch die Jahre bis zur Katastrophe hin und unterminierten Diesels Arbeitskraft und schöpferisches Vermögen" [2, S. 218]. Im Zusammenhang mit dem Bau der Villa in der Maria-Theresia-Straße in München (Bild 6.8) kommt Eugen Diesel auf die Anfänge dieser unglückseligen Geschäfte zu sprechen: „Mit unbarmherziger Gier lauerten Menschen und Mächte darauf, ihm den kaum erworbenen Reichtum wieder zu rauben. Durch die Büros gewisser Leute schmetterte das Signal: Da ist ein neuer Finanzmann, heran an ihn, wir werden uns unseren Anteil schon sichern! Er wurde zum Objekt der Spekulation anderer. Einer trieb durch Scheinkäufe die Preise der Terrains hoch, die um die Grundstücke herum lagen, auf welche Diesel als ‚erstklassige Investitionen' hingewiesen wurde. Als er zu hohem Preise gekauft hatte, stürzten die Preise in die Tiefe. Aber gleichzeitig streckte das Finanzamt die Krakenarme nach dem reichen Manne aus" [2, S. 192]. Etwas konkreter schildert Eugen Diesel, wie ein Privatmann sich Zutritt zu der Heilanstalt Neuwittelsbach bei München verschaffte, wo Rudolf Diesel wegen seiner schweren Nervenerkrankung behandelt wurde: „In der Tat hat fast niemand Zutritt zu Diesel gefunden. Aber einem Mann glückte es doch, mit welchen Mitteln, das weiß ich nicht. Es war wohl das große Talent dieses Mannes, immer dort zu sein, wo er nicht hätte sein sollen. Es war einer von jenen Leuten, die ohne geistige oder handgreifliche Arbeit zu leisten, sich in die gespenstische Welt der abstrakten geschäftlichen Beziehungen und Verbindungen hineinbegeben, allen möglichen großen Unternehmungen Briefe schreiben und die Antwort

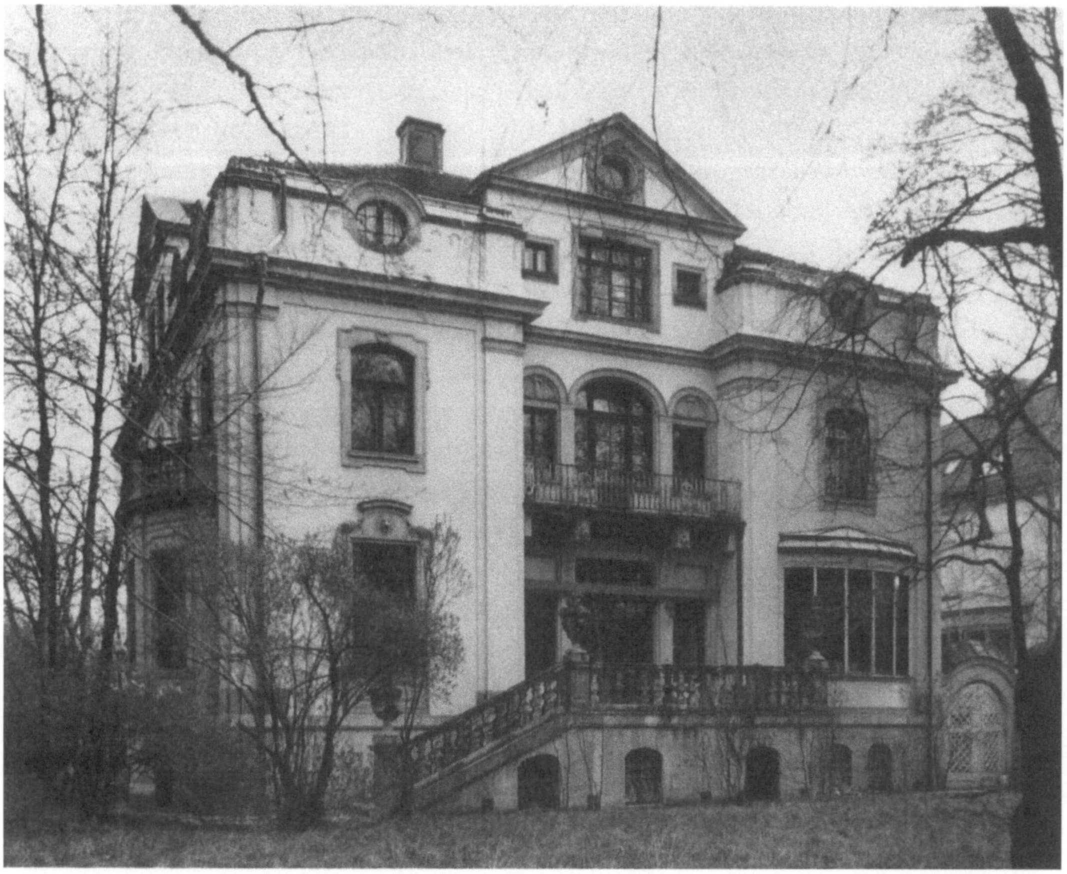

Bild 6.8. Villa Rudolf Diesels, München, Maria-Theresia-Str.; Ansicht von der Gartenseite

dieser Firmen wieder anderen gegenüber als Referenz benützen. Er besaß eine hübsche Frau und hatte durch sein gewandtes Auftreten und die Vorteile, die er immer zu verheißen schien, in die Münchener Gesellschaft Zutritt gefunden. Als er von Diesel und seinen Millionen erfahren hatte, gab er frühzeitig spekulative Anregungen im Diesel-Motorengeschäft. In München waren damals Bauplätze und Bauplatzspekulationen die große Sache, durch welche bald darauf manche Leute um Gut und Geld kommen sollten. Jener Mann hatte seine beziehungsreiche Hand vorwiegend in solchen Geschäften. Er vermittelte, ohne selbst einer Grundstücksgesellschaft anzugehören, wo er nur konnte. Er wußte, daß Diesel ein Grundstück gekauft hatte und somit weiteren Grundstücksgeschäften zugängig sein mochte. ... Der Mann empfahl Vermögensanlagen in Bauplätzen, wobei er Diesel klarzumachen wußte, daß er für seine Gesundheit und das Wohl seiner Familie arbeitete. Er begann, einen gefährlichen Bruch in das Dieselsche Vermögen zu tragen" [1, S. 318]. Den weiteren Fortgang erfahren wir im Buch „Jahrhundertwende" [2, S. 246]: „Schon 1908 glaubte er (Rudolf Diesel), es sei die Zeit gekommen, sich durch eine ‚Transaktion' auf dem Grundstücksmarkt all das, was er verloren hatte, wieder zurückzuholen und zugleich die Leute, auf die er seine großen Verluste zurückführte, zu strafen. Er war härter und rücksichtsloser geworden. Hatten ihn die anderen hart behandelt, nun, so würde er jetzt hart zurückschlagen. Wiederum ging er mit großer Besonnenheit vor. Ehe er jene Transaktion wagte, holte er Gutachten der hervorragendsten Juristen ein, die er ausfindig machen konnte. Diese Gutachten habe ich gelesen. Sie ließen keinen Zweifel darüber aufkommen, daß Diesel den Prozeß, den er anstrengen wollte, gewinnen würde. Die Gesellschaft wäre dann gezwungen gewesen, etwa 2 Millionen Mark auszuzahlen, und dann hätte Diesel wieder freie Bahn gehabt. Das Reichsgericht sah alles und jedes in ganz anderem Lichte als sie (Diesels Juristen) und zog andere Paragraphen und Präzedenzfälle heran. Diesel erhielt nicht nur nichts, sondern mußte aus seinem bereits sehr verminderten Vermögen eine Summe von vielen hunderttausend Mark an die Beklagten zurückzahlen. Jenes juristische Gutachten war wohl eines der entscheidendsten Ereignisse auf dem Wege zum Untergang Diesels“[16].

Bedauerlicherweise lassen uns auch hier andere Quellen im Stich. Wir sind auf Vermutungen und unsichere Schlüsse angewiesen. Gerichtsakten hierüber sind nicht mehr vorhanden, sie wurden einschließlich der Urteile nach 50 Jahren vernichtet. Das Reichsgericht, das im Jahre 1909 endgültig über den Diesel-Prozeß entschied, sah das Urteil nicht für veröffentlichungswürdig an; in den Bänden der Entscheidungen des Reichsgerichts 21 bis 27 (neue Folge) vom Januar 1909 bis Dezember 1911 ist keine einschlägige Entscheidung vorhanden.

Sicher ist, daß Diesel sich betrogen fühlte. Hätte sich die Beteiligung der Terrain-Gesellschaft Gräfelfing an den Machenschaften nachweisen lassen, wäre zweifellos sowohl strafrechtlich der Tatbestand des Betruges – und damit der Verpflichtung zum Schadensersatz nach § 823 II Bürgerliches Gesetzbuch (Verletzung des § 263 Strafgesetzbuch – Betrug – als Schutzgesetz) als auch die Möglichkeit einer zivilrechtlichen Anfechtung des Rechtsgeschäftes wegen arglistiger Täuschung (§ 123 BGB) gegeben gewesen. Wir vermögen heute nicht mehr zu beurteilen, ob diese Ansprüche nicht an Beweisschwierigkeiten gescheitert wären. Die Terrain-Gesellschaft stellte offenbar jede Beteiligung in Abrede; Diesel wäre hierfür beweispflichtig gewesen. Neue Hoffnung schöpfte er offenbar, als sich im Jahre 1908 die Möglichkeit bot, die Aktienmehrheit der Gräfelfinger Terrain-Gesellschaft, einer Tochter der Heilmannschen Immobilien-Gesellschaft, zu erwerben. Diesel hoffte, von dort mit Schadensersatzansprüchen in Millionenhöhe gegen die Muttergesellschaft vorgehen zu können. Wahrscheinlich ging er, bauend auf das Gutachten angesehener Münchner Rechtsanwälte, davon aus, daß er mit dem Erwerb der Aktienmehrheit der Gräfelfinger Terrain-Gesellschaft ein Anfechtungsrecht dieser Gesellschaft bezüglich der dubiosen Grundstücksgeschäfte erhielt.

[16] Zu demselben Vorgang äußert Eugen Diesel sich im gleichen Sinne auch in dem Buch „Diesel“ [1, S. 362/363].

Allein die damit verbundenen außerordentlich schwierigen Rechtsfragen entschied das Reichsgericht offenbar zuungunsten von Rudolf Diesel: Die Anfechtung ist nach herrschender Meinung ein höchst persönliches Recht des Getäuschten. Es ist nicht übertragbar und stand damit, wenn es beweisbar und die einjährige Anfechtungsfrist nach § 124 BGB noch nicht verstrichen gewesen wäre, nur Rudolf Diesel persönlich zu, nicht aber der Aktiengesellschaft, deren Mehrheit Rudolf Diesel erwarb.

Daß die Erinnerung an die Grundstücksgeschäfte in München lebendig geblieben ist, zeigt ein Aufsatz im „Straßenbahnmagazin" 1987: „Eine kleine Betrachtung sei noch der Entstehungsweise und der Rolle der Immobiliengesellschaften gewidmet. Daß es sich dabei nicht immer um Leute handelte, welche das pure und reine Interesse an der Prosperität zum Wohle aller im Herzen trugen, sondern auch um mitunter hart am Rand der Legalität operierende, knallharte Spekulanten, zeigt folgender Vorfall: Kein Geringerer als Rudolf Diesel, Erfinder des nach ihm benannten Wärmekraftmotors, strengte 1908 einen Prozeß gegen die Heilmannsche Immobiliengesellschaft an, von der er Jahre zuvor, offenbar nach gewissen Usancen dieser Firma, Baugrundstücke zu stark überhöhten Preisen gekauft hatte. Im Prozeß ging es um Sein oder Nichtsein der Heilmann-Gesellschaft, die bei einem Sieg Diesels möglicherweise an die zwei Millionen Mark hätte ausbezahlen müssen und damit wohl von der Bildfläche verschwunden wäre. Im Juni 1910, also mitten in der Bauzeit der Straßenbahn, fiel die Entscheidung gegen Diesel; hätte er gewonnen, so wäre möglicherweise das ganze Vertragsgebäude mit der Stadt ins Wanken gekommen und hätte den Bau, wenn nicht verhindert, so doch mit Sicherheit nachhaltig verzögert; ob es dann – speziell nach dem Beginn des Ersten Weltkrieges – noch zu einer Verwirklichung gekommen wäre, bleibt dem Reich der Spekulation überlassen. Der Ausgang des Prozesses verschlechterte übrigens Diesels finanzielle Lage dramatisch und trug wohl nicht unwesentlich zu seinem tragischen Freitod im Ärmelkanal drei Jahre später bei" [36, S. 176].

6.4 Der tragische Tod Rudolf Diesels

Der unabwendbare Vermögensverfall war nicht der Hauptgrund für Diesels Todessehnsucht. In einer Welt, in der der Appell an die Vernunft des Menschen, an das natürliche Zusammengehörigkeitsgefühl und an die Liebe ungehört verhallt, ja mit Hohn und Spott bedacht wird, in der der Erfinder sich von seinem Werk abgedrängt sieht, vor allem aber in einer Welt, in der der Sinn für Treu und Glauben und für Gerechtigkeit verlorengegangen ist, war für einen ethisch so tief bestimmten, sensiblen und von der Gerechtigkeit als höchstem gesellschaftlichen Wert durchdrungenen Mann kein Platz mehr.

Es wäre falsch, den Freitod Diesels allein auf die wirtschaftlichen Katastrophen zurückzuführen, wie es offenbar Eugen Diesel unter dem Eindruck der ihm überdeutlich gewordenen materiellen Sorgen des Vaters tut. Rudolf Diesel war vielmehr in seiner seelischen Struktur unheilbar verwundet: Mit seiner „Erfindung" des Solidarismus glaubte er, der Menschheit den Weg zur Rettung aus Chaos und Vernichtung gewiesen zu haben. Mit der Vollendung des Dieselmotors wollte er ihr einen nicht minder wichtigen Dienst leisten und den Weg aus schwerer Arbeit und harter Fron zeigen. Der Kampf ums Recht, der sich an den

Grundstücksgeschäften entzündete, war ihm Herzenssache; für ihn ging es um weit mehr als um materiellen Besitz. Was ihn zutiefst schmerzte, war der Verlust der Grundvoraussetzungen menschlichen Zusammenlebens, der Schwund von Treu und Glauben und der Gerechtigkeit, in der er das Fundamentum Regnorum sah[17]. Diese drei Ereignisse zusammen haben zum Tode Rudolf Diesels geführt[18].

Die materiellen Nöte wären, so groß sie gewesen sein mögen, nach dem sachverständigen Urteil seines Sohnes Eugen nicht unabwendbar gewesen. Reiche, treue Freunde in den USA und in Europa wären sicherlich eingesprungen; der Name Diesel bedeutete immer noch einen weltweiten Kredit. Frau Louise von Faber, Oskar von Miller, Carels aus Belgien, der bewährte Freund Adolphus Busch boten nach dem Tode Diesels spontan ihre Hilfe an. Es trifft auch nicht die ganze Wahrheit, wenn Eugen Diesel meint, sein Vater sei zu stolz gewesen, die Freunde zu bitten. Was seinen Lebenswillen am nachhaltigsten schwächte, war die tiefe Verletzung der ethisch begründeten Hoffnung auf die Einsicht des Menschen und auf dessen Willen zur Rettung durch den Solidarismus, war das Abgedrängtsein von seiner Erfindung, dem Dieselmotor, dessen Vollendung er erhoffte, und war schließlich die tiefe Kränkung seines Gerechtigkeitsgefühls im Streit um die Grundstücksgeschäfte.

So kam es, daß Rudolf Diesel verzweifelt und hoffnungslos, der nicht mehr zu ertragenden wirtschaftlichen Sorgen überdrüssig, seinem Leben ein Ende setzte. Trotzdem waren die letzten Wochen vor seinem Tode von einem stillen, heiteren Glanz erhellt. Eugen Diesel schildert, wie sein Vater kurz vor seinem Tode noch alle Freuden und Glücksstunden seines Lebens an sich vorüberziehen ließ und heiteren Sinnes Abschied nahm von dieser Welt; lächelnd unter Tränen, so verbrachte er die letzten Tage [1, S. 300 ff]. Das Wissen, daß er für höchste und unverzichtbare ethische Werte Schluß mit seinem Leben machte, weil er ohne sie ein Weiterleben für wertlos hielt, scheint seinen letzten Wochen und Tagen einen überirdischen Glanz verliehen zu haben. In einem Brief, den Eugen Diesel am 13. Oktober 1913 nach der endgültigen Gewißheit vom Freitod des Vaters aus Vlissingen in Holland an seine Mutter schrieb, fand er tröstende Worte: „Meine liebe, gute Mutter! Belaste Dich nicht mit Gedanken, die Dir furchtbar erscheinen. Der Gedanke, Papa habe ein Grab im Meer gefunden, ist nur ungewohnt, aber nicht unschön. Karl Max (der Freund, der ihn nach Holland begleitete) und ich hielten heute am Meere bei

17 Tragischerweise lebten gerade im Jahre 1913 die Angriffe auf Diesels Erfindung wieder auf. Durch den wissenschaftlichen Springer-Verlag war er über das bevorstehende Erscheinen des Buches von Professor Johannes Lüders „Der Diesel-Mythus" informiert. Welche seelischen Belastungen auf Rudolf Diesel zusätzlich zukamen und den Entschluß, aus dieser Welt zu scheiden, beschleunigt haben, hat sein Sohn Eugen eindrucksvoll geschildert [1, S. 424 ff; 2, S. 278 ff].

18 Ganz anders sieht, aus seiner scharfen Konkurrentenstellung bei der Weiterentwicklung des Dieselmotors heraus, Immanuel Lauster den Freitod Rudolf Diesels. Auf das gespannte Verhältnis Lausters zu Rudolf Diesel geht Thomas in [21, Kap. 4 u. 5] näher ein.

herrlichem Sonnenuntergang eine Totenfeier, schweigend, ernst und ergriffen über die wundervolle Größe der Natur und des Augenblickes, daß wir wünschten, Du wärest dabei gewesen, um unsagbaren Trost zu gewinnen. Wir beide sind ruhig, fast glücklich, mitten in der Trauer"[1, S. 469 f].

Literatur zu Kapitel 6

1. Diesel, E.: Diesel, Der Mensch, das Werk, das Schicksal. Hamburg: Hanseatische Verlagsanstalt 1937/39
2. ders.: Jahrhundertwende, gesehen im Schicksal meines Vaters. Stuttgart: Reclam 1949
3. Bösch, H.: Geschichte der Maschinenbau Aktiengesellschaft in Nürnberg. 1895
4. Ostwald, W.: Rudolf Diesel und die motorische Verbrennung. Deutsches Museum, Abhandlungen und Berichte, Heft 2, München: Oldenbourg 1956
5. Rauck, M. J. B.: 50 Jahre Dieselmotor. Deutsches Museum, Abhandlungen und Berichte 1949. München: Leipniz 1949
6. Diesel, E.; Strössner, G.: Kampf um eine Maschine. Die ersten Diesel-Motoren in Amerika. Berlin: Erich Schmidt 1950
7. Strössner, G.: Rudolf Diesel und seine Erfindung (ohne Jahrgang)
8. Matschoß, C.: Große Ingenieure. München: J. F. Lehmanns 1954
9. Sass, F.: Geschichte des deutschen Verbrennungsmotorenbaus von 1860 bis 1918. Berlin: Springer 1962
10. ders.: Die kompressorlose Dieselmaschine. Berlin: Springer 1929
11. Meyer, P.: Die Geschichte des Diesel-Motors (Manuskript). Delft 1942–1945, Bibliothek des Deutschen Museums, Sondersammlung, Urkunden und handschriftliche Sammlung Nachlaß Rudolf Diesel
12. Meurer, S. J.: Rudolf Diesel – Mensch und Forscher. Einführung zu dem Reprint von Rudolf Diesels Schrift: Theorie und Konstruktion eines rationellen Wärmemotors zum Ersatz der Dampfmaschine und der heute bekannten Verbrennungsmotoren. Düsseldorf: VDI 1986
13. Moll, H.: 75 Jahre Diesel-Motor. Vortrag auf der MAN-Pressekonferenz im Deutschen Museum am 25. Februar 1972, München: Historisches Archiv der MAN Nutzfahrzeuge AG
14. Wolf, U.: In: Diesel, E.: Diesel, Der Mensch, das Werk, das Schicksal. München: Heyne 1983
15. Seitz, H.: Rudolf Diesel – Der Erfinder als Weltverbesserer. Bayerischer Rundfunk München, 29. März 1987, Reihe: Diese unsere Welt
16. Nitske, W. R.; Wilson, C. M.: Rudolf Diesel: Pioneer of the Age of Power. Norman Okla 1965
17. Bryant, L.: Rudolf Diesel and his Rational Engine. In: Scientific American, August 1969
18. ders.: The development of the Diesel Engine Technology and Culture. In: Scientific American, July 1976
19. Thomas, D. E.: Diesel Father and Son: Social Philosophies of Technology. In: Technology and Culture, Band 19, Nr. 3, 1978
20. Mai, M.: Besprechung des Buches [21]. In: VDI-Nachrichten 34, August 1987
21. Thomas, D. E.: Diesel: Technology and Society in Industrial Germany. The University of Alabama Press, Tuscaloosa, Alabama 1987
22. Thünen, J. H. von: Der isolierte Staat in Beziehung auf Landwirtschaft und Nationalökonomie. Erstausgabe 1826
23. Scherzer, H. K.: Luther. In: Klassiker des politischen Denkens I. München: C. H. Beck 1972
24. Rössler, D.: Leben, Arbeiten – wozu? Die Existenzbedingungen zukünftiger Generationen. In: Report 7 Schriftenreihe der Daimler-Benz AG 1986
25. Bougle, C.: Le Solidarisme. Paris 1907
26. Gide, C.: Principes d'Économie Politique. La Coopération 1900

27. MAN Nutzfahrzeuge GmbH: Heinrich Büssing – Mensch, Werk, Erbe. Göttingen: Vandenhoeck & Ruprecht 1986
28. Pierenkemper, T.: Robert Bosch, der Industrielle. Zum Typus des deutschen Unternehmers in der Hochindustrialisierung. In: Kultur und Technik, Zeitschrift des Deutschen Museums 1/1987
29. Thomas Morus, Humanist – Staatsmann, Märtyrer. Pirckheimer Jahrbuch. Bd. 3 Wilhelm Fink 1987
30. Thomas Morus Utopia. Übersetzt von G. Ritter. München: C. H. Beck 1987
31. Marius, R.: Thomas Morus – eine Biographie. Zürich: Benzinger 1987
32. Nipperdey, T.: In: Klassiker des politischen Denkens, 1. Bd. München: C. H. Beck 1968
33. Frankfurter Allgemeine Zeitung, Magazin vom 9. Oktober 1987
34. Gustafson, L.: Die Bilder an der Mauer der Sonnenstadt. Essays über Gut und Böse. München: Carl Hanser 1987
35. Wolf, E.: Rechtsdenker der deutschen Geistesgeschichte. Tübingen: I. D. B. Mohr 1939
36. Straßenbahnmagazin, August 1987

Archive

Umfangreiche Bestände hat Rudolf Diesel selbst zu Lebzeiten im Falle seines Todes vermacht an

- das Historische Archiv der MAN AG Augsburg. Sie umfassen zahlreiche Urkunden in Wort und Bild von der Zeit der frühesten Jugend Diesels in Paris über seine Augsburger Jahre bis zu seinem Tod, u. a. das Tagebuch der jüngeren Schwester Rudolf Diesels, Emma Barnickel, große Teile des Briefwechsels Rudolf Diesels mit seinen Eltern, seiner Frau Martha und seinem Sohn Eugen, die Schrift „Solidarismus", das Manuskript Rudolf Diesels „Die natürliche Religion: erste Grundgedanken zu einem Werk hierüber", ein graphologisches Gutachten über Rudolf Diesels Handschrift; zahlreiche Zeitungsaufsätze, u. a. über den Nachlaß Rudolf Diesels, sind ebenfalls dort verwahrt; ferner das bisher unveröffentlichte Manuskript von Immanuel Lauster „Der Diesel-Motor",
- das Deutsche Museum München. Sie sind aufbewahrt in der Bibliothek, Sondersammlung Urkunden und handschriftliche Sammlung, Nachlaß Rudolf Diesel. Von Rudolf Diesel kurz vor seinem Tode dem Deutschen Museum übersandt, befassen sie sich vorzugsweise mit der Geschichte des Diesel-Motors. Dort befindet sich auch das Tagebuch Diesels über die Amerikareise 1904 und 1912. Daneben sind auch Teile des umfangreichen Briefwechsels Rudolf Diesels mit Eltern, Ehefrau und Geschwistern sowie den Kindern, besonders Eugen und Hedy vorhanden. Dazu kommen Aufsätze und Vortragsentwürfe von der Hand Rudolf Diesels.

Das Hausarchiv enthält Eugen Diesels Nachlaß in Freiburg im Breisgau, betreut von dessen Sohn Rainer. Es finden sich ein weiterer Schriftwechsel zwischen Rudolf Diesel und seinem jüngsten Sohn Eugen sowie Briefe Rudolf Diesels an seine Frau Martha. Rainer Diesel besitzt auch die Familienchronik „Diesel".

Veröffentlichungen Diesels

Theorie und Konstruktion eines rationellen Wärmemotors zum Ersatz der Dampfmaschine und der heute bekannten Verbrennungsmotoren. Berlin: Springer 1892 und Düsseldorf: VDI (Reprint) 1986

Solidarismus – natürliche und wirtschaftliche Erlösung des Menschen. München: Oldenbourg 1903

Die Entstehung des Diesel-Motors. Vortrag vor der Schiffsbautechnischen Gesellschaft im November 1912. Berlin: Springer 1913 und Düsseldorf: VDI (Reprint)

Summary
Rudolf Diesel and His Tragic End in Special Consideration of His Creation "Solidarismus"

There is more than one reason for the tragedy of Rudolf Diesel which ended with his suicide at the Dutch coast of the Channel in September, 1913. Three reasons stand first: On the one hand there was the failure of the "Solidarismus". This is probably the most important reason. It will be investigated thoroughly in the following. The second reason was the failure of his plans to take care of the further development of his engine and to accomplish it himself after the expiration of the licences of the Diesel patents. All his life he stuck to the imagination that the accomplishment of the Diesel engine was still outstanding and would be the last great task of his life. In the third place he was a millionaire who more and more lost his wealth because of estate speculations. He found no way out or, rather, there seemed to be no proper ways to Rudolf Diesel.

What was the "Solidarismus" of Rudolf Diesel and why did it fail?

First we have to describe the individuality of Diesel's way of thinking. Diesel with an ingeniously good nose for futural social developments recognized that a greater task was still waiting for him after his engine had become ready for production at the end of the 19th century: The main point was to lead humanity towards a new future. In order to solve this problem Rudolf Diesel did not shun from any efforts ever so straining concerning his intellect, health, and, last but not least, his wealth. He did not rest from working through the numerous social-critical, social-philosophical, and economic-political publications. He was in close contact with many intellectuals of his time.

What did Rudolf Diesel mean by his "Solidarismus"?

The small volume divided into "two books" was published by Oldenbourg in Munich in 1903. 10,000 copies were printed, 400 were sold when Diesel was still alive. The publishing house gave another 400 to Diesel's youngest son and biographer Eugen in 1924.

The first book contains the theoretical basis of the "Solidarismus". In Diesel's opinion the producers of work also have to become entrepreneurs in order to be released from economical bondages and to become happy. They have to acquire the usual interest rate and the repayment by installments of the capital they had lent. At the same time they are liable for the latter unchallengeably. The liability is subject to the "people's bank". This bank represents the institution which enables the brothers (it is significant that Diesel gave this name to all members of the people's bank) to be liable for the credits. The credit is given to the "beehives", the real producers, on the free stockmarket. The people's bank has an unlimited liability only for the credit given to the beehives. Rudolf Diesel intensely yielded to these beehives. They are, in fact, the central conception of Diesel's highly controversial "Solidarismus". The people's bank reserves to the property of the beehives in exchange for their comprehensive liability. The stock capital of the people's bank is not used for business expenses. The people's bank attains a small premium for their efforts and charges. The bests out of the number of brothers that nourish the people's bank with very small amounts are working as officers, masters, and workers in the beehives. The organisation of the people's bank and the national contract that is based upon it are also a special subject of Diesel. The carefully developed elements of construction give evidence of a trained engineer. The people's bank shows three public funds:

1. the "original fund". It has two functions: First it has the unlimited liability for the capital and interests credited to the beehives and secondly it has to pay the monthly average incomes agreed between the beehives and their bees as well as the corresponding subsidies in cases of illness or accidents.
2. the "share fund". Bee invalids, widdows and orphans get shares of it and receive an old-age pension from the age of 65 on.

3. the "saving bank fund". It administers the money of the brother's and the beehive's savings and pays the complete amount of the interest minus the expenses.

Administration and management of the people's bank are entrusted to the "people's council". They are responsible for the execution of the "people's contract", the best administration and investments of the money of the people's bank possible, the choice of the officers, and – last but not least – the establishment of the beehives. They decide on disputes between the people's bank and the beehives by a free incontestable award and without going to law. This arbitration which has to be preceeded by an attempt to negotiate is a typical sign of Diesel's construction. We will also find it when disputes between beehives and bees occur. Finally the people's council is enabled to dissolve the beehives and to make use of its right of property on detailed suppositions.

The original management of the running business of the people's bank is subject to the directory who are elected by the people's council. It is the legal external representation of the people's bank. The people's councils vote one of them for constant authorizing body and mediator between the people's council and the directory of the people's bank with a president at the head. He has to issue the decisions of the people's council, orders and supervises the execution, appoints and dismisses the officers in execution of the people's council, and signs contracts in the name of the people's bank. Finally he summons extraordinary conferences of the people's council as occasion demands.

The people's bank whose sphere of action is spread all over the country is represented by "delegates of the people's bank" in the single districts of the country. It is their duty to mediate between the brothers and the beehives of their district and the people's bank as well as to report on the running business. They have a voice in an advisory capacity and the right of application and examine the whole management of the beehives, their books and records, enterprises and undertakings and support the board of directors by word and deed. They receive the brother's applications for the establishment of new beehives and pass judgement on the establishments at the people's bank. In order to demonstrate how detailed the orders are it is suffice to mention that all officers were forbidden to accept decorations and titles. The commerce of the people's bank has to be as plain as possible without any titles and subjective forms and formalities.

Three duties and rights of the "brothers" are mentioned as the most important ones:

- the payment of regular dues to the people's bank called brothers' dues;
- the receipt of the necessities of life from the beehives as far as their production is sufficient and
- the presentation of all disputes concerning the people's contract to the people's bank without going to law and the subjection to their arbitration;

The amount of the brother's dues is regulated thoroughly: It generally amounts to 1 Mark monthly. A due card listing the dues paid is called brother's document. The rights of the brothers are also mentioned in detail.

Subsequently the conditions for the establishment of beehives are dealt with (applications, the kind of the preliminary examination and main examination, permission or rejection of applications, appointment of the board of directors and issue of a certificate of establishment).

Chapter 3 deals with the organisation of the beehives and the employment contract.

The beehive is a self-supporting enterprise. The bees share the work and the returns. They are all business partners and take part in the usu-fruct and administration impeachably.

The employment contract subsequently deals with the finances of the beehives: the invested and working capital is procured by raising a loan on interest that has to be paid back from the profit by installments within 50 years. The people's bank is liable for its capital and interest under all circumstances. The remaining "restprofit" is divided among the bees.

The following paragraph deals with the social institutions of the beehives. Here Diesel is even more detailed. The social institutions are divided in those for the prosperity of the body and of the soul. Eating-houses offer nutritive delicious meals at bee's prices (cost price), good drinking water, tea and coffee. Good hygienical appartments are rented to the bees at bee's prices. Lodging houses and homes, likewise at bee's prices, are placed at disposal of unmarried bees both women and men.

Additionally there is a modern hospital with departments for women in childbeds and sucklings. Furthermore there are installments for the prevention of accidents and occupational diseases, not to mention lavatories, showers, tubs, and swimming pools.

Camps for the children complete the picture. All these hygienical installments are free. They are at disposal of all bees "without differentiation between matrimony or illegitimacy". In addition there are installments for the benevolence of spirituality and morals, for sociality and relaxation. Every beehive has to keep free day-nurseries and schools for the children, elementary schools, workshops for apprentices, continuation classes, housekeeping schools for girls in connection with the homes for unmarried female bees, female's schools for acquisition, schools for girls out of school-age, lecture courses for adults, a library, and a hall for social gatherings of all kinds like music, singing, lectures, and games.

The following paragraph includes basic statements about the duties of the beehives in connection with the people's bank and with each other. First he mentions the establishment of barter shops. By this means beehives exchange the products of their work mutually charged on account at bee's prices. Goods which have not to be delivered immediately are deposited in sample stores. A beehive is only allowed to deliver or receive goods and work to and from beehives and brothers. Only bees are allowed to work in beehives.

Concerning the duties and rights of the bees it is decisive that the dues of the brothers for the people's bank make it possible for the beehives to attain the required capital on the free market. Therefore the duties of the bees exceed the brother's duties written down in the people's contract. The bee's dues for the original fund of the people's bank are higher and proportionat to their incomes. All social institutions of the beehive like medical treatment, hospitals, eating-houses, appartments, schools, libraries, convalescent homes and so on are at disposal of the brothers under the same privileged conditions which are valid for the bees, too. The dues amount 1 % of all incomes of the beehive. They are paid immediately from the beehive to the people's bank. Therefore they do not need a mark system as used by the brothers. A bee's certificate serves as paper of identification for the exercise of all privilegs, and a bee's document informs about all details. When a bee leaves the beehive the document will be replaced by a brother's document. There are special regulations according to agricultural beehives.

In chapter 5 the brothers and sisters are fired imploringly. The meaning of the people's contract and the employment contract of the bees is concentrated in the basic idea of solidarity.

A special chapter is dedicated to the effect of the "Solidarismus" on the benefit of the body and the moralic spirituality of the brothers as well as to the ethic nucleus of the "Solidarismus". Finally Diesel deals with the effects of the "Solidarismus" on the benefit of all. The bee's price removes the variations of the market price and is follwed by the removal of the wreckless anarchistic production. It involves "the natural regulation of the production according to demand and consequently the avoidance of periodic crises automatically". The competitors disappear, the risk is removed, the result of the work has been attained with the smallest expenditures possible. There is law and order on the capital market. The decisive purchasing power of the masses is strengthened. The problem of the working hours is solved automatically. They are adapted to the demand. Strikes and similar fights for higher wages are incompatible to the "Solidarismus".

In chapter 8 Diesel investigates the question: "Who takes advantage of 'Solidarismus'?"

The last chapter (9) contains a glowing proclamation for "Solidarismus".

Supplement 1 of the first book includes detailed statistics on the incomes in Germany, supplement 2 statistics on possible dues of the brothers for the people's bank, supplement 3, 4, and 5 deal with less important forms of the beehives and some information about cooperative associations and cooperative societies as well as statistics on savings of the German people. Supplement 6 treats of the decisive meaning of the great number on all fields of political economy and supplement 7 shows statistic on the consumption of beverages and tobacco in Germany. Supplement 8 renders statistical information about several trusts which is competed in supplement 9 by comparing the annual settlement of accounts of different stock corporations with the settlements according to the rules of the beehive – these are all impressing evidents of endless diligence and straining after economic cognition, an impressive life-work of a never resting untiring spirit.

Book two describes the detailed contracts which are the people's contract with the first part dealing with bases and purpose, the second part with the finances of the people's bank and the third part with administration and management of the people's bank. In the fourth part the duties and rights of the brothers, the interruption of the brother's rights and in the fifth part the condition of the establishment of beehives join. The sixth part includes provisional arrangements. The seventh part draws up the collection order for the people's council and a pattern of a brother's document. On 14 pages the employment contract of the beehives is following containing 29 very detailed paragraphs.

The contents of the writing "Solidarismus" which can be described only shortly is important for the clear recognition of the individuality and independence of this creation. On an engineer's drawing board Rudolf Diesel drafts the construction of a society that has to lead the workers inevitably to the deploy of their abilities and to the attainment of his material prosperity which will subsequently lead to real happiness.

This construction is based on the institutional principle. In opposition to the personal utopia which declares the reform of the society to be dependent on the necessity that man gets changed or has to be changed the institutional utopia is based on the cognition that only good institutions enables man to be good. If the institution is just and perfect man will be good, too. If the institutions are bad neither man can be good. This conception distinguishes Rudolf Diesel basically from the mediaeval philosophy as well as from Luther's teaching and from the socio-critical and socio-political philosophies of the late 19th and early 20th century. It is taken for granted that Rudolf Diesel worked through nearly all existing publications of this subject at the change from the 19th to the 20th century. In spite of this his solution is clearly contrasting to the socio-critical, sociological, socio-philosophical and political concepts of that time. This refers to the French socio-liberal school with names like Fouille, Emil Durkheim, Bougle, Gide, and especially Emile and Léon Bourgeois as well as to the German catholic sociology with its follower Pesch and to the socialist ex cathedra Lujo Brentano and his school and finally to the Russian revolutioner of the society Peter Kropotkin. Remarkably there is no engineer or technician among them. They were philosophers, social critics, and political scientists without any exception.

Diesel wanted to draft on the drawing board a society that was completed, understandable and comprehensible for the common people as it was a matter of their happiness. The French thinkers of the late 19th and early 20th century wanted to develop political-philosophical ways of thinking which determined the participation of the people, especially of the middle class, in the political formation and in the share of the power in the state. There was a reason why their system became the political creeds of the French bourgeoisie and why the liberal-bourgeois Radical Party was their political representation. While Diesel tried to draft a concept of the worker's release and their earthen happiness the French sociologers and philosophers wanted to clear theoretically the relation between state and society and politics and economy. For his life Rudolf Diesel had insisted on his "Solidarismus" to be an independant, strictly logical, sobre, clear economic model understandable for the common man and concepted by him as an engineer. The titel of his work "Solidarismus" "By Rudolf Diesel, engineer in Munich" was no accident.

We have to search on for the fathers of the systematically designed concept as the stress of Diesel's ideas not on the sociological-social or, to express it in a different way, on a closed view of life with a political-economical stamp, but is concentrated on the idea that the institutions deviced by men will help them towards a positive development. First of all we have to mention Thomas Morus. He opened the gates which led from the dark ages to the modern times. He replaced the medieval personal promise by the institutional one. He made the good institution that enables man to develop his good aspects the basis of human happiness, and not the good man. It is not man who has to be improved in an utopic dream, but the institutions have to be good. Then man has the possibility to be good in spite of the ambivalence of his character. It is not surprising that Thomas Morus like Rudolf Diesel gave no way to parties or to a state supported by parties. The order of property and economy is handeled in detail. Additionally practical circumstances like division of labour, working morale, leisure time, games, travels, meals, bathes, gardening culture, the constitution of the family, and education are in the center of interest. Parallels to institutions of the same nature drafted by Rudolf

Diesel are obvious. Nevertheless, Rudolf Diesel's "Solidarismus" is no plagiarism from Thomas Morus. We do not even know whether Rudolf Diesel was acquainted with the work of Thomas Morus at all. Diesel burnt the decisive documents of "Solidarismus" a little while before his suicide. Several hints bear witness to Rudolf Diesel's independent development of Morus's utopia: Humanism has been replaced by inward experience. Diesel constantly appeals to it. This experience, vehemently, perhaps too vehemently, thrusts the utopic character of Rudolf Diesel's writing into the background. In addition to this Rudolf Diesel felt the importance of the integration of the fourth estate, the proletariat, at the early epoch of capitalism. He, a product of his time, knew about the essential importance of the capital for his beehive worlds – these are things Thomas Morus could not foresee out of the historical development at the change from the medieval age to the modern times. At least his inner world was not touched by them. Rudolf Diesel could only try to solve the problems which came up since the time of the industrial revolution. The fact that he did not succeed in doing so will not hide the ingenious personality of Rudolf Diesel who was not satisfied with the world-renowned invention of the Diesel engine. Beyond it he tried to advance into the ethical world – this is an eloquent evidence of the universality of his genius: In a time when people believed in engines he looked into the future and saw that man's happiness on earth could be realized by institutions. Slowly he less and less believed in the progress of technique and engines invented by technicians that ought to lead man towards happiness by exempting him from drudgery, but he relied on the common sense and even more on love in the common lives of men. He was so fascinated by this idea that he thought he could neglect the forces active in the social life of the classes for the sake of the evidence of his aims. We can only understand the vehement breakdown of Rudolf Diesel due to the failure of his "Solidarismus" when we remember his faith again and again.

After the failure of "Solidarismus" he dared to start a new life for the second time. He failed again: After the expiration of his patents and licences he had regained free hand and with twofold strength he worked on the further development of his Diesel engine. Again he failed complete from 1907 to 1913: The loss of his wealth quickened considerably. The most important reason for his failure was that time had continued. The licencees, enterprises of world-renown like MAN, Krupp, Deutz, Sulzer, and Mannesmann had spent more than one decade of experience and intensive research which based on the work of numerous technicians, great laboratories, and a comprehensive practical knowledge of the construction and installation of the engine. How ingenious he might have been, Diesel could not catch up with this advantage. He was isolated and could not compare with the research and construction equipment of large-scale industrial enterprises in his modest designer's office. This was another stage of his way to destruction.

Finally there were the desastrous speculations on real estates.

Rudolf Diesel was no gifted speculator on real estates. He lacked every qualification and every will. At the change of the century, however, he had won a fortune which had to be invested. It was tragic for Diesel that the disputes due to his comprehensive transactions turned into a fight about who was basically right. The fight for his rights became an ethic principle for Rudolf Diesel that left behind all economical considerations and sense.

What kind of transactions is it about? Rudolf Diesel became a victim of other people's speculation. One of them enhanced the prices of the area by fictitious transactions concerning the estates in the neighbourhood of estates that were presented to Diesel as "Firstclass investments". When he had bought the estates at a high price the prices suddenly fell. He hoped to regain his lost fortune by going to law against the estate company. Councel's opinion of attorneys-at-law in Munich looked forward to a positive result of the lawsuit. The district court and the regional court of appeal adjudged to his claims, but he finally lost at the Federal court of Leipsic.

The inevitable and fateful loss of his wealth was not the main reason for his death-wish. In a world where an appeal to the human sense, to the natural solidarity, to love dies away unheard and becomes an object of derision, in which the ingenious inventor of the Diesel engine was forced away from his work, but most of all in a world where an interest in good faith is lost there was no longer room for such an ethic, sensitive man who was filled with the belief that justice was the highest of values. It would be too simple, even wrong to see the only reason for Diesel's suicide in his economical desaster. The structure of his soul was wounded irreparably: Diesel thought that his "Solidarismus" could safe the people from chaos and destruction. By accomplishing his Diesel engine he believed to render a service to the people no less important and to show them the way out of hard work and drudgery. His fight for justice that was enflamed by the transaction concerning the real estates was a matter of the heart to him. There was more at stake than the mere material possession. The loss of the basis of human living together, of good faith and justice that was the fundamentum regnorum to him hurt him deeply. These three events have led to the death of Rudolf Diesel; he died with a certain serenity.

Siebtes Kapitel

Rudolf Diesel und Heinrich Büssing – ein Vergleich

Horst Hausen

Heinrich Büssing ist der vierte der großen Männer, deren Lebenswerk in der MAN Nutzfahrzeuge AG weiterlebt. Seine Büste begrüßt die Besucher neben der von Rudolf Diesel, Anton von Rieppel und Otto Meyer im nördlichen Eingang zum Verwaltungsgebäude in München. Gewiß haben auch andere Männer die MAN-Nutzfahrzeug-Entwicklung entscheidend mitgeprägt. Hier seien nur Vater und Sohn Buz und Immanuel Lauster in Augsburg erwähnt.[1] Aber die vier genannten Männer haben die leitenden Gedanken gehabt, sie haben Beiträge zur Entwicklung des Nutzfahrzeugs und damit auch zur industriellen Revolution geleistet. Sie haben die Geschichte des Lastkraftwagens entscheidend gestaltet, während andere Männer, andere Großunternehmen sowie bedeutende Konstruktions- und Entwicklungsbüros diesen Weg weiterverfolgt haben. Mit Recht ist die Entwicklung des Fahrzeug-Dieselmotors mit den Namen von Weltunternehmen verbunden, wie Krupp, Deutz und vor allem MAN in Augsburg. Aber niemand hat der Geschichte des Nutzfahrzeugs so seinen schöpferischen Geist aufgeprägt wie die genannten vier Männer.

Heinrich Büssing hat in dem Buch „Büssing – Mensch, Werk, Erbe“ [2] eine umfassende Würdigung gefunden. Hier gilt es aufzuzeigen, wie sich Heinrich Büssing in die Reihe der vier Großen der MAN-Fahrzeuggeschichte einfügt und vor allem, worin er sich von dem genialen Erfinder des Dieselmotors unterscheidet. Erst vor dem Hintergrund von Rudolf Diesels vielseitiger Persönlichkeit als Erfinder und Wegweiser zu einer gerechten, zukunftsweisenden Sozialstruktur hebt sich das völlig anders strukturierte Persönlichkeitsbild Heinrich Büssings plastisch ab.

Es ist kein größerer Unterschied in der Persönlichkeit zweier Menschen denkbar als der zwischen Rudolf Diesel und Heinrich Büssing. Beide in jeder Hinsicht so völlig verschiedenen Männer haben ihre geistige Kraft, ihren unbeirrbaren und unbeugsamen Glauben an den Fortschritt und Segen der Technik in die MAN-Nutzkraftfahrzeug-Entwicklung eingebracht – Grund genug, sich ihrer dankbar zu erinnern.

---

[1] Weitere, heute zum Teil längst vergessene Namen finden sich u. a. bei Eugen Diesel in [1].

Rudolf Diesel wurde am 18. März 1858 in Paris geboren, als Heinrich Büssing noch nicht ganz 15 Jahre alt und als Lehrling in der väterlichen Schmiede in Nordsteimke tätig war. Als Rudolf Diesel am 30. September 1913 starb, war Heinrich Büssing auf der Höhe seiner Lebensleistung angelangt. Er war 70 Jahre alt geworden, hatte 10 Jahre zuvor die Fabrik für Motorlastwagen und Motoren in Braunschweig gegründet und führte mit starker und sicherer Hand das inzwischen weltweit bekannte Unternehmen. Obwohl beide Männer in der Frühzeit der industriellen Revolution in Deutschland bis zu einem ihrer Höhepunkte lebten, sind ihre Lebenswege völlig verschieden verlaufen.

7.1 Rudolf Diesel – Herkunft und Lebensweg

Rudolf Diesel wurde in die „große Welt" hineingeboren. Sein Geburtsort Paris (Bild 7.1) war damals der eigentliche kulturelle und wirtschaftliche Mittelpunkt der Welt, vor allem auch der Technik und der Wissenschaften. Bei seinem Sohn Eugen Diesel [1, 3] können wir die Herkunft und den Lebensweg des jugendlichen Rudolf Diesel im Hause der Eltern genau verfolgen.

Elise Strobel, die Mutter Rudolf Diesels, war die Tochter des Nürnberger Gürtlermeisters und Galanteriewarenhändlers Georg Friedrich Strobel. Dessen Frau Katharina brachte bayerisch-österreichisches Blut in die Familie; sie wanderte 1732 im Zuge der Protestantenverfolgungen aus dem damals salzburgischen Berchtesgaden nach Nürnberg aus. Nach dem frühen Tod der Mutter (1845) vertrat Elise Strobel mit Tatkraft und Umsicht die Mutterstelle bei den sieben kleineren Geschwistern. 1849 nahm sie – die Gründe sind bis heute nicht geklärt – eine Stellung als Gesellschafterin in London bei einer Miss Wilton an. Die Weltstadt machte einen ungeheuren Eindruck auf die junge Frau.[2] Rätselhaft wie die „Flucht" nach London war auch ihre spätere Auswanderung nach Paris um das Jahr 1855.

Am 10. September 1855 heirateten die Eltern Rudolfs, Theodor Diesel und Elisabeth Strobel, nicht in Paris, sondern wegen der einfacheren Formalitäten in London. Im Jahre 1877 zogen Diesels Eltern nach München, wo auch Rudolf Diesel wenige Jahre vor der Jahrhundertwende eine zweite Heimat fand. Seine Eltern wohnten dort in der Schommerstraße 3.

Am 24. November 1883 heiratete Rudolf im engsten Familienkreis in München Martha Flasche und zog mit ihr in seine Pariser Junggesellenwohnung in der Rue de Rivoli 40 b. Jahre danach – vielleicht anläßlich Rudolf Diesels Umzug nach München 1896 – besuchte Elise Strobel zusammen mit ihrer Schwiegertochter Martha einen Münchner Friedhof; sein Name ist nicht mehr bekannt. Sie zeigte ihrer Schwiegertochter an der Mauer des Gottesackers ein Grab und „sprach heftig

[2] Siehe ihren Brief an den Vater vom 17. Okt. 1849, abgedruckt bei Eugen Diesel [1, S. 25–27].

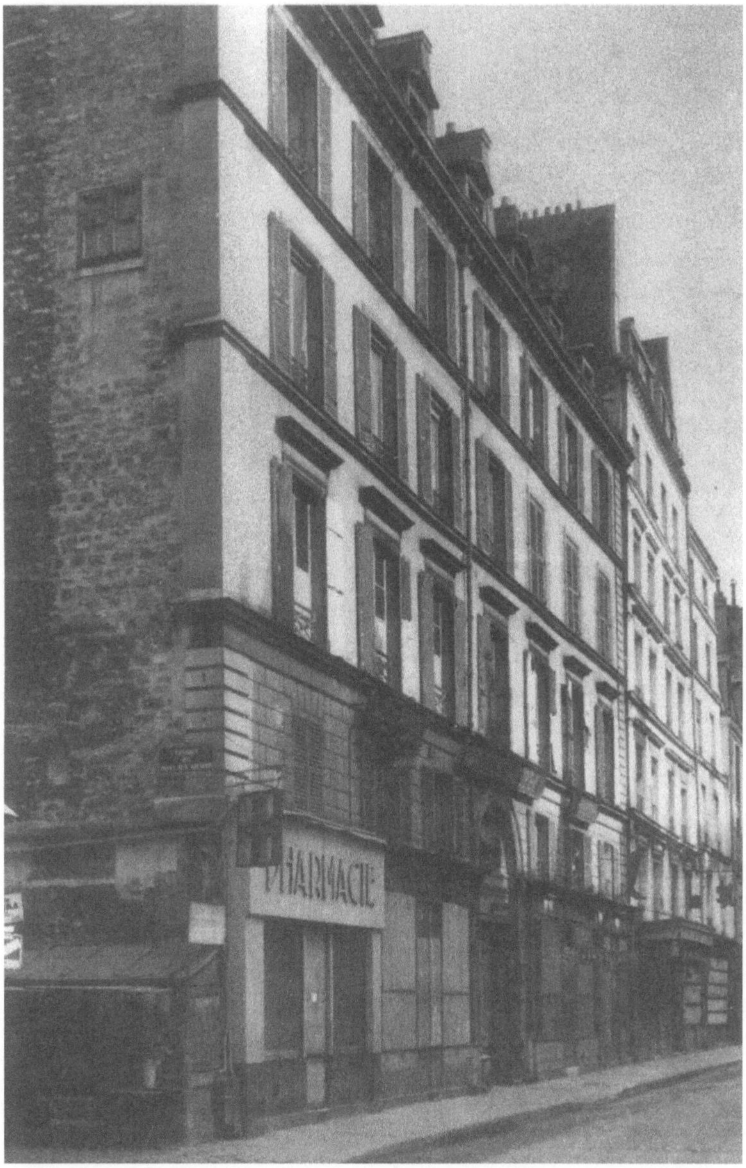

Bild 7.1. Geburtshaus Rudolf Diesels in Paris, 6. Bezirk, Rue Notre Dame de Nazareth, 38

weinend dunkle Worte. Diese solange nach der Jugend in Trauer, vielleicht in Reue vergossenen Tränen deuten auf ein Ereignis, von dem ich annehme, daß es meine Großmutter in die Fremde getrieben hatte und später noch die Ehe meiner Großeltern zu trüben vermochte" [1, S. 28]. Das große Geheimnis ihrer Liebe hat Elise mit ins Grab genommen, aber die tragische Verkettung unglücklicher Ereignisse, das ruhelose Leben auf einem Vulkan voll Befürchtungen und Hoffnungen finden wir im Leben ihres großen Sohnes Rudolf wieder.[3]

[3] Auf die menschlich, ergreifende Schilderung des Lebens von Elise Diesel geb. Strobel, bei Eugen Diesel [1, S. 27 ff] sei besonders hingewiesen.

Auch des Vaters Erbe hat im Leben des Sohnes seine Spuren hinterlassen. Von Eugen Diesel besitzen wir eingehende Ausführungen über seinen Großvater. So weiß er aus der Pariser Jugendzeit Rudolf Diesels zu berichten: „Theodor Diesel war nicht fest, nicht klar und zielbewußt. Sein Betrieb, in dem vor allem Brief- und Reisetaschen, Portemonnaies und Etuis fabriziert wurden, blieb embryonal wie sein Erfinden. Stets wußte er neue Muster zu ersinnen und herzustellen, in allen erdenklichen Arten von Leder-, Samt- und Seidenartikeln. Er schuf sehr eigentümliche Lederetuis, sogenannte Cartouchières, die an Patronentaschen erinnerten, auch einen besonders kunstvoll sich entfaltenden Fächer. Schließlich wurde die Auswahl der hergestellten Artikel sehr groß und es befanden sich dabei die merkwürdigsten, ja ausgefallensten Dinge. Auf einer Geschäftskarte aus den ersten 60er Jahren hatte sich Theodor Diesel zudem auch als Fabrikant von neuartigen patentierten Spielwaren bezeichnet, von denen er Drehspiele, atmosphärische Karussells, Gleichgewichts- und Laufspiele für Gärten und Salons aufführte ... sein Geist schweifte. Er war aber nicht hart, wenn auch oft heftig und jähzornig, und er strebte Zielen nach, die ihm wohl selbst unklar blieben. Realismus und Idealismus halfen sich nicht in ihm, sondern traten sich gegenseitig auf die Füße. ... Der Vater war gutmütig, aber auch überaus hitzig, die praktische Mutter neigte zur Ironie. Dazu kamen vor allem beim Vater manche Wirrnisse durch literarische Einflüsse, durch philosophische und metaphysische, nicht ganz ungeniale Strebungen, welche ihn in späteren Jahren wie einen Grübler und Denker erscheinen ließen. Er hatte Rousseaus 'Emile' studiert und suchte daraus die Nutzanwendung bei der Erziehung seiner drei Kinder Louise, Rudolf und Emma. So konnte es vorkommen, daß der Vater halb scherzend, halb aus Grundsatz, die Kinder auf Spaziergängen unverhofft in den Graben warf, daß er sie traben ließ und ihnen ein Bein stellte oder das Bein mit der Stockkrücke festhielt, damit sie stolperten. Solche unerwarteten Ereignisse sollten erziehen und gegen die Unfälle des Lebens wappnen helfen" [1, S. 30 ff]. Das Leben von Diesels Eltern verlief in schweren wirtschaftlichen Krisen. Bittere Not und ständige Geldsorgen saßen täglich mit zu Tisch.

Nach Beginn des deutsch-französischen Krieges mußte die Familie Diesel Paris verlassen und nach London fliehen. Hier begann eine harte Zeit. Sie wurde für Rudolf und für seine Eltern dadurch erleichtert, daß Rudolf Aufnahme bei Professor Christoph Barnickel und seiner Frau Betty, einer Kusine des Vaters Theodor, in Augsburg fand. Ohne Begleitung reiste Rudolf im Alter von 12 Jahren von London nach Augsburg, damals neben Nürnberg der industrielle Mittelpunkt Bayerns. Dort schnitt er als Bester seines Jahrgangs auf der renommierten Gewerbeschule (später Industrieschule) in Augsburg ab und studierte anschließend an der Technischen Hochschule München, wo er in den Professoren Schröter und Linde hervorragende Lehrer fand.

Von seinen Eltern konnte Rudolf für sein Studium nicht einen Pfennig Unterstützung erwarten. Über den Besuch Rudolf Diesels bei seinen Eltern in Paris im

Jahre 1873, der der Besprechung über seine künftigen Pläne galt, besitzen wir eine feinsinnige Schilderung bei Eugen Diesel [1, S. 80 ff]. Der Tod des Lieblingskindes der Eltern, Louise, die 7 Wochen nach der Ankunft Rudolfs in Paris verstarb, trieb die Eltern, vor allem den Vater, zum Okkultismus. „Nach Louises Tod begannen die Eltern mystische Pfade zu beschreiten. Der Sohn in Augsburg schmiedete immer bewußter die geistigen Waffen, um, fest auf der Erde stehend, den Lebenskampf zu bestehen. Seine Eltern aber pochten an die Tore der Geisterwelt. Ihre Verzweiflung über den Tod des liebsten Kindes war trotz aller Frömmigkeit fassungslos. Der Vater neigte ohnehin zu magischen und metaphysischen Spekulationen. Menschen, deren Schicksal sich schroff verändert hat und die sich weder seelisch anzupassen vermögen noch sich mit natürlichen Erklärungen zufriedengeben, verfallen leicht dem Okkultismus. Die Totenbeschwörung ging wie nach allen großen Kriegen auch nach 1871 lebhaft um. In ihrer maßlosen Trauer hofften die Eltern, mit ihrer Louise wieder in Verbindung zu kommen. Sie besuchten eine spiritistische Sitzung. Louises Geist meldete sich und verkündete zum Entsetzen der Eltern, daß sie im Jenseits sehr unglücklich wäre. Theodor Diesel war von nun an gezeichnet. Er blieb bis an sein Lebensende Spiritist, war angezogen von dem, was ihm am Katholizismus magisch erschien und geriet später in München unter den Einfluß eines bigott katholischen Mediums. Elise hingegen war von Grauen gepackt und schüttelte schon nach der ersten Sitzung den Spuk von sich ab. Sie weigerte sich, auf diesem Wege weiterzuschreiten. Ihre Frömmigkeit wurde noch herber. Die Wege der Gatten liefen auseinander" [1, S. 83].

Nach dem Umzug der Eltern verfiel der Vater in München gänzlich dem Spiritismus. „Theodor Diesel versuchte es in München zunächst mit seinem alten Beruf. Er nahm eine Stellung in einem Geschäft für feine Lederwaren und Brieftaschen an. Seine innere Berufung trieb ihn bald von dieser Arbeit fort. Er las viel, hörte sogar Vorlesungen an der Hochschule und spekulierte. Häufig schrieb er Notizen wie die folgenden nieder: ‚Ich bin nun zu der Überzeugung gekommen (die freilich nur persönlich ist), daß die Atome od. Moleküle des Universums, mehr oder weniger geistig durchdrungen, mit einer gewissen Intelligenz begabt sind u. intelligenter, also nicht zufälligerweise, sich anzupassen suchen.' Er beschäftigte sich immer noch mit Spiritismus und entdeckte schließlich, daß er magnetische Heilkräfte besaß. Zum Entsetzen seiner Frau erkor er sich das magnetische Heilwesen als Beruf, und er war so stolz darauf, daß er sich unter dem Titel ‚Heilmagnetiseur' in München einbürgern ließ. Er soll bei vielen Leuten sehr große Erfolge gehabt haben" [1, S. 99].

Rudolf Diesel hat sich gegen den Okkultismus in seiner Jugend mit aller Kraft gestemmt. „Die Welt der Tatkraft und des Verstandes siegt über eine Welt gefühlsbetonter Religion und spekulativer Metaphysik" [1, S. 90]. Mit zunehmendem Alter floß aber doch aus Vaters Erbe – wie Diesels Werk „Solidarismus" beweist – etwas hinein von dem Glauben an seine messianische Sendung. Wieviele Seelen, aus

Vaters und Mutters Erbe überkommen, mochten in seiner Brust miteinander kämpfen, bis er Ruhe in den Sanden vor der Mündung der Osterschelde fand (vgl. Kapitel 6).

Auf die Frage nach der psychischen Verfassung Rudolf Diesels werfen die sorgfältigen, unter Auswertung aller verfügbaren Quellen erstellten Untersuchungen von Thomas [4, S. 223] neues Licht. Er erwähnt eine Besprechung mit zwei Sachverständigen. Beide kamen übereinstimmend zu dem Ergebnis, daß die Symptome auf manisch-depressive Züge schließen lassen. Auch ein graphologisches Gutachten, das Eugen Diesel einholte, kam zu dem Schluß, daß Rudolf Diesels Persönlichkeit „basically manic-depressive" war[4]. Aus den Memoiren der Tochter Rudolf Diesels, Hedy von Schmidt, wissen wir, daß ihr Vater ein unglaublich geregeltes Leben führte. "He lived by the clock allowing himself only a short midday pause and an afternoon walk; even on vacations he took along his secretary; his mind was always working" [4]. In diesen Lebensumständen aber sah die Tochter, wie Thomas bemerkt „vielleicht verständlich", keine Anzeichen von Geisteskrankheit; er sei zwar bis an die Grenzen seiner physischen Belastbarkeit gegangen; Jahre zermürbender Arbeit und aufreibender Kämpfe hätten an seinem Lebensmark gezehrt, aber geisteskrank sei er nicht gewesen. Als Hedy mit ihrem Bruder Eugen über die Gerüchte von der geistigen Erkrankung ihres Vaters sprach, betonte auch Eugen, daß er die Auffassung der Psychiater keinesfalls teile; er könne nicht fassen, daß er so habe mißverstanden werden können. Lynwood Bryant, der mit Eugen Diesel über dieses Thema 1967 sprach, berichtete Thomas, daß Eugen Diesel angesichts seiner eigenen Erkrankung einen gewissen Hang zur Instabilität bei seinem Vater nicht mehr bestreiten wolle [4].

Wir können uns hier kein Urteil erlauben, denn die Achtung vor der Genialität eines Individuums, das die gesicherten Gleise der normalen Existenz verläßt, um in die dünne, gefährliche Luft unerforschter Regionen des Geistes vorzudringen, legt uns Behutsamkeit und Zurückhaltung in der Beurteilung der Grenzzonen menschlichen Geistes auf.

Mit dem Studium Rudolf Diesels ist noch ein Name verknüpft, der in der Geschichte der MAN eine bedeutende Rolle spielt, der des Reichsfreiherren Theodor von Cramer-Klett. Da Diesels Eltern außerstande waren, finanziell etwas zum Studium Rudolfs beizutragen und auch der Onkel Barnickel aus Augsburg ihm nicht unter die Arme greifen konnte, war Rudolf ausschließlich auf Stipendien angewiesen. Professor Karl Max von Bauernfeind, der die Pläne zur Umwandlung der „Polytechnischen Schule" in München zur „Technischen Hochschule" ebenso entschieden beeinflußte wie die Gründung von Industrieschulen, widmete sein

[4] Lena Mayer-Benz „Deutung der Schrift des Erfinders Diesel" vom 26. Februar 1934 im Historischen Archiv der MAN AG Augsburg.

Augenmerk auch der Förderung armer Studenten durch staatliche und mehr noch durch private Stipendien. Wohl die bedeutendste private Förderung war der von dem Nürnberger Großindustriellen, Freiherr Theodor von Cramer-Klett, gestiftete, reich ausgestattete Studienfonds; der Zweck dieser Stiftung war, begabte Studenten der Technik zu unterstützen.

Auf einer Inspektionsfahrt nach Augsburg wurde dem Regierungscommissär Professor von Bauernfeind der beste Schüler der Industrieschule Augsburg vorgeführt; es war Rudolf Diesel. Um sich nicht auf das Urteil der Augsburger Professoren verlassen zu müssen, veranstaltete von Bauernfeind selbst an Ort und Stelle eine eingehende Prüfung, bei der Rudolf Diesel nichts erspart blieb. Er bestand sie so glänzend, daß von Bauernfeind ihm für zwei Jahre ein Stipendium von 500 Gulden versprach. Wie nüchtern Diesel gleichwohl damals die Dinge sah, ergibt sich aus einem Brief an die Eltern, wo es heißt: „Es kann nun zwar sehr leicht sein, daß der Herr Commissär sein Versprechen wieder vergißt; denn solche hohe Herren versprechen viel, und wenn sie fort sind, haben sie oft alles wieder vergessen" [1, S. 92]. Seine Bedenken waren jedoch unberechtigt. Bis Weihnachten 1875 hielt ihn ein Stipendium aus der „Privatcassa" des Herrn von Cramer-Klett über Wasser; anschließend erhielt Diesel aufgrund seiner hervorragenden Studienzeugnisse ein staatliches Stipendium, vermutlich aufgrund der Verwendung des Herrn von Bauernfeind[5].

Einmal mit der technischen Wissenschaft in Verbindung gekommen, ließ sie ihn nicht mehr los [5]. Die Lindesche Eismaschine und die Ausführungen Lindes zum Carnotschen Kreisprozeß haben Rudolf Diesel fasziniert. Nach glanzvollem Abschluß seines Studiums und nach einer kurzen Tätigkeit bei Gebrüder Sulzer in Winterthur vertrat er die Eismaschinenfabrik Linde in Frankreich und arbeitete anschließend in gleicher Stellung in Berlin. Der Gedanke, eine bessere Wärmekraftmaschine als den Ottomotor zu erfinden, verfolgte ihn von da ab unablässig.

Die schweren Augsburger Jahre voller hochfliegender Hoffnungen und niederdrückender Enttäuschungen, die Durchsetzung seines Motors mit dem Höhepunkt am 16. Juni 1897 auf der Kasseler Tagung des VDI und mit der großen Sonderausstellung von vier Dieselmotoren anläßlich der II. Kraft- und Arbeitsmaschinen-Ausstellung in München im Sommer 1898 können hier nur skizzenhaft angedeutet werden [1, S. 387; 3, S. 305]. Rudolf Diesel war ganz und ausschließlich Erfinder. Zeit seines Lebens galt sein Traum der Vervollkommnung des Dieselmotors. Den 1897 der Öffentlichkeit vorgestellten Motor hielt er nur für den Anfang auf dem Wege zur Vollendung einer optimalen Wärmekraftmaschine.

---

[5] Herr von Bauernfeind kam nach der Schlußprüfung Rudolf Diesels an der Industrieschule in Augsburg nach Paris. Dort führte ihn Diesel durch alle Sehenswürdigkeiten der Stadt, begleitete ihn als Cicerone durch Frankreich, die Schweiz und das Allgäu. Später lernte er im Hause von Bauernfeind Oskar von Miller kennen, der ihm bis an sein Lebensende ein treuer, zuverlässiger Freund war.

In der Zeit vom Jahre 1897 bis zum Auslaufen der Diesel-Patente 1907/08 waren dem Erfinder Rudolf Diesel wegen der Lizenz-Vergaben an Großfirmen wie MAN, Krupp, Deutz und Sulzer die Hände gebunden. Wie Rudolf Diesel voller Optimismus den Anschluß an seine Erfindung nach 1908 zu finden hoffte und kläglich scheiterte, ist in Kapitel 6 dargestellt. Solange Rudolf Diesel atmete, hat er an die Weiterentwicklung und Vollendung seiner Erfindung und an seinen Stern als Erfinder geglaubt.

Über Rudolf Diesel als Erfinder berichten vor allem Walter Ostwald [6] und M. J. B. Rauck in [7], wo sich auch eine Aufzeichnung von „Diesels Förderer und Mitarbeiter am ersten Dieselmotor" auf den Seiten 15/16 findet. Ebendort wird auch auf den Seiten 16–21 die weltweite Verbreitung des Diesel-Motors in USA, Belgien, Dänemark, Deutschland, Frankreich, Großbritannien, Italien, Niederlande, Österreich/Ungarn, Rußland und die Schweiz erschöpfend behandelt.

Siegfried J. Meurer untersucht unter Bezugnahme auf das Buch „Kreativität als Chance" des Psychoanalytikers Professor Matussek, Leiter der Forschungsstelle für Psychopathologie und Psychotherapie in der Max-Planck-Gesellschaft München, das Wesen des forschenden Menschen; dabei sucht er mit dem Begriff des „größeren Selbst" den schöpferischen, kreativen, forschenden und erfindenden Menschen zu erfassen. Er kommt zu dem Schluß: „So bleibt es für uns ein Wunder, daß Menschen wie Diesel entstehen können. Menschen, die der Welt viel geben und von ihr wenig empfangen. Einmalige Erscheinungen, die wie Diesel in ihrer inneren Stärke und geistigen Kraft zur einmaligen Größe emporwachsen und nur von ihrem Lebenswerk selbst übertroffen werden..." [8, S. XV]. Weitere grundsätzliche Ausführungen über das Wesen der Erfindung und die Persönlichkeitsstruktur des Erfinders bei Paul Meyer [9], Otto Ohnesorge [10].

Thomas spricht unter Berufung auf die Historiker Thomas P. Hughes und Lynwood Bryant sowie den Wirtschaftswissenschaftler F. M. Scherer von drei Phasen, die eine Erfindung durchläuft, nämlich von der Erfindung (Invention) als einem geistigen Prezeß, wobei der Erfinder eine neue Idee schöpferisch darstellt, dann von der Entwicklung (Development), durch welche die Idee zu einem arbeitenden Modell konkretisiert wird, und schließlich von der Neuerung (Innovation), die sich auf die Verfeinerung und Vervollkommnung der Erfindung und ihre Einführung in den Markt bezieht. Thomas fährt dann fort: "Diesel certainly fits the roll of translator from scientific idea to invention and from invention to the working machine. However, he failed as a translator from development to innovation, that is, to a marketable product" [4, S. 2 f].

Diesel stand in Verbindung mit vielen bedeutenden Männern seiner Zeit weit über die Grenzen Deutschlands hinaus. Mit Edison saß er im Jahre 1912 in den USA an einem Tisch. Der große Brauerei-Besitzer Adolphus Busch in St. Louis, Missouri, und dessen engster technischer Berater, Colonel E. D. Meier, zählten zu seinen treuesten Freunden[6]. Auch in der Verwertung seiner Erfindung griff er weit über Deutschlands Grenzen hinaus. Besonders in den USA wurde der Name Diesel bald zu einem Gattungsbegriff [11]. Emanuel Nobel in St. Petersburg, der Neffe des Stifters des Nobelpreises Alfred Nobel, die Londoner Dieselgesellschaft mit der Fabrik in Ipswich, Mirrless in Glasgow sowie Carels in Gent fertigten Dieselmotoren[7].

---

[6] In Oberbayern lebt die Tochter Buschs, Frau Wilhelmina Busch-Woods, als Stifterin ihres Schlosses und Parkes Bernried am Starnberger See im bleibenden Andenken.

Rudolf Diesel war mehr als ein Erfinder. Er war ein Sozialreformer seiner Zeit. Was er hier geschaffen hat, den Entwurf einer solidarischen Welt, hielt er für weitaus wertvoller und wichtiger als die Erfindung seines Dieselmotors (vgl. Kapitel 6). Mögen, wie so viele andere Utopien, diese Gedanken heute vergessen sein, sie sind von dem Persönlichkeitsbild Rudolf Diesels nicht zu trennen[8].

So verkörpert Rudolf Diesel den Himmelstürmenden, nie mit dem Erreichten Zufriedenen, den ewig Suchenden, Forschenden; er war im wahren Sinne eine faustische Natur. Sein tragisches Ende war irgendwie ein gemäßer Abschluß seines außergewöhnlichen Lebens. So ist er auch mit einer inneren Heiterkeit in den Tod gegangen [1, S. 471; 3, S. 300 ff].

7.2 Heinrich Büssing – drei Stationen seines Lebenswegs

Vor dem Hintergrund von Rudolf Diesels Lebensgeschichte hebt sich Heinrich Büssings Werdegang deutlich ab. Heinrich Büssing wurde am 29. Juni 1843 in Nordsteimke geboren, einem Bauerndorf im nördlichen Harzvorland zu Füßen des

---

[7] Über die weltläufige Wesensart seines Vaters äußert sich Eugen Diesel an vielen Stellen. So heißt es in [1, S. 170]: „Anläßlich der Weltausstellung fand in Paris im September 1889 ein Internationaler Kongreß für angewandte Mechanik statt. Diesel hielt als einziger Deutscher einen vielbeachteten, in der Revue Technique de l'Exposition Universelle veröffentlichten Vortrag über Kälte- und Eismaschinen und ihre Anwendungsgebiete. Die Franzosen werden kaum gemerkt haben, daß der Vortragende ein Deutscher und nicht ein gelehrter Franzose war. Diesel wurde auch später von den Franzosen oft als einer der Ihren angesehen. Das entsprang keiner tadelnswerten nationalen Eitelkeit, sondern der Tatsache, daß er die Hälfte seines Lebens in Frankreich verbracht hatte und dort durchaus den Eindruck eines Franzosen machte." Auf S. 177 fährt er fort: „Frankreich hatte ihn beeinflußt, und er hatte große Achtung vor England. In einem modernen Sinne lag er in der Zukunft, ein Mann der Wissenschaft zugleich und der Maschine, der Geistigkeit und des Zupakkens mit der Hand, des Gestaltenwollens um jeden Preis, voller Verachtung für alle Parteipolitik und alles was nicht arbeitete ... War Diesel schon fortschrittsgläubig – wie hätte er es anders sein können –, so ahnte er doch eine dunkle Zukunft, weil er die soziale Frage für ungelöst hielt. Der ganze Untergrund unserer Kultur erschien ihm dunkel ... und doch war er ein Europäer, besser gesagt ein europäischer Zukunftstyp, dem aus der Voraussicht großer kommender Aufgaben seines Vaterlandes viele Eigenschaften der damaligen Deutschen mit größter Sorge und Unmut erfüllten."

In demselben Buch zitiert Eugen Diesel auf S. 433 aus einem Brief eines Verwandten Rudolf Diesels: „Aber abgesehen von solchen zahllosen greifbaren Wohltaten stützte sich meine Liebe zu Deinem Vater von jeher auf andere unfaßbare Qualitäten seiner Persönlichkeit. Er war eben liebenswert durch sein vornehmens, feines Wesen – durch seine Kultur." Von dem letzten Brief seines Vaters an seine geliebte Frau, den er aus Gent in Belgien am 29. September 1913, seinem Todestage, schrieb, sagt sein Sohn Eugen, er habe ihn „mit der Gelassenheit des Weltmannes" geschrieben. Diesen Brief läßt er mit einem französischen Satz enden: «En attendant je t'aime je t'aime je t'aime» [3, S. 298, S. 305].

[8] Wiederholt hat Rudolf Diesel auch seinen drei Kindern gegenüber geäußert, er wolle sein ganzes Millionenvermögen einer Stiftung hinterlassen, ähnlich wie Alfred Nobel; sie sollten sich daher beizeiten darauf einstellen, daß sie kein großes Erbe zu erwarten hätten [3, S. 429].

Höhenzugs Elm. Dort lebten schon seine Vorfahren. Sie waren alle Schmiede, soweit wir sie kennen. So schien Büssings Lebensweg vorgezeichnet, als ältester Sohn ebenfalls Schmied zu werden.

Auf seiner Wanderschaft[9] als Schmiedgeselle erkannte Heinrich Büssing den Einbruch der industriellen Revolution in die beschauliche, bescheidene Welt des Dorfhandwerkers; er lernte, daß ohne technische Grundkenntnisse eine Fortentwicklung über das Handwerk hinaus unmöglich war. So trat er, als ehemaliger Schüler der einklassigen Dorfschule in Nordsteimke, nach Abschluß seiner Wanderschaft nicht, wie es der kränkliche Vater sehnlich wünschte, in die väterliche Schmiede ein, sondern er ging nach Braunschweig. Dort wollte er sich als Gasthörer an dem damaligen Collegium Carolinum, dem Vorläufer der Technischen Universität Braunschweig, die unentbehrlichen technischen Grundkenntnisse aneignen [2, S. 56 ff]. Als er meinte, dort alles gelernt zu haben, was er erlernen konnte (so die eigenen Worte in dem von Heinrich Büssing persönlich verfaßten Lebenslauf), schied er als Gasthörer aus und machte sich daran, als Ehemann und Vater von drei Kindern das Brot zu verdienen.

Voll Optimismus und Tatkraft versuchte Heinrich Büssing bald dieses, bald jenes. Sein Velocipedes-Fabrikbetrieb wurde nur ein Jahr alt. Die Auswirkungen des deutsch-französischen Krieges mögen auch hier zu dem nüchternen, für Büssing typischen Entschluß geführt haben, das Unternehmen rechtzeitig aufzugeben, bevor es zu großen Verlusten kam. Dann wandte er sich der Eisenbahnsignal-Technik zu. Auch hier fehlte es ihm nicht am entscheidenden Wagemut und Erfindergeist. Aber bald mußte Heinrich Büssing erkennen, daß zur wirtschaftlichen Auswertung seiner Ideen nicht nur Unternehmergeschick gehörte, sondern – was Heinrich Büssing völlig fehlte – auch das notwendige Risikokapital[10]. Er hoffte, es von einem Sohn eines Braunschweigischen Finanzkontrolleurs namens Ungnade zu erhalten. Aber die Kapitaldecke erwies sich trotz der finanziellen Hilfeleistung Ungnades bald auch hier als zu kurz. Büssing stand dicht vor dem Bankrott, als der Handelsmann Samuel Jüdel und sein Sohn Max das nötige Kapital zuschossen. So begann der zweite Lebensabschnitt Büssings als technischer Leiter der Eisenbahnsignal-Bauanstalt Jüdel & Co. (W. Treue in [2, S. 140 ff]). Bis zum Jahre 1903 war er aktiv in dem Unternehmen tätig; an die 92 Patente auf dem Gebiete des Eisenbahnwesens zeugen von der Erfindungskraft seines Geistes.

Im Jahre 1903 feierte Büssing seinen 60. Geburtstag. Er war inzwischen Millionär geworden. Nach einem erfolgreichen, tätigen Leben hätte er sich mit gutem Gewissen zur Ruhe setzen können.

---

[9] Aufzeichnung des Wanderweges, Wandernotizbuch und Wanderbuch sowie das Original eines Briefes aus München an die Eltern befinden sich im Historischen Archiv der MAN Nutzfahrzeuge AG München.

[10] Über die entscheidende Bedeutung des Startkapitals in der Frühzeit der industriellen Entwicklung vor allem Toni Pierenkemper [12].

Nicht so Heinrich Büssing: Bei Jüdel & Co. hatte er verdient, was ihm bei sämtlichen Gründungen seiner früheren Jahre gefehlt hatte: das unbedingt notwendige Kapital. Nun setzte er das von ihm erworbene Vermögen folgerichtig und unbeirrbar für die Verwirklichung seines Lebensziels ein: Er gründete im Alter von 60 Jahren eine Motorlastwagenfabrik. In wenigen Jahren stieg sie zur Weltgeltung auf und lebt heute in der MAN Nutzfahrzeuge AG fort. Heinrich Büssing faßte seinen Entschluß im Jahre 1903, als Rudolf Diesel sich mit ganzer Kraft und ganzem Vermögen auf den „Solidarismus" warf.

Worauf beruhte der weltweite Ruhm Büssings?

Eisern und unbeirrt hielt Büssing an dem Grundsatz fest, daß er allein mit seinem Vermögen das Risiko der Entwicklung des Nutzfahrzeugs tragen müsse. Als er sich entschloß, die Wagen an seine Kundschaft zu verkaufen, waren sie bereits monate-, ja jahrelang sehr sorgfältig erprobt. Die erste Omnibuslinie von Wendeburg nach Braunschweig im Jahre 1904 betrieb er selbst (Bild 7.2). Kamen die

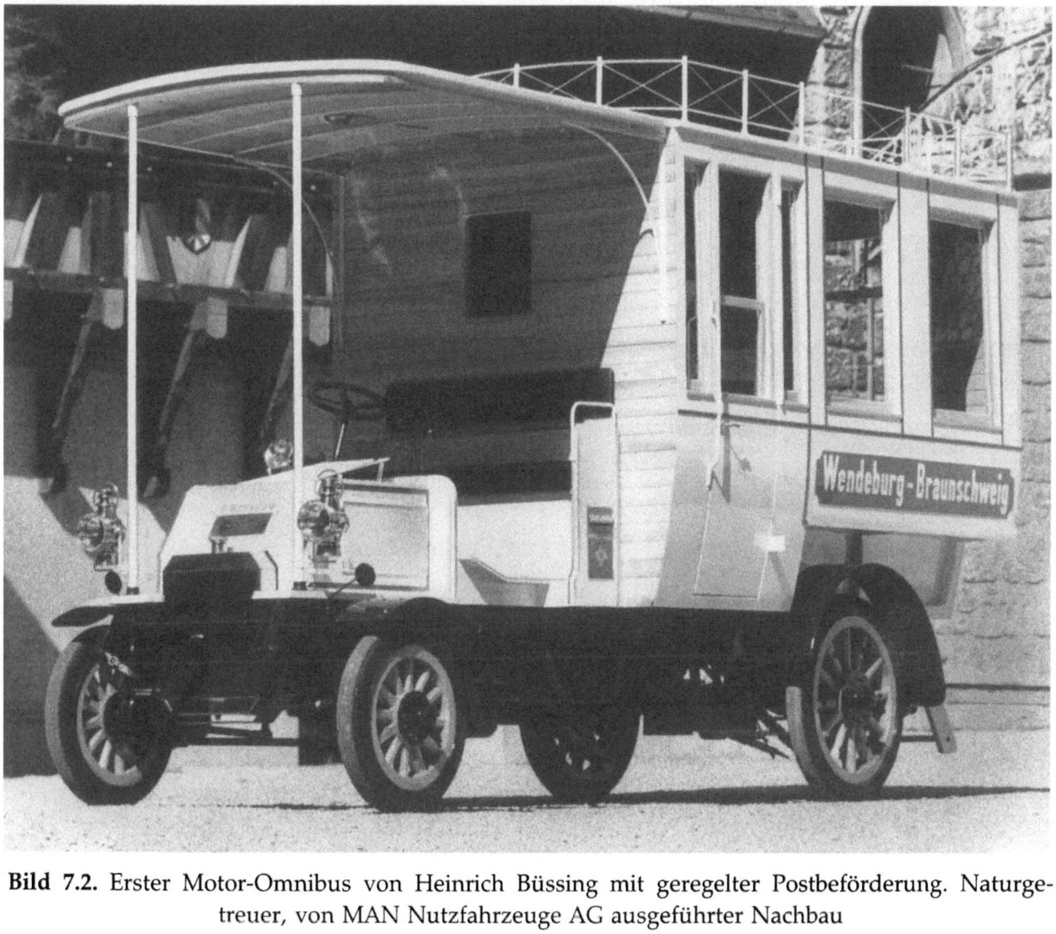

Bild 7.2. Erster Motor-Omnibus von Heinrich Büssing mit geregelter Postbeförderung. Naturgetreuer, von MAN Nutzfahrzeuge AG ausgeführter Nachbau

Wagen abends in die Werkstatt, untersuchte Büssing sie noch in der Nacht, damit sie am Tage wieder einsatzfähig waren. Nicht anders hielt er es mit der bald darauf eröffneten Omnibuslinie in den Harz. Auch als die London General Omnibus Company im Jahre 1904 die ersten Omnibus-Fahrgestelle erhielt – die Omnibuslieferungen sollten sich später noch auf 328 Stück erweitern –, waren diese bereits sorgfältig erprobt (vgl. Graf von Seherr-Thoß in [2, S. 262 ff] und Treue, W. in [2, S. 150 ff]).

In einer eigenen Speditionsgesellschaft, die er 1908/1909 in Berlin gründete und seinem tüchtigen Mitarbeiter Willi Staniewicz in die Hand gab, erprobte er seine Lastwagen im Güterverkehr; er entwickelte im eigenen Unternehmen eine breite Palette von Nutzfahrzeugen. Die Subventionswagen waren im Büssing-Betrieb bereits auf Herz und Nieren geprüft, bevor sie der Untersuchung und Begutachtung durch den Inspekteur der Verkehrstruppen, Generalmajor Alfred Freiherr von Lyncker, anvertraut wurden. Die Tatsache, daß Büssing sein Millionenvermögen bedingungslos in die Entwicklung des Nutzkraftwagens steckte, begründete das Vertrauen der Kundschaft in die Solidität des Unternehmens. Wieviel Nutzfahrzeugfabriken, kleine und große, haben die Jahre der Gründerzeit nicht überstanden. Sie sind an ihren Kinderkrankheiten gestorben; was blieb, war Büssings Werk[11].

Demgegenüber war Rudolf Diesel seiner ganzen Persönlichkeitsstruktur nach kein Unternehmer. Zwar hat er sich, nachdem er die Lizenzen für seine Patente an Großunternehmen wie MAN, Sulzer, Krupp und Deutz vergeben hatte, auch als Unternehmer versucht;[12] allein das Unternehmen, die Dieselmotoren-Fabrik Augsburg AG, scheiterte nach großen Verlusten, die vor allem Rudolf Diesel hart trafen, vollständig.

Heinrich Büssing war es vergönnt, seine erfinderischen Vorstellungen als eigener Unternehmer zu verwirklichen und die weltweiten Erfolge seiner Arbeit zu erleben. Als er mit 87 Jahren am 27. Oktober 1929 friedlich entschlief, fand ein erfülltes, glückliches, mit Erfolgen gesegnetes Leben seinen Abschluß.

Ihm haftete zeitlebens die Erdgebundenheit des niedersächsischen Menschen an. „Schau auf zu den Sternen, hab' acht auf die Gassen", dieser Wahlspruch Wilhelm Raabes, mit dem Büssing in der Kleiderseller-Gesellschaft zu Braunschweig eng verbunden war [2, S. 87 ff], spiegelt sich auch in seinem erfüllten und

---

[11] Über diese entscheidende Seite der Unternehmerpersönlichkeit siehe auch Pierenkemper [12, S. 15 ff] mit zahlreichen Literaturangaben. Er verweist auf das Zitat von Robert Bosch bei Matschoß: „Immer habe ich nach dem Grundsatz gehandelt: Lieber Geld verlieren als Vertrauen". Ergänzend hierzu bemerkt Pierenkemper „Gemeint ist damit das Vertrauen in die Qualität der Produkte". Einen solchen Satz könnte auch Heinrich Büssing gesprochen haben.

[12] Über die Einzelheiten s. Eugen Diesel in [1, S. 295 ff, 322 ff]. Zum Verhältnis Erfinder–Unternehmer auch Heinz Klaus Mertes [13] und Wilhelm Treue, Eugen Langen und Nic. August Otto [14], Wilhelm Treue [15].

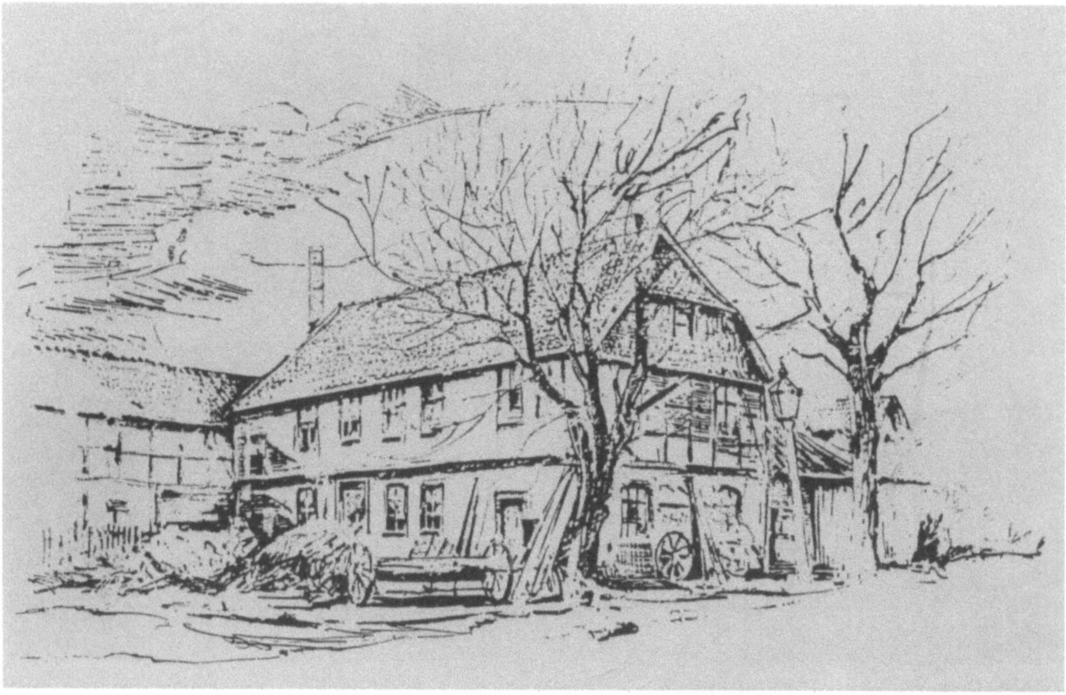

Bild 7.3. Geburtshaus Heinrich Büssings vor der Restaurierung

erfolgreichen Leben wider. Büssing hat nie seine bäuerlich-handwerkliche Herkunft vergessen; noch auf der Höhe seiner Erfolge führte er Kinder und Enkelkinder gerne nach Nordsteimke und zeigte ihnen dort sein Geburtshaus (Bild 7.3). Es wurde mit Hilfe eines „Förderkreises Heinrich Büssing-Gedächtnisstätte Wolfsburg-Nordsteimke" von MAN Nutzfahrzeuge AG renoviert und in den alten Zustand zur Zeit von Büssings Geburt im Jahre 1843 zurückversetzt (Bild 7.4). Dort wird auch eine Schmiede gezeigt (Bild 7.5), wie sie zu Heinrich Büssings Lehrzeit in Betrieb war. Ausstellungsräume mit Erinnerungsstücken aus dem Leben Heinrich Büssings sowie Vortrags- und Gesellschaftsräume stehen der Öffentlichkeit zur Verfügung.

Dort in ostwestfälischer Erde wurzelte Büssings Kraft. Er erinnert an die griechische Sage vom Riesen Antäus, der immer wieder neue Kraft gewann, sobald er mit seinen Füßen die Erde berührte. Auch Büssing hat Geschäftsreisen durchführen müssen; Ausstellungen, Filialgründungen beanspruchten seine persönliche Gegenwart. Seine letzte große Reise, die er mit 85 Jahren unternahm, diente dem Besuch seiner Tochter Hedwig in Wien; sie hatte dort den Industriellen Froß geheiratet[13]. Aber ihm waren diese Reisen nicht zweiter Lebensinhalt. Von Vergnügungsreisen Büssings in die damaligen Zentren des europäischen Großbürgertums

[13] Das Historische Archiv München besitzt von dieser Reise einen von Heinrich Büssing selbst aufgenommenen Film, wohl einer der ersten Amateurfilme überhaupt (1928).

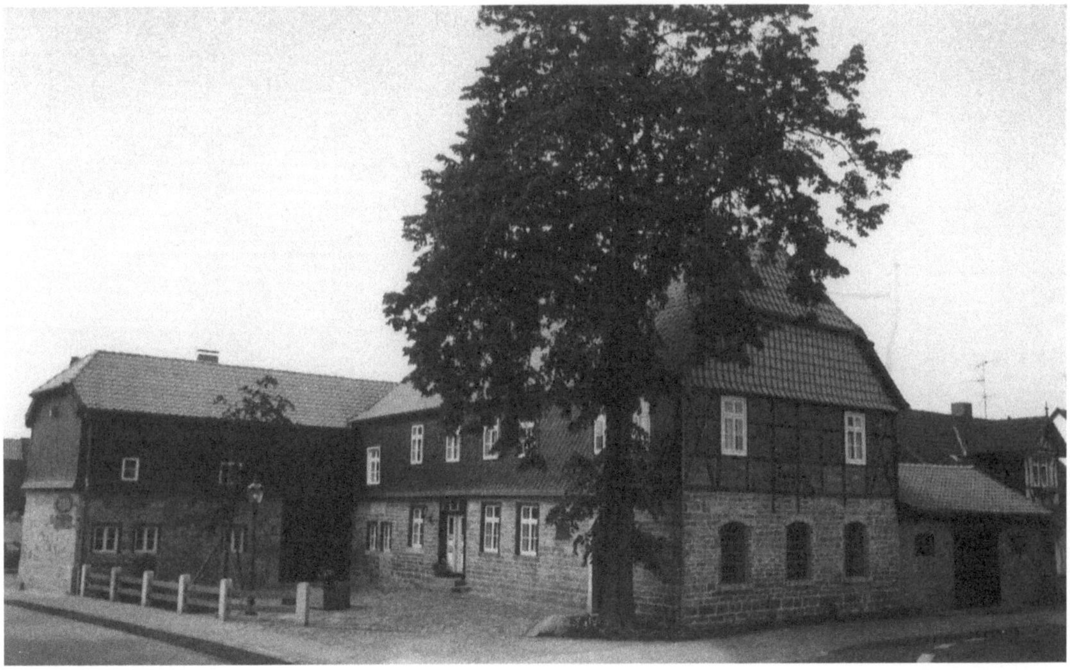

Bild 7.4. Das restaurierte Geburtshaus

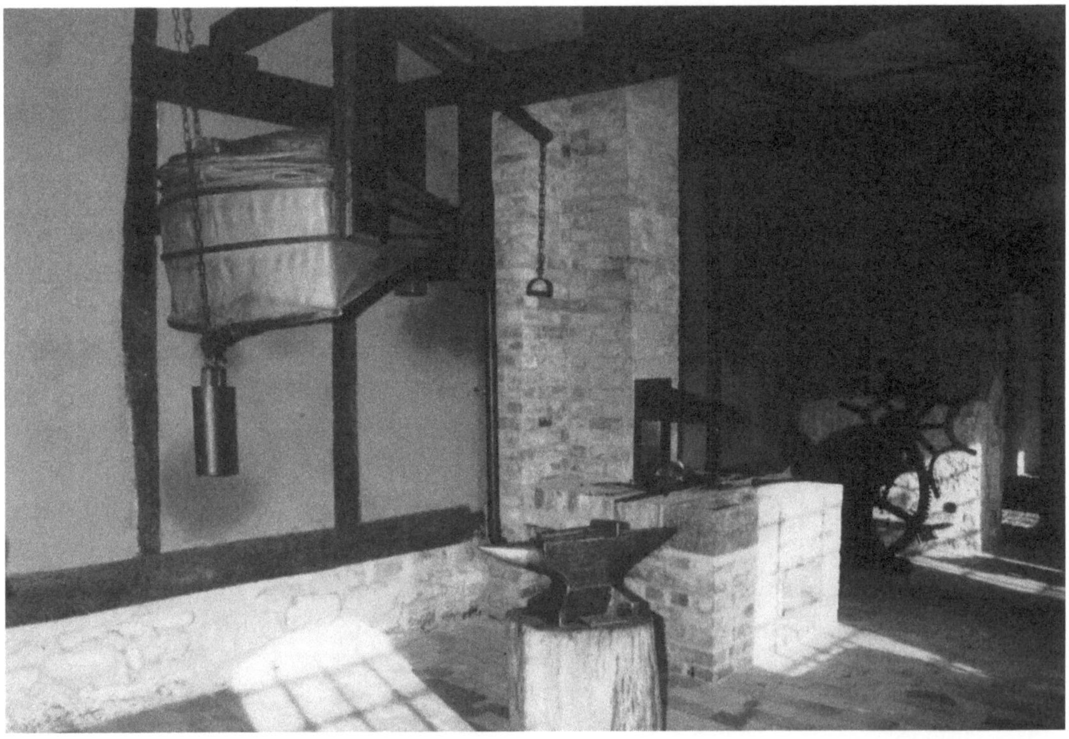

Bild 7.5. Schmiede im Büssing-Geburtshaus

wissen wir nichts. In den USA ist er nie gewesen; er schickte 1924 nur seinen Schwiegersohn Werners und seinen engsten Mitarbeiter Staniewicz dorthin, um das Fordsche Fließbandsystem zu studieren. Sein Lieblingsaufenthalt war der nahegelegene Harz und auch hier wiederum nicht die großen Sommerfrischehotels, sondern seine Villa in Blankenburg, wo er mit seiner Familie glückliche, erholsame und stille Wochen verbrachte. Von diesem geliebten Besitz trennte er sich im Ersten Weltkrieg; er diente als Lazarett für verwundete Soldaten und nach dem Kriege als Erholungsheim für seine Mitarbeiter.

Anders Rudolf Diesel: Reisen waren Bestandteil seines ruhelosen Lebens. Er war nicht nur geschäftlich in Sachen seines Motors in der Alten und Neuen Welt nahezu ununterbrochen unterwegs, sondern liebte auch die damals beim Großbürgertum aufkommenden, durch die Eisenbahn und das Dampfschiff ermöglichten großen Vergnügungsreisen. Hier sonnte er sich in seinem Erfinderruhm und erholte sich, der er von höchst labiler und schwer angegriffener Gesundheit war, von seinen lebensbedrohenden Nervenerkrankungen. Hier verbrachte er seine glücklichsten Tage mit seiner innig geliebten Frau und seinen drei Kindern. Hasserode im Harz, Salzdetfurt, das Ostseebad Binz, dann in den ersten Jahren des 20. Jahrhunderts die Dolomiten (Madonna di Campiglio, 1911 San Martino di Castrozza) waren seine Lieblingsaufenthalte [3, S. 94 ff, S. 161 ff, S. 175 ff].

7.3 Ein Vergleich der Persönlichkeiten von Rudolf Diesel und Heinrich Büssing

Es stellt sich die Frage, ob in der äußeren Erscheinung der beiden großen Männer der Unterschied ihrer Charaktere zum Ausdruck kommt.

Wir besitzen von beiden eine Vielzahl von Öl- und Lichtbildern[14]. Im deutschen Sprachraum erstmals veröffentlicht ist ein Ölgemälde von Rudolf Diesel (Bild 7.6)[15]. Es ist Eigentum des Deutschen Museums München und befindet sich heute im Gästehaus der MAN Nutzfahrzeuge AG in München als Leihgabe. Auf diesem Gemälde hat Diesel das Aussehen eines Gelehrten, eines Denkers mit einem Hang zum Sinnieren. Schon der 12jährige Rudolf[16] auf einem Bild von 1870 schaut

[14] In [1] sind Lichtbilder vom 12jährigen Rudolf Diesel 1870, von Rudolf Diesel und seiner Braut Martha Flasche während ihrer Verlobungszeit 1883 und besonders aufschlußreich die Aufnahme von Diesel und Edison in Orange vom 6. Mai 1912, also 1¼ Jahre vor Diesels Freitod, zu finden. Das Buch „Jahrhundertwende" [3] bringt eine Lichtbildaufnahme von Rudolf Diesel und seinem gleichnamigen ältesten Sohn auf der Fahrt nach Frankreich 1907, ferner ein Bild von Rudolf Diesel nach Beendigung des Landaufenthaltes im Harz 1894 sowie ein Lichtbild aus dem Jahre 1897, Rudolf Diesel auf dem Gipfel seines Erfolges als Erfinder zeigend.

[15] In dem im Januar 1987 in den Vereinigten Staaten von Amerika erschienenen Buch von Donald E. Thomas [4] ist es auf S. 34 abgebildet.

[16] Bei Eugen Diesel finden wir folgende Anekdote: „Der Hausarzt blickte einmal bewundernd auf den kleinen Jungen mit seinen frischen Farben, schwarzen Locken, braunen, etwas schwermütigen Augen und klugen Zügen, der in langen Hosen, Bluse, Gürtel und Schürze vor ihm stand. Er streichelte ihm den damals schon mächtigen Kopf mit der hohen Stirn und dem weit über den Nacken ausladenden Hinterkopf und meinte: «Il y a quelque chose dans cette boule là (es steckt etwas drin in dieser Kugel da)» [1, S. 35].

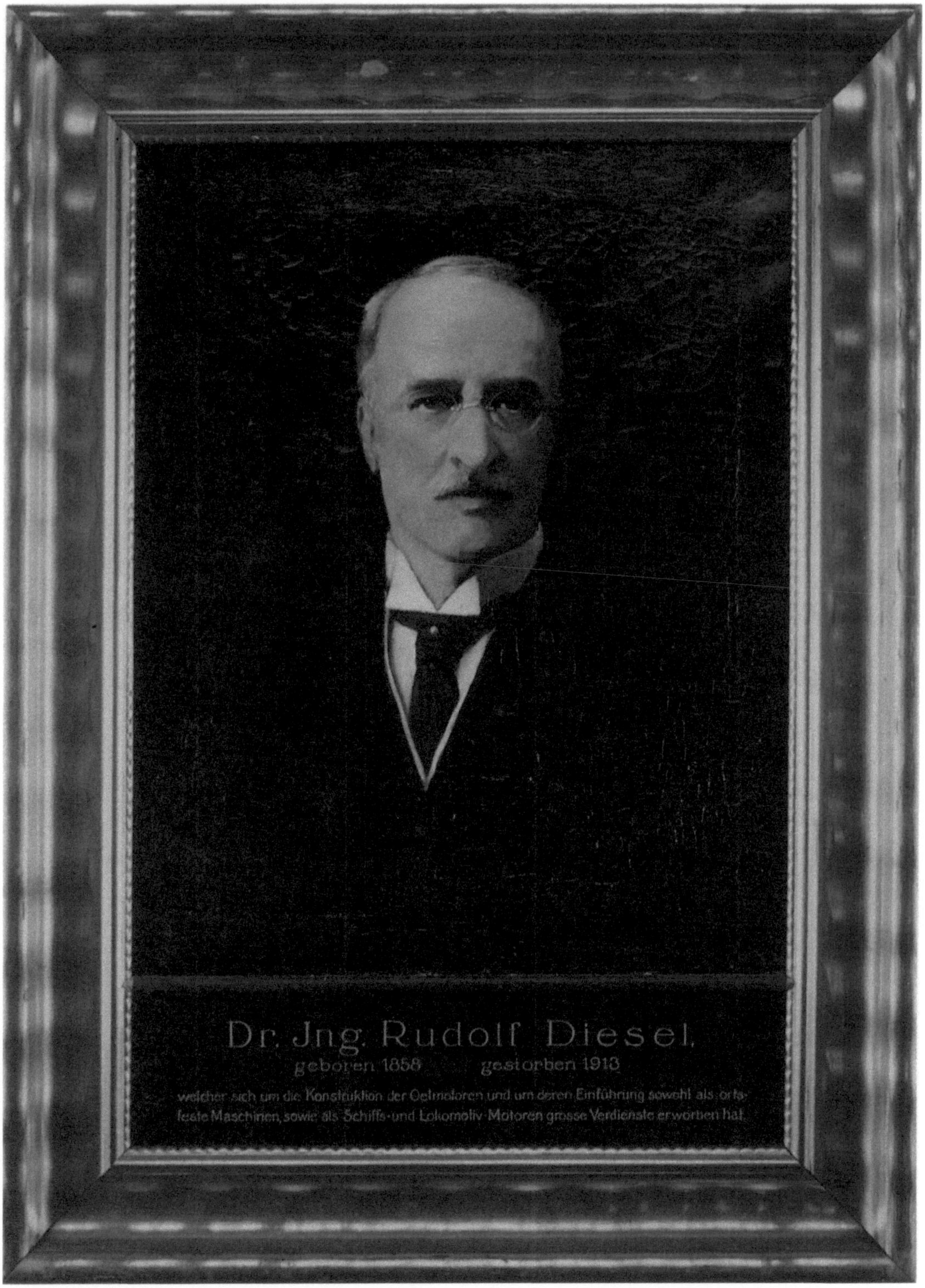

Bild 7.6. Rudolf Diesel; Ölgemälde im Hauser Schloß, dem Gästehaus der MAN-Nutzfahrzeuge AG in München; Leihgabe des Deutschen Museums, München

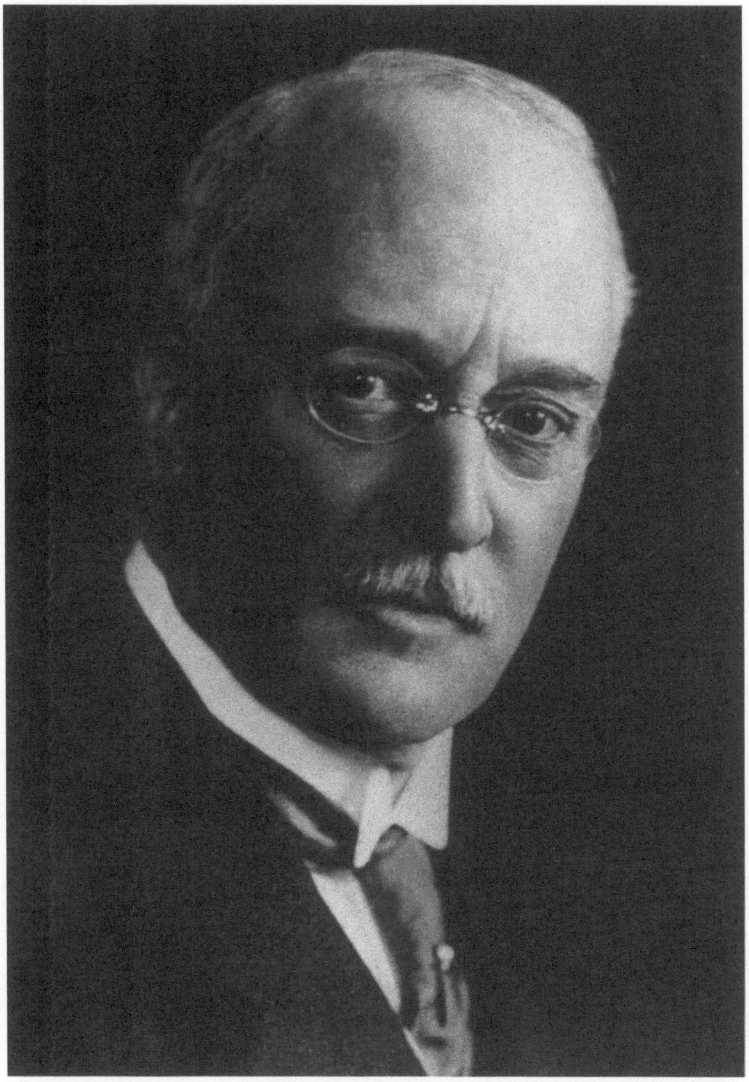

Bild 7.7. Rudolf Diesel

staunend und wissensdurstig in die Welt[17]. Alle späteren Aufnahmen ohne Ausnahme zeigen Rudolf Diesel als feinsinnigen, hochgebildeten, sensiblen Weltmann; nichts von Erdengebundenheit, nichts von bäuerlichem Blut, nichts von Derbheit und Schläue. Feinnervig, überempfindlich, dünnhäutig, idealistisch – ein Aristokrat des Geistes, so tritt er uns aus den Bildern entgegen (Bild 7.7).

Ganz anders die Bilder, die wir von Heinrich Büssing in großer Zahl besitzen. Ein Teil davon ist in dem Buch „Heinrich Büssing – Mensch, Werk, Erbe" [2] veröffentlicht. Ein Bild aus Büssings 23. Lebensjahr zeigt, wie er mit beiden Beinen

[17] Das Gemälde ist ein Werk des Kunstmalers Josef Andreas Sailer, München, geb. 1876 in Seefeld. Den Auftrag für dieses Bild erteilte Oskar von Miller, der mit Rudolf Diesel eng befreundet war, nach Diesels Tod am 21. November 1913; Bilder und Fotografien standen dem Künstler zur Verfügung; er erhielt ein Honorar von 100 Goldmark.

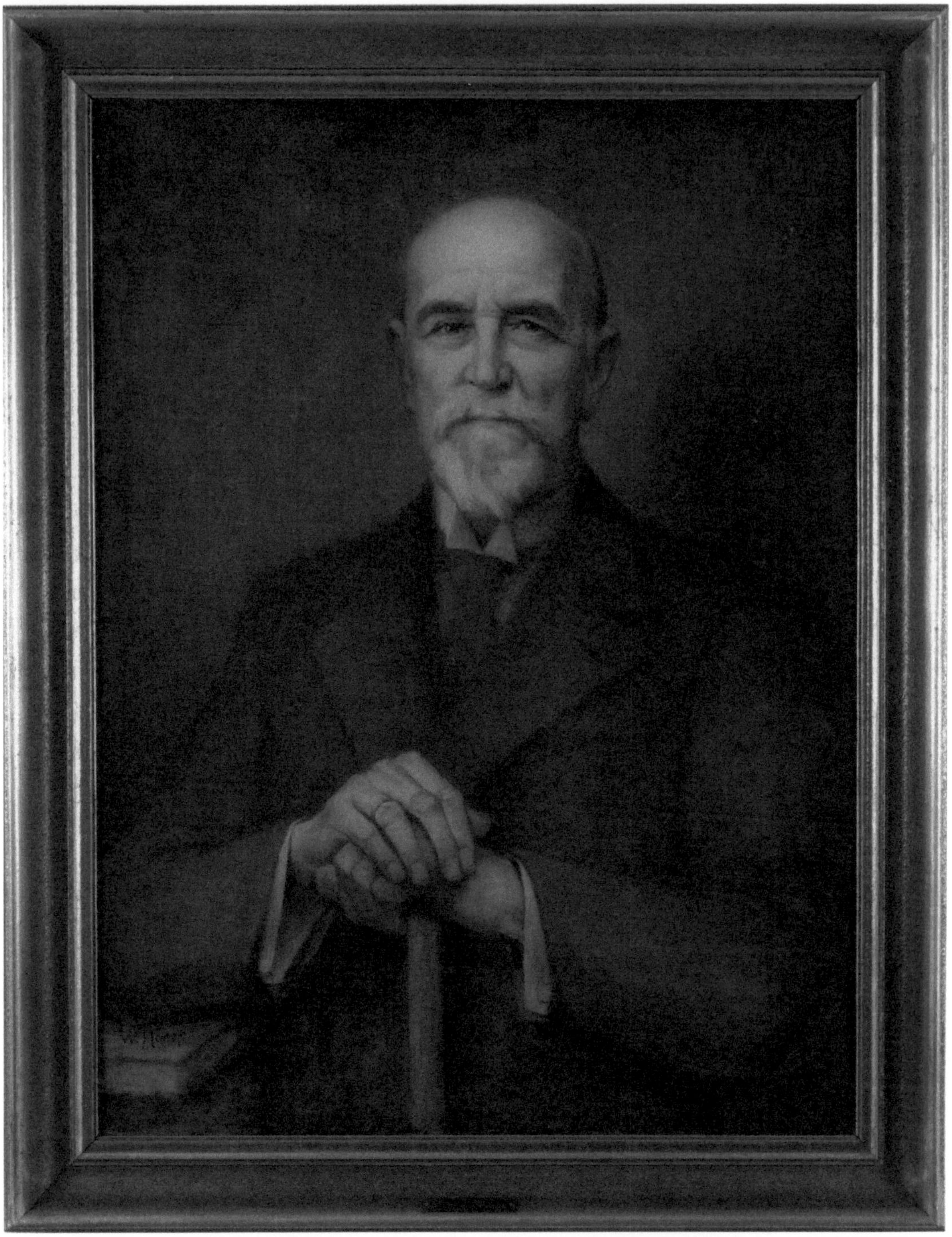

Bild 7.8. Heinrich Büssing; Ölgemälde in dem Ehrensaal des VDA in Frankfurt/Main. Das Bild ist nicht signiert; es dürfte um das Jahr 1910 entstanden sein

fest auf dem Boden steht. Dort sind auch Bilder zu finden, die ihn zusammen mit seiner Familie zeigen. Ein bisher noch nicht veröffentlichtes Ölgemälde hängt im Ehrensaal des Verbandes der Automobilindustrie in Frankfurt/Main (Bild 7.8). Er zeigt eindrucksvoll, wie auch das Ölgemälde von Rudolf Diesel, die Bemühungen des unbekannten Künstlers, neben der persönlichen Erscheinung des Dargestellten auch seine geistige Welt im Bild deutlich zu machen. Während bei Rudolf Diesel das Gelehrtenhafte, Suchende, in die Zukunft Schauende und Verletzbare seiner Persönlichkeit hervortritt, ist es bei Büssing das Seßhafte, mit dem ostwestfälischen Boden Verwurzelte, Nüchterne seines Wesens. Aus seinen Zügen sprechen Energie und Haltung. Er hält die Hände gefaltet über einem derben Stock, den er fest auf die Erde aufstützt, gleich als ob er einen Schicksalsstoß erwarte und sich zum Auffangen bereitmache.

Daß diese zwei völlig verschiedenen Männer mit ihren Lebenswerken unter dem Dach der MAN Platz gefunden haben, daß die Nutzkraftwagen der MAN heute den Burglöwen, das Firmenzeichen Heinrich Büssings, in alle Welt tragen, ist ein Zeichen für die integrierende Kraft dieses Unternehmens, aber ebenso auch eine tröstliche Gewißheit von der Unsterblichkeit menschlichen Geistes, menschlicher Erfindungskraft, menschlichen Suchens und Forschens. Diese dokumentieren sich einerseits in der einer ganzen Welt gehörenden Persönlichkeit Rudolf Diesels, andererseits in dem erdgebundenen, nüchternen, den Pflichten des Alltags verhafteten Niedersachsen Heinrich Büssing. So ist das Leben dieser beiden Männer wert, dem Gedächtnis der Nachkommen erhalten zu bleiben, den Lebenden zum Ansporn, den nach uns Kommenden als Vorbild und Wegweiser in eine noch unübersehbare Zukunft.

Literatur zu Kapitel 7

1. Diesel, E.: Diesel – Der Mensch, das Werk, das Schicksal. Hamburg: Hanseatische Verlagsanstalt 1937/39 und München: Heyne 1983
2. MAN Nutzfahrzeuge GmbH: Heinrich Büssing – Mensch, Werk, Erbe. Göttingen: Vandenhoeck & Ruprecht 1986
3. Diesel, E.: Jahrhundertwende, gesehen im Schicksal meines Vaters, Stuttgart: Reclam 1949
4. Thomas, D. E.: Diesel: Technology and Society in Industrial Germany. The University of Alabama Press, Tuscaloosa, Alabama 1987
5. Matschoß, C.: Große Ingenieure. 4. Aufl. München: J. F. Lehmanns 1954
6. Ostwald, W.: Rudolf Diesel und die motorische Verbrennung. Deutsches Museum, Abhandlungen und Berichte, Heft 2, München: Oldenbourg 1956
7. Rauck, M. J. B.: 50 Jahre Dieselmotor. Deutsches Museum, Abhandlungen und Berichte 1949. München: Leipniz 1949
8. Meurer, S. J.: Rudolf Diesel – Mensch und Forscher. Einführung zu dem Reprint von Rudolf Diesels Schrift: Theorie und Konstruktion eines rationellen Wärmemotors zum Ersatz der Dampfmaschine und der heute bekannten Verbrennungsmotoren. Düsseldorf: VDI 1986

9. Meyer, P.: Die Geschichte des Diesel-Motors (Manuskript). Delft 1942–1945, Bibliothek des Deutschen Museums, Sondersammlung, Urkunden und handschriftliche Sammlung Nachlaß Rudolf Diesel
10. Ohnesorge, O.: Erfindungsphilosophische und patentrechtliche Auswertung des Buches von Eugen Diesel: Diesel – Der Mensch, das Werk, das Schicksal. In: Markenschutz und Wettbewerb 39. Jg., S. 158 ff
11. Diesel, E.; Strössner, G.: Kampf um eine Maschine. Die ersten Diesel-Motoren in Amerika. Berlin: Erich Schmidt 1950
12. Pierenkemper, T.: Robert Bosch, der Industrielle. Zum Typus des deutschen Unternehmers in der Hochindustrialisierung. In: Kultur und Technik, Zeitschrift des Deutschen Museums 1/1987
13. Mertes, H. K.: Interview mit Rudolf Diesel über Innovatoren und Unternehmer. Geführt zum 150. Jubiläum des Münchener Bankhauses Schneider & Münzig, München 1980
14. Treue, W.; Langen, E.; Otto, N. A.: Zum Verhältnis von Unternehmer und Erfinder, Ingenieur und Kaufmann. München: F. Bruckmann 1963
15. Treue, W.: Ingenieur und Erfinder: zwei sozial- und technikgeschichtliche Probleme. In: Vierteljahresschrift für Sozial- und Wirtschaftsgeschichte 54 (1967) S. 472 ff

In jüngster Zeit sind dem Historischen Archiv der MAN Nutzfahrzeuge AG noch folgende Originale übereignet worden:

- das langgesuchte Wanderbuch Heinrich Büssings aus dem Hausarchiv Büssing,
- das Original des an seine Eltern gerichteten Briefes aus München vom 2. September 1862,
- zwei von Heinrich Büssing persönlich geführten Notizbüchern aus der Zeit von 1904 bis 1909 mit technischen Zeichnungen, Notizen und Bleistiftskizzen von Automobil-Ausstellungen sowie
- zwei Fassungen der eigenhändig von Heinrich Büssing geschriebenen Lebensläufe, der erstere undatiert und 17 Seiten umfassend, die Hälfte der letzten Seite von fremder Hand geschrieben, der zweite datiert vom 13. Februar 1921, aus 8 Seiten bestehend.

Summary
Heinrich Büssing and Rudolf Diesel in Comparison

Heinrich Büssing's personality has been appreciated comprehensively in the book "Heinrich Büssing – Mensch – Werk – Erbe" which is edited by MAN Nutzfahrzeuge GmbH, too. We refer to it in this summary.

From the background of Rudolf Diesel, this in many ways shining personality who was not only inventor, but also a guide to a just, equalized social structure leading into the future the totally differently founded and structured personality of Heinrich Büssing contrasts evidently.

Rudolf Diesel was born on March 18th, 1858 in Paris. At that time Heinrich Büssing had not yet reached the age of 15 and worked as apprentice in his father's forge in Nordsteimke. When Rudolf Diesel died on September 30th, 1913 Heinrich Büssing had come to the climax of his life's work. He had become 70 years old and had founded a factory of motor lorries and engines in Brunswick ten years ago where he led the meanwhile well-known enterprise with a sure and strong hand.

Though both men had experienced the German industrial revolution until one of its climaxes their lives were totally different from the very beginning: Rudolf Diesel was born into the international world. His birthplace Paris was the cultural and commercial center world-wide at that time especially concerning technique and sciences. It was closely followed by London. From his mother's side, too, there was an international touch in his family: Elise Strobel, the mother of Rudolf Diesel's father, was the daughter of the brassfounder master and merchant of fancy goods Georg Friedrich Strobel from Nuremberg. His wife Katharina was responsible for Bavarian-Austrian blood in the family. In 1732 in the course of the Protestant prosecution she emigrated from Berchtesgaden belonging to Salzburg at that time to Nuremberg. After the early death of her mother in 1845 Elise Strobel energetically and cautiously acted as her mother's substitute for seven little brothers and sisters. In 1849 – for reasons yet unknown – she accepted the post of a companion in London. The metropolis of that time enormously impressed the young woman. As mysterious as the „flight" to London was the emigration to Paris about 1855. In 1877 Diesel's parents moved to Munich, where Rudolf Diesel, too, found a second home only a few years before the change of the century. Together with Martha, her daughter-in-law – Rudolf had married her with only a selected family circle present in 1883 and had moved to Paris afterwards – Elise visited a cemetery in Munich. At the wall of the churchyard she showed her daughter-in-law a grave and was shaken by vehement crying fits. This event must be in connection with the reasons that had driven Diesel's mother abroad and which encumbered the late marriage with Diesel's father. She carried the great secret of her love with her into the grave. The tragical concatenation of unhappy events, the restless life on a vulcano filled with hopes and fears can be found again in the life of her great son Rudolf. His father's heritage, however, had left some traces in his son's life, too. Rudolf Diesel did not consider the invention of the Diesel engine greatest feat of his life, but his work "Solidarismus". This work strikes because of its titanic and compromiselessly idealistic attitude of its writer. An almost strange fire of the idea of world benefaction is glowing inside him. Some characteristics of his father are known from Rudolf Diesel's youth in Paris which make us think: In his workshop where he produced travel bags, purses, and cases he was constantly inventing new patterns of all kinds articles made of leather, velvet, and silk, though all his deeds were characterized by a strange, embryonic, and incomplete behaviour. Additionally he yielded to confusing literary, philosophical, and metaphysical influences. He drew conclusions from Rousseau's Emile for the education of his three children which led to strange educational methods. The father who inclined towards magical and metaphysical contemplations moreover, could not overcome the early death of his favourite daughter Louise. The excessively mourning parents tried to contact the beyond in spiritualistic sessions. Louise called and reported that she would feel very unhappy on the other side. The father shocked the mother by getting completely beside on this. Spirituism fascinated him with twofold magical power. He discovered that he had mesmeric healing powers and became a citizen of Munich with the profession of a "mesmerist". Rudolf Diesel rejected this development with all his strength and controlled it during his lifetime. With advancing years, however, something of his father's inheritance, a part of the faith in his mission as a messiah, influenced his life as Diesel's "Solidarismus" proves. How many souls inherited from his father's and his mother's ancestors did he feel fighting in his breast until he could rest in peace in the sands in front of the mouth of the Osterschelde. His inheritage was hard to bear not only from his mother's, but also from his father's side.

From that time on the question whether Rudolf Diesel had inherited a psychological disposition from his parents did not calm down. Eugen Diesel, his son and biographer, denied all speculations on pathological manic-depressive fits as vehemently as his daughter Hedy von Schmidt. Be it as it will, respect of a solitary originality of an individual that has left a safely locked up existence to advance into the thin and dangerous air of the unexplored regions of the genius requires a careful and cautious estimation of the borderland of the human genius.

Rudolf Diesel's parents could not financially support the studies he had decided on after a brilliant final examination at the trade school in Augsburg. Happily government commissioner Professor von Bauernfeind and the big industrialist Freiherr Theodor von Cramer-Klett from Nuremberg proved to be most generous patrons for Rudolf Diesel in first place. The rough way to the invention of the Diesel engine, MAN Augsburg's participation and, again, Rudolf Diesel are part of the history and will no longer be pursued at this place.

Nevertheless, Rudolf Diesel was more than a pure inventor. He was a social reformer of his epoch. The plan of a jointly responsible world he has created was regard as far more precious and valuable by him than the invention of the Diesel engine. Though these thoughts are probably forgotten these days like so many other utopian schemes they cannot be separated from the personality of Rudolf Diesel. Rudolf Diesel embodies a Titan, never satisfied with what he had achieved, forever searching, exploring, and straining. He was a Faust's nature. Somehow his tragical ending was an equivalent close of a solitary life. Therefore he suffered death with an inner serenity.

In the background of Rudolf Diesel's life the career of Heinrich Büssing is clearly contrasting. He was born on June 29th, 1843 in Nordsteimke, a village in the foreland of the Hartesian Mountains at the rim of a ridge of hills called Elm. His ancestors lived in the region around the Elm. As far as we know all of them were smiths. So Büssing's life seemed to be determined. The eldest son was expected to join the smithy. Leaving home to travel was the first great decisive turning point of his life. At that time he realized the invasion of the industrial revolution into the contemplative secured and modest world of a village workman. He learned about the impossibility of developing beyond handicraft without any technical basic knowledge. After his travels he, attendant of the one-class village school in Nordsteimke, did not join his father's smithy as his sickly father had wished, but went to Brunswick as a university student not registered for full course to acquire the essential technical basic knowledge at the former Collegium Carolinum, the precursor of the Technical University of Brunswick. When he felt that he had learned everything he could learn he left university and as a husband and soon father of three dependent children he started to earn his living.

Filled with optimism and energy he tried now one way, now another. His velocipedes-factory existed for one year only. The consequences of the French-German War may have led to the sobre decision typical of Büssing to give up the enterprise in time before heavy losses came up. He turned towards railway engineering. Here, too, he did not lack decisive courage and inventive ideas. Soon he had to realize, however, that he did not only need inventive genius and skill in management to make full use of these ideas efficiently, but also a necessary capital to risk. He hoped to get it from the son of a controller of finances in Brunswick called Ungnade. In spite of Ungnade's financial aid the capital was not sufficient. Büssing had nearly gone bancrupt when the business man Samuel Jüdel and his son Max added the rest capital. So Büssing started his second period of life as technical director of the „Eisenbahnsignal-Bauanstalt Jüdel & Co.". Until 1903 he actively worked in the enterprise. 92 patents on the field of railway engineering prove the inventive genius of his mind.

In 1903 Büssing celebrated his 60th birthday. Meanwhile he had become a millionaire. After a successful and busy life he could have retired with a good conscience. But not Heinrich Büssing: He had earned the capital he needed and he had lacked for all foundations in his earlier life at Jüdel & Co. Then he used the fortune he had acquired at Jüdel & Co. to realize his life's aim with iron logical consequence: At the age of 60 he founded a motor lorry factory. Within a few years it became world-renowned. Today it survives in the MAN Nutzkraftwagen AG. This happened in 1903, when Rudolf Diesel used all his strength and ability for „Solidarismus".

What was the reason of the worldwide fame of Büssing? Unperturbed and with an iron will he stuck to the principle that he alone had to carry the risk of the development of the commercial vehicle with his fortune. The cars had been proved carefully for months, even years, before he decided to sell them to his customers. In his own delivery agency he had founded in 1908/1909 in Berlin and which was managed by his experienced assistant Willi Staniewicz he tested his lorries in goods traffic. He developed a comprehensive range of these commercial vehicles in his own enterprise. The invented cars were thoroughly examined at the Büssing workshop before they were entrusted to the traffic troops by the supervisor. The trust of the customers in the respectability of the enterprise was based on the fact that Büssing used all his millions for the construction of commercial vehicles without any conditions. Many enterprises of small, medium and large size did not survive the early years of reckless financial speculation. They died from children's ailments. Büssing's factory remained.

According to his personality Rudolf Diesel was no entrepeneur in contrast to Büssing. He had experience as entrepeneur, though, after he gave his patents to big enterprises like MAN, Sulzer, Krupp, and Deutz. Yet the enterprise of the Dieselmotorenfabrik Augsburg AG failed completely after great losses that hit Rudolf Diesel most of all. Heinrich Büssing could realize his inventive ideas as independent entrepeneur and he experienced the worldwide success of his work. On October 27th, 1929, a sunday, when he passed away peacefully at the age of 87, a fulfilled, happy, successful life came to its conclusion. He felt an attachment to the soil peculiar to the people in Lower-Saxony. He had never forgotten his derivation from farmers and craftsmen of his home country. When he had reached the climax of his success he still used to take his children and grand-children to Nordsteimke to show them his birth house where farmers and craftsmen had lived. There, in Eastwestphalian soil, his strength rooted. Büssing, too, went on many business trips. Exhibitions and foundations of branches, claimed his personal presence. The last great travel he made at the age of 85 led to his daugther Hedwig in Vienna. There she had married the industrialist Froß. Travelling did not mean the fulfillment of his life to Büssing, though. We know nothing about pleasure trips to the centers of the European upper classes of that time. He had never been to the USA. In 1924 he sent his son-in-law Werners and his intimate assistent Staniewicz there to study the conveyor belt of Ford. His favourate place were the Hartesian Mountains nearby, but not the great summer-resort hotels, but a villa in Blankenburg he possessed and where he spent happy, restful, and quiet weeks.

On the contrary Rudolf Diesel: travels were a part of his restless life. He did not only travel on business continuously concerning his engine, but he also loved the pleasure trips which became more and more popular in the upper class of that time and which were made possible by railway and steamship. There he took delight in experiencing his reputation as inventor. There he recovered from his neurasthenia threatening his life, as his health was extremely unstable and weakened. There he spent his happiest days with his beloved wife and his three children.

The outer appearance, too, embodied the totally different characters of both men.

We posses numerous pictures, oil paintings, and photographs of both. The fragile frames of his glasses give to Rudolf Diesel the look of a scholar, a professor, a thinker, inclined to be lost in thoughts. Though the photographs appear somewhat stiff due to the long exposing times they, too, show a face that was unusually intellectual. Without any exceptions all pictures show Rudolf Diesel as a sensitive, highly educated and subtle man of the world. There was nothing of rural blood, nothing of robustness and slyness. Subtle, oversensitive, thin-skinned, idealistic – an aristocrat of the intellect is facing us from the pictures.

Our pictures of Heinrich Büssing are totally different. Whereas the pictures of Rudolf Diesel point out the scholarlike, searching, thoughtful, previewing, vulnerable, seismographically reacting aspects of his character Büssing's pictures show the settling aspects of his personality that was rooted in Eastwestphalian soil and therefore pithy. His attitude shows energy and an iron will. On an oil painting he holds his hands clasped over a robust stick he is firmly propping up the ground as if expecting a blow of fate every moment and he seems to be prepared to withstand. It is plainly visible: that blow will not easily throw him down. Like on many pictures here, too, the outer appearance attests the deep contrast between those two great men.

It is a sign of the integrating power of the MAN enterprise that both men so totally different could find shelter with their immortal life tasks, but it is also a consoling assurance of the immortality of the human spirit and human inventing power, human searching and exploring, an original urge as it was peculiar to Faust documented in the personality of Rudolf Diesel who belonged to the whole world on the one hand and the grounded, sobre Lower-Saxon Heinrich Büssing closely bound up with the everday duties on the other hand.

Achtes Kapitel

Die Technik des MAN-Nutzfahrzeugbaus

Hans Christoph Graf von Seherr-Thoß

Inhaltsverzeichnis

8.1 Anton von Rieppel und Adolph Saurer begründen den Nutzfahrzeugbau der MAN

Nach Ausbruch des Ersten Weltkriegs im Jahre 1914 wandte sich die Inspektion der Verkehrstruppen an Anton von Rieppel mit dem Ersuchen, die MAN möge auch den Lastwagenbau aufnehmen, da sie schon seit 1911 Aufträge für die Reichspost ausführte. Durch die weit entfernten Fronten des Ersten Weltkrieges entstand ein großer Bedarf an LKW, den die Subventionslastzüge (vgl. Kap. 3) nicht decken konnten. Die gleiche Aufforderung erging an die Firmen Audi, Ehrhardt, Dux, Faun, an die Hille-Werke, an Horch, Loeb & Co, Krupp, NSU, Magirus, Bergmann, Presto, Pokorny & Wittekind, Unionwerke Mannheim (Kahn-Gruppe), und Vomag.

Die MAN aber war besonders interessant wegen ihrer erfolgreichen Motorenentwicklungen und wegen ihrer Erfahrungen im Stahl- und Waggonbau, verbunden mit den hierfür vorhandenen Fertigungskapazitäten. Erfahrungen im Straßenfahrzeugbau hatte die MAN nicht, wenn sie auch seit 1898 „Kutschen- und Straßenwagen-Motoren" im Werk Nürnberg entwickelt hatte. Anton von Rieppel war bekannt mit dem Schweizer Adolph Saurer, der ein Maschinenbauunternehmen gegründet hatte, schon seit 1888 Gas- und Petroleummotoren für Fahrzeuge und seit 1902 auch Lastkraftwagen und Omnibusse baute. Die Nutzfahrzeuge von Saurer hatten sich in Deutschland einen guten Ruf erworben. In Berlin betrieb Saurer einen Zentralverkauf für Deutschland, Kurfürstendamm 237, nicht weit von Büssing. 1910 hatte Adolph Saurer zur Bearbeitung des deutschen Marktes in Lindau am Bodensee eine Zweigniederlassung mit Fabrikationsbetrieb für Lastwagen und Omnibusse gegründet. Als nun die MAN bei Ausbruch des Krieges aufgefordert wurde, den Lastwagenbau aufzunehmen, bot sich eine Zusammenarbeit mit Saurer an. Aufgrund ihrer Erfahrungen strebten Adolph Saurer und sein Sohn Hippolyt aber keine Lizenzbasis an, sondern sie gründeten 1915 mit der MAN eine gemeinsame Firma, in die sie neben einem Barbetrag ihre Patente, Konstruktionen und Betriebserfahrungen einbrachten. So erfüllte sich von Rieppels Wunsch, den Bau kompletter Straßenfahrzeuge und damit den Eintritt in eine neue

Branche mit den Erfahrungen eines bewährten Konstrukteurs zu beginnen. Mit dem Saurer-Typ A erhielt MAN die neueste Nutzfahrzeugtechnik.

Als von Rieppel Ende 1920 aus dem MAN-Vorstand ausschied, vertrat dort Emil Guggenheimer[1] die Interessen des Nutzfahrzeug- und Fahrzeug-Dieselmotorenbaus erfolgreich weiter. In Berlin interessierte er 1922 die Aboag[2] und das Reichspostministerium für den Omnibusbau der MAN. 1923 sorgte er dafür, daß die MAN zum erstenmal Wagen auf eine Berliner Automobilausstellung schickte. Er bahnte die deutsch-russischen Beziehungen neu an und informierte die neugegründete UdSSR über die Dieselmotoren-Entwicklung der MAN. Erfolgreich vertrat Guggenheimer den Nutzfahrzeugbau als Vorstandsmitglied des Reichsverbandes der Deutschen Industrie und als Vorsitzender in dessen Steuerausschuß. Schon 1919 wandte er sich gegen die hohe Besteuerung von beruflich und gewerblich genutzten Nutzfahrzeugen, gegen die Luxussteuer für Automobile und gegen deren Doppelbesteuerung durch Reich und Länder.

Durch seine zweite und dritte schwierige Phase steuerte den MAN-Nutzfahrzeugbau Otto Meyer[3], der für das Werk Nürnberg 1925 in den Vorstand gekommen war. Er führte den Fahrzeug-Dieselmotorenbau 1927 nach Nürnberg über und erhöhte die Fertigung des Sechszylinders. Trotz wirtschaftlicher Notzustände modernisierte er 1931 den LKW-, Omnibus- und Ackerschlepperbau in Nürnberg und begann mit der Fließbandfertigung von Nutzfahrzeugen. 1946 baute er die Nutzfahrzeugherstellung in Nürnberg wieder auf und brachte das Werk dort in acht Jahren an die Kapazitätsgrenze. Otto Meyer mußte daher 1955 das ehemalige BMW-Werk Allach bei München als fünftes MAN-Werk kaufen (vgl. Kap. 5). Von hier aus trat die MAN ihren Aufstieg zu den Spitzenherstellern im europäischen Nutzfahrzeugbau an [1.1–1.8].

---

[1] Emil Guggenheimer (1860–1925), Dr. jur. Amtsrichter 1887, Staatsanwalt 1894, Vorsitzender einer Kammer f. Handelssachen 1899. 1903 Syndikus der MAN, 1907–25 Vorstand. 1910–14 französischer Konsul in Augsburg. 1916–25 Vertreter d. MAN bei Verbänden, Behörden u. Finanz in Berlin. 1914 Kgl. Bayer. Kom. Rat, 1923 Geh. Justizrat. Vorkämpfer der Betriebs-Krankenkassen.

[2] Allgemeine Berliner Omnibus-Gesellschaft (1868–1928).

[3] Otto Meyer (1882–1969), Dipl.-Ing. Studium TH München 1902–07. 1908–16 Mühlenbauanstalt Gebr. Seck, Dresden, 1916–20 techn. Direktor Bayer. Rumpler-Werke AG Augsburg. Er gründete 1920 mit Edmund Rumpler die erste Luftverkehrslinie (München–Frankfurt/M.), 1921–25 techn. Direktor der Fritz Neumeyer AG München. 1925–35 techn. Direktor u. Vorstand MAN Nürnberg, 1935 Gesamtleitung der MAN, 1946–54 Generaldirektor u. Vorstandsvorsitzender der MAN, 1955–65 in ihrem Aufsichtsrat. 1949 Dr.-Ing. E. h. TH München, 1952 Ehrenbürger v. Augsburg, 1954 Grashof-Denkmünze des VDI. Vorstands-Vorsitzender Deutsches Museum, Bund der Freunde der TH München, Vereinigung der Arbeitgeberverbände in Bayern.

8.1.1 Zeittafel des MAN-Nutzfahrzeugbaus

1915 Gründung der Lastwagenwerke MAN-Saurer GmbH und Überleitung des Saurer-Montagebetriebes von Lindau in das MAN-Werk Nürnberg. Programm 2½- und 3½-t-LKW mit Kardanantrieb und 4- bis 5-t-LKW mit Kettenantrieb. 1918 Umbenennung in MAN-Lastwagenwerke GmbH Nürnberg

1917 Lieferung der ersten Omnibusse für die Kgl. Bayer. Post, 1922 für die Stadt Nürnberg, 1924 mit Niederrahmen und 60 cm Einstieghöhe. 1926 Karosserien aus Stahl (Gustavsburg)

1919 Erster MAN-Müllwagen mit motorhydraulischem Hinterkipper

1920 Erstes MAN-Nutzfahrzeug-Programm im Kraftfahrzeug-Handel (Tabelle 8.1.1)

1924 Erster betriebsreifer Lastkraftwagen mit Dieselmotor (Direkteinspritzung) zu 40 PS; 1924 erstmals auf der Berliner Automobilausstellung innerhalb des MAN-Nutzfahrzeug-Programms

1925 Übergang auf Kardanantrieb bei den Schwerlastwagen und auf Luftbereifung. Erster Omnibus mit Dieselmotor in Europa

1926 Betriebskosten eines 5-t-Lastkraftwagens in Prozent: Gehalt des Fahrers 27,7, Entwertung 15,2, Betriebsunkosten 14,1, Brennstoff 14, Reparaturen 10,9, Bereifung 6,8, allgemeine Unkosten 5,6, Versicherung u. Steuern 4

1927 Neue Hinterachskonstruktion an einem 5-t-Niederrahmen-Omnibus-Fahrgestell auf der Internationalen Automobilausstellung (IAA) in Köln. Achskörper in Tragachse (geschmiedet) und Triebwerk geteilt; nach unten gekröpft, dadurch 59 cm Fußbodenhöhe über der Straße möglich. Dreiachser mit 8 bis 10 t Nutzlast und 150-PS-Sechszylinder-Ottomotor, Schneckenantrieb und

Tabelle 8.1.1.	2 t AMV	3 t 1920...27	4...5 t	5 t AMV/KVB 1922...26
Zylinderzahl	4	4	4	4
Bohrung × Hub (mm)	100 × 170		110 × 180	120 × 180
Hubraum (cm³)	5340		6842	8143
Leistung (PS)	30	37	45...55	55...73
Radstand (m)	3,85	4,2...5	4,5...5,1	5,6
Vollgummireifen				
vorn	850 × 110		850 × 110	930 × 140
hinten	1000 × 110 D		1035 × 160 D	1050 × 160
Preis (RM)	13500...16200			15500...17600

Magnetzündung Eisemann, Frischölschmierung mit Kolbenpumpe, Wasserkühlung mit Windflügel und Pumpe, Einblock, eine Nockenwelle, Motorbremse, Leder-Konuskupplung mit Kupplungsbremse, Vierganggetriebe; Hand- und Fußbremse auf die Hinterräder, Halbelliptik-Blattfedern, Holzräder; D mit Doppelbereifung

3 Differentialen. Zweiachser mit 5 bis 6 t und Vierzylinder-Otto- oder Dieselmotor. Sechszylinder-Ottomotorenreihe zu 80, 100 und 120 PS mit Ricardo-Brennraum. Feuerwehrauto (auf Vollgummireifen). Einführung der Vierradbremse im Nutzfahrzeugbau

1927 MAN zeigt auf der IAA Köln neben neuen Omnibus-Konstruktionen und Kommunalfahrzeugen ein Dreitypen-LKW-Programm (AMV/KV) (Tabelle 8.1.2)

1928 Dreiachser für schwerste Ferntransporte und Großomnibusse; 150-PS-, Otto- oder Dieselmotor

1930 Die MAN Nürnberg entwickelt einen 5- bis 6-t-Schwer-LKW, dessen Konstruktion die Grundlage für das spätere Bauprogramm bildet. Wesentliche Bauelemente sind der 100-PS-Sechszylinder-Dieselmotor mit Direkteinspritzung, ZF-K-Getriebe und die DeDion-Ritzel-Hinterachse; kräftige Bauweise für harte Beanspruchung, Erhöhung der Lebensdauer (geringe Abschreibung); volle Ausnutzung des für Zweiachser zulässigen Gesamtgewichts durch Verringerung des Eigengewichts; sehr geeignet für Anhängerbetrieb (Tabelle 8.1.3)

Ihre drei Werksvertretungen Berlin, Chemnitz und München wandelt die MAN in 16 LKW-Verkaufsbüros um, Grundstock zu größerer Verkaufsorganisation

1931 Zur IAA Berlin erweitert MAN Nürnberg das LKW-Programm um die E-Reihe. Sie wird zum großen Export-Erfolg, da sie niedrige Betriebskosten und die Fahreigenschaften eines PKW hat. Ausführungen als Kipper, Kofferwagen, Viehtransporter, kombinierter Spreng- und Kehrwagen, Sonderausrüstung für Wüste und Steppe; Rahmen in Fischbauchprofil gepreßt, elektrisch verschweißt (was 1935 Schule macht); Federung durch lange, breite, ölgehärtete Blattfedern (seit 1937 hinten mit Stützfedern; 3-Personen-Führer-

Tabelle 8.1.2.	2½ t	3½ t	5 t
Motor	1040	1580	
Getriebe (ZF)		K-45	
Radstand (m)	3,85	4,2...5	4,5...5,6
Spur vorne/hinten (m)		1,61/1,65	1,60/1,63
Reifen vorne/hinten		970-130/1065-150 (38 × 7″)	1000-175 (40 × 8″)
Ladefläche (m²)		3,64 × 2,04	4,5 × 2,04
Gesamtgewicht (t)	3,2	3,7...4,4	4,5...6
Spitze (km/h)	42	32...40	26...30
Preis (RM)	13500...16200		15500...17600

Bosch-Ausrüstung, Pallas-Vergaser, Poulet-Gabelachse vorn und Vierradbremse Knorr oder Bosch-Dewandre, GF-Simplex-Räder mit Riesenluftreifen oder Holz- bzw. Guß-Scheibenräder mit Vollgummireifen, MAN-Schneckenlenkung rechts, RM Reichsmark

Tabelle 8.1.3.

	F 1-3 H 6 1930...35	F 4, F 5 1936...42	Dreiachser S 1 H 6 1930...35
Motor	1065 A-B D 2086	D 3555	1086 A D 4086
Getriebe (ZF)	K-50	FAKS 55	K-60
Radstand (m)	5...5,7	4,5...5,7	5,55 + 1,3
Spur vorn/hinten (m)	1,8/1,79	2,06/1,83	1,88/2,0
Bodenfreiheit (mm)	250	300/375	250...270
Ladefläche (m^2)	(4,6...6) × 2,26	(4,4-6,3) × 2,36	
Gesamtgewicht (t)	10,8...11,8	13...14,5	16...18,6
Reifen	36 × 8½, 38 × 9	12-22	12.75/13.50-20
Räder	Stahlscheibe Hering	GF-Simplex	
Länge × Breite × Höhe (m)	9 × 2,35 × 2,55	(8,15-9,45) × 2,5 × 3,0	11,2 × 2,35
Nutzlast (t)	6,1...7,1	6½...8	9,4...12
Spitze (km/h)	35...50	59	43...60
Preis (RM)	17 000...19 800	24 320	

Bosch-Ausrüstung, Batterie Varta, Bremsen MAN/Bosch-Dewandre, Thermostat Mecano, Zweischeiben-Kupplung F & S

haus (1,67 m breit) mit Kurbelfenstern an beiden Türen, elektrischem Winker und Scheibenwischer; Fahrgestell-Montage am Fließband (Tabelle 8.1.4)

1932 Otto Meyer läßt die Fahrgestell-Bandmontage im Werk Nürnberg modernisieren und einen neuen 5-t-LKW mit 100-PS-Sechszylinder-Dieselmotor konstruieren. Mit den ergänzenden Typen Z 1–2, D 1 und M 1 erster Versuch eines kompletten LKW-Programms von 2½, 3, 4, 5 bis 6½ t, auch Sattelschlepper. Erste Plakette für 100 000 km störungsfreien Betrieb

1934 Erweiterung des 8- bis 10-t-LKW-Programms um einen 2½-Tonner mit neuem Vierzylinder-Leichtdiesel, geringe Bauhöhe, große Bodenfreiheit durch De Dion-Ritzelachse. Am 5-Tonner erste Hubvorrichtung am Heck für Behälterverkehr (von F. X. Meiller)

1936 Weiterer Akzent auf Schwerlastwagen mit einem 8-Tonner auf der Internationalen Automobil- u. Motorradausstellung Berlin (IAMA). Beginn der Zusammenarbeit mit ÖAF Floridsdorf, die 1937 erster österreichischer LKW-Hersteller wird

1938 MAN-Diesel-LKW im Dienste des Baugewerbes mit dem ML 4500

1939 Erste Gelände-Lastwagen mit Allradantrieb: Typen ML 4500 S und A in Groß-Serie, SML 4500 (1941); Lieferung von 160 Dreiachs-Einheitsdiesel-LKW für das bulgarische Heer. Lieferung von 28 schweren Mulden-Hinterkippern für den Bau der Palmito-Talsperre am Rio del Nazas/Mexico (zweiachsig, Meiller-Kipper zu 6 m^3 mit 2 Pressen auf F 4, Radstand 4,5 m) (Tabelle 8.1.5)

1941 Vorführungsfahrt deutscher Generatorwagen nach Ungarn, Jugoslawien und in die Slowakei; darunter MAN mit ihrem 6½ t ML 4500 im Dieselgas-Betrieb

Tabelle 8.1.4.	E 1 1931...40	E 2 1940...43	E 3000 1940...44
Motor		D 0534	
Getriebe (ZF)	K-40 m. Außenantrieb	K-40 D, FAKS 40 S	
Radstand (m)		4...4,65	
Spur vorne/hinten (m)	1,63	1,66/1,63	
Bodenfreiheit (mm)	254...263/314...360	266	
Ladefläche (m²)	(3,5...3,65) × 2,0	(3,5...4,6) × 2,1	
Gesamtgewicht (t)	5,8	6,3	
Nutzlast (t)	2,75	3,29...3,42	
Reifen	6.50/9.75...20 7/7.25...20	7.25/7.50...20	
Räder		Stahlscheibe Hering	
Länge × Breite × Höhe (m)		(6,09...7,19) × (2,13...2,15) × 2,6	
Höchstgeschwindigkeit (km/h)	53...65	60...71,5	
Preis (RM)		7894–8694	

Auch als Omnibus der OAF und der Lohner-Werke GmbH, Lizenzbau der 3- und 6½-Tonner durch Fross-Büssing, alle Wien

Tabelle 8.1.5.	ML 4500 1939...41	SML, SMLG 1941...45	MK 1945...49
Motor		D 1040 G 1-2	
Getriebe (ZF)	FAK 45 SG	FAKS 45	FAK 45 SG
Radstand (m)		4,6	
Spur vorne/hinten (m)		1,9/1,72	
Bodenfreiheit vorne/hinten (mm)	335...475/335		485/335
Ladefläche (m²)		5 × 2,2	
Gesamtgewicht (t)	9,85...10,45		10,5
Nutzlast (t)	4,4...5,14		5...6
Reifen	270/9.75...20		10...20
Länge × Breite × Höhe (m)	7,45 × 2,35 × 2,61		7,6 × 2,35 × 2,61
Höchstgeschwindigkeit (km/h)	64...70		60
Preis (RM)	17 186–17 786	15 750–16 350	
Stück	4596	6000	6822
Bemerkung	S- und A-Typen als Wirtschafts- bzw. Allradwagen (Straße–Schiene)		

1945 Stillegung des MAN-Werks Nürnberg wegen starker Zerstörungen (20. April). Am 14. Juli Genehmigung zu Reparaturarbeiten. Neun ML 4500 aus Ersatzteilen gebaut, 1946 = 311 Stück, 1947 = 617 Stück, 1948 = 725 LKW und 10 Omnibusse, 1949 = 846 Stück

1949 6½-t-LKW mit 120-PS-Dieselmotor unter Kurzhaube (MK 25/26), 1950 = 1128 Stück gebaut, 1951 = 1097 Stück (Tabelle 8.1.6)

Tabelle 8.1.6.

	Dreiachser			
	MK 25/26 1949...53	MK 25 D 1950...59	MK 26 D 1950...58	F 8 1950...63
Motor	D 1546 G	D 1046 G	D 1546 G D 1246 G	D 1548 G D 1246 G*
Getriebe (ZF)	FAK 45 SG AK 6-50	FAK 45 SG	AK 6-55	AK 6-75
Radstand (m)	4,6...5,2	4,1 + 1,4		4,3...5,5
Spur vorne/hinten (m)	1,9/1,726	1,9/1,65	1,9/1,726	2,05/1,75
Bodenfreiheit vorne/hinten (m)	475/335	470/320	485/335	280/390
Ladefreiheit (m^2)	5 × 2,24	5,3 × 2,06	6 × 2,33	(3...6) × (2,34...2,5)
Gesamtgewicht (t)	11,8	13,6	20	16...19
Nutzlast (t)	6,5	8,4	14,5	8,3...9,75
Reifen	10/11-20	9-20	10-20	13...20
Länge × Breite (m)	7,49 × 2,4	7,79 × 2,2	8,47 × 2,4	(6,23...8,58) × 2,5
Höchstgeschwindigkeit (km/h)	64...75 25 462...29 282	58	65	60
Preis (DM)				
Stückzahl	5 168			376
Bemerkung	Radstände: Sattelfz. 3,32 Kipper 4,1 m	auch mit Allradantrieb	3,32 4,1	3,8 4...4,3

F & S-Kupplung LA 50, GF Trilex-Räder
* 1951 mit MAN-Abgasturbine. Im Export auch als Dreiachser.

1950 Erster Sattelzug (MK), Wiederaufnahme der F-Reihe mit dem F 8, erstes MAN-Kommunalfahrzeug-Programm, MAN-Müllwagen mit Haller, Stuttgart

1951 Erster deutscher LKW mit abgasturbo-aufgeladenem Dieselmotor (MAN-Abgasturbine). Erster MAN-Heckmotor-Omnibus (MKH 2), Frontlenker, Druckluft-Fernschaltung, Motor hinter Hinterachse. V-8-Dieselmotor zu 150 PS im 10-t-LKW (F 8); Ferrostaal, Essen, verkauft 175 Obusse nach Argentinien

1952 Erster MAN-LKW mit Allradantrieb nach dem Krieg (MK 25/26) mit MAN-Gruppengetriebe (druckluftgeschaltet). 6000 LKW seit dem Krieg

1953 Erster Schwer-LKW mit V-Achtzylinder-Dieselmotor und erster MAN-Dreiachser nach dem Krieg für den Export (F 8). Zweiachsiger Muldenkipper (Meiller) für den Autobahnbau und Zementsilo-Wagen (MK, F 8)

1955 Neue LKW-Reihe 400 L 1: kombinierte Öl- und Druckluft-Bremsen, Ganzstahl-Fahrerhaus (Gustavsburg) mit Heizung, elastisch gelagert (Bild 8.1.1). Möbeltransporter als Frontlenker in einer Kundenerprobung bei Gustav Mäuler. Gründung des Nutzfahrzeugwerkes München der MAN in Karlsfeld, 1956 Montagehalle in München (500 m), 10 000 Beschäftigte, 561 000 qm Gelände. Der erste LKW läuft am 15. November vom Band (ein 400 L 1). Schmiede für die Achsen. Erprobungsfahrt Nürnberg–Iran und zurück

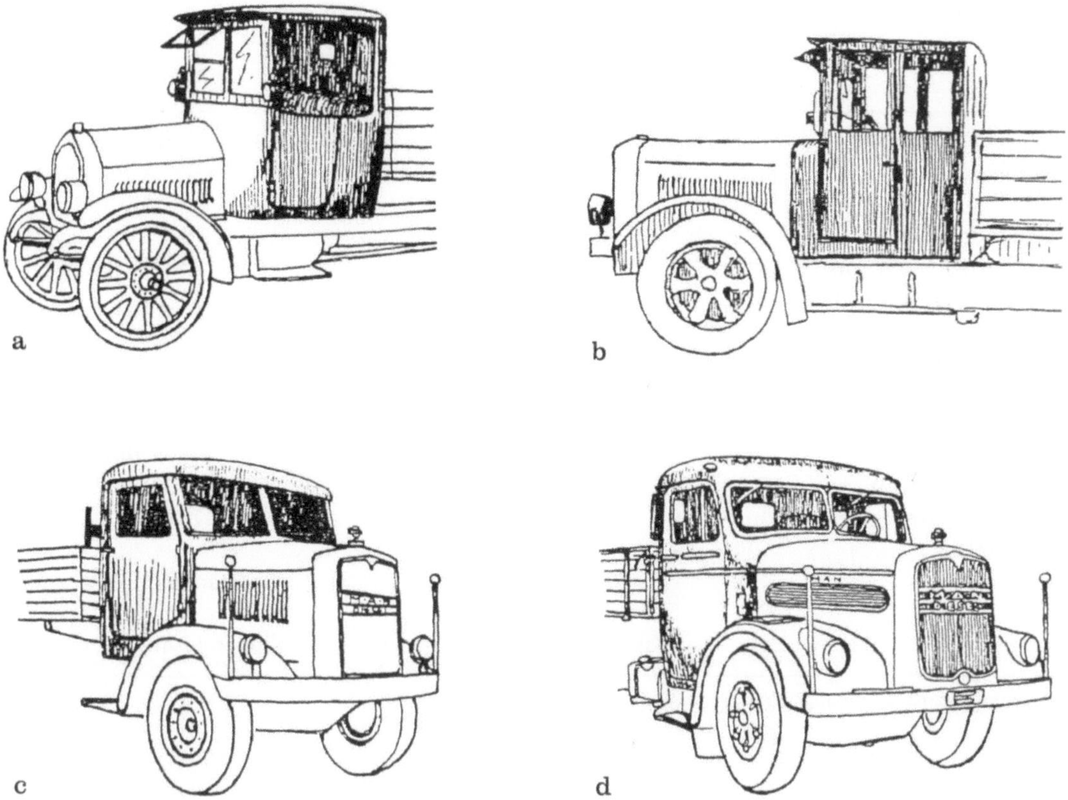

Bild 8.1.1. Entwicklung der Fahrerhäuser an Lastkraftwagen 1920 bis 1955, Bauart MAN. **a** Um 1920. Hartholz-Gerippe mit Blechverschalung, seitlich Rollvorhänge; nur eine Tür links, da Rechtslenkung und Schalthebel rechts außen; **b** um 1930, dasselbe, Seitenwände und Türen bis zum Dach reichend, Glasscheiben auch seitlich; Türen auf beiden Seiten, da Linkslenkung und Schalthebel in der Mitte; **c** um 1938, Gerippe aus Stahlprofilen, breiter und geräumiger, Fahrersitz verstellbar; **d** um 1955, Innenausstattung bequemer, Schwenkfenster in beiden Türen, Klapptisch und Leselampe, bessere Sicht nach rückwärts, Warmluftheizung [1.8]

(16000 km) mit den Typen LKW 400 und Omnibus 420 über drei Monate. Der Nutzfahrzeug-Motorenbau bleibt in Nürnberg. Einführung neuartiger, dreisitziger Fahrerhäuser mit Panorama-Windschutzscheibe, Rückscheibe und Schwenkfenster

1956 Auf dem Genfer Automobilsalon zeigt MAN ihre 400 L1-LKW, den 515 L1-Allradkipper und den Heckbus 420 HOC1. Allradantrieb für die Typen 400, 620 und 735 (Tabelle 8.1.7). Neues LKW-Bauprogramm 400 bzw. 415 mit Ponton-Kabinen und überarbeiteten Motoren. 500-m-Montagehalle

1957 Serienmäßiger Frontlenker mit 38½-t-Lastzug-Gesamtgewicht (745 L1). Lieferungen von 28 Sattelschleppern nach Spanien, 1958 von 19 Muldenkippern F8/830 L1–2 nach Venezuela (15 Stück 14 bis 15 t; 4 Dreiseitenkipp-Lastzüge 30 t). Omnibusse mit Einzelradaufhängung (Tabelle 8.1.8)

1959 Volles Programm für die Bauwirtschaft an Kippern aller Art, an 2- und 3achsigen Fahrgestellen für Zementsilo-Transporter, Mörtelmulden, Trans-

Tabelle 8.1.7.	630 L 1-2, L 1 A 1953...58	830 L 1-2 1953...63	758 L 1 1953...57
Motor	D 1246 M 2-3	D 1246 M 2-3	D 1048 M
Getriebe (ZF)	AK 6-55		AK 6-55 AK 5-33
Radstand (m)	5...5,2	5...5,5	
Spur vorne/hinten (m)	1,9/1,75	2,05/1,78	
Bodenfreiheit vorne/hinten (mm)	507/350	255/365	
Ladefläche (m²)		(4...6) × 2,34	
Gesamtgewicht (t)	12,4...14	12...15,5	
Nutzlast (t)	7,8...9,4	9,3...10,2	
Reifen	11-20	12-20	12-20 10-20
Länge × Breite (m)	(5,5...8,76) × (2,4...2,5)	(6,33...8,82) × (2,32...2,5)	
Höchstgeschwindigkeit (km/h)	69...78	71...73	
Stückzahl		870	
Bemerkung	Radstände: Sattelfz. 3,32..3,62 m Kipper 4,1...4,6 m	Radstände: Sattelfz. 4 m Kipper 4,5 m	

Seit 1955 GF Trilex-Räder. F & S-Kupplung LA 70

Tabelle 8.1.8.	400 L 1, L 1 A 1955...59	415 L 1 F, L 1 A, FOC 1957...73	520 L 1, L 1 A, L 1 F 1957...66
Motor	D 9626 M 1	D 0026 M 1	D 0026 M
Getriebe (ZF)	AK 5-45	AK 5-33	AK 5-35
Radstand (m)	3,5...4,2	4,2...4,8	
Spur vorne/hinten (m)		1,824/1,632	
Bodenfreiheit vorne/hinten (mm)		433/308	
Ladefläche (m²)	(3,4...4,5) × 2,05	(5,3...7) × 2,1	(4,5...5,5) × 2,1
Gesamtgewicht (t)	8,6	9,4	9,8
Nutzlast (t)	4,75	4,55...5	5,45...5,7
Reifen		8.25-20	
Länge × Breite (m)	(5,26...7,16) × 2,185	(6,37...8,77) × 2,25	
Höchstgeschwindigkeit (km/h)	89	82	79
Stück	2365	12183	6381
Bemerkung		Radstände: Sattelfz. 3,2...3,6 m Kipper 3,6...4,2 m Indien L 1 AR	

Stahl-Scheibenräder, Kuplung F & S LA 50 und G 30 Kz

portbeton, Kranwagen. Fahrgestelle für Sattelschlepper für den Transport von Bauholz, Langeisen, Gerüste und Baumaschinen. Erste Unterflurmotoren für Omnibusse. Zusammenarbeit MAN – Krauss-Maffei (KM), beide München, in Entwicklung und Fertigung von Omnibussen; Abstimmung auf ein gemeinsames Omnibusprogramm, Verkauf und Kundendienst bei MAN. MAN-Typen: Metrobus mit 135-PS-Unterflurmotor im Heck, 420 HOC 1/2 mit KM-Aufbau, 760 UO 1, 640 HO 1 mit 140-PS-Unterflurmotor im Heck; KM-Typen: KMS 120 (Stadtlinie), KMS 135 mit MAN-Motor (Reise). Auf IAA neu: 630 L 3 und 770 L 1, beide als Frontlenker oder Haubenwagen, Allrad oder Sattelschlepper; 3 Typen von Dreiachsern (Tabelle 8.1.9).
LKW-Montagewerk in Jabalpur/Indien für 250 Wagen/Monat eröffnet

1960 Beginn der Einführung neuer Typenbezeichnungen für die LKW nach Gesamtgewicht (t) und Motorleistung (PS). Die Programme heißen: 10.126–136, 10.210–215, 13.212–215, 15.212–230, seit 1969 auch 7.126–135/6, 8.126–156, 9.126–136. Stadtlinienbus 640 HO 1 [1.9, 1.10]

1961 Umstellung des Straßenbahn-Netzes in Koblenz auf 29 Obusse und 35 Metrobusse. Zur IAA neue Omnibusreihe des Typs 750 HO mit Stadtlinien-, Vorort-, Überland- und Reisebussen (10 bis 11 m). In Saarbrücken bis 1965 150 Busse 750 HO

1962 Preßmüllwagen zu 10 und 18 m^3 2- und 3achsig auf Chassis 635 und 1570 (mit Nachlaufachse), Frontlenker, Gesamtgewicht 14½ und 22 t (Lizenz Ochsner & Cie AG Zürich). MAN-Mitarbeiter gründen in Johannesburg/ZA die Fa. Meyer & Hiller (Pty.) Ltd. mit Beteiligung der MAN. 1967 MAN-Montagewerk

Tabelle 8.1.9.	635 L 1, L 1 F/FS/A/H 1960...69	770 L 1, L 1 F, 780 F 1960...72	1170, 2170 L 1, 11 200 T L 1 FD 1959...63
Motor	D 0836 M 2	D 2146 M 1	
Getriebe (ZF)	AK 5-35	AK 6-55 S 8-45	Ak 6-60/70 S 8-45
Radstand (m)		4,6...5,2	5,025 + 1,35
Spur vorne/hinten (m)		1,885/1,71	
Bodenfreiheit vorne/hinten (mm)	420/295	475/320	
Ladefläche (m^2)		(4...5) × 2,35	7 × 2,35
Gesamtgewicht (t)		12	18/30
Nutzlast (t)	6,5	6,65...7,2	10,8...21
Reifen	8.25/9-20	9/10-20	12-20
Länge × Breite (m)		(6,69...7,675) × (2,35...2,5)	(8,875...9,675) × 2,5
Höchstgeschwindigkeit (km/h)		81	66...80
Stück	9 058	7 985	1 000
Bemerkung		Radstände: Sattelfz. 3,7 m Kipper 4,1 m	 3,115 m 4,465 + 1,27

in Pinetown b. Durban. Dreiachser-Programm im Baukastensystem (22 bis 30 t): Typen 1580 und 2180

1963 Dreiachs-Muldenkipper, Nutzlast 18 t, Allradantrieb, Mulde von Meiller, München. 60 werkseigene Reparaturwerke. HM-Motoren, Omnibusse 750 HO-M 11 A für Bremen, auf IAA Typ 535 HO (9 bis 10 m)

1964 Erweiterter MAN-Kundendienst in 76 werkseigenen Reparatur- und 120 Vertrags-Werkstätten

1965 Zu ihrem Jubiläum „50 Jahre MAN-Nutzfahrzeuge" bringt die MAN die neue Typenreihe 850 parallel zur 780. Kippbares Frontlenker-Fahrerhaus (Bild 8.1.2), 13-t-Triebachse für den 19-t-LKW und über 200 PS Antriebsleistung (Typ 13.212), 1966 als Dreiachser von 22 bis 30 t Gesamtgewicht mit Allradantrieb. Getriebeunabhängiger, abschaltbarer Schwungrad-Außenantrieb für Transportbeton-Mischtrommeln; 16-t-Muldenkipper, 10,2-t-Sattelschlepper (10.215)

1967 Zusammenarbeit mit der französischen Saviem: Sie beliefert die erweiterte Frontlenker-Baureihe der MAN mit Großraum-Fahrerhäusern als Weitwinkel-Kippkabine in rechteckiger, geradliniger Kastenform; Saviem importiert mit MAN Transporter, MAN montiert leichte LKW von Saviem und beliefert sie bis 1976 mit 20 000 Vorderachsen und 25 000 Motoren für Schwer-LKW, sie verkauft 5600 Transporter und 7100 leichte LKW. Danach erlischt die Kooperation wegen der Fusion Saviem + Berliet zu Renault Vehicules Industriels. Omnibus-Fertigung beginnt in Penzberg mit 27 Stadtlinienbussen. LKW-Programm bis 1972: 7.135 u. 7.136 H, 8.126 H, 8.136 u. 8.156 H, 9.126 H u. 9.136 H, 10.126 u. 10.136 H. 1969/70 ein 7.126 H

1969 Kurzhaubenwagen, wobei Haube mit Kotflügeln hochklappbar, Scheinwerfer im Stoßbalken. Erste Turbinen-LKW mit MAN-MTU-Gasturbine: 16-t-Zweiachser (Typ 13.304 F) mit Sechsgang-Planeten-Lastschaltgetriebe (Allison) und der 22-t-Dreiachs-Sattelschlepper (Typ 14.304 DFLS) mit Viergang-Planeten-Lastschaltgetriebe (Self Changing Gears). Erster LKW mit Luftfederung zum Transport von Wechselbehältern. Standard-Linien-Elektrobus mit Batterie-Anhänger im Koblenzer Stadtverkehr

1970 Die MAN bildet den „Unternehmensbereich Nutzfahrzeuge" (UBN), er überschreitet die Umsatzmilliarde. Vierachs-LKW für Container bis 20½ t (Typ 20.304 FL). Kooperationsvertrag mit Daimler-Benz auf gemeinsame Fertigung von Motoren- und Achsteilen

1971 Blockierschutz für 38-t-Lastzug (Bosch, Knorr). MAN-Streicher Kehrmaschine, 100. Preßmüllwagen, 600. MAN-Wagen für die Stadt München. Zusammenführung von ÖAF und Gräf & Stift AG, beide Wien, durch die MAN. Lieferung von ckd-Sätzen im Omnibusbau

1972 Außenplaneten-Triebachsfertigung (8 bis 16 t) und mitlaufende Achsen (4,5 bis 7 t) auf 10 Transferstraßen der MAN München, die modernste und größte

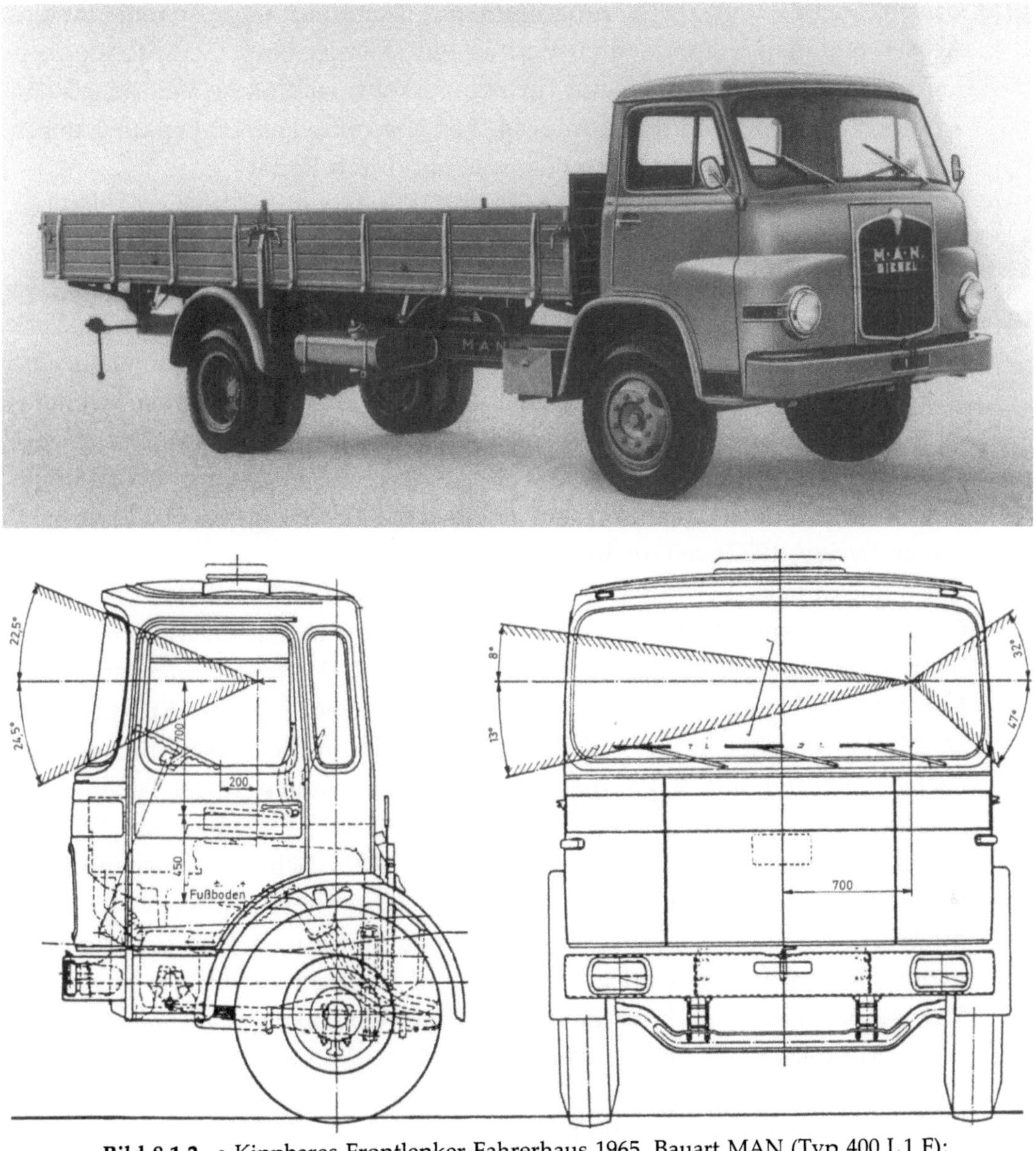

Bild 8.1.2. **a** Kippbares Frontlenker-Fahrerhaus 1965, Bauart MAN (Typ 400 L1 F); **b** Sichtwinkel unter den Augen des Fahrers, Bauart MAN/SAVIEM

im europäischen Nutzfahrzeugbau; 1,4 min je Stück. Vorstellung einer 320-PS-Sattelzugmaschine mit Luftfedern hinten. Nach Integration der Büssing Automobilwerke AG Braunschweig betreibt MAN 35 Verkaufsniederlassungen und 133 eigene Reparaturwerkstätten. Werk Querum beginnt Vorderachsfertigung auf Transferstaßen, Werk Salzgitter montiert mittlere LKW und Omnibusse. „Büssing-Gedächtnis-LKW" mit Unterflurmotor, Braunschweiger „Burglöwe" im Firmensignet. MAN-Reihen-Sechszylinder mit Abgasturbolader und Ladeluftkühlung, 1976 verdrängt er die V-8 und V-10. Flüssig-Erdgas-Antrieb vorgestellt

1973 Umfangreiches LKW-Typenprogramm mit Motoren- und Außenplaneten-Achsen aus dem Komponenten-Vertrag mit Daimler-Benz. 16-t-Frontlenker-LKW mit 320-PS-Unterflurmotor für Fernverkehr, wahlweise V-8- oder V-10-Zylinder, Blatt- oder Luftfederung. MAN-LKW ohne Fahrer: Lenkung durch Leitkabel, Elektronik und Abstandsmessung durch Radar

1974 MAN stellt amerikanischen Stadtverkehrs-Betrieben einen 16½-m-Gelenkbus SG 192 zur Verfügung. 1976 Angebote zusammen mit der American Motors General Corp., Michigan, und erste Lieferungen für Seattle

1976 Neueröffnung der Gießerei für den Fahrzeug-Motorenbau im MAN-Werk Nürnberg. Neues LKW-Programm mit der Sechszylinder-Motorenbaureihe D 25. MAN wird Generalunternehmer des LKW-Programms zweiter Generation der Bundeswehr, 20 % Anteil am Auftragswert von 1,2 Mrd. DM; Zwei-, Drei- und Vierachser zu 5 bis 10 t; gebaut bis 1983 insgesamt 10 424 Stück, danach abgeänderte Typen für den Zivilbedarf. Lieferung von 500 Omnibussen an Syrien, 1977 weitere 400 Stück

1977 Zusammenarbeits-Vertrag mit VW in einer Typenfamilie leichter LKW von 6 bis 9/10 t Gesamtgewicht (G-Reihe). Vorstellung IAA 1979. Motoren, Rahmen, Bremsen und Vorderachsen liefert MAN. Vertriebsorganisation bei MAN. Hochgeländegängige Zwei- bis Vierachs-LKW zu 5 bis 15 t Nutzlast

1978 MAN überschreitet in ihrer LKW-Jahresproduktion die 20 000 Stückgrenze. Fachjournalisten aus 9 europäischen Ländern wählen MAN-Typen zum „Lastwagen des Jahres": 1978: 19.280; 1980: 19.321 F; 1987: Baureihe F 90

1979 Neugliederung des Nutzfahrzeugbereichs der MAN: Schwerlastwagenbau im Werk München-Allach, mittlere LKW und alle Omnibusse im Werk Salzgitter; die Werke Braunschweig-Querum und Penzberg fertigen Teile und Komponenten; Verkauf und Service werden dem größeren Programm angepaßt. Kurzhauber mit 60 mm höherem Fahrerhaus, Stoßbalken aus Kunststoff

1980 Neue Montagestraße mit vollautomatischer Rahmen-Wendeanlage mit Federn und Achsen für LKW. Neue Gebäude für Fahrzeugablieferung und Versuch im Werk München. Im Inland 39 werkseigene Verkaufsniederlassungen mit 700 Mitarbeitern, in 19 europäischen Ländern arbeiten 299 MAN-Nutzfahrzeug-Händler

1981 MAN-Omnibuswerk in Cleveland / North Carolina für 13 Mio. $. Im Werk München neue Lackiererei

1982 MAN erreicht bei Schwer-LKW 25 % Marktanteil. In das MAN/VW-Programm kommt der Gelände-LKW 8.136 FAE mit Allradantrieb und Einzelreifen. Im Ausland erhält die MAN über ihre Beteiligungsgesellschaft MANAS, Istanbul, Auftrag auf 390 Stadtlinienbusse im Wert von 50 Mio. DM (MAN-Anteil die Hälfte) für die Verkehrsbetriebe Istanbul. MANAS montiert die angelieferten MAN-Aggregate, 20 bis 35 Omnibusse im Monat

1983 MAN tritt wieder in die mittlere Gewichtsklasse ein: 12 bis 17 t Gesamtgewicht mit eigenem Fahrerhaus. Haubenwagen nur noch für die Bauwirtschaft

1987 Baureihe F 90 auf IAA mit Motoren D 28 und neuem Großraum-Fahrerhaus. Sattelschlepper 19.462 FLS mit 460-PS-V-Zehnzylinder-Dieselmotor als stärkster Lastzug für Fernverkehr, „Komfort-Dreiachser". EATON-Hypoidachse mit Weitspalt-Parabelfedern.
Zur Auslandsfertigung der MAN s. Tabelle 8.1.10

1989 MAN erweitert ihr Fahrzeug-Dieselmotoren-Programm in V-Form um einen V-12 von 22 Litern Hubraum, dessen Leistung über 1000 PS reicht (Tabelle 8.4.16)

1990 In 75 Jahren produzierte die MAN ohne ihre Auslandswerke über 600 000 Nutzfahrzeuge, siehe Tabelle 8.1.11

Tabelle 8.1.10.	Lkw	Omnibusse	Sattel-Kfz.
Türkei	173	45	
Südafrika	270	241	
Spanien	–	62	
Gesamt	443	348	225

Tabelle 8.1.11. Produktion von MAN-Nutzfahrzeugen 1915...1990, ohne Ausland

	Zeitabschnitt der Firmengeschichte	Jahresleistung	Gesamtleistung
1915...1919	1. Weltkrieg	150...500	1 050
1920...1924	Nachkriegszeit in Nürnberg	200...370	1 422
1925...1929	Entwicklung eigener Typen	500...770	3 516
1930...1933	Weltwirtschaftskrise	118...440	1 065
1934...1944	Aufschwung der Kfz.-Industrie und -Bedarf 2. Weltkrieg (seit 1937 mit ÖAF)	983...3 300 (1944 : 544)	22 796
1945...1948	Wiederaufbau in Nürnberg und Währungsreform	5...765	1 664
1949...1955	Neubeginn in erhöhter Produktion in Nürnberg	1 030...2 100	12 544
1956...1965	Fahrzeugwerk München, Fahrzeug-Motorenwerk Nürnberg	3 200...14 000	92 346
	50 Jahre Nutzfahrzeugbau		136 403
1966...1978	UBN (seit 1970) mit den Werken München, Penzberg und dem Motorenwerk Nürnberg, seit 1972 mit der Büssing-Gruppe	11 510...37 170	196 425
1979...1987	UBN mit den Werken München, Salzgitter, Braunschweig-Querum, Penzberg, Motorenwerk Nürnberg	23 810...33 500	200 939
1988...1990	"	24 793...30 565	85 006
	75 Jahre Nutzfahrzeugbau		618 783

8.1.2 Der erste Diesel-Lastkraftwagen 1924

Nach den versprechenden Probeläufen des Automobil-Dieselmotors in Augsburg wurde der Vierzylinder W 4 V 10/18 dort in einen 4-t-Lastkraftwagen mit Kettenantrieb eingebaut. Der Nürnberger Werkstättenleiter Paul Wiebicke prüfte die Eignung des Motors zum LKW-Einbau und -Betrieb und überwachte die Arbeiten. Mitte März 1924 fuhr dieser erste Diesel-Lastkraftwagen der Welt in 5½ Stunden nach Nürnberg (155 km) und verbrauchte dabei auf 100 km 21½ kg Leichtöl.

Als weitere drei Motoren zur Verfügung standen, rüstete Werk Nürnberg noch im März einen 3-t-Kardanwagen damit aus. Dieser legte von April bis August 1924 insgesamt 2450 km an Versuchsfahrten zurück. Ein weiterer Wagen lief in Augsburg, er wurde Anfang Juni 1924 dem Staatssekretär im Reichspostministerium, Georg Schätzel in München vorgeführt, der interessiert war. Im Dezember 1924 zeigte die MAN auf der Berliner Automobilausstellung ein Automobil-Dieseltriebwerk und diesen ersten serienmäßigen Diesel-Lastkraftwagen auf ihrem Stand. Während der neun Ausstellungstage führte ihn die MAN auf den Straßen Berlins auch im Fahrbetrieb vor, am Steuer MAN-Fahrmeister Andreas Wittmann. Die MAN zeigte den Dieselwagen auch seit 1925 auf den Ausstellungen weiter in ihrem Programm.

Bei der Kundschaft setzte sich der Diesel-Lastkraftwagen allerdings nur sehr allmählich durch. Die ersten Exemplare lieferte die MAN für:

- die Aktienbrauerei zum Hasen, Augsburg (⅓ des Verbrauchs mit Ottomotor);
- die Brauerei von August Bremme, Wuppertal-Barmen. Diesen Wagen übernahm 1929 als Fahrer Paul Böhmer, der bis 1954 600 000 km damit fuhr und dabei 10 Mio. Liter Bier transportierte;
- einen Kunden in Havanna;
- die Wicküler-Küpper Brauerei, Elberfeld (den ersten Sechszylinder-Schwerlastwagen).

Die Flaschenbier-Lastwagen hatten einen geschlossenen Kastenaufbau mit eingebauten Eiskästen.

8.2 Die Triebachsen der Nutzfahrzeuge

Die „Mutter" aller Nutzfahrzeugachsen ist die Pariser Firma des Comte Albert de Dion[4] und Georges Bouton[5]. In ihrem Hause wurde die Ritzelachse (Vorgelege) und die Pistolenachse (Kegelrad-Stirnrad) erfunden. Für den Nutzfahrzeugbau funda-

[4,5] s. S. 327.

mental ist ihre Vorgelege- oder Ritzelachse mit Innen- oder Außenverzahnung nach dem französischen Patent 271 950 v. 1897 (Bild 8.2.1). Die Pariser Erfinder wollten damit die Triebwerksteile entlasten und die Gesamtübersetzung in zwei zusätzliche, seitliche Stirnradpaare teilen, z. B. bei MAN ML/SML 4500 (vgl. Tabelle 8.2.1).

Diese Achse verwandten 1900 bis 1926 die Pariser Frontlenker der Comp. Générale des Omnibus und der Schneider & Co, Creuzot. Gelobt wurde sie schon damals wegen ihres günstigen Bodenabstands und ihres staubdichten, ölgefüllten Gehäuses. Mit Geschwindigkeiten zwischen 20 und 30 km/h, Motorleistungen von 45 bis 60 PS bei 900 bis 1200 min^{-1} und Rad-Durchmessern um 1 m mußte die Triebachse eine Übersetzung um 1 : (6 bis 9) erhalten. Der direkte Kegelradantrieb verlangte damals z/Z = 8/42 oder 8/48, die kleinsten, möglichen Zähnezahlen lagen aber noch bei z = 10 bis 12. Außerdem geriet mit einem großen Tellerrad die Bodenfreiheit in der Achsmitte zu klein. Um günstige Abmessungen zu erhalten, mußte man eine zweifache Stufung des Achsantriebes wählen.

Aus den USA blockierte ferner ein Grundpatent der Auto Car Comp., Ardmore/ Pa. bis Ende 1920 die allgemeine Verwendung einer Ritzelachse. Die meisten Nutzfahrzeug-Firmen verwirklichten daher einen Kegelrad-Stirnradantrieb, wie ihn 1904 ebenfalls de Dion/Bouton erfunden hatten (FR-PS 349 545); er wurde 1911 von Renault und während des Ersten Weltkriegs von vielen englischen Konstrukteuren benutzt, um einen Schneckenantrieb zu umgehen [2.1].

Die Gedanken de Dions führte 1915 die A. Horch & Cie Motorwagenwerke AG Zwickau weiter (DRP 292 576): Bei schweren Lastkraftwagen mit Kardanwelle und glatter, durchgehender Tragachse, auf der das Differentialgehäuse und die Aufnahme einer Vorgelegewelle befestigt sind, sollte das Achsantriebsgehäuse über oder unter der Tragachse befestigt sein und die Antriebswelle über oder unter der Tragachse durchlaufen. Die Zwischenvorgelege der parallel zur Tragachse verlaufenden Hilfswelle hätten auf den entgegengesetzten Seiten der Hinterachse gelegen.

Tabelle 8.2.1. Kegelräder, Stirnräder und Gesamtübersetzung von ML/SML 4500

Kegelradpaar Z	$\frac{8}{27}$	$\frac{10}{29}$	$\frac{12}{30}$
Stirnradpaar z		$\frac{11}{30}$ (const)	
Gesamtübersetzung i_{ges}	9,2	7,91	6,82

[4] Marquis Albert de Dion (1856–1946). Dampfwagen-Hersteller 1883, 1895 Dreirad mit Benzinmotor, Omnibus 1897, Voiturette 1898, Kommunalfahrzeuge 1905, Lastwagen 1911, Schienenbus 1922, V-Achtzylinder 1908, eigene Firma 1883–1948, viele Grundpatente mit Bouton.

[5] Georges T. Bouton (1847–1938), Mechaniker, Konstrukteur u. Chefingenieur von de Dion & Cie, Puteaux, Grundpatente auf Einzylinder-Motor 1890, Lenkgetriebe u. Vergaser 1894, Einscheibenkupplung 1904.

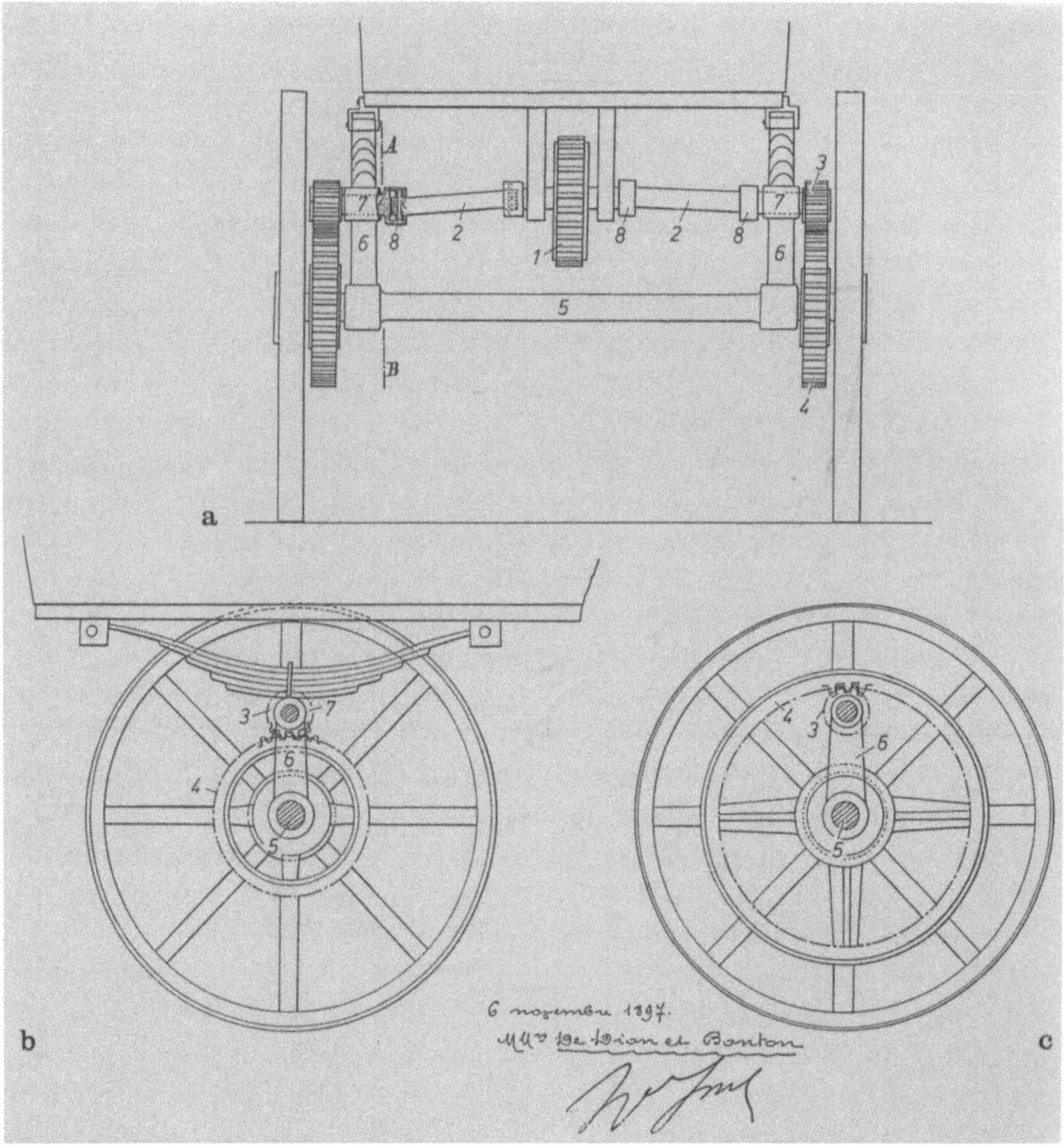

Bild 8.2.1. Automobil-Antriebsachse von Comte Albert de Dion und Georges Bouton 1897 (FR-PS 271 950). **a** Schnitt A–B mit Außenverzahnung; **b** mit Innenverzahnung. *1* Differential unter direktem Motorantrieb; *2* Seitenwellen; *3* Antriebsritzel; *4* Gegenrad; *5* Tragachse; *6* Verbindungsgehäuse; *7* Gehäuse parallel dem Rad als Träger der Blattfedern; *8* Kreuzgelenke

Ursache des verhältnismäßig langen Meinungsstreits über Kette oder Kardan beim Schwer-LKW war das Gewicht der ungefederten Hinterachsmasse. Die Tragachse sollte zwei Drittel des Gesamtgewichts aufnehmen können und dabei leicht sein. Diese Forderung der Kettenantriebs-Befürworter übernahm man für den Kardanantrieb in Form der geteilten Achse. 1920 unterschied der Nürnberger Arthur Gaunitz zwei Arten von Triebachsen mit Ritzelantrieb (DRP 362 335):

- Getrennte, parallele Achsen. Hier lassen sich Ritzel und Zahnkranz nur schwer ganz öl- und staubdicht einkapseln (wie beim Kardanantrieb); der große Zahnkranz, der mit dem Hinterrad umläuft, ließ sich nur notdürftig vor Straßenstaub schützen. Wenn Ritzel und Zahnkranz nicht vollständig im Ölbad arbeiten, laufen sie leicht trocken, heulen und verschleißen bis zum Zahnbruch.
- Gleichachsige Trag- und Triebachse. Bei dieser Lösung bieten sich Planetengetriebe an, die ebenfalls öl- und staubdicht eingekapselt werden müssen. Man befürchtete hier verwickelte Unterbringung im Rad.

MAN baute in ihrem ersten Nutzfahrzeug-Programm schon 1915 einen Fünftonner, noch mit Kettenantrieb. Erwin Aders[6], von Egon Buchler 1919 als Konstruktionschef nach Nürnberg geholt, überarbeitete ihn und schuf dann erst eine Reihe von Zwei- bis Dreitonnern mit Kardanantrieb, die näher mit dem Personenwagen verwandt war. Als Ende 1920 die Ritzelachse frei wurde, setzte sie die Daimler Motoren-Ges. sofort für ihren 4½-t-LKW mit Innenverzahnung ein, erst 1926 mit Außenverzahnung (Bild 8.2.2). Aders entschied sich für den Kegelrad-Stirnradantrieb nach de Dion 1904. Die größere Übersetzung teilte er dem Stirnradpaar zu, das damals schon dank Maag-Verzahnung mit hoher Drehzahl geräuscharm lief. Das Kegelradpaar war bereits spiralverzahnt, es durfte nur wenig radiales und axiales Spiel haben. Daher mußte Aders sehr steife, horizontal geteilte Achskörper konstruieren, was schwer zu bauen war. Auch die neue Luftbereifung beeinflußte die Achsgestaltung. 1923 boten die Zulieferanten neue Räder mit den Luftreifengrößen 14.00–20 oder 13.50–20, Wälzlagerungen der Nabe und andere Bremstrommel-Durchmesser an. Dabei schrieb das Reichs-Verkehrsministerium 1925 für 5-t-LKW 2,25 m als größte Wagenbreite vor [2.2, 2.3].

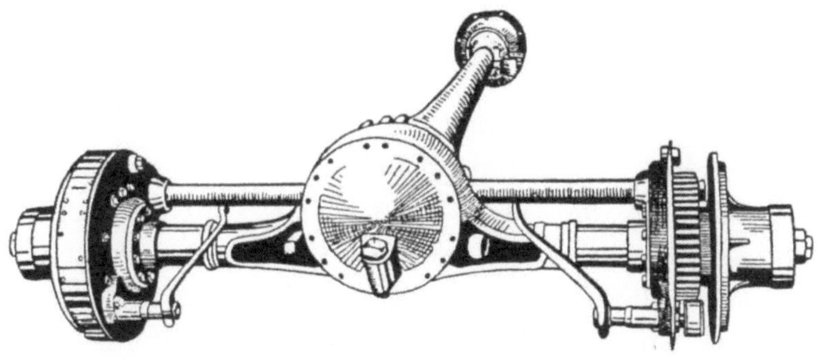

Bild 8.2.2. Ritzel-Hinterachse mit Außenverzahnung ($i = 4$) für Zwei- und Dreiachser 1926, Bauart Daimler-Benz (Typ L 5) [2.4]

[6] Erwin Aders (1881–1974). Studium TH Aachen 1901–06. Chefkonstrukteur bei W. A. Th. Müller Straßenzug, 1912/13 Konstrukteur f. Motorpflüge bei Büssing, 1914 Zentral-Konstruktionsbüro bei Saurer, Arbon. 1. WK Kraftfahrtruppe, 1917 im Büro Vollmer (A 7 V, LK II), 1919–26 MAN-Nutzfahrzeugbau, 1926–29 Vomag, Plauen, 1929–31 Konstr. Chef Daimler-Benz Gaggenau, 1933 Habilitierung TH Aachen „Hinterachsen f. Kfz". 1934–36 Mecano GmbH, Frankfurt, 1936–45 Chefkonstr. Tigerpanzer Henschel, bis 1960 dort beratend f. Panzer, Loks u. Straßenbaumaschinen.

Erwin Aders verließ 1926 Nürnberg, und ein neuer Mann begann eine tragfähige Linie in der Triebachskonstruktion: der Holländer van Ameringen (bisher bei Vomag, Plauen im Vogtland). Er konstruierte die klassische Ritzel- oder Vorgelegeachse der MAN neu, die 50 Jahre lang eine Hauptrolle in ihren Schwer-LKW und Omnibussen spielte. Ihm kam es darauf an, eine hohe Übersetzung in einem soliden Gehäuse unterzubringen. Er sah in einem solchen Achsgehäuse oder Achskörper auch Möglichkeiten zum tiefliegenden Antrieb für das Omnibus-Chassis. Bei den Omnibussen erreichten Daimler-Benz und MAN 1928 mit dieser Achse eine Fußbodenhöhe von 540 bis 590 mm bei gerade durchlaufendem Rahmen. Van Ameringen ging gleich auf ein außenverzahntes Abtriebsrad mit wesentlich kleinerer Zähnezahl, ferner ließ sich die Zahnradübertragung vollständig kapseln, ein luftbereiftes Rad aufstecken [2.4].

8.2.1 Die Ritzelachse, Bauart MAN

Die MAN zeigte auf der IAA Köln 1927 ihre Hinterachskonstruktion an einem 5-t-Niederrahmen-Omnibus-Fahrgestell. Mit nach unten gedrehtem Vorgelege lag ihr Antrieb so tief, daß sich ein tiefliegender, glatt durchlaufender Fußboden von 59 cm über der Straße ergab (Bild 8.2.3). Der Antriebsteil der Achse lag hinter oder unter der getrennten Tragachse. Er bestand aus einem bogenverzahnten Kegelradpaar mit Differential. Von hier liefen die Seitenwellen parallel zur Tragachse zu den seitlichen Stirnradpaaren in Seitengehäusen am Rad, die aus den Endflanschen der Tragachse und den Achstrichtern bestanden. Der Achsantrieb war mit seinem Gehäuse an die Tragachse angeschraubt (Bilder 8.2.4, 8.2.5). Die Bodenfreiheit betrug 335 mm.

Tragachse und Achstrichter waren im Gesenk geschmiedet, in Elektro-Stahlguß oder Chrom-Nickelstahl vom Bochumer Verein oder der Georg Fischer AG, Werk Mettmann, ausgeführt. In den 30er Jahren war das Achsantriebsgehäuse aus gepreßten Blechteilen zusammengeschweißt und sehr leicht gehalten. Achsantrieb und Vorgelege waren völlig staub- und wasserdicht. Anläßlich der Verlegung und Neuausstattung ihres Nutzfahrzeugbaus 1955 errichtete die MAN in München-Allach auch eine Schmiede für ihre Achsen.

1934 führte die MAN auch die Hypoidachse mit Banjo-Achsgehäuse aus Stahlguß ein.

Bereits 1926 hatte die MAN versucht, ihre Ritzelachse in die deutsche Patentliteratur einzuführen: anläßlich des Dreiachspatents und bei ihrer Doppel-Außenbremse.

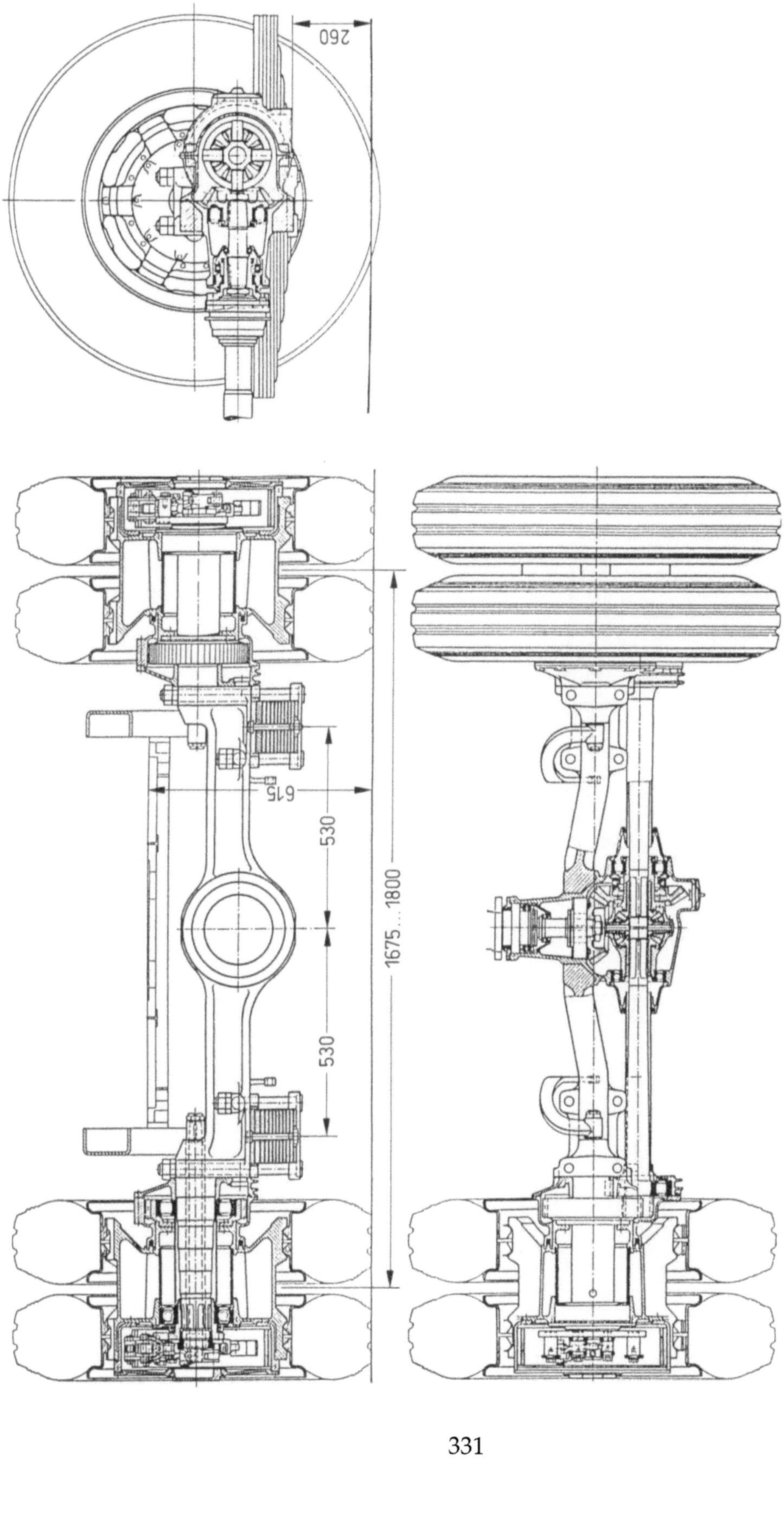

Bild 8.2.3. Hinterachse für Niederrahmen-Omnibusse mit tiefliegendem Antrieb durch Stirnrad-Vorgelege und von außen zugänglicher Bremse 1927, Bauart MAN

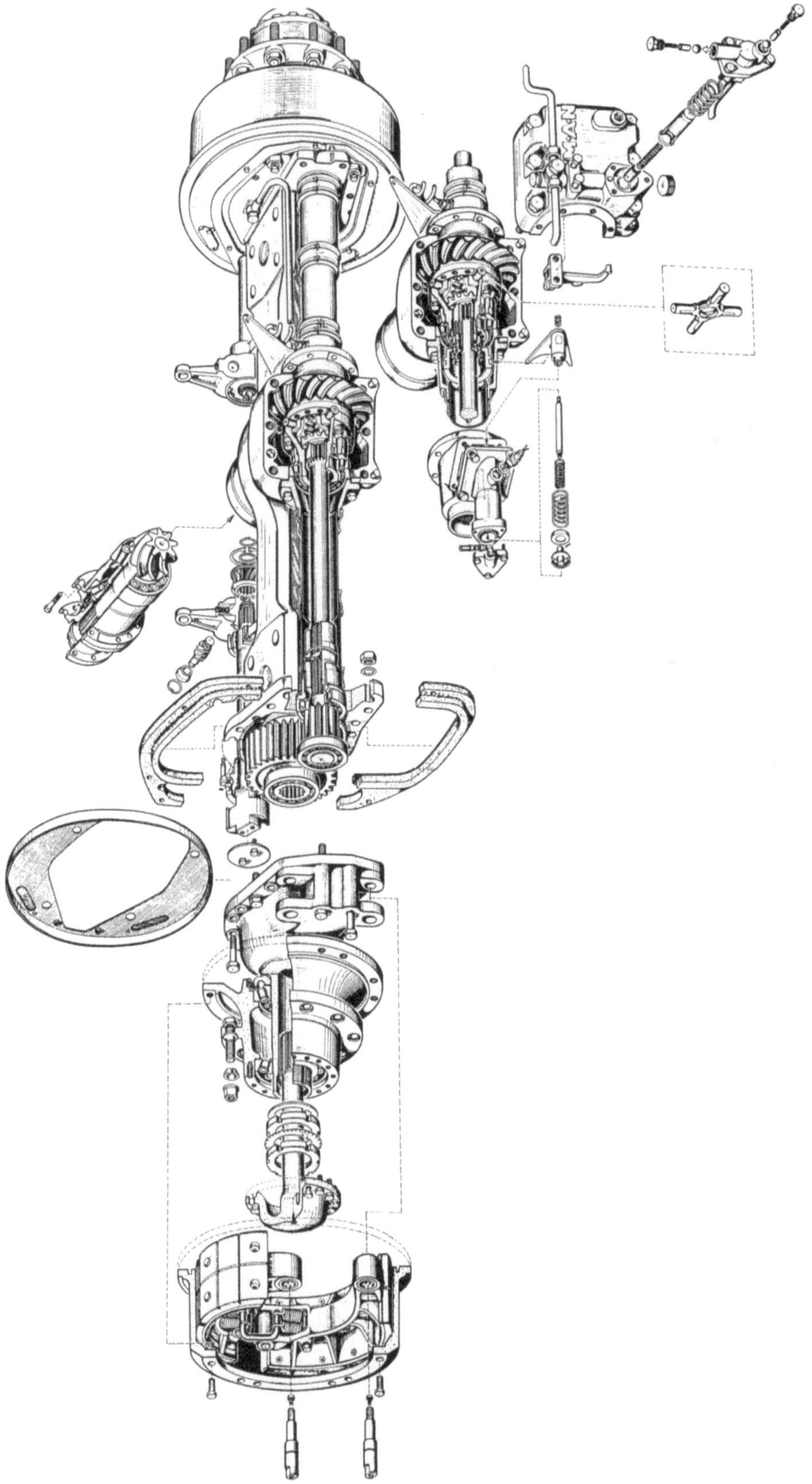

Bild 8.2.4. Angetriebene, nicht lenkbare de Dion-Vorgelegeachse 1926–60, Bauart MAN. Zeichnung Alexander Thusius

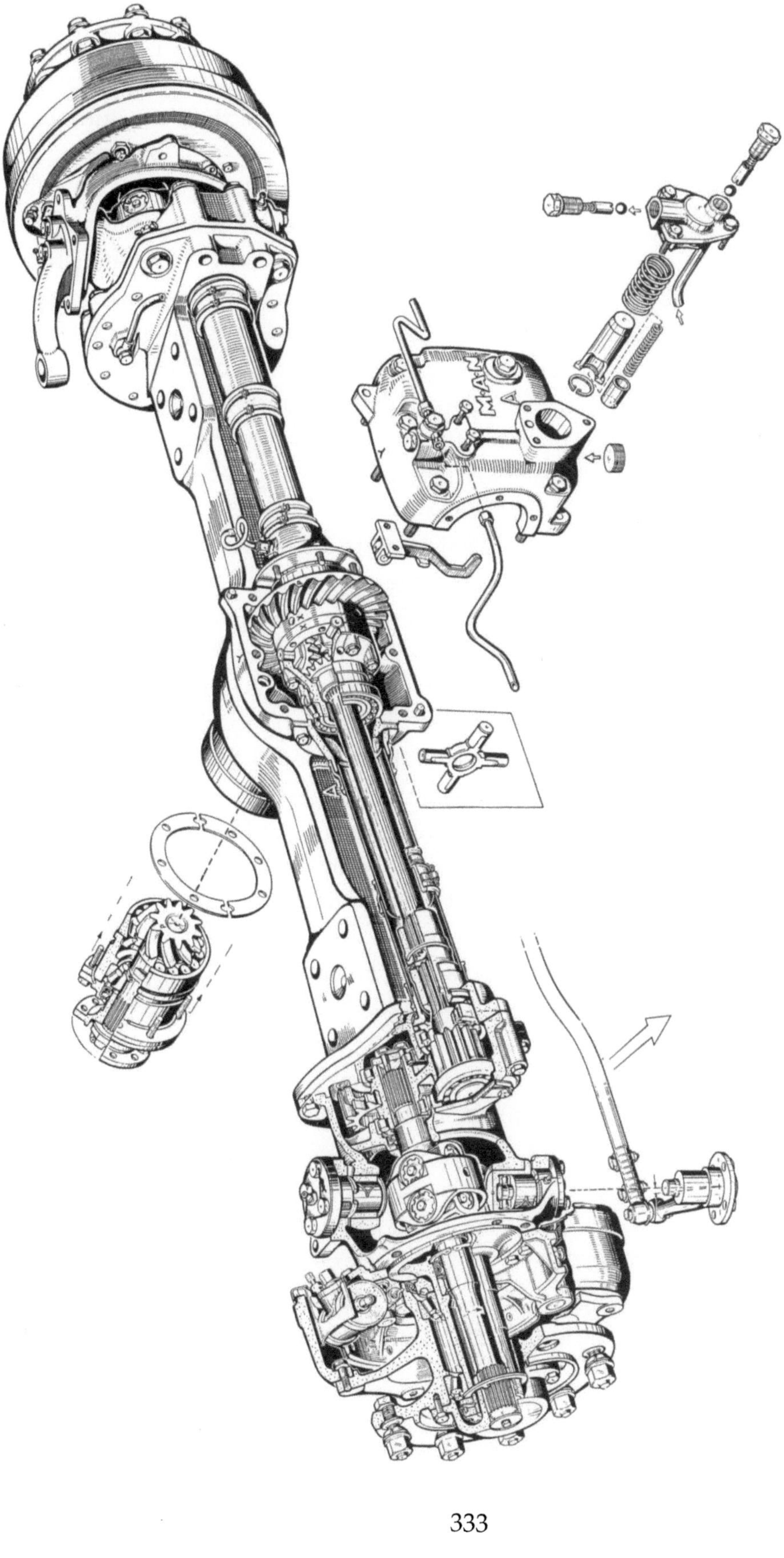

Bild 8.2.5. Angetriebene de Dion-Lenkachse 1939–60, Bauart MAN. Zeichnung Reinhard Lorenz

Die Doppel-Außenbremse

Erwin Aders hatte schon früh über die Bremsenfrage an Nutzfahrzeugen nachgedacht. 1921 meldete er für die MAN Bremsen am Gehäuse des Achsantriebs an (DRP 348 864).

Angeregt von der Quasi-Servobremse des Franzosen Edouard Poulet erfand van Ameringen 1926 zur de Dion-Ritzelachse eine Doppelbremse. Sie sollte an Omnibussen im öffentlichen Dienst eingeführt werden, also gut zugänglich und leicht zu warten sein (Bild 8.2.6). Deshalb wurde die Bremse nach außen gelegt, aber auch, um die Bremstrommel aus der Felge herauszuziehen und um sie kühler zu halten. Die Bremse bestand aus zwei konzentrisch angeordneten Bremsbändern, das kleinere hinter dem großen. Diese Lösung war allerdings nur möglich, weil sich die GF-Simplex-Felge über die Bremstrommel hinwegschieben ließ. Die MAN stellte diese Bremse 1927 bis 1934 her, zuletzt hauptsächlich für die Dreiachser.

Für den Allradantrieb des Typs ML 4500 A setzte die MAN 1938 ihre Ritzeltriebachse auch vorn als Lenkachse ein. An die Stelle von Achstrichtern traten rollengelagerte Lenkschenkel und ihre Träger, dazu Doppel-Kreuzgelenke von Rheinmetall/GWB statt starrer Steckwellen. Der zweiteilige Achsschenkelbolzen trug oben den Lenkhebel, unten den Hebel zur Spurstange. Das Achsantriebsgehäuse übernahm die MAN von der Hinterachse, Bremstrommeln und -backen stammten von der normalen Vorderachse. Die Bodenfreiheit blieb mit 335 bis 350 mm gleich der Hinterachse. Auf Anordnung des Oberkommandos des Heeres, OKH/Wa I Rü, übernahm im Zweiten Weltkrieg auch Daimler-Benz (DB) für ihren L 4500 A und Krupp für ihren 6½-Tonner die MAN-Ritzelachse mit gleicher Federspur. Durch die völlige Gleichheit von Tragkörper und mittlerem Triebwerksteil mit Kegelradpaar ergaben sich große Vorteile in Fertigung und Ersatzteilhaltung. Bis 1974 fertigte die MAN fünf Größen der Ritzelachse, entsprechend den verschiedenen Motorleistungen und Achsbelastungen, alle wahlweise mit Differentialsperre (Tabelle 8.2.2).

Die MAN fertigte die Ritzelachse bis 1974, Daimler-Benz bis 1975. MAN hatte inzwischen den ersten 230-PS-Dieselmotor im deutschen Nutzfahrzeugbau entwik-

→

Bild 8.2.6. Außenliegende Bremse mit Bremstrommel 1926 (DRP 453 486), Bauart MAN. **a** Schnitt der MAN-Doppelbremse; **b** die zwei konzentrisch wirkenden Bremsen, zusammengebaut; **c** die Bandbremse großen Durchmessers. *1* staubdichter Deckel, *2* Bremstrommel, *3* Antriebswelle des Vorgeleges, *4, 5* Ritzel/Rad des Vorgeleges, *6* Welle im Radzapfen, *7, 8* Kurbeln, *11* Doppelhebel, *12* Bremsband, *13* drehbarer Schild am Radzapfen d, *14, 15, 16* Lenker, verbunden mit den Enden des Bremsbandes. Die Bremstrommel *(2)* ist direkt am Rad außen angeschlossen, statt innen. Der Bremsbackenträger *(13)* ist mit dem hohlen Radzapfen *(9)* fest verbunden. An den Enden der Welle *(6)* im hohlen Radzapfen *(9)* sind die Kurbeln *(7, 8)* angebracht, die an den Bremsgliedern und am Bremsgestänge angreifen

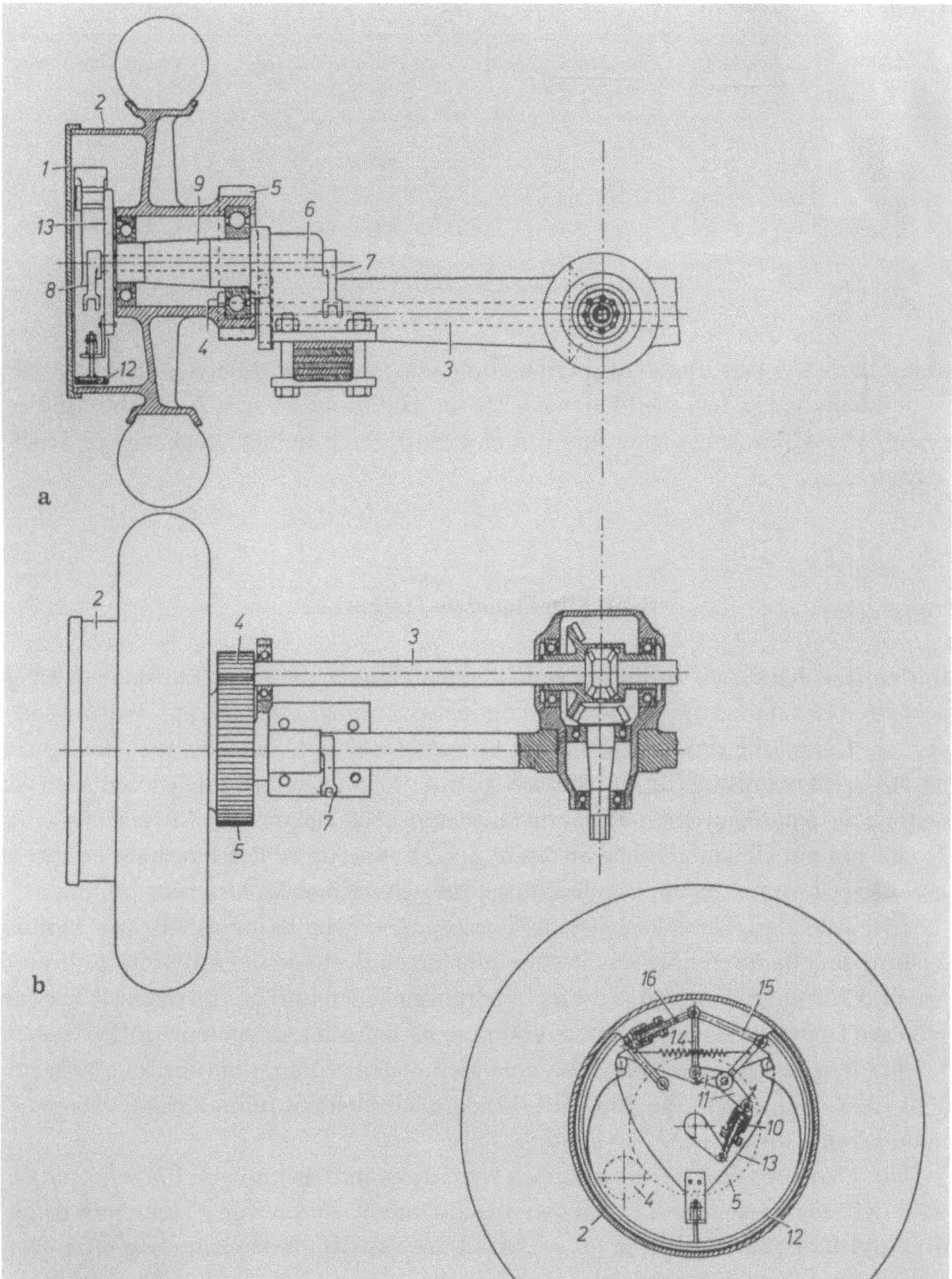
a
b
c

Tabelle 8.2.2. Ritzelachsen 1974

MAN Typ H	Achslast (t)	Eingangsmoment M_d (Nm)	Gesamtübersetzung i_{ges}	Gewicht der Achse (kg)
725	7	250	5,49...6,33	390
825	8			430
1040	10	400	6,26...8,11	610
1250	12	500		720
1360	13	600		910

kelt. Mit diesen Leistungen und Drehmomenten war die Ritzelachse am Ende. Als neue Richtung bot sich die Planetenachse an. Hierin trafen sich Zivil- und Militärbedarf (2. Radfahrzeug-Generation) in einer kurzzeitig hohen Stückzahl an Triebachsen.

8.2.2 Die Planeten-Triebachse

In den USA hatte sich zu Ende des Ersten Weltkriegs der Kardanantrieb auch bei schweren Nutzfahrzeugen längst durchgesetzt, da er in Lebensdauer, Wartungsanspruch, Geräuschlosigkeit und in den Freiheiten für den Konstrukteur überlegen ist. Als weitere Lösung für Nutzfahrzeuge mit großen Übersetzungsstufen entwikkelten die amerikanischen Konstrukteure um 1920 neben der Ritzelachse eine Triebachse mit Umlaufgetriebe außen in den Hinterrädern. Die Europäer erfuhren von dieser Lösung, hielten sie aber mit ihren schwachen Motoren für unnötig.

Erst als Anfang der 60er Jahre die Forderungen nach höherer Nutzlast, Motorleistung und dadurch höheren Drehmomenten stark stiegen, die Wärme an Bremsen und Achsgetrieben sich nicht mehr abführen ließen und der Ritzelantrieb keine höheren Drehzahlen mehr vertrug, erfand man den Außenplaneten-Antrieb in den Triebrädern neu. Magirus ging 1948 mit einem Patent voran und führte sie 1956 am 5¾-t-LKW „Saturn" in die Serie ein. Vorsorglich meldete Julius Liebel[7] 1956 eine neue Lösung für die MAN an (Bild 8.2.7).

Die Planetenachse trennt räumlich den Zweitantrieb und die Bremstrommel, wodurch die thermischen Probleme verschwinden. Durch den Planetentrieb mit drei und fünf Planetenrädern (i_{Pl} = 3 bis 4) ist das Drehmoment unbegrenzt. Der Vorteil eines kleinen Erstantriebs bleibt erhalten ($i_{Mitteltrieb} = 17/29 = 1{,}7$), die Bremstrommel kam auf 410 × (120 bis 220) mm (Bilder 8.2.8, 8.2.9).

[7] Julius Liebel (1904–75), Dipl.-Ing. Ob. Reg. Baurat, MAN 1946–67, Direktor MAN-Nutzfahrzeugbau 1951–67.

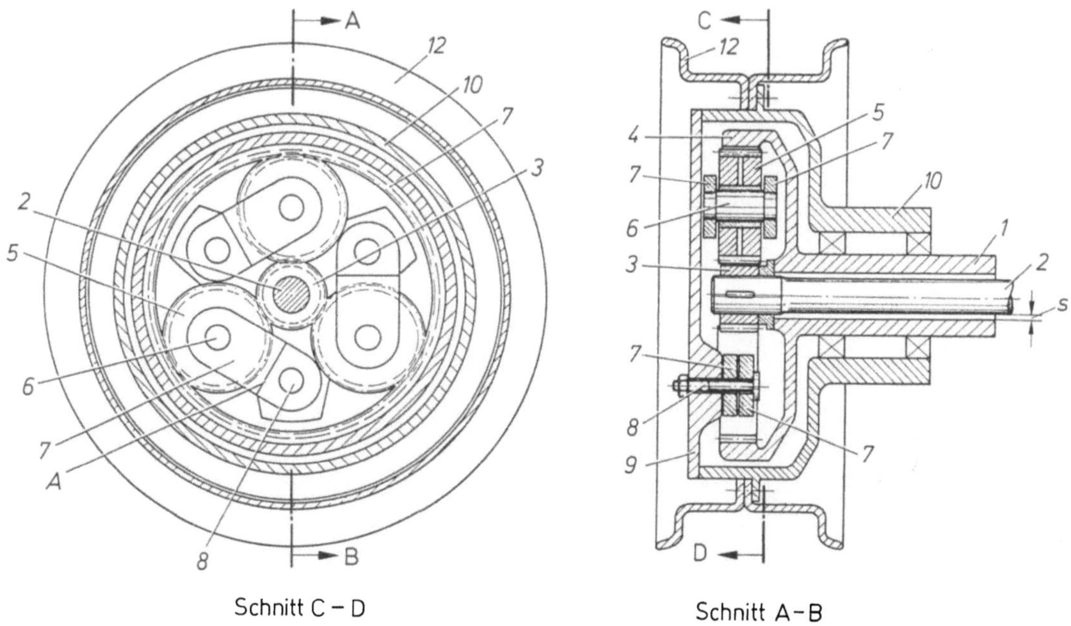

Bild 8.2.7. Planetengetriebe im Radantrieb mit radial beweglich gelagertem Sonnenrad zur Selbstzentrierung von Julius Liebel 1956. Auch die drei Planetenräder sind je für sich radial auf schwenkbaren Laschen gelagert (DE-PS 1030 195). *1* Hohle Radachse, verbunden mit *4*, *2* fliegend gelagerte Antriebswelle, *3* Sonnenrad, *4* nicht umlaufendes, innenverzahntes Hohlrad, *5* drehbare Planetenräder, gelagert auf Bolzen *6*, *7* Laschen, die den Bolzen halten, in Richtung der Planetenräder *5* umlaufen und schwenkbar auf den Bolzen *8* gelagert sind, *9* Planetenträger, *10* Nabe des Fahrzeugrades, *11* Rollenlager, *12* Radfelge. s radiales Spiel der Antriebswelle *2* in der hohlen Radachse *1*, A Stelle der Abkröpfungen der Laschenpaare

Mit einer hohen Stückzahl einer solchen Achse rechnete man, als 1965 die MAN in einem Gemeinschaftsbüro mit Magirus, Henschel, Krupp und Büssing die Fahrwerksfragen für neue Lastkraftwagen der Bundeswehr vertrat. Alle ihre ungepanzerten und gepanzerten Räderfahrzeuge sollten den Planeten-Achsantrieb des Generalunternehmers MAN erhalten. Seit 1964 arbeitete Daimler-Benz allein an einem Militärlastwagen-Programm und dabei auch an einer Planeten-Triebachse. Wegen dieser Achse nahm Daimler-Benz technische Kontakte zur MAN auf und tauschte Entwürfe aus, während die Versuche seit 1966 liefen. Daimler-Benz und MAN konstruierten nun gemeinsam eine Planetenachse, die sich in Großserie herstellen ließ. Der gesamte Jahresbedarf würde sich dann wie folgt aufteilen: Daimler-Benz 60 000 Stück, MAN 40 000 Stück. Als Rohachsen fertigte der bisherige Zulieferer nur 50 000 Stück im Jahr, für seine Kapazitätserhöhung auf 100 000 Stück verlangte er von beiden Abnehmern 25 Mio. DM.

Als 1970 Daimler-Benz und MAN beschlossen, Nutzfahrzeugteile gemeinsam herzustellen, wollten sie das folgende Programm von Planetenachsen mit Blattfederanschluß und für Lenkerführung auflegen:

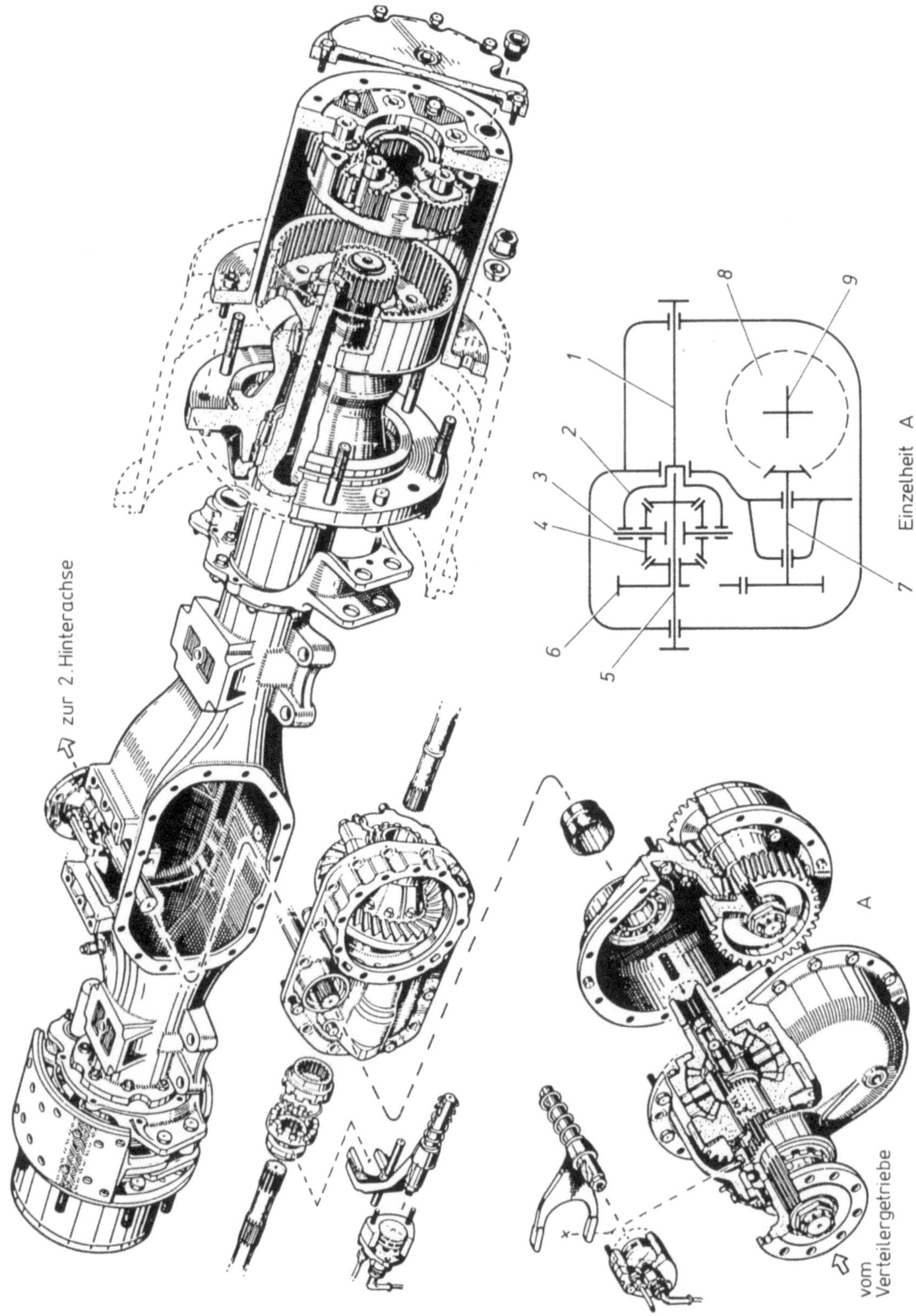
zur 2. Hinterachse
vom Verteilergetriebe
A
Einzelheit A
1
2
3
4
5
6
7
8
9

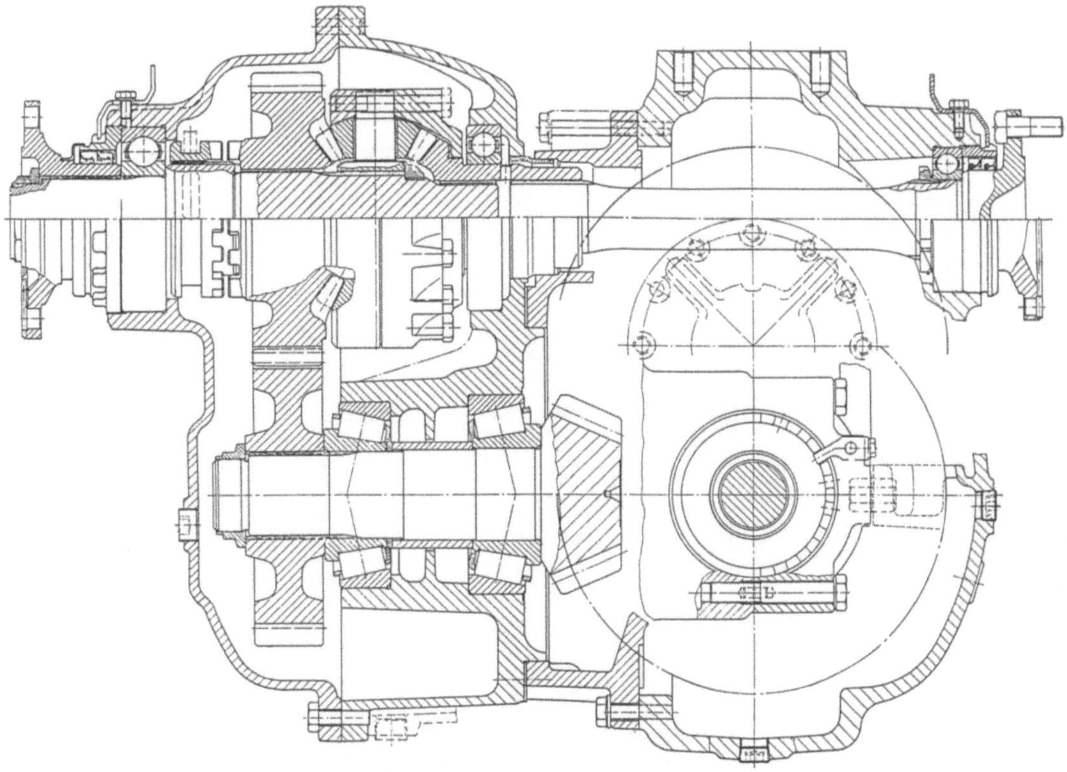

Bild 8.2.9. Durchtrieb zwischen einer Planeten-Doppelachse von Faust Hagin 1975 (DE-PS 3009 502), Bauart MAN. Zeichnung Reinhard Lorenz

- nicht gelenkte, starre Einzel-Triebachse für 8, 10, 13 und 16 t mit Doppelbereifung; dasselbe als Doppelachse mit Durchtrieb für 22, 26 und 32 t,
- gelenkte Triebachse für 4½, 7 und 9 t.

Dazu entwarfen Otto Oeckl[8] und Hans Moll[9] eine neue Fertigungsanlage im MAN-Werk München mit beispiellosen Fortschritten (USA-Patent 3793 703 und DE-PS 1937 288, 1943 730, 1945 915) [2.5]. Sie allein konnte die benötigten 100 000 Achsen pro Jahr preisgünstig ausstoßen. Nach zweijähriger Versuchszeit wurde der Mut der MAN-Ingenieure belohnt: 1974 bis 1986 fertigte München 300 000 Achsen, 5000 im Monat, Taktzeit 3 min.

[8,9] s. S. 340.

◄

Bild 8.2.8. Außenplaneten-Triebachse für doppelte Hinterachsen. Bauart MAN. Zeichnung Alexander Thusius. Einzelheit A: Schema des Durchtriebes für eine Doppelachse von Faust Hagin 1980 (DE-PS 3009 502). *1* Eingangswelle vom Motor, *2* Steg, *3* Differentialkreuz, *4* Umlauf-Kegelräder des Differentials, *5* Abtriebswelle, *6* Stirnrad mit Hohlwelle, *7* Zwischenwelle, *8* Differential der Achse, *9* Drehachse

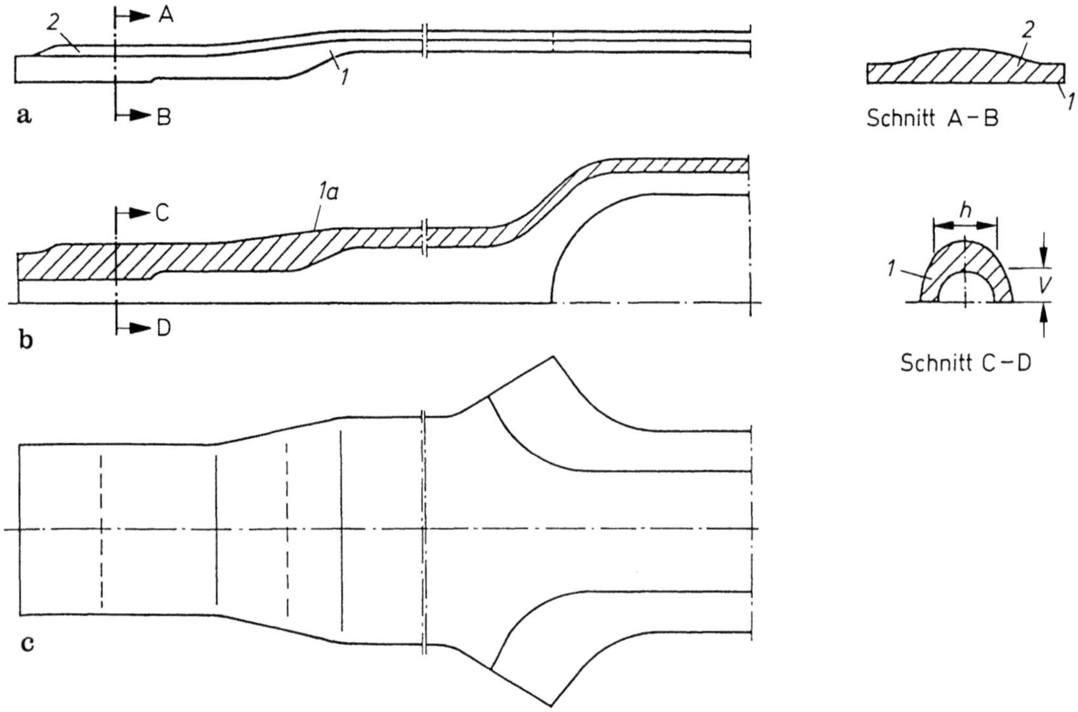

Bild 8.2.10. Reckwalzen von gleichdickem Flachstahl zu Achsbrücken verschiedener Wandstärken nach Hans Heinrich Moll und Otto Oeckl 1969 (DE-PS 1937 288, 1943 730). Vorbereitete Platine für eine symmetrische Halbschale *1* und *2*. **a** Seitenansicht, **b** Schnitt, **c** Draufsicht [2.5]

Tabelle 8.2.3. Rohrförmige Achsbrücken für Omnibusse, Zwei- und Dreiachser, Straßen- und Gelände-Lkw 1966...86

Tragfähigkeit (t)	Tellerrad-∅ (mm)	Wandstärke (mm)	Rohr-Außen-∅ (mm)
9	233	11,5	
10 bis 12	233/300	15	155
13 bis 15		17,5	
16	300	20	

[8] Otto Oeckl (*1906), Konstrukteur bei Rohrbach, Messerschmitt, Focke-Wulf, Henschel-Flugzeugwerke Berlin 1933–45. 1945–58 Betriebsdirektor Henschel-Nutzfahrzeugbau Kassel, 1958–71; Gesamt-Produktionsleiter MAN-Nutzfahrzeugbau München, Aufbau MAN-Werk Penzberg, 200 Patente auf Produktionstechniken, darunter die Planetenachsstraße 1970 (DE-PS 2224 722, USA-Patent 3951 394, FR-PS 7317 948, GB-PS 1409 457); 1975 goldene Diesel-Medaille.

[9] Hans Heinrich Moll (*1913), 1933–38 Studium TH Aachen, 1939 Dr.-Ing., Flugmotorenwerke von Junkers u. Daimler-Benz 1939–45, 1953–60 Daimler-Benz, stellv. Vorstand für die Werke Untertürkheim, Gaggenau und Berlin, 1961–65 Direktorium Fried. Krupp AG, 1966–79 Vorstd. MAN, als Leiter Bereich Nutzfahrzeuge München, 1974–79 MAN-Vorstands-Vorsitzender.

Die Lebensdauer der Achsbrücke hängt von der Verschweißung der beiden Halbschalen ab. Am günstigsten liegt sie in der neutralen Zone. Zum ersten Mal in der Geschichte wandten Oeckl/Moll 1972 bei dieser Schweißarbeit und größeren Wandstärken (Tabelle 8.2.3) die Elektronenstrahlmethode an (Bilder 8.2.10).

Als die Energiekosten für die Rohteilherstellung stark stiegen, ersetzte die MAN 1983 die Stahlblech-Achsbrücke durch eine Baureihe gegossener Achsbrücken. In der Fertigung sollten flexible Kompaktanlagen und die fortgeschrittene Gießtechnik für Einsparungen sorgen. Das Mittelteil der Achsbrücke wurde jetzt aus Sphäroguß, die beiden Achsstummel aus Feinkornstahl eingeschrumpft. Anschlußstücke sind angegossen und müssen nicht mehr einzeln angeschweißt werden.

1985 schloß die MAN einen Zusammenarbeitsvertrag für Konstruktion, Entwicklung und Herstellung von einfach übersetzten Hypoidachsen für mittlere und schwere Nutzfahrzeuge mit der Eaton Corp., Cleveland/Ohio. Hier brachte die MAN viel Know-how ein. Den Lieferungsumfang legte man auf 30 000 Achsen jährlich aus.

8.2.3 Die Vorderachse

Die Vorderachse fertigte die MAN zunächst nach Saurer. Neben den Bremsen an den Hinterrädern verwandte man die übliche Bremse hinter dem Getriebe. Als auch im Nutzfahrzeugbau die Vierradbremse eingeführt werden mußte, begann die MAN 1927 mit einer Gabelachse von 6 bis 8 m Vorspur. Ihre Bremse war die mechanische, Quasiservobremse von Edouard Poulet (Bild 8.2.11).

Diese Bremse hatte zwei nebeneinanderliegende Bremsglieder in einer Bremstrommel. Dadurch verteilte sich das Bremsen gleichmäßig und nahm fortschreitend zu. Von einem dreiarmigen Hebel waren zwei seiner Arme mit je einem der beiden Bremsglieder verbunden, der dritte Arm mit dem Bremspedal. Ein Bremsglied verstärkte die Bremswirkung bei Vorwärts-, das andere bei Rückwärtsfahrt. Diese Gabelachse schmiedete der Bochumer Verein aus NBV-Nickel-Vergütungsstahl im Doppel-T-Profil mit 75 mm Durchkröpfung.

Für den Omnibus brauchte man eine breite, tief gekröpfte Vorderachse, die drei Bedingungen erfüllen sollte: Sie mußte

- eine tiefe Lage des Rahmens gestatten,
- eine breitere Spur haben als sie der LKW je haben kann,
- einen größeren Einschlagwinkel der Vorderräder gestatten als beim LKW.

So konstruierte die MAN 1929 ihre erste Vorderachse als gekröpfte Faustachse für die Serie ihrer Omnibusse. Einen weiteren Fortschritt stellte die hydraulisch betätigte Lockheed-Vierradbremse dar, die die Alfred Teves GmbH Frankfurt/M.

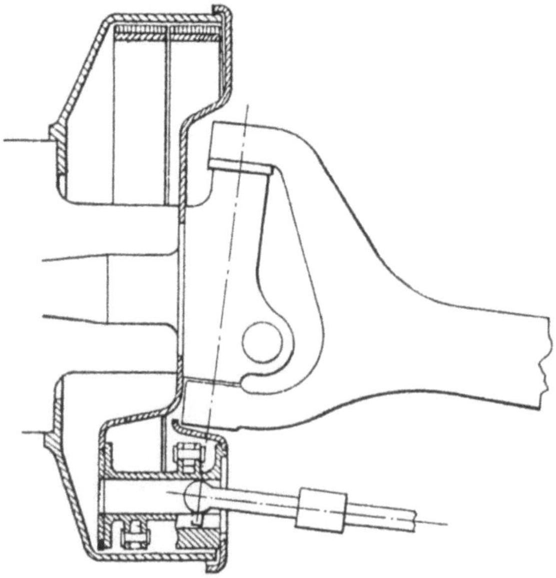

Bild 8.2.11. Gabel-Vorderachse mit Radsturz 2°20′, Bauart Bochumer Verein, mit Vorderrad-Bremse, Bauart Poulet (DRP 470 828 v. 1927). Bremstrommel-Durchmesser 525 mm, Bremstrommelbreite 95 mm

herstellte. Die Gutehoffnungshütte schmiedete diese Vorderachse aus VCN 15–30, den Hauptquerschnitt in Doppel-T-Form mit rundlichem Übergang an den Enden für den Lenkzapfen.

1930 folgte beim 7½- und 12-t-Dreiachser schon die Knorrsche Druckluftbremse, 1931 bei den leichteren Lastkraftwagen und Omnibussen die Saugluft-Vierradbremse, Bauart Dewandre-Bosch, und die hydraulische Lockheed-Ate-Bremse. Seit 1939 baute die MAN an der Hinterachse ausschließlich die Knorr-Druckluftbremse ein, an der Vorderachse die hydraulische Ate-Bremse.

Als 1936 geländefähige Lastkraftwagen überwiegend für Straßenbenutzung (S-Typ) verlangt wurden, fertigte die MAN von 1938 an eine Vorderachse, die nicht mehr nach unten gekröpft, sondern gestreckt oder sogar portalmäßig erhöht war (Bild 8.2.12), so daß sie sich gegen die angetriebene Vorderachse austauschen ließ. Mit 475 mm Bodenfreiheit erreichte sie 1938 einen Spitzenwert im deutschen Nutzfahrzeugbau. Nach unten gekröpfte Vorderachsen gab es nur noch am Omnibus (Bild 8.2.13).

Wie sich die Ritzelachse auch im Antrieb der Vorderachse anwenden ließ, hatte der BVG-Oberingenieur Karl Garsstka 1930 gezeigt. Mit ihrem Typ ML 4500 A setzte die MAN 1941 ihre Ritzelachse auch als Lenkachse ein. Das Mittelantriebsgehäuse der Hinterachse blieb dasselbe. An die Stelle von Achstrichtern traten die Lenkschenkel mit rollengelagerten Lenkschenkeln und Doppelkreuz-Gelenken. Der zweiteilige Lenkschenkel-Bolzen trug oben den Lenk-, unten den Spurstangen-Hebel.

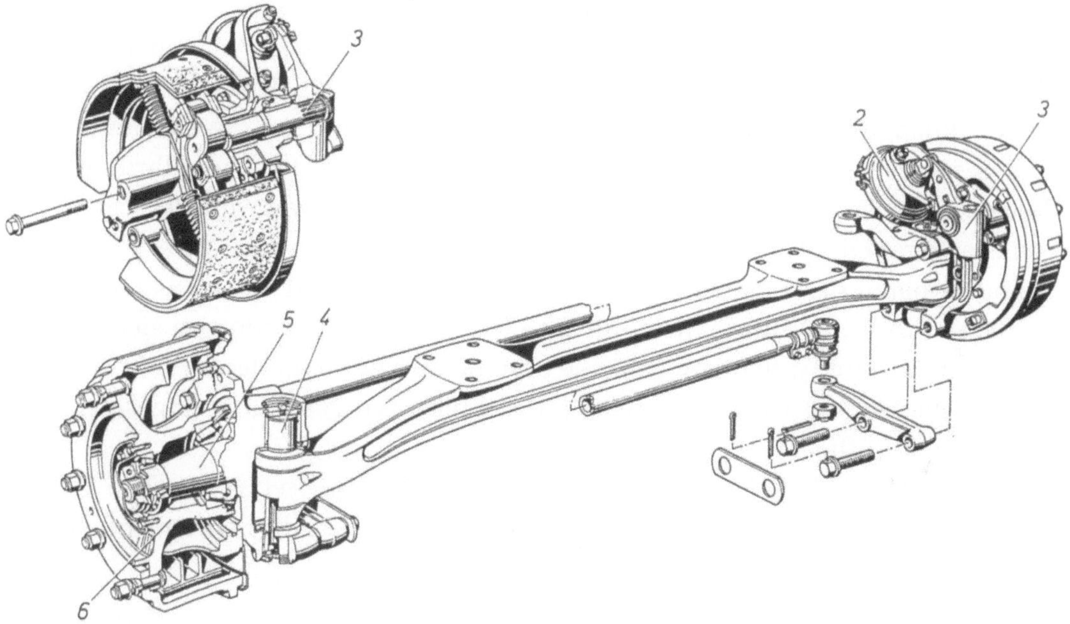

Bild 8.2.12. Nicht angetriebene Lenkachse mit leichter Kröpfung nach oben und Druckluftbremse 1972, Bauart MAN (Typ V 7–70 L). *1* Bremsnockenwelle, *2* Membran-Bremszylinder, *3* autom. Gestängesteller, *4* Achsschenkelbolzen, *5* Achsschenkel, *6* Radnabe

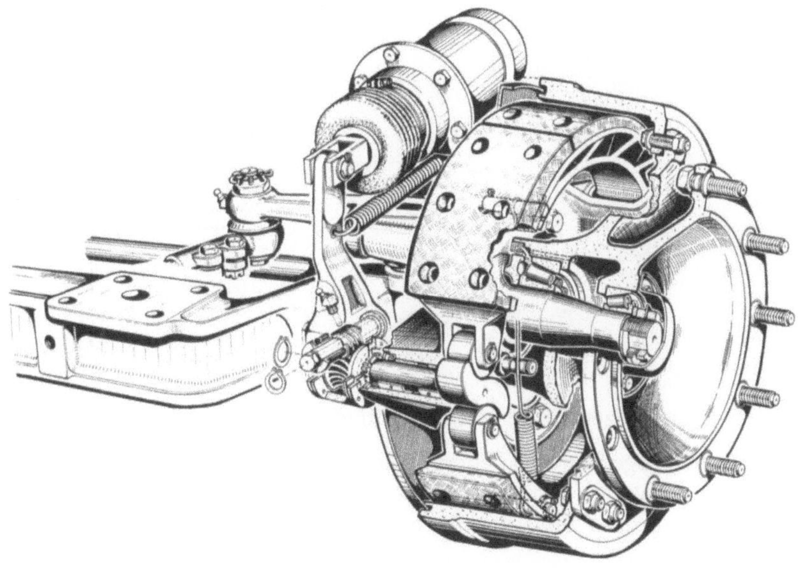

Bild 8.2.13 Nach unten gekröpfte Vorderachse mit Druckluftbremse, Bauart MAN C-Typ 050 L-03). Zeichnung Reinhard Lorenz

1950 begann eine neue Achsen-Entwicklung bei MAN. Die schöpferischen Kräfte waren hier Ottmar Winkle[10], Adolf Auer, Georg Stark, Waldemar Tokarew und Joachim Hain mit ihren Konstruktionen. Schon 1954 dachte Auer an die Einzelaufhängung der Vorderräder bei Omnibussen und an die Gestaltung der Lenkgestänge bei großen Federwegen. Für Längslenker und Hülsenführungen des Rades schlug er ein Lenkgestänge vor, das unabhängig war von der Länge des Längslenkers (DBP 938 353). Ein feststellbarer Waagebalken oder zwei Hydraulik-Zylinder sollten das Schaukeln der Karosserie verhindern (DAS 1078 453).

Bei der IAA 1957 führte MAN für ihre Reise- und Überlandbusse eine Vorderachse mit Einzelradaufhängung ein. Sie bestand aus zwei Querlenkern, Schrauben- bzw. Luftfeder und wurde erstmalig am Omnibustyp 760 UO 1 eingesetzt. 1961 erfolgte Voll-Luftfederung (Bild 8.2.14).

1963 stellte die MAN auf der IAA einen neuen 10-m-Reisebus vor (Typ 535). Er bot als zweite Lösung der einzelradgefederten Vorderachse die Schraubenfeder mit

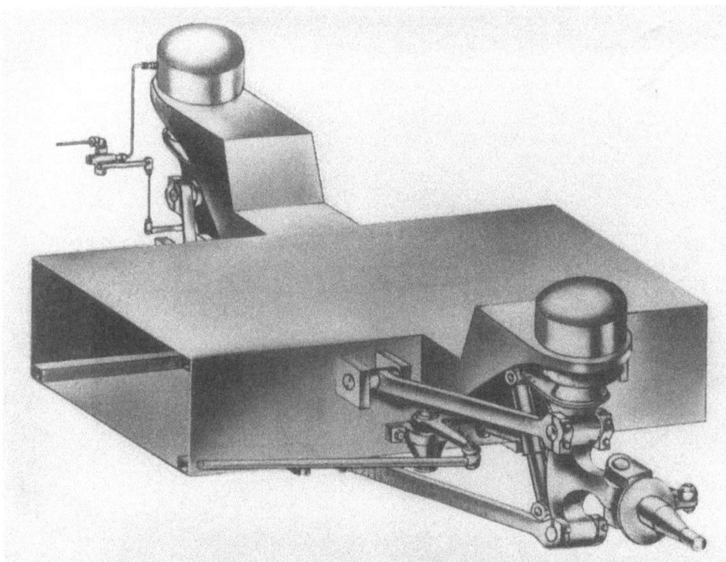

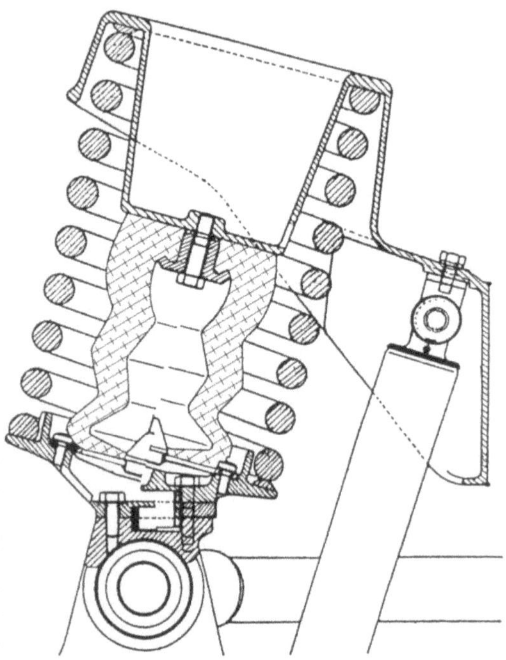

Bild 8.2.14 (links). Vorderrad-Einzelaufhängung mit Luftfeder bei Omnibussen 1961–89, Bauart MAN

Bild 8.2.15 (rechts). Unabhängige Vorderradfederung an einer Omnibus-Vorderachse mit Schrauben- und Gummi-Hohlfeder 1963 als Alternative zur Luftfeder. Anschluß am Chassis mit zwei ungleich langen Dreieckslenkern. Bauart MAN [2.6]

---

[10] Ottmar Winkle (1895–1988). Studium TH München 1919–22. Konstrukteur bei Magirus 1922–25, stellv. Konstruktionsleiter bei Henschel & Sohn 1925–30. MAN Nutzfahrzeug-Konstruktion 1930–66, Nürnberg 1930–56, München 1956–66 als Chefkonstrukteur Nutzfahrzeuge. 30 Patente. Oberingenieur 1936, Prokura 1951, techn. Berater 1966–69. Stellte zur IAA 1955 sein Konzept schwerer Lkw mit verbesserten Federn und Bremsen vor. Förderte die erste Entwicklung des Verteilergetriebes, der Doppelachse und der Luftfeder.

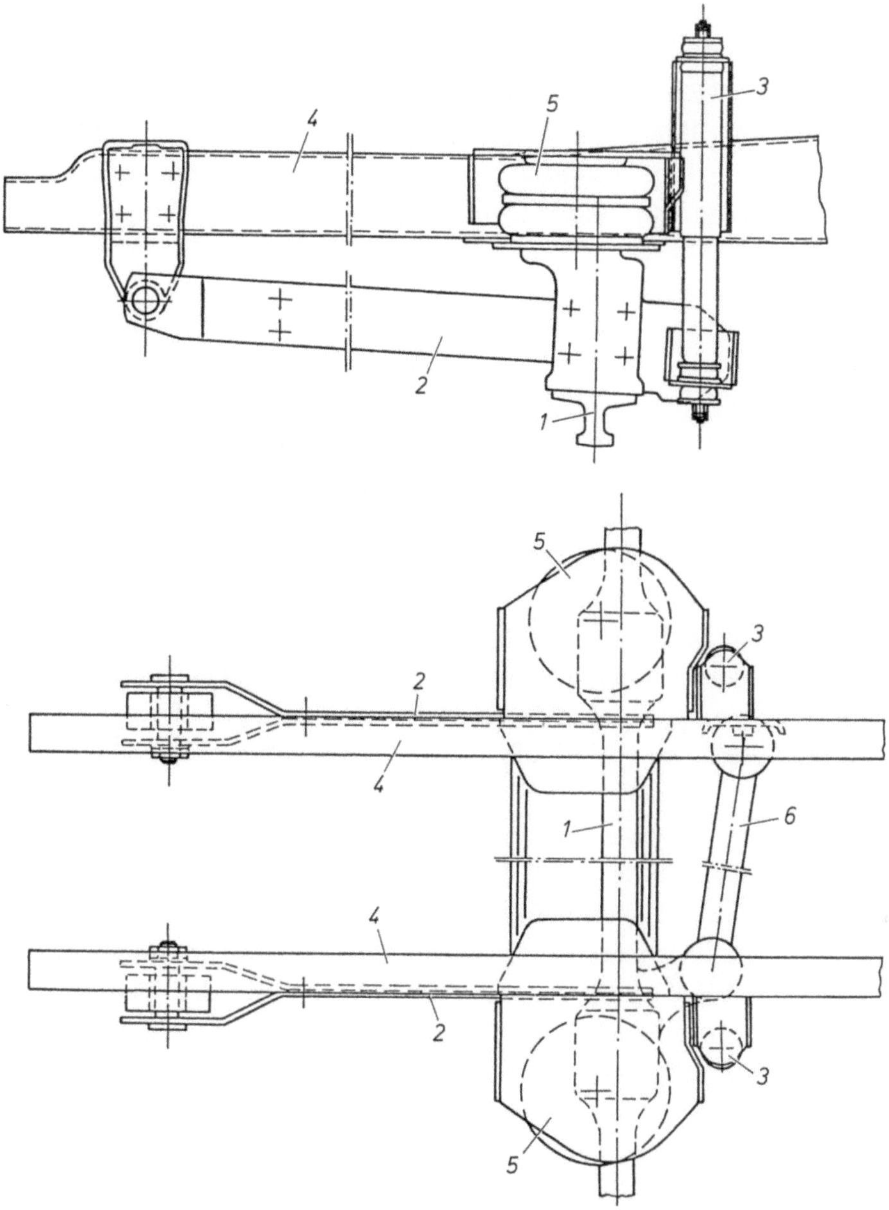

Bild 8.2.16. Vorderachs-Aufhängung mit Luftfedern bei Lastkraftwagen von Hans-Jürgen Drewitz 1968 (DBGM 6812 617). Durch die winkelsteife Verbindung zwischen Vorderachse und Lenkerarm wird der Vorderachskörper auf Torsion beansprucht und wirkt dadurch stabilisierend. Bauart MAN. *1* Achskörper, *2* federnde Schwingarme, *3* Schwingungsdämpfer oder Federbein, *4* Fahrzeugrahmen, *5* Luftfederbalg, *6* Querlenker

Gummi-Hohlfeder (Bild 8.2.15) [2.6]. Ergänzend zu ihren Federungseigenschaften konstruierte Rudolf Klanner[11] eine Hinterachse mit Weitspaltfeder und Gummi-Hohlfedern (Bild 8.2.23). Eine LKW-Vorderachse mit Luftfederung von Hans-Jürgen Drewitz[12] ging 1968 in Serie (DBGM 6812 617). Er fand eine baulich einfache Achsaufhängung, die die Achse exakt und verschleißfrei führte und keine zusätzliche Stabilisatoren brauchte (Bild 8.2.16).

8.2.4 Die Doppelachse

Doppelachsen bieten die Möglichkeit, Wendigkeit mit längerer Ladefläche und dem Transport höherer Gesamtgewichte zu vereinen. Die 1923 eingeführten Riesen-Luftreifen begünstigten die Doppelachse, denn sie ermöglichten höhere Achslasten ohne Zwillingsbereifung (Bild 8.2.17). Die nach den gesetzlichen Gewichtsvorschriften in Deutschland zugelassenen Höchstgewichte zeigt Tabelle 8.2.4.

Um auch mit der Doppelachse auf den niedrigsten Bodenabstand der Ladefläche zu kommen, addiert man: ½ Raddurchmesser + ½ Achsgehäusedurchmesser + Federweg + Karosserieboden = 850 mm (Wert von 1931).

Die Doppelachse kann aus zwei angetriebenen Achsen oder einer angetriebenen Achse plus Nach- oder Vorlaufachse (1 + 1) bestehen. Die MAN verwendete die 1 + 1-Achse als eine der ersten Firmen [2.7, 2.8].

1926 wollte Erwin Aders einen zweiachsigen 7-t-LKW mit Vollgummibereifung, 7½-l-Vierzylinder-Ottomotor und 5,6 m Radstand ersetzen durch ein Fahrgestell mit Doppelachse (Bild 8.3.8). Er ließ es den Holländer van Ameringen konstruieren, der schon die MAN-„Niederachse" geschaffen hatte. Van Ameringen entwarf den Typ VH/6 als 6½-t-LKW mit hochliegendem Rahmen und den VN/6 als Omnibus mit Niederrahmen. Im Antriebsstrang ordnete er drei Differentiale an, mit Schnekkenrad-Paarungen trieb er seine Ritzelachsen an (Bild 8.2.18), deren Achskörper die Georg Fischer AG (GF) in Stahlguß herstellte.

Für den Nutzfahrzeugbau eignete sich die zylindrische Schnecke nach Francis John Bostock und Percy Brown (GB-PS 1103/1915 bzw. DRP 328 656) als schnellaufendes, hoch belastbares Schneckengetriebe, 1922 von Bostock als Globoidschnecke weiterentwickelt (DRP 424 478). Entscheidend war bei ihm die Schmierung, die auch beim MAN-Dreiachser 1927 Sorgen bereitete, weil es nicht das richtige Öl gab.

---

[11] Rudolf Klanner (1911–84), Dr. sc. techn. Prof., Konstruktions- u. Versuchschef MAN-Nutzfahrzeuge 1960–80, 1963–76 Lehrauftrag TU München. Studium TH Wien 1929–34, 1934–46 Konstruktion Österr. Saurer-Werke, Wien. 1947–59 Geschf. im Institut f. technische Forschung u. Entwicklung (IFE), Wien. Er förderte die systematische Nutzfahrzeug-Entwicklung, indem er in Konstruktion und Versuch wissenschaftliche Methoden anwandte.

[12] Drewitz, Hans Jürgen (*1933), Studium Fachhochschule Karlsruhe 1954–57; Konstrukteur Vorentwicklung Daimler-Benz 1958–60; Lkw MAN 1961–68, Leiter Konstruktion Vorentwicklung ab 1973, Leiter Vorentwicklung seit 1978.

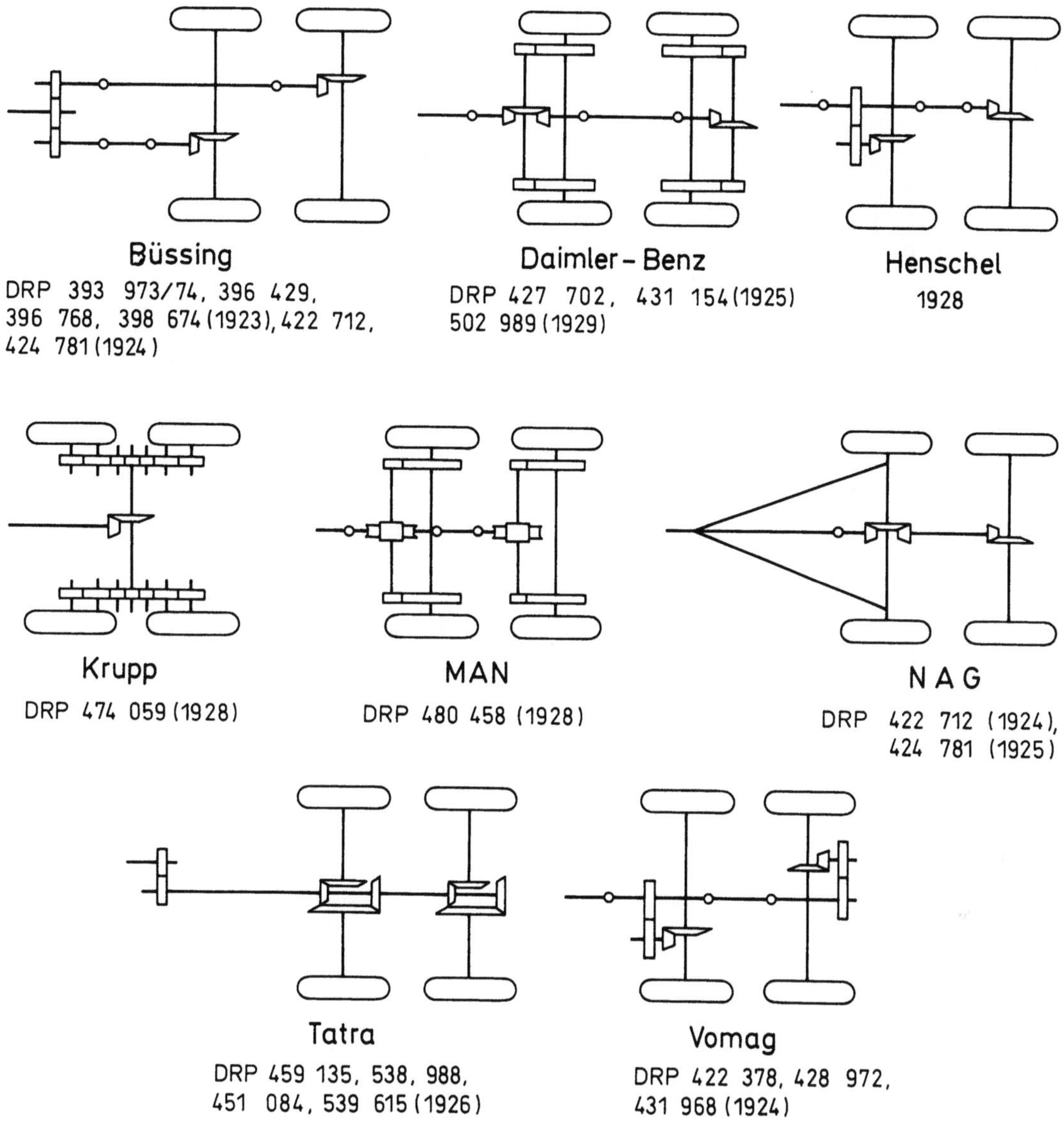

Bild 8.2.17. Systeme von Doppel-Achsantrieben hinten an Lastkraftwagen 1923–31 [2.7]

Tabelle 8.2.4. Höchstgewichte bei Doppelachsern

		1925	1930	1934	1937	1949...51	1960
Gesamtgewicht (t)	2achsig	15	16	13	16	16	16
	3achsig	–	–	18½	24	24	22
Achslast (t)	einzeln	5	5½	7½	10	10	8 (10)
	doppelt	–	–	5½ + 7½	16	16	14½ (16)

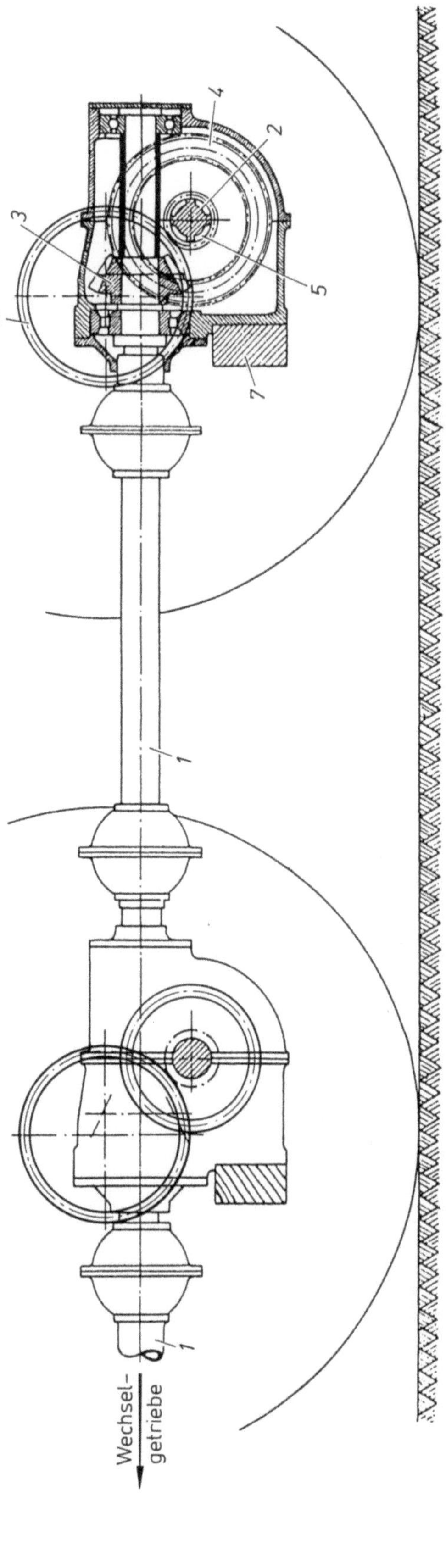

Bild 8.2.18. Tiefliegender Antrieb der beiden Hinterachsen eines Dreiachsomnibus 1926 (DRP 480 458), Bauart MAN. *1* zwei Gelenkwellen mit je zwei gekapselten Kreuzgelenken, *2* Antriebswelle für die Räder, *3, 4* Kegelradpaar in Hyperboloid-Verzahnung, *5, 6* Stirnradpaar des Ritzel-Außenantriebes nach van Ameringen, *7* tiefliegende Hinterachsbrücke

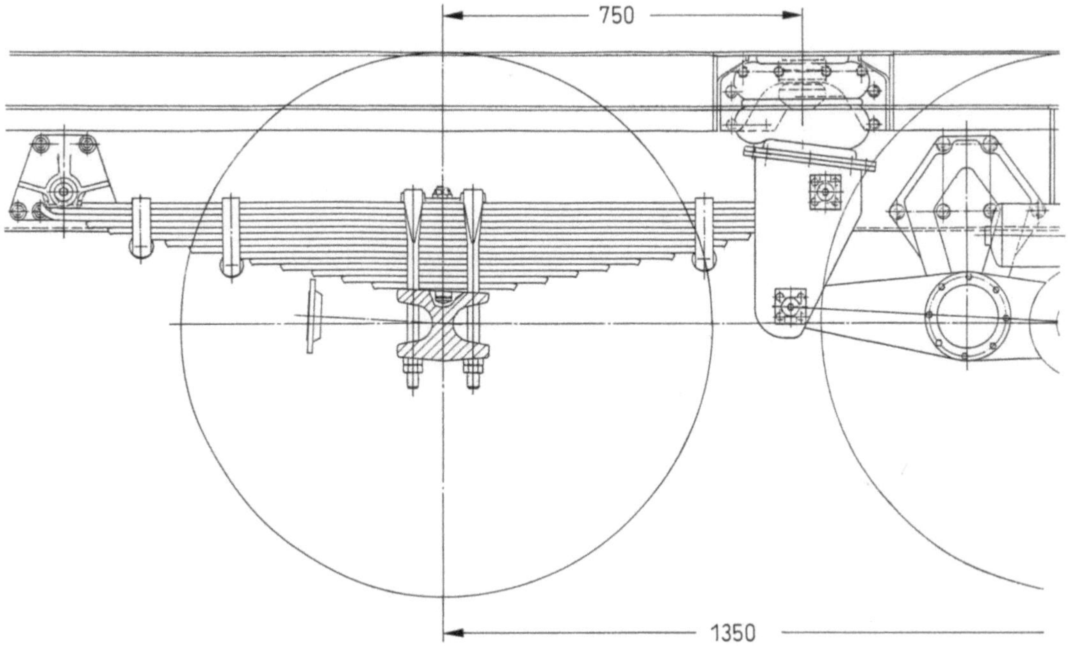

Bild 8.2.19. Nachlaufachse mit Luftfeder 1967, Bauart York/MAN

Vorteile bot die Brownsche Schnecke dem Dreiachser, weil man sie über oder unter das Schneckenrad legen und die verbindenden 3 Gelenkwellen zu 5 Kreuzgelenken und 3 Differentialen in einer Geraden geringen Beugungswinkels führen konnte. Die durchschnittliche Lebensdauer eines Schneckenrades betrug 250 000 bis 1 Mio. km. Seit 1933 entwickelte die MAN nur noch den Kegelradantrieb. Sie hatte ja durch ihre Ritzelachse ein zweites Mittel, den Antrieb tief zu legen.

Als Motor erhielt das Dreiachschassis von MAN den neuen 100-PS-Sechszylinder-Ottomotor. Sie zeigte es 1928 auf der Leipziger Messe, es kam aber erst 1930 zu einer Serie, anläßlich neuer gesetzlicher Gewichtsvorschriften, die den Dreiachser begünstigten. E. Friedländer beurteilte den MAN-Dreiachser in „Das Lastauto" 1930 als „... in technischer Beziehung ... moderne, gedankenklare und gut zugängliche Konstruktion ...", vgl. Tabelle 8.2.5.

Im deutschen Fahrzeugbau lag das Fahrgestellgewicht beim Dreiachser noch zu hoch:

- betriebsbereites Chassis, ohne Räder und Reifen 4,6 ... 6 t
- 7fache Bereifung 40 × 10 mit Rädern 1,4 t.

Die Motoren waren 1927–33 mit 58 bis 110 PS noch zu schwach für einen 7-bis 8½-Tonner, sie mußten auf mindestens 125 PS kommen. Stärkere Motoren aber gerieten zu schwer. Daher suchte man lange, mit möglichst kleiner Motorleistung auszukommen und mit Getrieben möglichst geringer Gangzahl.

Tabelle 8.2.5. Daten deutscher Chassis mit Doppelachse 1927...33

	Nutzlast (t)	Fußbodenhöhe (mm) LKW	Omnibus	Achsabstände (m)	Reifengröße	Motor-leistg. (PS)
Büssing	7½...10	900...980	650	(3,7...5,9) + 1,25	12-20	80...100
MAN	10	810	590	(4,35...5,75) + 1,3	12-20	110...140
Mercedes-Benz	7...8½	990	635...675	5,65 + 1,35	10.50-20 40 × 10	100...120
Vomag	8...10		630...660	(4,8...5,7) + 1,3	44 × 12	80...100
Henschel	4½	840	620...635	3,65 + 1,2	36 × 8.25	100...120
	8			5,08 + 1,44	(10.50-12)-20	250
Krupp	8½	1100	600	(4,8...5,98) + 1,3	40 × 10 44 × 12	150
NAG	8	730		5 + 1,25	40 × 10	80
Mannesmann-Mulag (Uerdingen)		700		4,8 + 1,4		58

Vomag hatte schon 1925 eine lenkbare Hinterachse, wodurch der Abstand der beiden Hinterachsen beliebig vergrößert werden konnte. Durch die neue Hinterachse von 1927 war die MAN mit der Fußbodenhöhe bei Omnibussen überlegen. Hier wählte sie eine möglichst große Radspur, um eine tiefe Fußbodenhöhe zu erreichen; die lichte Weite der Radkästen wurde dann ca. 1,60 m, statt 1 m beim Zweiachser mit Zwillingsreifen

Im zweiten Anlauf konstruierte die MAN 1929 das LKW- und Omnibus-Dreiachschassis S1 H6/N6 mit 110- bis 150-PS-Ottomotor. 1932 in einen fast gleichstarken Dieselmotor getauscht, wurde dieser Wagen mit 10 t Nutzlast der stärkste Diesel-LKW der Welt. 1933 erreichte ein MAN-Dreiachser 140 000 km Lebensdauer.

1934 bis 1950 baute die MAN keine Dreiachser mehr. Dann verlangte Südamerika die Dreiachstypen F 8/830, 1570 und 1580 mit 22 bis 30 t Gesamtgewicht als Baustellenfahrzeuge. Die Alliierten mußten den Auftrag aber erst genehmigen. Durch die Klärung in der StVZO 1960 und den Autobahnbau entstand 1961 auch in der Bundesrepublik Deutschland ein Bedarf an Baustellen-Fahrzeugen. Als 1962 auch mehr Müllwagen und Tanklastzüge gebraucht wurden, stellte die MAN auf der „bauma" 1963 ein ganzes Dreiachser-Programm vor.

Über den Baustellen-LKW hinaus verlangte die Bundeswehr 1965 für ihre zweite Räderfahrzeug-Generation höhere Geländegängigkeit auch von den Schwer-LKW und den Sattelzügen, denn sie sollten hauptsächlich schweres und sperriges Gerät befördern. Diese Forderung konnte nur ein Dreiachser mit neuen Achsaufhängungen und -führungen erfüllen. Hierzu konstruierten Adolf Auer, Ottmar Winkle, Dr. Rudolf Klanner und Emil Unger mehrere patentierte Lösungen. Faust Hagin entwickelte einen Durchtrieb vor der ersten Hinterachse, ein Verzweigungs-Getriebe zur zweiten Hinterachse mit einem Differential zwischen beiden Achsen, angetrieben durch die Kreuzgelenk-Längswelle (vgl. Bilder 8.2.9) [2.9].

1963 untersuchte Werner Görge[13] bei MAN München das Federungsverhalten und die Kippstabilität von dreiachsigen Lastkraftwagen, besonders von Sattel-Kraftfahrzeugen mit verwindungssteifen Aufliegern. Als wesentliches Ergebnis wurde die Federhärte und damit die Beschleunigung bzw. Frequenz des Aufbaus gesenkt und seine Querneigung durch besondere Stabilisatoren verringert.

Die MAN verwendete an ihren 22-t-Dreiachsern seit 1961 die Nachlaufachse von York[14] in Lizenz, die 1967 in ihren Federungseigenschaften durch eine Luftfeder auf der Ausgleichskoppel spürbar verbessert wurde (Bild 8.2.19). Diese Kon-

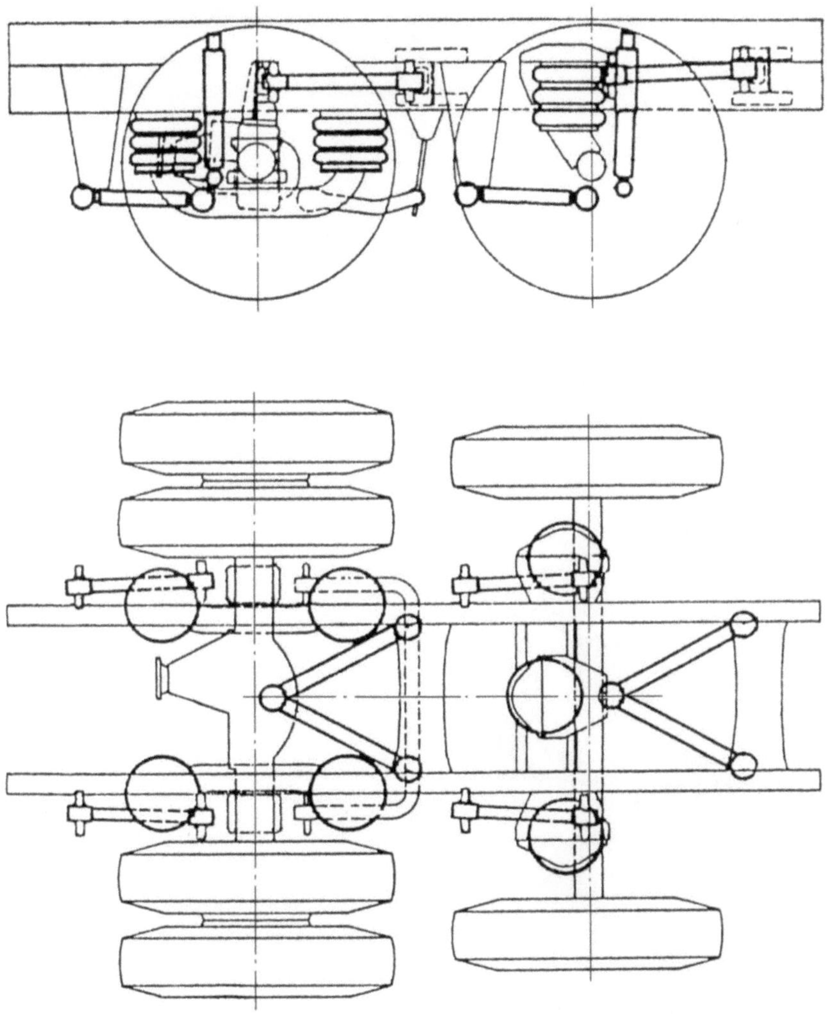

Bild 8.2.20. Voll luftgefederte Nachlauf-Hinterachse 1970, Bauart MAN [2.9, 2.11]. In der Mitte der Nachlaufachse liegt ein dritter Federbalg, der bei Füllung mit Druckluft die Nachlaufachse um 3 t entlastet (Anfahrhilfe), bei leerem Fahrzeug die Achse anhebt

[13] Werner Görge (*1925), Assistent für Grundlagenforschung am Institut f. Kraftfahrwesen TH Hannover 1955–63, Dr.-Ing. 1961. 1963–90 im MAN-Nutzfahrzeugwerk München, u.a. Leiter der Lkw-Konstruktion u. Experte in nationalen u. internationalen Organisationen auf den Gebieten Nutzfahrzeuge, Straßenbeanspruchung, Straßenverkehrswesen u. kombinierter Verkehr.

[14] York Technical Services Ltd., Market Harborough (Leics.)/GB.

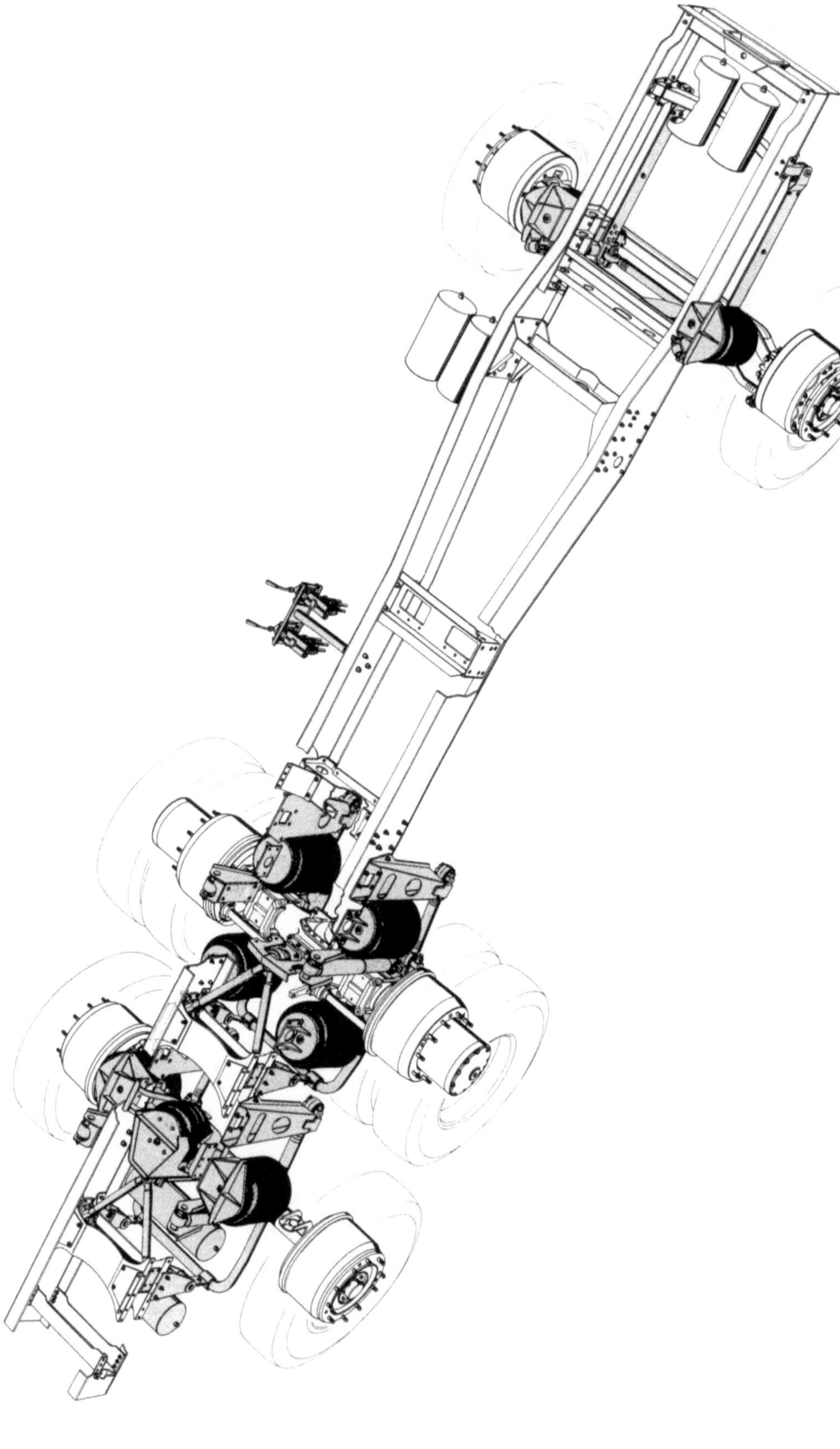

Bild 8.2.21. Erstes voll-luftgefedertes Lkw Chassis in Europa 1967, Bauart MAN. Zeichnung Ehninger

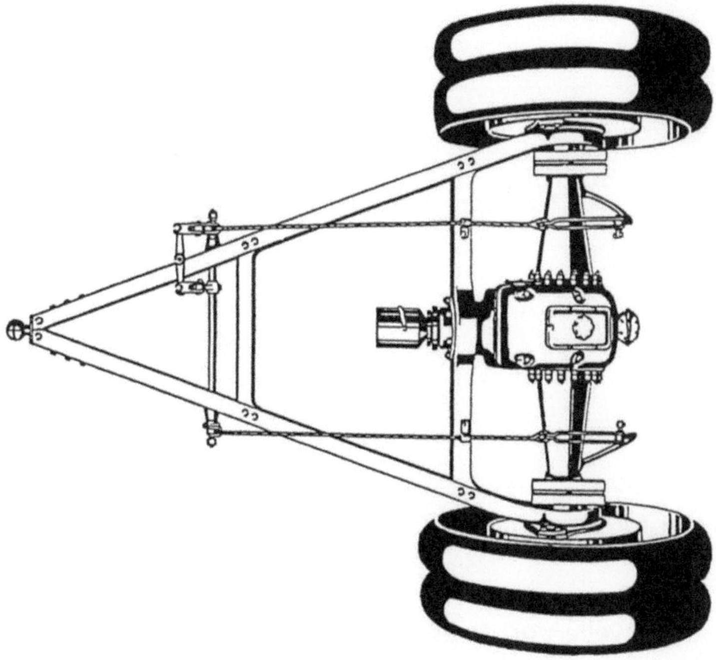

Bild 8.2.22. Führung der Triebachse durch möglichst langen Dreieckslenker 1925, Bauart NAG [2.8]

struktion enthielt auch eine Anfahrhilfe: Durch ein Ventil konnte der Fahrer die 10-t-Antriebsachse kurzzeitig auf 13 t erhöhen, indem er die Nachlaufachse durch Beaufschlagung der Luftfederbälge entlastete. Bei Leerfahrt hoben diese die Nachlaufachse ganz von der Straße ab (Bilder 8.2.20). Solche Dreiachser mit Nachlaufachse und Luftfederung an allen Achsen baut MAN seit 1970, besonders für den Transport von Wechselbehältern. Seitdem stieg der inländische Marktanteil von MAN-Lastkraftwagen über 12 t Gesamtgewicht ständig.

8.2.5 Führung der Triebachsen

Die Triebachse des Lastkraftwagens muß geführt werden. Dies überließ man zunächst hauptsächlich den Blattfedern. Es kamen aber seit 1903 Haltestangen hinzu, z. B. von Heinrich Büssing (DRP 158 992 von 1903, 191 371 von 1907). Mit Schubtrichtern und -kugeln (Büssing 1923), Schubgabeln oder dem Dreieckslenker (Bild 8.2.22) stützte man die Antriebs-, Schub- und Bremskräfte in den 20er Jahren gegen eine Rahmen-Querstrebe ab. Zwecks höheren Fahrkomforts machte man die Halbelliptik-Blattfedern immer länger (1,6 bis 2 m) und weicher (Eigenfrequenz 1,5 ... 1,9 bis 2 ... 2,5 Hz). Dies ergab Unterschiede in der Chassis-Höhe und in der Eigenfrequenz zwischen leerem und beladenem Fahrzeug, was wieder eine andere

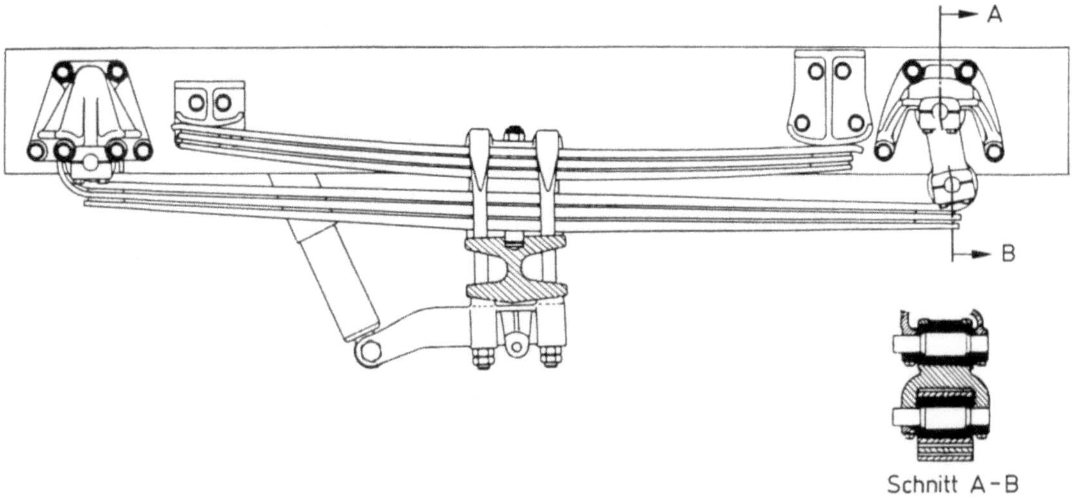

Bild 8.2.23. Hinterachsstabilisierung durch Weitspaltfeder von Rudolf Klanner 1963, (DE-PS 1455587) [2.9]. Bauart MAN

Kinematik der Gelenkwelle und Lenkung sowie ein gewisses Eigenlenkverhalten der Achse hervorrief.

Eine elegante Stabilisierungsmaßnahme gab Rudolf Klanner 1963 mit seiner Weitspaltfeder an (Bild 8.2.23). Sie wirkt als Drehmomentstütze und verhindert Verdrehungen der Achse beim Bremsen und Beschleunigen des Wagens.

Bedeutung erlangte die Achsführung, als man auch im Nutzfahrzeugbau die Einzelradfederung und andere, nicht blattgefederte Achsaufhängungen wie Schrauben- und Luftfedern sowie Doppelachse anwandte.

8.2.6 Triebachse mit Luftfederung

Die Luftfeder trat 1909 erstmalig am Personenwagen der englischen Cowey Engingg. Co Ltd. bei der Londoner Olympia-Show auf. 1928 führte Fritz Faudi[15] Versuche mit Luftfederung an einem Omnibus der DAAG[16] aus. Jedoch war damals der Verschleiß der Druckluft-Kolben zu hoch. Das Wesentliche traf 1936 besser die Firestone Tyre & Rubber Comp., Akron, mit ihrem Doppelbalg aus Polyamid-Gummigewebe in einem Gelenkviereck (Bild 8.2.24). Er zeigte bereits eine hohe Biegefestigkeit, Tragfähigkeit und Lebensdauer bei 300 mm Außen-Durchmesser. Die Federung steuerte ein Ventil mit Pendelgewicht.

---

[15] Fritz Faudi (1875–1955), Ing. u. Erfinder v. Lenkungsausrüstungen 1916–50 (DRP 364495/6), gefertigt von Ehrenreich & Cie. Kreuzgelenke u. -gelenkwellen 1922–24, gefertigt v. Rheinmetall, Vorderachsen 1924, Luftfederungen 1928–50 (DRP 496 688 u. 5 weitere), Stoßdämpfer, Kolbenringe. Eigenes Konstruktionsbüro.

[16] Deutsche Lastautomobilfabrik AG Ratingen, 1910–30.

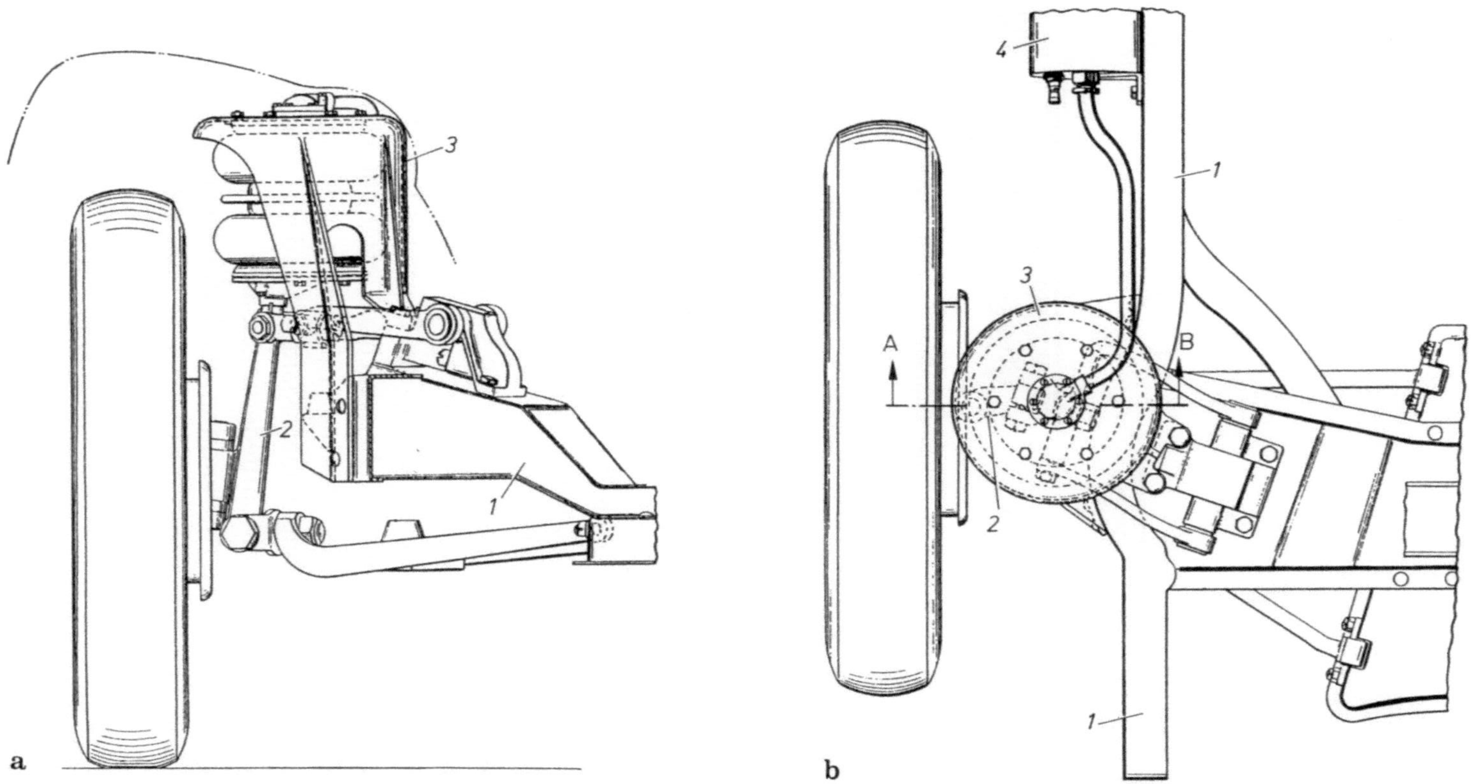

Bild 8.2.24. Aufhängung eines Kraftfahrzeugrades an einem Gelenkviereck mit Luftfeder 1936 (DRP 713 170), Bauart Firestone Tire & Rubber Comp.
1 Fahrzeugrahmen, *2* Radträger, *3* Gehäuse des Gummibalgs, *4* Luftbehälter

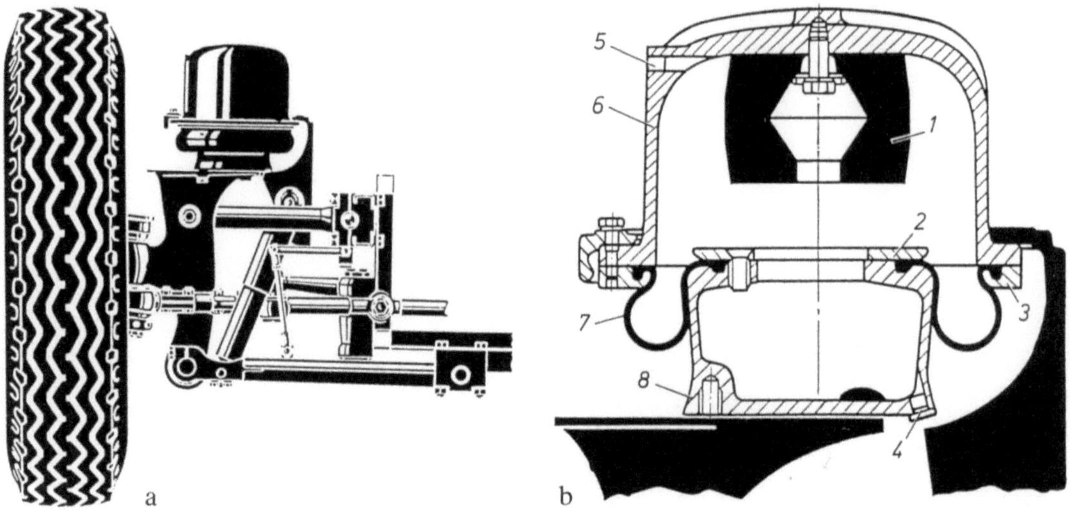

Bild 8.2.25. **a** Vordere Einzelrad-Luftfederung eines Omnibusses 1960. Trapezlenker und Teleskop-Stoßdämpfer; **b** Luftfeder-Element an einem Metrobus 1961 (Typ 640 HO 1 und 750 HOM 10/M11), Bauart MAN/SAGA/Phoenix. *1* Gummi-Hohlfeder, *2* + *3* Spannringe, *4* Entwässerungsschraube, *5* Luftleitungs-Anschluß, *6* Luftfedertopf, *7* Rollbalg, *8* Abrollstempel

Ein Bedarf im Nutzfahrzeugbau trat erst nach dem Zweiten Weltkrieg in den USA auf. General Motors brachte 1949 eine Lösung, die sie 1953 der Greyhound Bus Corp., Detroit, für Hunderte ihrer Omnibusse lieferte. 1954 liefen in den USA schon 700 luftgefederte Omnibusse, davon 250 1½-Decker „Scenicruiser", 500 weitere Busse waren im Bau [2.10]. Als die Gummiwerke in aller Welt solche Luftfederbälge anboten, stürzten sich Nutzfahrzeug-Konstrukteure, -Hersteller und -Zulieferanten mit ihren Ideen auf dieses vielversprechende Federelement. Die deutsche Nutzfahrzeug-Industrie sah jetzt eine Chance, in der technischen Entwicklung aufzuholen. Ermutigt wurde sie durch die Continental Gummiwerke AG Hannover. Ihr Forschungsteam unter Leitung des Physikers Peter Johannsen holte 1955 den Vorsprung von Firestone ein. Er sprach als erster von einem „Rollbalg", der die Luftfeder genügend weich machte. 1956 liefen in Hannover die ersten luftgefederten Omnibusse (Büssing, Graaf, Klatte). Auf der IAA in Frankfurt 1957 trat der deutsche Omnibusbau mit Luftfederungen an.

Die MAN begann 1954, die Anwendung der Luftfeder am Nutzfahrzeug zu studieren. Erste Lösungen schlugen Julius Liebel, Ottmar Winkle und Adolf Auer

Bild 8.2.26. Hinterachs-Luftfederung im Anfang nach Winkle/Auer 1958. Zwei Schwingen, am Fahrzeugrahmen oder Karosseriekörper gelagert, bei großer wirksamer Federspur (DRP 1088362). 1961 Kastenschwinge mit Einpunktlager an einem Querbalken des Fahrzeugrahmens. Bauart MAN (Typ 760 UO 1). *1* Gummilager, *2* Längslenker, *3* Gummi-Element, *4* Metallbeilage, *5* Rollbalg-Gasfeder, *6* abschließender Querträger

Bild 8.2.27. Anwendung der Luftfederung 1. Generation am Omnibus 1958, Bauart MAN (Typ 760 UO 1)

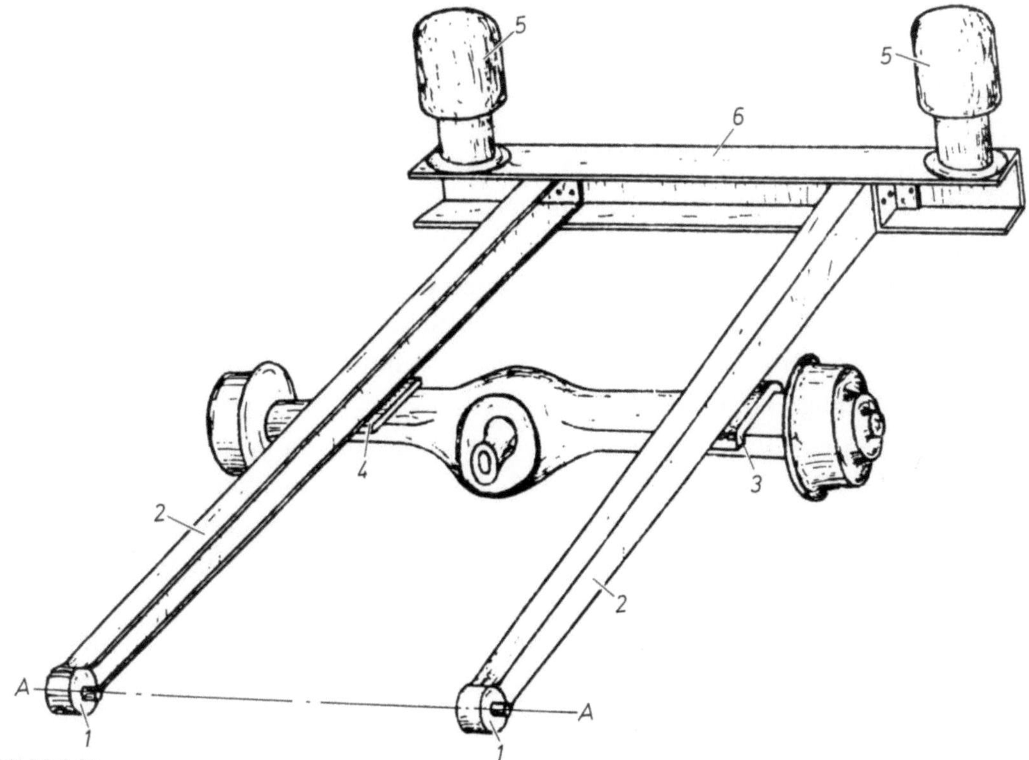

Bild 8.2.26

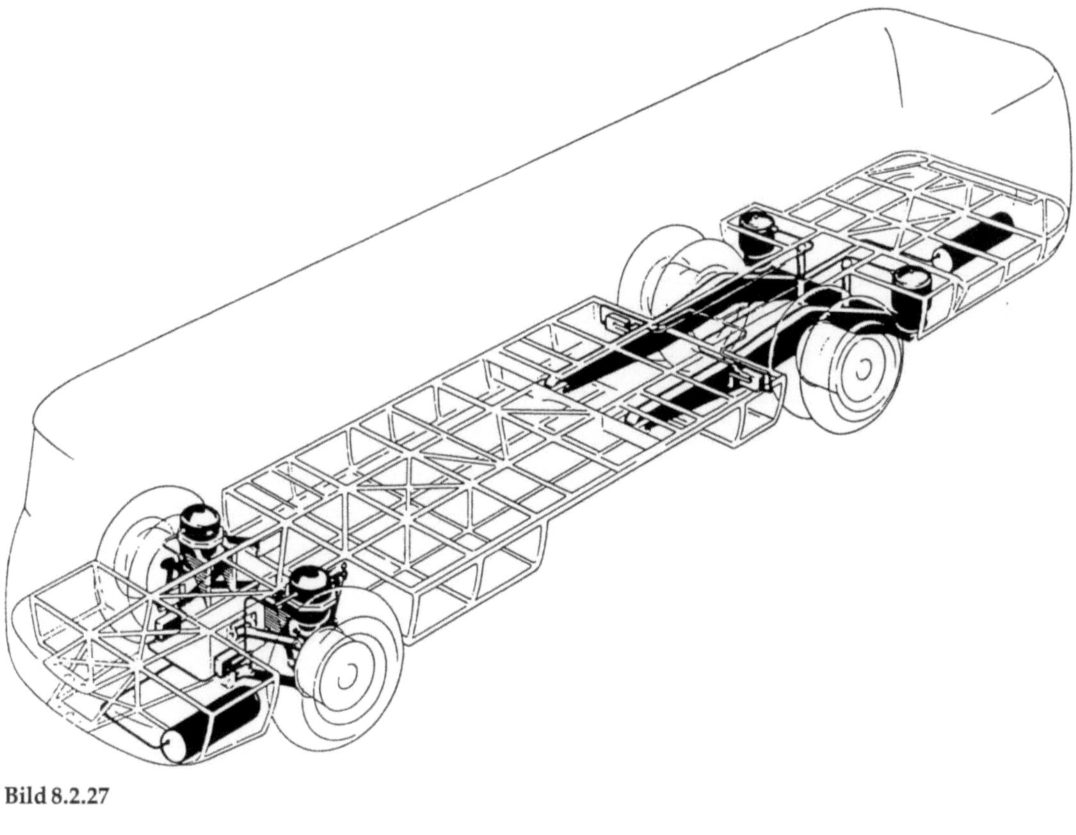

Bild 8.2.27

vor (DBP 953 228 u. DE-PS 1004 055). 1956 befaßte sich die MAN auch mit der Höhenregulierung des Fahrzeugs durch die Luftfeder; Adolf Auer[17] stellte die „Gasfederung" für Fahrzeuge fundamental dar (DE-PS 1021 732).

Wie bei Schraubenfederungen müssen die Achsen auch bei Luftfederungen stabilisiert werden, trotz weiter Federspur. Die MAN-Konstukteure befürchteten hier große Kräfte. Winkle und Auer entwarfen daher 1958 zwei parallele Längsschwingen oder -lenker, die sie am Fahrzeugrahmen oder dem Karosseriekörper schwenkbar an zwei Punkten lagerten (Bilder 8.2.26 bis 8.2.30). Diese Kastenschwinge brach aber zu oft, so daß A. Becker / Scholz 1960 einen ebenso langen Dreieckslenker vorschlugen (Bild 8.2.28). Seit 1985 baut MAN für die Omnibusse eine Freiarmschwinge ein (Bild 8.2.29).

Die Luftfederung führte sich zuerst im Stadtomnibus ein, weil hier die Fußbodenhöhe bei jeder Belastung gleich bleibt. Es folgte der Reisebus. Die erforderliche Luftmenge bei der Federung ist etwa proportional der Belastung, so daß bei verschiedenen Fahrzeug-Belastungen die Eigenfrequenz n des Aufbaus etwa konstant bleibt (Bild 8.2.31).

Da eine luftgefederte Antriebsachse für Lastkraftwagen bei MAN vor 1967 noch nicht entwickelt war, tauschte man bei Tank- und Silo-Sattelanhängern mit schlechten Fahreigenschaften die blattgefederte 16-t-Doppelachse gegen eine luftgefederte Achse der Otto Sauer KG, Lizenz Neway, aus. Entgegen üblichen Luftfederungen wirkte diese Achse hoch stabilisierend gegen Querneigung und Wankschwingungen.

Die MAN führte als ihr erstes Nutzfahrzeug mit voller Luftfederung 1957 den Stadtlinien-Omnibus 760 UO 1 „Metrobus" aus (Bild 8.2.25, 8.2.27). Entscheidende Impulse zur Einführung der Luftfeder bei Lastkraftwagen gaben die Wechselbehälter. Im Gegensatz zu anderen Herstellern entwickelte MAN den voll luftgefederten Lastkraftwagen, der gleiche Rahmenhöhe, paralleles Absenken und Anheben bei gleicher Rahmenhöhe ermöglicht.

Die 1967 entwickelte, luftgefederte 10-t-Antriebsachse für zwei- und dreiachsige Sattelzugmaschinen wurde oben durch einen Dreieckslenker und unten durch zwei Längslenker geführt. Stark bemessene Stabilisatoren und hydraulische Schwingungsdämpfer begrenzten die Wankbewegungen (Bild 8.2.32). Seit 1967 baute die MAN über 20 Jahre als einziger Lastwagen-Hersteller voll luftgefederte Lastkraftwagen und Sattelzugmaschinen in Serie. Die ersten zehn LKW für den Transport von Wechselbehältern lieferte sie 1967 an die Intern. Spedition Georg Dietrich GmbH nach Offenburg (Bild 8.2.21). Die MAN verwendete sowohl den Roll- als auch den Faltenbalg zwischen Achse oder Achslenker [2.11].

---

[17] Adolf Auer, Dipl.-Ing. Bis 1953 bei Henschel & Sohn, Kassel, 1953 MAN-Nutzfahrzeug-Konstruktion.

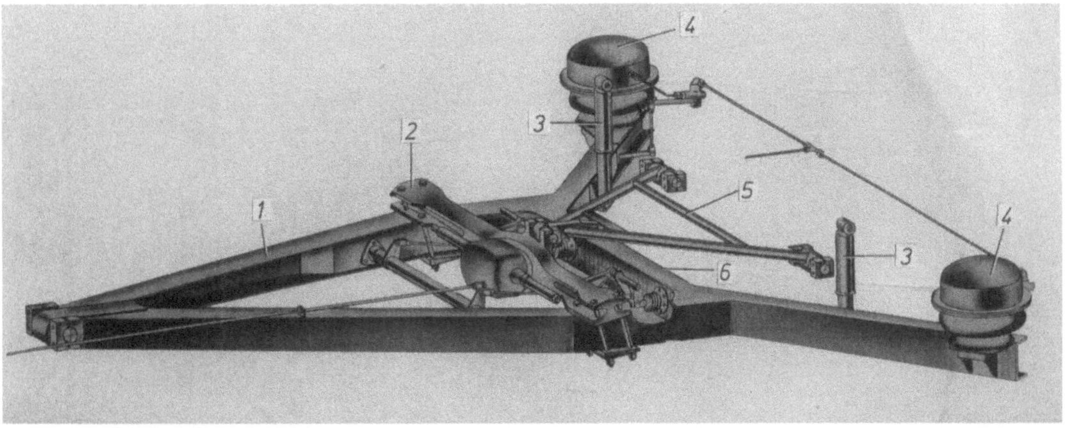

Bild 8.2.28. Langer Dreieckslenker von Alfred Becker/Helmuth Scholz, 3. Generation 1959, Bauart MAN (Omnibus 750 HO). *1* Kastenschwinge in Dreiecksform, *2* Hinterachse, *3* Stoßdämpfer, *4* Federbalg, *5* Dreieckslenker, *6* Abschlußbalken (DE-PS 1141896, 1130303)

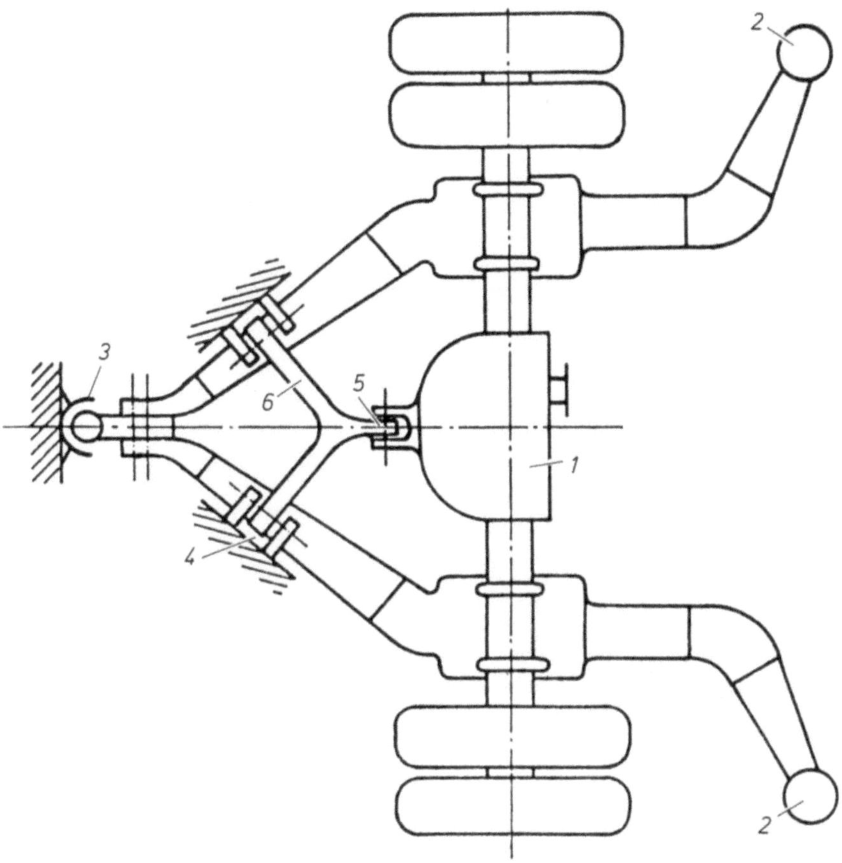

Bild 8.2.29. Offener A-Achsträger als Freiarmschwinge 1983 (DE-PS 3317768). Seine Schenkel bilden einen Biege-Torsionsträger, der die Kräfte unabhängig aufnimmt. Bauart MAN. *1* Achsantrieb, *2* Luftfeder, *3* Kugelgelenk, *4, 5* Lagerung des Gabellenkers, *6* Gabellenker

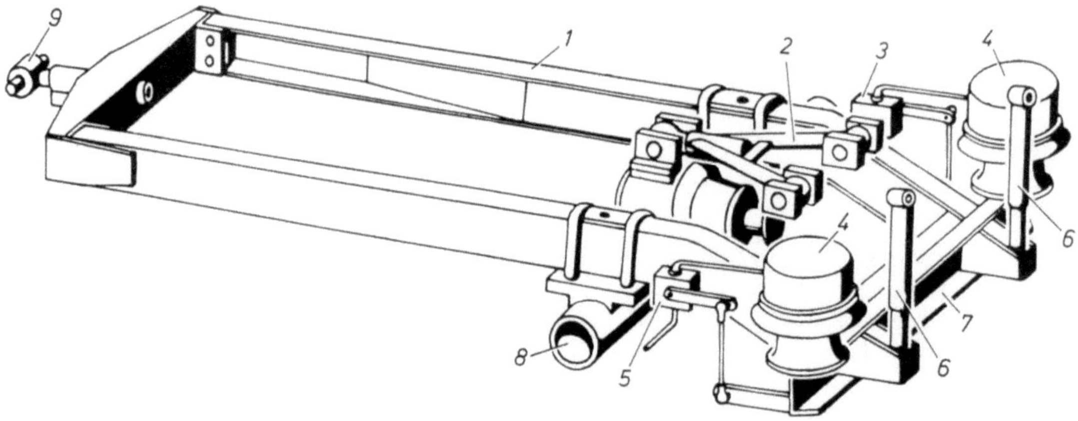

Bild 8.2.30. Hinterachs-Aufhängung mit Luftfederung für Metrobusse, 2. Generation 1961 nach Winkle/Auer. Kastenschwinge mit Einpunktlager. Bauart MAN. *1* Schwinge, *2* Dreieckslenker, *3* + *5* Regelventil Luft, *4* Luftfederbalg, *6* Schwingungsdämpfer, *7* Abschließender Querträger, *8* Achse, *9* Anlenkung am Rahmen

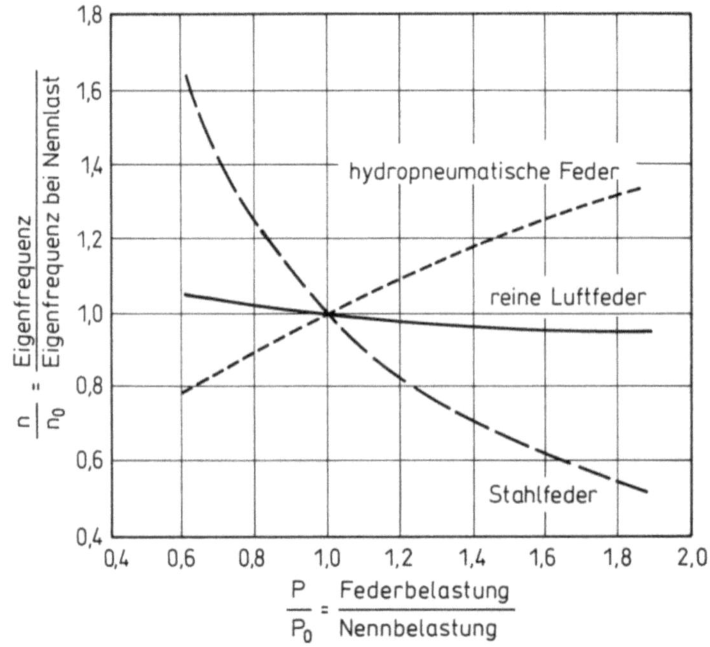

Bild 8.2.31. Kennlinien verschiedener Federn nach ihrer Eigenfrequenz $n = K\sqrt{c/P}$ Hz, worin P = Belastung bei konstanter Federhärte c, K = Kennzahl für die Federart

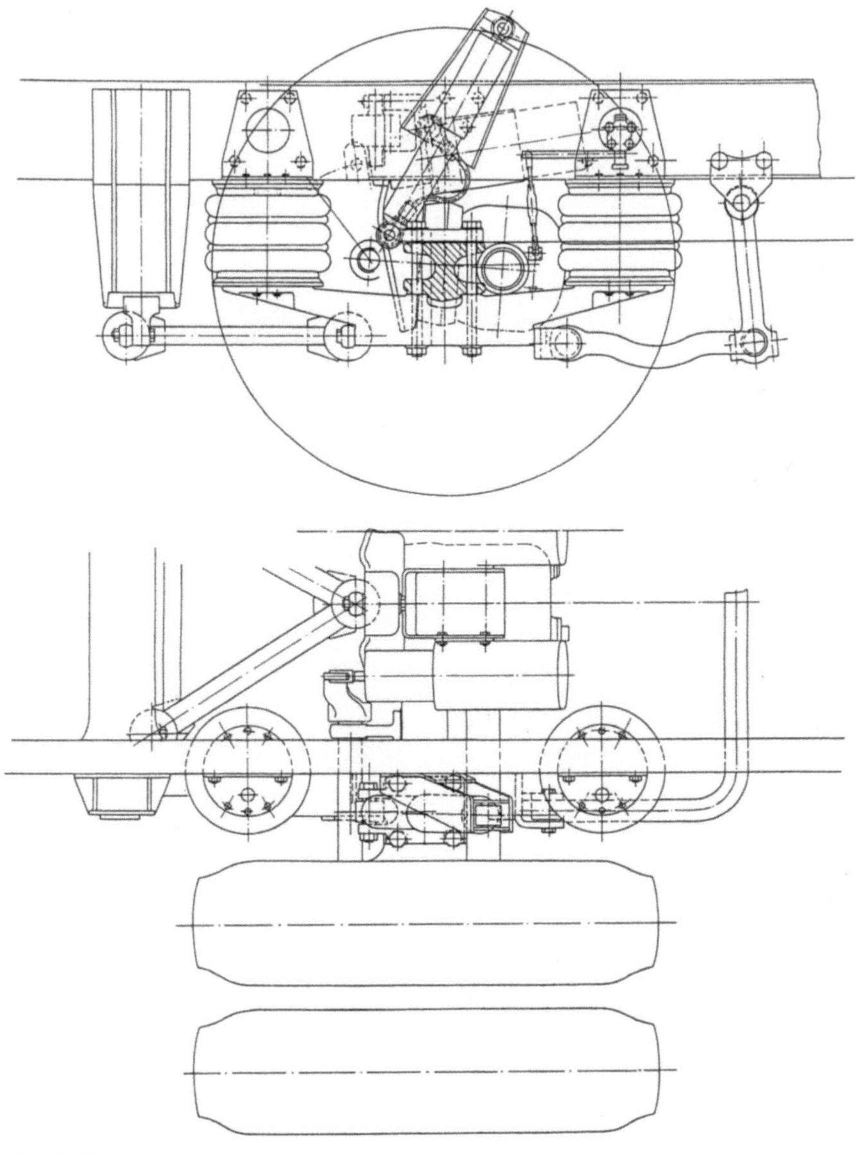

Bild 8.2.32. Luftgefederte Einzelhinterachse mit zwei Bälgen nach Hans-Jürgen Drewitz / Gerd Rühmann 1967, mit drei Bälgen 1970, geführt von einem Dreieckslenker und Haltestangen vorn und hinten, Bauart MAN (Typ 9.156 FL)

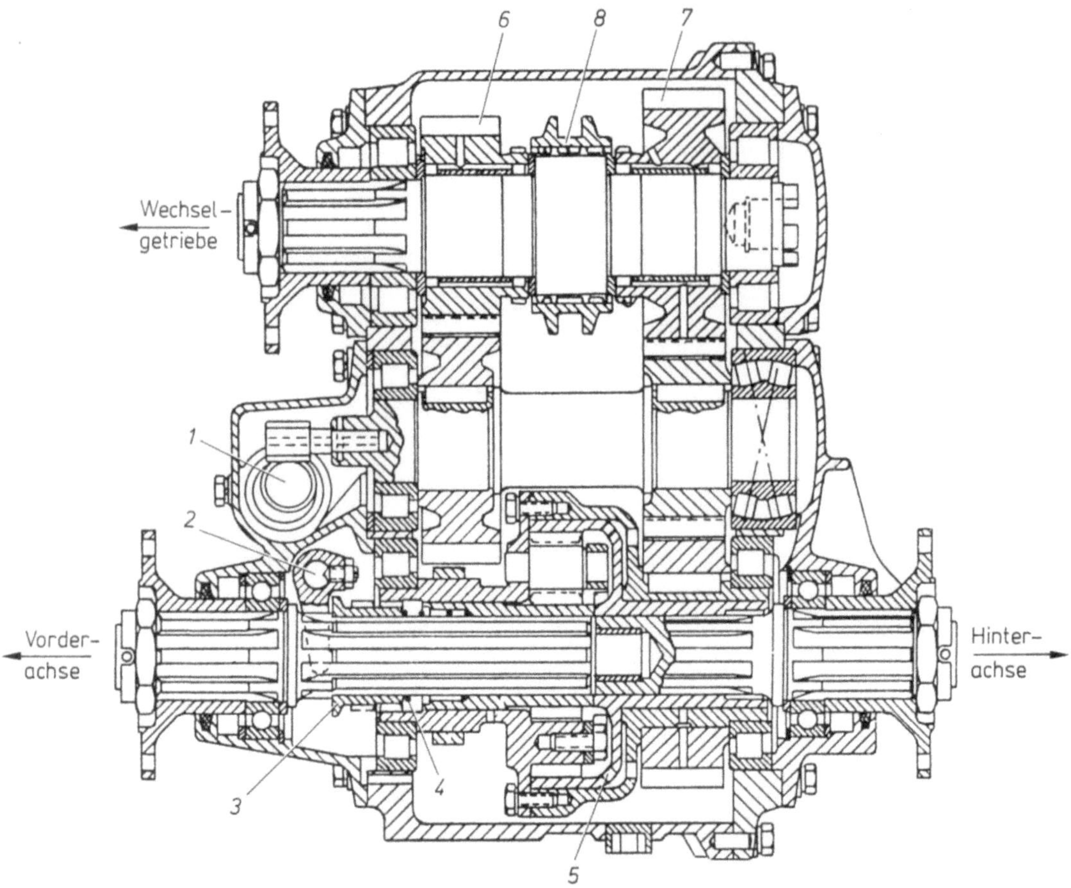

Bild 8.2.33. Verteilergetriebe eines 6½- bis 10-t-Lastkraftwagens nach Ottmar Winkle 1952 (DBP 897808), Bauart MAN. Der Allradantrieb ist dauernd eingeschaltet. *1* Antriebswelle Tachometer, *2* Schaltwelle mit Schaltgabel zur Differentialsperre, *3* Schiebemuffe zur Differentialsperre, *4* Ausrückfeder zu 3, *5* Stirnrad-Ausgleichsgetriebe mit Excenter für Ölpumpenantrieb, *6* Antriebsrad (Geländegang), *7* Antriebsrad (Straßengang), *8* Schiebemuffe

8.2.7 Verteilergetriebe

Kettenfahrzeuge durfte Deutschland nach dem Versailler Vertrag von 1920 nicht bauen. Daher entwickelte die deutsche Automobilindustrie 1926–29 für die Reichswehr ungepanzerte und gepanzerte Personen- und Lastkraftwagen zwischen 2½ und 3½ t Gewicht. Mit zwei und drei angetriebenen Achsen sollten sie auch im Gelände fahren können. Als Daimler-Benz und Magirus Vierachser, Büssing sogar einen Fünfachser konstruierten, kam eine neue Baugruppe in den Nutzfahrzeugbau: das Verteiler- oder Gruppengetriebe, bei längeren Wagen meistens in Fahrzeugmitte liegend. Die Zahnradfabrik Friedrichshafen AG (ZF) bot daraufhin 1931 ein serienmäßiges Gruppengetriebe an (GG-35/45). Es sollte das Drehmoment aus dem Wechselgetriebe auf Hinter- und Vorderachse verteilen, die Vorderachse abschaltbar machen, das Schalten vom Straßengang (1 : 1) in den Geländegang

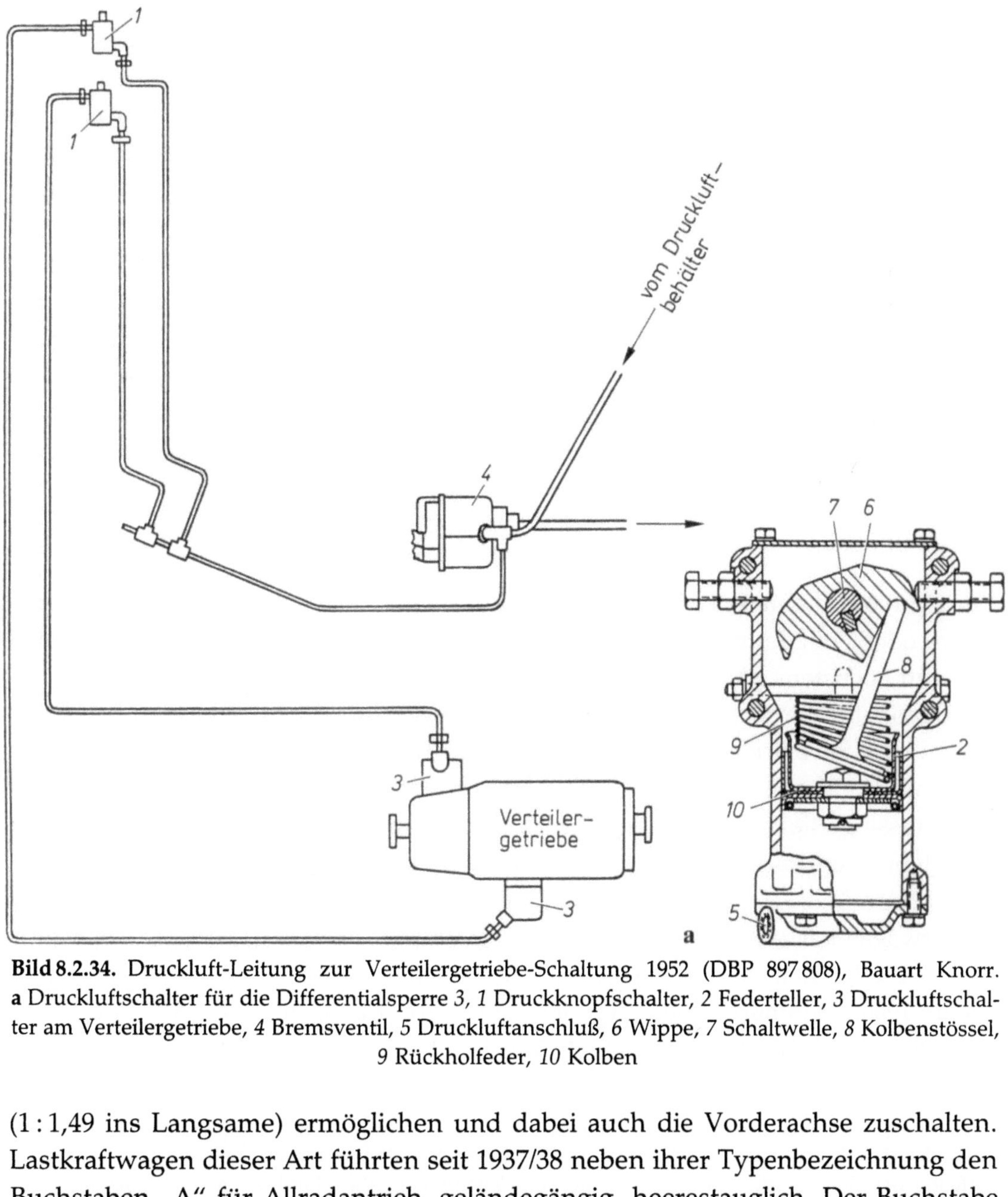

Bild 8.2.34. Druckluft-Leitung zur Verteilergetriebe-Schaltung 1952 (DBP 897808), Bauart Knorr. **a** Druckluftschalter für die Differentialsperre *3*, *1* Druckknopfschalter, *2* Federteller, *3* Druckluftschalter am Verteilergetriebe, *4* Bremsventil, *5* Druckluftanschluß, *6* Wippe, *7* Schaltwelle, *8* Kolbenstössel, *9* Rückholfeder, *10* Kolben

(1 : 1,49 ins Langsame) ermöglichen und dabei auch die Vorderachse zuschalten. Lastkraftwagen dieser Art führten seit 1937/38 neben ihrer Typenbezeichnung den Buchstaben „A" für Allradantrieb, geländegängig, heerestauglich. Der Buchstabe „S" bedeutete dagegen Einachsantrieb, Wirtschaftswagen „Straße", geländefähig.

Die MAN entwickelte 1937 ein eigenes Verteilergetriebe, passend zu ihrem 4½-t-Lastkraftwagen ML 4500. Zunächst war es noch ein übliches Gruppengetriebe, d. h. mit Antriebsdrehmoment im festen Verhältnis, was Triebwerksteile und Reifen stark beanspruchte. Allerdings ließ sich der Vorderachsantrieb abschalten, denn es fehlte ein Differential. Ein S-Typ der MAN ließ sich in einen A-Typ umbauen.

Nach der Währungsreform 1948 entstand bald eine starke Baukonjunktur, die 20 Jahre anhielt. Sie brauchte geländegängige Lastkraftwagen und damit wieder das Verteilergetriebe zwischen den beiden angetriebenen Achsen. Die MAN entwickelte es daher 1950 weiter. 1951 regte das Verteilergetriebe der neuen US-Heeres-Lastkraftwagen zu weiteren Überlegungen an. General Motors Corporation (GMC) hatte dem Vorderachsantrieb einen Freilauf vorgeschaltet. Sank die Haftreibung an den Hinterrädern, schaltete sich dadurch der Vorderrad-Antrieb automatisch zu. Außerdem übersetzte GMC im Verteilergetriebe die Hinterachse kleiner als die Vorderachse.

Die MAN baute in die untere Welle mit den Abtrieben für Vorder- und Hinterachse nach dem Patent von Ottmar Winkle (DBP 897808) ein Stirnrad-Differential zu vier Planetenrädern ein (Bilder 8.2.33, 8.2.34). Auf weichem Boden ließ es sich mit der Hand oder dem Fuß so lange sperren, wie die Haftreibung fehlte. Die Sperre löste ein Druckluftschalter aus. Das Drehmoment war 1:2 nach vorn und 1:3 nach hinten aufgeteilt.

8.3 Der Omnibusbau

Der Omnibus diente seit 1895 dem Arbeitertransport. Ausgerüstet mit Holzrädern, Eisen- oder Vollgummibereifung und Signalglocke fuhr er mit einer Geschwindigkeit von höchstens 20 km/h.

Der erste überregionale Kraftverkehrs-Unternehmer in Deutschland war die Reichspost. Sie betrieb schon 1903 Kraftwagen für die Güterpost und die Paketzustellung. 1910 hatte die Reichspost bereits 70 Kraftfahrzeuge. 1904 eröffnete Heinrich Büssing die erste erfolgreiche Kraftpost-Omnibuslinie der Welt zwischen Wendeburg und Braunschweig. 1905 eröffnete die Kgl. Bayer. Post die drei Kraftpost-Linien Tölz-Lenggries, Tölz-Bichl und Sonthofen-Hindelang mit 5 Personen-Motorwagen nach dem Memorandum des Postassessors Georg Schätzel[18] von 1901 [3.1]. Es folgten in anderen Ländern des Reiches: Friedberg-Ranstadt, Hersfeld (beide 1906), Hamburg, Friedberg-Ockstadt, Cosel-Kandrzin (alle 1907) und Balingen-Oberndorf-Sulz/Neckar (1909). In Württemberg gab es bis 1914 37 Linien mit 67 Kraftomnibussen.

1906 lag dem Bayer. Landtag eine Denkschrift vor, „... daß derartige Linien nach dem Stand der Technik möglich und nach den Verkehrsverhältnissen des offenen Landes geboten sind ... daß es Aufgabe des Staates ist, von sich aus die Angelegenheit in die Hand zu nehmen, wenn unter Wahrung einer gesunden Finanzgebarung eine fruchtbringende, von allen Nebenrücksichten freie Förderung der Einrichtung erzielt werden soll ..." [3.1].

Es folgte der Omnibus in den Großstädten London und Paris. Am 19. November 1905 begann die Aboag[19] in Berlin den Linienverkehr mit fünf offenen Doppeldek-

---

[18] Georg Schätzel (1874–1934) aus Neustadt a. d. Aisch, 1891–95 stud. jur. Univ. München, Dr. jur., 1895–98 Referendar, seit 1899 Bayer. Postverwaltung. 1904 Bayer. Verkehrsministerium, 1906 Postrat, 1910 Oberpostrat, 1919 Ministerialrat im Reichspostministerium, Abt. München, 1923–27 staatssekretär u. Leiter der Abt. VI (Postkraftfahrwesen), 1927–32 Reichspostminister.

[19] Aboag = Allgemeine Berliner Omnibus-AG (1868–1928), ihre Nachfolgerin ist die Berliner Verkehrs-Gesellschaft (BVG) als erster deutscher Verkehrsverbund.

kern der Daimler Motoren-Ges. (DMG), Marienfelde, 1910 verkehrten schon 162 Omnibusse verschiedener Marken (DMG, NAG, Büssing).

Die frühen Überland-Kraftpostlinien konnten keine Grundlage für ein weiteres Vorgehen bilden. Für einen laufenden Verkehr waren die Motoromnibusse zu mangelhaft und schadensanfällig, besonders die Karosserien der jungen Lieferanten von Personenkraftwagen. Die Reichspost wandte sich daher an die Waggonbau-Industrie, weil sie schon Postwagone für die Schiene bauten. Sie sollte Motorwagen-Karosserien bauen und sie mit Triebwerken der Kraftwagen-Industrie ausrüsten.

Die Kgl. Bayer. Post bestellte 1911 beim MAN-Wagenbau in Nürnberg (gegr. 1845) 18- bis 22sitzige Omnibusse auf Saurer-Chassis (Bild 8.3.2). Die Post hielt diesen Omnibus für ein Erzeugnis erster Qualität. Zur gleichen Zeit lieferte die Erste Ulmer Karosseriefabrik Karl Kässbohrer einen 18sitzigen Linienbus, ebenfalls auf einem 30-PS-Chassis von Saurer.

In besserem Licht erschien der Omnibus in örtlichen Postbetrieben, wo sich die Erfahrungen gegenüber der Pferdeanspannung deutlicher zeigten. Bei Beginn des Ersten Weltkriegs besaß Bayern 80 % aller Motoromnibusse im Deutschen Reich, Württemberg betrieb 67, die Oberpostdirektion Erfurt 21 Kraftomnibusse.

1919 lieferte die MAN noch nach technischem Vorkriegsstand (Bild 8.3.3). Der elektrische Anlasser war erst 1925 selbstverständlich. 1920 schuf die Deutsche Reichspost die Überlandlinien im ganzen Deutschen Reich (Bild 8.3.1). Sie stützten sich ganz auf das Kraftfahrzeug, da es nun reifer für eine solche Aufgabe war. 1928 fuhr sie schon Eilkraftpost-Linien und konnte die Landpost immer stärker verkraften. Hierbei entstand auch der „gemischte Omnibus" für Stadt- und Überlandbetrieb mit 28 Fahrgästen, Post- und Reisegepäckraum. Es zeigten sich damals schon klar die Vorteile des Motoromnibusses: Freiheit und Ungebundenheit in der Wegewahl, Ausfüllen von Lücken im Staßenbahn-Netz, Ausflugs- und Kurverkehr.

1923 bildete die Reichspost in ihrem Reichspost-Ministerium die Abteilung VI (Post-Kraftfahrwesen): im Norden unter Friedrich Hubrig[20], im Süden unter Georg Schätzel. 1925 stellte die Reichspost die ersten Dreiachs-Omnibusse mit Sechszylinder-Motoren in Dienst. Für diese schrieb sie 150 PS vor, für Zweiachser 125 PS. Es liefen damals:

- als Zweiachser 14- bis 22- und 28- bis 40-Sitzer,
- als Dreiachser 45- bis 50-Sitzer.

Die Deutsche Reichspost beeinflußte überhaupt die technische Entwicklung. In ihrem Auftrag begann 1926 die Waggonfabrik Uerdingen AG Krefeld mit dem

[20] Friedrich Hubrig (1881–1963), 1905 Dipl.-Ing., 1909 Reg. Baumstr., Dir. u. Ob. Postrat im Reichspostministerium 1919–45. Ließ die Post in der Stadt mit Elektrowagen, auf dem Land mit luftgekühlten Leicht-Lkw zustellen. Förderte als Großabnehmer den technischen Fortschritt durch Typisierung der Omnibusse, Stahl- u. Leichtmetall-Karosseriebau, Entwicklung des Dieselmotors im Omnibus.

ersten Stahlaufbau des Omnibusses. 1929 entwickelte sie mit ihren Karosserie-Lieferanten, meistens Waggonfabriken, den 33sitzigen Omnibus mit Einheits-Stahlaufbau; dafür schrieb sie vor:

- Abstand Spritzwand – Mitte Hinterachse,
- Rahmenüberhang,
- Lage von Lenkrad und Getriebe,
- Räume für Postsachen und Gepäck,
- Dach für 750 kg Belastung,
- Polstersitze in Fahrtrichtung,
- große Fenster,
- Beleuchtung, Heizung und Lüftung.

Den bevorstehenden Aufstieg des motorisierten Stadt- und Überlandverkehrs erkannte der deutsche Nutzfahrzeugbau nach dem Ersten Weltkrieg allerdings nicht (Bild 8.3.1). Die Deutsche Reichspost mußte auf die deutschen Nutzfahrzeug-

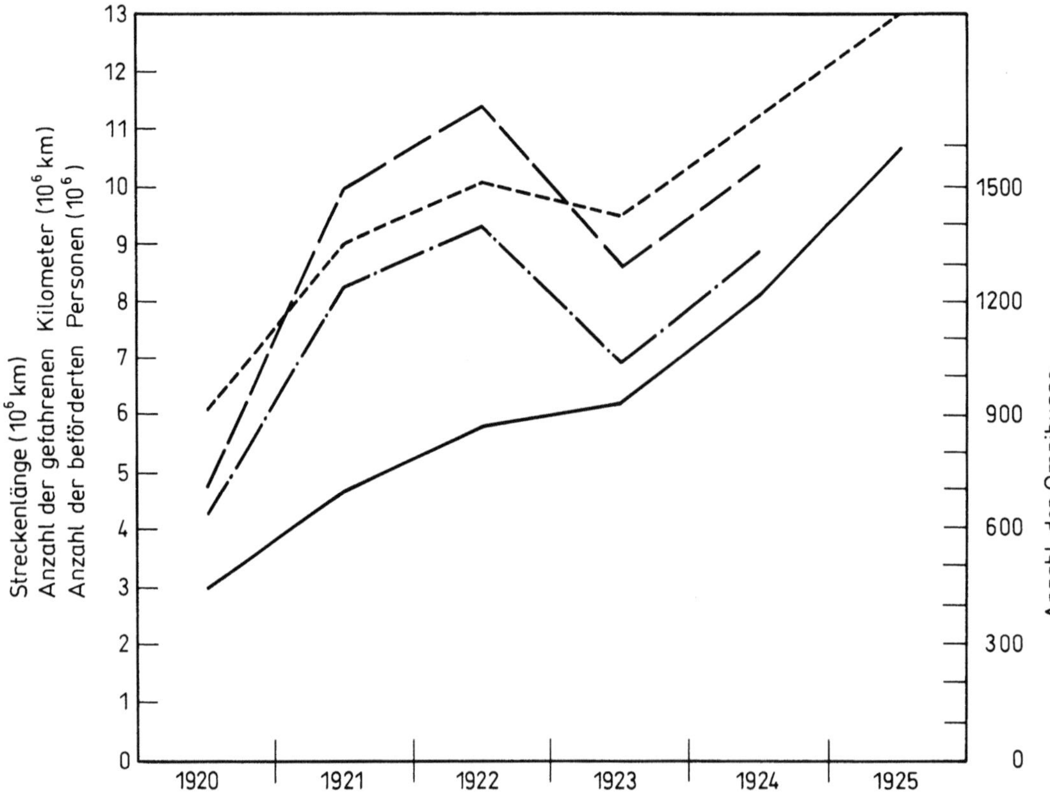

Bild 8.3.1. Deutscher Postlinienverkehr 1920–25. *1* Streckenlänge in km. 1920: 5985; 1921: 9067; 1922: 10 064; 1923: 9491; 1924: 11 234; 1925: 13 150. *2* Zahl der gefahrenen Kilometer in Mio. 1920: 4,616; 1921: 9,936; 1922: 11,445; 1923: 8,454; 1924: 10,327. *3* Zahl der beförderten Personen in Mio. 1920: 4,016; 1921: 8,182; 1922: 9,630; 1923: 6,741; 1924: 8,773. *4* Zahl der Kraftomnibusse im Stück. 1910: 130; 1921: 698; 1922: 866; 1923: 908; 1924: 1212; 1925: 1600 [3.2]

hersteller 1923 Druck ausüben, um die notwendigen Omnibusse zu bekommen. Diese müßten mit dem Gedanken brechen, Lastwagen und Omnibus seien dasselbe, so bequem er für die Firmen auch sei. Allerdings müßten die Firmen dann ihr Typenprogramm erweitern, und dafür sei kein Geld da.

Die fruchtbarsten Anregungen gab 1923 Oberpostrat Karl Bühlmann vom Reichspostministerium in München. Er sah 1923, „... daß diese beiden Betriebsarten sich in ihren grundsätzlichen Erfordernissen voneinander unterscheiden und sich daher in ihrer konstruktiven Durchbildung nicht zu einem Universaltyp vereinigen lassen..." [3.2–3.6].

So riet Bühlmann 1925 den Nutzfahrzeuge bauenden Firmen, elementare Bauteile gemeinsam zu entwerfen und zu bestellen oder herzustellen, weil sich dann die Kosten für solche speziellen Omnibusteile erheblich senken ließen. Schließlich forderte Bühlmann schon 1925 den speziellen Omnibusmotor mit ruhigem, erschütterungsfreiem Lauf. Einen solchen Motor brachte 1927 der Maybach Motorenbau, Friedrichshafen, mit seinem OS 5/6.

Als dritter Kunde für Omnibusse kamen 1919 die Kraftverkehrs-Gesellschaften der Länder hinzu. Sie mußten mit Kraftwagen aus Heeresbeständen beginnen, der Staat half ihnen durch die Verordnung über die Kfz-Linien (RGBl. 1919, S. 97). Der Aufbau ihrer Liniennetze ging rasch vorwärts und bezifferte sich 1928 auf 60 000 Gesamtkilometer. Trotzdem mußten sich die meisten Länder-Kraftverkehrsgesellschaften gesundschrumpfen und bildeten 1928 den „Verband Deutscher Kraftverkehrs-Gesellschaften" in Dortmund, der 124 Omnibusse betrieb. Millionen von Fahrgästen wurden seit 1924 jährlich befördert. Auf eine andere Weise entstand die Kraftverkehrs-Gesellschaft mbH Freistaat Sachsen (KVG), und zwar aus dem Omnibusbetrieb der Sächsischen Staats-Eisenbahnen unter Beteiligung der Städte Dresden und Leipzig. 1928 war sie neben der Aboag das größte deutsche Omnibus-Unternehmen mit über 600 Bussen aller Art. Die Straßenbahnen mehrerer Städtischer Werke schafften für den Zubringer- und Verbindungsverkehr mit ihren Linien ebenfalls Motoromnibusse an, die Stadt Nürnberg war 1922 eine der ersten in Deutschland.

Die Nachfrage nach Omnibussen war also nach dem Ersten wie Zweiten Weltkrieg sehr groß, so daß diese Sparte für die Nutzfahrzeuge bauende Automobilindustrie interessant sein mußte (vgl. Tabelle 8.3.1).

Tabelle 8.3.1. Omnibusbestand der öffentlichen Verkehrsgesellschaften 1929 in den Großstädten (Stadt- u. Überlandverkehr)

Berlin	734	München	120
Dresden	228	Leipzig	104
Hamburg	201	Hannover	84
Köln	161	Chemnitz	79
Frankfurt/M.	133		

Allerdings hatte sie große Mühe, um die zunächst billigere und beförderungsmäßig stärkere elektrische Straßenbahn auf technischem Gebiet einzuholen. Wirtschaftlich waren die Omnibusse 1928 nicht, weil ihr Platzangebot zu klein war. Es wären deshalb dreimal so viele Omnibusse wie Straßenbahnen nötig gewesen. Es beförderten 1928 (in Mio. Fahrgäste)

Berliner Straßenbahn	880,
Aboag	222,
Große Leipziger Straßenbahn	170.

Daher bot es sich an, einen Großraum-Omnibus mit Sechszylinder-Dieselmotor zu entwickeln. Die MAN lieferte 1928 der Stadt Frankfurt/M. einen Stadtomnibus mit Falttür und Plattform hinten für mehr Stehplätze. Für die Deutsche Reichspost lieferte sie Sechszylinder-Überlandbusse zu 45 Plätzen in größerer Stückzahl. Ab 1928 gab es folgende Gruppen von Omnibussen:

- Überlandbusse als Ergänzung der Eisenbahn (größte Gruppe),
- Stadtomnibusse,
- Rundfahrt- u. Gesellschaftsbusse (auch dreiachsig),
- Omnibusse für Gelegenheitsfahrten (Sport, Theater, Abendausfahrten); Ausnutzung des Wagenparks.

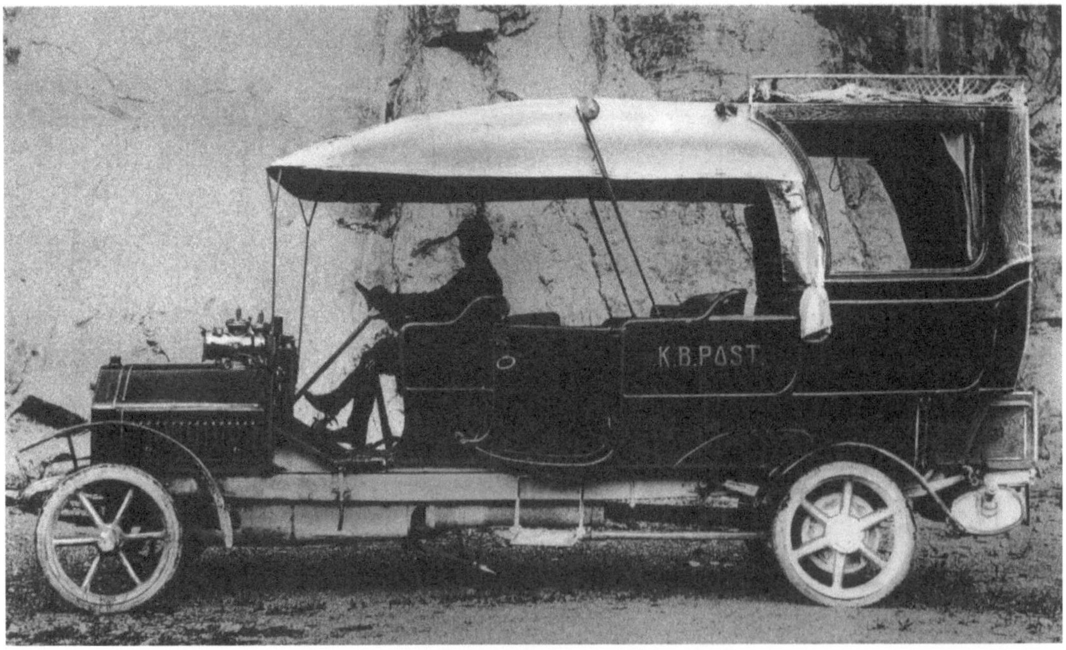

Bild 8.3.2. Erster Omnibus der MAN 1911, geliefert an die Kgl. Bayer. Post. Historisches Archiv MAN Nutzfahrzeuge AG

8.3.1 Die ersten Motoromnibusse von MAN Nürnberg

Die Kgl. Bayer. Post bestellte zur Lieferung 1911 beim MAN-Wagenbau in Nürnberg (gegr. 1845) 18sitzige Omnibusse für den fränkischen Überlandverkehr (Bild 8.3.2). Dazu rüstete die MAN ihre Holzkarosserien mit dem 30-PS-Triebwerk und Achsen von Saurer aus (Tabelle 8.3.2). Nach Übernahme dieses Zweigwerks durch

Tabelle 8.3.2. Omnibusprogramm der MAN 1911...23

Leistung (PS)		30...45	
Motor, Bauart Saurer	AM II	AM V	
Getriebe (Saurer/ZF)		Schubräder, 4 Gänge	
Plätze	18...21	28	36...42
Gesamtgewicht (t)	3,4	3,9	4,1
Gepäck (kg)	200...400	500	–
Länge × Breite (m)	6,2 × 2	6,1 × 2,1	
Radstand (m)	3,85	4,05	
Spur vorne/hinten (m)	1,56/1,52	1,53/1,55	
Reifen (Vollgummi)	870 × 100	870 × 110	
	(800...900) × 120 D	(880...900) × 130 D	
Höchstgeschwindigkeit (km/h)		26...30	

Vergaser Pallas, Magnetzündung Eisemann, Lamellenkühler mit Ventilator, Motorbremse MAN

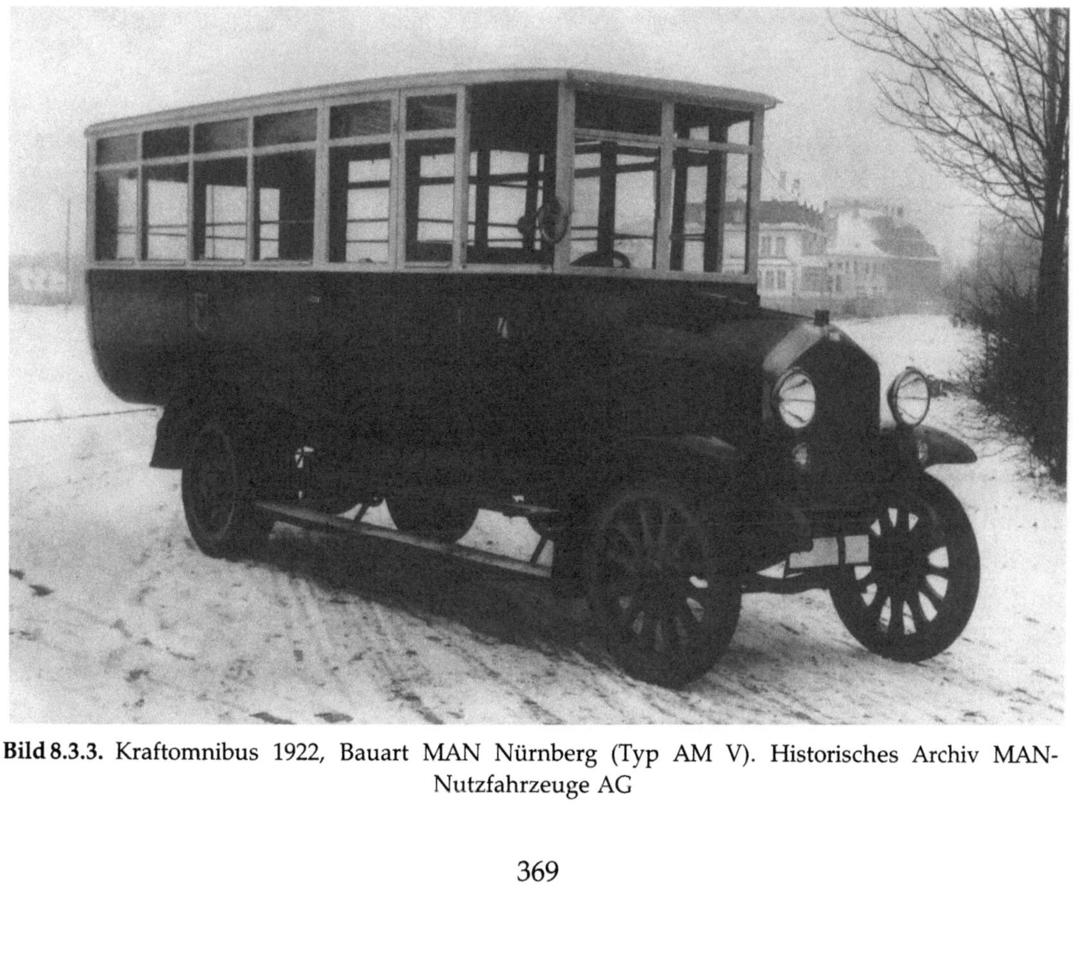

Bild 8.3.3. Kraftomnibus 1922, Bauart MAN Nürnberg (Typ AM V). Historisches Archiv MAN-Nutzfahrzeuge AG

die MAN bestellte die Kgl. Bayer. Post 1916 weitere Omnibusse zu 22 Sitzen. Diese Omnibusse bewährten sich so gut, daß MAN Hauptlieferant für Bayern wurde (vgl. Bild 8.3.3).

8.3.2 Vom Aussichtswagen zum Reiseomnibus

Nach 1920 begann man wieder zu reisen: Man machte Reisen in Kurorte, in Bäder und kulturell sehenswerte Städte oder Ausflüge als Gesellschaft oder Verein. Die Motorisierung war dabei eine Neuerung, die viele neugierig machte. Dazu brauchten die Veranstalter in Oberbayern, dem Schwarzwald, Harz, in Thüringen und in den Schlesischen Bergen besondere Wagen, für schönes Wetter möglichst offen, aber wind- und regengeschützt, vielleicht mit abnehmbarem Oberteil. Dieser Typ eines Motorfahrzeugs ist so alt wie der öffentliche Bus in den Städten. Passend für die Verwendung im Fremdenverkehr waren die großen Pkw-Kabriolets, weil sie sich zu 10- bis 15sitzigen Aussichtswagen für kleinere Gesellschaften umbauen ließen. Bereits 1922 bot die MAN einen offenen Aussichtswagen mit 55 PS für 19 Personen an.

Ende der 20er Jahre erkannte man klar die Aufgaben des Reisebusses. Der Großstädter wünschte sich weiter seine Ausflüge ins Freie und in größerer Gesellschaft. Da erwies sich der Omnibus als ein Fortschritt. Eine Autotour in geschlossener Gesellschaft kam schon 1928 billiger, als wenn jeder allein mit der Eisenbahn reiste. Aber auch bequemer, denn die Omnibusse erreichten jedes Reiseziel direkt. Ab 1930 wurde der Omnibus zum „Reisewagen für alle".

Während sich das Omnibuschassis anfangs an das des Pkw oder Lkw angelehnt hatte, kam der Omnibusbau voran, je weiter er sich von ihnen entfernte. Die ersten Sondermaßnahmen zugunsten des Reiseomnibusses waren

- Frontlenker 1907,
- Vorgelegeachse 1919,
- Niederrahmen 1923, damit verbunden eine niedrige Fußbodenhöhe,
- geräuscharmer Kardanantrieb 1924.

Wegen der Aufbauten arbeitete die Automobilindustrie nicht nur mit eigenen Betrieben, sondern auch mit Waggonfabriken und spezialisierten Karossiers zusammen; sie lieferte dann nur noch die Fahrgestelle.

Kunden der MAN wurden in den 20er Jahren die Kur- und Badeorte in Franken und Bayern, aber auch Thien's Berolina Rundfahrten[21] (Bild 8.3.4 b), danach die Groß-Berliner Rundfahrt GmbH von Heinrich Käse[22].

---

[21] Emil Thien, Kom. Rat, erster Berliner Autotaxi-Unternehmer 1899. Rundfahrt-Veranstalter.

[22] Heinrich William Käse (1857–1929), Berliner Rundfahrten-Veranstalter 1914–42. Begann mit 5 Rundfahrt-Automobilen.

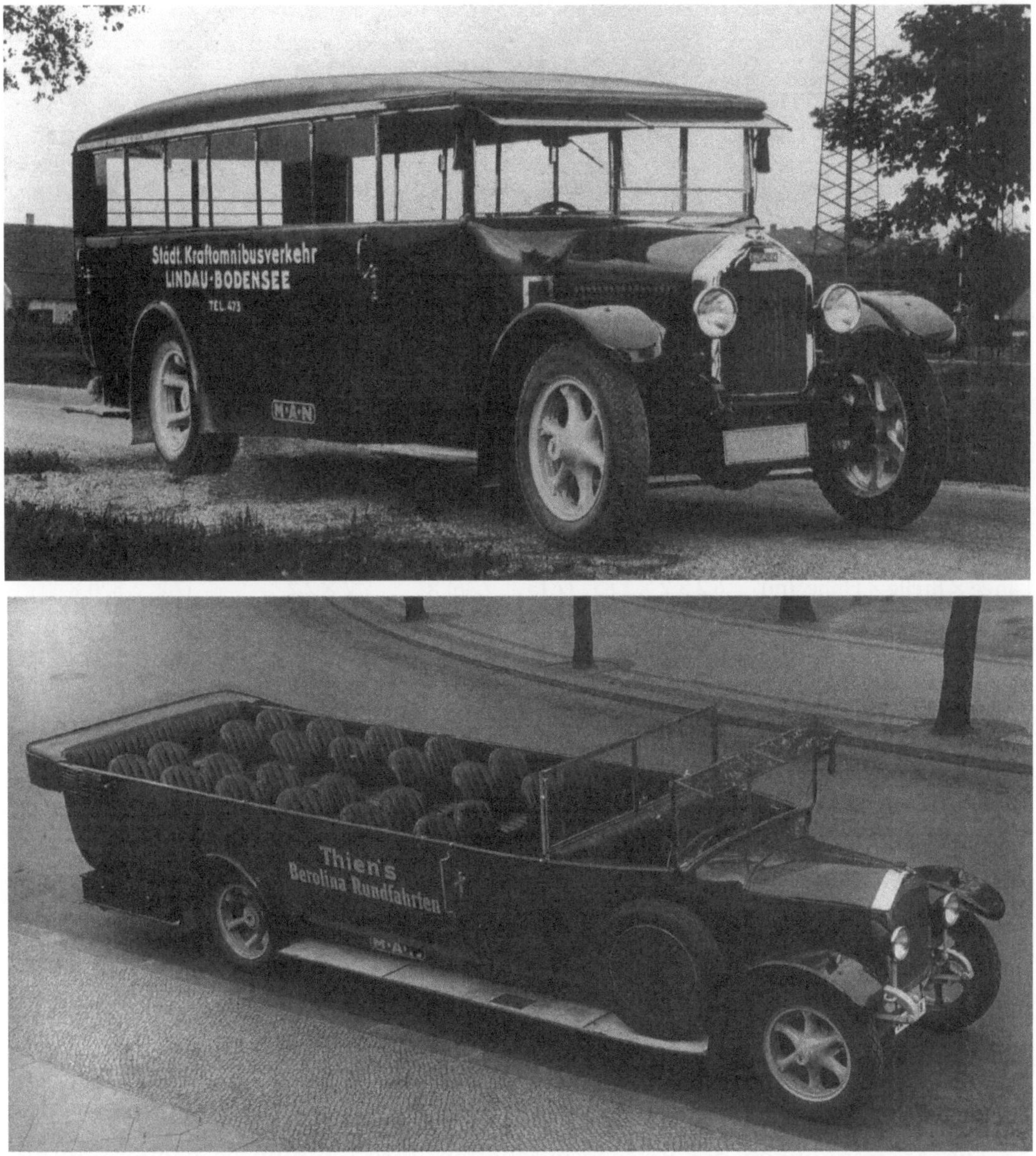

Bild 8.3.4. Die ersten deutschen Reisebusse mit Niederrahmen 1925–28, Bauart MAN (Typ NOB 4). **a** Allwetterbus zu 26 bis 34 Personen, offen oder geschlossen, 1927; **b** Aussichts- und Rundfahrt-Wagen 1927

1930 fand der offene Aussichtswagen eine neue Form im „Allwetterbus" (Bild 8.3.4 a). Hierzu trugen neben den Aufbau-Herstellern auch die Verdeck-Hersteller bei. Dieser Allwetterbus hatte schmale Fenstersäulen, die Seitenwände standen frei und waren nur durch die Rollspriegel des Verdecks miteinander verbunden. Das zusammengelegte Verdeck bildete die Rückwand. Diese Bauweise war aber nicht steif genug. Eine feste Rückwand half erst, als ein viertelkreisförmiger Dachansatz die Seitenwände festhielt (Bild 8.3.10). Das Rolldach, Bauart Golde, wurde mit

Tabelle 8.3.3. Linien- und Reisebus-Programm der MAN 1922...30

	Aussichtswagen 1922	Niederrahmen-Kardan-Bus 1924...27	NOB/4 1925...30	Stadtlinienbus NOG/NON 1926...30
Leistung (PS)	55	55...65		55...70
Motor	AMV/KV 1040		1580 A	
Getriebe (Saurer/ZF)	4, Schubrad, Kulisse rechts seit 1928 K-50,DK-50			
Radstand (m)	3,85	5	5	5,6
Spur vorne/hinten (m)	1,56/1,52	1,65/1,68		1,79/1,74...NON 1,8
Fußbodenhöhe (mm)			605	590
Bodenfreiheit (mm)				250
Gesamtgewicht (t)	3,4	7,2	7,2	5,4
Sitzplätze	19	17...26		22...32
Stehplätze		8...17		13...23
Räder	Werner	Werner, Hering		
Reifen	36 × 6 40 × 8	38 × 7 38 × 7 D		40 × 8 40 × 8 D
Länge × Breite × Höhe (m)	6,2 × 2 × 1,85	(7,15...7,46) × (2,1...2,25) × (2,5...2,63)	7,2 × 2,2	(7,2...8,9) × (2,2...2,35) × 2,75
Höchstgeschwindigkeit (km/h)	55	34...55	50	40...50
Chassis-Preis (RM)		19 000...28 000	13 500...16 200	

Vierradbremse Poulet, Knorr oder Bosch-Dewandre, Motorbremse MAN, Stahlgußräder Werner, Vergaser Pallas, Zündung Eisemann, seit 1927 Bosch, Schneckenlenkung MAN, Anlasser/Lichtmaschine Bosch/Fenag

Schienen in einem U-Profil geführt, ein Winkeleisen versteifte den Obergurt der Seitenwand. Es wurde durch Ketten über Handkurbel angetrieben. Die MAN lieferte auch elektrische Verdeck-Antriebe. Die Verdecke ihrer Allwetterwagen waren 1930 schon so gut durchgebildet, daß der Omnibus wie ein geschlossener Wagen aussah, der mit Heizung auch im Winter verkehren konnte. Eine Übersicht gibt Tabelle 8.3.3.

Die Anstrengungen der Reisegesellschaften, ihre Omnibusse bequem auszustatten, gerieten schon 1930 zum Wettbewerb. Auch für reichlichen Gepäckraum sorgten sie, indem sie die Sitzreihen für mindestens 6 m^3 Stauraum erhöhten. Waschraum und Abort waren selbstverständlich. Für die Omnibuslinien auf den neuen Reichsautobahnen lieferte die MAN 1935 Stromlinienbusse in Haubenausführung.

8.3.3 Die Verkehrsgesellschaften und der Stadtlinienbus

Nach dem Ersten Weltkrieg begann verstärkt der Arbeitertransport in die Fabriken als Service größerer Unternehmen. Er war für die Unternehmer günstig, wenn viele

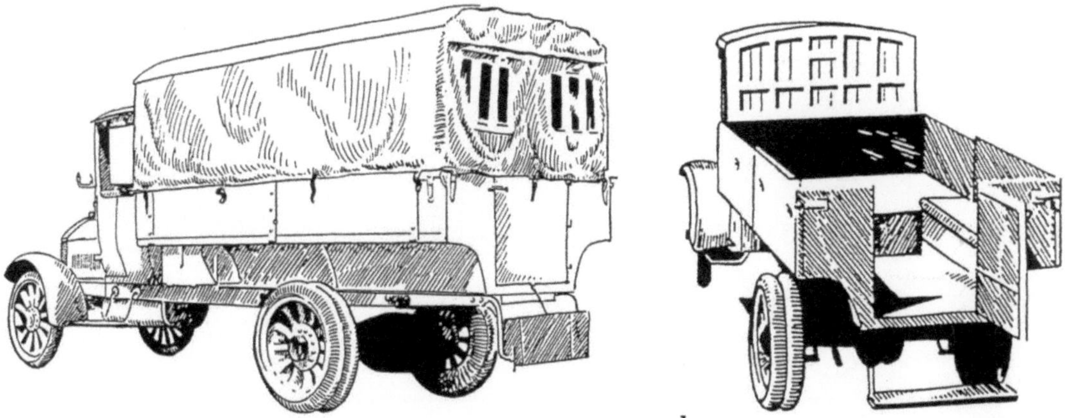

a b

Bild 8.3.5. Omnibus oder „Stadtwagen" zur Arbeiterbeförderung 1921–31, Bauart MAN. Eine frühe Vorstufe des Stadtomnibus in mittleren Industriestädten [3.5]. Am wichtigsten waren die Stehplätze zu den 20 Sitzplätzen. **a** MAN-LKW zur Personenbeförderung; **b** MAN-LKW zur Personen- und Güterbeförderung

Arbeiter aus den weiteren Landgebieten kamen. Dieser Transport war neben Post und Bahn eine neue Verbindung vom Dorf zur Stadt oder zu den Fabriken, wenn sie außerhalb der Stadt lagen und die nächste Bahnstation (mit ihren Arbeiterzügen) zu weit entfernt war. Für einen Nutzfahrzeug-Hersteller ließ sich ein Arbeitertransport leicht und billig verwirklichen.

Die MAN baute auf ihrem 3½-t-Lkw-Chassis (55 PS) einen Kombinationswagen für den Arbeitertransport (Bild 8.3.5). Diese Wagen waren die ganzen 20er Jahre über in Betrieb, und MAN lieferte sie auch an andere Firmen. Schon 1923 zeigten sich Tendenzen, von dem stark verteuerten Eisenbahn-Nahverkehr loszukommen. Das leichtere Kraftfahrzeug konnte das vorhandene Schienennetz gut ergänzen. Auch von dieser Seite her vollzog sich ein Umschwung im Verkehrswesen.

Die MAN belieferte in den Anfängen ihres Omnibusbaus

- die Kgl. Bayer. Post / Deutsche Reichspost,
- die Oberpostdirektion Nürnberg,
- die Stadt Nürnberg,
- die Gemeinschaft Verkehrs AG Nürnberg, bzw. Nürnberg-Fürther Straßenbahnen AG,
- die Amtskörperschaft Laupheim,
- den Kraftverkehr Bayern (KVB),
- den Städt. Kraftomnibusverkehr Lindau–Bodensee.

Oberpostrat Karl Bühlmann vom Reichspostministerium, Abt. München, importierte 1923 eine „Intercity- bzw. Safety-Coach" von der Fageol Motors Cie. in Oakland/Calif. und führte siesechs deutschen Omnibus-Herstellern als Anregung

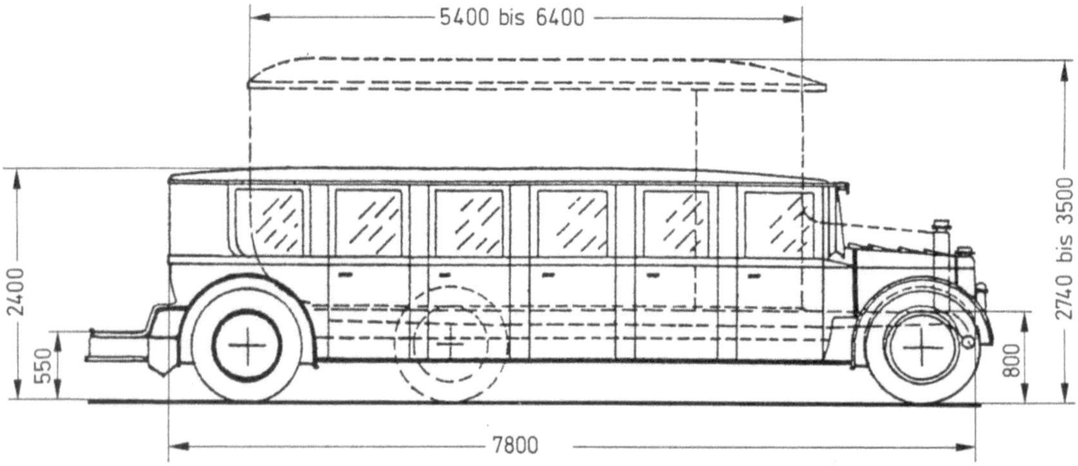

Bild 8.3.6. Vergleich zwischen einem amerikanischen und einem deutschen Omnibus (gestrichelt) 1923 [3.3–3.5]

für die zukünftige Entwicklung vor (Bilder 8.3.6). Diese Coach war ein Omnibus mit besonders tiefliegendem Rahmen. Seine 22 Sitze waren in Fahrtrichtung eingebaut. Damit man dem sehr niedrigen Wagen bequem entsteigen konnte, hatten fünf Sitzreihen jeweils ihre eigene Tür. Hergestellt war der Omnibus im „Assembling-Verfahren", d. h. die einzelnen Teile wurden von der amerikanischen Kfz-Zubehörindustrie geliefert, da die Stückzahl der vielen speziellen Omnibusse selbst in den USA noch zu klein war. Hauptlieferanten waren damals Continental (Motor), Brown Lipe (Kupplung und Getriebe), Timken (Vorder- und Hinterachsen), Ross (Lenkung) [3.3, 3.4].

Da die Zusammenarbeit mit der Post anfangs den Omnibusbau der MAN bestimmte, bemühte sich die Firma, einen Omnibus nach dem Geschmack der Post zu bauen. Erwin Aders bezeichnete ihn als „äußersten Fall dieser Richtung". Weil er der einzige Omnibus mit kompromißlosem Niederrahmen war, fand er starke Beachtung auf der Deutschen Automobil-Ausstellung 1924 in Berlin. Die anderen Firmen hatten sich nämlich auf den Mittelweg des geraden, durchgehenden Rahmens beschränkt und verwendeten vorhandene Bauteile aus ihrem Lastwagenbau. Das schien die für alle deutschen Straßen passende Lösung zu sein. Tatsächlich aber bestätigte 1924 in Berlin die MAN als erster deutscher Hersteller die Ansicht des Oberpostrats Bühlmann, daß LKW und Omnibus nicht eine, sondern zwei verschiedene Konstruktionsrichtungen sind. Sie stellte sich damit 1924 in die Spitzengruppe der deutschen Omnibus-Konstrukteure. Diese Entwicklung hatte für die MAN einige Nachwirkungen. Den Holländer van Ameringen ermutigte sie, das Thema der bereits bekannten Vorgelege- oder Ritzelachse neu aufzugreifen. Dieser Niederrahmenbus erweckte „...den Eindruck einer ins riesengroße gewachsenen, eleganten Limousine...". Die Abteilung VI des Münchener Reichs-

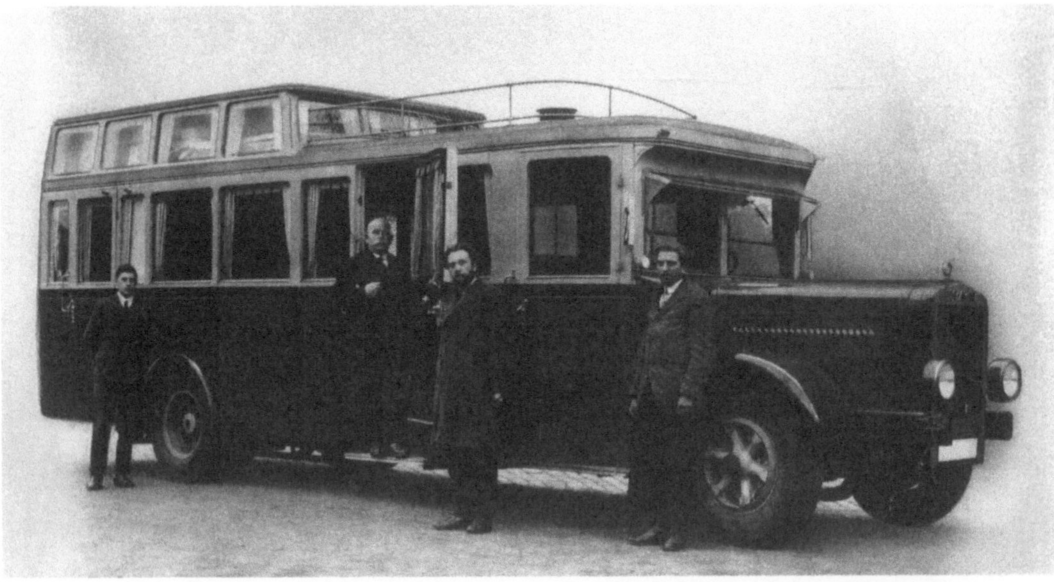

Bild 8.3.7. Das erste Campingmobil 1928, Bauart MAN (Typ NOB 6). Ursprünglich „Wochenendwagen" genannt. Otto-Motor, 6 Zylinder, 100 PS. Motorbremse MAN, Saugluft-Bremse Bosch-Dewandre. 400-W-Lichtanlage Bosch. Lüftung und Heizung. Radstand 5,55 m

post-Ministeriums bestellte zwei solcher Wagen, zwei weitere als Zwölfsitzer bei Dürkopp. Inspiriert war 1925 die Trutz KG Coburg. Die MAN baute dieses Niederrahmen-Chassis auch als Lieferwagen bis zum 3-t-Lastwagen und als Glastransporter. Als die Abteilung VI 1925 100 luftbereifte Niederrahmen-Omnibusse (Kennbuchstabe N) bestellte, konstruierte die MAN den NOB/4 (Bild 8.3.4, 8.3.7) mit Einstieg hinter dem Fahrer und im Heck; die Karosserien, ausgeführt von der Zwickauer Fahrzeugfabrik vorm. Schumann AG, waren geeignet zum Betrieb mit Personen-Anhängern. Die Daimler Motoren-Ges. brachte in ähnlicher Art den N 2 und Faun den NO 25 (Maybach-Ottomotor 70 PS, Fußbodenhöhe 550 mm, 60 km/h) heraus [3.5, 3.6]. Der Wiederaufbau der Kraftpostlinien in Bayern endete 1928 mit Lieferung des ersten 100-PS-Omnibus NON 6 (33 bis 60 Sitze), auch 3achsig (Bild 8.3.8), und des ersten Postomnibus mit Dieselmotor, beide durch die MAN. Bei der Stadt Nürnberg liefen Omnibusse mit Dieselmotoren der MAN schon seit 1925. Bis 1930 belieferte die MAN mit Omnibussen

- die Nürnberg-Fürther Straßenbahnen AG,
- die Deutsche Reichspost (allein 1929 8 NOG, je ein NOB und NON),
- die Oberpostdirektion Erfurt,
- den Kraftverkehr Bayern (KVB), Nürnberg,
- die Stadt Frankfurt/M.,
- die Stadt Moskau (30 Stück).

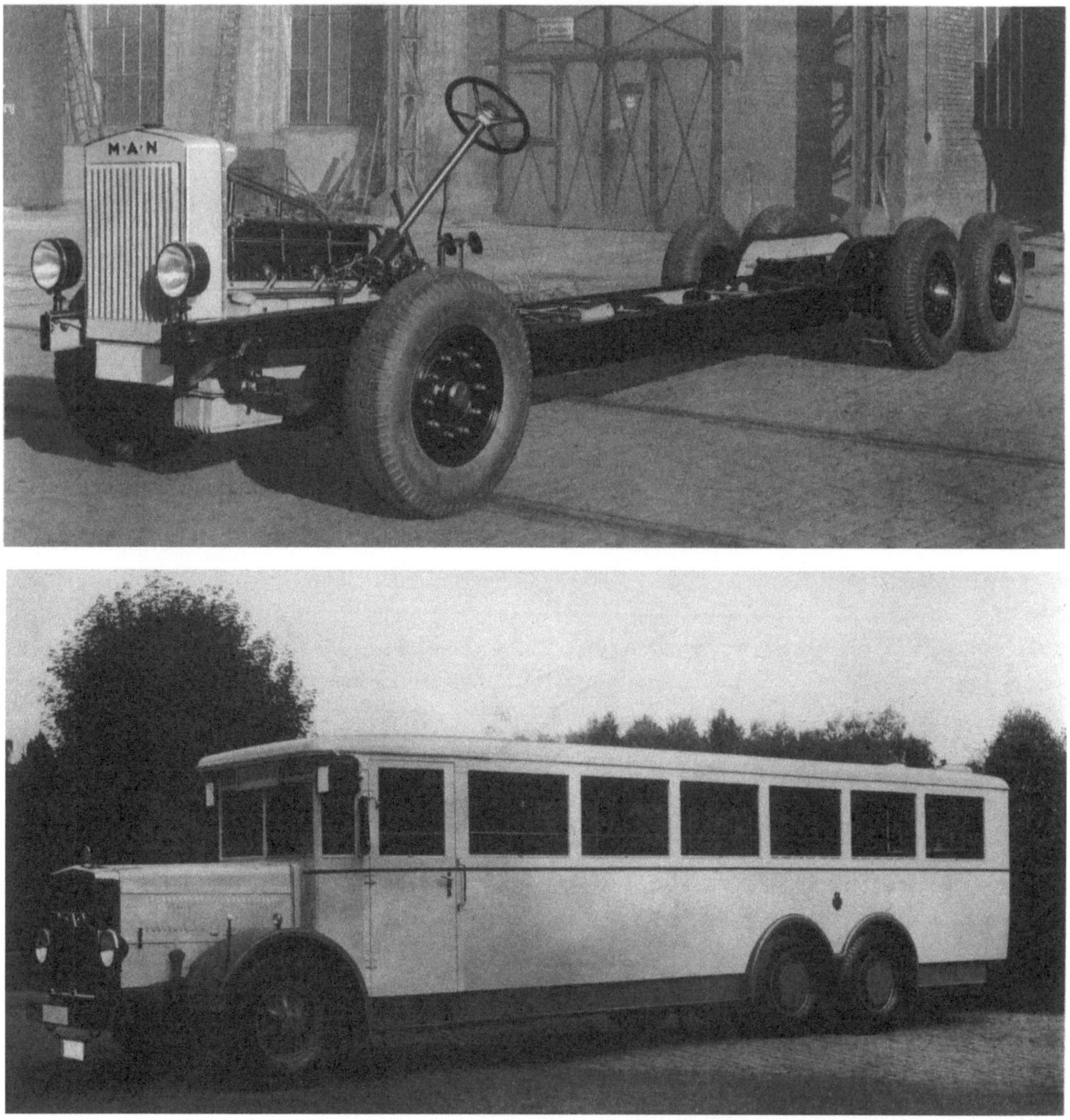

Bild 8.3.8. Erster Niederrahmen-Dreiachsbus 1928–31, Bauart MAN (Typ S 1 N 6). Historisches Archiv MAN Nutzfahrzeuge AG

Bis 1929 waren die Versuche mit dem Dieselmotor im Omnibus nur zaghaft. Seit 1930 aber drang er schnell in den Verkehr vor (Tabelle 8.3.4). 1932 begann er, den Ottomotor zu verdrängen. In Europa lieferten bereits 30 Firmen Fahrzeug-Dieselmotoren, 3000 Nutzfahrzeuge fuhren schon damit, 6 der 22 öffentlichen Verkehrsbetriebe (UITP) besaßen Fahrzeug-Dieselmotoren, davon 54 in Omnibussen. Die meisten Dieselmotoren in Omnibussen liefen in Manchester (25) und in London (32). Die Berichte der öffentlichen Verkehrsbetriebe über die Bewährung der Dieselmotoren in Omnibussen und LKW lauteten günstig. Nur die Lebensdauer

Tabelle 8.3.4. Omnibus-Programm der MAN 1930 ... 35

	Reisebus NOB/6	Stadt-linienbus NON/6	Dreiachser N6	F1 N6	F2 N6
	1930...33	1928...33	1927...34	1931...35	1934...36
Leistung (PS)	85	100	110...140	85...100	100...110
Motor	1056 A	1065 B/D 1086 A	1086 A/D 2086 A	1065 B/D 2086 B	
Getriebe (ZF)	K-50		K-60	K-50	ZG-55
Radstand (m)	4,9	5,55	5,55 + 1,3	5,7	5...5,7
Spur vorne/hinten (m)	1,85/1,71	1,85/1,8	1,88/2	1,85/1,79	1,9/1,84
Fußbodenhöhe (mm)	610	620	652	700	605
Bodenfreiheit (mm)	245	245	200	250	274
Gesamtgewicht (t)	10	11,3	16	16	12,4
Sitzplätze	26...30	25...35	75	50	50
Stehplätze	7...11	10...20			
Räder	GF	GF	Werner, GF	Hering, GF	
Reifen	38 × 7 38 × 7 D	40 × 8 40 × 8 D	40 × 10,5	9.75-20	10.50/11.25-20
Länge × Breite × Höhe (m)	(7,6...8.45) × 2,35 × 2,8	(8,7...9,35) × 2,35 × 2,75	11,2 × 2,35 × 2,7	9,5 × (2,35...2,5) × 3	
Höchstgeschwindigkeit (km/h)	53...60	38...58	50	47...54	66
Preis (RM)				17 000...19 800	

Vergaser Pallas/Einspritzpumpe Bosch, Ölreiniger MAN, Gelenkwelle Rheinmetall, Vorderachse: Faustasche Poulet/Gabelachse MAN, Vierrad-Bremse Bosch-Dewandre/Poulet/MAN, elektrische Ausrüstung Bosch

von Zylindern, Kolben, Pleuel- und Kurbelwellen-Lagern sei zu kurz, der Lauf zu hart und im Leerlauf klopfend. Geruch und Rauch sind aber begrenzt, wenn die Einspritzdüsen gepflegt und keine Spitzenleistungen verlangt werden. Direkteinspritzung hatten 1932 nur MAN, Crossley und Junkers. 1933 beschleunigte sich die Einführung des Fahrzeug-Dieselmotors auf 65 %, 1934 auf 75 % bei LKW über 3 t Nutzlast.

8.3.4 Vom Stirnsitz-Omnibus zum Frontlenker

Nach dem Muster von Fageol (USA, 1924) stellte Büssing 1935 den „Trambus" vor, einen Frontlenker mit einem Platzangebot nahe dem der Straßenbahn. Dieser Bus gefiel den Kraftverkehrs-Gesellschaften. Die MAN mußte mithalten und entwikkelte 1936 aus ihrem D 1 den DS und nannte ihn „Stirnsitz"-Omnibus (S), Tabelle 8.3.5. Als er stärker nachgefragt wurde, konstruierte man 1937 den MPS und LPS. Den MP lieferte die MAN bereits nach Südserbien und in die Slowakei. In den

Tabelle 8.3.5. Omnibus-Programm der MAN 1932...40

	Z 1-2 1932...40	D 1 1932...40	Dreiachser S1 N6 1933...35	M1 MP/MPS 1937...40	Trambus DS 1936/37	LPS 1937...40
Leistung (PS)	70...80	80...90	140	110...120	80...100	
Motor	D 0530	D 0540	D 4086	D 2040	D 1040	D 0540
Getriebe (ZF)	Kb-40 FAKS-40	Gb-45 LS FAKS-45	K-60		K-45, FAKS-45	
Radstand (m)	4,5...5	4,5...5	5,55 + 1,3	5,6	3,8...4,5	
Spur vorne/hinten (m)	1,62/1,56	1,76/1,62	1,88/2		1,88/1,79	
Fußbodenhöhe (mm)	636	580		520	600	
Bodenfreiheit (mm)	210	270	250...270	184	230	
Gesamtgewicht (t)	6,5	8,5...8,9	10	10,3	8,8...8,9	
Sitzplätze	32	42	70	50	42	32...38
Stehplätze						10...12
Räder	Hering	Hering, GF	GF	GF, BSI		Hering
Reifen	7.25/7.50-20 8-20 D	8.25/9-20	12.75/13.50-20		9.75-20	
Länge × Breite × Höhe (m)	6 × 2,13 × 2,6	7,6 × 2,25 × 2,78	11 × 2,35 × 3	9,45 × 2,35	8,6 × 2,35 × 2,65	
Höchstgeschwindigkeit (km/h)	65...75	75	60	70		73
Chassis-Preis (RM)	9880...9981	13 330		16 630...16 816 Karosse N. Trutz		13 575...15 480

Stirnsitzbussen vereinigte sie ihre Niederrahmen-Bauweise von 1924 (Fußbodenhöhe unter 60 cm, ohne Stufe über der Hinterachse) mit der Fahrersitz-Anordnung neben dem stehenden Motor. Das ZF-Fünfgang-Getriebe war liegend und zurückgesetzt eingebaut mit Fernschaltung zum Fahrersitz, zu dem man durch eine eigene Tür von links einstieg. Den Stahlaufbau lieferte der Fahrzeugbau Schumann GmbH, Werdau in Sachsen, mit pneumatischen Türschließern von Knorr, beleuchteten Treppen und zwei Entlüftern nach Flettner[23]. 1936 drang die MAN in den Rang der Großhersteller Opel, Daimler-Benz, und Büssing vor.

1937 vermittelte die Ferrostaal AG, Essen, einen Auftrag über 95 Dieselomnibusse für die peruanischen „Transportes Unidos SR in Lima (280 000 Einwohner). Die MAN bestellte bei ihren Karosserie-Lieferanten Gebr. Ludewig, Essen, Gottfried Lindner AG, Ammendorf, und Fahrzeugbau Schumann GmbH, Werdau, die

[23] Anton Flettner (1885–1961), Erfinder der Fernsteuerung für Fahrzeuge 1915, der Rotors 1925, des Ruders für Großflugzeuge u. Schiffe sowie Windrädern. Gründete 1922 das „Instituut voor Aero en Hydrodynamik" Amsterdam, 1926 die Rotorschiffahrt GmbH Berlin. Ging in den 30er Jahren nach USA und arbeitete dort an Helikoptern.

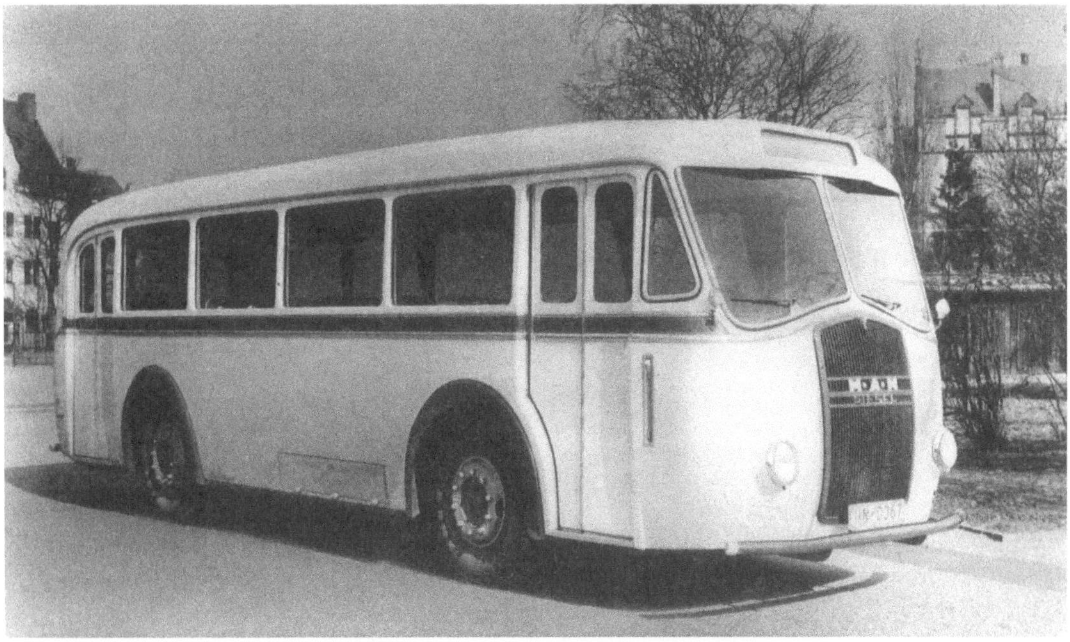

Bild 8.3.9. Stirnsitz-(Frontlenker-)Omnibus 1937–40, Bauart MAN (Typ MP 5)

Aufbauten für ihr 100-PS-Stirnsitz-Chassis MPS (Bild 8.3.9). Nach einigem Erfolg im Ausland bestellten 1939 die Kraftverkehrs-Gesellschaften der Städte Meissen, Oberhausen, Gablonz und Salzburg diese Stirnsitzbusse.

1939 wollte das Reichswirtschafts-Ministerium den Nutzfahrzeugbau der MAN ganz einstellen. Die Firma sollte sich neben Krupp, Henschel und Faun ganz dem Panzerbau widmen. Dagegen intervenierte Hans Wellhausen[24] beim Nürnberger Oberbürgermeister Willy Liebel, der sich beim Staatssekretär im Reichswirtschafts-Ministerium, Paul Körner, für eine Fortsetzung des MAN-Nutzfahrzeugbaus einsetzte. Daraufhin erhielt MAN Nürnberg Aufträge auf Ganzstahl-Omnibusse E 3000 als Karten- und Stabswagen, deren Stahlaufbauten sie in ihrem Waggonbau selbst herstellte. Das Unternehmen exportierte in besetzte oder angrenzende neutrale Staaten des Balkans, Skandinaviens oder der iberischen Halbinsel.

1943 sollte die MAN erneut den Nutzfahrzeugbau einstellen, diesmal zugunsten des Panzer-Kampfwagens Panther. Aber Richard Carstanjen[25] erreichte wieder

[24] Hans Wellhausen (1894–1964), Dr. jur., Reg. Rat im Bremer Senat. MAN 1926–58: Finanz- u. Rechtswesen, 1931–58 Export-Vorstand. 1948 Wirtschaftsrat d. westdt. Bizone, 1949–57 MdB, 1952–61 Verwaltungsrats-Präsident d. Dt. Bundesbahn. Lit.: MAN-Werkzeitg. 21 (1951) Nr. 5, S. 21 (P).

[25] Richard Carstanjen (1901–68), 2. Sohn d. MAN-Vorstandes Max C. 1907–23. Bankkfm., 1923–41 Exportkfm. im MAN-Werk Nürnberg, 1934 Prokura, 1942–50 Verkaufsdirektor für MAN-Nutzfahrzeuge, Vorstand der MAN 1950–66, kfm. Leitung Nutzfahrzeugwerk München 1955–66.

Tabelle 8.3.6. Omnibus-Programm der MAN 1940...43

	E 1-2 1932...43		E 3000 1940...43
Leistung (PS)	60		60...70
Motor	D 0524		D 0534 G
Getriebe (ZF)	K-30 FAKS-30		K-40 Faks-40/45 S
Radstand (m)		4...4,65	
Spur vorne/hinten (m)		1,66/1,56	
Fußbodenhöhe (mm)	590		628
Bodenfreiheit (mm)	285		266
Gesamtgewicht (t)		6,35	
Plätze	26		27...31
Räder		Hering	
Reifen	6.50/7-20		7.25-20
Länge × Breite × Höhe (m)	6 × 2,13 × 2,6		(6,09...7,19) × 2,15 × 2,45
Höchstgeschwindigkeit (km/h)	75		52...78
Chassis-Preis (RM)	7674		
Stückzahl		2970	

eine Fortsetzung „...bis zum Aufbrauch der vorhandenen Materialbestände...". Die mechanische Fertigung kam in den Keller der Nürnberger Parteitag-Kongreßhalle, das Ersatzteillager in eine Ziegelei nach Forchheim bei Nürnberg. Diesen „Aufbrauch" hielt die MAN bis 1945 durch. Das Omnibus-Programm 1932 bis 1943 zeigen die Tabellen 8.3.5 und 8.3.6.

8.3.5 Die Entwicklung der Omnibus-Aufbauten

Als nächste Aufgabe im Omnibusbau kam der Karosseriebau. Die Holzbauweise hatte der MAN-Wagenbau, Nürnberg, schon vor dem Ersten Weltkrieg richtungsweisend gepflegt. Beim Kraftomnibus lehnte man sich bald an die Holzgerippe-Bauweise der Autokasten GmbH, München, von Hans Arquint an. Dieser hatte 1913 den geschlossenen Omnibusaufbau mit starren Quer- und nachgebenden Längsverbindungen entwickelt. Die starren Querverbindungen gestaltete Arquint 1913 als „...versteifte Ringe oder Rahmen...", im Schiffbau Spanten genannt. Durch die Verbindung von steifen Querspanten und nachgebenden Längsabstandshölzern konnte sich sein Wagenkasten in Querrichtung verschieben. Die Wagenhaut aus dünnen Holzplatten oder Blechen wurde nur wenig beansprucht, sie trug noch nicht mit. Trotzdem versprach sich Arquint 1913 schon eine Gewichtsersparnis. Aber Kasten und Rahmen des Wagens bildeten eine gegenseitige Ergänzung, weil der Wagenkasten im Querverband starr, im Längsverband beweglich war, der Tragrahmen dagegen war längs starr und quer beweglich. Nach seinem Grundpatent begann Arquint 1914 an Einzelheiten zu denken, die schon auf das Metalltragwerk hindeuteten. Neben geschlossenen Hauptspanten schlug er auch offene (U-)Hilfsspanten vor (DRP 391 891), 1915 brachte er zwischen den einzelnen Querspanten und in der Rückwand zugbeanspruchte Verbindungen an (DRP 302 275). 1926 sprach Arquint von einem Metall-Tragsystem mit auswechselbarem Ersatzrahmen.

Die Waggonbauer dachten wie Straßenbahnwagen-Konstrukteure, d. h. an hölzernen Aufbau mit kräftigem, hölzernem Bodenrahmen über die ganze Grundfläche. Seitenwände und Fenstersäulen ließen sie mit starken Zapfen in die Bodenrahmen ein und ergänzten sie zu fachwerkartigen Gerippe-Seitenwänden. Dieses Gerippe verkleideten sie dann außen mit Blech, innen mit Sperrholz [3.7–3.10].

Das verarbeitete Holz war gut ausgetrocknetes Eschenholz, es bewährte sich auch in der Spantenbauweise. Die BVG bog noch 1930 die Spanten aus einem vollen Stück Eschenholz. Holz war damals billiger, leichter und elastischer, nur nicht geeignet für größere Serien. 1932 gab es in der Gerippe-Konstruktion noch immer eine Rivalität zwischen Holz und Eisen.

Die Öffentlichen Auftraggeber aber begünstigten bald die Stahlaufbauten. Sie zeigten folgende Vorteile auf:

- geringes Gewicht,
- einfache und billige Ausbesserung,
- widerstandsfähiger, auch gegen Witterung,
- größere Unfallsicherheit, da keine Holzsplitter,
- größere Lebensdauer, da weniger verwindungsempfindlich,
- erschütterungsärmer, d. h. ruhiger Lauf,
- bessere Raumausnutzung,
- niedrigere Haltungskosten,
- für Großserien geeigneter.

Andererseits war der Metallaufbau teurer (vgl. Tabelle 8.3.7). 1930 hielt die UITP[26] eine Mitglieder-Umfrage ab, bei der die meisten deutschen Verkehrsverwaltungen

Tabelle 8.3.7. Vergleich der Omnibusaufbau-Gewichte (t) bei gleichem Chassis-Gewicht von 4,3 t (1931)

	Karosserie	Sitzplätze	Stehplätze
Holz	3,1	26	24
Leichtmetall	2,65	24	22

[26] UITP = Union Internationale des Transports Publics.

für den Metallaufbau stimmten. Die Omnibusse wurden größer, und ihr Nutzanteil war zu steigern. Ihre Gewichte näherten sich schnell der gesetzlichen Höchstgrenze (1930: für Zweiachser 10,8 t, für Dreiachser 16 t bei 2,25 bis 2,35 m Breite).

Werkstoff- und fertigungstechnische Fortschritte waren die Voraussetzung für die allgemeine Verwendung des Metallaufbaus. Sie kamen 1925 mit den Lautal-[27] und den Dural-[28]Blechen sowie dem elektrischen Schweißen. Damit gelang der Waggonfabrik Uerdingen 1926 der erste Omnibus-Aufbau in Ganzstahl mit Kastengerippe auf Büssing-Dreiachser, Magirus gelang eine Ausführung in Dural-Gerippe und der Fahrzeugfabrik C. W. Ackermann, Vohwinkel, ein LM-Aufbau auf Daag-Chassis. 1927 folgte die Waggonfabrik Werdau, sie wurde zum Hauptlieferanten des Einheitsaufbaus der Deutschen Reichspost. 1928 waren die Säulen, Gurte, Streben, Dach- und Bodenträger aus Blech gepreßt oder aus schwachem Profileisen (St 37). Die inneren Füllungen, das Dach und die Fußböden waren noch aus Holz, an hölzernen Futterleisten befestigt und in Eisengerippe eingelegt.

Die älteren Stahlbauarten lehnten sich an den Schienenfahrzeugbau an, in dem gängige Profileisen, vernietet mit den Verkleidungsblechen, verbaut wurden. Zum Ende der 20er Jahre waren die Ausführungsarten der Stahlaufbauten noch voll im Fluß. Reichspost und Verkehrsgesellschaften brachten immer neue Betriebserfahrungen und Forderungen ein. Hauptbestreben blieb: Gewicht sparen und trotzdem hohe Festigkeit und Lebensdauer erzielen. Daher wurde aus dem Schiffbau die Spantenbauweise übernommen. Neue Hohlprofile aus St 37- oder LM-Blechen wurden eigens gepreßt. 1928 gab es schon die ersten Omnibus-Aufbauten aus Leichtmetall, für die Serie waren sie aber noch zu teuer. Bei der Deutschen Reichspost liefen 1929 schon einige Omnibusse, deren Aufbauten aus Lautal bei 8½ m Länge nur 1,9 t wogen. Stahlaufbauten aus Preßteilen wogen 15 % weniger als hölzerne.

1930 vereinheitlichte die Deutsche Reichspost ihre Omnibustypen durch zusammengefaßte Maße und Gewichte, Tabelle 8.3.8. Die Profileisen-Bauweise ihrer Einheitsaufbauten ermöglichte Fließband-Fertigung und -Instandsetzung, Austauschbau und geringere Ersatzteilhaltung. Sie setzte aber vereinheitlichte Anschlußmaße bei den Nutzfahrzeug-Herstellern voraus. Diese ersten Einheitsaufbauten für die Reichspost führte 1929/30 die Waggonfabrik Gebr. Credé in Kassel-Niederzwehren aus.

Die MAN begann mit dem Ganzstahlaufbau 1928. Um die Omnibusse schneller fertigen und liefern zu können, besonders vor der Reisezeit, vereinheitlichte sie die Einzelteile der Stahlaufbauten. Sie lagerte vorbereitete Bauglieder für drei Typen von Überlandbussen, darunter einer der Reichspost, und konnte dann am Fließ-

---

[27] Vgte. Aluminiumwerke AG, Lautal-Walzwerk GmbH Bonn.

[28] Dürener Metallwerke AG (IG Farbenindustrie).

Tabelle 8.3.8. Maße und Gewichte von Omnibussen der Deutschen Reichspost 1928...30

Aufbau	Länge × Breite × Höhe (m)	Gewicht Gerippe (kg)	Gewicht Aufbau (t)
Holz	6,98 × 2,24 × 1,95		2,66
Preßspanten (MAN)	6,97 × 2,3 × 2,01	500	2,21
Einheitsaufbau	7,37 × 2,29 × 1,9	800	2,5
Ganzmetall	7 × 2,29 × 1,9	370	2,11
Ganzmetall, 3achsig	8,93 × 2,3 × 1,97	600	3,03
Leichtmetall	6,97 × 2,3 × 1,9	427,4	1,9
Leichtmetall, 3achsig	8,93 × 2,3 × 1,97	550	2,2

band bauen. Möglich wurde dieses Verfahren durch die Spantenbauweise [3.7]. Als Material setzte man statt Stahl auch Lautal-Bleche ein. Die drei Türen hatten durch Kurbeltrieb bewegte Fenster, Roll- und Schiebevorhänge. Ihre Werkstoffe schwankten lange zwischen Holz, Stahl und Leichtmetall, am leichtesten waren sie 1929 mit Stahlrahmen und Leichtmetall-Verkleidung. Drei Türen wogen in Stahl 159 kg, in Leichtmetall 109 kg. Werkstoffe für Außenbleche waren bei

- Holzaufbau: Stahlblech 0,87 mm dick,
- Stahlaufbau mit genieteten Wänden: Stahlblech 1,3 bis 1,5 mm dick.

Bevorratet wurden die Blechtafeln in möglichst gleicher Größe. Lautal-Bleche brauchten nicht gestrichen zu werden, sie waren aber 1930 noch zu teuer.

Kennzeichnend für den MAN-Preßspanten-Aufbau waren die Hohlsäulen und die selbsttragenden Seitenwände aus hartgewalzten Aluminiumblechen, die man bei Stadtomnibussen mit dem Stahlgerippe verschraubte (Bild 8.3.10, 8.3.11). Beim Einheitsaufbau der Reichspost trug das 1,5-mm-Stahlblech den Kasten und war mit dem Stahlgerippe vernietet, ohne Streben und Versteifungen.

An die Ausnutzung der Wagen-Grundfläche dachten die ersten Nutzfahrzeug-Hersteller schon von 1896 an. Spätestens 1929 bezweifelte man die Lösung des vorgebauten (Hauben-)Reihenmotors. Der Fahrersitz *neben* ihm brachte schon einen Platzgewinn für 4 bis 5 Sitze. Weitere Lösungen waren

1898 Frontlenker durch die DMG (liegender oder stehender Motor *unter* oder *hinter* dem Fahrer),
1913 Frontlenker durch Mannesmann (stehender Motor *neben* dem Fahrer),
1924 Kurzhaube durch Benz und Aboag,
1929 Unterflurmotor durch Fageol/USA (liegender Sechszylinder),
1935 Heckmotor, quer stehend eingebaut, durch General Motors,
1935 Heckmotor, in Fahrtrichtung eingebaut.

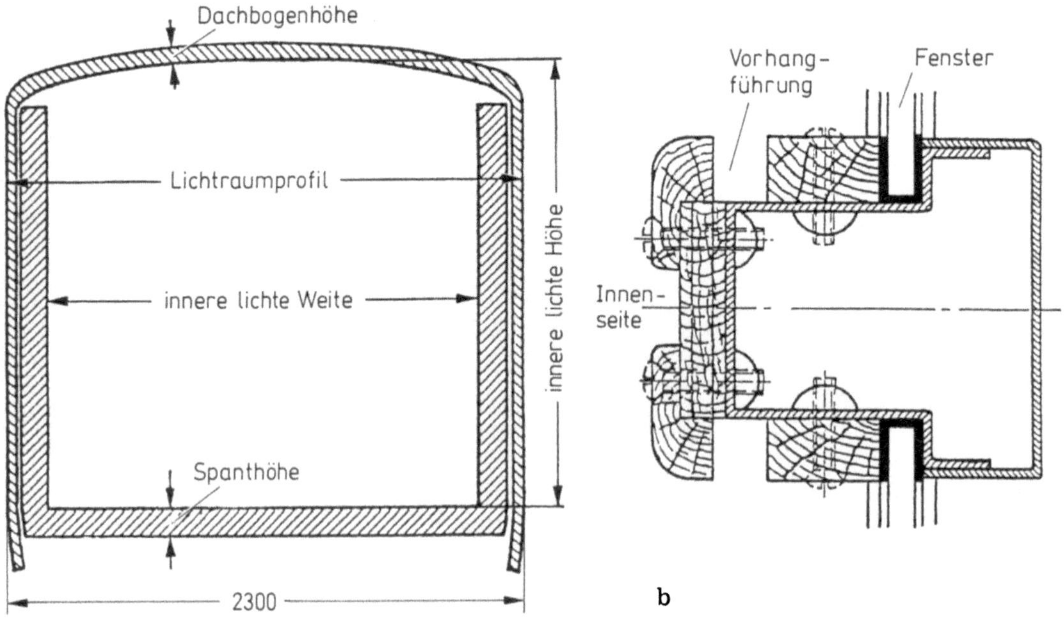

Bild 8.3.10. Halbspanten des Kastengerippes beim Ganzmetall-Omnibus von Eugen Cramer 1928 (DRP 486808). Gewicht 370 kp. Seitlich vernietet, seit 1929 punktgeschweißt. **a** Oberspant und Dachträger, ineinander verschiebbar; **b** Hohlsäule der Seitenwand. Bauart MAN Nürnberg

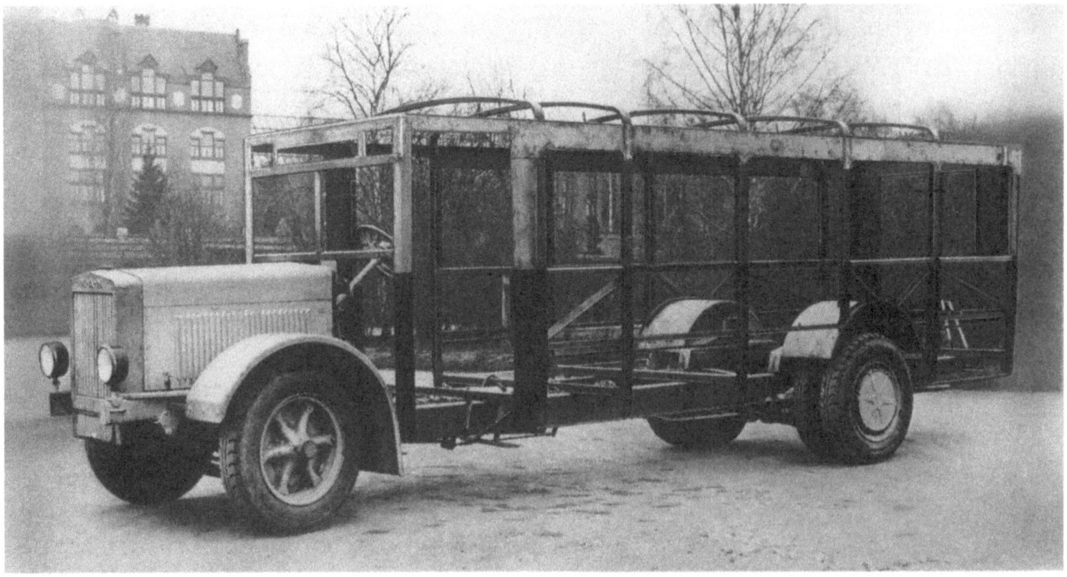

Bild 8.3.11. Kastengerippe in Preßspanten, selbsttragenden Seitenwänden und anzuschraubenden Verkleidungsblechen 1929. Bauart MAN. Historisches Archiv MAN Nutzfahrzeuge AG [3.6–3.10]

Die Platzgewinne damit zeigt Tabelle 8.3.9. Die Idee des „Trambus" stammt aus den USA. Hier sollte der Motoromnibus die Vorteile der Straßenbahn übernehmen. Der Ausdruck „Twin Coach" aus den 20er Jahren ist vom Straßenbahnwagen hergeleitet worden, in der Zeit, als sich Straßenbahn und Omnibus wechselseitig befruchteten. Auch der „Niederflurwagen" war von der Schiene her bekannt.

Als nächstes zu meistern war der selbsttragende Omnibus-Aufbau. Nach Ausfechtung des Kampfes Holz/Eisen versuchten sich Wagenbauer wie Hans Ledwinka schon seit 1927 daran. Die Kombination von Gitter- und Schalenbauweise trat schon 1928 in den USA auf. Durchgesetzt haben sich diese Neuerungen, zusammen mit dem Heckmotor, erst nach dem Zweiten Weltkrieg, als folgende deutsche Firmen den Omnibusbau wieder aufnahmen:

1945 Büssing und Krauss-Maffei,
1948 Ford, Magirus, Daimler-Benz, Kässbohrer,
1949 MAN,
1950 Henschel.

Die selbsttragende, gerippelose Bauweise im Baukastenverfahren entwickelten 1948 Bernd Thiele[29] bei Ackermann Fahrzeugbau und Henrich Focke[30] für NWF-Ford, Krauss-Maffei und Drauz. Die Entwicklung wurde begünstigt durch die Zulieferanten Gebr. Titgemeyer 1949, die geeignete Profilrohre lieferten, und 1953 durch die Gesipa mit ihrer Blindniete und Blindmutter. Dazu wurden 1950 Glasfaser-Isoliermaterialien zum Temperatur- und Lärmschutz sowie neue Gummi-Kleinprofile für die Fenster erhältlich. Seit 1948 lieferte das MAN-Preßwerk in Gustavsburg/Main Karosserieteile, Fahrerhausdächer und Kotflügel. Für Großproduzenten schälten sich die Bodenrahmen-Gruppe und die Schalenbauweise für Linienbusse

Tabelle 8.3.9. Ausnutzung der Wagen-Grundfläche im Omnibus zu 33 bis 48 Sitzen 1930...51

	Grundfläche (m^2)	Nutzfläche (m^2)	Ausnutzung (%)
Haube	20,3	14,7	72,4
Kurzhaube	17,4	14,1	81
Frontlenker	23,9	21,4	89,5
Heckmotor	27	26,3	90

[29] Bernd Thiele, Konstrukteur u. Ing. der Fahrzeugfabrik C.W. Ackermann u. der Ackermann-Fruehauf GmbH, Wuppertal, 1938–83. Spezialisiert auf Koffer- u. a. Aufbauten.

[30] Henrich Focke (1890–1979), Dr.-Ing. E. h., Professor, F.-Wulf Flugzeugbau GmbH und C.W. Borgward GmbH, beide Bremen, eigenes technisches Büro in Bremen u. Heilbronn.

heraus. 1951 wurde der Heckmotorbus Standard, einzige Serienomnibusse mit Unterflurmotor waren damals Büssing (1949) und Henschel (1953).

Nach dem Zweiten Weltkrieg ging die MAN wegen der verschiedenen Verwendungen ihrer Omnibusse auf die selbsttragende Bauweise über mit einem Gittermast-Rahmen von 300 bis 400 mm Höhe. Die beiden Seitenwände bildeten die MAN-Konstrukteure ebenfalls als Gitterträger aus, so daß sich die Fahrzeuglast auf vier Tragkörper verteilte. Diese Bauweise war auch reparaturgünstiger. Aufprallstöße beschädigten die Karosserie nur örtlich.

1957 brachte Franz Jarausch[31] von Krauss-Maffei eine neue Gerippebauweise aus kleinen, dünnwandigen Streben mit, die es dort seit 1954 an Reisebussen gab. Er übertrug sie auf den Typ 760 UO 1 und führte damit die Gerippe-Bauweise beim Stadt- und Überland-Omnibus ein. Für kleinere Reisebusse 420 HOC zu 10 Metern (Bild 8.3.12), deren Karosserien außerhalb gebaut wurden, verwendete Helmuth Scholz 1955–61 als Bodengruppe eine orthotrope Platte (Bild 8.3.13). Beim Typ 640 HO 1 verließ sie Jerausch zugunsten der selbsttragenden Bauweise.

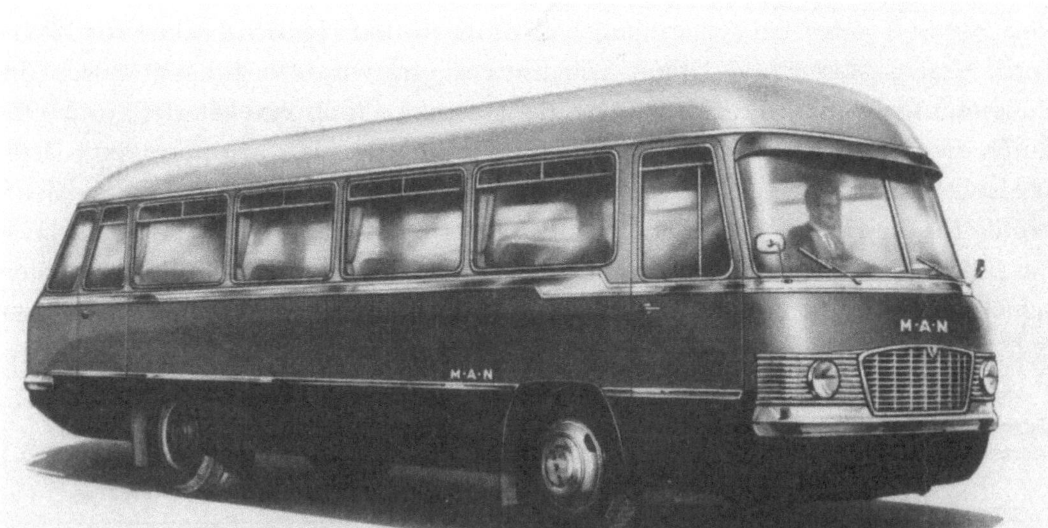

Bild 8.3.12. Neun- bis Zehnmeter-Reisebus der mittleren Gewichtsklasse 1955. Ausziehbares Hecktriebwerk. Abwälz-Blattfedern. Rahmen in Zellenbauweise aus dünnen Blechen. Gepäckräume unter und beiderseits des Rahmens. Bauart MAN (Typ 420 HOC) [3.11]

[31] Franz Jarausch (*1932). Studium an der Fachschule für Karosserie- und Fahrzeugbau in Kaiserslautern 1952–54. Omnibus-Konstrukteur bei Krauss-Maffei AG München-Allach 1954–56. Seit 1957 bei MAN-Nutzfahrzeugbau als Gruppenleiter Bus-Aufbaukonstruktion, 1984–87 Abteilungsleiter Bustechnik in Salzgitter, seit 1987 Konstruktionsleiter Omnibusse in München.

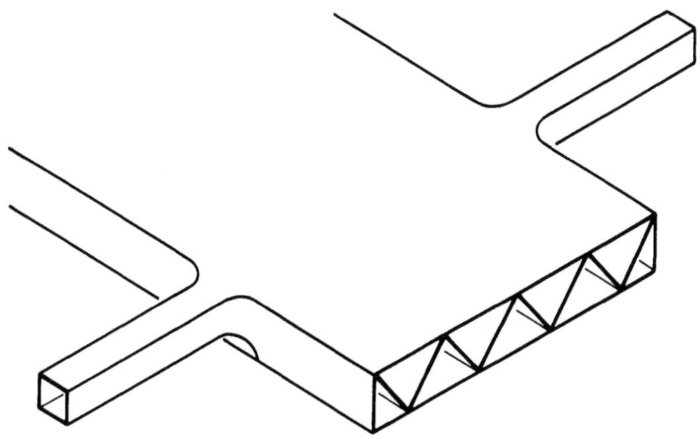

Bild 8.3.13. Orthotrope Platte als Bodengruppe im Omnibusbau von Helmuth Scholz 1956, Bauart MAN Hochstegige, harmonika-förmige Bleche (2 bis 3 mm) zwischen zwei Deckblechen (3 mm). Zeichnung Franz Jarausch

8.3.6 Der Omnibusbau bei MAN nach dem Zweiten Weltkrieg

Wie nach dem Ersten Weltkrieg gab es auch nach dem Zweiten Weltkrieg einen großen Bedarf an Omnibussen. Die Haupteisenbahnlinien waren überlastet, aber die Quer- und Zubringer-Verbindungen fehlten. Die neue Deutsche Bundespost und der „Verband Öffentlicher Verkehrsbetriebe" brauchten Omnibusse mit großem Fassungsvermögen, denn die Bevölkerungsdichte in Westdeutschland war durch die Flüchtlinge aus Mittel- aus Ostdeutschland stark gestiegen. Wegen der kriegszerstörten Städte wohnten zusätzlich viele Menschen auf dem Land.

Die MAN bot daher seit 1949 ihr Lastwagen-Chassis MK 26 mit verlängertem Radstand als Omnibus-Chassis MKN 26 an und versah es mit Aufbauten von Trutz Coburg, Kässbohrer Ulm, Hubertia Küps, Harmening Bückeburg oder Steib Eiserfeld/Sieg. Erneut trennten sich die konstruktiven Wege von Lkw- und Omnibusbau. Der Omnibusbau teilte sich weiter in

- Reisebus,
- Stadtlinienbus und
- Überlandomnibus

mit den schon bekannten Grundforderungen. Standardmotor blieb der Sechszylinder-Dieselmotor, Hinterachse die MAN-Ritzelachse. Über einen starken Lastwagenbau hinaus legte Generaldirektor Otto Meyer seit 1949 Wert darauf, daß das MAN-Nutzfahrzeug auch mit seinen Omnibussen in der Spitzengruppe stand.

1951 ging die MAN auf den Heckbus über. Für ihn hatten sich bereits 1937 Theodor Pekol[32], 1945 Krauss-Maffei, kurz danach der NWF[33], 1951 dann Kässbohrer stark gemacht.

Gründe, die für den Heckmotor im Omnibus sprachen:

- Motor nahe an der Antriebachse,
- raumsparender Einbau des Triebwerks, z. T. unter der hinteren Sitzbank, auf Hilfsrahmen ausziehbar,
- ganze Fahrzeuglänge wird Fahrgastraum, d. h. mehr Sitz- u. Stehplätze,
- kurzer Radstand, ergibt größere Wendigkeit des Wagens und bessere Sicht nach vorn (Rundsichtfenster),
- tiefliegender, stufenloser Fußboden.

So stellte die MAN dem Modell MKN 26 im Jahre 1951 noch den MKH 2 in selbsttragender Stahlbauweise an die Seite und gehörte damit zu den frühen Omnibus-Großherstellern mit Heckmotor (Bild 8.3.14). Auf diesen Bus erhielt sie

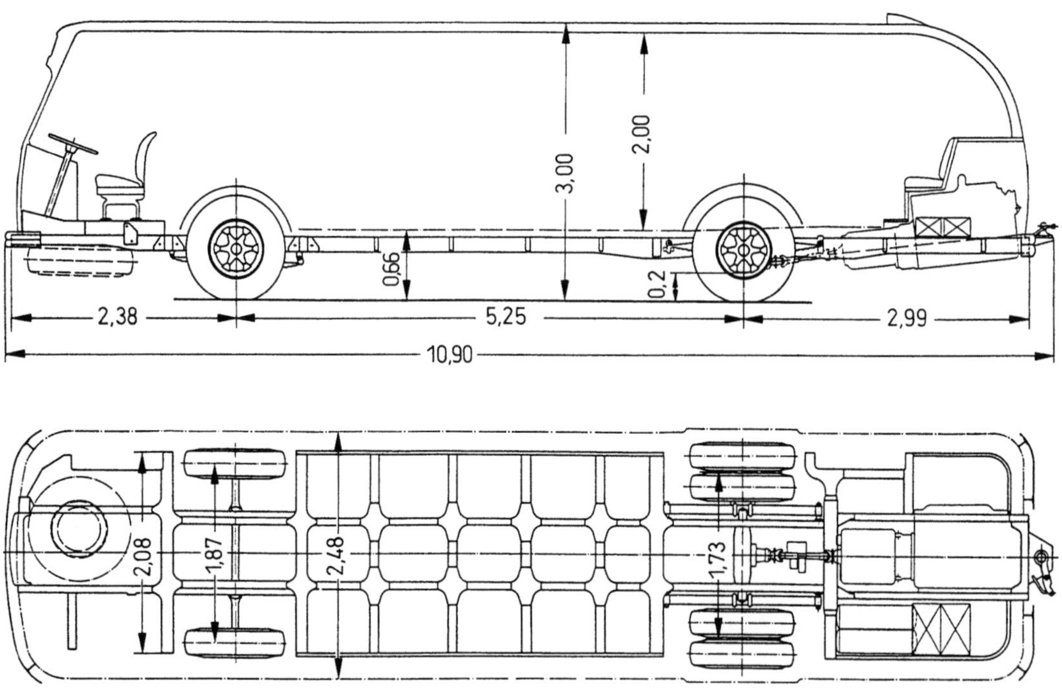

Bild 8.3.14. Reise- und Stadtlinien-Omnibus mit Heckmotor 1953, Bauart MAN (Typ 530/558 HOC 1)

[32] Theodor Pekol (1888–1959), Kaufmann u. Konstrukteur. Gründer u. Inhaber d. Oldenburger Vorortbahnen GmbH bis 1932. Baute 1937 ersten dt., selbsttragenden Omnibus mit Heckmotor, seit 1948 weitere Lösungen im Team von Kässbohrer.

[33] Nordwestdeutscher Fahrzeugbau GmbH Wilhelmshaven-Mariensiel (1946–55).

1952 den ersten größeren Auslandsauftrag. 1955 ging die MAN ganz zum Frontlenker im Omnibusbau über, eine Entwicklung, die sie 1937 mit dem „Stirnsitzbus" begonnen hatte.

Für den Bau der Reiseomnibusse beschäftigte die MAN viele Karossiers. Sie lieferte ihnen Fahrgestellrahmen und ließ ihnen die Freiheit in der Fenster-, Türen- und Gepäckraumanordnung. Schon Ende der 50er Jahre begann der Omnibus-Karosseriebau im Ausland mit deutschen Fahrgestellen: Einen MAN-Bus ja, aber in eigenem Gewande! Zum Omnibus-Programm 1949 bis 1957 siehe Tabelle 8.3.10.

Bisher behandelten die Nutzfahrzeug-Hersteller Reise-, Überland- und Stadtlinienbusse im Chassis noch fast gleich. Die Busse unterschieden sich vor allem in den Karosserien. Den ersten speziellen Stadtlinienbus mit neuen Konstruktionsprinzipien verwirklichte die MAN 1957 mit dem Typ 760 UO 1, der ein Durchbruch wurde (Bild 8.3.15) [3.11].

Tabelle 8.3.10. Omnibus-Programm der MAN 1949...57

	Haube		Heckmotor-Frontlenker			
	MKN MKP	MKN 630 26,530/585	MKH 2-4	530/535 HOC 1 552	558 HOC 1	658/688 HOC 1-2
	1948...50	1950...57	1951...56	1951...59	1953...57	1954...58
Leistung (PS)	120...130		130	130-135	155	150...180
Motor	D 1246 G, D 1040 G2, D 1546 G		D 1246 MH D 1546 G2/H2	D 1246 MH	D 1048 GH D 1048 MH	D 1248 D 1548 G
Getriebe (ZF)	AK 6-50/55		6 M-50	6 M-50		2 HM-60
Radstand (m)	5,8			5,25		5,25
Spur vorne/hinten (m)			1,88 / 1,73			
Fußbodenhöhe (mm)	685			665		
Bodenfreiheit (mm)	200		210		200	
Gesamtgewicht (t)	19,8		13	13,5	13,8	15
Sitzplätze	22		39	54		40
Stehplätze	40		36	57		52...70
Reiseplätze	43		44...57	48...58		
Räder			GF-Trilex			
Reifen	(9...11)-20 eHD		11-20 eHD		(10/11)-20 eHD	
Länge × Breite × Höhe (m)	(10,2...10,4) × (2,35...2,5) × 2,8		(10,82...11,14) × 2,5 × (2,8...3,0)		(10,9 × 2,48) × (1,9...2,0)	
Höchstgeschwindigkeit (km/h)	60...84		78	66...84	78...97	
Chassis-Preis (DM)	26 250...35 855			39 387	43 276	
Stückzahl	501	788	210			
Bemerkung			Motor 45° geneigt	auch Reisebus m. Gepäckanhänger		

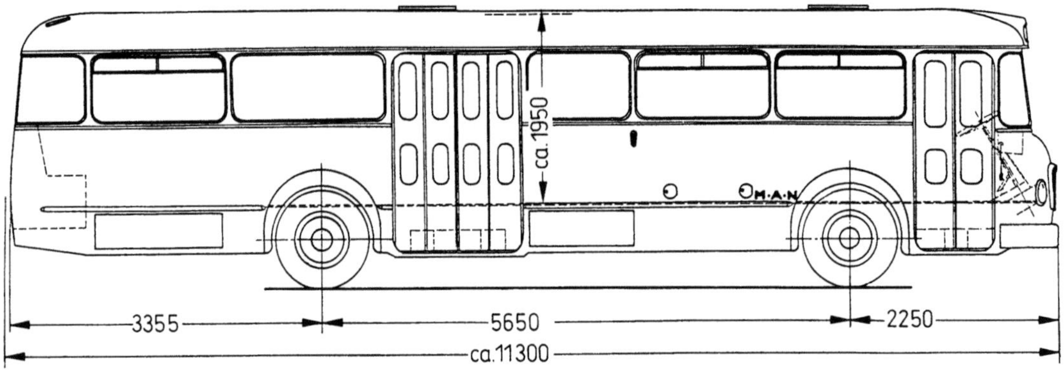

Bild 8.3.15. Stadtomnibus mit 45 Sitz- und 47 Stehplätzen 1957, Bauart MAN (Typ 760 UO 1)

Bodengruppe und Seitenwände waren in Gitterwerk-Bauweise, das Mittelmotor-Triebwerk war in drei Punkten gelagert, erstmalig also ein Unterflur-Triebwerk; in der Bodengruppe war auch die Hinterachse an silentblockgelagerten Längslenkern aufgehängt mit Panhard-Stab zur Seitenführung. Vorn wurde erstmalig eine Einzelrad-Luftfederung durch Rollbalg gewählt.

Diese Chassis-Konstruktion ergab das Verhältnis Leergewicht gleich Nutzlast; Spitzenverkehr mit 130 Fahrgästen, 3 Türen, Frontlenker; Automatik-Getriebe; mit Stehperron hinten an die Stadt München geliefert, auch als Reisebus für die spanische Reisegesellschaft Melia (mit WC).

Eine Übersicht über das Omnibus-Programm von 1957 bis 1972 gibt Tabelle 8.3.11.

Die zweite Omnibus-Generation der MAN stellte der Typ 750 HO von 1961 dar (Tabelle 8.3.12 und Bild 8.3.16). Entwickelt aus dem 640 HO1 von 1959, erhielt er eine breite Federspur, Schwingachse vorn und Rollbalg-Luftfederung hinten. Mit 10 bis 11 m Länge war er vorgesehen als Stadtlinien-, Vorort-, Überland- und Reisebus [3.9]. Nach einer Vereinheitlichung dieser 2. Generation durch Gerhard Dehler[33a] und Alois Ueberfuhr[33b] ergingen große Aufträge der öffentlichen Verkehrsgesellschaften, darunter 1961–65 150 Stück für die Gesellschaft f. Straßenbahnen im Saartal AG, Saarbrücken, zum Ersatz französischer Busse und 1963 für die Bremer Straßenbahn AG. 1964 wurde ein Liegewagen-Omnibus für den Fernreiseverkehr des Reisebüros Nickel in Hameln gebaut, 1969 ein 12-m-Reisebus mit Flachdach zu 160 bis 230 PS.

Übergangstypen waren 1965 die 9- bis 10-m-Reise- und Überlandbusse 535 HO und der Überlandbus mit Flachdach. Fast gleichzeitig erschien der 12-m-Solobus 890 UG, meistens allerdings als Gelenkbus (UG zu 16½ und 18 m Länge).

[33a] Gerhard Dehler (*1910), Studium Staatl. Wagenbauschule Hamburg 1928–1931; Autounion/Horch Ingenieur 1932–1936; BMW Eisenach, Ingenieur 1936–1948; Autohaus Jungbluth, Bad Lauterberg, Ingenieur 1948–1950; Hindustan Motors, Kalkutta 1950–1956; MAN Nutzfahrzeuge 1956–1975; Leiter Omnibus Konstruktion 1956–1975.

[33b] Alois Überfuhr (*1922), Studium Ingenieurschule Aussig 1939–1942; Konstrukteur, Waggonfabrik Rathgeber AG, München 1947–1958; MAN Nutzfahrzeuge 1958–1987; Omnibus Konstruktion. Seit 1975 Leiter Omnibus Konstruktion.

Tabelle 8.3.11. Omnibus-Programm der MAN 1957...72

	760 UO 1 1957...63	420 HOC 1-2 1953...63	630/640 HO 1 1959...62	690 HO bis 1972
Leistung (PS)	160	120	135...140	215
Motor	D 1546 M 1/2 U	D 9626 M D 0026 M	D 0836 HM	D 2156 HM
Getriebe (ZF)	S 6-55 3 HM-60 Diwabus	AK u. S 5-33/45	AK 5-35	AK 6-55
Radstand (m)	5,65	4,2...5,6	4,8	5,3
Spur vorne/hinten (m)	2,06/1,78	1,92/1,63	1,86/1,72	
Fußbodenhöhe (mm)	905-915		700	
Einstieghöhe (mm)	345			
Gesamtgewicht (t)	16	8,6...9,15...10,2	13,8	15
Sitzplätze	31-45	45...54		43...46
Stehplätze	47-99			30
Reifen	11-20	8.25-20	9-20	11-22
Länge × Breite × Höhe (m)	11,35 × 2,48 × 2,9	(9,3...10,4) × (2,25...2,5) × (2,75...2,94)	9,98 × 2,5 × 2,8	10,5 × 2,5 × 2,9
Höchstgeschwindigkeit (km/h)	71...87	79...100	72	95...109
Listenpreis (DM)	85 000	45 000...58 000	64 660	99 850
Stück	210	500	227	
Bemerkungen	auch als Reisebus. Erstmals Unterflurmotor. Einzelradfederung vorn	Reise- u. Linienbus Heckmotor	Heckmotor	kombin. St-/Luftfederung

Die dritte Omnibus-Generation begann 1968 mit dem Prototyp des SL 200. Er stellte gleichzeitig die erste Generation vereinheitlichter VÖV-Stadtbusse[34] dar und war aus dem erfolgreichen 750 HO entwickelt worden (vgl. Bild 8.3.16).

1975 kehrte die MAN, mit 30 % Marktanteil bei Stadtlinien- und Überlandbussen, mit dem SR 240 auch in das Reisebus-Geschäft zurück, um die Marktanteile im In- und Ausland zu erhöhen. Das Baukasten-Programm in den Längen 10, 11 und 12 m wurde in Penzberg und im ehemaligen Büssing-Werk Salzgitter produziert und hatte eine einheitliche Bodengruppe mit gleichen Achsen und Luftfederungen.

Nach einem Omnibus-Entwurfswettbewerb der Hamburger Hochbahn AG 1966 gründete der VÖV einen „Arbeitskreis Standard-Linienbus", um Richtlinien und technische Vorschriften für den Bau solcher Omnibusse auszuarbeiten, den alle Hersteller produzieren könnten. Diese gingen auf die Anregungen des VÖV ein. Die MAN baute ihren Typ SL 200. 1970 entwickelte sie ein Einheitsfahr- und -triebwerk mit liegendem Dieselmotor aus der D 25er Reihe und Außen-Planeten-

[34] VÖV Verband öffentlicher Verkehrsbetriebe, Köln (gegr. 1949).

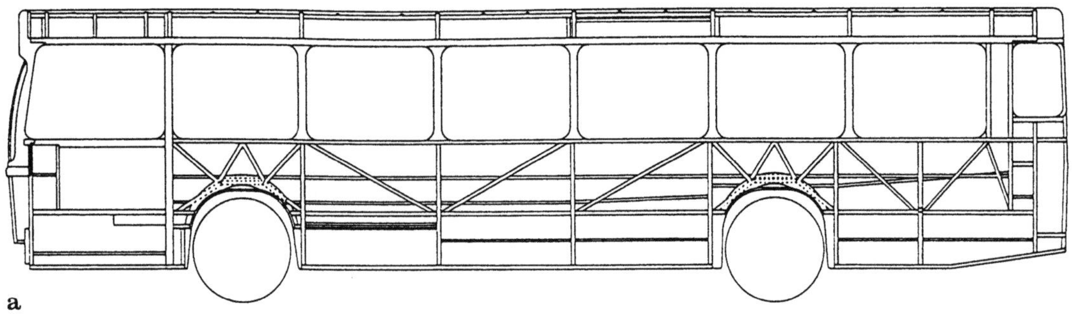

a

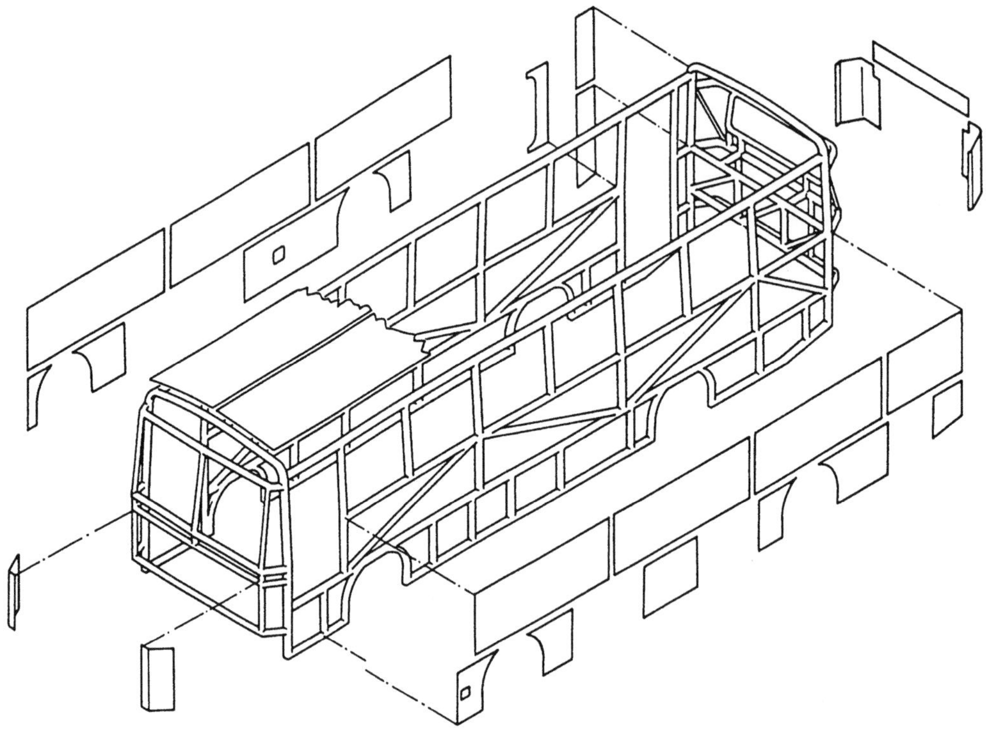

b

Bild 8.3.16. Einheits-Standardlinien-Omnibus nach VÖV-Richtlinie, Bauart MAN
a 2. Generation 1983, Typ SL 202; **b** 1. Generation 1969, Typ 750 HO SL

Tabelle 8.3.12. Omnibus-Programm der MAN 1961...72

	750 HO M 10/11 Ü 11, R 11 1961...72	535 HO R 9/10 Ü 9/10 1963...77	890 UO M + Ü 12/16 1966...75
Leistung (PS)	160...192	135...156	192
Motor	D 0846 HMN D 2156 M, HM, MT D 2356 HMN	D 0836 HM	D 2156 M
Getriebe (ZF)	S 6-70/3	S 5-35/2 S 8-45	S 4-60 3 HM-60 Diwabus 501 I + BR
Radstand (m)	4,8...6,12	4,3...5,26	5,65
Spur vorne/hinten (m)	2/1,71	2/1,63	2,06/1,79
Fußbodenhöhe (mm)	730	915	930
Einstieghöhe (mm)	395	400	395
Gesamtgewicht (t)	12,5...16	10,2...11,6	16...22
Sitzplätze	32...55 } 70...140	39...46 } 70...80	30
Stehplätze	38...82 }	31...34 }	80
Reifen	9/10-20	8.25-20	11-20
Länge × Breite × Höhe (m)	(10,2...12) × 2,5 × (2,77...2,98)	(9,34...10,3) × 2,5 × 2,95	11,68 × 2,5 × 3,08
Höchstgeschwindigkeit (km/h)	88...107	89...100	68...92
Listenpreis (DM)	69 800...118 450	69 795...71 850	85 300...97 720
Stück	4566	463	513
Bemerkung	1980 mit Flachdach, 1968 Luftfederung, 1970 SL-E		

achsen. Als 1975 die Verkehrsbetriebe von Aleppo und Damaskus, Syrien 900 Omnibusse bestellten, lieferte die Gottlob Auwärter KG, Pilsting, die Karosserien.

1976 stellte die MAN ein VÖV-Standard-Omnibusprogramm aus einem Guß vor (Tabelle 8.3.13). Dazu einen Elektrobus für 110 Plätze und Batterie-Anhänger sowie den Doppeldecker SD 200 (Bild 8.3.17). Um ihren Typ SR 240 entwickelte die MAN ein Ausflugs- und Reisebus-Programm zu 10 bis 12 m Länge mit einem liegenden Reihensechszylinder-Dieselmotor im Heck und Luftfederung.

Ab 1983 baute MAN unter Leitung von Dr.-Ing. Hans Hagen[34a] die zweite Generation ihrer Stadtbusse: die SL 202, SG 242/292 und SÜ 242. Die Solofahrzeuge waren 11,3 m lang bei einem Radstand von 5,88 m; das erbrachte größere Sitzabstände.

[34a] Hans Hagen (*1932), Studium TH München 1952–1956; Leiter Konstruktion, Frankenwerk Maschinenfabrik, Marktredwitz 1956–1958; wissenschaftlicher Assistent am Lehrstuhl und Institut für Verbrennungskraftmaschinen und Kfz., TH München 1958–1964; MAN-Nutzfahrzeuge 1964–1983, Leiter Vorentwicklung, ab 1977 Leiter Entwicklung, ab 1983 Leiter Vertrieb, ab 1991 Professor an der TU Wien.

Tabelle 8.3.13. Omnibus-Programm der MAN 1972...87

	Standard-Linien SL 192-195-200-202 1972...87	Standard-Überland SÜ 210/240 1972...87	Reisebus SR 240/280 1972
Leistung (PS)	160...200	210...240	240...320
Motor	D 2156 HM D 2566 MTF	D 2356 HMN D 2566 MTF	D 2556 M D 2566 MTU
Getriebe (ZF)	S 5-80 S 4-90	S 6-80 S 4-90	S 6-80/90, GV 80/90
Radstand (m)	5,6	6	5,25...6,16
Spur vorne/hinten (m)			
Fußbodenhöhe (mm)	720	885	1050
Einstieghöhe (mm)	350	385	380
Gesamtgewicht (t)		15,6...16	
Sitzplätze	37...44 } 93...122	48...56	40...60
Stehplätze	56...78 }	44...47	0
Reifen	10-20	10-20/11-22.5	
Länge × Breite × Höhe (m)	11 × 2,5 × 2,94	11,7 × 2,5 × (2,93...3,05)	(10,77...12) × 2,5 × (3,15...3,4)
Höchstgeschwindigkeit (km/h)	84	97...103	99...112
Listenpreis (DM)	102 935...105 450	123 295	230 900
Stück	11 527	3817	3899
Bemerkungen		auch Linienbus 200 PS. Telma-Wirbelstrom-bremse/Voith-Retarder	280 FRH seit 1977 als Hochdecker

Bereits 1924 war MAN Pionier des deutschen Niederflurbusses, 1977 machte sie, nach 53 Jahren, bei der BVG einen erneuten Versuch – jetzt mit einem Doppeldecker der BVG. Bei diesem Versuch erreichte sie 430 mm Fußbodenhöhe. Als 1987 Verkehrsbetriebe und Behinderten-Verbände den Niederflurbus verlangten, konnte ihn die MAN nach dem wertvollen Vorversuch schon 1988 vorstellen (Typ NL 202). In den äußeren Abmessungen ähnlich dem Standard-Linienbus SL 202, verringerten die Konstrukteure die Gesamthöhe auf 2,76 m und die Fußbodenhöhe auf 370 bis 400 mm; sie erreichten dies durch einen liegenden Sechszylinder-Unterflur-Heckmotor. Daneben stellten sie den Niederflur-Gelenkzug NG 272, von dem die Dortmunder Stadtwerke AG gleich 11 Stück orderten.

1980 nahm die MAN einen Großauftrag auf 600 Doppeldecker SD 200 an. Die Fahrgestelle bestanden aus der verstärkten Bodengruppe des SL 200, die Karosserien baute die Waggon-Union GmbH Berlin (Thyssen Industrie AG) mit einer Höhe von 4½ m und einer Fußbodenhöhe von 740 mm. 1984 erhielt die MAN Order auf 1200 12-m-Busse (Basis SL 202), also Busse der vierten Generation.

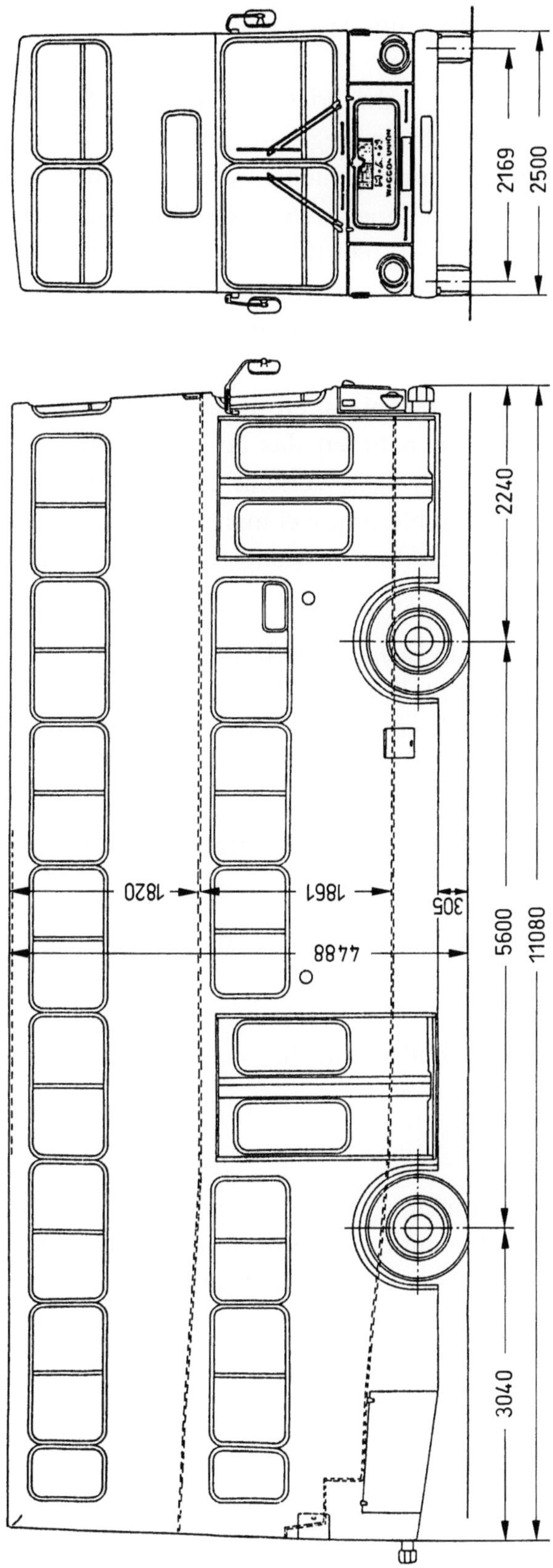

Bild 8.3.17. Doppeldeck-Stadtomnibus 11 m 1980 auf Chassis SL 200 mit Unterflur-Heckmotor (MAN D 2566 MUH) und Getriebe ZF 4 HP 500. Voll-Luftfederung. Unterdeck 43, Oberdeck 53 Sitzplätze, Gesamtgewicht 17½ t. Bauart MAN/Waggonunion (Typ SD 200)

8.3.7 Der Oberleitungs- oder Trolleybus

1882 erprobte Max Schiemann[35] den Obus während seiner Zeit bei Siemens & Halske in Berlin, gerade als die Straßenbahn ihren Siegeszug antrat. Der Motoromnibus steckte noch in den Kinderschuhen, und Schiemanns Obus sah wie eine Pferdebahn oder ein Pferdeomnibus aus, von denen man doch loskommen wollte. Die Straßenbahn aber wurde laufend verbessert, 1888 durch den Amerikaner Frank Julian Sprague[36], dessen Lizenz die AEG 1889 erwarb. 1891 gab es bereits 176 elektrische Straßenbahnen mit 2640 Triebwagen, 1904 waren 3800 km Straßenbahnschienen verlegt.

Die Gleisanlagen für die elektrischen Straßenbahnen in den Städten kosteten damals schon viel Geld. Die Verwaltungen nahmen das aber in Kauf, weil die Stadtstraßen damals selbst für den Pferdewagen-Verkehr zu schlecht waren. Zudem beförderte die Schiene durch die Zugbildung viel mehr Publikum als jedes Straßenfahrzeug. Seit 1900 versuchte man aber immer wieder, auf kleinen Strecken in Vororten den Obus einzusetzen:

1900 auf der Pariser Weltausstellung und in Eberswalde b. Berlin,
1901–03 durch Schiemann in Wurzen und Stoll in Dresden,
1903/4 in Italien: zwischen Pescara und Castellamare, zwischen Gallarate und Samarate und 6 weitere Linien.

Der Obus vereinigt die Vorzüge von Straßenbahn und Omnibus. Gegenüber der Straßenbahn hat er noch folgende Vorteile:

- niedrige Unterhaltungs-, Reparatur- und Investitionskosten,
- Lebensdauer 20 bis 30 Jahre,
- stoßfreie Beschleunigung,
- keine Geräusche und Gerüche, also umweltfreundlich,
- wendig, auch im dichten Verkehr,
- im Spitzenverkehr überlastbar.

In der Verbreitung des Obusses, der erstmalig 1909 in Großbritannien vorgeführt wurde, übernahm England 1911 die Spitze mit der Eröffnung von Obus-Linien in Bradford und Leeds. Bis 1914 gab es in England 33 Obuslinien auf einer Strecke von 200 km mit 100 Obussen. Zu dem Zeitpunkt hatte auch Schiemann 13 Linien zu

---

[35] Max Schiemann (1866–1933) aus Breslau. Studierte a. d. TH Berlin. Siemens & Halske (S & H), Zentralverwaltg. f. Sekundärbahnen Herm. Bachstein, beide Berlin, Stadtverwaltung Dresden, Schiemann & Co Wurzen. Pionier des Obusses.

[36] Frank Julian Sprague (1857–1934), Assistent v. Th.A. Edison, 1884 Gründer eigener Firma f. elektrische Straßenbahnen.

insgesamt 50 km mit 110 Oberleitungswagen ausgestattet. 1921/22 ging Birmingham zum Obus über, 1923 tauschte Wolverhampton seine Straßenbahnen gegen Obusse um; es verkehrten z. T. Doppeldeck-Obusse. In Ipswich kostete die Straßenbahn 158 000 Pfund, der Obus-Betrieb 69 500 Pfund Sterling. Der Obus-Betrieb war also durchaus aussichtsreich, ja verlockend [3.10]. London begann 1931 und ersetzte im Südwesten die Straßenbahnen durch 60 Obusse.

In den USA baute die Atlas Truck Co. 1920 einen Obus, den sie erstmalig „Trollibus" nannte (Länge 7½ m, 30 Sitz- und 15 Stehplätze). Im gleichen Jahr richteten New York und Richmond/Va. Obus-Linien ein. Danach begann ein starker Aufschwung für den Obus, meistens in Städten über 50 000 Einwohner. Den bedeutendsten Betrieb legte Indianapolis zum Ersatz von Straßenbahnen an, es folgte Chicago. 1934 gab es in den USA 22 Betriebe mit 478 Obussen, darunter die ersten mit Einmann-Bedienung.

1939 führte Großbritannien eindeutig mit 3000 vor den USA mit 2000 Obussen. In Europa gewann die Obus-Idee neben dem englischen Beispiel in den 30er Jahren an Boden, als viele Städte ihre Straßenbahn-Gleise hätten erneuern müssen. Das kostete wesentlich mehr als Diesel-Omnibusse (in England 1934: 2937 Wagen) oder Obusse [3.13]. In Europa liefen bis 1939 an Obussen (in Stück), in

- Italien 160,
- Frankreich u. Nordafrika 135,
- Belgien 130,
- Deutschland 70,
- der Schweiz 70.

1930 schickte der Verband Deutscher Kraftverkehrsgesellschaften eine Kommission nach England, die die Obus-Betriebe in Ipswich, Birmingham, Wolverhampton, Nottingham, Chesterfield, Maidstone und Hastings studierte. 1931 debütierten auf der IAA Berlin drei deutsche Nutzfahrzeug-Hersteller mit Ganzstahl-Obussen und Elektromotoren von SSW, AEG und BBC. Sie entwickelten Platzangebote nach Tabelle 8.3.14.

Tabelle 8.3.14. Platzangebot deutscher Obus-Hersteller 1930...41

	Länge × Höhe Breite = 2,35 (m)	Grundfläche Innenraum (m^2)	Sitz- plätze	Plätze Steh- plätze	Gesamt
MAN (SSW)	10,6 × 2,75	21,5	35	35...49	70...84
Krupp-(AEG)Uerdingen	(8,75...9,34) × 2,68	17,54	30	17...37	47...67
Daimler-Benz (BBC)	9 × 2,73	17,9	34	10...32	44...66
2 Achsen					
Uerdingen (AEG)	9,12 × 2,8		24	26	50...60

Die MAN war durch ihr Platzangebot von Anfang an überlegen und erzielte einen Durchbruch im Großraum-Omnibus. 1933 brachte auch Henschel einen Dreiachser als Obus (SSW u. BBC, Schumann u. Credé).

Nach den 9 Versuchen mit Obus-Linien 1904–12, meistens von Schiemann [3.12], die im Ersten Weltkrieg abgebrochen werden mußten, konnte der Obus-Betrieb in Deutschland erst am 30. August 1930 wiedererstehen:

1930	Mettmann-Gruiten	Rhein. Bahn-Ges. Düsseldorf/RWE,
1932	Idar Oberstein	Oberstein-Idarer Elektrizitäts-AG,
1933	Spandau-Staaken	Berliner Verkehrs-Ges. (BVG),
1935	Steglitz-Marienfelde	BVG
1936	Oldenburg	Oldenburger Vorortbahnen
1936	Insterburg/Ostpr.	Stadtwerke Insterburg,
1937	Hannover	Überlandwerke u. Straßenbahnen AG,
1938	Leipzig, Zwickau u. 12 weitere Linien mit 51 Obussen.	

Der MAN-Obusbau basierte auf dem Waggonbau-Bereich der MAN Nürnberg. Seit 1850 lieferte dieser Eisenbahnwagen, seit 1881 Straßenbahnwagen (1886 elektrische) und seit 1911 Postomnibusse. Viele Erfahrungen vom Dreiachs-Omnibus konnte er ebenfalls verwenden. Der Waggonbau war eben immer noch maßgebend für den Großraum-Personenwagen. 1930–33 lagen die zwei Elektromotoren (∅ 500 mm) der Siemens-Schuckert-Werke (SSW) unter dem Fußboden. Eine Gelenkwelle trieb durch Schneckenvorgelege die beiden Ritzelachsen von oben an. 1934 wurden die zwei 50-kW-Elektromotoren auf die beiden Seiten gelegt und die seitlichen Radpaare getrennt angetrieben. Die MAN zeigte diesen bisher stärksten deutschen Obus auf der IAMA Berlin 1935, die BVG setzte ihn auf der Straßenbahn-Linie Breitenbachplatz – Steglitz – Lankwitz ein. In Nürnberg fanden die ersten Versuchsfahrten im April 1935 ebenfalls auf einer Straßenbahnlinie statt.

Für die Straßenverhältnisse in den Städten gegen Ende der 30er Jahre mußte die MAN neben einem dreiachsigen Großraumwagen auch einen zweiachsigen Obus von 9 m Länge anbieten können. Inzwischen bestimmte der Verband Deutscher Kraftverkehrs-Gesellschaften, Dortmund, die Hauptabmessungen der Obusse. Die MAN konstruierte daher zwei „Normbusse" MPE mit Ritzelachse, elektrischer Bremse als Haupt-Fahrbremse und Druckluft-Vierradbremse von Knorr (Tabelle 8.3.15). Die Aufbauten lieferte neben der MAN der Fahrzeugbau Schumann in Ganzstahl-Gerippe mit pneumatisch betätigten Schiebetüren in der Mitte (lichte Weite 1,15 m).

Die MAN kam auch mit zwei Achsen auf 80 Personen Fassungsvermögen. Bis 1. Mai 1941 erhielt sie 185 Aufträge auf diese Typen von 23 Verkehrsbetrieben. Die höchsten Stückzahlen bestellten die Städtischen Werke Salzburg mit 39, die Städti-

Tabelle 8.3.15. Obusse MPE als Normbusse 1938...41, Bauart MAN

	I MPE 4500 1938...41		II MPE 6500 1941-43
Motor[a] (kW)	60...90		120
Radstand (m)	4,25		5,0
Spur vorne/hinten (m)		1,88 / 1,78	
Fußbodenhöhe (mm)	660		760
Gesamtgewicht (t)	7,1...10		12,3
Sitzplätze	23		30
Stehplätze	12		20
Gesamt	52...60		70...80
Reifen	9.75-20		12-22 270-20
Länge × Breite × Höhe (m)	8,6 × 2,35 × 2,7		9,5 × 2,5 × 2,73
Höchstgeschwindigkeit (km/h)		50...60	
Räder		GF-Trilex	

[a] Doppel-Kollektor, Fabrikate AEG, BBC oder SSW, untereinander austauschbar

schen Betriebe Trier mit 25, die Aachener Kleinbahn AG und die Straßenbahn Preßburg mit je 14 sowie die Stadtwerke Eberswalde mit 10 Stück. Die Aufbauten für Preßburg baute die slowakische Firma Sodomka-Hohenmauth. Sofia eröffnete 1941 seine erste Obus-Linie zum Heilbad Gorna-Banja. MAN-Obusse liefen ferner in Allenstein, Augsburg, Berlin, Beuthen, Czernowitz, Dortmund, Eisenach, Halle, Koblenz, Köln, Liegnitz, Oldenburg, Regensburg, Trier und Zwickau.

Nach dem Zweiten Weltkrieg wurde der Obus schnell wieder aktuell, weil flüssige Treibstoffe knapp, die preislichen Vorteile des Dieselöls nicht mehr so groß waren und die Städte kein Geld für neue Straßenbahn-Gleise hatten [3.14]. Die MAN Nürnberg führte 1948 eine eigene, rahmenlose und selbsttragende Bauweise ein (Bild 8.3.18). Die Stehplätze ordnete sie im Mittelteil des Wagens an, weil man zwischen den Achsen ruhiger steht und sich der Fahrgastfluß beschleunigt. Das Einsteigen gestaltete die MAN in 20jähriger Tradition erneut bequemer durch Stufen in 300 bis 350 mm Höhe, also in halber Fußbodenhöhe des Busses, und durch druckluftbetätigte Schwingfalltüren. Die Lieferungen begannen 1949 mit 7 Obussen an die Nürnberger Verkehrsbetriebe, 5 nach Bonn, 3 nach Kaiserslautern, 2 nach Pirmasens und je 1 nach Landshut, Gießen und Trier. 1951 lieferte Kässbohrer die Aufbauten, und die Lieferungen nahmen zu: Koblenz rüstete sich mit 12 Stück ganz mit Obussen aus, auch Trier mit 9, Bonn mit 7, Dortmund und Heilbronn mit je 6 Stück. 1951 lieferte die MAN 150 Obusse nach Argentinien. 1952 bildeten Daimler-Benz, Henschel und die MAN eine Liefergemeinschaft in Obussen, wobei die Theodor Kiepe GmbH, Düsseldorf, die Elektroausrüstungen lieferte (Tabelle 8.3.16).

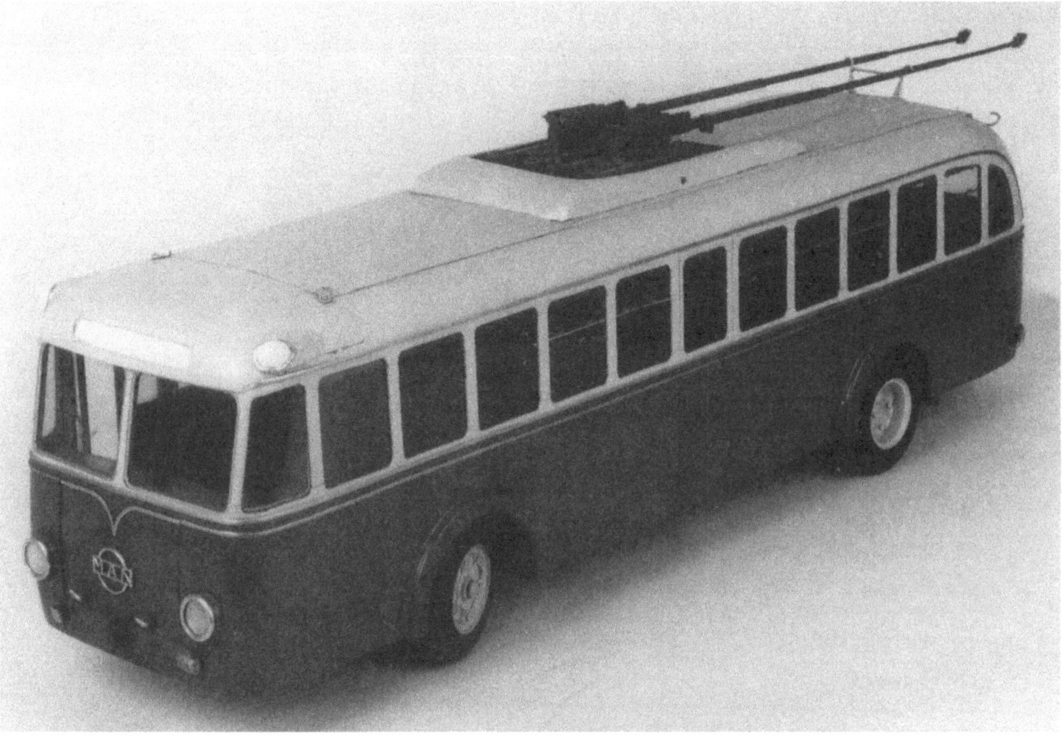

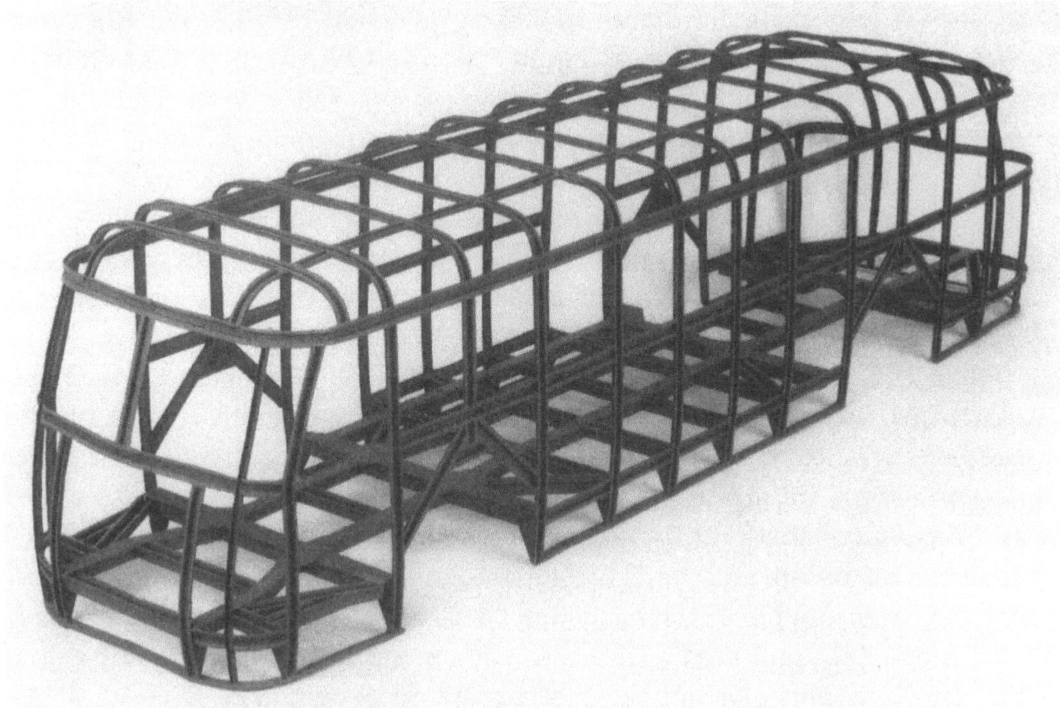

Bild 8.3.18. **a** Obus 1948–55, Bauart MAN Nürnberg (Typ MKE); **b** Gerippe, 1951. Historisches Archiv MAN Nutzfahrzeuge AG [3.12–3.14]

Tabelle 8.3.16. Produktion von Obussen 1946...57

	Daimler-Benz	Henschel & Sohn	MAN	Waggon Uerdingen (Henschel)	Krauss-Maffei	Gesamt
1946		12	–		–	12
1947		85	–		–	85
1948		88	1		7	96
1949		54	11		14	79
1950		22	6		2	30
1951		24	17		2	43
1952	147	134	82		4	367
1953	212	103	142	72	5	535
1954	3	15	25	37	4	88
1955	2	12	6	17	3	40
1956	–	4	–	12	–	16
1957	–	7	10	9	–	26
Gesamt	364	643	317	157	41	1542

Ab 1946 baute die deutsche Automobilindustrie 1542 Obusse, seit 1931 2200 Stück

Tabelle 8.3.17. Obus-Programm 1948...60, Bauart MAN

	MKE 1 1948...51	MKE 2/3 1951...58	590/610 HEC 1 1957...59	700 UE 1 ab 1958
Motor[a] (kW)	90		90...100	90...110
Radstand (m)	5,1	4,5/5,25		5,65
Spur vorne/hinten (m)		1,875 / 1,726		2,055/1,793
Fußbodenhöhe (mm)	650	650/695	695/665	
Gesamtgewicht (t)	11,75...12,35	12,4...13,5	13...15	16
Sitzplätze	39...41	27...39	30...43	21...31
Stehplätze	22...35	35...52	37...82	62...108
Räder		GF-Trilex		
Reifen	10-20		10/11-20	
Länge × Breite × Höhe (m)	9,85 × 2,35 × 2,68	(10,05...10,92) × 2,48 × (2,5...2,85)	10,9 × 2,48 × 3,4	(11,3...16,5) × 2,48 × 2,98
Höchstgeschwindigkeit (km/h)	60		60	
Preis (DM)	44 500...49 478	60 356...70 881	ab 66 446	
Stückzahl	293		24	

[a] Bauarten AEG, BBC, Kiepe, SSW zu 600 V; Karosserien auch von Kässbohrer und Rathgeber

1953 entwickelte die MAN aus dem Heckbus 530 HOC 1 den Obus 590 HEC 1 (Tabelle 8.3.17). Das gummigelagerte elektrische Triebwerk war auf einem Hilfsrahmen schnell ausfahrbar. Den Zweizylinder-Luftkompressor trieb ein eigener Motor mit Netzspannung an, damit der Fahrmotor bei jeder Pause abgestellt werden konnte. Für die Druckluft-Vierradbremse entwickelte MAN einen Federspeicher-Bremszylinder. Die neuen 2 einpoligen Stromabnehmer-Stangen hatten auswechselbare Gleitschuhe. Da die Fahrdrahtspur nach beiden Seiten 4½ m betrug, war der Obus sehr wendig. Daher orderten ihn die Städte Bonn, Heilbronn und Kaiserslautern. Die Aufbauten fertigten MAN, Kässbohrer und Rathgeber.

8.3.8 Der Gelenkbus

Die Anregung zum Gelenkomnibus kam von der Straßenbahn. Schon 1901 baute die Waggonfabrik Joseph Rathgeber in München-Moosach Doppeltriebwagen mit Übergängen. Die ersten Straßenbahn-Gelenkzüge fuhren in Italien und den USA 1924, in Deutschland 1926. 1928 bauten die Wumag, Görlitz, und Christoph & Unmack, Niesky (Oberlausitz), Straßenbahn-Gelenkzüge für Dresden, Leipzig und Berlin. Sie waren 16,3 bis 23,2 m lang.

In den 30er Jahren errechneten mehrere öffentliche Verkehrsbetriebe übereinstimmend, daß geräumige Omnibuszüge oder Gelenkomnibusse die Straßenbahn gut ergänzen könnten, überbieten könnten sie diese aber nur mit 20 m Länge. Der Doppeldeck-Omnibus (93 Plätze) war kein Ersatz für den einstöckigen Großraum-Omnibus (140 bis 160 Plätze) wegen seiner Höhe und des weniger günstigen Fahrgastwechsels über eine Treppe.

Als 1930–39 der Verkehr in Rom und Mailand um 46 % stieg, konstruierte die Mailänder Verkehrs-Gesellschaft nach dem Patent des Mailänder Ingenieurs Dr. Ambrogio Baratelli (ital. Pat. 305 853 v. 1932) drei- bis vierachsige Gelenkbusse aus zwei symmetrischen Teilen [3.15]. In Deutschland bauten die Gaubschat-Fahrzeugwerke GmbH in Berlin-Neukölln 1938 einen Gelenkbus nach verbessertem Mailänder Muster. Gleichzeitig entwarfen die Kölner Straßenbahnen einen zweiteiligen, dreiachsigen Gelenkbus. Für seine ersten Versuchsfahrten 1938 nahmen die Kölner ein normales Chassis des Büssing 650 TU Trambusses, an dessen Rahmenende der Nachläufer angelenkt war, geschützt mit einem Faltenbalg; Antriebsachse war die doppelt bereifte Mittelachse. Dieser Gelenkbus bewies auch auf 6 m breiten Straßen seine Überlegenheit gegenüber Omnibussen mit Anhänger (Tabelle 8.3.18).

Nach dem Zweiten Weltkrieg wurde der Gelenkbus erneut aktuell. 1946–51 verkehrte ein dreiachsiger Gelenkbus zwischen San Francisco und Los Angeles, gebaut von Kaiser Industries, Oakland/Calif. In Westdeutschland erweiterte sich der Vorortverkehr um die Städte, starke Verkehrsspitzen mußten bewältigt und Straßenbahnlinien ersetzt werden. 1952 bestellte daher Heinrich Schäfer (Dortmunder Stadtwerke) bei der Karl Kässbohrer Fahrzeugwerke GmbH, Ulm, als schnelle Lösung einen vierachsigen, einfach bereiften Gelenkbus (Bild 8.3.19).

Als Motorwagen diente der MAN MKN 26, dessen hinteres Rahmenende mit zwei ineinanderliegenden Kugeldrehkränzen den Anschluß zum Nachläufer her-

Tabelle 8.3.18. Großraum-Gelenkbusse 1936 ... 39

	Mailand (ATM) Stanga	Obus Rom (ATAG) Stanga/BBC	Kölner Straßenbahn Büssing 650 TU
Länge × Breite × Höhe (m)	16,2 × 2,42 × 2,99	18,3 × 2,49 ×3,03	14,25 × 2,45 × 2,8
Fußbodenhöhe (mm)	820	830	750
Achsen	4	3	3
Achsabstand (m)	2 × 5,91 + 1,3	2 × 6,7	2 × 5,4
Sitzplätze	48	51	52
Stehplätze	87	100	47
Leergewicht (t)	12	14	10,9
kleinster Wendekreis (m)			
innen	5,2	5,5	6,5
außen	10,1	11	11,8
Reifen	10.75-20	38 × 9 11.25-20	12-22

stellte [3.16–3.18]. Den Übergang zwischen beiden Wagen überdeckte ein selbsttragender Faltenbalg; eine Seilabwälzkupplung lenkte den Nachläufer; der Wagen hatte zwei elektropneumatische Falttüren nach Kässbohrer. Dieser Gelenkbus wurde auf der IAA 1953 gezeigt und legte in Dortmund 160 000 km zurück, wodurch sich diese Fahrzeugart in Deutschland einführte. Dortmund nahm anschließend 20 Wagen in den Dienst, Büssing und MAN waren die Hauptlieferanten. Für Gelenkbusse interessierte sich auch die Schweiz: Nach einem italienischen 29-m-Omnibuszug beschaffte Zürich 1955 die 16-m-Gelenkbusse von Saurer mit 150 bis 180 Personen Fassungsvermögen (Tabelle 8.3.19). Als 1960 die Personen-Anhänger verboten wurden, widmete sich die MAN noch intensiver dem Gelenkbus. Eingeführt hat er sich zunächst mit 16 m Länge.

1957 betrieben in der BR Deutschland bereits neun öffentliche Verkehrsgesellschaften Gelenkbusse:

- Stadtwerke Wiesbaden AG 23,
- Dortmunder Stadtwerke AG 21,
- Stadtwerke Bamberg 7,
- Stadtwerke Mainz 5,
- Stadtwerke M.-Gladbach 4,
- Überlandwerke u. Straßenbahnen Hannover AG 3,
- Kraftverkehrsges.mbH Braunschweig } je 2,
- Stadtwerke Neuß }
- Bremer Straßenbahn AG 1,
- Stadtwerke Wiesbaden AG seit 1955: 20 Stück Kässbohrer/Büssing 16,5 m (132 Personen), 3 Stück Emmelmann/Büssing, 17,2 m (142 Personen).

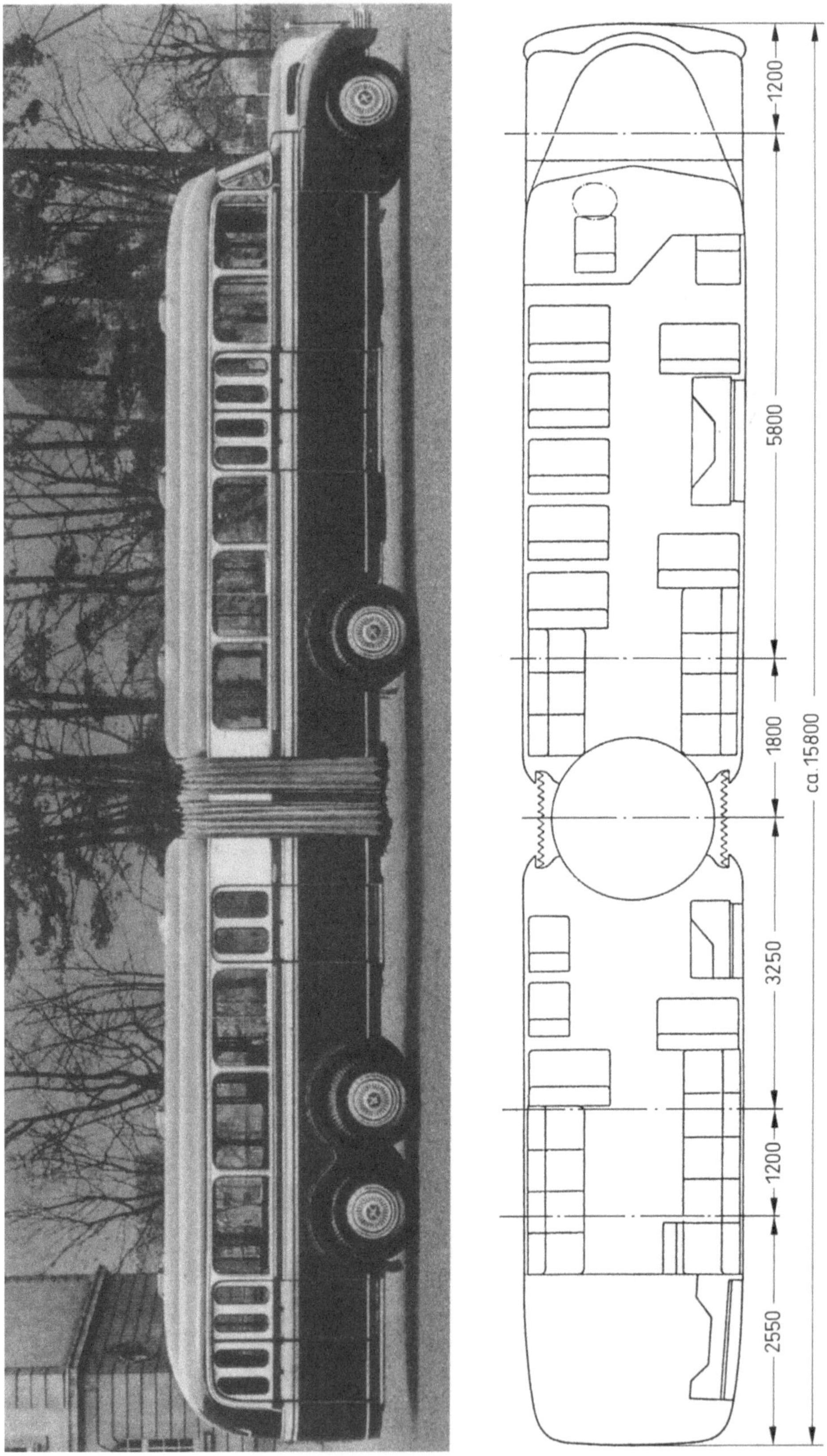

Bild 8.3.19. Gelenkbus-Prototyp für die Dortmunder Stadtwerke 1953, Bauart MAN/Kässbohrer [3.15–3.17]

Tabelle 8.3.19. Gelenkbusse 1953...1958

	Kässbohrer/ MAN 1953 (MKN 26)	Büssing 6000 T Mercedes O 6600/ Gaubschat 1953...58	Kässbohrer MAN 1955 (560 FOC 1) 1955	Büssing 6000 T 1954	Saurer 4 GP 1955...57
Länge × Breite × Höhe (m)	(15,8...18) × 2,5	16,9 × 2,5 × 2,9	16,4 × 2,5	17,2 × 2,5 × 2,9	16,18 × 2,5 × 2,82
Achsen	4	4 und 3	3	3	3
Achsabstände (m)	1,2 + 5,05 + 5,8 38	1,2 + 5,6 + 5,8	5,8 + 6	5,25 + 6	5,8 + 6,75
Sitzplätze	82	46	46	52	30
Stehplätze		84	(85...109)	88	120
Gesamt		140...170			150...180
Gewicht (t)	12				
leer	19,8	12,57	12,8	13,6	13
gesamt		21,02	21,4...22,9	22,9	25
Motor			V-8-Zyl.		V-12-Zyl. im Nachläufer Hinterräder lenkbar, Antrieb der Mittelachse, 4 Gang-Vorwählgetriebe, Dieselmotor zu 240 PS (17,46 l)
Bemerkung	ZF-Hydro-Media-Getriebe, Reifen 11-20, Fußbodenhöhe 560...810 mm				

Diese Busse fuhren im innerstädtischen, im Vorort- und Überlandverkehr. Für ihr Fassungsvermögen waren sie eher kurz, denn sie sparten gegenüber Omnibussen mit Anhänger bis zu 3 m Länge. Die bis 1957 gebauten Gelenkbusse waren alle länger (bis 18 m) und schwerer (21 bis 24 t) als nach StVZO zugelassen.

Gelenkbusse sind sehr wendig und spuren bei 18 m Länge noch günstiger als ein 12-m-Solobus; sie fahren durch enge und verwinkelte Straßen. Mit zunehmender Länge der Gelenkbusse stieg die Bedeutung ihrer Kurvenläufigkeit und ihrer Einordnungsfähigkeit auf unterteilten Fahrbahnen. Beim Wendebild entschied zunächst die Lenkbarkeit der Räder des Nachläufers gegenüber den starren Rädern (Bild 8.3.20) [3.19].

Die Stadtwerke von Dortmund, Wiesbaden und Mainz spielten die führende Rolle bei der Einführung des Gelenkbusses in Deutschland. Das zunehmende Interesse weiterer Städte ermunterte MAN, eigene Gelenkbusse zu konstruieren

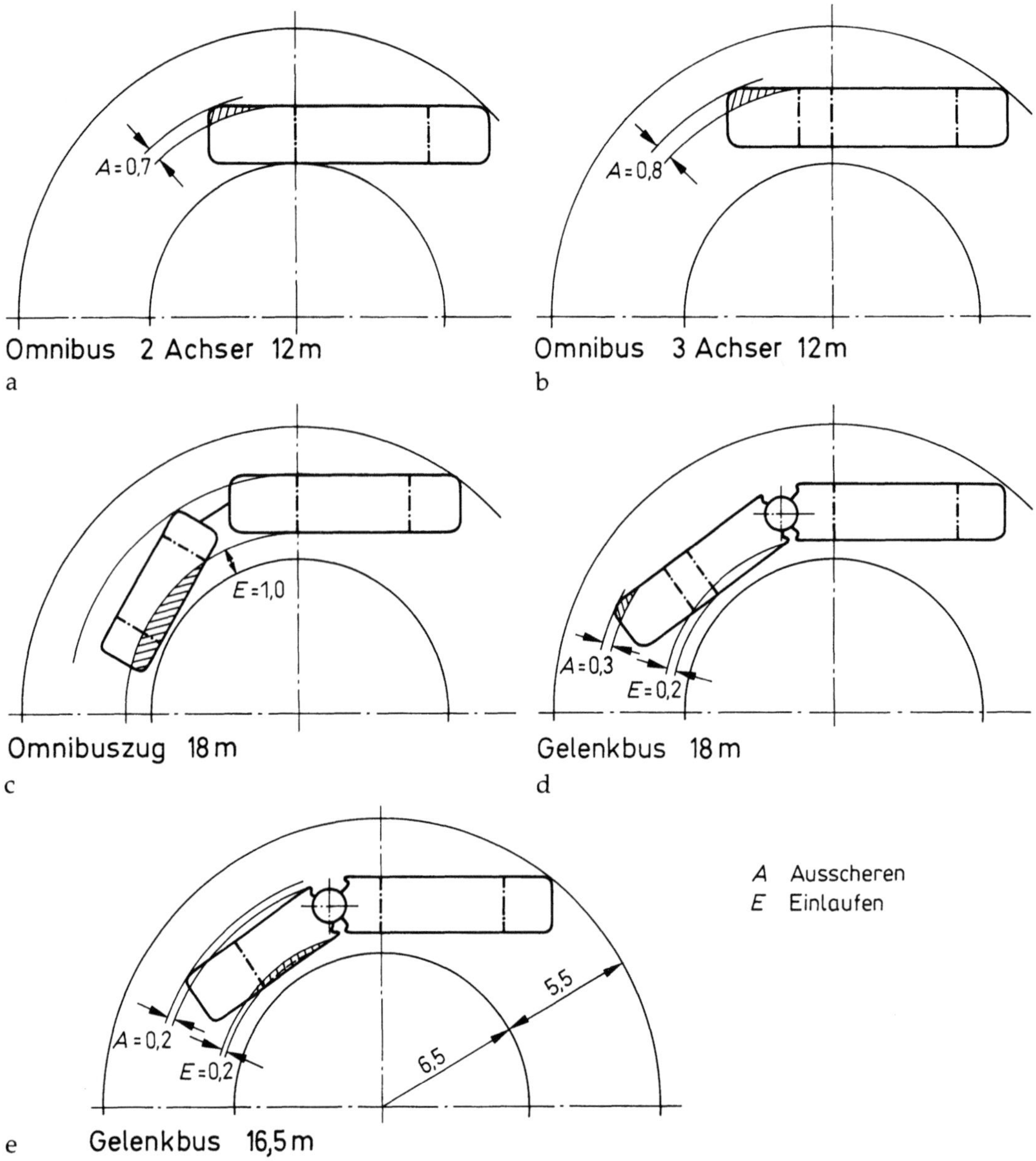

Bild 8.3.20. Platzbedarf von Omnibussen beim Kurvenfahren 1961 [3.18–3.19]. **a** zweiachsiger 12-m-Solobus; **b** dreiachsiger 12-m-Solobus; **c** 18-m-Omnibuszug mit Anhänger; **d** 18-m-Gelenkbus; **e** 16½-m-Gelenkbus

(Tabelle 8.3.20). Hier bot sich das Erfolgs-Omnibusmodell 760 UO an (Bild 8.3.21). Das Folgemodell 890 UG erreichte den höchsten Marktanteil. Die Urteile über ihn lauteten:

> „. . . gute Raumaufteilung, gute Fahr- und Wendeeigenschaften . . . der 890 UG stellt eine wertvolle Ergänzung des MAN-Programms von Linien- und Reisebussen dar . . .".

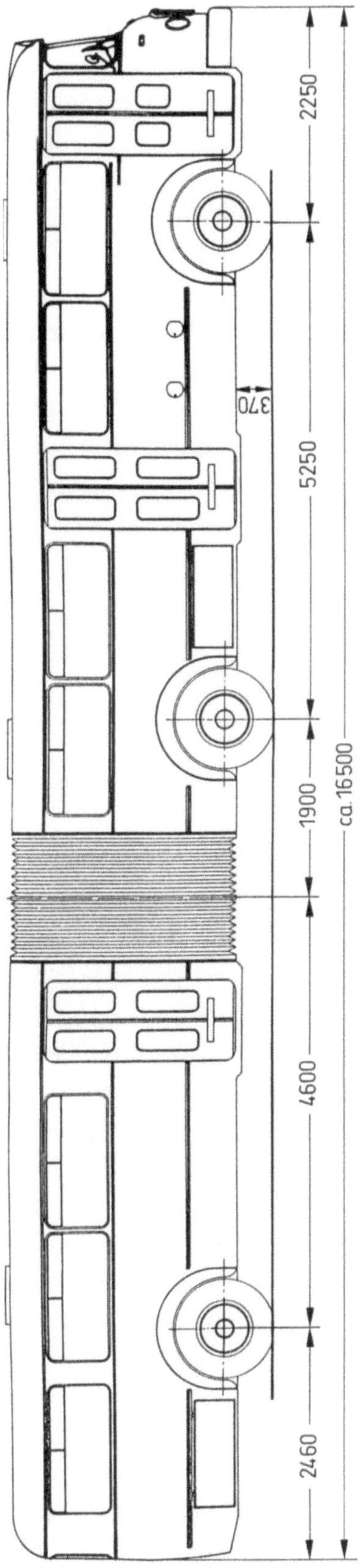

Bild 8.3.21. Omnibus-Gelenkzug für die Deutsche Bundesbahn 1958–63, Bauart MAN (Typ 760 UO 2 G)

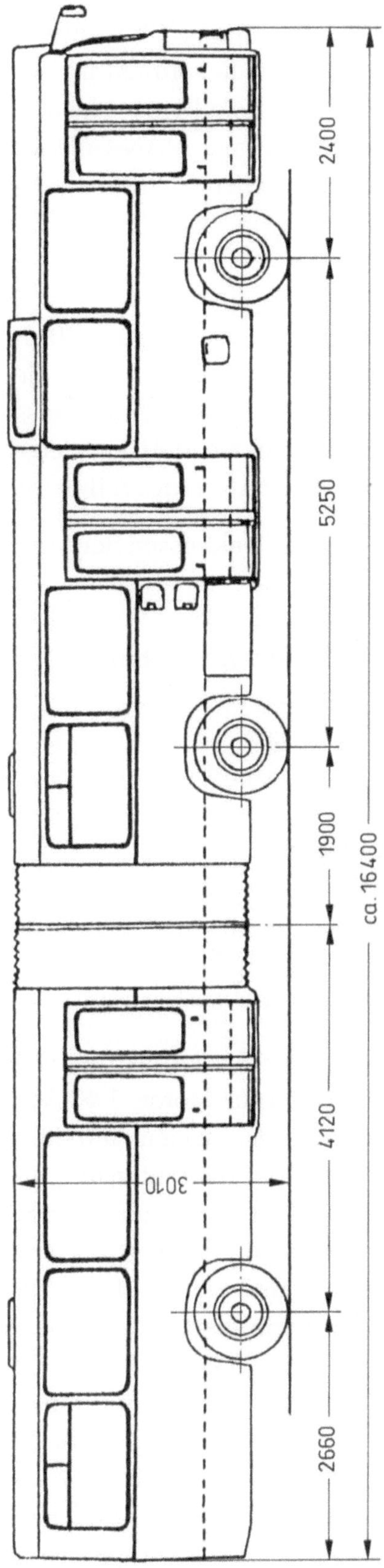

Bild 8.3.22. Erster VÖV-Standard-Gelenkbus 1970–72, Bauart MAN (Typ SG 192)

1965 führte die Bremer Straßenbahn AG den 890 UG mit 33 Wagen ein. Das bedeutete eine Art Revolution im öffentlichen Verkehr Bremens; die Straßenbahn mußte abtreten, trotzdem wurden die stark bewohnten Vororte Bremens angeschlossen. Der Bremer MAN-Gelenkbus hatte das größte Fassungsvermögen aller bekannten deutschen Typen. 1969 entwickelte MAN den Gelenkzug SG 192, abgeleitet aus dem zweiachsigen Standard-Linienbus (Bild 8.3.22). 1972 lieferte MAN die vier ersten Airport-Gelenkbusse für den Stadt-Flughafen-Verkehr (Tabelle 8.3.20).

1976 begann das USA-Geschäft mit Gelenkbussen. Wie in Chicago, erkannten viele städtische Verkehrsbetriebe die Möglichkeit, ihren Verkehr zu verdichten, ohne Straßenbahnen anlegen zu müssen. Die ersten Aufträge an MAN lauteten auf 400 Stück, so daß sie 1981 eine eigene Montage in Cleveland (North Carolina), einrichtete, die MAN Truck & Bus Corp.

Lieferung von Gelenkbussen der MAN (Stück)

1976–78	Seattle	150
"	Caltrans-Konsortium[a]	248
1977	Damaskus	400
1981–82	Chicago	125
1983–84	Pittsburgh-Konsortium[b]	308
1976–84	Gesamt	1231

[a] Caltrans-Konsortium: San Diego/Cal. 45, Washington 43, Los Angeles und Emery Village je 30, Chicago, Minneapolis/St. Paul, Phoenix/AZ, Pittsburgh je 20, Atlanta und San Rafael je 10 Stück

[b] Pittsburgh-Konsortium: Denver/Col.89, St. Paul 62, Westchester 40, Washington 32, Pittsburgh 30, Nashville, San José und Indianapolis je 15, Memphis 10 Stück

Parallel zum SG 192 konstruierte MAN 1976 den SG 220 als Europa-Gelenkzug mit 220-PS-Unterflur-Motor. 1981 kam der SG 242/292 H (Heckmotor) mit einem Antrieb über das Drehgelenk auf die zweite Achse. Danach folgte 1985 der SG 242/292 als Pusher, der die hinterste Achse antrieb und keine gelenkte Nachlaufachse mehr hatte (Tabelle 8.3.21 und Bild 8.3.23).

1980 begann die Essener Verkehrs-AG den Versuch mit einer spurgeführten Omnibus-Linie und lud MAN und Daimler-Benz zum Bau von Prototypen ein. Die MAN konstruierte hierfür den Gelenkbus SG 240 H Duo mit diesel-elektrischem Antrieb; er wurde 1983 zugelassen. Der Elektromotor ist unterflur, der Dieselmotor liegend im Hinterwagen eingebaut. Die Antriebsachse für beide Motorenarten befindet sich im Vorderwagen, die Mittelachse ist zwillingsbereift. Essen betreibt seit 1983 eine kombinierte Strecke mit Schienen für die Straßenbahn und Beton-Fahrbalken für den Spurbus, auch im Tunnel. Die Haltestellen blieben die gleichen. Als 1986 die Südstrecke der Essener U-Bahn die Straßenbahn ersetzte, fuhren nur

Tabelle 8.3.20. Dreiachsige Gelenkbusse 1958...80, Bauart MAN

	750/760 UG 1-2 1958...63	890 UG, SG M 16 A, M 18 1963...75	SG 192 1972...80
Leistung (PS)	160	192	
Motor		D 2156 MT, HM 11 U	
Länge × Breite × Höhe (m)		(16,49-18) × 2,5 × 3,08	
Achsabstände (m)	5,25 + 1,9 + 4,6	5,29 + 6,02	5,25 + (6,02...7,26)
Sitzplätze	44...74	45...81	52...81
Stehplätze	79-123	65...109	95...109
Gesamt	165	110...161	161...176
Gewicht (t) leer	12,1	11,3...11,53	
gesamt	22	22...22,6	22,6
Fußbodenhöhe (mm)	905	930	916
Einstieghöhe (mm)	375	395	360
Nachläufer	Göppel, Schenk	Göppel, Emmelmann	
Höchstgeschwindigkeit (km/h)	78	69	77
Listenpreis (DM)	135 000	143 000...159 625	170 350
		Unterflur in der Mitte. 1. VÖV-Standard-Gelenkbus	
Stückzahl		522	1439

Tabelle 8.3.21. Dreiachsige Gelenkbusse 1969...88, Bauart MAN

	SG 240/280 H 1980...87	SG 220/240 1978...87	SG 242/292 H, P 1985	SG 240 H Duo 1983	NG 272 1989
Leistung (PS)	211	220	245...373	150...177 kW, (elektr.)	270
Motor	D 0826		D 2866 T, LX	240 (Diesel)	D 2865
Länge × Breite × Höhe (m)	(16,5...18) × 2,5 × 2,94	(16,5...18) × 2,5 × 3,01	17,4 × 2,5 × 2,95	18,25 × 2,59 × 3,18	17,94 × 2,5 × 2,76
Achsabstände (m)	5,6 + 6,63	5,25 + 6,02	5,6 + 6,16	5,65 + 7,3	5,88 + 6,27
Sitzplätze	53	66	55	64	53
Stehplätze	103	104	105	72	113
Gesamt	156	170	152...161	91...136	172
Gewicht, leer (t)	13,8	12,71	14,24	21	13,93
Fußbodenhöhe (mm)	740	930	685	975	vorn 370 hinten 590
Einstieghöhe (mm)	340	360	310	370	340
Höchstgeschwindigkeit (km/h)	81	81	92	(elektr.) 64 (Diesel) 88	79
Bemerkung		Unterflur in Wagenmitte	Pusher 1985		Pusher, Motor liegend im Heck
Stückzahl	817	1990			

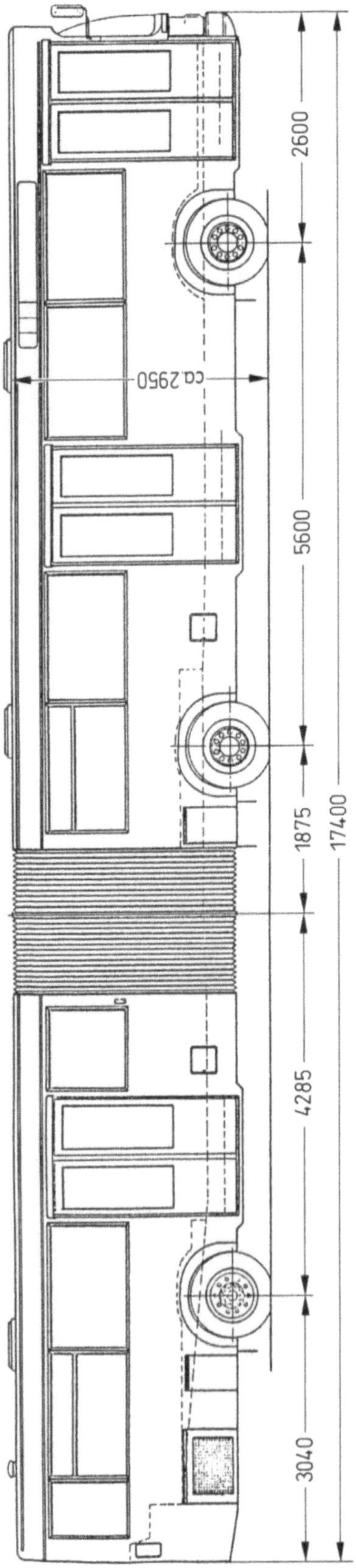

Bild 8.3.23. Omnibus-Gelenkzug der 3. Generation mit Antrieb durch die Achse des Hinterwagens 1981 (Pusher), Bauart MAN (Typ SG 242)

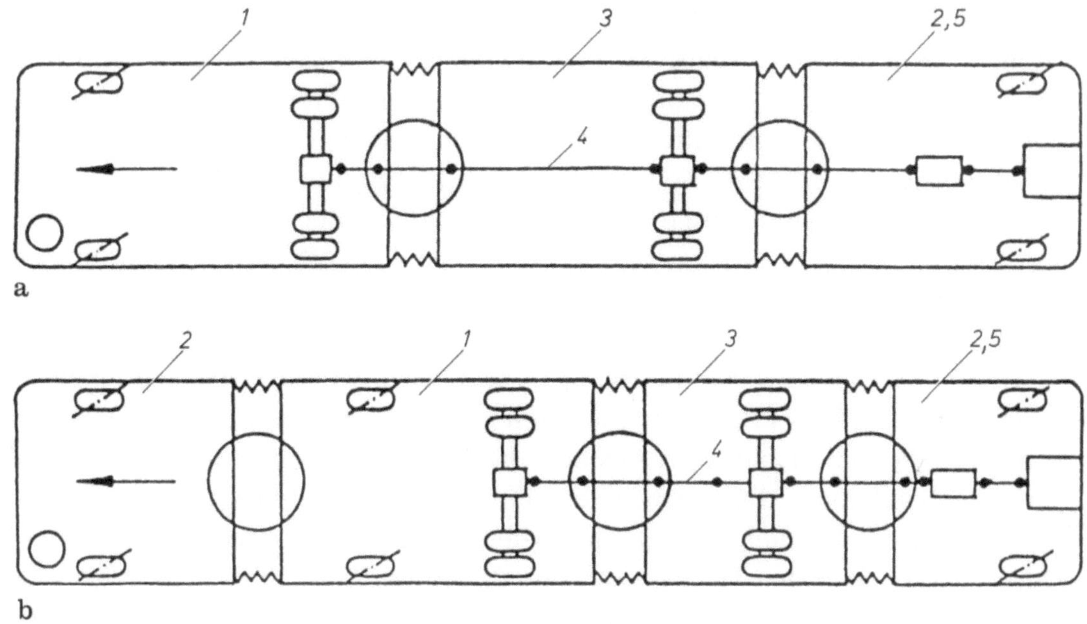

Bild 8.3.24. Mehrgliedriger Gelenkomnibus mit zwei bis drei Gelenken von Faust Hagin und Hans-Jürgen Drewitz 1982 (DE-PS 3224 590 C2).
a Dreigliedriger Gelenkbus mit Antrieben im 1. und 2. Wagenteil; **b** viergliedriger Gelenkbus mit Antrieben im 2. und 3. Wagenteil; *1* zweiachsiger Wagenteil, *2* einachsiger Wagenteil mit Lenkachse, *3* dass. als Triebachse, *4* Gelenkwellen, *5* Schlußläufer mit Triebwerk

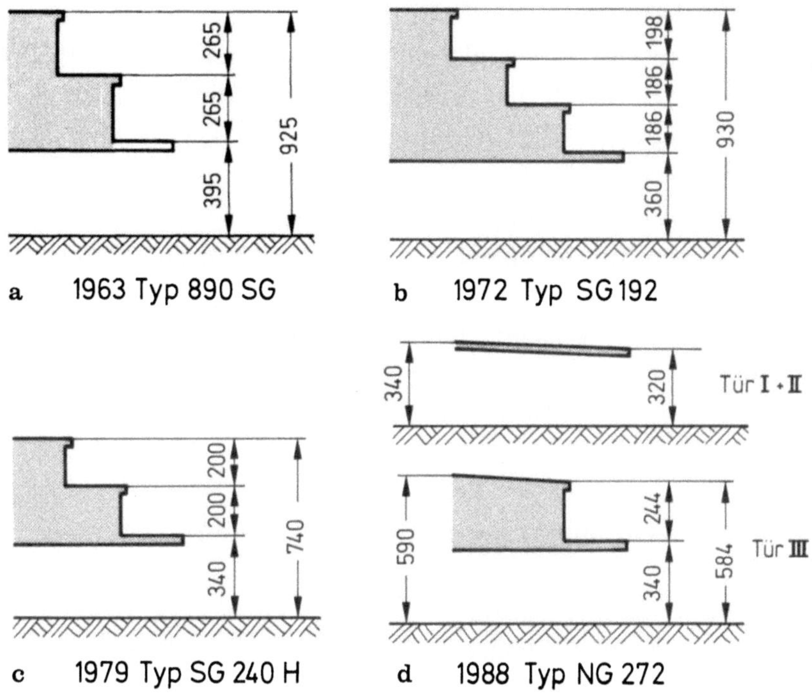

Bild 8.3.25. Stufen zum Einstieg in Gelenkbusse 1963–88, Bauart MAN. **a** 1963 Typ 890 SG; **b** 1972 Typ SG 192; **c** 1979 Typ SG 240 H; **d** 1988 Typ NG 272

noch die Spurbusse. Die Schienen der mehrspurigen Straßenbahn auf dem Mittelstreifen des Ruhrschnellweges wurden demontiert und durch Beton-Fahrbalken für Spurbusse ersetzt, die dort seit 1986 allein verkehren. Seit 1987 geht die Spurbus-Linie bis zur Endstation in einen handgelenkten Obusbetrieb über.

1982 begannen die MAN-Konstrukteure Faust Hagin und Hans-Jürgen Drewitz die Entwicklung mehrgliedriger Gelenkbusse, deren Triebwerk im Schlußläufer lag. Sie stellten einen Doppelgelenkbus aus vorhandenen Baugruppen zusammen und erreichten mit mehreren Triebachsen ein größeres Fassungsvermögen (Bild 8.3.24).

In den 80er Jahren erkannte die MAN, daß man, wie im LKW-Bau, auch im Omnibusbau ein volles Programm anbieten muß; d. h. alle Bauarten für Linie und Reise, für Stadt und Land, vom Ausflugs- bis zum Fernreisebus, vom Wohnmobil bis zum Sonderbus. Dazu gehört ein breites Fahrgestell-Programm für diese verschiedenen Aufbauten, für ein- und mehrgliedrige Trolley- und Duobusse, vom Doppeldecker über den Hochdecker zum Niederflurbus (Bild 8.3.25). Man muß dem anspruchsvollen Personenverkehr eben alles anbieten können, denn die Ansprüche in Stadt und Land sind zu verschieden.

8.4 Der MAN-Fahrzeug-Motorenbau in Nürnberg und Augsburg

Vor der Jahrhundertwende galt die Umsetzung eines Zehntels der Verbrennungswärme in mechanische Arbeit als ein erstrebenswertes Ziel. 1910 erreichte die Dampftechnik ein Sechstel, die Verbrennungsmaschine ein Drittel. Um die Jahrhundertwende betrugen die Wirkungsgrade der klassischen Kraftmaschinen: Dampfmaschine 9 bis 14 %, Ottomotor 15 bis 20 % und Dieselmotor 32 % (1925: 35 %). 1947 waren die Wirkungsgrade angestiegen, bei der Dampfmaschine auf 25 %, bei der Dampfturbine auf 31 %, beim Ottomotor auf 33 % und beim Dieselmotor auf 41 bis 45 %, 1982 auf 50 %.

Um diese Werte zu erzielen, nahmen die Entwicklungen der Verbrennungskraftmaschinen verschiedene Wege zu schnellaufenden Motoren, die von den Lösungen ihrer Erfinder teilweise abwichen (Tabelle 8.4.1).

8.4.1 Der Viertakt-Ottomotor nach Saurer und seine Weiterentwicklung 1915–32

Die Ottomotoren, Bauart Saurer, waren die Grundlage des Motorenbaus für Straßenfahrzeuge der MAN. Paarweise Zweier-Zylinderblöcke aus Grauguß waren auf ein Aluminium-Gehäuse geschraubt, die Zylinderköpfe waren meistens abnehmbar, es gab größtenteils auswechselbare Hängeventile aus Nickelstahl, die Kurbelwelle mit aufgesetzten Rollenlagern, in Längsrichtung ausschiebbar, war

Tabelle 8.4.1. Einteilung der Verbrennungskraftmaschinen mit Hubkolben

Otto 1876 (DRP 532) Fremdzündung Benzin		Diesel 1893 (DRP 82 168) Selbstzündung Leichtöl		
Viertakt	Zweitakt	Viertakt		Zweitakt
		Direkteinspritzung	Vorkammer	
Otto 1876 (DRP 532) Daimler 1883 (BP 4315) (DRP 28 243 Daimler 1885 (DRP 34 926)	Otto 1876 (DRP 14 254) Clerk 1878/86 (BP 3045/12 912) Benz 1885 (USA 316 868)	Diesel 1905 (DRP 178 896) Brandstetter 1905 (BP 24 411) Deutz 1910 (DRP 237 157) McKechnie 1910 (BP 27 579) MAN 1919 (DRP 349 124)	L'Orange 1908/09 (DRP 230 517, 238 832) Leissner 1913 (DRP 302 239) L'Orange 1919 (DRP 397 142)	Clerk 1896 (BP 12 439) Güldner 1899 (DRP 109 562, 111 302, 124 148) MAN 1909...12 (DRP 367 393, 367 650) Junkers 1904...07 (DRP 166 620, 215 947, 220 134) Sulzer 1905/06

Die Selbstzünder im Viertakt-Verfahren mit Direkteinspritzung von Leichtöl in den Verbrennungsraum sind die „echten Diesel". Praktiziert hat sie im Fahrzeugmotorenbau seit 1923 die MAN

dreifach gelagert, die Pleuellager tauchgeschmiert. Den ersten Sechszylinder-Ottomotor baute das MAN-Werk Nürnberg erst 1921 für seinen 4- bis 5-t-LKW, 1928 mit drei Vergasern für seinen ersten Dreiachser (Bilder 8.4.1–8.4.3). Damit konnte die MAN zunächst ein Zweitypen-Programm anbieten. Die Erfahrungen des LKW-Motors ließen sich direkt auf den Eisenbahn-Triebwagen übertragen, so daß die MAN der Reichsbahn-Direktion Nürnberg 1923/24 Vierzylindermotoren und 1925 Sechszylindermotoren anbot.

Die Männer der ersten Stunde im Nürnberger Motorenbau waren unter dem Vorstand der „MAN Lastwagenwerke GmbH" Egon Buchler, der Schweizer Eggard (Saurer) als Oberingenieur und Leiter des Konstruktionsbüros und Ing. Paul Wiebicke, bisheriger Leiter des MAN-Flugmotorenbaus.

Eggards Nachfolger wurde 1919 Erwin Aders. Aders gab sofort die Richtung für eine eigene Motorenentwicklung an. Er mußte sich in die Arbeiten mit den „schweren Behelfsbrennstoffen" stürzen, die damals die Treibstoffnot lindern sollten. 1920 führte er Vorschaltkerzen ein, damit die Motoren von immerhin 5 bis 7 l Hubraum gut ansprangen (Hersteller: Unterberg & Helmle, Eisemann oder Wekkerlein & Stöcker). Nach Studien mit Spiritus, Gasöl und Benzol entschied sich Aders 1921, beim Pallas-Vergaser zu bleiben. 1922 erstreckten sich die Motorenversuche auf Brennstoffe, Vergaser, Verdichtungsverhältnis, die eigene Motorbremse

(DRP 307689 v. 1919 und 406280 v. 1923), Kolben, Nockenwellen, Zylinder-Laufbuchsen, Kühlung, Ansaugrohre, Klopfgrenzen, Öllos-Lager in der Wasserpumpe und Kurbelwellen-Lagerungen. Der Verbrauch beim kleinsten Motor-Typ 540 A betrug 245 bis 266 g/PSh bei 1:5,42 Verdichtung. 1923 sollte der MAN-Ottomotor neben Benzin bei einer Verdichtung von 1:5,3 bis 6,5 auch für alle schwersiedenden Brennstoffe geeignet sein.

1921 begann das MAN-Werk Nürnberg Versuche mit Stahl-Laufbuchsen im Aluminium-Gehäuse und mit deren Abdichtung gegen das Kühlwasser (DRP 347300 und 370806 v. 1920–22). Als die Kolben in Aluminium-Zylinderblöcken des Motor-Typs AMV fraßen, wurden Aluminium-Kolben von Basse & Selve (Altena) eingebaut. Um den Vierzylinder-Motor auf 40 PS zu bringen, bestellte Nürnberg Aluminium-Kolben bei Rudolf Rautenbach in Solingen und fertigte Kokillen an. Beeinflußt hat die Überlegungen der Leichtmetallkolben-Wettbewerb von 1920, bei dem Kolben ohne Rippen, mit stärkeren Böden und Seitenwänden und mit schmäleren Kolbenringen erfolgreich gewesen waren. 1921 dachte MAN-Werk Nürnberg an eine eigene Kolbenherstellung, kam aber davon ab, weil man nur 2000 Kolben im Jahr benötigte und die Wahl zwischen den Werkstoffen Aluminium und Elektron noch nicht entschieden war. Eine Vergleichsfahrt mit zwei 2-t-Kardan-LKW zu 37 PS mit Gußeisen- bzw. Aluminium-Kolben ergab mit Aluminium-Kolben einen günstigeren Brennstoff-Verbrauch um 15 %.

Die Versuche mit eigener Motorbremse liefen seit 1922, 1923 wurden die ersten 25 Motoren damit geliefert. Ihre Leistung war genausogut wie beim 45-PS-Motor mit Motorbremse von Saurer. Im gleichen Jahr wurde der Motor-Typ 1060 B zum erstenmal nach DIN-Normen gebaut (Bild 8.4.1).

In den Jahren 1919–21 versuchten die Bayerischen Motorenwerke AG München, die MAN zur Aufgabe ihres Motorenbaus zu bewegen. Werk Nürnberg sollte dafür den neuen BMW-Vierzylinder-Ottomotor zu 55 PS ihres Konstrukteurs Max Friz einbauen. In den Verhandlungen drohte Direktor Strauss (BMW) einerseits Anton von Rieppel, selbst den Nutzfahrzeugbau aufzunehmen, andererseits lockte er mit einem Schweröl- bzw. Petroleumvergaser. Dieser hatte günstige Ergebnisse geliefert. 1923 ließ die MAN einen Motorpflug mit BMW-Motor und Petroleumvergaser mit zufriedenstellenden Ergebnissen laufen.

Damit war die MAN mitten in den Bestrebungen, Schwerölvergaser zu entwikkeln. Sie hat sich die Studien nicht leicht gemacht. Mit dem BMW-Petroleumvergaser fiel die Motorleistung auf ein Drittel ab, das Öl im Kurbelgehäuse mischte sich mit unverbranntem Brennstoff und verdünnte sich. Die gleichen Erscheinungen zeigten sich beim Szydlowski-Vergasser der Schiele-Bruchsaler Industriewerke, Baden-Baden.

Auf diesem irrigen Umweg um den Dieselmotor, den viele Firmen gingen, tauschten sie auch Erfahrungen mit öffentlichen Verkehrsbetrieben aus. 1922 erörterte man das Thema in Berlin beim Reichspostministerium und bei der Allgemeinen Berliner Omnibus-Gesellschaft (Aboag).

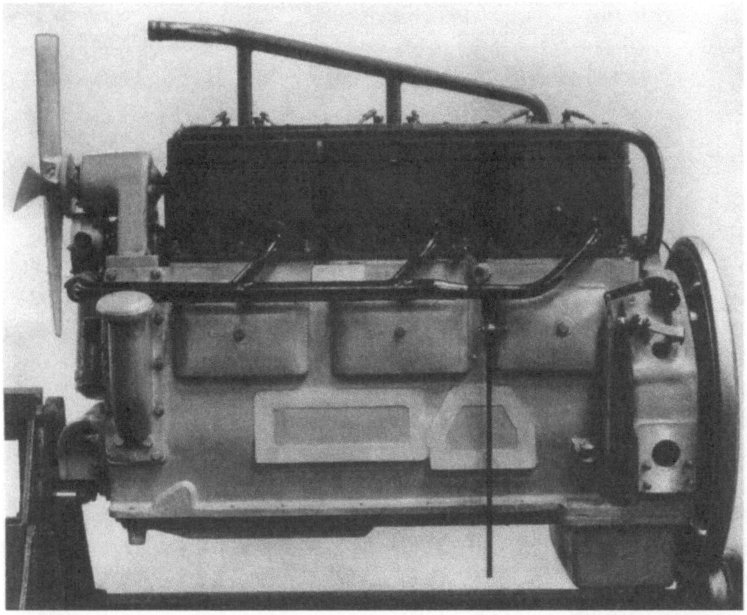

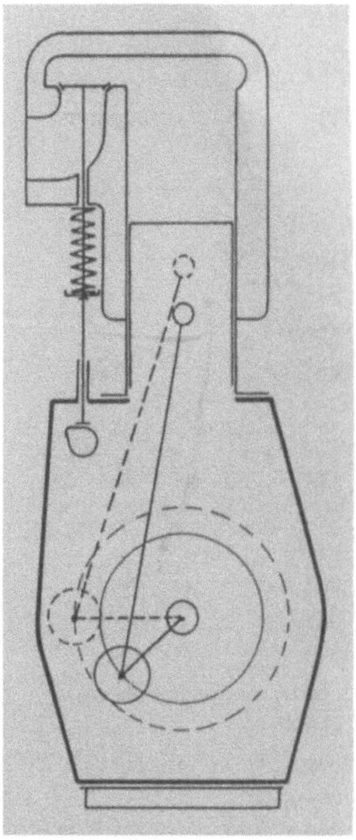

Bild 8.4.1. Sechszylinder-Ottomotor in Baukasten-Ausführung für 80, 100 und 120 PS Leistung 1927. Stehende Ventile, Verbrennungsraum Lizenz Ricardo, Lüfterantrieb durch gekapselte Zahnräder mit Rutschkupplung

Bild 8.4.2. Gemeinsames Kurbelgehäuse für Otto- und Dieselmotoren gleicher Leistung und Bohrung mit wahlweise größerem Hub (DRP 478 319)

Die Aboag hatte zwecks Senkung der Brennstoffkosten einen Koks-Sauggas-Generator der Julius Pintsch AG Fürstenwalde in ihren Stadtomnibus eingebaut; er wurde allerdings mit Holzkohle betrieben, konnte aber trotz erwarteter Ersparnis wegen hohen Platzbedarfs nicht weiterverfolgt werden. Gleichzeitig testete Gotthard Quarg[37] den Szydlowski-Schwerölvergaser mit „Salon-Öl", das war wasserhelles, billiges Petroleum ähnlich dem Benzin. Denn mit gebräuchlichem Petroleum konnte man nur im Überlandverkehr fahren, nicht in der Stadt. Den elektrischen Betrieb mit Akkumulatoren hatte die Aboag schon aufgegeben.

Aus diesen Ergebnissen schloß Quarg bereits 1922: Die Versuche bedeuteten zwar Fortschritte, solange die Benzin- und Benzolpreise hoch blieben, die endgültige Lösung schien aber das Gasöl im Dieselverfahren zu sein.

Dieses Urteil bestärkte die MAN in ihrer weiteren Arbeit am Dieselmotor. Die Verarbeitung von Schweröl in Vergasern würde immer eine mindere Motorleistung

[37] Gotthard Quarg (*1890). Dipl. Ing. TH Berlin, 1920–25 Reg. Rat im Reichsverkehrsministerium, 1926–34 Aboag/BVG Berlin,1934–55 Büssing AG Braunschweig, 1935–45 Geschäftsf. Niedersächs. Motorenwerke, Braunschweig-Querum (Büssing-Flugmotorenwerk). 1946–55 Dir. f. d. Trambusverkauf an öffentl. Verkehrsbetriebe.

Tabelle 8.4.2. MAN-Motorenliste I
Otto-Motoren 1915...1941

Typ	Baujahre	Zyl.-Zahl	Bohr. × Hub (m)	Hubraum (cm^3)	Stück	Leistung (PS)	Drehzahl (min^{-1})
AM II Saurer	1915...24	4[a]	110 × 140	5322	361	30...37	1000...1400
AMV Saurer	1916...22	4[b]	112 × 160	6305	651	40...45	1000...1400
AMV/KV	1922	4	120 × 180	8143		55...73	1200...1400
	1921...27	4	100 × 170	5340	868	40...48	1200...1400
	1921...28	6	110 × 180	6842	2145	45...60	1200...1400
540 A	1922...25	4[a]	105 × 140	4849	194	52...58	1500...1800
560 B	1922...25	4[b]	105 × 160	5542		57...65	1500...1800
1040		4	120 × 180	8143		45	
1060	1921	4[c]	110 × 150/160	5700...6082		36...55	1000...1200
2080 A-B	1925...26	4[d]	120 × 180	8143		45...73	1000...1200
1580 A	1925...27	4[e]	115 × 180	7478	2387	55...72	1200...1400
1580 B	1927...33				116	45...53	1100...1400
1056 A	1928...31	6[f]	110 × 150/165	8553...9350	198	85...100	1400...1800
1086 A	1929...33	6[a]	110 × 180	10263		85...110	1400...1800
1065 A-B	1931...35	6[b]	100/110 × 165	7775...9408	512	76...105	1500...1600
2086 A	1930...41	6[g]	120/150 × 180	12215...19085		115...150	1200...1600
0040 A	1934...41	6[h]	100 × 140	6597	24	80	1800
V 0540	1935	6[i]	105 × 120	6235		110...127	2400
V 0524	1927	4[j]	115 × 180	7478		70	1200...1400
L 130	1935	V-8[i]	105 × 120	7917		150	2800
L 130	1935	V-8[i]	96 × 130	7528			

[a] Untergesteuert; [b] obengesteuert; [c] Ricardo-Brennunraum; [d] erster Motor mit St-Laufbuchsen; [e] Kurbelgehäuse wie 1580; [f] 3 Vergaser, für Dreiachser; [g] Motor für Dreiachser; [h] Deutsche Reichspost; [i] Achtrad-Versuchswagen f. Wehrmacht (luftgekühlt); [j] Geländewagen G 1; Bosch-Ausrüstung, Varta-Batterien, Pallas-Vergaser

erbringen. Das bestätigte Fritz Heinlein 1924 durch seine Versuche mit mittleren und schweren Brennstoffen im Laboratorium für Technische Physik der TH München, ausgeführt auf Initiative der MAN und der Deutschen Erdöl AG.

Bis der Dieselmotor im Straßenfahrzeug den Kunden überzeugt hatte, mußten alle seine Hersteller wahlweise noch den Ottomotor anbieten (Tabelle 8.4.2). Um dabei die Teileherstellung zu vereinfachen, schlug die MAN 1928 ein gemeinsames Kurbelgehäuse mit gleichen Herstellungskosten vor, in dem sich auch eine Kurbelwelle mit größerem Hub für Dieselmotoren einbauen ließ (Bild 8.4.2). Aber 1941 beendete sie ihre Lieferungen von Ottomotoren.

8.4.2 Physikalisch-chemische Vorgänge bei der Verbrennung im Fahrzeug-Dieselmotor mit Direkteinspritzung

„Der Verbrennungsvorgang im Dieselmotor wird von einer großen Zahl ineinandergreifender Einzelvorgänge gebildet... Die Forschung ist deshalb gezwungen, die Gesetzmäßigkeit eines jeden am Verbrennungsablauf beteiligten Einzelvorganges gesondert zu untersuchen, um mit den Ergebnissen dieser Teiluntersuchungen den Gesamtvorgang aufzuklären...".

Dr.-Ing. Kurt Blume, 1941

8.4.2.1 Direkteinspritzung und Brennräume

Rudolf Diesel wollte 1893 bei seiner ersten Versuchsreihe in der Maschinenfabrik Augsburg AG die Direkteinspritzung ohne Drucklufthilfe durchführen. Er erreichte den hohen Einspritzdruck mit Hilfe des Akkumulierens. Dabei blieb er zunächst auch 1894 in der zweiten Versuchsreihe. Aber mit den gewählten Kraftstoffen und den Nachverbrennungen konnte die Methode nicht funktionieren. Daher flüchtete er 1894 zu dem Kompressor an G. B. Braytons[38] Zweitaktmaschine von 1872.

1905 kam es zur grundlegenden Erfindung der luftlosen Direkteinspritzung von flüssigem Brennstoff in den Zylinder durch Rudolf Diesel[39] und den Grazer Georg Brandstetter (Bild 8.4.3). Beide wünschten die mitlaufenden Kompressoren zu verlassen..Diesel wollte gegen komprimierte Luft unter 30 bis 35 at Druck noch eine Zerstäuberwirkung erreichen. Dazu mußte er die Flüssigkeit unter mehreren 100 at durch eine Kolben-, Membran- oder Kapselpumpe einspritzen unter Mitwirkung eines Luftakkumulators. Wurde die Brennstoffnadel geöffnet, spritzte der Brennstoff direkt in den Zylinder, „wo er durch die vereinigte Wirkung des Akkumulatordruckes und das Entweichen der absorbierten Luft derart zerstäubt wird, daß die Verbrennung richtig vor sich geht".

Diesel deutete auf seiner Patentzeichnung in 1. Lösung außerdem die kombinierte Brennstoffpumpe und Einspritzdüse („Pumpedüse" an, um lange Druckleitungen zwischen Pumpe und Düse mit ihren Druckwellen zu vermeiden. K. J. E. Hesselman, Hermann Dorner (beide 1924) sowie Rudolf L'Orange (1947) erfanden die Pumpedüse wieder.

---

[38] George Bailey Brayton (1830–92), Ingenieur in New York. Baute 1872 eine Zweitaktmaschine mit Kompressor, 1876 im Handel, 1878 in Paris ausgestellt. Brit. Patent 432/1872, DRP 56 918/1873, Brit. Patente 2209/1874, 11 062/1890, 6138/1894, 6523 + 12 287/1895. – Lit. Gustave Richard, Les Nouveaux Moteurs à gaz et a pétrole, Paris 1891.

[39] Unter dem Decknamen „Oscar Lintz", Berlin, Neue Winterfeldtstraße 20.

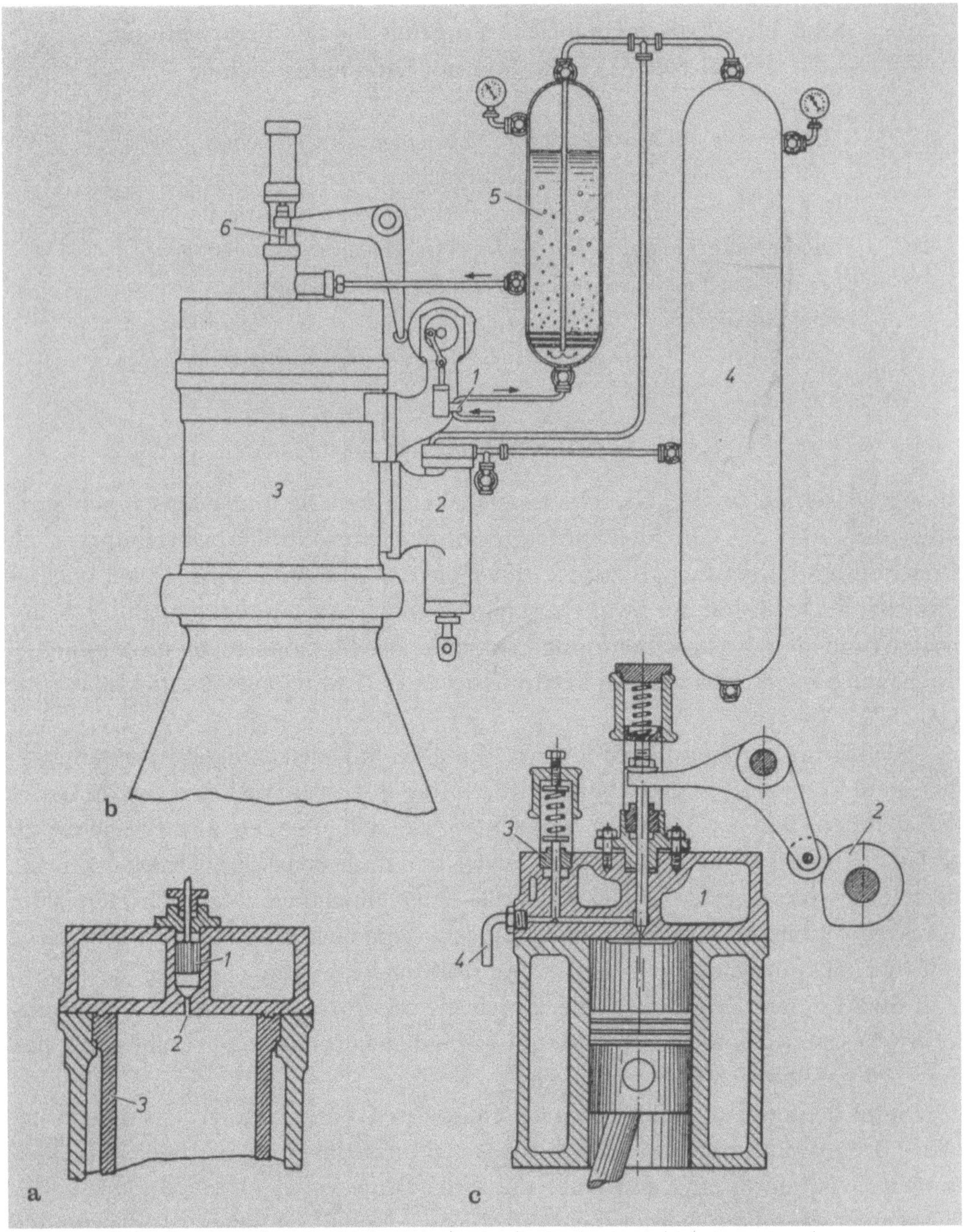

Bild 8.4.3. Luftlose Direkteinspritzung von flüssigem Brennstoff 1905. *Rudolf Diesel* (DRP 178 869 für Oscar Lintz). **a** 1. Lösung. *1* Pumpe mit gesteuertem Kolben, *2* Brennstoffdüse, *3* Kompressionsraum des Zylinders. **b** 2. Lösung mit Petroleumpumpe, Luftpumpe und Luftakkumulator. *1* Petroleumpumpe, *2* Luftpumpe, *3* Motorzylinder, *4* Anlaßgefäß mit hochgespannter Luft, *5* Druckgefäß für flüssigen Brennstoff (Luftakkumulator und Saturator für Luftgehalt des Rohöls), *6* Nadel *Georg Brandstetter* (Brit. Pat. 24 411). **c** *1* Brennstoffnadel, *2* Verteilernocke, *3* federbelasteter Kolben, *4* Rohrverbindung zum Ventil der Brennstoffpumpe. Durch das Rohr 4 wird der Brennstoff durch eine eigene Pumpe unter den Kolben 3 in den ringförmigen Raum um die Brennstoffnadel 1 gedrückt, dies in dem Augenblick, wenn die Brennstoffnadel 1 geschlossen ist

Auch bei Brandstetter trifft der Brennstoff direkt auf die komprimierte Luftmasse, regulierende Organe sind Kolben und Düsennadel. Er spricht von einer Pumpe, die im Viertakt die genaue, erforderliche Brennstoffmenge zumißt (Bild 8.4.5).

Die Direkteinspritzung schien das einfachste der Welt zu sein, und doch blieb ihre praktische Anwendung laut Diesel „undurchführbar". Die Kette aller ihrer Voraussetzungen war noch nicht zu sehen. 1910 versuchten, erneut gleichzeitig, die Gasmotorenfabrik Deutz AG (DRP 237157) und die englische Vickers Ltd. durch James McKechnie (Brit.Pat. 27579) das Thema mit neuen Ideen zu beleben. McKechnie gab in seinem Patent einen Einspritzdruck von 140 bis 420 at an. Allein verfolgte er seinen Weg weiter und erfand Pumpen und Düsen dazu (Brit. Pat. 1059/1914), die sich seit 1915 in den englischen U-Boot-Dieselmotoren bewährten. Die Einspritzung allein durch eine Pumpe, ohne Akkumuliergefäß, war schließlich erfolgreich, auch bei MAN. MAN glaubte sich 1915 in der Lage, einen kompressorlosen Dieselmotor mit Direkteinspritzung aus offener Düse zu bauen, und sie hielt an dieser eleganten Lösung beim Fahrzeug-Dieselmotor fest. Es stellten sich die beiden Aufgaben

- Gestaltung des Brennraums und der Luftbewegung darin und
- Anordnung der Brennstoffstrahlen bei gegebener Zerstäubung und Auslegung ihrer Durchschlagskraft.

Bei der Zerstäubung durch Druckluft waren die Brennraumform und das Bündel der Brennstoffstrahlen nebensächlich: 97 % war Einblaseluft, 3 % waren Brennstoff-Tropfen; dieses Gemisch verteilte sich dank Einblaseluft gleichmäßig im Brennraum. Ohne Einblaseluft aber ist man an die Form der Brennstoffstrahlen gebunden. Sie läßt sich durch die Form der Düse beeinflussen. MAN wählte die Brennstoffstrahlen spitz oder keulenförmig. Durch Drall wird der Kegel des Strahls breiter, was bei hoher Drehzahl die Gemischbildung verbessert. Eine geringere Durchschlagskraft des Strahls verhindert, daß er zu früh die kalte Zylinderwand berührt. Bei Drall ist aber die Brennstoffverteilung nicht sehr gleichmäßig. Die Zahl der Strahlen wird durch den Durchmesser der Düsenbohrungen eingegrenzt, er darf nicht zu klein sein. Um den Brennstoff im Brennraum gleichmäßig zu verteilen, müssen Form und Anordnung der Brennstoffstrahlen zur Brennraumform passen.

Für die Direkteinspritzung passend hielt Rudolf Diesel 1892 den Kugelbrennraum im Kolben (Bild 8.4.4). In einem Brief an die Maschinenfabrik Augsburg vermutete er in ihm eine bessere Verbrennung und Verteilung der Wärme. 1921 versuchte es Wilhelm Riehm[40] mit dem Kugelbrennraum, verließ ihn aber, weil er

[40] Wilhelm Riehm (1885–1934), Studium TH Hannover u. München 1903–07. Assistent von A. Nägel 1909–13, Dr.-Ing. 1912. 1913–34 MAN Augsburg als Prüfstand-Ing., 1923 Ob.Ing. u. Versuchsleiter, 1927 Prokura u. maßgebend f. d. gesamte Dieselmotoren-Konstruktion.

eine geringere Zylinderleistung befürchtete. 1926 entwarf MAN Nürnberg einen Kolben mit elliptischem Brennraum für zentrale Einspritzung.

Wilhelm Riehm begann seine Versuche mit dem schnellaufenden Dieselmotor 1919/20 auf dem Wissensstand von James McKechnie. Er versuchte es mit drei Ausführungen von Brennräumen (Bild 8.4.5). Den günstigsten Brennraum ermittelte er mit Bild 8.4.5 c; durch ihn erhielt er Verbräuche von 179 bis 266 g/PSh. Eine tiefe Kolbenmulde erschien ungünstiger, weil sich der Brennstoffstrahl beim Auftreffen auf die verdichtete Luft rasch verzögerte und verbreiterte, ehe die Verbrennung begann. Riehm blieb dann beim scheibenförmigen Brennraum, den zwei seitliche, gegenüberliegende, offene Düsen speisten, sowie Schirm-Einlaßventilen nach Fritz Reichenbach (1907). Diesen Brennraum führte die MAN Augsburg zunächst für die Fahrzeug-Dieselmotoren ein [4–4.7].

Als 1927 das MAN-Werk Nürnberg die Weiterentwicklung der schnellaufenden Fahrzeug-Dieselmotoren übernahm, begann Paul Wiebicke[41] den Sechszylinder von 1926 zu verbessern. Zunächst wollte er die ohnehin geringe Brennstoffmenge jedes Arbeitszyklus nicht mehr auf zwei offene Düsen verteilen. Er ging auf eine zentrale, offene Vier- bis Sechslochdüse in Zylindermitte und auf zwei Ventile pro Zylinder zurück. Den Einspritzdruck erhöhte er auf 400 at, die Verdichtung auf 1 : 14 (30 at). Die Brennstoffpumpe, Bauart MAN, arbeitete dank Füllungsregelung und Zündverstellung präzise genug, um die Einspritzung scharf abgrenzen zu können.

Nach Serieneinführung dieser Verbesserungen begann Paul Wiebicke 1930 Prüfstandversuche, die Zusammenhänge zwischen Direkteinspritzung und Luftspeicher klären sollten. In Nürnberg liefen Motoren mit auswechselbaren Brennkammern, verschiedenen Verdichtungsgraden, mehreren Arten von Zapfendüsen, Luftspeichern, Kanalquerschnitten sowie mit einer Einspritzpumpe, Bauart Bosch F 11, von 6 bis 7½ mm Stempel-Durchmesser. Wiebicke rückte Brennraum und Düse, Bauart Bosch V 2 P, an die Seite des Zylinderdeckels, die Ventile fast in die Zylindermitte. Dadurch gewann er Platz für einen kegelstumpfförmigen, schrägliegenden Brennraum, an dessen Spitze die Zapfendüse saß (Bild 8.4.6). Dieser Brennraum nahm beim Verdichtungshub Luft auf, die er beim Arbeitstakt durch drei enge Kanäle mit kräftiger Blaswirkung wieder an den Brennraum abgab. Im Oktober 1933 begannen die Motorenlieferungen mit diesem (K-)Verfahren. Es war mit 40 000 Motoren in sechs Jahren sehr erfolgreich, MAN vergab Lizenzen in fünf europäische Länder.

---

[41] Paul Wiebicke (1886–1951), Studium Techn. Staatslehranstalt Chemnitz u. TH Braunschweig 1904–10. Konstrukteur bei Richard & Hering, Ronneburg S.-A., Benz & Cie, Gaggenau 1910–12, Büssing, Braunschweig, 1912–16. Kam 1916 als Konstrukteur zum Flugmotorenbau d. MAN Augsburg. 1919–26 Werkstätten-Leiter Straßenfahrzeugbau im Werk Nürnberg d. MAN. Dort 1927–47 Techn. Ltr. Fahrz. Motoren u. Nutzfz. Bau, Ob. Ing. 1931, techn. Dir. 1936–51.

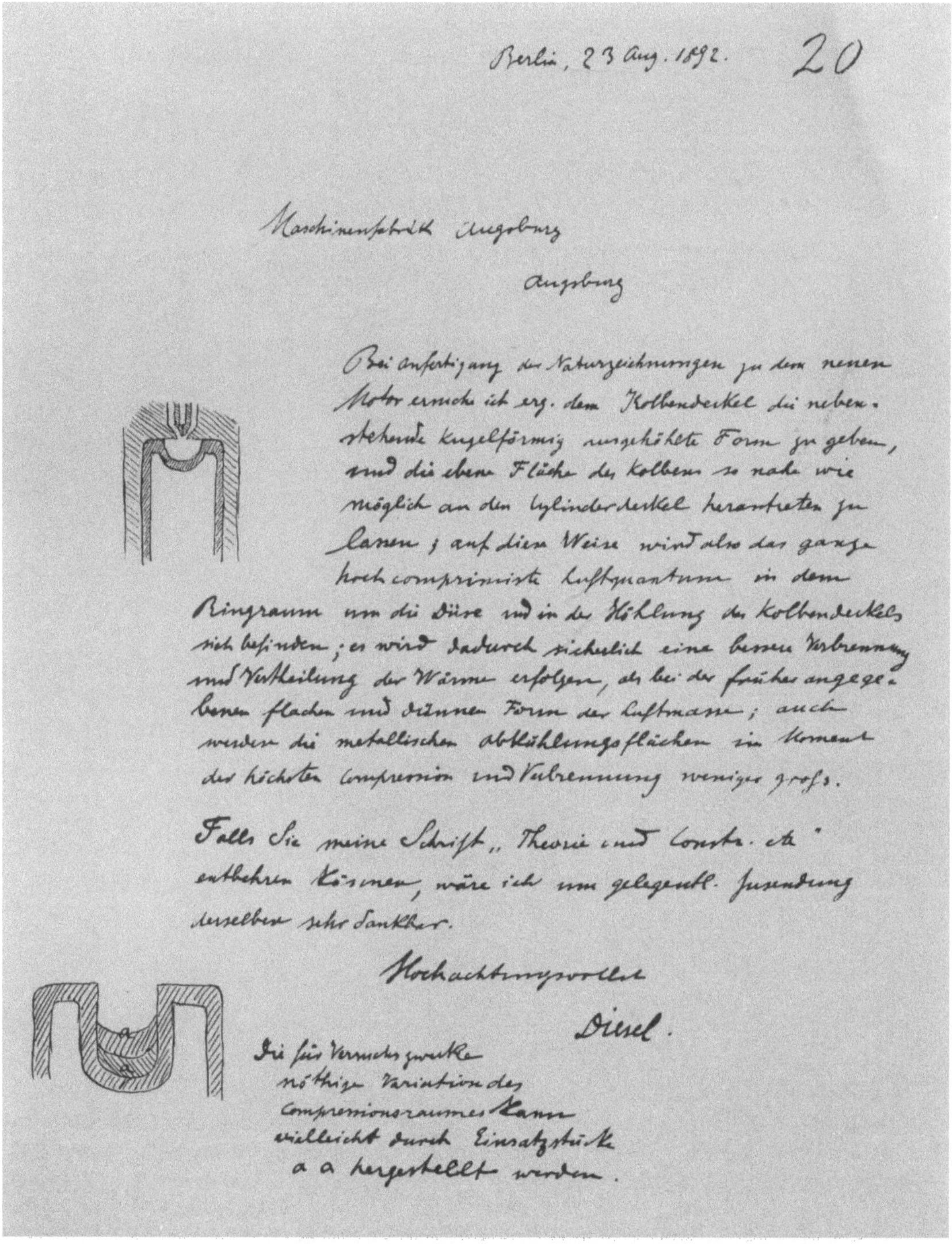

Berlin, 23 Aug. 1892. 20

Maschinenfabrik Augsburg

Augsburg

Bei Anfertigung der Naturzeichnungen zu dem neuen Motor ersuche ich ergebenst dem Kolbendeckel die nebenstehende kugelförmig ausgehöhlte Form zu geben, und die ebene Fläche des Kolbens so nahe wie möglich an den Cylinderdeckel herantreten zu lassen; auf diese Weise wird also das ganze hoch comprimirte Luftquantum in dem Ringraum um die Düse und in der Höhlung des Kolbendeckels sich befinden; es wird dadurch sicherlich eine bessere Verbrennung und Vertheilung der Wärme erfolgen, als bei der früher angegebenen flachen und dünnen Form der Luftmasse; auch werden die metallischen Abkühlungsflächen im Moment der höchsten Compression und Verbrennung weniger gross.

Falls Sie meine Schrift „Theorie und Constr. etc." entbehren können, wäre ich um gelegentl. Zusendung derselben sehr dankbar.

Hochachtungsvollst

Diesel.

Die für Versuchszwecke nöthige Variation des Compressionsraumes kann vielleicht durch Einsatzstück a a hergestellt werden.

Bild 8.4.4. Originalbrief Rudolf Diesels an die Maschinenfabrik Augsburg vom 23. August 1892. Er enthält die Idee des kugelförmigen Brennraumes im Kolben (Mittenhalbkugel). Historisches Archiv MAN Augsburg. Wortlaut des Briefes s. gegenüberliegende Seite

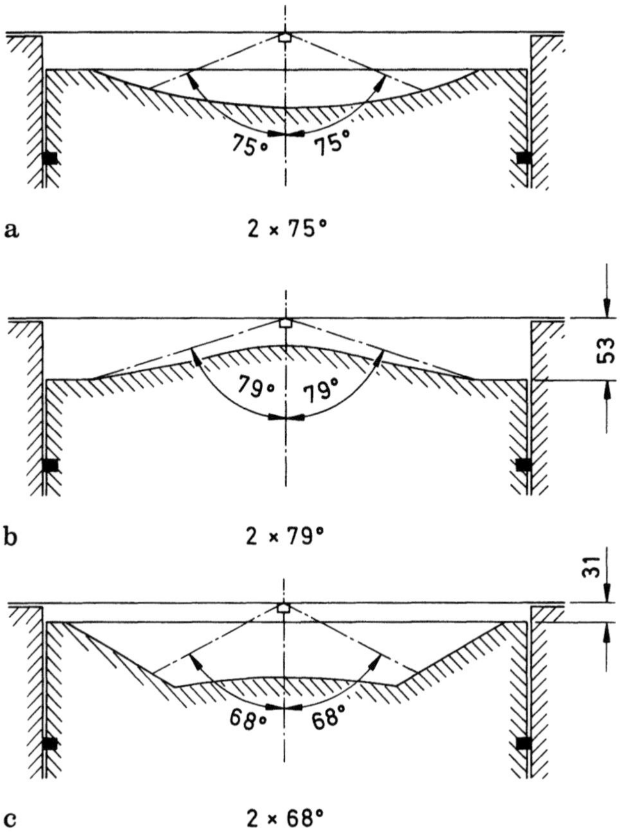

Bild 8.4.5. Brennräume mit direkt einspritzenden Zweilochdüsen bei den ersten Versuchen zum schnellaufenden Dieselmotor von Wilhelm Riehm 1919/20. **a** flache Mulde; **b** ergab keine wesentlichen Vorteile gegenüber a; **c** tiefe Mulde. Düse mit einer Lochreihe 10 × 0,3 ∅ ergab 185 g/PSh. Düse mit zwei Lochreihen ergab keine besonderen Resultate. Zur Erzielung rauchfreier Verbrennung bei allen Belastungen werden zwei Nocken verwendet; wiederholte Störungen durch Verstopfen

Wortlaut des Briefes: (Bild 8.4.4)

„Bei Anfertigung der Naturzeichnungen zu dem neuen Motor ersuche ich erg. dem Kolbendeckel die nebenstehende kugelförmig ausgehöhlte Form zu geben, und die ebene Fläche des Kolbens so nahe wie möglich an den Cylinderdeckel herantreten zu lassen; auf diese Weise wird also das ganze hochcomprimirte Luftquantum in dem Ringraum um die Düse und in der Höhlung des Kolbendekkels sich befinden; es wird dadurch sicherlich eine bessere Verbrennung und Vertheilung der Wärme erfolgen, als bei der früher angegebenen flachen und dünnen Form der Luftmasse; auch werden die metallischen Abkühlungsflächen im Moment der höchsten Compression und Verbrennung weniger grohs."

Hochachtungsvollst
gez. Diesel

„Die für Versuchszwecke nöthige Variation des Compressionsraumes kann vielleicht durch Einsatzstücke aa hergestellt werden."

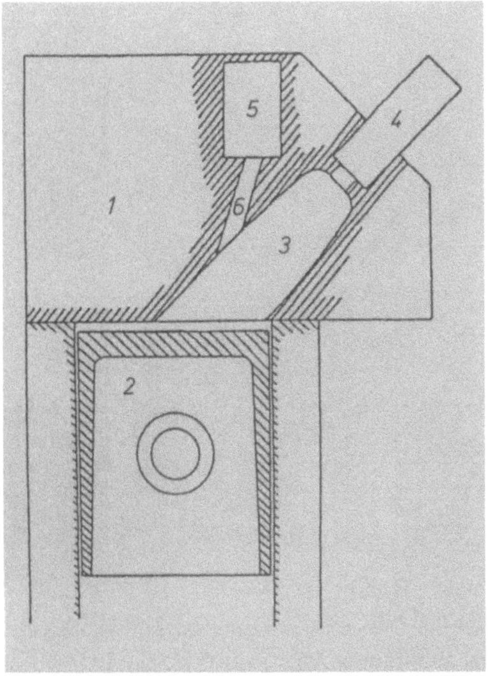

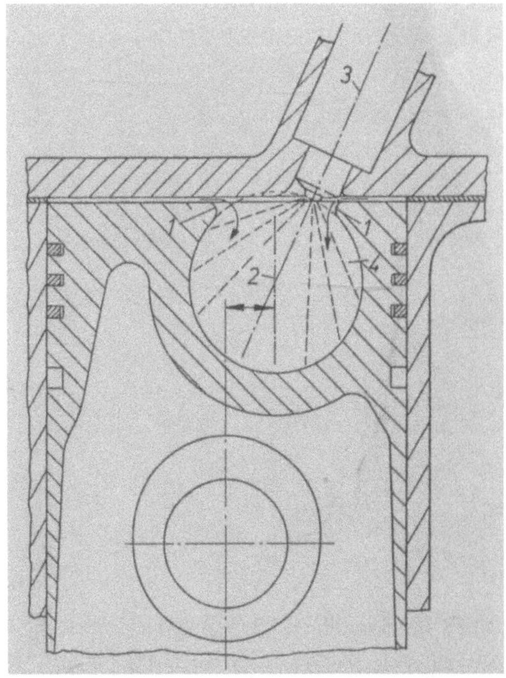

Bild 8.4.6. Kegelstumpfförmiger Verbrennungsraum mit Luftspeicher des Fahrzeug-Dieselmotors von Paul Wiebicke 1931 (DRP 698363), Bauart MAN (K-Verfahren). *1* Zylinderdeckel, *2* Kolben, *3* langgestreckte Brennkammer, *4* Einspritzdüse, *5* Luftspeicher, *6* Verbindungskanal zur Brennkammer *(3)*

Bild 8.4.7. Außermittiger Kugelbrennraum im schnellaufenden Fahrzeug-Dieselmotor mit schrägliegender Düse außerhalb der Zylinderachse (G-Verfahren) von Paul Wiebicke 1937 (DRP 749607). *1* kreisförmige Abrundungen an der Kugelöffnung, *2* Achse der kreisförmigen Kugelöffnung, *3* Achse des Strahlkegels durch die Kugelmitte, *4* rundum gleichbleibender Luftraum zwischen der Wand des Brennraumes und dem Strahlkegel

Bald danach wurde der MAN Nürnberg bekannt, daß mit der Direkteinspritzung Drehzahlsteigerungen auf über 3000 min^{-1} möglich seien. Paul Wiebicke begann daher Versuche mit Direkteinspritzung in einen Kugelbrennraum im Kolben. Die Kugel hat das günstigste Verhältnis zwischen ihrer Oberfläche und ihrem Volumen. Sie versprach also einen guten Wirkungsgrad in der Wärmeausnutzung. Bei den neueren amerikanischen Lösungen befanden sich Kugelbrennraum und Düse in der Zylindermitte, ohne Platz für genügend große Ventile und eine schräggestellte Düse zu bieten. Der beliebig geneigte Brennstoffstrahl sollte die Kugelwand aber immer unter dem gleichen Winkel treffen. Die Strömungsverhältnisse beim Übertritt des Zylinderinhalts in den Brennraum sollten gleich sein. Wiebicke wählte 1937 den Querschnitt der Öffnung des Kugelbrennraums halb so groß wie den größten Querschnitt der Kugel. Die schrägliegende Flachsitzdüse spritzte im oberen Totpunkt des Kolbens in die Kugelmitte (Bilder 8.4.7, 8.4.8). Der Brennstoff befand sich im Moment der Zündung schon in der Kugel, so daß sich

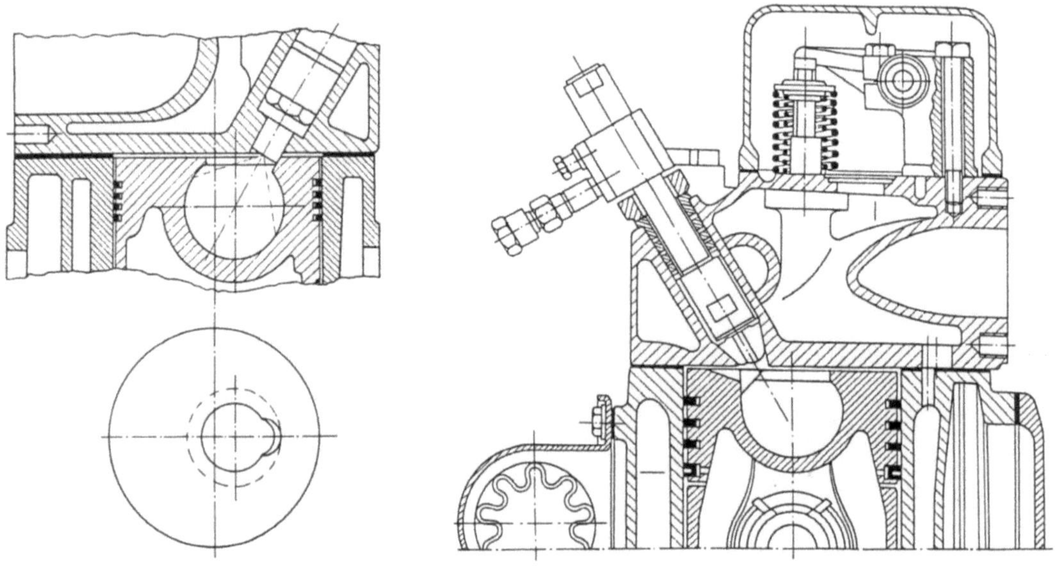

a b

Bild 8.4.8. Kugelbrennräume mit zylindrischem Auslauf bei Direkteinspritzung im schnellaufenden Dieselmotor, Bauart MAN Nürnberg [4.14, 4.16] **a** Kugel außermittig nach Paul Wiebicke 1937–50 (G-Verfahren); **b** Mittenkugel-Brennraum nach Siegfried Meurer 1951 (M-Verfahren) [4.37]

eine große Brennstoffmenge plötzlich entzünden konnte. Wiebicke steigerte 1937 die Intensität der Gemischbildung und die Geschwindigkeit der Verbrennung. Er erfüllte die Forderung Zündverzugszeit = Einspritzdauer. Der Brennstoffverbrauch dieses Motors sank auf 155 bis 170 g/PSh, entsprechend 17½ l auf 100 km. Leistung und Drehzahl stiegen auf 110 PS bei 2400 min^{-1}. Nachteilig war an der außermittig liegenden Kugel, daß sich der Kolben sehr ungleichmäßig erwärmte.

Seit Mitte der 30er Jahre kam der Fahrzeug-Dieselmotor immer tiefer in das Gebiet hoher Drehzahlen hinein, bei kleinen Zylinder-Einheiten. Damit nahm aber die verfügbare Zeit für die Gemischbildung immer mehr ab, bis auf wenige tausendstel Sekunden. Kurt Neumann[42] hielt daher 1934 den zeitlichen Verlauf der Verbrennungsgeschwindigkeit für einflußreich auf die Leistung des Motors. Für ihn hing die Arbeitsleistung der Maschine davon ab, wie rasch sich der Brennstoffdampf mit dem Kurbelwinkel φ ändert. Die Drehzahl beeinflußt stark die relative Verbrennungsgeschwindigkeit nach der Beziehung

$$\frac{\mathrm{d}x}{\mathrm{d}\varphi} = \frac{1}{6n}\,\frac{\mathrm{d}x}{\mathrm{d}z},$$

wobei x = umgesetzte Brennstoffmenge.

[42] Kurt Neumann (1879–1953). Studium TH Dresden. Ing. bei MAN Nürnberg. 1908–13 Adjunkt Maschinenlabor. TH Dresden. 1909 Dr.-Ing. bei Richard Mollier, 1912 Dr.-Ing.habil. u. Priv. Doz. TH Dresden 1912–17. 1917 a. o. u. 1920 o. Professor TH Dresden. 1920–47 Prof. f. Wärmetechnik u. Verbr. Maschinen TH Braunschweig u. Hannover. Motoren-Thermodynamiker.

Der schnellaufende Fahrzeug-Dieselmotor braucht also eine sehr hohe Verbrennungsgeschwindigkeit seiner Ladung dx/dz, um auf genügend große Leistungen zu kommen [4.10]. Steigert man die Drehzahl von 300 auf 3000 min^{-1}, so muß dx/dz um das Zehnfache wachsen, wenn $dx/d\varphi$ unverändert bleiben soll. Nach Kurt Neumann konnten für diese kurzen Momente die bekannten Reaktionen allein unmöglich ausreichen. Er hielt das 1938 nur durch eine Kettenreaktion für möglich, die die chemische Vorreaktionsbildung im Zylinder so stark erhöhte, daß ihr unmittelbar die Zündung folgte. Neumann empfahl daher eine rasche Dampfbildung und eine gute Mischung der Dampf- und Sauerstoffmoleküle mit einer hohen Sauerstoffkonzentration in der Ladeluft. Das bestätigten seine Spektral-Aufnahmen der Verbrennung in einer laufenden Maschine [4.13].

Rudolf Diesel hatte schon 1894 empfohlen:
„Sämtliche Nachteile werden voraussichtlich vermieden, wenn man den Brennstoff dampfförmig einführt." Ihm dauerte das Verdampfen erst im Zylinder zu lange, und er befürchtete einen zu großen Wärmeaufwand. Diese richtigen Erkenntnisse verfolgte Diesel aber nicht weiter, weil er keine Idee hatte, wie er die damaligen Brennstoffe „vorher" verdampfen sollte.

Nachdem in den USA die Versuche weiterliefen, die Verdampfungsschlieren im Dieselmotor zu photographieren, ließ auch Adolph Nägel seinen Doktoranden Otto Holfelder[43] 1932 im Maschinenlaboratorium der TH Dresden eine Versuchsanlage bauen. Holfelder gab die Verdampfungsdauer für den Gesamtstrahl seit Einspritzbeginn mit 10^{-3} s an; bei einer Spritzdauer von $4 \cdot 10^{-3}$ s dauerte die vollständige Verdampfung vom Einspritzende ab $6 \cdot 10^{-3}$ s [4.9].

Die verschiedenen, aber irgendwie zutreffenden Erkenntnisse über die Verbrennung im Dieselmotor häuften sich seit Mitte der 30er Jahre. Es war jetzt an der Zeit, sie zusammenzubringen.

Einen großen Schritt vorwärts machte 1939/40 ein Doktorand an der TH Dresden, Kurt Blume. Er ging geradewegs auf den Kernpunkt zu [4.34]. Seine Aufspritzversuche richtete er auf schnellaufende Dieselmotoren aus, weil ihre Kraftstoffstrahlen die Brennraumwand sehr früh berühren und ihr Brennzeitraum sehr kurz ist. Den Vorgang einer Wandauftragung auf schräge, verschieden heiße Platten führte er 1939/40 vor wie bisher kein anderer. Und er sprach auch von der dazu notwendigen Luftbewegung. „Erst trägt die Düse auf, dann löst die Luftbewegung ab", meinte Blume 1940. Die Vorstellungen über die Raumaufteilung des Kraftstoffs ähnlich wie beim Ottomotor gab er auf. Aber es kam ihm 1941 auf die Berührung mit einer kühlen Brennraumwand an, verbunden mit Luftbewegung (Bilder 4.8.9 und 4.8.10).

[43] Otto Holfelder (1902–81), Studium Universität Frankfurt/M. u. TH Darmstadt. Assistent bei Prof. Nägel u. Mollier a. d. TH Dresden. Dr.-Ing. 1932, Dr.-Ing.habil. 1934, Prof. TH Aachen u. Berlin 1935–45. Vorentwicklung Dieselmotoren Gebr. Sulzer AG Winterthur 1952–61. Direktor Techn. Akademie Wuppertal 1962–69. Maßgebender Dieselmotor-Forscher.

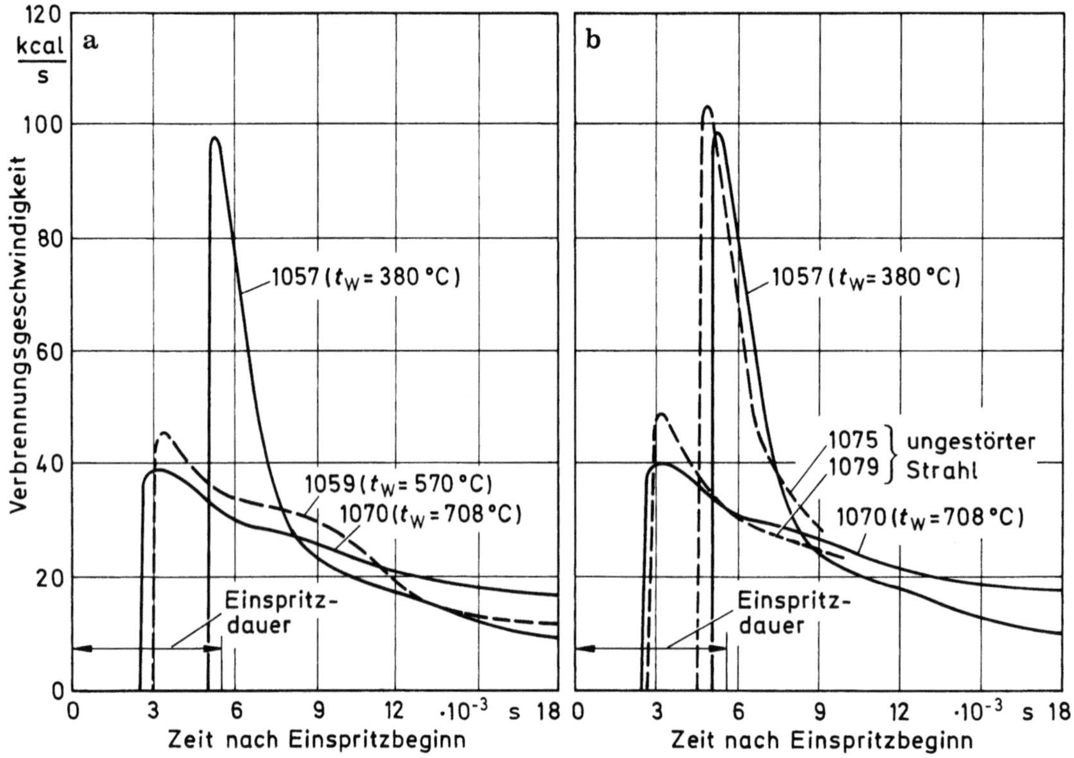

Bild 8.4.9. Drei Verbrennungsvorgänge beim Aufspritzen unter 15° bei 50 mm Strahllänge und konstanter Lufttemperatur, aufgenommen von Kurt Blume 1940 [4.34]. **a** Verbrennungsablauf, abhängig von der Wandtemperatur; **b** beim Aufspritzen verläuft die Strahlbildung genauso wie im ungestörten Strahl, der Strahl entwickelt sich also aus seinem Kern. Der Verbrennungsablauf bleibt vom Zündverzug gleich abhängig. Durch das Heranrücken des Strahlkernes an die Wand fällt ein großer Teil des Strahlmantels weg. Da die Zerstäubung weitergeht, verstärkt sich die Kraftstoff-Konzentration. Durch die Temperaturänderungen wird die Zündzone schwächer

Blume fand 1941 heraus, daß der Strahlaufbau auch nach dem Auftreffpunkt erhalten bleibt. Der Strahl entwickelt sich durch den dichten Strahlkern zum Strahlmantel. Hinter der Auftreffstelle wandert der Kern dicht an die Wand heran, berührt sie aber nicht. Der Strahl entwickelt sich in der Nähe der Wand, ohne von ihr freizukommen (Bild 8.4.11). Abprallendes Zurückspritzen gibt es nicht. Hohe Wandtemperaturen heizen den Strahl auf und verringern den Zündverzug. Je nach Wandtemperatur steigt die Durchbrennzeit, d. h. die Zeit vom Zündbeginn bis zum Ende der Verbrennung. Deshalb ist die Gemischbildung durch Luftbewegung zu fördern.

Die Kugel Wiebickes als Verbrennungsraum war innerhalb der Dresdener Forschungen ein Sonderfall, dessen Richtigkeit Siegfried Meurer[44] 1942 eigens bestätigte (Bild 8.4.12) [4.14]. Lag es an der Gemischbildung, ließ sich durch sie allein eine Verbrennungssteuerung ohne Nachbrennen erreichen? Auf der Suche nach der Brennraumform, die dem Luftbedarf des Kraftstoffstrahls entsprach, fand

[44] s. S. 429.

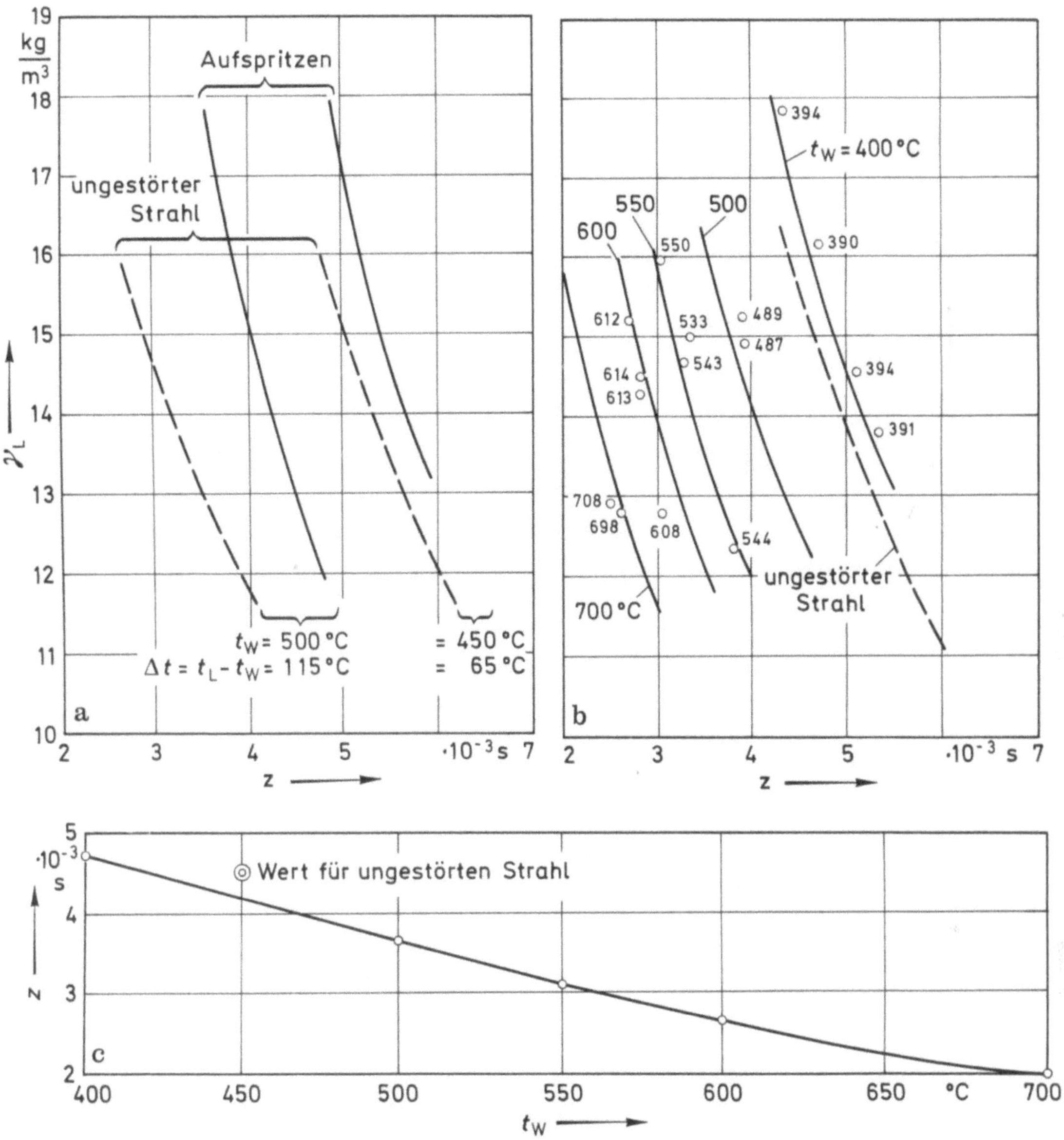

Bild 8.4.10. Einfluß der Wandtemperatur t_W auf den Zündverzug z bei verschiedenen Lufttemperaturen t_L unter 15° Aufspritzwinkel und 50 mm Abstand nach Kurt Blume 1940 [4.34]. **a** Bei Wandtemperatur $t_W = 385\,°C$. Bei größerer Temperaturdifferenz $\triangle t$ zwischen Wand t_W und Luft t_L (lineares Kurvenpaar) nimmt der Zündverzug z stärker zu als bei abnehmendem $\triangle t$; **b** Bei Wandtemperatur t_W zwischen 400 und 700 °C, und Lufttemperatur $t_L = 450\,°C$, abhängig von der Luftwichte γ_L; **c** Der Zündverzug z, abhängig von der Wandtemperatur t_W bei 32 atü, 450 °C und Luftwichte γ_L = 15,6 kg/m³. Er sinkt mit steigender Wandtemperatur t_W

Bild 8.4.11. Versuche mit verschiedenen Wandauftragungen von Kurt Blume auf der verbesserten Holfelder-Anlage in Dresden 1939–40 [4.34]. **a** Zündzonen beim Anspritzen einer hellrot glühenden Platte (700 °C) in 50 mm Abstand. *Zone I:* Strahl bei erster Wandberührung, schnelle Zündreife; *Zone II:* wandnaher Strahlmantel. Diese Zone vergrößert sich mit steigender Wandtemperatur. Bei hoher Wandtemperatur umfaßt die Zündzone den Strahl voll, an der Wand liegt er wie in Zone I. **b** Wanderung der Zündzone mit zunehmendem Zündverzug. Die Vorgänge an der Wand hängen hier ab von der Differenz $\triangle t$ zwischen Wandtemperatur t_W und der Lufttemperatur t_L; **c** Strahlform

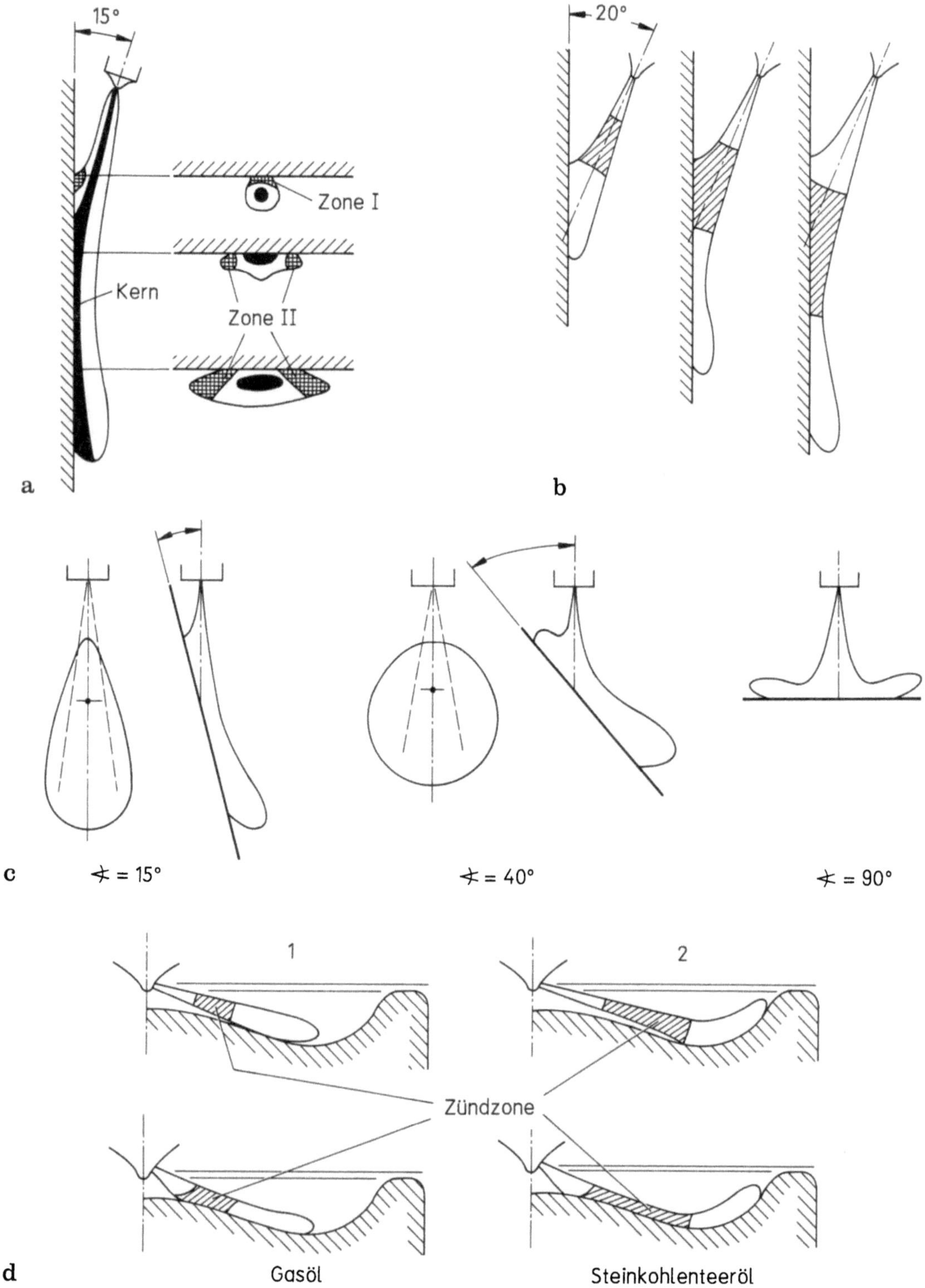

beim Aufspritzen ohne Zündung. Vom gasförmigen Teil des Strahles geht seine Weiterentwicklung hinter der Aufspritzstelle aus; **d** Zündzonen im Hesselman-Motor mit zentraler, verschieden geneigter Mehrlochdüse; *1* bei Gasöl rückt die Zündzone beim Aufspritzen nur wenig an den Kolben heran, der Abstand vom kalten Zylinderdeckel vergrößert sich nur wenig, *2* beim Steinkohlenteer-Öl liegt die Zündzone weiter von der Düse entfernt

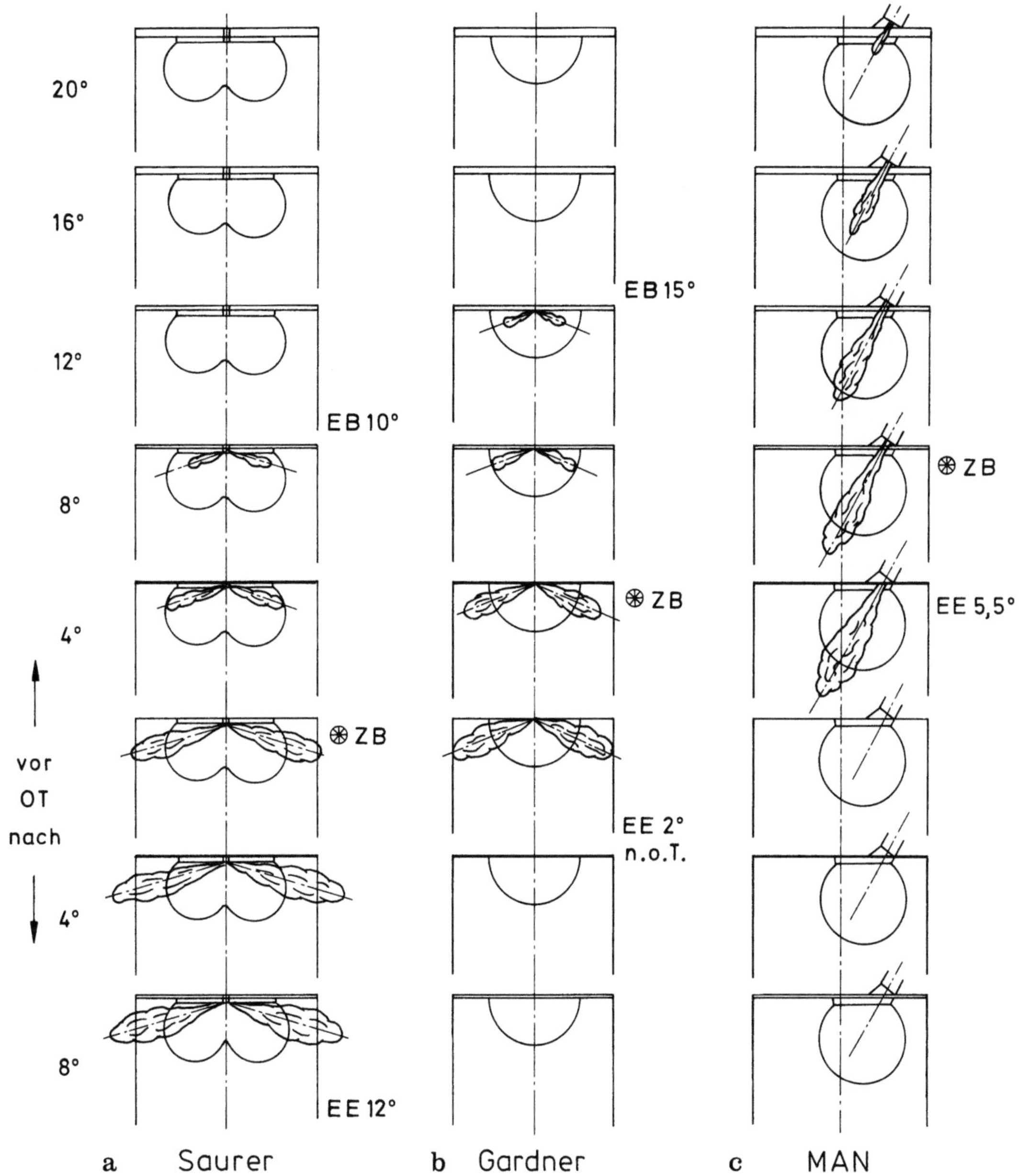

Bild 8.4.12. Kraftstoffstrahlen und Kolbenstellung bei $n = 1200\,\mathrm{min}^{-1}$ an drei Direkteinspritzungen [4.15]. **a** Saurer 1937; **b** Gardner 1936; **c** MAN

[44] Joachim Siegfried Meurer (*1908) studierte 1927–33 an der TH Dresden, danach bis 1938 Assistent von Prof. Adolph Nägel im Maschinenlaboratorium (piezoelektrisches Indizieren). 1938–65 MAN Nürnberg; dort 1950–65 Leiter der Forschungsabteilung für schnellaufende Dieselmotoren, 1962–75 Vorstand für Forschung u. Entwicklung der MAN Augsburg, 1946–50 Leiter der thermodynamischen Abteilung des Arsenal de l'Aéronautique, Paris. Dr.-Ing. 1937, Dr.-Ing. E.h. 1959 TH Karlsruhe, Professor der TU Aachen 1969. Präsident der FISITA (Fédération Internationale des Sociétés d'Ingénieurs et de Techniques de l'Automobile) 1973–75.

Meurer 1942 einen Rotationskörper. Unter Berücksichtigung der Herstellungsmöglichkeiten näherte er ihn einer Kugel mit aufgesetztem *R*/2 an. So rechtfertigte er den Kugelbrennraum Wiebickes. Mit Hilfe der Funkenphotographie am ausgeführten Motor sah Meurer 1942 die Strahlentwicklung mit dem Einspritzende zusammenfallen (Bild 8.4.13). Was also früher die Luftbewegung mit ihrer Verteilung des Kraftstoffstrahls leistete, mischte sich 1942 in seiner Versuchsanordnung fast rechtzeitig während des Zündverzugs. Kraftstoff und Luft verschoben sich gemeinsam. Das paßte zu den Beobachtungen Blumes in Dresden.

Versuchte nun Meurer, den Kraftstoffstrahl dem Kugelbrennraum Wiebickes anzupassen, so verschlechterte sich die Verbrennung. Bei kleineren Einspritzmengen wurde der Auspuff sogar rußiger. Funkenphotographische Aufnahmen und Rußbilder auf dem Kolbenboden sagten Meurer, daß die Brennstoffstrahlen viel zu schnell und zu stark auf die Wand des Brennraums trafen. Davor hatte Blume schon 1941 gewarnt. Außerdem erwies sich eine kühle Wand beim Aufspritzen günstiger als eine heiße (Kurt Blume 1939, Bilder 8.4.10, 8.4.11).

Trotzdem glaubte Meurer 1943 noch immer an einen trochoidalen Brennraum, ähnlich DRP 696 077 von Saurer 1937, mit zentraler Einspritzung und ebenem oder kugeligem Zylinderdeckel (DRP 721 889 u. 877 230). (s. Bild 8.4.12). Erst 1944 verließ er die Vorstellungen einer Gemischbildung ähnlich dem Ottomotor.

Siegfried Meurers Credo 1944 war [4.15]:

> Der weiche Kraftstoffstrahl verlangt eine größere Voreinspritzung. Er benötigt einen größeren Kurbelwellenbereich zur Gemischbereitung als der harte Kraftstoffstrahl; er muß wärmegeschützt eintreten, ein Teil muß an die Brennraumwand gelangen; dazu braucht er mehr Zeit. Das Einspritzen muß also gegenüber dem Moment der Zündung früher beginnen; dann würde der Brennstoffstrahl auch kühlere Luft geringerer Dichte vorfinden.
>
> Das „Durchspritzen" brennender Zonen verschlechtert den Verbrauch, weil der Strahl die Mischung mit frischer Verbrennungsluft behindert. Andererseits haben aber die brennenden Zonen und der Kraftstoff selbst genügend Luftüberschuß, sie treffen wieder auf unverbrauchte Luft, so daß eine Mischung möglich wird. Sicher aber verläßt der Kraftstoff die beiden Zonen in einem neuen Zustand, der seinen Zerfall oder eine schleppende Verbrennung einleitet.
>
> Bei direkter Einspritzung muß der Kraftstoffstrahl immer einen kräftigen Kern haben. Dieser Kernstrahl soll die Kraftstoffanteile wärmegeschützt durch die heiße Luft an die kühlere Wand des Brennraums bringen. Würde man an heiße Wände spritzen, so bräuchte man eine sehr kräftige Luftbewegung, um den Kraftstoff schnell von der Wand abzulösen, ehe er zerfällt.

Siegfried Meurer befand sich schon 1944 auf dem Wege zu seinem neuen Verfahren, konnte es aber erst 1951 verwirklichen. Da er den bekannten Kugelbrennraum in die Kolbenmitte verlegte, nannte er es „Mittenkugel-Verfahren", obwohl dessen Hauptsache die Wandauftragung in neuer Reihenfolge war (Bild 8.4.14):

Der Brennstoff wird nach Meurer „. . . als dünner Film auf die Wandung des Brennraumes aufgebracht und zugleich der einströmenden Luft eine solche Dreh-

Form		Gesamt-oberfläche in cm^2	% der Bestform	Oberfläche 1. Ordnung in cm^2	% des Bestwertes o. 1. Ord.
Kugel	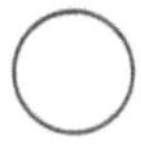	82,1			
Kolben-mulde	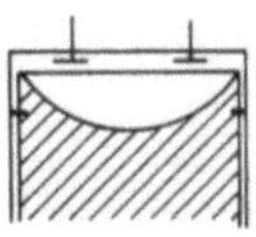	182,4	100	89,9	100
Scheibe	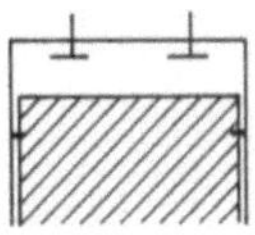	199,8	109,5	113,2	126
Halbkugel	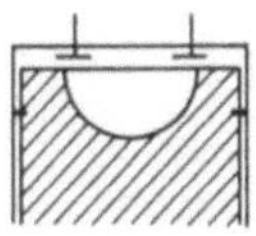	206,3	113,0	89,9	100
geteilte Kugel	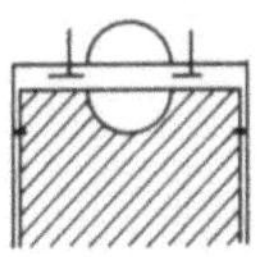	213,8	117,1	108,6	120,7
MAN Brennraum	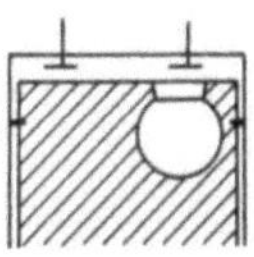	235,6	129,1	89,9	100

Bild 8.4.13. Brennräume für 70 cm^3 Inhalt bei 105 mm Bohrung [4.14]

bewegung erteilt, daß hierdurch der Kraftstoff in Dampfform von der Wandung allmählich abgelöst, vermischt und verbrannt wird. . ." (DBP 865 683 für Hans Krug, München-Pasing). Meurer spricht 1951 von einer „fächerartigen Einspritzung" der Brennstoffstrahlen in möglichst großer Ausdehnung, vor allem ohne Rückprall und im Drehsinn der Luftbewegung. Der Kraftstoff wird nicht-luftvermischt, d. h. vor der Vermischung mit Luft, verdampft. Verdampfte Kraftstoffteile lassen sich leichter zur Gemischbildung bringen. An der kühlen Wand dampft er ab und vermischt sich erst dann mit der Luft im Brennraum. Meurer vermutete im Fliehkraftfeld des sich drehenden Zylinderinhalts die unverbrannte Luft, die spezifisch schwerer ist als die verbrannten Gase. Sie strebt nach außen zum dort abdampfenden Kraftstoff. Darauf führte Meurer das rauchfrei mögliche, niedrige Luftverhältnis zurück.

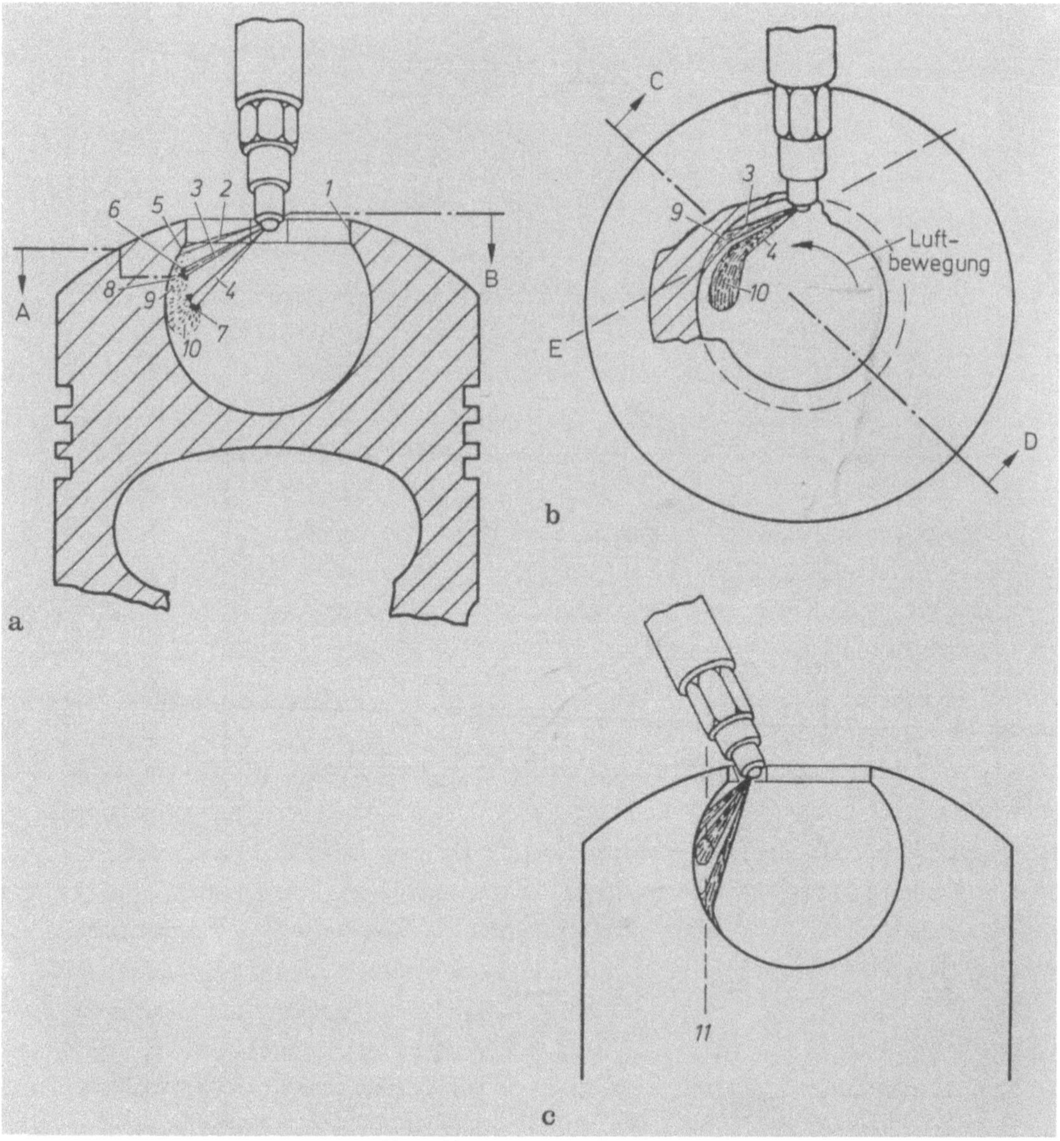

Bild 8.4.14. M-Verfahren für schnellaufende Dieselmotoren mit Direkteinspritzung von Siegfried Meurer 1951 (DBP 865683 für Hans Krug), Bauart MAN. **a** Längsschnitt durch die Achse des Brennraumes mit schräg nach hinten stehender Düse; *1* zylindrischer Kugelaustritt, *2–4* Brennstoffstrahlen, *5–7* Auftreffpunkte auf der Wand, *8–10* Filmbildung auf der Wand des Brennraumes; **b** Draufsicht auf den Brennraum im Schnitt A–B durch den mittleren Brennstoffstrahl *3* mit herausgeschnittenem Kolbenboden und Lage der Brennstoffstrahlen *3* und *4* in flachem Auftreffen. E ebene oder sphärische Strahlebene; **c** Längsschnitt durch den Brennraum in der Schnittlinie C–D. 11 Ebene zwischen den drei Planstrahlen; **d** Einfluß der Strahllage auf die Rußbildung [4.16]

Meurer erzielte mit diesem Verfahren einen wesentlich ruhigeren Lauf des Motors und einen niedrigen Brennstoffverbrauch von 164 g/PSh. Er beherzigte alle Erkenntnisse der „Dresdener Dieselschule“ und gab dem schnellaufenden Fahrzeug-Dieselmotor einen Verbrennungsablauf, der der Direkteinspritzung zum Siege verhalf [4.14–4.17], Tabelle 8.4.3.

Tabelle 8.4.3. Vergleich der Gemischbildung und Verbrennung im Fahrzeug-Dieselmotor mit Direkteinspritzung vor und nach 1954 (von 100 % des eingespritzten Brennstoffs) [4.16]

MAN-G-Verfahren 1937	MAN-M-Verfahren 1953
1. Einspritzung des flüssigen Brennstoffs 2. Vermischung des flüssigen Brennstoffs mit heißer Luft 3. Verdampfung des flüssigen Brennstoffs bei hoher Temperatur in Gegenwart von Sauerstoff 4. Selbstentzündung unkontrollierbarer Kraftstoffmengen (niedrige Entzündungstemperatur); Zerfall zu Kohlenstoff 5. Verbrennung mit anfangs hoher Reaktionsgeschwindigkeit, die zum Ende zunehmend träger wird	1. Einspritzung des flüssigen Kraftstoffs • etwa 5 % in die Luft • etwa 95 % auf die Wandung 2. Verdampfung bei niedriger Temperatur unter Luftmangel. Langsame Voroxidation 3. Vermischung von Kraftstoffdampf mit Luft 4. Fremdzündung durch glühende Kohlenstoffteilchen, die durch die Selbstentzündung luftverteilter Tröpfchen entstanden sind 5. Verbrennung vor Eintritt von Selbstentzündung

8.4.2.2 Brennstoffe

Ursprünglich dachte Rudolf Diesel an Kohlenstaub als Brennstoff für seinen Wärmemotor, mit dem er die Dampfmaschine ersetzen wollte, die ebenfalls Kohle verbrannte. Das hatte er Ende August 1897 auch Ludwig Lohner in München gesagt. Inzwischen muß Diesel aber an die Rückstände im Zylinder gedacht haben, denn er schrieb Lohner am 8. September: „... Für Automobil-Motoren kommen doch ausschließlich flüssige Brennstoffe in Betracht, vor allen Dingen gewöhnliches Lampen-Petroleum (später für Luxuswagen etwa noch Spiritus). Für diese Brennstoffe gebe ich Ihnen die bestimmteste Garantie, daß nach *beliebig langem* Betrieb (also auch nach Monaten oder Jahren) nicht eine Spur von Rückständen oder Verunreinigung im Zylinder bemerkbar ist; darin besteht gerade ein wesentlicher Vorteil meiner Maschine ...".

Diesels erster Brennstoff war schwer entzündbares Pechelbronner Rohöl, daher ging er über auf Benzin sowie russisches, galizisches, rumänisches und amerikanisches Lampen-Petroleum. 1898/99 versuchte MAN auch Braunkohlenteer-(Paraffin-) Öle mit Petroleum als Anlaßbrennstoff. Dann bevorzugte man die eigentlichen Rohöle aus Baku, Rumänien, Galizien, vom Tegernsee und aus Ölheim bei Hannover. Sie eigneten sich gut und erleichterten das Anlassen und Zünden.

Wichtig war der Einfluß Rußlands, denn dort gab es viel Erdöl, das lange vor Diesels Maschine in Kesselfeuerungen verwendet wurde, und zwar Naphtadestillate und ihre Rückstände aus Baku und Grozny bei hohen Außentemperatur-Unterschieden. Dieselmaschinen waren in Rußland vor dem Ersten Weltkriege weiter verbreitet als in den USA. 1901 hatte die Maschinenfabrik Nobel in St. Petersburg Versuche mit Masut gemacht, die günstig verliefen. Man dachte also damals schon daran, mehrere Kraftstoffarten in der Dieselmaschine zu verbrennen.

Die MAN, in Konkurrenz mit russischen Herstellern, mußte sich auf die russischen Schweröle einstellen. Daher ließ sie durch Paul Rieppel[45] 1906 die Eignung verschiedener Brennstoffe für die Selbstzündung klären. Rieppel ließ im Werk Nürnberg einen Dieselmotor wochenlang bei wechselnder Belastung mit Steinkohlenteeröl laufen. Er suchte den Zündpunkt und den Grund für das verschiedene Verhalten der Öle. Durch Mischen guter Treiböle mit Steinkohlenteerölen hoffte er auch, einen billigeren Brennstoff zu finden. Bei diesen Versuchen erkannte Rieppel als erster richtig den großen Einfluß der molekularen Struktur eines Treiböls auf die Brennbarkeit im Dieselmotor. Seine wichtigsten, am längsten gültigen Versuchsergebnisse, mit denen er 1907 an der TH Berlin promovierte, waren [4.20]:

> „Braunkohlenteeröle sind verwendbar, Steinkohlenteeröle sind nicht ohne weiteres im Dieselmotor verwendbar.
>
> Von grundlegender Bedeutung ist der Wasserstoffgehalt der Elementaranalyse, woraus sich ein Schluß auf das Vorhandensein gewisser Mengen von Fettkohlenwasserstoffen bzw. aromatischen Kohlenwasserstoffen vermuten läßt.
>
> Selbstzündung und Verbrennung erfolgen um so sicherer, je geeigneter das Öl zur Ölgasbildung ist, d. h. je größer die Ausbeute an Ölgas bei verhältnismäßig niedrigerem Druck und geringerer Temperatur ist. Steinkohlenteeröle bedürfen zur Ölgasbildung einer größeren Wärmezufuhr oder längerer Zeit als Braunkohlenteeröle ..."

[45] Paul Rieppel (1879–1954), Sohn des Anton v. R. Studierte an der TH München. Bei MAN Nürnberg ab 1903; Professor f. Maschinenbau an den TH Danzig u. München.

Bild 8.4.15. Beobachtungen von Wilhelm Riehm 1921 an Düsen bei verschiedenen Kraftstoffarten. Versuchsnotizen.
a Betrieb mit Teeröl im Vergleich zu Zündöl: Bei ⅔ Last gut, bei ½ Last unsicher. Auspuff mit Teeröl nicht so gut wie bei Gasöl. Zündöl ca. 30° vor OT. Versuch mit n = 104,5 min^{-1}, N_e = 50,5 PS$_e$, Zündöl 5 kg/h, Teeröl 8,97 kg/h, Verbrauch 189 g/PSh, Die Zündöldüse verkrustet stets rasch, besser erwies sich eine Düse 2 × 0,5 ∅. Erhöhung der Kompression von 27 auf 31 at brachte keine Verbesserung. Düsenlöcher bei Zündöl, innen und außen versenkt, ergeben schlechtere Wirkung; Versenkung nachteilig auf die Zerstäubung.
b Dauer-Betrieb mit Gasöl: Kolben mit tiefer Mulde (Bild 4.7 c). Nocke 13° vor OT, 25° nach UT. Versuch über 52 Stunden mit: n = 175 min^{-1}, N_e = 74,9 PS Verbrauch 178 bis 180 g/PSh. Düse leicht verkrustet, Löcher alle frei. Messingdüsen sind nicht dauerhaft, Stahldüsen besser;
c Düse für Teeröl und Zündöl 10 × 0,35 ∅ 10. Mai 1921: Bei Erprobung mit Gasöl (nur eine Lochreihe gebohrt) im Dauerbetrieb 35 Stunden Vollast + 47 Stunden Halblast zeigt sich die Düse auf einer Seite mäßig verkrustet, auf der anderen Seite düsenförmige Hochansätze, die im Begriffe waren, abzufallen (alle Löcher offen). Während der Versuchszeit war die Verbrennung gleichmäßig gut. Demnach scheint sich die Düse selbst zu reinigen. Versuch mit: n = 179,5 min^{-1}, P_{eff} = 70,6 PS, Nocke 8° vor OT, 20° nach UT, Verbrauch 175 g/PSh.
Versuch am 30. Mai 1921 mit: n = 175,5 min^{-1}, P_{eff} = 33,2 PS$_e$, Nocke 11° vor OT, 18° nach UT, Verbrauch 223 g/PSh. Bestbewährte Düsen; der Raum nach dem Rückschlagventil bzw. Nadel muß möglichst klein gehalten werden, die Erweiterung der Löcher hat sich stets als schlecht erwiesen, insbesondere die Erweiterung vor dem engsten Querschnitt

Nicht gelungen sind Rieppel 1906/7 Versuche zur Bestimmung der Selbstentzündungstemperatur unter Druck. Er glaubte, daß sich der Wasserstoff in den Treibölen, wenn er bei 500 °C zündet, abspaltet und so die Selbstzündung der übrigen Moleküle einleitet, nachdem sie eine tiefgehende Zersetzung durchgemacht haben. Aber gerade Stoffe tiefgehender Zersetzung haben einen niedrigeren Zündpunkt. Rieppel sagte 1907, und dies gilt bis heute, daß der Verbrennung stets

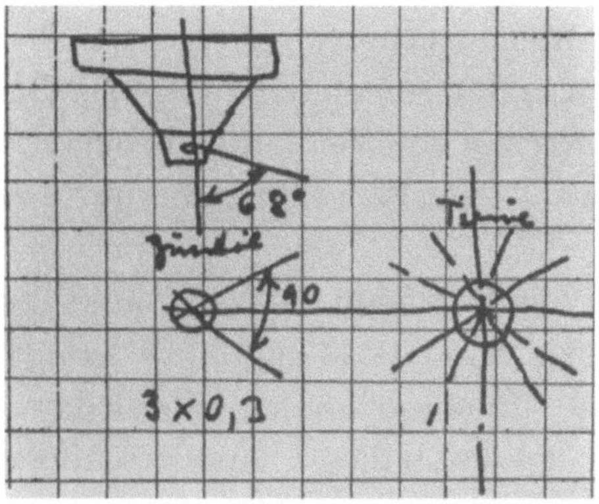

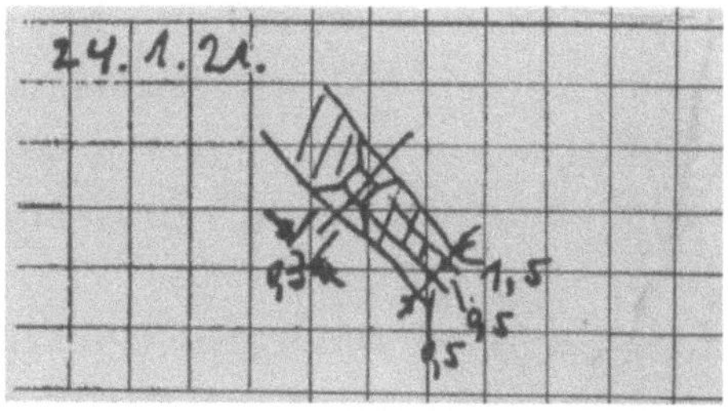

a

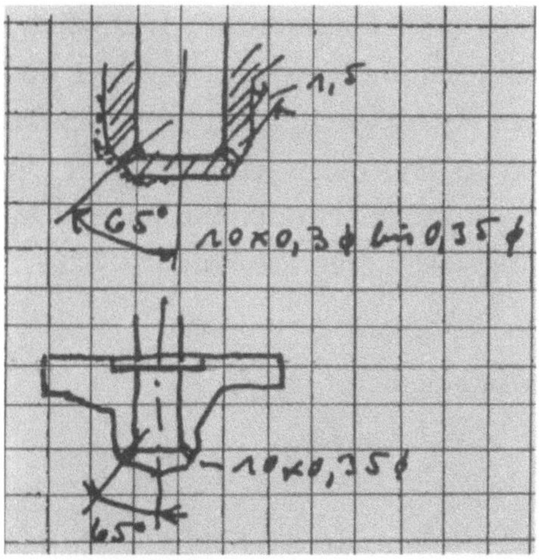

b

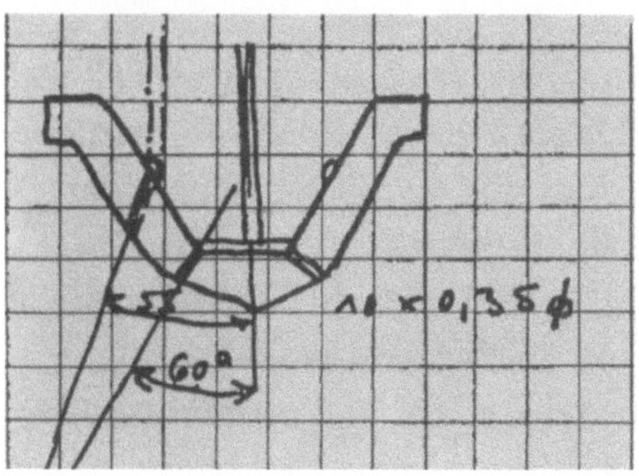

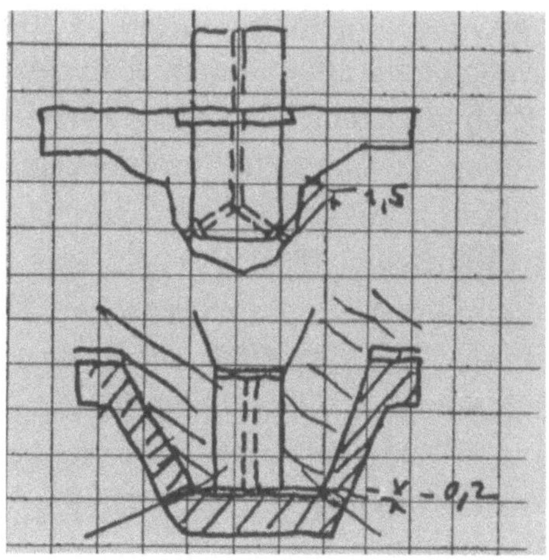

c

eine Vergasung vorangehen solle. Das spiele bei der Beurteilung der Brennstoffe die Hauptrolle. Denn die Selbstzündung und Verbrennung erfolge nach Rieppel um so sicherer, je besser sich der Brennstoff zur Ölgasbildung eigne.

Während man den Dieselmotor in den USA von Anfang an mit Destillaten von Roh-Erdöl betrieb, bevorzugte man in Europa Öle des Stein- und Braunkohlenteers. Deshalb meldete die MAN 1921 ein grundsätzliches Verfahren zur Direkteinspritzung eines schwer endzündlichen Brennstoffs an: Sie spritzte vorher einen leicht endzündlichen Brennstoff ein, dessen Strahlen sich in einem zündgünstigen Punkt des Brennraums mit den Hauptstrahlen treffen sollten (DRP 379 453). Damit und mit Glüheinsätzen wollte man sich auch noch in den 30er Jahren behelfen, um z. B. mit Steinkohlenteerölen fahren zu können. Dieser Weg führte aber nicht zum Erfolg.

Die Brennstoffe bei den Versuchen von Wilhelm Riehm 1919–23 waren Petroleum-Destillate, Teeröl oder Gasöl (10 100 WE/kg, ca. 42 000 kJ/kg) (Bild 8.4.15) [4.1]. Den hohen Entwicklungsstand des Fahrzeug-Ottomotors erreichte der Fahrzeug-Dieselmotor 1931 noch nicht. Er besserte sich erst durch die weitere Forschungsarbeit an den Technischen Hochschulen in Dresden, Hannover, München und Graz und in Herstellerfirmen wie der MAN. Der Erfolg des Dieselmotors hatte sich seit dem Ersten Weltkriege auf seinen Betrieb mit minderwertigen, billigen, daher unbesteuerten Ölen gegründet. Mit den kleinen Zylindereinheiten, höheren Drehzahlen und Leistungen des Fahrzeugmotors stieg aber die Nachfrage nach Qualitäts-Dieselkraftstoffen unbedingter Reinheit. Mit ausreichender bis hoher Cetanzahl (45 bis 50 CZ, sie beschreibt die Zündwilligkeit) waren erhältlich:

- Gasöl aus Erdöl bzw. Krackrückständen,
- Steinkohlenteeröl, veredelt mit synthetischem Kogasin,
- Dieselöl aus Stein- und Braunkohlen-Schwelung.

Dieselmotoren liefen damals auch mit Benzin, Petroleum und 5 bis 10 % Schmieröl sowie mit Mischungen aus Gasöl, Petroleum, Benzin oder Pflanzenölen. Das Tanken von Dieselkraftstoffen blieb in den 30er Jahren noch unterentwickelt wegen vielen „Heimattankens“. Dieselöle lieferten damals Persien, Polen, Rumänien, die UdSSR (über die Deutsche Vertriebsgesellschaft für russische Ölprodukte AG, Derop) und die USA sowie Venezuela. Die Zölle für Benzin, Petroleum, Gasöl und Dieselöl differierten 1934 bis 1942 zwischen 9 und 13 RM/t. 1938 wurde eine Erdölfraktion mit Siedepunkt zwischen 200 und 350 °C verwendet.

J. J. Broeze (Royal Dutch), der in den 30er Jahren die Verbrennungsdauer bei Dieselmotoren mit Direkteinspritzung beobachtete, fand folgendes heraus: „... neigt der Motor sehr zum Durchschlagen des Kraftstoffes an die Wände, dann kann es von Vorteil sein, wenn der Kraftstoff recht rasch zündet. Grundsätzlich hängt dies aber sehr mit der Art der Gemischbildung zusammen ...“

Die neuen Fahrzeug-Dieselmotoren der dreißiger Jahre stellten einen wesentlichen Fortschritt dar. Erforderlich war aber ein sehr gut gereinigtes Gasöl. Es begann hier die Wandlung zum Qualitätstreibstoff, dessen Preis aber auch von Steuern und Zöllen abhängt, die nicht vorauszusehen sind.

1939 setzte das Reichswirtschaftsministerium eine neue deutsche Kraftstoffordnung fest. Das Benzin erhielt zwei Qualitätssorten mit Oktanzahl OZ74 und 80, außerdem war das Super-Benzin (OZ 80 bis 82) neu. Beim Dieselkraftstoff geschah nichts. Die MAN hatte gerade den Kugelbrennraum nach Wiebicke eingeführt, und nun befürchtete man höhere Empfindlichkeit gegenüber den lieferbaren Dieselkraftstoffen. Siegfried Meurer, gerade in die MAN eingetreten, tröstete die Zweifler damit, es ließen sich jetzt leichter zündende Treiböle verbrennen, wenn sie nicht zu schnell verdampften. Im Verlaufe seiner Versuchsarbeit in Nürnberg zeigte sich Meurer mit der Dieselbrennstoff-Qualität bald weniger glücklich. Das Dieselöl war ihm 1940 dem Dieselmotor lange nicht so gut angepaßt wie das Benzin dem Ottomotor, sein Verhalten hemmte die Gemischbildung und schrieb der Verbrennung eine zeitliche Folge vor, die nur schwer zu treffen war. Dabei wollte Meurer den Verbrennungsablauf nur so gestalten, daß er bei gleichem Spitzendruck einen höheren Mitteldruck erreichte [4.14]. Bei gleichen Zündeigenschaften forderte er 1944 [4.15],

- die primäre Wasserstoffreaktion zu vermeiden,
- die Geschwindigkeit der Verbrennung in den späteren Reaktionsphasen zu steigern,
- Sauerstoffträger beizumischen.

Nach dem Zweiten Weltkrieg wurde der Kraftstoff für schnellaufende Dieselmotoren genormt (DIN 51 601, VTL 9140-001, NATO F 54). Sein Preis näherte sich dem des Ottokraftstoffs.

Auch Wilhelm Riehm war Anfang der 20er Jahre bekannt, daß der Zündverzug[46] im Dieselmotor, systematisch gesehen, aus einem chemischen und einem physikalischen Teil besteht [4.12, 4.21, 4.22]. Der Kraftstoff muß genügend Dampf zur Zündung liefern können. Das Forschungsinstitut der Royal Dutch[47] wußte schon in den 20er Jahren, daß bei Kraftstoffen gleichen Zündverzugs der Anteil der Verdampfungszeit sehr verschieden sein kann. Bei direkter Einspritzung hatte es bei geringem Zündverzug eine längere Verbrennungsdauer beobachtet, die Unterschiede kämen von der besseren Gemischbildung bei längerer Aufbereitungszeit. Auf jeden Fall überlagern sich die thermischen und chemischen Vorgänge [4.23].

---

[46] Den Zündverzug im Dieselmotor beobachtete erstmalig 1915 C. J. Hawkes (Wm. Doxford & Sons) [4.21, 4.22].

[47] Hier beobachteten 1921–26 H. T. Tizard / D. R. Pye (Royal Dutch) den Zündverzug [4.23].

Diese Ansicht übernahm Siegfried Meurer 1942. Für ihn brauchten chemischer wie physikalischer Teil der Reaktion seine Zeit, je nach der Temperatur. Wie beim Kracken wurde die chemische Reaktion durch mangelnde physikalische Vorbereitung gehemmt und dadurch der Kraftstoff in einen anderen verwandelt. Für Meurer gelingen Vermischung und Verdampfung um so besser, je kühler der Kraftstoff bleibt. Der Ort dafür wäre die Brennraumwand, von der sich die verdampften Teile nach Kurt Blume (1940) auch eher lösen und sich wegen des günstigen Verhältnisses zur Lufttemperatur leichter mit der Luft vermischen; d. h. die gerade verdampften Kraftstoffteile gehen schneller in die gemischbildende Energie über. Die chemische Reaktion wird also physikalisch besser vorbereitet. Die Idee Blumes, den Kraftstoff gleich an die Wand des Brennraums zu bringen, lag schon 1941 schriftlich vor [4.34].

Die seit 1940 beschleunigt entwickelten Wechselbetriebe mit heimischen Treibstoffen in Dieselmotoren wiesen schon in die Richtung des Vielstoffmotors, der der Dieselmotor von Haus aus war. Dazu gehörten auch die Vorschläge von Siegfried Meurer zur Verbrennung aller erhältlichen Treibstoffe im MAN-G-Verfahren von Wiebicke (Bild 8.4.16). Er verglich die Kraftstoffkosten und wies damit den hohen wirtschaftlichen Nutzen des MAN-Motors nach (Bild 8.4.16 b) [4.26–4.28].

Meurers weitere Entwicklung des Verbrennungsablaufs bei Direkteinspritzung begünstigte seine Bemühungen um die Vielstoffverwendung anläßlich der Suezkanal-Krise 1956. Sein M-Verfahren eignete sich für die Verbrennung aller leichtsiedenden Erdölfraktionen von 40 bis 400 °C sowie Benzinen bis 86 Oktan. Bisher brauchte man Glüheinsätze im Brennraum, höhere Verdichtung oder Luft- und Brennstofferhitzer außerhalb des Motors, um auf die Zündtemperatur zu kommen. 1954 ließ sich der FM-Vielstoffmotor[48] auch bei − 20 °C mit niedriger Drehzahl starten (DE-PS 1019125, 1096673, 12611 etc.) [4.27]. 1962 lief in der finnischen Armee ein MAN-Alkoholmotor mit Abgasrückführung über 35000 km. In die Richtung der Vielstoffeigenschaft des Motors wies 1965 die amerikanische Armee, indem sie sechs grundlegende Brennstoffe vorsah.

Im Laufe der Entwicklung zu einem befriedigenden Dieselbetrieb wiederholte es sich immer wieder, daß der Kraftstoff dem Motor oder der Motor dem Kraftstoff anzupassen war. Übertreibungen nach beiden Seiten schlugen fehl. Ein Dieselmotor, der unverändert die verschiedensten Kraftstoffe gleich gut verbrennt, konnte nur der Direkteinspritzmotor sein.

8.4.2.3 Die Luftbewegung

Die Kenntnisse um die Verbrennungsvorgänge in einer Kolbenmaschine waren schon vor Ende des 19. Jahrhunderts umfangreicher, als man heute oft annimmt.

[48] FM Fremdzündungs-Mittenkugelverfahren.

Treibstoff	Eignung
Gasöl nicht unter 45 Cetanzahl	Beste Verbrauchswerte: **155 g/PS h.** (Bei Versuchen bis 149 g/PS h erreicht) Startgrenze: unter -25 °C
Teeröle 25 - 30 Cetanzahl	geringe Steigerung des Kraftstoffverbrauches: **170 - 175 g/PS h.** Falls erforderlich, Starthilfe durch Vorwärmung der Ansaugluft möglich.
Flüssiggas	Diesel-Gasbetrieb (Zweistoffbetrieb) **mit 15 - 20 % Gasöl.** Volle Dieselleistung. Wärmeverbrauch wie bei Dieselbetrieb. Ohne Verdichtungsminderung.
Leuchtgas	Diesel-Gasbetrieb wie bei Flüssiggas.
Generatorgas	**Diesel-Gasbetrieb.** Wie bei Flüssig- und Leuchtgas. **Otto-Betrieb** Einfacher Umbau nur durch Nacharbeit des Kolbens.

a

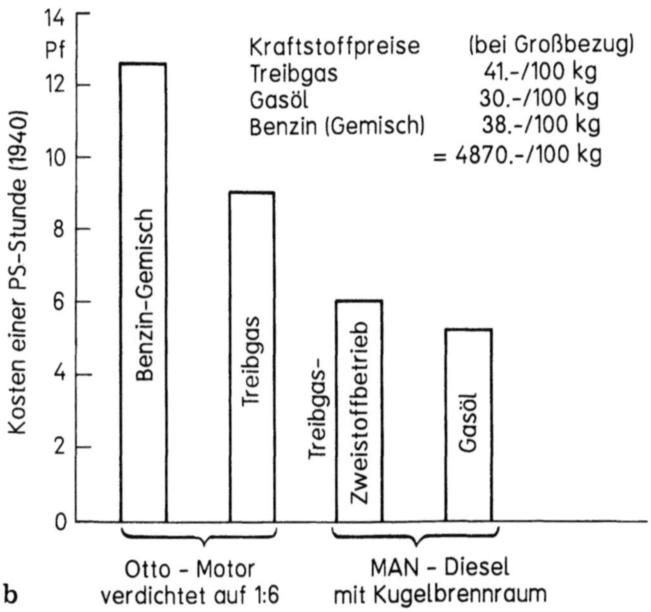

b

Bild 8.4.16. **a** Das MAN-G-Dieselverfahren und seine Eignung für alle vorkommenden Treibstoffe 1940; **b** Kostenvergleich bei den verschiedenen Kraftstoffarten 1940

Herbert Akroyd Stuart (BP 3909 und 7146) und Emil Capitaine (DRP 60 977 und BP 8069) erkannten 1890/91, daß eine Luftwirbelung im Zylinder nötig ist. Rudolf Diesel bewirkte sie 1894 mit einem Kompressor nach G. B. Brayton von 1872, dessen Einblaseluft genügend Luftbewegung erzeugte und den Brennstoff verteilte (DRP 82 168). Die unmittelbare Einspritzung ohne Einblasen erforderte konstruktive Maßnahmen zum Entstehen einer Luftbewegung, die zum Brennraum und zur Anordnung der Brennstoffstrahlen passen mußte. Auch die abseits liegende Luft sollte mit ihrem Sauerstoff an der Verbrennung teilnehmen.

Während seiner Arbeit für Diesel in Augsburg seit Ende 1894 hatte Fritz Reichenbach[49] zwei fruchtbare Ideen zur Luftbewegung im Motor. Sein Verbrennungsraum war 1904 erst ringförmig mit je zwei seitlichen Ventilen und Düsen. Da Reichenbach den hohen Gegendruck der komprimierten Luft dort fürchtete, wollte er den Brennstoff mit ihr gut vermischen, indem er ihn tangential einblies und dadurch ein Gemisch zum Kreisen brachte.

Mit seinem ringförmigen Brennraum befand sich Reichenbach 1904 schon auf dem Weg zum später erfolgreichen scheibenförmigen Brennraum mit ebenfalls zwei seitlichen Düsen (Bild 8.4.17). 1907 ahnte er bereits, daß der Brennstoffstrahl für eine gute Zerstäubung eine gewisse Spritzlänge braucht. Ferner brachte Reichenbach 1907 die Luft schon vor der Brennstoffeinblasung zum Kreisen, da ihm die Zeit zur Erzeugung einer starken Luftbewegung zu kurz schien. Der eingeblasene Brennstoffstrahl sollte die kreisende Luftmenge mindestens einmal durchdringen. Zur Beschleunigung dieser kreisenden Luftmenge zeichnete Reichenbach 1907 ein Einlaßventil mit Schirm, das „Schirmventil" (Bild 8.4.18). Diese Idee kam zum Erfolg, als 1921 K. J. E. Hesselman[50] das Schirmventil für seinen Omega-Brennraum aufgriff und Wilhelm Riehm es 1922 am Augsburger Versuchsmotor 1 K 14/19 einsetzte (Bild 8.4.19). Riehm nahm es sogar auch als Auslaßventil, damit die Auspuffgase die Düsenöffnungen nicht verkokten (DRP 437 287).

Riehm erprobte bis 1923 Schirme von 120° und erreichte 215 g/PSh, bei 180° noch 230 g/PSh Verbrauch (Bilder 8.4.20, 8.4.21). Strömungstechnisch ist das Schirmventil eine Drossel. Es ist bis in unsere Tage häufig eingesetzt worden, da es schnell zum Erfolg führte, obwohl es schwerer ist, sich leicht verzieht und gegen Drehen gesichert werden muß [4.4, 4.5].

Seit September 1919 versuchte Wilhelm Riehm an der Augsburger Dieselmaschine DM 8, Bauart MAN, eine kräftige Durchwirbelung der Verbrennungsluft

[49] Fritz Reichenbach (1868–1915), Dipl.-Ing., Versuchsingenieur und Konstrukteur. Sein Vater Carl August begründete 1845 den Druckmaschinenbau in Augsburg, Schwager von Carl Buz. Fritz war 1894–98 Mitarbeiter Diesels, er konstruierte Änderungen u. Verbesserungen an dessen Motor. Danach in Berlin erfand er den scheibenförmigen Brennraum und das Schirmventil.

[50] Knut Jonas Elias Hesselman (1877–1957), schwedischer Ingenieur u. Erfinder, vor allem auf dem Gebiet der Dieselmotoren. Gründete 1925 eine Gesellschaft zur Verwaltung seiner Patente, 1931–41 bestand in England die H.-Motor Corp. Ltd. für seine Schiffs- u. Kraftwerksmaschinen.

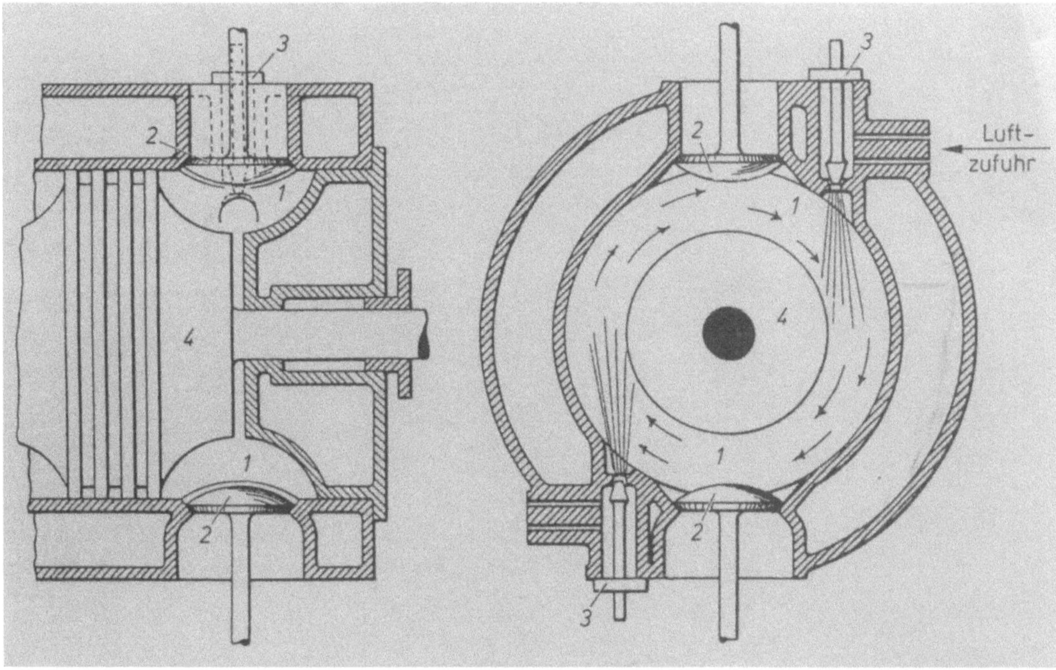

Bild 8.4.17. Ringförmiger Brennraum mit kreisender Luftbewegung im Dieselmotor von Fritz Reichenbach 1904 (DRP 184374 u. Brit. Pat. 25673 v. 1905). *1* ringförmiger Brennraum, *2* Ventile, *3* Düsen, *4* Kolben

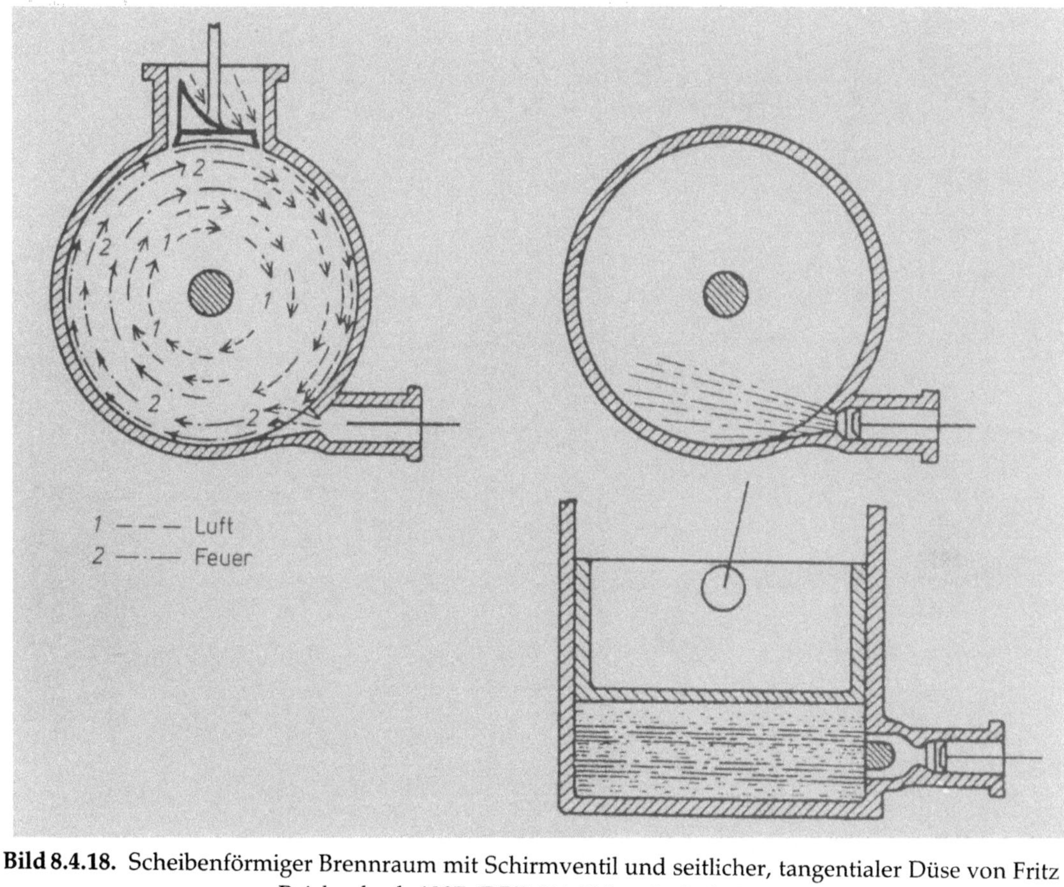

Bild 8.4.18. Scheibenförmiger Brennraum mit Schirmventil und seitlicher, tangentialer Düse von Fritz Reichenbach 1907 (DRP 201086). **a** Luft; **b** Feuer

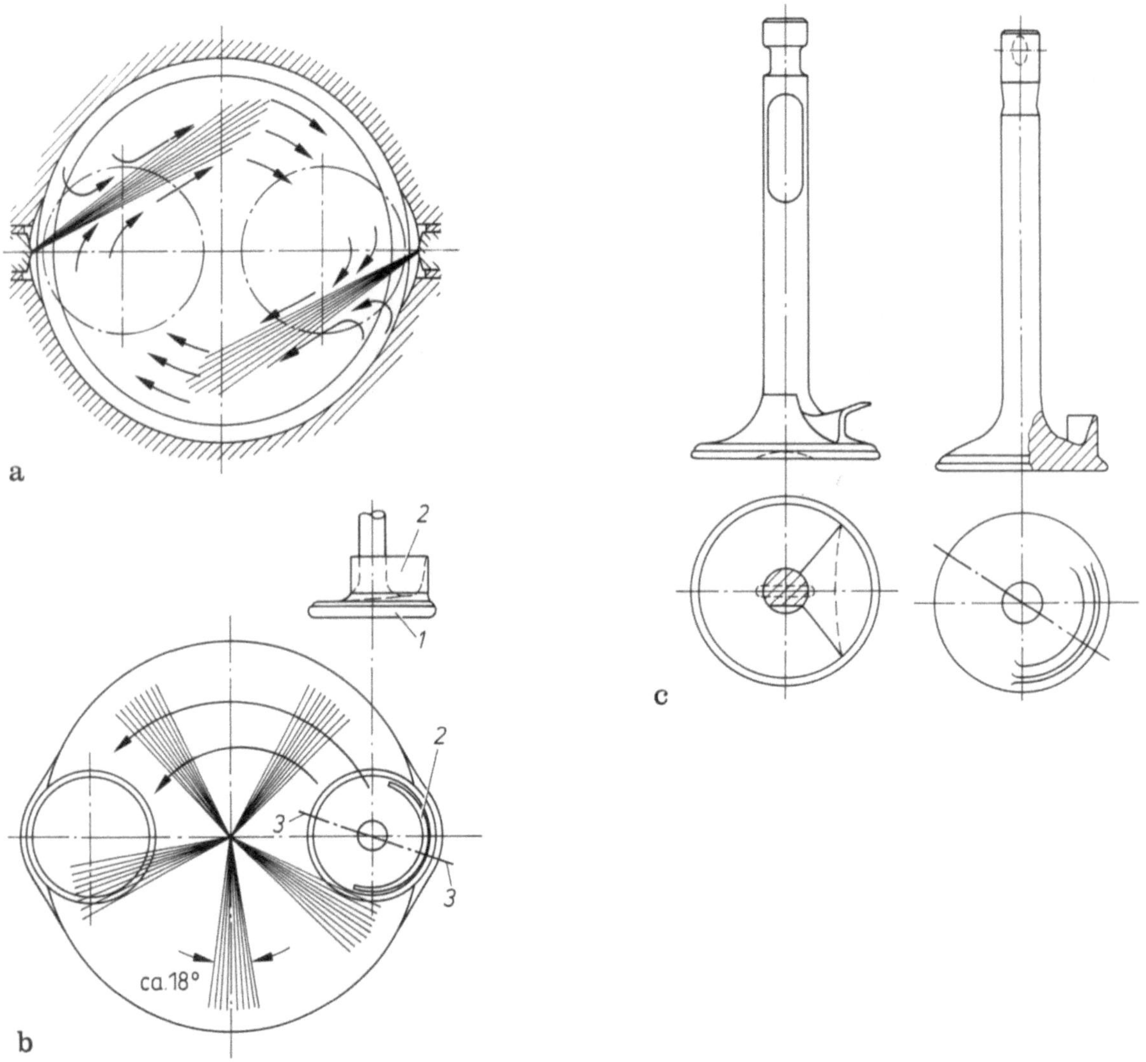

Bild 8.4.19. Kreisende Luftbewegung durch Schirmventil im Verbrennungsraum des Dieselmotors 1919. **a** Bauart MAN für Fahrzeugdiesel nach W. Riehm [4.6]; **b** Bauart K. J. E. Hesselman, *1* Ventilteller, *2* Schirm, *3–3* Schirmachse [4.2]; **c** Schirmventil 1953, Bauart Bayer. Leichtmetallwerk. Teller-Durchmesser 50 mm, Schaftdurchmesser 11 mm [Motortechn. Zs. 15 (1954) 339]

nahe dem oberen Totpunkt zu erzeugen, um durch verschiedene Mulden und Kugeln im Kolben die Verbrennung zu verbessern (Bild 8.4.22). Hier preßte er die Arbeitsluft hinein. Wegen der großen toten Räume der Ein- und Auslaßventile erzielte er aber nicht die gewünschte Wirkung. Nur 50 % der Verbrennungsluft kamen in die Mulde, die andere Hälfte nahm an der Verbrennung überhaupt nicht teil. Die beste Verbrennung erzielte Riehm mit einem scheibenförmigen Brennraum, weil hier nach Reichenbach 1907 „... eine glühende Brennstoffscheibe zwischen zwei Luftscheiben entsteht, wie zwei Schleifscheiben, die an einem Stahl zwischen ihnen entlangkreisen." 1923 setzte Riehm bei seinem letzten Versuchsmotor 1 K 14/19 das Schirmventil in verschiedenen Stellungen des Schirms ein (Bild

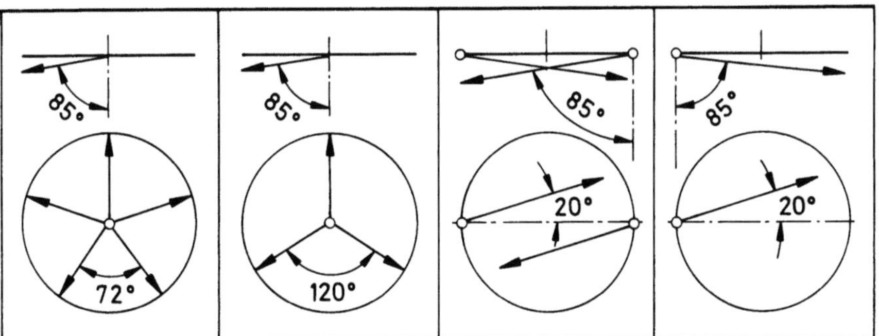

	a		b	c		d	
Ausspritz-Querschnitt (mm^2)	~0,15		0,147	0,141		0,08	
Versuchstag	28.6.	29.6.	24.7.	4.7.	5.7.	5.9.	
Drehzahl n (min^{-1})	620	625	630	640	620	650	
Leistung eff. N_e	9,3	13,2	10	10,3	11,9	8,8	10,1
Mitteldruck eff. p_e (at)	4,6	6,5	4,9	4,95	5,9	4,15	4,8
Verbrauch B_e (g/PS h)	192	201	196	210	224	214	225
Verbrennungsdruck p_0 (at)	49	45,5	46,5	48	46	43	43,5
Ventilstellung	50°		50°	270°		110°	

Bild 8.4.20. Betriebsverhältnisse bei verschiedenen Düsen- bzw. Strahlanordnungen am Einzylinder-Dieselmotor mit Direkteinspritzung nach Wilhelm Riehm 1923. **a, b** Bei einer zentralen Fünf- und Dreiloch-Düse; **c** bei 2 seitlichen Düsen; **d** bei einer seitlichen Einlochdüse (bei 2 Löchern lag der Verbrauch höher)

8.4.20); Reichenbach hatte dies 1907 „...eine schleuder-ventilator-artige Vorrichtung..." genannt [4.6].

Inzwischen unterschied man zwischen Luft*wirbelung* und Luft*bewegung* im Brennraum. Friedrich Sass[51] stellte 1929 fest [4.2]:

„Wirbelung ist im Dieselmotor *immer* vorhanden und man braucht keine besonderen Maßnahmen zu treffen, um sie hervorzurufen ... es bedarf im kompressorlosen Dieselmotor einer besonderen, *geordneten Luftbewegung*, um den Brennstoff im Brennraum *gleichmäßig* zu verteilen."

1931 fand Paul Wiebicke die Luftbewegung in den Dieselmotoren mit Direkteinspritzung umständlich und in ihrer Wirkung mangelhaft. Er versuchte, Luft und Brennstoff auf einfacherem Wege besser zu durchmischen. Zu dem kegelstumpfförmigen Verbrennungsraum schlug er einen isolierten Luftspeicher vor, der als

[51] Friedrich Sass (1883–1968), Dr.-Ing. Dr.-Ing. E. h. 1954. TH Berlin: 1927–33 Priv. Doz., 1934–45 apl. Prof., 1946–53 o. Prof. Verbr. Kraftmaschinen. Konstrukteur u. Entwicklungs-Leiter AEG 1908–40, Dir. Germanischer Lloyd 1935–52.

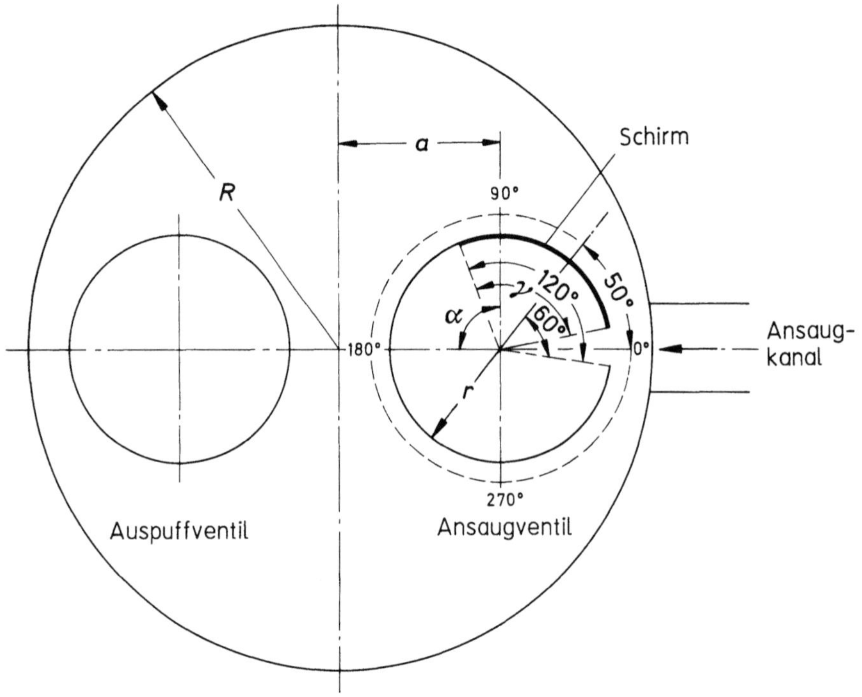

Bild 8.4.21. Stellung des Schirmventils bei zentraler Direkteinspritzung nach Wilhelm Riehm 1923. Die Mitte des Schirmes ist um 50° aus der Mitte des Ansaugkanales gedreht. Da die Bewegungsgröße der in den Zylinder eintretenden Luftmenge gleich ist der Bewegungsgröße der gesamten Zylinderladung, ist die Winkelgeschwindigkeit ω der kreisenden Luft

$$\omega = c_0 \sqrt{\frac{8\,a\,h\,r}{H\,R^4}}\ \sqrt{\sin\alpha \cdot \sin\gamma/r},$$

wobei h Erhebung des Ventils, H Höhe der kreisenden Luft im Zylinder, c_0 Geschwindigkeit der in den Zylinder eintretenden Luft sind

Blasebalg wirkte. Beim Abwärtsgang des Kolbens blies er die aufgespeicherte Luft durch drei Kanäle wieder in den Brennraum zurück, und zwar durch einen Kanal in der Mitte und zwei an den Rändern. Dadurch entstand eine intensive Luftbewegung und eine stetige Luftzufuhr zur Verbrennung. Der Kraftstoffverbrauch lag mit 200 g/PSh unter dem der Vorkammermotoren.

Luftbewegung und Düse sollten ein gutes Gemisch über den weiten Drehzahl- und Lastbereich des Fahrzeugmotors bereiten. Aber diese Luftbewegung kostete Wärme, mechanische und chemische Energie. Die Verbrennungsluft als Wärmeträger suchte man vor Verlusten zu schützen, die gemischbildende Wirkung sollte 1937 die Düse allein erzielen. In Wiebickes Kugelbrennraum von 1937 war die Luftbewegung schwach (Bild 8.4.23). Brennstoffführung und -verteilung standen jetzt im Vordergrund, d.h. Pumpe, Düse und Einspritzsystem. Einen Fortschritt hatte Paul Wiebicke damit zwar erzielt, der Motor lief aber härter als Vorkammermotoren. Brennraum, Luftbewegung und Zündverzug zeigten den richtigen Weg noch nicht auf.

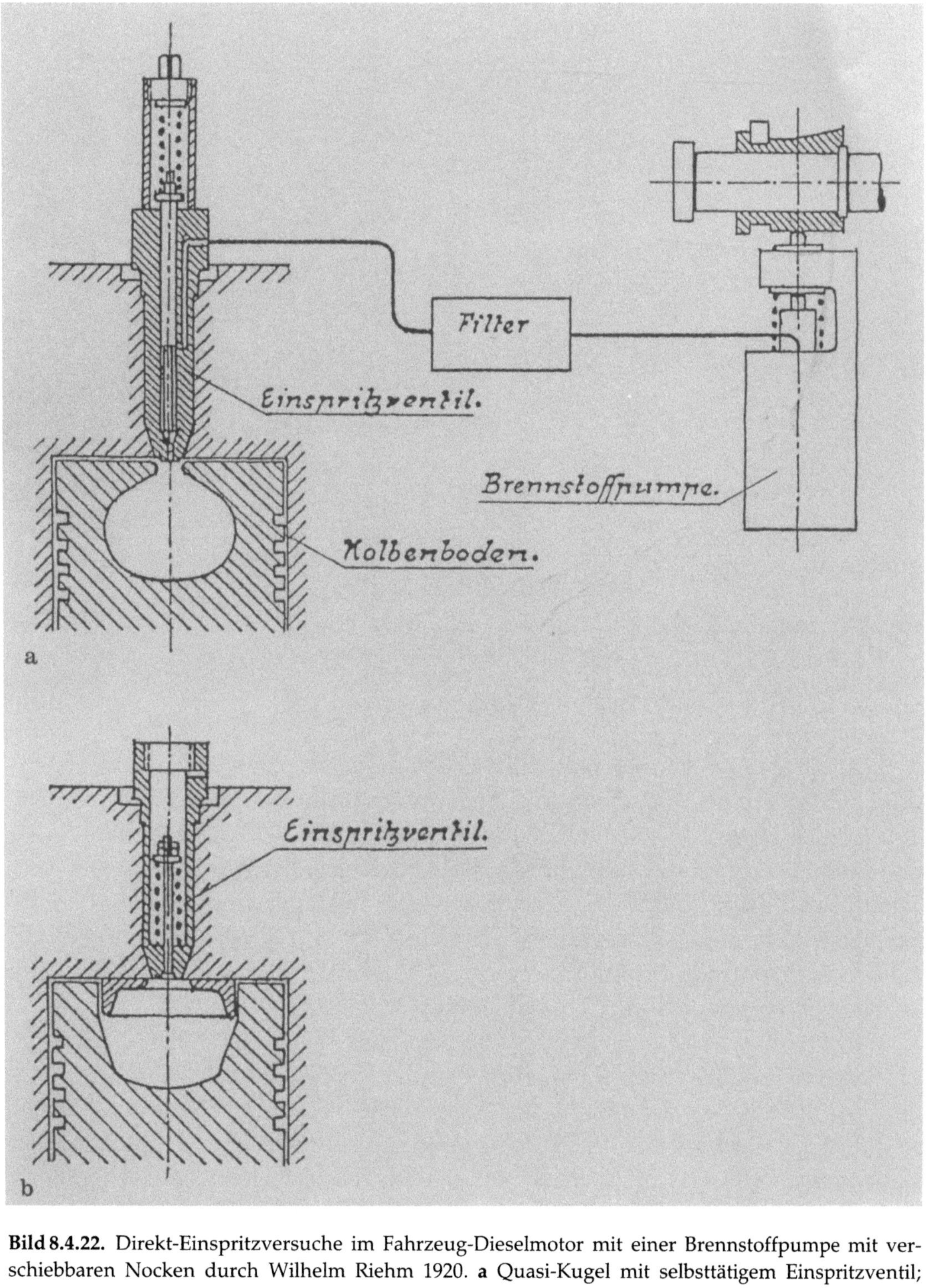

Bild 8.4.22. Direkt-Einspritzversuche im Fahrzeug-Dieselmotor mit einer Brennstoffpumpe mit verschiebbaren Nocken durch Wilhelm Riehm 1920. **a** Quasi-Kugel mit selbsttätigem Einspritzventil; **b** Mulde in Kolbenmitte. Historisches Archiv MAN Augsburg

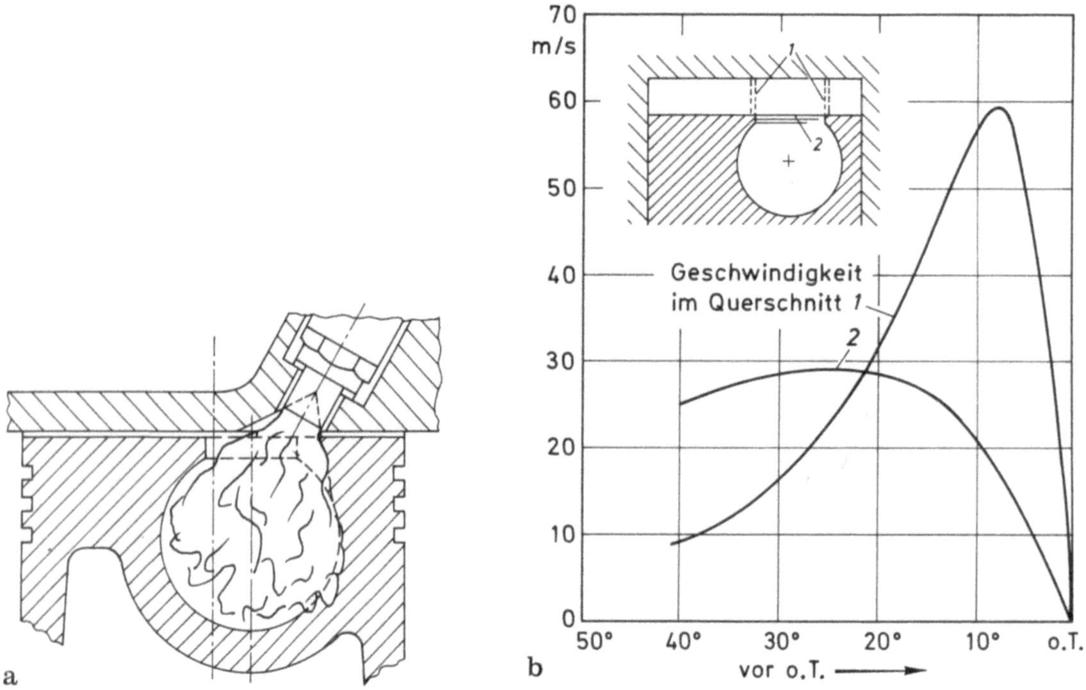

Bild 8.4.23. Verhältnisse der Luftbewegung im Kugelbrennraum nach Paul Wiebicke 1937 (DRP 749 607), Bauart MAN [4.15]. **a** Gemischbildung mit Flachsitzdüse; **b** Luftgeschwindigkeiten an der Kugelöffnung des Brennraumes bei $n = 1000\ \text{min}^{-1}$; *1* zylindrische Austrittsöffnung der Kugel, *2* Kugelbrennraum

1934 erhielt die Luftbewegung wieder Bedeutung, als Saurer zur Direkteinspritzung zurückkehrte, und zwar in einen trochoidalen Brennraum mit Schirm-Einlaßventil (Doppelwirbel). Karl Zinner photographierte 1936 diese Luftbewegung und fand, daß durch die Verdichtung allein keine geordnete Luftbewegung nennenswerter Geschwindigkeit in der Kolbenmulde entstand. Zinner erhielt 1936 die günstigsten Ergebnisse bei tangential einströmender Luft in den Zylinder. Für ihn wuchs die Energie der Luftbewegung mit der Drehzahl. Bei hoher Drehzahl wäre sie also bedeutender für die Gemischbildung [4.31–4.33].

Kurt Blume fand 1941, „... beim Aufspritzen des Kraftstoffs muß die Gemischbildung durch Luftbewegung stärker unterstützt werden. Sie erleichtert das Ablösen des Strahles von der Wand" [4.34]. Auch die Art der Luftbewegung sei zu beachten; vgl. Bild 8.4.10. Die Luftbewegung sollte außerdem die Temperatur an der Wand senken und dadurch die Durchbrennzeit verkürzen. Während seiner Versuche im Maschinenlaboratorium der TH Dresden 1939/40 erkannte Kurt Blume zwei Zündzonen:

- einen Strahlbereich, der zuerst mit der Wand in Berührung kommt und sehr schnell zündet,
- einen Teil des Strahlmantels, der der Wand am nächsten liegt. Diese Zündzone vergrößert sich mit steigender Wandtemperatur (vgl. Bild 8.4.10).

1942 verglich Siegfried Meurer in Nürnberg die Direkteinspritzungen durch Mehrlochdüsen von Saurer, Gardner und MAN (Bild 8.4.12). Saurer und Gardner leiteten während des Ansaugens eine Luftdrehung um die Zylinderachse ein. Sie hatten damit einen Fortschritt erzielt. Bei ihren Düsen in der Mitte trafen die Brennstoffstrahlen senkrecht auf die Luftbewegung und die Brennraumwand; damit waren Verteilung und Auflösung des Kraftstoffs bei gesteigertem Mitteldruck gut. Es trat aber weder ein ruhiger Gang noch ein niedriger Brennstoffverbrauch ein [4.15]. Kurt Blume hatte sich schon 1941 gegen das senkrechte Auftreffen auf die Brennraumwand ausgesprochen [4.34]. Danach urteilte auch Meurer, daß die Kraftstoffstrahlen bei all diesen Verfahren eher als „Bremsstörung" gegen die Luftbewegung wirkten, weil man den Kraftstoffstrahl ja früher durch die Luft zerreißen wollte. Meurer beabsichtigte 1950 das Gegenteil [4.35]: Kraftstoff und Luft sollten in gleichem Drehsinn strömen und verlören damit beide nicht an Geschwindigkeit. Gerade diese schnelle, unmittelbare Mischung von Kraftstoff und Luft wollte er vermeiden.

Siegfried Meurer verzichtete 1950 bewußt auf die sofortige Verteilung des Kraftstoffs in der heißen Verbrennungsluft, damit der Kraftstoff nicht zerfiel. Die Verbrennung flüssigen Kraftstoffs in hoher Temperatur rußte außerdem stark. Hohe Lufttemperatur im Brennraum erschien Blume 1941 und Meurer 1950 ungünstig für die Gemischbildung, da sie harten Gang und rußige Verbrennung verursachte. Durch eine geordnete Luftbewegung wollte Meurer den verdampften Kraftstoff von seinen Auftreffstellen an der Brennraumwand ablösen, wie es Blume schon 1941 verlangt hatte. Diese Luftbewegung erzeugte Meurer 1950

- durch die eingeleitete Drehung der Verbrennungsluft um die Zylinderachse vor dem Einlaßventil während des Ansaughubes,
- durch Erzeugen einer Turbulenz beim Einströmen der Verbrennungsluft in den Kugelbrennraum.

Beide Möglichkeiten waren beim MAN-Motor nicht verwirklicht. Die gleiche Richtung von Kraftstoffstrahlen und Luftbewegung brachte Meurer Vorteile. Er kombinierte Wandauftragung des Kraftstoffs mit peripherer Luftbewegung. Damit startete der Motor plötzlich gut, lief leiser bei höherer Rauchgrenze und gewann seine Vielstoffeigenschaft zurück. Wichtig blieben Meurer die sorgfältige Ausbildung der Saugrohre und ein schäg stehendes Einlaßventil, das die Luftdrehung nicht abbremste.

Meurer beeinflußte die Luftbewegung und Gemischbildung im Zylinder auch durch die Charakteristik der Ventil-Erhebungskurve und die absolute Höhe des Ventilhubs. Er erzielte so bessere Werte als mit Schirmventil. Mit all diesen Maßnahmen gelang es Siegfried Meurer 1950, die Luftdrehung schon vor dem Ventilspalt zu erzeugen und sie durch ihn hindurch spiralig in den Zylinder zu übertragen. Das steigerte die Drehgeschwindigkeit der Luft im Kugelbrennraum gegen den oberen Kolbentotpunkt hin. Meurer kombinierte die Luftdrehung mit einer schrägen, fächerartigen Kraftstoff-Einspritzung in ihrer Richtung, nahe der Brennraumwand. Die gleichsinnige Bewegung beider vermied dann ihre sofortige Mischung. Die Luftströmung löste zuerst nur einen dünnen, dampfförmigen Kraftstoffilm von der Brennraumwand und unterstützte erst dann seine schnelle Ausbreitung. So ersetzte Meurer die Gemischbildung seitens der Düse durch diese spiralig drehende Luftbewegung (Bilder 8.4.24, 8.4.25). Aus Strahlbildern schloß Meurer, nicht über 62 mm Durchmesser des Kugelbrennraums hinauszugehen.

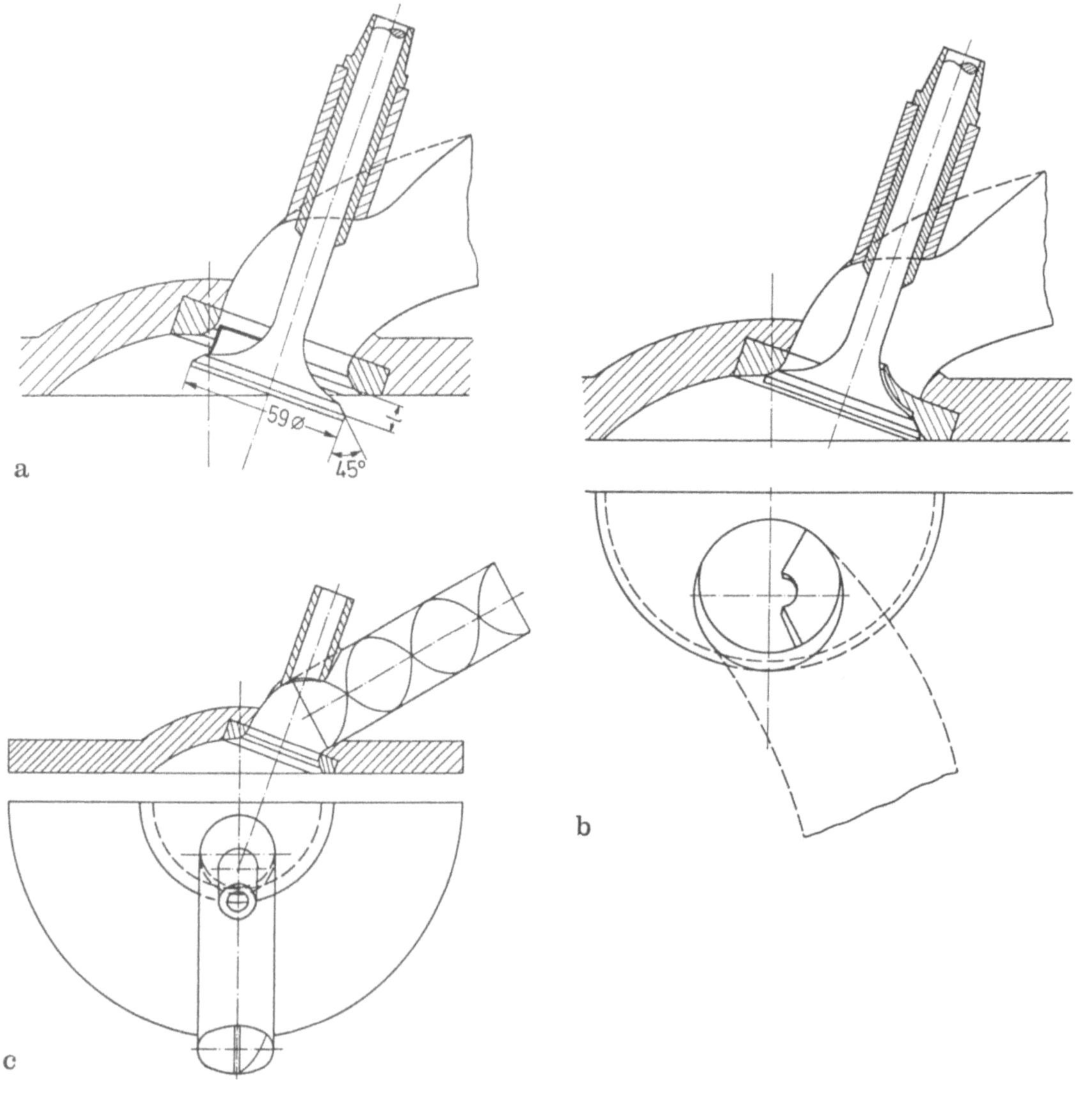

Bild 8.4.24. Ansaugkanal und Einlaßventil mit Vorkehrungen für die Einleitung einer Luftbewegung nach Siegfried Meurer 1950 [4.35]. **a** Schirmventil; **b** Schirm am Ventilsitzring; **c** Spiral-Leitvorrichtung vor dem Ventil

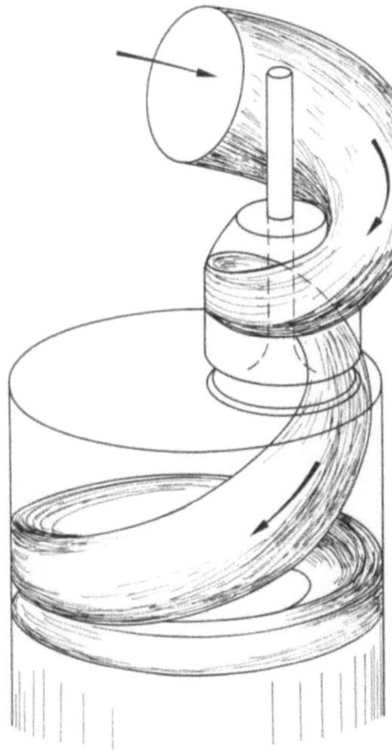

Bild 8.4.25. Erzeugung der Luftdrehung vor dem Zylinder beim Saughub durch einen spiraligen Einlaßkanal von Siegfried Meurer 1950. [4.35]

1963 nutzte Siegfried Meurer die Luftschwingungen in den Ansaugleitungen, die eine bessere Luftladung versprachen. Je drei Zylindern gab er ein dreifach gegabeltes Saugrohr, wodurch der Drall erhöht wurde und sich der „Feuerkreisel" im Zylinder schneller drehte. Durch andere Ventilzeiten wurde die Verbrennung weicher – und das bei dem bisher nicht erreichten Mitteldruck $p_e = 9{,}8\,\text{kg/cm}^2$ im Saugbetrieb. Schließlich wurde der Brennstoffverbrauch (160 g/PSh) niedriger. Dabei stieg die Motorleistung ohne Veränderung der Hauptabmessungen von 172 auf 212 PS. Diese Verbesserung erhielt die Bezeichnung „Hochleistungs-Mittenkugelverfahren" (HM-Verfahren) [4.17].

Verstärken ließen sich Luftbewegung und Luftdrehung noch bei Aufladung. Meurer gestaltete die Drallkanäle zwischen Ladeluftleitung und Zylinder so, daß schon hier die Luftdrehung einsetzte. Um die in den 80er Jahren vorgeschriebenen Abgaswerte zu erreichen, waren schließlich niedriger Einspritzdruck und gute Zerstäubung mit der Luftbewegung abzustimmen.

8.4.2.4 Düsenformen

Zu einem gewählten Brennraum mußten meistens die passenden Einspritzdüsen entwickelt werden, weil sie allein den Kraftstoff zerstäuben sollten. 1894 traten bei Rudolf Diesels zweiter Versuchsreihe in Augsburg die erste Düsenplatte in ihrer späteren Form und auch schon die gesteuerte Düsennadel auf.

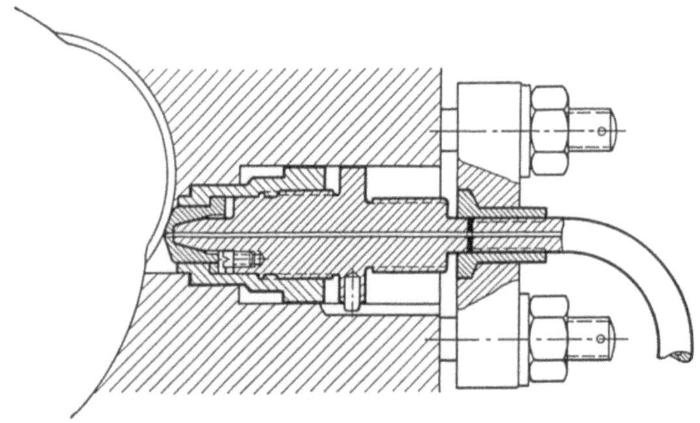

Bild 8.4.26. Offene Einloch-Düse am ersten Vierzylinder-Fahrzeug-Dieselmotor mit seitlicher Direkteinspritzung 1923, Bauart MAN [4.36, 4.41]

Die *Düsenplatte* sollte den Brennstoff in eine größere Zahl von Strahlen zerlegen und sie günstig auf den Verbrennungsraum verteilen, damit die gesamte Arbeitsluft an der Verbrennung teilnahm. Ihre Bohrungen mußten in möglichst dünner Platte liegen oder tief versenkt sein. Dadurch wurde der Strahl besser zerstäubt. Günstig wirkte auch eine rotierende Bewegung vor dem Austritt des Strahls (Streudüse von Ernst Körting [Neue Deutsche Biographie, NDB 12]). Tote Räume waren zu vermeiden wegen der Gefahr des Nachtropfens und des ungenauen Einspritzens. Die austretenden Brennstoffteilchen durften Zylinderdeckel, Zylinderwand oder Kolben nicht berühren, weil sie sofort verkokten; im allgemeinen verkrusteten Düsenplatten jedoch nicht.

Wegen ihrer Einfachheit bevorzugte die MAN zunächst die *offene Düse* ohne Absperrorgan (Bild 8.4.26). Ihr Nachteil war, daß die Ölsäule von der Länge der Brennstoffleitung abhing und daß unzerstäubtes Restöl in den Zylinder nachtropfen konnte. Der Pumpendruck betrug 250 at.

Umfangreiche Versuche zu dem ganzen Fragenkomplex Düsen, Brennstoffnadeln und Pumpennocken begann Wilhelm Riehm im MAN-Werk Augsburg 1919 (Bilder 8.4.27, 8.4.28). Als Versuchsmotoren hatte er dazu die DM 8 und 70. Er begann mit einer Düsenplatte mit sechs Bohrungen von 0,15 bis 0,2 mm Durchmesser [4.4, 4.5]. Die Pumpennocke hatte dabei 25° Öffnungsdauer; bei längerer Öffnungsdauer wurde der Lauf des Motors ruhiger, dabei aber die Verbrennung schlechter. Die günstigste Düsenplatte ermittelte Riehm mit zehn Bohrungen, bei 14 Bohrungen verbesserte sich die Verbrennung nicht mehr. Die Brennstoffverteilung auf den Brennraum war mit Mehrloch-Düsenplatten am besten. Riehm kombinierte auch Düsenplatten mit Einspritzventilen. Ein Rückschlagventil vor der Düsenplatte ergab bei kleiner Belastung eine bessere Zerstäubung, weil bei seinem plötzlichen Öffnen unter hohem Druck der Brennstoff mit großer Geschwindigkeit austrat. Mit gesteuerter Nadel war der Verbrauch am günstigsten. Riehm beobach-

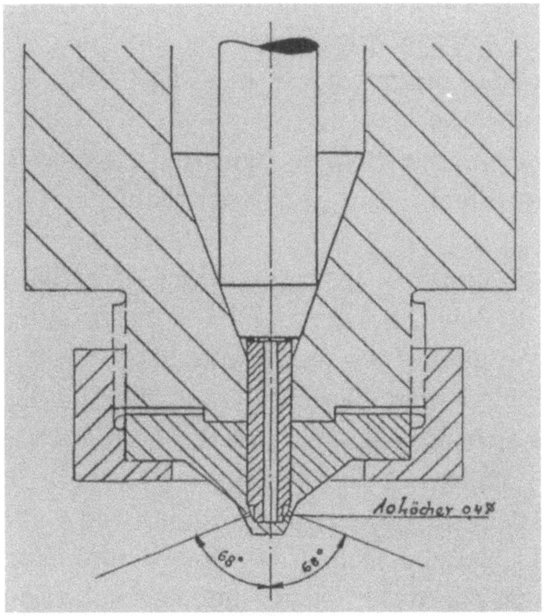

Bild 8.4.27. Versuche mit bekannten und neuen Düsen am Dieselmotor DM 8 (Bauart MAN) durch Wilhelm Riehm (MAN Werk Augsburg) 1919. Versuchsanordnung mit einer Düsenplatte zu 10 Bohrungen (0,4 mm ∅)

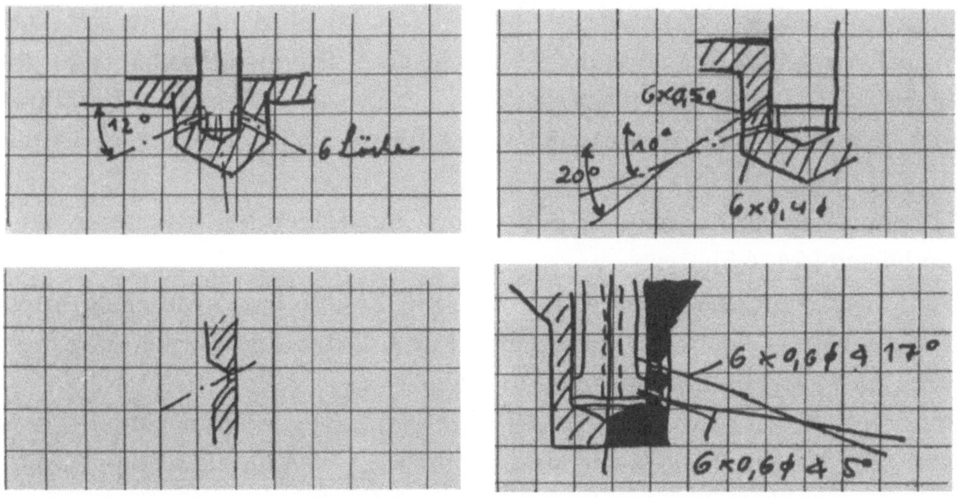

Bild 8.4.28. Versuche mit direkter Einspritzung an einem stationären Motor der MAN durch Wilhelm Riehm in Augsburg 1920. Eigenhändige Versuchsnotizen.

10. April: Kolbenboden normal, Düse 5 × 0,5 ∅, Einspritzdrücke bis 160 at, Nocke öffnet ca. 15° vor OT, Auspuff schlecht

15. April: Düse 9 × 0,4 ∅ (später 0,5 ∅), 6 Löcher, Strahlwinkel 12° (später 15°), geringe Besserung

19. April: Düse 12 × 0,4 ∅, Strahlwinkel 25°, Verbrennung schlechter

24. April: Düse mit zwei Lochscheiben, die durch eine Nadel gesteuert werden 6 × 0,4 ∅, keine wesentliche Verbesserung

26. April: Löcher versenkt. Ergeben etwas bessere Verbrennung. Zerstäubung ausserhalb der Mitte scheint wesentlich besser.

18. Mai: Düse mit schraubenförmiger Anordnung der Löcher; 6 × 0,6, Strahlwinkel 17°, 6 × 0,6, Strahlwinkel 5°. Gute Verbrennung bei $p_i = 6{,}8$ at

tete 1920 wie schon Diesel 1894: Mit selbsttätigen Einspritzventilen trat Nachtropfen und Nachspritzen ein, ein unregelmäßiger Lauf des Motors war die Folge. Daher achtete Riehm auf eine möglichst unelastische Brennstoff(-Druck)-Leitung von 1 und 2 mm Wandstärke.

Bei Verwendung eines selbsttätigen Einspritz- oder Rückschlagventils in der Druckleitung schaltete Riehm 1919 das Druckventil der Pumpe aus, sobald die Druckleitung aufgefüllt war. Das Einspritzventil arbeitete dann als Druckventil, und der ganze Druckraum wurde dadurch am Ende der Förderperiode unter Saugdruck gesetzt (DRP 349 124).

Riehm hielt die Verteilung des Brennstoffs über den ganzen Brennraum für erschwert, weil der Brennstoffstrahl seine Gestalt während der Einspritzung verändert, die Einspritzung sich also ebenfalls ändert. Er schlug daher 1920 verschiedene Strahlrichtungen aus mehreren Einspritzöffnungen vor. Sie sollten durch ein Abschlußorgan so gesteuert werden, daß der Brennstoff während jedes einzelnen Arbeitsganges in verschiedene Stellen des Brennraums eingespritzt würde. Die Strahlrichtung sollte sich nach der wechselnden Gestalt des Brennraums richten. Riehm glaubte, daß damit Teilverbrennungen an verschiedenen Stellen rasch aufeinanderfolgen, die Spannungen wechseln und der Luftinhalt sicher durchgewirbelt würden. Riehm wollte also eine *gesteuerte Einspritzdüse* durch ein gesteuertes Absperrorgan, zwei oder mehrere Reihen von Löchern übereinander von verschiedener Strahlrichtung, gesteuert durch eine Brennstoffnadel, die die Lochreihen verschieden freigab (DRP 382 346 v. 1920). Aber diese Idee bewährte sich damals noch nicht, Riehm sah 1925 im Nadelventil noch „eine unangenehme Beigabe."

1919 begann Wilhelm Riehm seine Versuche mit folgenden bekannten und neuartigen Düsen [4.4, 4.5]:

- Brennstoff-Ventil von James McKechnie 1910 (BP 27 579): Es wurde nicht durch den Brennstoffdruck, sondern zwangsläufig durch Hebel und Nocken geöffnet, kam daher für Fahrzeugmotoren nicht in Frage.
- Streudüse von Ernst Körting 1882 (DRP 26 783): Es genügten schon 150 at Pumpendruck. Ihr Streukegel war aber zu breit und ergab zu wenig Durchschlagskraft gegenüber Düsen mit geschlossenem Strahl.
- Einloch-Zapfendüse von Franz Lang 1910 (DRP 259 065): Sie lieferte wegen ihrer zentralen, ringförmigen Düsenöffnung einen spitzen Brennstoffstrahl mit hohlem Kern und war unempfindlich gegen Verunreinigungen.
- Dralldüse von Wilhelm Riehm 1920 (DRP 352 078): Schraubenförmig gewundene Löcher, die den Brennstoff in rotierende Bewegung versetzen sollten; sie verteilten den Brennstoff aber nicht gleichmäßig genug.
- gesteuerte Mehrlochdüse von Wilhelm Riehm 1920 (DRP 382 346 u. 407 830): Zwei Reihen von Löchern übereinander mit verschiedener Strahlrichtung, gesteuert durch eine Brennstoffnadel.

- Ritzdüse von Wilhelm Riehm 1923 (DRP 396 132 u. 421 624). Verbrauch: mit 5 Löchern 193 g/PSh, mit 3 Löchern bei zentraler Einspritzung 202 g/PSh: erprobt am Augsburger Versuchsmotor 1 K 14/19, war sie bis 1930 erfolgreich.

1923 erprobte Riehm am Motor 1 K 14/19 fünf verschiedene Anordnungen der Düsen:

- Mit *einer* seitlichen Düse war die Verbrennung schlecht,
- mit *zwei* seitlichen Düsen erreichte er mit je einem Loch einen Verbrauch von 224 g/PSh (Verbrennungsdruck 31 at) bis 209 g/PSh (50 at), mit je drei Löchern 210 g/PSh (32 at) und 197 g/PSh (46 at).

Sorge bereitete Riehm seit 1919 das Nachfließen des Brennstoffs in den Zylinder nach der Förderperiode der Pumpe. Denn das führte zu unregelmäßigem und unsauberem Lauf des Motors. Seine erste Chance zum Gelingen des Fahrzeug-Dieselmotors lag in der Beseitigung oder wenigstens Abschwächung dieses Nachfließens. Die Lösungen mit der Pumpedüse in direktem Anschluß an den Brennraum, angeregt durch Rudolf Diesel 1905 (DRP 178 896), waren 1919 noch nicht möglich.

Als Gründe für die unangenehme Erscheinung des Nachfließens von Brennstoff zur Unzeit sah Riehm 1919

- die elastische Brennstoffleitung, die Brennstoff zwischen Luftpolstern förderte, und
- einen ungeregelten Einspritz-Ablauf.

Riehm hielt die beliebige Lage einer Block-Brennstoffpumpe und eine beliebig lange Brennstoffleitung zum Einspritzventil für möglich, wenn er die Brennstoffzufuhr beim Anlassen durch ein eigenes Druckventil in der Pumpe gesondert regelte und wenn dieses Ventil nur beim Starten des Motors arbeitete (DRP 349 124).

1924 ersetzte Wilhelm Riehm seine Lösung von 1919 durch ein Rückschlagventil in einem Verteilerstück zu zwei offenen Einspritzdüsen je Zylinder (Bild 8.4.29). Es schloß sich unter Federdruck, wenn das Überströmventil aufstieß, und sperrte das zurückschnellende Treiböl in der Druckleitung [4.7].

Wilhelm Riehm begründete 1928, warum die Direkteinspritzung am Fahrzeug-Dieselmotor beizubehalten sei [4.6]:

- einfache und unempfindliche Strahlzerstäubung,
- Einsatz einer offenen Düse, die betriebssicherer sei als die federbelastete Nadeldüse,
- leichteres Anlassen des kalten Motors,
- niedrigerer Verdichtungsdruck (24,5 at gegenüber 34,3 at beim Vorkammer-Motor); Einspritzdruck unter 147 at.

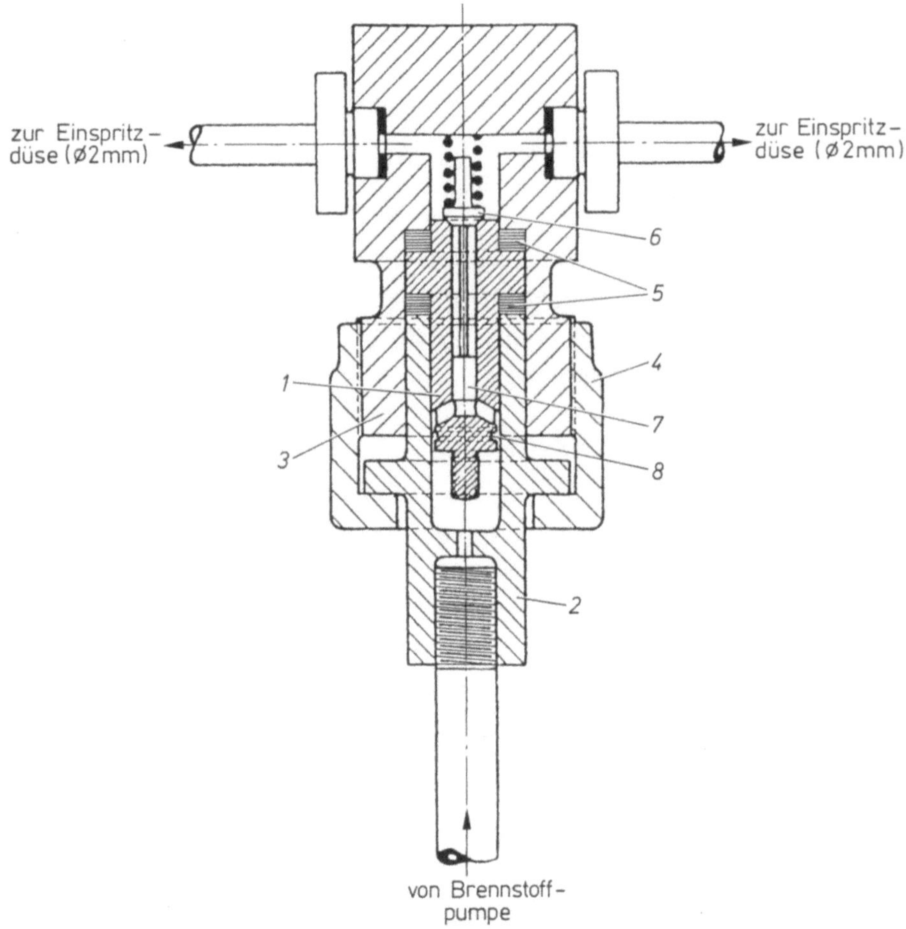

Bild 8.4.29. Verteilerstück mit Rückschlagventil für Fahrzeug-Dieselmotor mit zwei Einspritzdüsen pro Zylinder nach Wilhelm Riehm 1924 (DRP 407584, 424201) *1* Ventilsitz-Körper, *2* Anschlußmuffe zur Druckleitung der Einspritzpumpe, *3* Ventilgehäuse, *4* Überwurfmutter, *5* Dichtring, *6* Ventilkegel, *7* Bohrung im Ventilsitz-Körper 1, *8* Ringkanal des Ventilsitz-Körpers 1 als Feinfilter

Der Brennstoff muß allerdings unter höherem Druck eingespritzt werden, weil dem Brennstoffstrahl die Energie für Verteilung und Vermischung erteilt werden muß (Vorkammer 100 at, Direkteinspritzung 300 at).

Bild 8.4.30 zeigt Düsenkonstruktionen für Fahrzeug-Dieselmotoren mit Direkteinspritzung.

1931 kehrte Paul Wiebicke zur zentral gelegenen Einloch-Zapfendüse von 1927 zurück, mit der Wilhelm Riehm schon 1920 gearbeitet hatte. Sie spritzte in einen kegelstumpfförmigen Brennraum ein. Ihr folgte die Vier- bis Sechslochdüse. Sie alle erzeugten aber nur kegelförmige Brennstoffstrahlen mit starkem Kern oder Kegelmantel. 1937 versuchte Wiebicke, den Brennstoffstrahl mit Einkerbungen oder Abflachungen zu verbessern (Bild 8.4.31). Für seinen Kugelbrennraum im Kolben paßte die Zapfendüse aber nicht mehr. Wiebicke setzte nun eine Flachsitz-

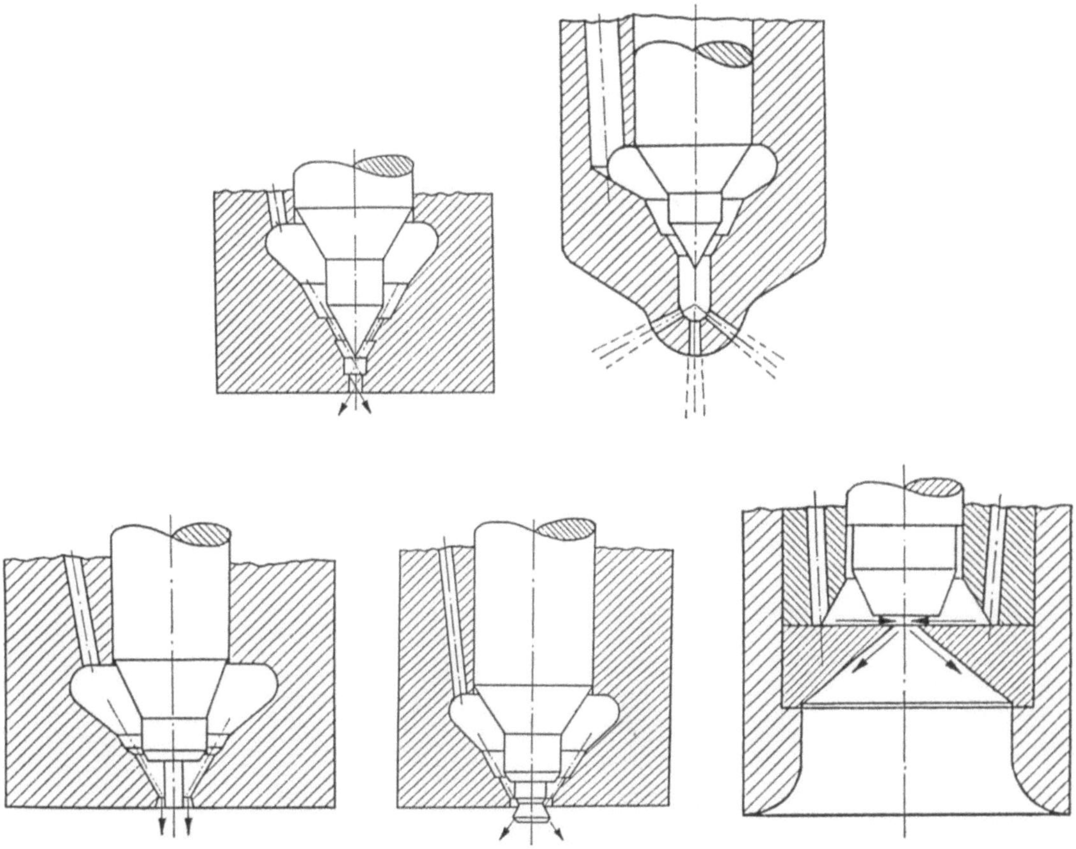

Bild 8.4.30. Düsen-Konstruktionen für Fahrzeug-Dieselmotoren mit Direkteinspritzung 1926–60 [4.37]. **a** Einloch-Nadeldüse mit kleinem Kegelwinkel; **b** Mehrloch-Nadeldüse mit 4 bis 7 Bohrungen; **c** Zapfendüse mit zylindrischem Zapfen, konstanter ringförmiger Ausfluß-Querschnitt, kompakter Strahl, kleiner Kegelwinkel; **d** Zapfendüse mit kegelförmigem Zapfen. Gebräuchlichste Bauart, Strahl-Kegelwinkel 0 bis 60°, Ausfluß-Querschnitt nicht konstant; **e** Flachsitzdüse mit kurzer Düsenbohrung. Kegelwinkel bei kleinem Bohrungsverhältnis *l/d* 40° bis 50°, für Kugel- und Ellipsid-Brennräume

düse von Franz Hatz[52] ein (Bild 8.4.32), die die Deckel OHG in München herstellte. Die Düse wurde so genannt, weil auf der Düsenplatte eine Düsennadel mit flachem Sitz saß. Sie war in ihrem Hub begrenzt, damit der Brennstoff eine kräftige Richtungsänderung erhielt, wenn er zur sehr kurzen Düsenbohrung strömte. Ihr einziger Strahl wurde durch starke Querkräfte aufbereitet, die den Strahl aufweiteten, während der Kernstrahl gering war. Eingesetzt war die Düse an der Kugelperipherie, vor ihr ballten sich 81 % der Verbrennungsluft. Bei Vollast des Motors war die Flachsitzdüse am günstigsten; der Verbrauch sank auf 155 bis 170 g/PSh.

---

[52] Franz Hatz (1894–1927), Leiter der Konstruktion u. Entwicklung bei Motorenfabrik Hatz GmbH Ruhstorf / Nd. Bay.

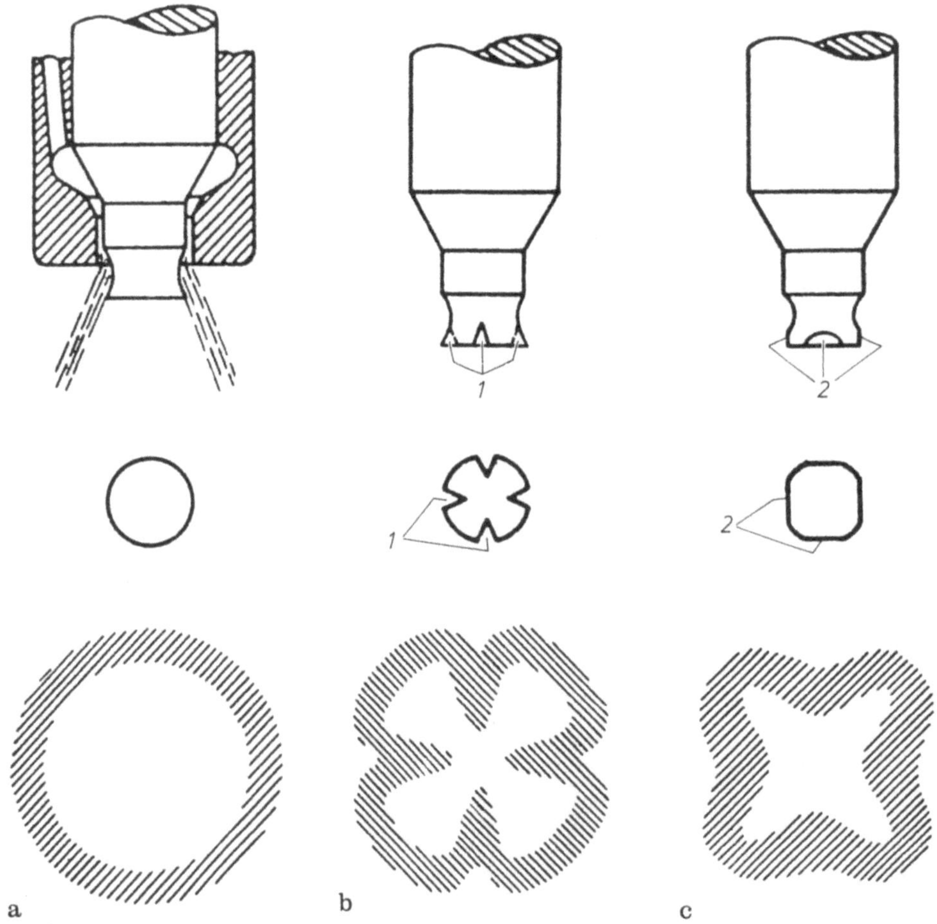

Bild 8.4.31. Vergleich von 3 Zapfendüsen für Direkteinspritzung mit den Querschnitten ihrer Kegelflächen und Strahlformen nach Paul Wiebicke 1937 (DRP 701 456). **a** Normale Zapfendüse; **b** Zapfendüse mit Einkerbungen *(1)*; **c** Zapfendüse mit Abflachungen *(2)*

Durch die Einführung des Kugelbrennraums im Kolben stieg die Bedeutung der Düse. Die Konstrukteure stellten sich ihren Verbrennungsablauf vor. Auf jeden Fall sollten sich Kraftstoff und Luft innig und schnell durchmischen. Danach sollte sich die gewünschte Strahlform richten. Auf dem Prüfstand wurde nun die „richtige Düse" gesucht, die die beste Leistung und den günstigsten Verbrauch versprach.

1931 untersuchte Otto Holfelder im Maschinen-Laboratorium der TH Dresden bei Adolph Nägel den Einfluß von Düsen verschiedener Formen auf die Strahlausbildung [4.9]. Er wollte die physikalischen Grundvorgänge, nämlich die Gesetzmäßigkeit von Druckeinspritzung und Drucksteigerung bei der Verbrennung, völlig klären und beobachtete, daß schon eine wenig erhöhte Luftdichte den Strahl besser auflöste, als wenn man die Strahlgeschwindigkeit erhöhen würde. Der Strahl von 50 m/s zerstäubte sich schon bei 15 at Kammer-Gegendruck. Bei gleichen Einspritzdrücken, aber niedrigerer Verdichtung, wäre also die Zerstäubung schlechter. Die

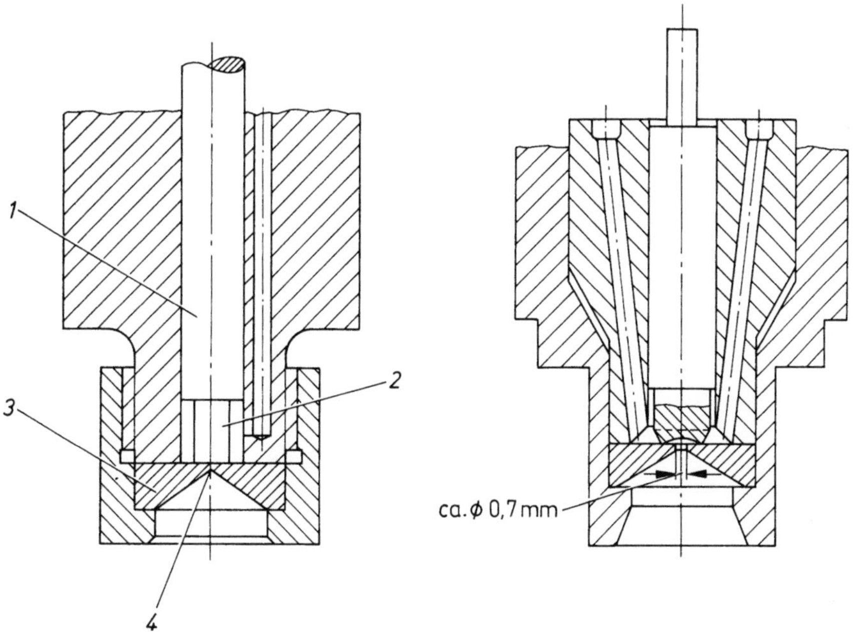

Bild 8.4.32. **a** Flachsitzdüse von Franz Hatz 1926 (DRP 448 708, 484 801). *1* Brennstoffnadel, *2* Stempel mit ebener Fläche, *3* Platte mit Düsenloch *4* und kegeliger Erweiterung. **b** zerlegbare Flachsitzdüse 1937, Bauart Deckel/MAN [4.58]; [4.14]

offene Düse erzeugte einen mehr oder weniger großen Zerstäubungskegel mit mehr oder weniger Luft. Ausgerundete Kanten oder schwach erweiterte Bohrungen der Düse verfeinerten die Zerstäubung. War die Bohrung kegelig verengt, verkleinerten sich die Strahlwinkel. *Geschlossene Düsen* erzeugten spitze Strahlen, ähnlich den Schlieren bei Geschossen. Holfelder photographierte 1931 die verschiedenen Strahlformen. Bei der Zapfendüse war die Zerstäubung trotz niederen Düsendrucks besser; sie lieferte einen runden Strahlkopf, der ringförmig austrat; es gab kein Nachtropfen.

1938 kam der frisch promovierte Joachim Siegfried Meurer als Assistent zu Paul Wiebicke nach Nürnberg, um dessen G-Verfahren wissenschaftlich zu betreuen. Er hatte durch seine Veröffentlichungen, VDI-Vorträge und Arbeiten in der praktischen Meßtechnik von der TH Dresden aus das Interesse Wiebickes geweckt. Meurers erste Versuche galten einem Brennstoffstrahl, der genauer zur Luftverteilung im Brennraum paßte. Dazu entwickelte er 1939 die *Spaltdüse* (Bild 8.4.33). Sie gab dem Brennstoffstrahl in ihrer Mündung die gewünschte Aufweitung zu einem großen Strahlwinkel, wie ihn der Kugelbrennraum brauchte.

Von einem gewissen Sitzwinkel der Düsennadel ab wurde der Strahlkegel aber hohl, Strahlaufweitung und Durchschlagskraft nahmen stärker ab als bei anderen Düsen. Mit der Spaltdüse war der Leerlauf ruhig und der Auspuff sauber, aber bei Vollast fehlte ihr der Strahlkern.

Beim früheren, zylindrischen Brennraum hätte die zentrale *Mehrlochdüse mit Nadel* mehr erreicht, wenn die Stellen größter Luftanhäufung nicht an seiner Peripherie gelegen hätten. Dadurch konnte

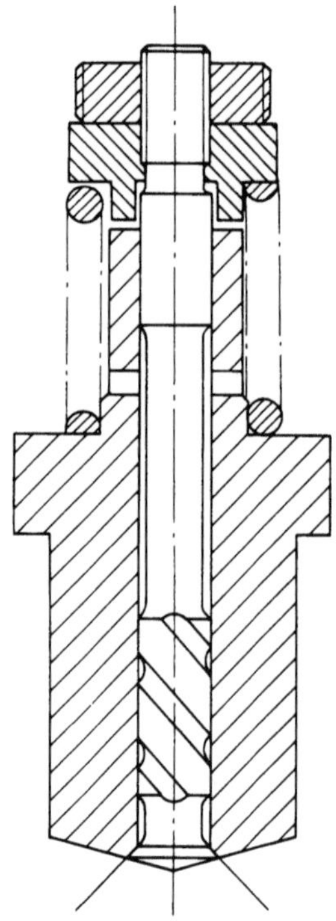

Bild 8.4.33. Spaltdüse von Siegfried Meurer 1939 (DRP 721 889). Sie öffnet nach außen [4.14]

der Brennstoff auch aus 4 bis 6 Strahlen nicht schnell und gleichmäßig genug an diese Stellen kommen. Mit der Mehrlochdüse *ohne* Luftbewegung hätte man für den muldenförmigen Brennraum und eine Halbkugel im Kolben sehr viele Einzelstrahlen erzeugen müssen, die dann in verschiedenen Winkeln zur Düsenachse hätten spritzen müssen. Diesen Winkel bestimmte der Brennraum.

Seit den Versuchen mit Wandauftrag durch Kurt Blume 1939/40, unterstützt durch eine drehende Luftbewegung, hatte die Bedeutung der verteilungsfähigen Düse abgenommen. 1952 verwandte Meurer in seinem Mittenkugel-Verfahren eine Zweilochdüse mit Bohrungen von 0,4 mm Durchmesser und 1,5 mm Länge sowie einem Abspritzdruck von 175 at. Er wählte den Abstand der Düsenöffnung von der Kugelwand so, daß der Brennstoffstrahl sich gerade zu entfalten begann, aber nicht auflösen konnte. Beim Aufladebetrieb setzte er eine Dreilochdüse ein. Beide Düsen lagen schräg und außermittig im Zylinderkopf, ihre Strahlwurzeln 2 bis 4 mm tiefer als der obere Rand des zylindrischen Brennraum-Austritts.

Seit 1941 wurden Düsen eingesetzt, die einen schleierartigen, flachen, auch kegelmantelförmigen Strahl abgaben; er umschloß einen Kegel aus reiner Luft. Fritz Dreyhaupt beobachtete 1941 eine geschlossene, hauchdünne Kraftstoffhaut („Naßdampfwolke"), die erst später in einzelne Tropfen zerfiel; er sprach von „Schleierstrahlen" [4.40]. Sie schienen sich gut für den Kugelbrennraum Wiebickes zu eignen, weshalb Siegfried Meurer die Versuche 1941 in Nürnberg ebenfalls ausführte. Der Verbrennungsablauf verbesserte sich zunächst nicht, weshalb Meurer eine Luftdrehung zu Hilfe nahm (Bild 8.4.25).

8.4.2.5 Die Dieseleinspritzpumpe für Fahrzeugmotoren, Bauart MAN

Während seiner zweiten Versuchsreihe 1894 erkannte Rudolf Diesel, daß „die Konstruktion einer Pumpe für so geringe Fördermengen in solch kurzen Zeiten bei sehr hohen Drucken fast unüberwindliche Schwierigkeiten bietet".

Die MAN-Werke Augsburg und Nürnberg arbeiteten an dieser Aufgabe weiter, in Augsburg waren es Imanuel Lauster und Fritz Reichenbach. In Nürnberg ließ Anton v. Rieppel 1908 eine Einspritzpumpe mit vier Stempeln konstruieren; je zwei Stempel trieben abwechselnd einen Excenter und eine Schwinge an. Gesteuert war nur das Saugventil, ebenfalls durch einen Excenter angetrieben. Die Pumpenstößel hatten zum erstenmal keine Packungen mehr, sondern waren metallisch abgedichtet, wie auch schon in Augsburg ausgeführt. 1910 entwickelte Werk Nürnberg eine Einspritzpumpe für kleine Dieselmotoren. 1912 förderte diese das Treiböl in ein Sammelgefäß, das über einen federbelasteten Kolben unter hohem Druck stand; aus diesem Gefäß wurden die Einspritzdüsen über zeitgesteuerte Akkumulierventile mit Treiböl beschickt[53]. 1915 konstruierte Werk Augsburg eine Pumpe zur direkten Kraftstoffeinspritzung mit 100 at Druck. Von da an hielt Imanuel Lauster den Fahrzeug-Dieselmotor für möglich.

Wilhelm Riehm glaubte 1920 nur an eine günstige Direkteinspritzung beim schnellaufenden Fahrzeug-Dieselmotor, wenn es dem Antrieb der Brennstoffpumpe gelänge, sehr rasch mit der Förderung einzusetzen und diese ebenso rasch wieder zu beenden. Daher brauchte die Pumpe eine steile Antriebsnocke mit einer Einspritzdauer von 20 bis 25° Kurbelwinkel. Der Nocken mußte also hoch genug sein, wesentlich waren Öffnungspunkt und -dauer. Den Verbrennungsverlauf selbst beeinflußt die Nockenform nicht. Je höher die Drehzahl, um so kürzer die Einspritzzeit. Das stimmte skeptisch. Bei 18° Kurbelwinkel beträgt die Einspritzdauer 18 s bei $n = 6$, also 0,002 s bei $n = 1500\,\text{min}^{-1}$.

Nach dem Einspritzen mußte die Druckleitung sofort entlastet werden, damit die Düse nicht nachtropfte. Außerdem mußte die Pumpe den Einspritzbeginn ändern können, um den Zündzeitpunkt der Drehzahl anzupassen. Mit diesen Bedingungen, so meinte Riehm 1920, würde ein Fahrzeug-Dieselmotor ruhig, sparsam und rauchfrei laufen (Bild 8.4.34).

MAN Augsburg entwickelte also eine „kurzfördernde Pumpe" als Nockenpumpe mit Überströmventil, (es steuert das Ende des Druckhubes) für 300 at Druck (Bild 8.4.35). Sie bestand für vier Zylinder aus einem Block, für sechs Zylinder aus zwei Blöcken zu je drei Pumpen. Der Antrieb ihrer Nockenwelle erfolgte durch Stirnräder von der Kurbelwelle aus. Das verlangte Rückschlagventil befand sich in einem Verteilerstück in der Druckleitung (Bild 8.4.29). Wilhelm Riehm erprobte die erste Nockenpumpe 1920, am Versuchsmotor 1 K 14/19 arbeitete sie 1923 bis 1100 min^{-1} präzise und bewies ihre Eignung für Fahrzeug-Dieselmotoren.

[53] Diese Methode ist heute als Speicher-Einspritzung bekannt und seit kurzem angewendet.

Riehm urteilte 1922: falls sich der Antrieb der Nocken-Brennstoffpumpe durch Stirnräder bewährt, „... könnte ohne Schwierigkeiten ein Viertakt-Kleinmotor gebaut werden". Die Verteuerung im Brennstoffpumpen-Antrieb hielt er für unwesentlich. Solche Pumpen von dauernd höchster Betriebssicherheit könnten ohne Schwierigkeit hergestellt werden. Größeren Bauaufwand vermutete Riehm bei Einspritzverfahren, die eine sehr scharfe Bemessung der Einspritzzeit verlangen.

Seit MAN Augsburg für ihren Fahrzeug-Dieselmotor eigene Einspritzausrüstungen konstruierte und auch bauen mußte, kam sie bald mit der feinmechanischen Industrie in Berührung, die Präzisionsteile für Einspritzpumpen, Ventile usw. liefern konnte. Da lag die Münchener Deckel OHG nahe, Herstellerin des Compur-Verschlusses für die Fotoindustrie. Sie arbeitete ab 1924 mit der MAN zusammen. Seit 1922 hatte Deckel Aufträge für Franz Lang[54] bzw. die Süddeutsche Motoren AG/Acro AG und für die Motorenfabrik Hatz in Ruhstorf ausgeführt. Friedrich Deckel[55] wollte diesen Bereich fortführen und beauftragte 1925 seinen Chefkonstrukteur Lorenz Braren[56], eine neue Brennstoffpumpe zu entwickeln. Es wurde eine Pumpe, die den Brennstoff gemischt mit Luft förderte, was eine gute Zerstäubung ergab. 1927 fertigte Deckel neben Überströmventilen auch ein Einspritzsystem, das genau dem des ersten MAN-Fahrzeugdiesels entsprach. Es war kürzer und gedrängter konstruiert als das von MAN. Deckel bot der MAN die Lieferung von weiteren Präzisionsteilen an; er glaubte, sie billiger liefern zu können, als wenn MAN sie selbst herstellte. Große Serien kamen zunächst nicht in Frage, da die Entwicklung dieser Motorenart noch voll im Fluß war. Deckels Motor zum Beispiel lief 1927 noch nicht ganz regelmäßig und nur mit starkem Nachbrennen. Von 1931 bis 1955 unterhielt die Deckel OHG eine selbständige Abteilung für Dieselausrüstungen. Die MAN blieb mit ihr in Geschäftsverbindung.

Während Deckel weiterhin auch Einzelteile lieferte, wollte die Robert Bosch AG nur komplette Dieselausrüstungen verkaufen. Als sie bei Dieselmotor-Ausrüstun-

[54] NDB 13.

[55] NDB 3.

[56] Lorenz Braren (1886–1953) stammt von der Insel Föhr. 1904 Entscheidung für den Maschinenbau. In zwei USA-Aufenthalten 1908–10 und 1912–21 Konstrukteur in Maschinen und Feinmechanik. 1922–30 Chefkonstrukteur Deckel.

Bild 8.4.34. Eigenhändige Skizze von Wilhelm Riehm am 8. September 1920 zur Erprobung der Nockenpumpe. Historisches Archiv MAN Augsburg. Aus *Riehms Protokoll:* „Die Pumpe konnte nur mit n = 130 min^{-1} betrieben werden wegen des starken Druckes auf die Schraubenräder (Pumpenkolben 18 mm ∅) und den Regler. Sie lieferte bei n = 120 min^{-1}: 12,4 kg/h bei eingeschaltetem Druckventil der Pumpe, 11,5 kg/h nur mit Einspritzventil. Einspritzen erfolgt präzis bei ausgeschaltetem Druckventil. Gute Verbrennung ergab sich bei allen Belastungen. Einspritzdauer bei 1/1 Last ca. 30 %. Düse 10 × 0,3 mm ∅. Bei n = 175 min^{-1}, N_e = 76 PS und Verbrauch 190 g/PSh war der Auspuff leicht sichtbar, bei Leerlauf und kleiner Last rauchfrei. Nocke mit steilerem Anlauf ergab stärkere Stöße auf die Schraubenräder und den Regler, so daß Maschine nur mit n = 160 min^{-1} betrieben wurde"

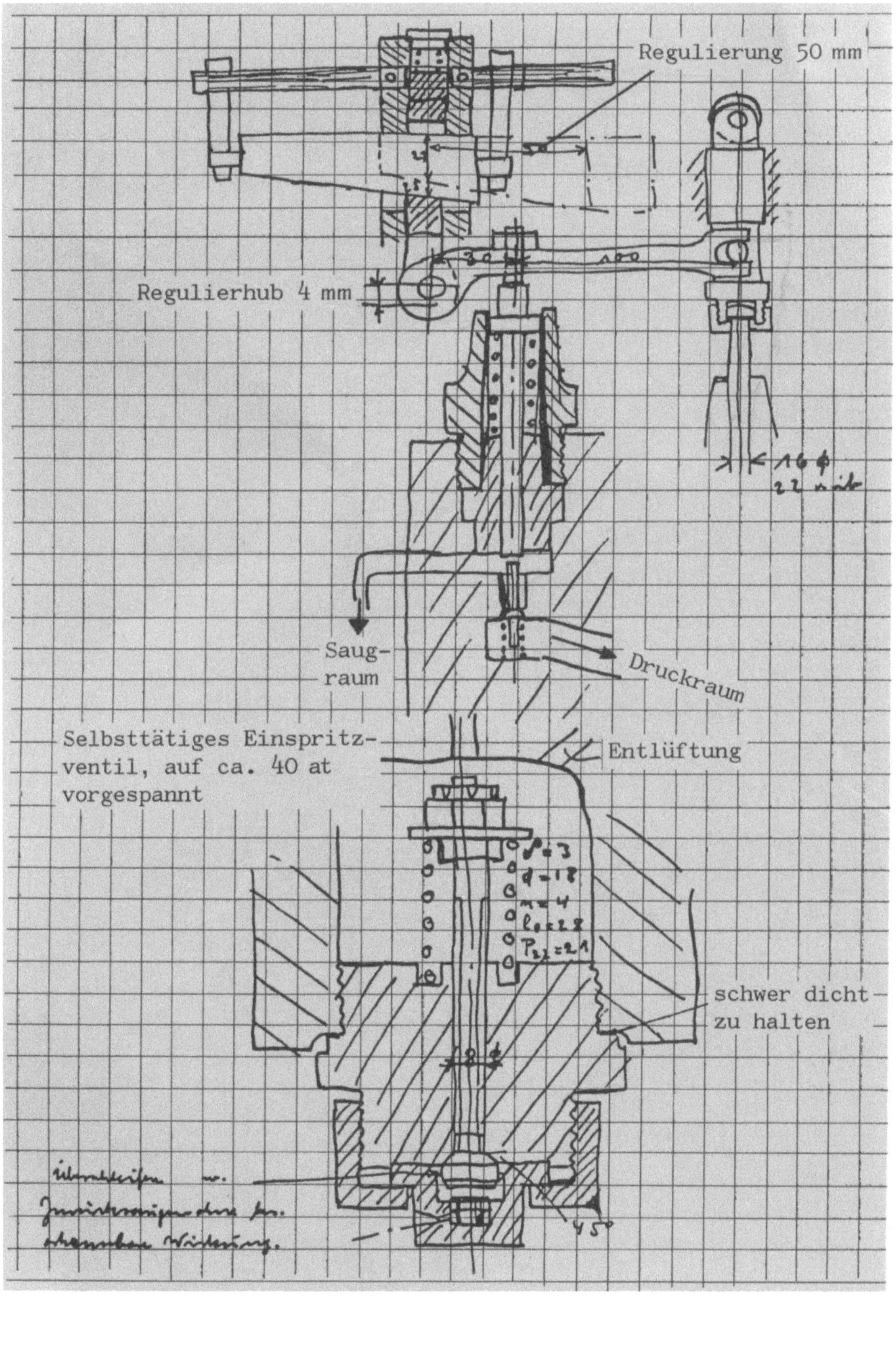
Regulierung 50 mm
Regulierhub 4 mm
Saug-
raum
Druckraum
Selbsttätiges Einspritz-
ventil, auf ca. 40 at
vorgespannt
Entlüftung
schwer dicht
zu halten

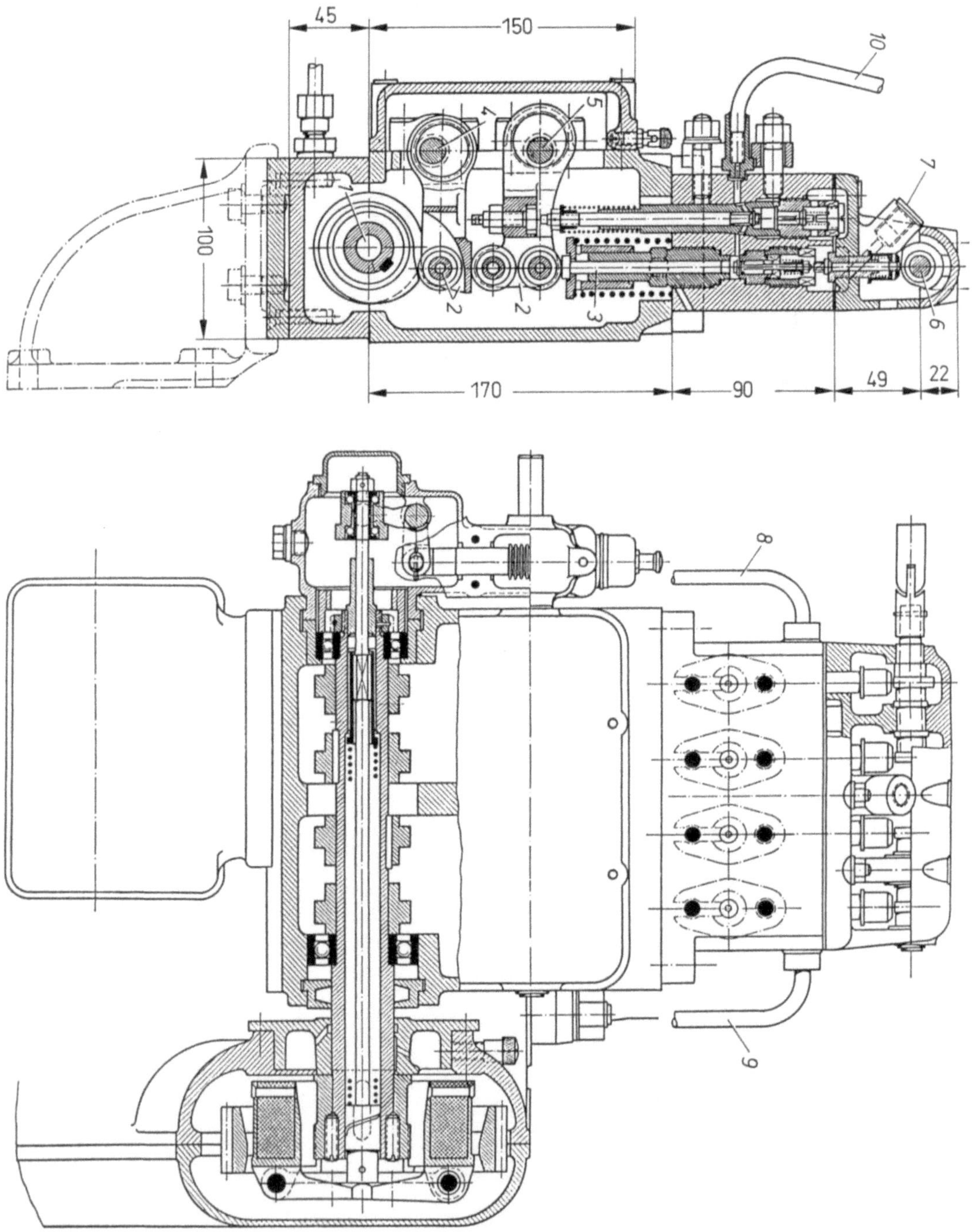

Bild 8.4.35. Brennstoffpumpe mit Regler 1923, Bauart MAN. Aus [4.41, 4.42]. *1* Nocken für den Pumpenkolben, *2* Zwischenhebel, *3* Kolben, *4* Welle des unteren Zwischenhebels 2, *5* Welle des oberen Zwischenhebels 2, *6* Nockenwelle für das Saugventil, *7* Entlüfter, *8* Brennstoff-Zuleitung, *9* Brennstoff-Rückleitung, *10* Brennstoff-Druckleitung. Größte Einspritzzeit-Verstellung 20° Steuerwellen-Winkel = 40° Kurbelwellen-Winkel. Füllungsänderung 0 bis 70 % der theoretischen Gesamtfördermenge bzw. 0 bis 2,56 mal der theoretisch erforderlichen Brennstoffmenge

gen zur Serienproduktion überging, besuchte Robert Bosch 1926 persönlich die Firmen, die sich mit dem Bau von Fahrzeug-Dieselmotoren beschäftigten. Bisher mußten sie alle Einspritzdüsen und -pumpen selbst konstruieren und bauen. Jetzt wollte Bosch auch diese Arbeit für sämtliche Firmen übernehmen, nachdem ihn schon das Zünder- und Beleuchtungsgeschäft mit der Kraftfahrzeug-Industrie verband. Bereits 1894 war Rudolf Diesel bei Robert Bosch[57] in Stuttgart gewesen wegen eines elektrischen Zündapparates, mit dem er vor dem Anlassen seines Motors einen Asbestdocht zünden wollte.

Am 31. März 1926 erschien Bosch bei MAN Augsburg mit folgender Delegation seines Hauses: den Direktoren Otto Heins[58], Karl Martell Wild[59] und dem Ingenieur Franz Lang[60]. Anwesend waren Hippolyt Saurer[61] und von MAN Imanuel Lauster[62], Wilhelm Riehm und Ob.Ing. Hausenblas. Die Diskussionspartner sahen die Entwicklung des kompressorlosen Fahrzeug-Dieselmotors erst an ihrem Anfang, wobei beide Einspritzsysteme ihre Zukunft hätten. Bei aller Hochachtung vor MAN hielt Robert Bosch eine Zusammenarbeit bei dieser Entwicklung nicht für notwendig, da sowohl MAN als auch Bosch erfolgreiche Fahrzeug-Dieselmotoren hätten. Bosch besaß bereits einen MAN-Fahrzeug-Dieselmotor, der auf das Acro-Verfahren umgebaut war. Mit dem Acro-Verfahren des früheren MAN-Ingenieurs Franz Lang hatte sich Riehm 1924 bei einer Besichtigung in München vertraut gemacht. Bosch aber wollte keine Motoren, sondern nur Düsen, Brennstoffpumpen, Glühkerzen und Filter dazu herstellen. Auch wollte Bosch die Liefermöglichkeit seiner Dieselausrüstungen für den Großmotorenbau der MAN in Erwägung ziehen.

1929 kamen Bosch-Brennstoffpumpen und -Einspritzdüsen am MAN-Vierzylinder-Dieselmotor W 4 V 12/18 in Augsburg und Nürnberg auf den Prüfstand. 1932 bildeten sie eine der Grundlagen des Luftspeicher- (K-)Verfahrens von Paul Wiebicke in Nürnberg. Anläßlich der Wirtschaftskrise gab MAN in dieser Zeit die eigene Herstellung von Pumpen für Fahrzeugmotoren auf.

Trotzdem setzten die MAN-Werke Augsburg und Nürnberg die Entwicklung der Einspritzpumpen fort. Zum Beispiel war 1931 die genaue Bemessung kleinster Brennstoffmengen noch nicht möglich. Die MAN schlug daher 1931 eine Teilung der gesamten Einspritzmenge in Vor- und Haupteinspritzung vor. Dann würde

---

[57] NDB 2.

[58] Otto Heins (1878–1955), Dr.-Ing. E. h. 1926, Dir. d. Rob. Bosch AG, 1913 Präsident d. Bosch Magneto Comp. New York.

[59] Karl Martell Wild (1882–1952), Dr.-Ing., Geschäftsf. d. Rob. Bosch AG als Nachf. v. Gottlob Honold (NDB 9), Aufsichtsrats-Vors.

[60] NDB 13.

[61] Hippolyt Saurer (1878–1936), Enkel d. Gründers der AG A. Saurer, Arbon/CH, begann 1928 den Serienbau von schnellaufenden Fahrzeug-Dieselmotoren nach dem Acro-Bosch-Verfahren. 1932 entwickelte er eigene Verf., 1934 mit Direkteinspritzung.

[62] NDB 13.

sich das harte Zündgeräusch ermäßigen. Die Lösung der MAN war 1931 ein Stufenkolben in der Pumpe (DRP 577711). Hermann Seegelken von MAN-Nürnberg dachte noch 1951/52 in dieser Richtung (DBP 915400 u. 916605) und gab einen Vorläufer der Tandem-Einspritzpumpe für Großmotoren mit Hochaufladung der 60er Jahre an.

Die Ausbildung der beiden besonderen Organe des Dieselmotors, die die unmittelbare Einspritzung ermöglichten, Düse und Einspritzpumpe, bereitete noch lange Zeit Schwierigkeiten und erforderte viele Erfindungen, die erst dem Dieselmotor seine Bedeutung verliehen. Rudolf Diesel hatte an den zwei Versuchsmotoren der MAN einen physikalischen Prozeß durchgeführt, Fortschritte im Verbrennungsmaschinenbau stark beeinflußt. Durch die Überführung des physikalischen Prozesses in die praktische Ausgestaltung einer selbstzündenden Ölmaschine hat die MAN unter Diesels Leitung die Brauchbarkeit dieser Maschine begründet. Die MAN hatte vom Dieselmotor weitaus die größten Kenntnisse. Was sie für den Fahrzeugmotor leistete, war immer weit vorausschauend. Deshalb ließ sie sich auch von der Direkteinspritzung nicht abbringen.

8.4.2.6 Der Triumph der Direkteinspritzung im Fahrzeug-Dieselmotor – Zeittafel

1893 Versuch einer Direkteinspritzung mit Akkumulierverfahren in der ersten Versuchsmaschine von Rudolf Diesel bei der Maschinenfabrik Augsburg

1905 Verfahren luftloser Direkteinspritzung flüssiger Brennstoffe in Verbrennungsmotoren von Rudolf Diesel (DRP 178896) und Georg Brandstetter (Brit. Pat. 24411/1905)

1907 Einlaßventil mit Schirm zur Beschleunigung der Luftbewegung von Fritz Reichenbach (DRP 201086)

1910 Direkteinspritzung von Deutz (DRP 237157) und Vickers (Brit. Pat. 27579). 1911 hydraulisch gesteuerte Düse von Deutz (DRP 249339), 1914 eingeführt durch James McKechnie (Brit.Pat. 1059) von Vickers

1913 Otto Mader gelingt in der Forschungsanstalt Prof. Junkers für dessen Doppelkolben-Zweitakt-Dieselmotor die Direkteinspritzung und Druckzerstäubung durch offene Düse. 1915 erreicht er einen Verbrauch von 159 g/PSh (DRP 444695)

1919 Wilhelm Riehm (MAN Augsburg) untersucht die Grundlagen einer betriebssicheren Direkteinspritzung aus offener Düse mit verschiedenen Brennstoffen im schnellaufenden Dieselmotor (DRP 349124). 1920 Beginn der Konstruktion eines Vierzylinder-Automobilmotors durch Johann Mahler

1923 Erster schnellaufender Versuchsmotor mit direkter Einspritzung (1000 min^{-1}, 10 PS) aus zwei offenen Düsen und Einlaßventil mit Schirm. Riehm erreicht an Verbrauchswerten: 2 Einlochdüsen seitlich 210 g/PSh, zentrale Dreiloch-Ritzdüse 202 g/PSh, Fünflochdüse 193 g/PSh. Der Vierzylinder-Automobil-

Dieselmotor wird montiert und läuft erstmalig am 13. Dezember 1923 mit 1100 min^{-1}

1924 Direkteinspritzung auch bei den Dieselmotoren von Linke-Hofmann (Ernst Fry), Kämper, Krupp, Jüdel-Stahmer (Hermann Dorner), Motorenfabrik Hatz, Junkers (Otto Mader), Acro/Süddt. Motoren (Franz Lang), Maybach Motorenbau, K. J. E. Hesselman, Panhard & Levassor

1928 Zentrale, senkrechte Direkt-Einspritzdüse mit gesteuerter Abschlußnadel am ersten Sechszylinder-Fahrzeug-Dieselmotor der MAN mit MAN-Einspritzpumpe, während die meisten Fahrzeug-Dieselmotoren-Hersteller verschiedene Vorkammer-Verfahren mit Bosch-Ausrüstung wählten. Zwei Ventile pro Zylinder

1929 Direkteinspritzung in England durch Gardner Bros., in USA durch Cummins 1930, in Schweden durch Penta

1931 MAN-Quasi-Direkteinspritzung mit Kegelstumpf-Brennraum und Luftspeicher, Einloch- oder Zapfendüse von Paul Wiebicke (DRP 698 363). Übergang zur Bosch-Ausrüstung. Dieselmotoren mit Direkteinspritzung in England von W. Beardmore & Co, Leyland, Armstrong und Blackstone. Saurer, Arbon/Schweiz, kehrt zu ihr zurück

1937 Direkteinspritzung bei MAN durch Paul Wiebicke fortgeführt (DRP 749 607), in England bei AEC Ltd. eingeführt

1951 Direkteinspritzung im M-Verfahren von Siegfried Meurer fortgesetzt (DBP 865 683). Kugelbrennraum in Kolbenmitte und schneckenförmiger Drall-Ansaugkanal. 1956 erfolgreiche Anwendung im Personenwagen-Motor

1964 Daimler-Benz geht als langjähriger Hersteller von Fahrzeug-Dieselmotoren von seinem traditionellen Vorkammer-Verfahren auf die Direkteinspritzung über. 1965 folgen Büssing, Deutz und Ford (Dagenham)

1967 MAN-Sechszylinder-Dieselmotor D 2156 mit Comprex-Aufladung der BBC, 1974 Vorstellung des Dieselmotors D 2556 auf der Genfer Nutzfahrzeug-Ausstellung mit Comprex-Aufladung

1975 MAN-Motorenforschung im Werk Nürnberg entwickelt die „gesteuerte Direkteinspritzung" (GDE) auf Grundlage des M-Verfahrens. Senkung der Abgas- und Geräusch-Emissionen

1979 Aufladung und Ladeluftkühlung steigern die Wirtschaftlichkeit der MAN-Fahrzeug-Dieselmotoren. Kombination des Turboladers mit einem Resonanz-System in der Saugleitung nach Gyula Cser

1981 MAN-Motorenforschung entwickelt einen 2½-Liter-Vierzylinder-PKW-Dieselmotor nach dem GDE-Verfahren, mit Abgas-Turbolader (75 kW) für den „Uni-Car" des FKFS Stuttgart. Parallele Erprobung mit Hubräumen von 0,6 bis 0,8 Liter pro Zylinder. 1984 erweiterte Anwendung der Direkteinspritzung im PKW-Dieselmotor.

8.4.2.7 Entscheidende Versuche über Gemischbildung und Verbrennungsvorgänge im Dieselmotor

Die ersten Versuche mit Dieselmotoren überhaupt fanden in einem „Versuchs-Local" des MAN-Werkes Augsburg 1893 statt. Hier baute Rudolf Diesel mit Lucian Vogel und zehn Mitarbeitern den ersten Versuchsmotor. Aus diesem „Local" wurde der „Probierstand" für jeden neuen Augsburger Motor, für Verbesserungen und Neuentwicklungen. 1913 begann Wilhelm Riehm[63] seine Arbeit an diesem Prüfstand. Zu gleicher Zeit war Otto Mader[64] in Aachen die Druckzerstäubung mit offener Düse gelungen.

Die Dieselforschung als Zweig der Technischen Wissenschaften hatte 1907 mit Adolph Nägel[65] begonnen, dessen grundsätzlicher Dissertation weitere, vertiefende Arbeiten folgten.

1907	Adolph Nägel	Versuche über die Zündgeschwindigkeit explosibler Gasgemische (TH Berlin)
1907	Paul Rieppel	Versuche über die Verwendung von Teerölen zum Betrieb des Dieselmotors (TH Berlin)
1908	Kurt Neumann	Untersuchung des Arbeitsprozesses im Fahrzeugmotor (TH Dresden)
1912	Wilhelm Riehm	Über die experimentelle Bestimmung des Ungleichförmigkeitsgrades (TH Dresden)
1913	Hans Polster	Experimentelle Untersuchung der Druckwechsel und Stöße im Kurbelgetriebe von Kolbenmaschinen (TH Dresden)
1914	Friedrich Münzinger	Untersuchungen an einem 15pferdigen Dieselmotor der MAN (TH Berlin)
1916	Erich Weisshaar	Untersuchungen über den Verlauf der Verbrennung im Dieselmotor (TH Braunschweig)
1916	Ludwig Zwerger	Das Wärmediagramm als Grundlage für die Untersuchung einer Ölmaschine (TH Braunschweig)
1919	Karl Leifert	Beitrag zur Untersuchung der Verluste in Düsen (TH Breslau)
1921	Richard Colell	Beitrag zur Untersuchung von außergewöhnlichen Druck- u. Temperatur-Steigerungen bei Dieselmotoren (TH Breslau)

---

63 Vgl. Fußnote 40.

64 NDB 15.

65 Adolph Nägel (1875–1939), Studium TH Dresden 1894–96, Dipl.Ing. 1903. Assistent v. Richard Mollier. 1907 Dr.-Ing.habil, 1908–39 Professor f. Kolbenmaschinen TH Dresden. Lehrer u. Doktorvater vieler Entwicklungs-Ingenieure d. MAN, wie Siegfried Meurer, Kurt Neumann, Hans Petersen, Wilhelm Riehm, Fritz Schmidt, Karl Zinner. – Dr.rer.pol. h. c. Univ. Berlin, 1928 Dr.-Ing. E. h. TH München 1929.

Die Forschung war eröffnet. Viele Doktoranden kamen in den Dieselmotorenbau der MAN, die immer stärker zum maßgebenden Ort des Dieselmotorenbaus wurde. An den Technischen Hochschulen Dresden, Stuttgart, Hannover und Graz entstanden Forschungsinstitute mit dem Schwerpunkt Dieselmotor.

Nachdem 1919 auch der schnellaufende, kleine Dieselmotor für den Fahrzeugbau ins Versuchsprogramm der MAN Augsburg aufgenommen war, wollte Wilhelm Riehm 1922/23 die Durchschlagskraft von Brennstoffstrahlen feststellen. Er spritzte die Flüssigkeit unter konstantem Druck gegen eine pendelnd aufgehängte Stoßplatte in einem Gehäuse (Bild 8.4.36) und ermittelte magnet-elektrisch den Impuls $m\,v$. Bei bekannter Flüssigkeitsmasse m pro Sekunde konnte er dann die Geschwindigkeit v des Strahls zwischen Düse und Stoßplatte berechnen und durch Änderung dieses Abstands die Abhängigkeit der Strahllänge vom dynamischen Druck bestimmen. Unter vereinfachten Annahmen berechnete Riehm den Widerstand

$$W = \psi\ \rho\ F\ v^2 \quad \text{(kg)},$$

$$\psi\ \rho\ \pi\ r^2\ v^2\ ds = -\frac{4}{3}\ \pi\ r^3\ \frac{\gamma_{fl}}{g}\ v\ dv,$$

wobei ψ = Reibungszahl in Luft = 0,02,
ρ = Masse von 1 m³ Luft (kg s²/m),
F = Projektion des Körpers in der Bewegungsrichtung (m²),
g = dynamischer Druck (at),
v = Geschwindigkeit (m/s),
γ_{fl} = spezifisches Gewicht der Flüssigkeit (kg/m³),
r = Radius der kugelförmigen Flüssigkeitsteilchen (m).

Mit $\dfrac{3\psi\ \rho\ g}{4\gamma_{fl}} = C$ wird $\dfrac{dv}{v} = -\dfrac{C}{r}\ ds.$ (1)

Riehm stellte damit eine Beziehung zwischen Geschwindigkeit und Weg der Flüssigkeitsteilchen her. Nachdem ihm bekannt war, daß die Geschwindigkeit v des Strahls vom Weg s der Flüssigkeitsteilchen abhängt mit

$$W\ ds = -m\ v\ dv,$$

konnte er für jeden Punkt der Kurven des dynamischen Drucks abhängig von der Strahlenlänge (Bild 8.4.37) den Weg s erhalten zu

$$s = -\ \frac{C\ v}{dv/ds}\ (1).$$

Die Größen v und dv/ds entnahm Riehm den Geschwindigkeits-Weg-Kurven in Bild 8.4.38. Er ermittelte auch die Zahl der Flüssigkeitsteilchen bzw. -kugeln und das

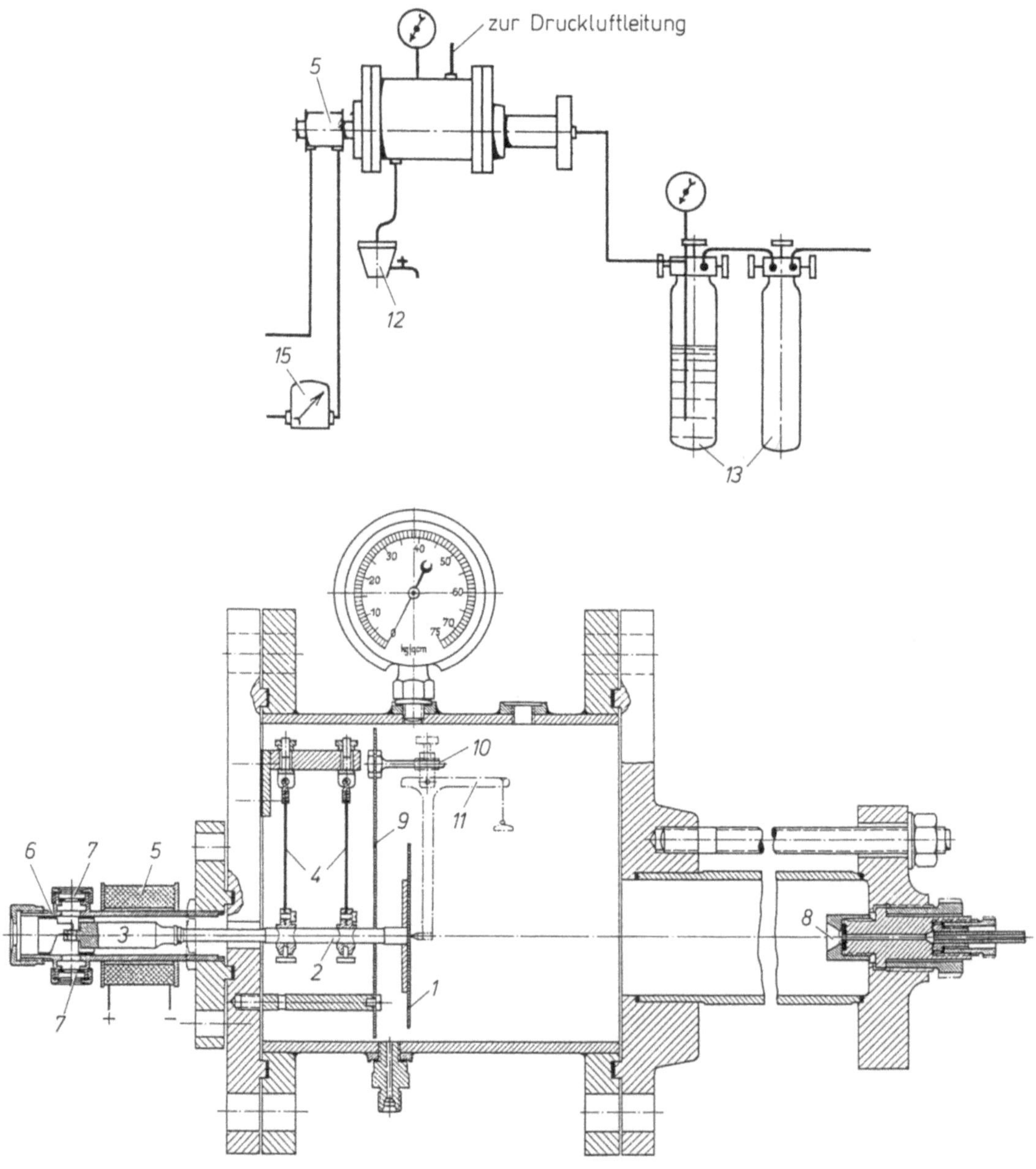

Bild 8.4.36. Versuchsanordnung zur Messung der Durchschlagskraft von Flüssigkeitsstrahlen nach Wilhelm Riehm 1922/23 [4.6]. *1* Platte der Stoßwaage (180 mm ∅), *2* Stange mit Weicheisenkern *3*, *4* Stahlbänder, *5* Magnetspule, auf Messingrohr *6* aufgesteckt, *7* Fenster zum Beobachten der Stoßwaage, *8* Einspritzdüse, *9* Schutzplatte gegen Flüssigkeitsteilchen, *10* Träger der Eichvorrichtung *11*, *12* Sammelgefäß der eingespritzten Flüssigkeit aus den Behältern *13*, *14* Strommesser

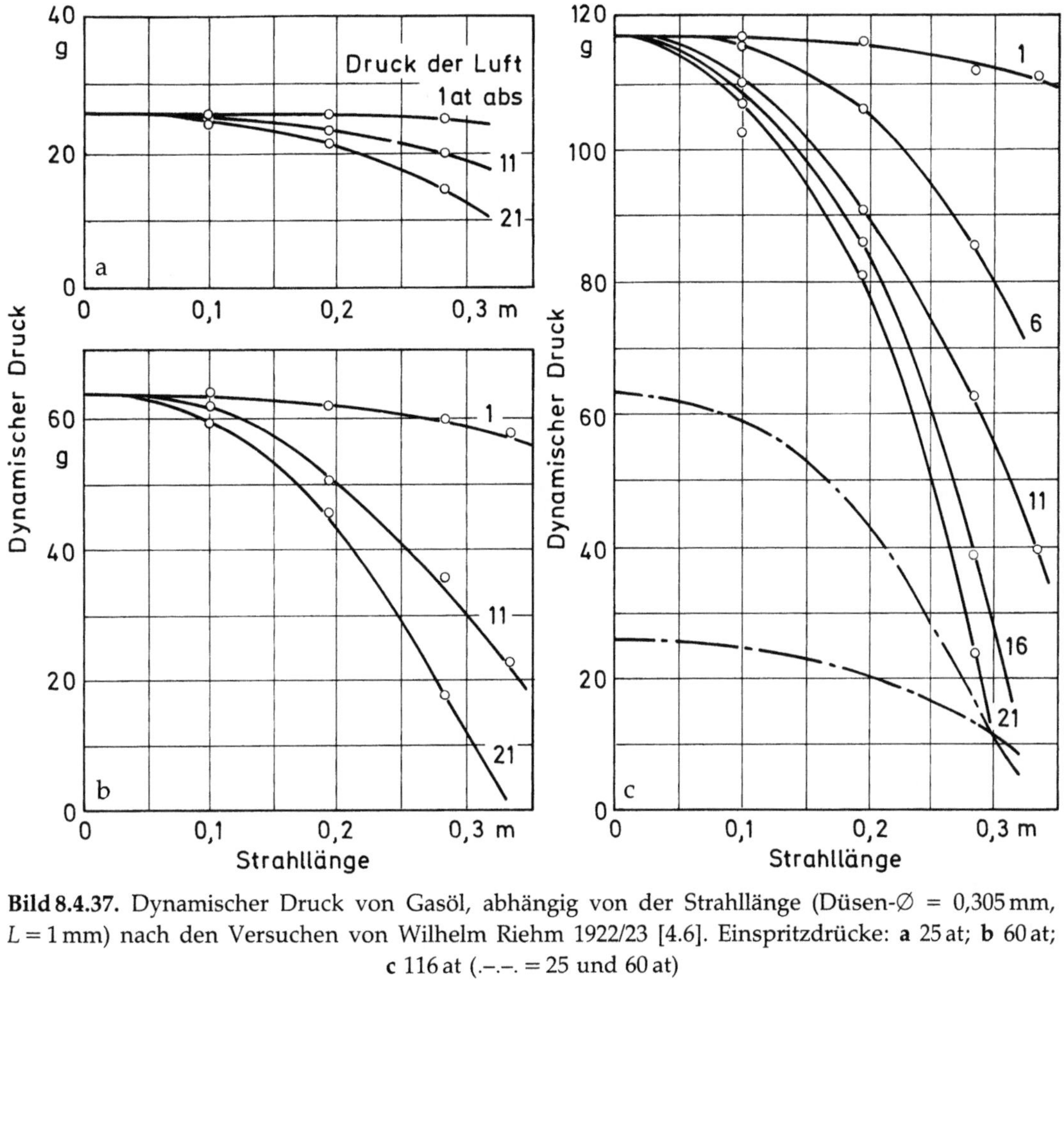

Bild 8.4.37. Dynamischer Druck von Gasöl, abhängig von der Strahllänge (Düsen-∅ = 0,305 mm, $L = 1$ mm) nach den Versuchen von Wilhelm Riehm 1922/23 [4.6]. Einspritzdrücke: **a** 25 at; **b** 60 at; **c** 116 at (.–.–. = 25 und 60 at)

Verhältnis ihrer Oberflächen (Tabelle 8.4.4). Die Gleichungen der Kurven in Bild 8.4.38 fand Riehm, indem er die Differentialgleichung (1) integrierte zu

$$\ln v = -\frac{C}{r} s + \ln v_0 \tag{2}$$

mit der Grenzbedingung $v = v_0$ für $s = 0$.

Aus Bild 8.4.37 schloß Riehm, daß die Durchschlagskraft des Strahlkerns bei gleichen Düsen unabhängig vom Einspritzdruck sei. Spätere Filmaufnahmen und Versuche in den USA bis 1937 stützten Riehms Ergebnis. Bedeutend war die Erkenntnis, daß die Durchschlagskraft der Brennstoffstrahlen der Brennraumgröße angepaßt sein muß, um eine gute Vermischung mit der eingeschlossenen Luft zu erzielen. Für kleinere Zylindereinheiten würde eine geringere Durchschlagskraft

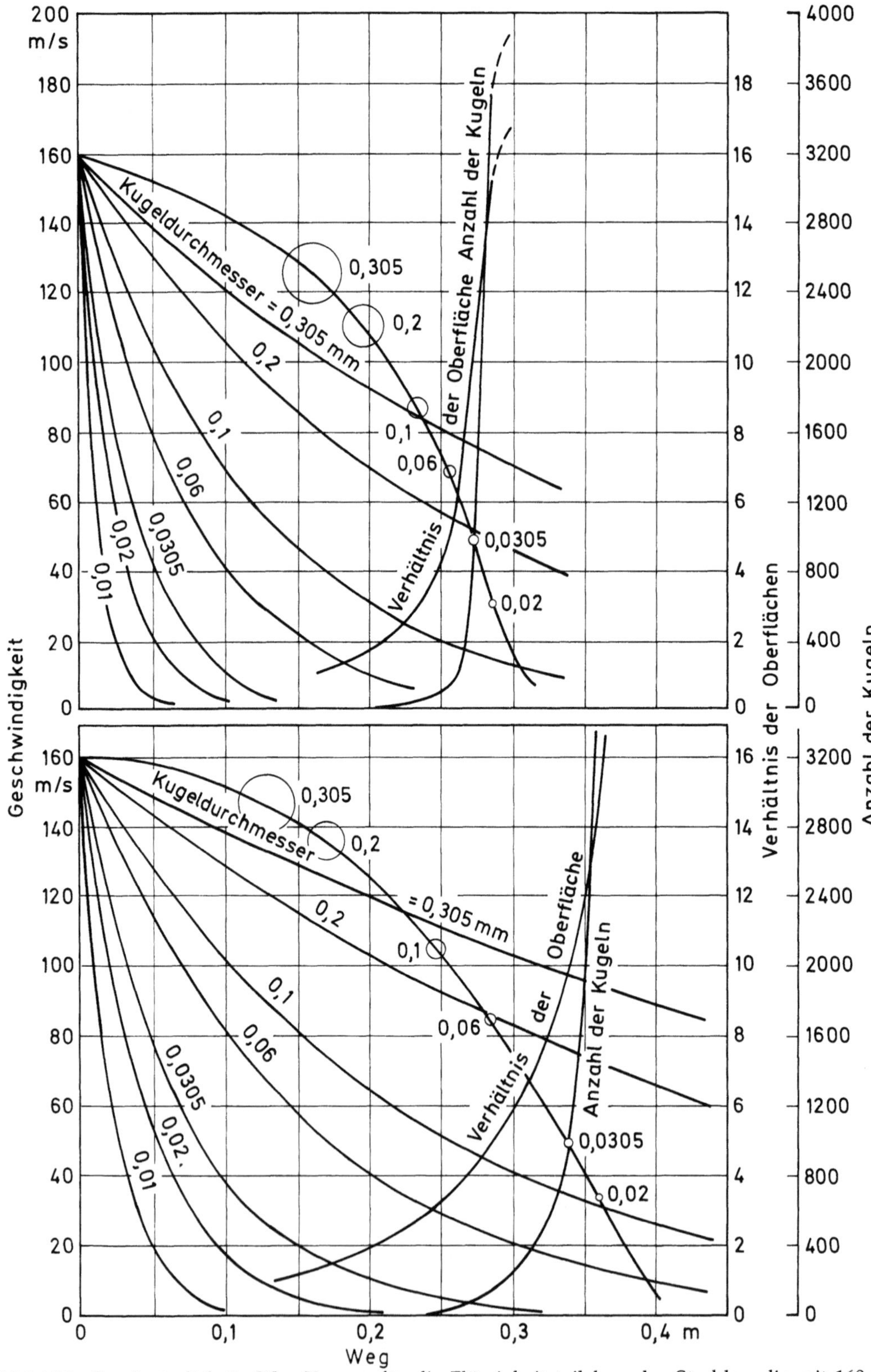

Bild 8.4.38. Geschwindigkeits-Weg-Kurven für die Flüssigkeitsteilchen des Strahles, die mit 160 m/s in die Luft eindringen bei 116 at Überdruck, 11 und 21 at Gegendruck [4.6]

Tabelle 8.4.4. Anzahl und Oberflächenverhältmis der Flüssigkeitskugeln nach Wilhelm Riehm 1922/23

Kugeldurchmesser (mm)	Anzahl der Kugeln	Verhältnis der Oberflächen
0,305	1	1
0,2	3,6	1,53
0,1	28,5	3,05
0,06	132	5,1
0,0305	1000	10
0,02	3580	15,3
0,01	28 500	30,5

Oberfläche am Einspritzbeginn = 1

genügen, damit die Tropfen nicht unverbrannt auf die gekühlte Zylinderwand treffen. In jedem Fall bewies Riehm in seinen Augsburger Versuchen 1922/23 die Anwendbarkeit der direkten Druckeinspritzung für alle Zylindergrößen.

Die Versuche von Wilhelm Riehm sind bis heute fundamental. Man muß bedenken, daß damals Meß- und Phototechnik genauso am Anfang standen wie der Fahrzeug-Dieselmotor selbst. Hersteller und Forscher begannen meistens mit eigenen Gedankenkonstruktionen über die Vorgänge im Motor, die sie dann durch Versuche bestätigt sehen wollten.

Parallel zu Riehm wollte das Langley Memorial Aeronautical Laboratory Kraftstoffstrahlen von 210 bis 560 at in verdichteter Luft von 21 at photographieren. Das gelang Robertson Matthews erst Ende 1924. Bis 1927 ermittelten H. E. Miller und E. G. Beardsley die ersten Werte für die Reichweite von Brennstoffstrahlen, für den Drall, den Einfluß von Gasdichte und spezifischem Gewicht des Kraftstoffs auf die Strahlenreichweite (Bild 8.4.39). Auch Otto Mader forschte am Junkers-Institut in Dessau; 1925 photographierte er den Verbrennungsvorgang im Dieselmotor durch ein Quarzfenster im Zylinderkopf mit einem Stroboskop. Die Bilder gerieten allerdings zu unscharf. 1926/27 folgten Versuche für Groß-Dieselmotoren durch Friedrich Sass (AEG), allerdings mit ungehinderter Strahlbildung [4.2]. Er ermittelte dabei erstmalig den Einfluß der Durchmesser des Brennstoffstrahles beim Austritt aus der Düse auf seine Durchschlagskraft (Bild 8.4.40). 1927/28 maß P. H. Schweitzer[66] am Pennsylvania State College mit einem Öldruck-Indikator für sechs Druckstellen die Düsenbohrungen, die Durchschlagskraft und die Zerstäubung der Brennstoffstrahlen bei Druckeinspritzung [4.43].

[66] Paul Harry Schweitzer (1893–1980). Studium TH Budapest, seit 1920 USA. Pennsylvania State College (Motoren-Institut) 1923–58, seit 1936 Professor. Dr.-Ing. TH Dresden 1930 bei Adolph Nägel. 1952 Ing. Büro mit Albrecht Hussmann (1906–79) für Dieselmotoren u. Gasturbinen. 1953/54 Fulbright-Dozent TH Graz. Dr. sc. techn. h. c. TH Wien u. Budapest.

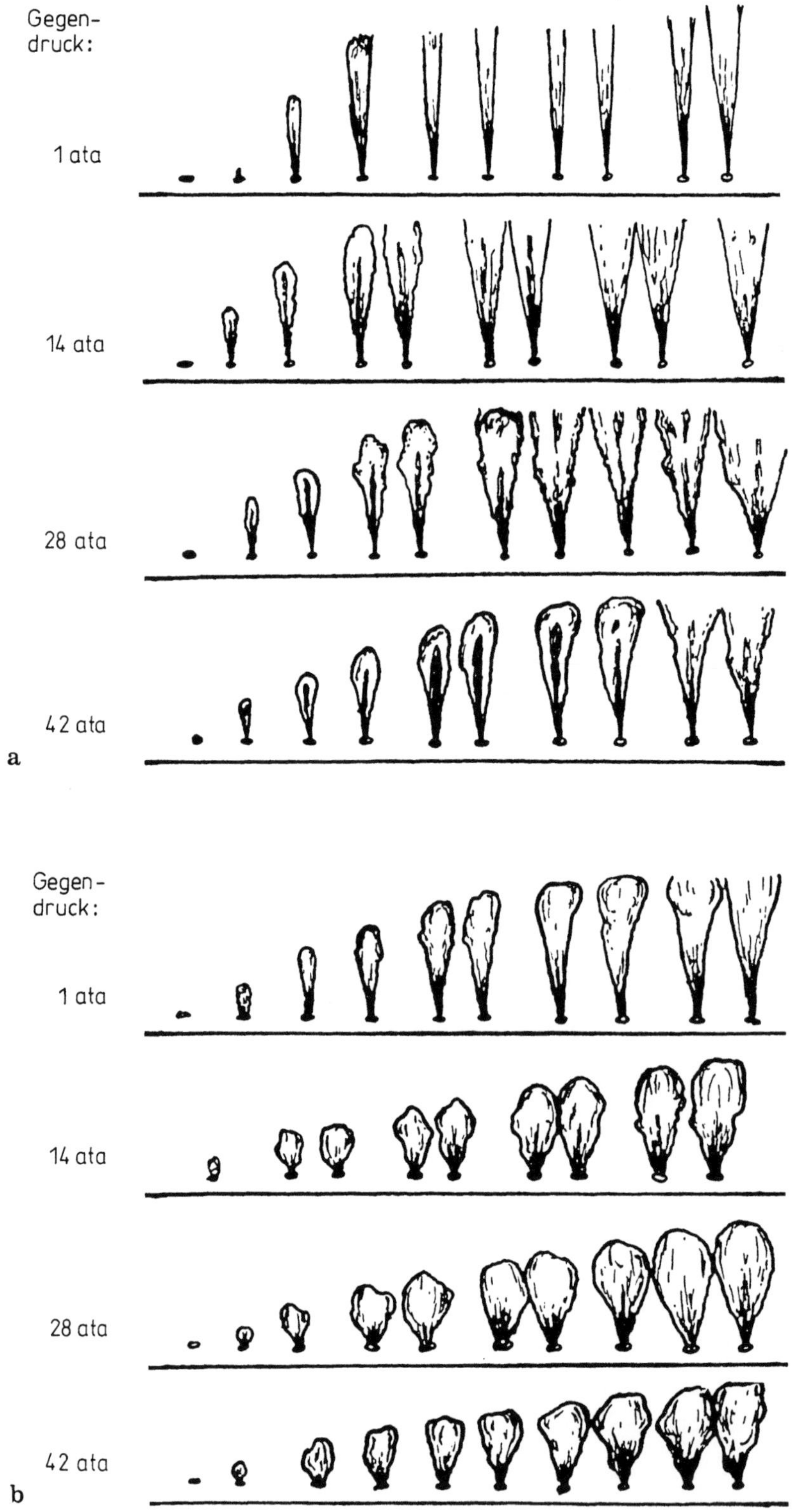

Bild 8.4.39. Einfluß des Gegendrucks auf die Strahlausbildung mit verschiedenen Düsentypen bei Reichweite 15 cm für kleine Zylinder und 560 at Einspritzdruck nach Aufnahmen von H. E. Miller/E. G. Beardsley 1925–27 [4.42]. **a** Einlochdüse 0,55 mm ∅; **b** Streudüse 1 mm ∅ mit vorgeschaltetem Zerstäubereinsatz

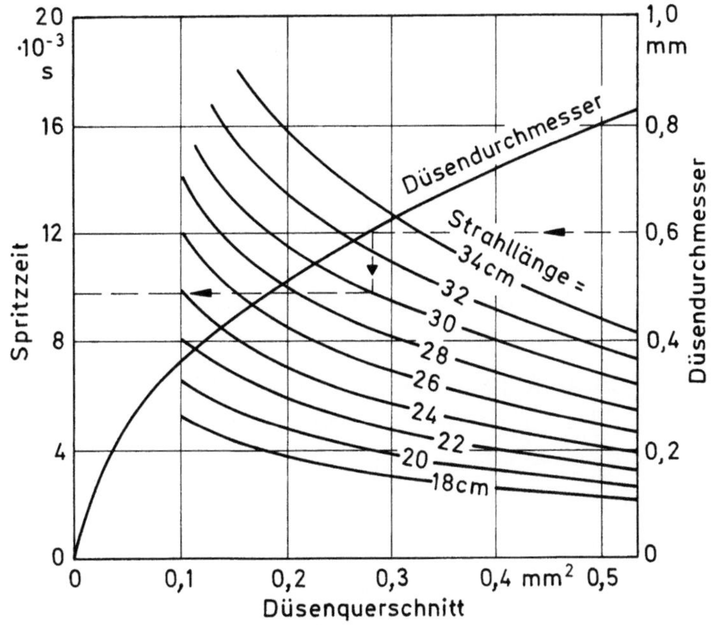

Bild 8.4.40. Ermittlung der Spritzzeit bei gegebenem Düsen-Durchmesser nach Friedrich Sass 1927 [4.2]. Einspritzdruck 280 bar, Gegendruck 10 bar, $n_{Pumpe} = 90\,\text{min}^{-1}$ (als Einspritzgeschwindigkeit), Brennstoff-Dichte $\rho = 0{,}87\,\text{kg/l}$

Die Mehrzahl der Diesel-Forschungsarbeiten bis 1934 vertiefte das Wissen über Einspritzung, Zerstäubung, Zündung und Verbrennung, die Wege hierzu hatten schon Friedrich Sass [4.2, 4.3] und Hans Heinrich[67] 1931 [4.44], Kurt Neumann [4.45] und Otto Holfelder 1932 [4.9], Otto Klüsener[68] 1933 [4.46] und Hans Mehlig 1934 [4.47] gewiesen. Im Anschluß an Holfelders Untersuchungen 1932 in Dresden über den Einspritzvorgang regte ihn Adolph Nägel zum Entwurf und Bau einer größeren Versuchsanlage in seinem Maschinen-Laboratorium an. Die ersten konstruktiven Arbeiten zu ihrer Ausführung führte Dr.-Ing. Friedrich Dieterlen († 1935) aus, der schon 1930 an der TH Dresden promoviert hatte (Bild 8.4.41).

Er verwandte einen stehenden Einzylindermotor der MAN (Bohrung × Hub = 320 × 480 mm, 220 min⁻¹), kombiniert mit einer zylindrischen Verdichtungsbombe (120 mm ∅, l = 360 mm, V = 5,1 l). Die Bombe wurde mit vorgewärmter Luft gefüllt, 85 mg in einen 70fachen Luftüberschuß eingespritzt. Die Luft in der Bombe bewegte sich nicht, so daß nur der Teil der Luftladung verbrannte, den der Brennstoffstrahl erfaßte.

---

[67] Hans Heinrich (*1905). Maschinenbau-Studium TH München u. Dresden. 1929–70 Bosch. Dr.-Ing. TH Stuttgart 1931.

[68] Otto Klüsener (1897–1983). Maschinenbau-Studium TH Hannover. Ob.Ing. u. Doktorand bei Kurt Neumann in Hannover. 1949–64 dort O. Professor u. Institutsdirektor. Wies früh auf die Luftbelastung durch Verbrennungsmotoren hin.

Otto Holfelder wollte 1932 außer den Strahlformen auch Zündung und Verbrennung photographieren, Temperaturverlauf und Druck in der Bombe mit Piezoquarz indizieren. Quarz-Indikatoren wurden in den USA seit 1919, in Japan seit 1927 eingesetzt, weil sie sich für Temperaturen bis 500 °C eigneten, damit auch für Verbrennungsmotoren. Holfelders Anlage und die Versuche auf ihr wurden für die Dieselmotoren-Forschung der nächsten 30 Jahre fundamental. Von Einfluß waren z. B. Holfelders photographische Aufnahmen von 1934/35, die er von der Verdampfung des Kraftstoffs, d. h. von den Verdampfungsschlieren bei Einspritzung in die Bombe machte (Bild 8.4.41, Schnitt B–B). Danach war der Kraftstoff schon vor der Zündung teilweise verdampft. Ob teilweise oder ganz, diese Erkenntnisse Holfelders und Nägels waren praktisch verwendbar. Friedrich Sass behauptete allerdings 1948 [4.3], daß die Verdampfung des Kraftstoffs vor der Zündung die Zündung selbst nicht voraussetzt.

Holfelder versuchte 1935 schon das praxisnahe Spritzen gegen ein ungeheiztes, schräges Prallblech in 10 cm Entfernung von der Zapfendüse [4.48]. Es verbesserte weder die Zerstäubung noch verkürzte es den Zündverzug. Das Durchbrennen nahe dem Prallblech verlief nur sehr langsam. Daraus schloß Holfelder, daß die zerstäubten Strahlteile gleicher oder niederer Temperatur als die Luft möglichst wenig mit Wandteilen in Berührung kommen sollten. Auf diese Versuche baute 1939/40 Kurt Blume auf. Seine Versuche über die Wirkung des Kraftstoffstrahls in heißer Luft und an der Brennraumwand trafen das Forschungsziel direkt. Nach Eddo Blaum (1934–37), Hans Petersen (1935/36), Karl Zinner (1937) und Fritz Dreyhaupt (1938/39) arbeitete Blume (1939/40) gleichzeitig mit Walter Pflaum[69] auf der verbesserten Holfelder-Anlage in Dresden unter der neuen Leitung von Hans Mehlig[70] [4.38, 4.40, 4.47, 4.49].

Blumes Diplomarbeit über den „Einfluß der physikalischen Kraftstoffeigenschaften auf den Einspritzvorgang“ 1936 war schon fundamental für die Dieselwissenschaft gewesen [4.24]. Jetzt stellte er die Strahlentwicklung und den Aufteilungswert bei der Zapfendüse graphisch dar (Bild 8.4.42). Bedeutend aber waren hauptsächlich Blumes Versuche mit dem Aufspritzen des Kraftstoffstrahls auf eine schräge Stahlplatte von 400 °C, die die Wand des Brennraums im Fahrzeug-Dieselmotor darstellen sollte. Blume widerlegte zunächst die alte Ansicht von 1919–25, daß an der Auftreffstelle des Kraftstoffstrahls eine Temperaturspitze oder Überhitzung aufträte.

---

[69] Walter Pflaum (1896–1989), Studium Maschinenbau TH Danzig, Konstrukteur i. d. Danziger Werft 1921–25. Betriebsleiter Maschinenlaboratorium TH Danzig 1925–27, Dr.-Ing. 1926, Reichsmarineamt 1927–33, Dr.-Ing.habil. TH Berlin 1932. MAN Augsburg als Ob.Ing. d. Versuchs 1933–37. Professor TH Berlin 1937–64, Dekan Maschinenwesen 1948–50, Rektor 1950/51. Vorstandsrat Deutsches Museum München. Veröffentlichte I/S-Diagramme für Verbrennungsgase und ihre Anwendung auf die Verbrennungsmaschine 1932/60.

[70] Hans Mehlig (*1902). Dr.-Ing. TH Hannover 1934. Professor u. Dir. Maschinenlaboratorium TH Dresden 1936–45.

Strahlbildung nach Blume 1941 [4.7]. Sie erfolgt durch den Strahlkern. Der Brennstoffstrahl entwickelt sich nach seinem Auftreffen „immer an der Wand lang". Er prallt nicht von ihr ab, auch nicht tangential. Der Kraftstoffstrahl ist nach Blume 1941 kein Flüssigkeitsstrahl, sondern eher eine *Naßdampfwolke*. Sie folgt sogar einer Wölbung, weil sie injektorartig Luft ansaugt. Da aber von der Wand her keine Luft zuströmen kann, entsteht dort ein Unterdruck, der das Abheben verhindert. Bei einer gewölbten Auftrefffläche entwickelt sich der Strahl völliger, was den Kugelbrennraum erneut begünstigte. Diese Beobachtung von Blume führte seine Nachfolger zur Formulierung des „filmartigen Auftragens" auf die Wand. 1932 sprachen die Luftspeicherleute schon vom „Abschälen" des einspritzenden Brennstoffstrahls durch den ausblasenden Speicherstrahl. Blume möchte 1941 keinen flüssigen Kraftstoffstrahl, weil er sich nur verdampft mit Luft mischen kann [4.50].

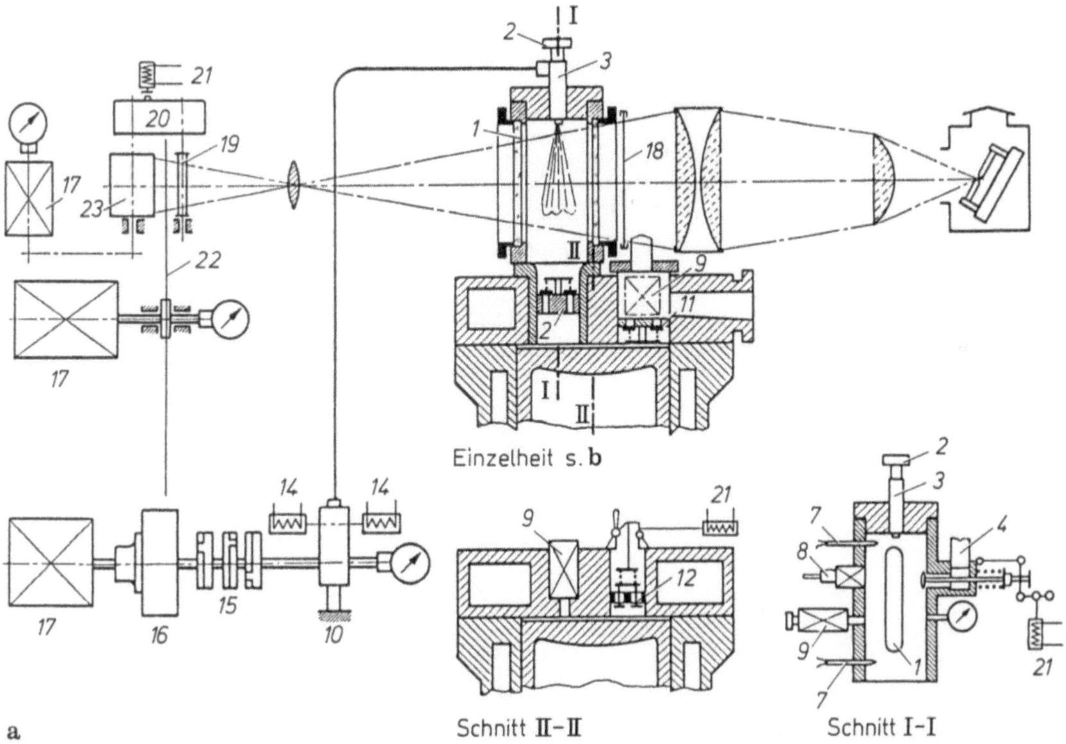

Bild 8.4.41. Anlage zur Photographie von Brennstoffstrahlen, Flammenbildung und Verdampfung des Brennstoffes bei Dieseleinspritzung in verschiedene Luftzustände, aufgestellt im Maschinen-Laboratorium der TH Dresden 1932–45 [4.34, 4.48]

a Anordnung der Zeitlupe. Thunscher Zeitdehner mit Schlitzscheibe; *10* Brennstoffpumpe, *11* Saugventil im Verdichter, *12* Belüftungsventil, *13* Überströmventil in Verdichter, *14* Steuermagnete f. Brennstoffpumpe, *15* Hauptschaltwalzen, *16* Schwungrad, *17* Antriebsmotoren, *18* Grünfilterscheibe, *19* Drehblende, *20* Momentverschluß, *21* Auslösemagnete, *22* Stroboskopscheibe, *23* Filmtrommel-Kassette; **b** Einzelheit A „Verdichtungsbombe"; *1* Beobachtungsfenster aus Sekuritglas, *2* Druckventil, *3* Einspritzventil mit Hubmeß-Vorrichtung, *4* Überströmventil mit Leitung u. Heizung, *5* selbsttätiges Saugventil, *6* Belüftungsventil zur Unterbrechung der Verdichtung, *7* Thermo-Element, *8* Quarz-Indikator nach S. Meurer, *9* Sicherheitsventile

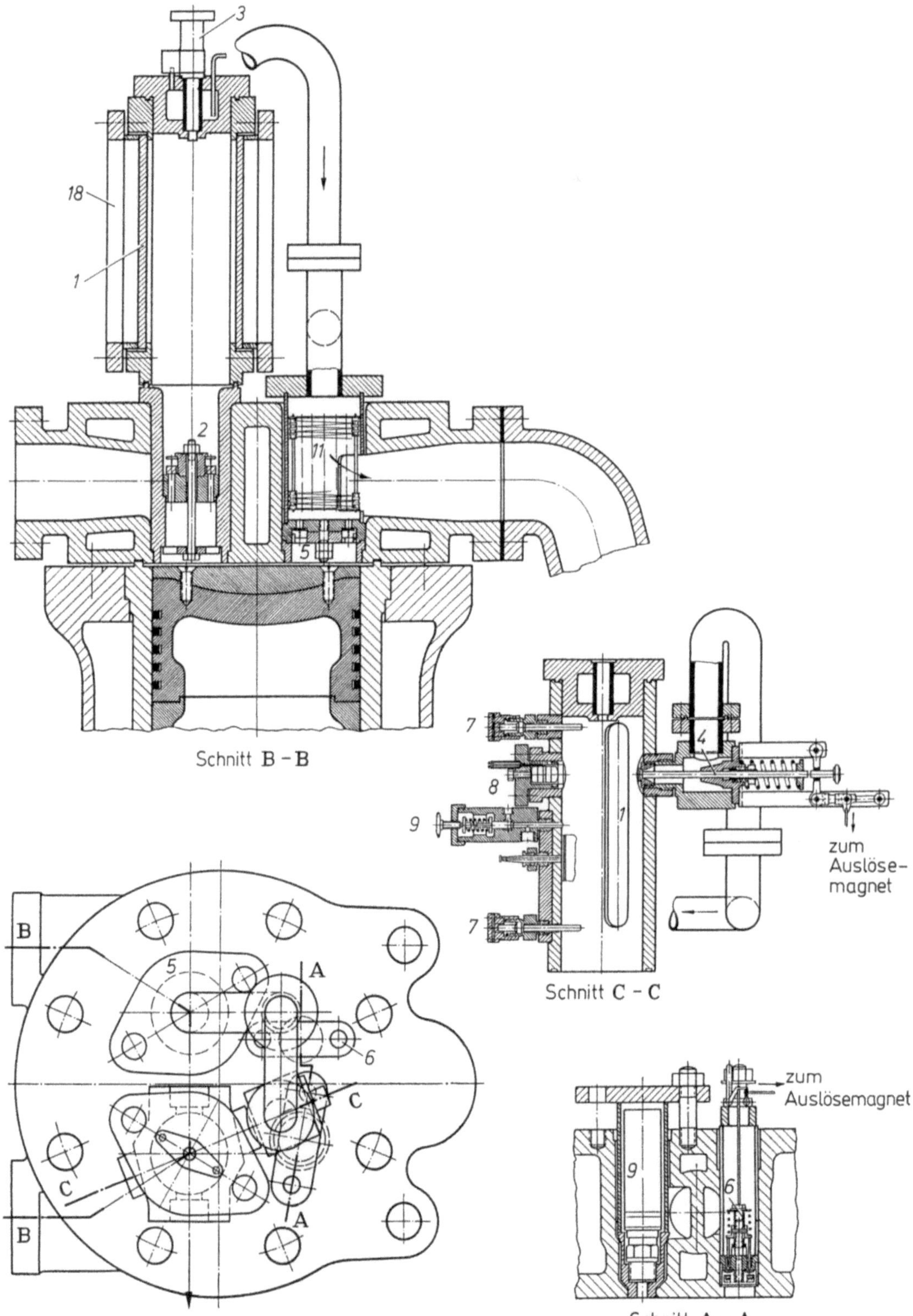
3
18
1
2
11
5
Schnitt B - B
7
8
9
4
1
7
zum
Auslöse-
magnet
Schnitt C - C
B
5
A
6
C
C
A
B
zum
Auslösemagnet
9
6
Schnitt A - A

b

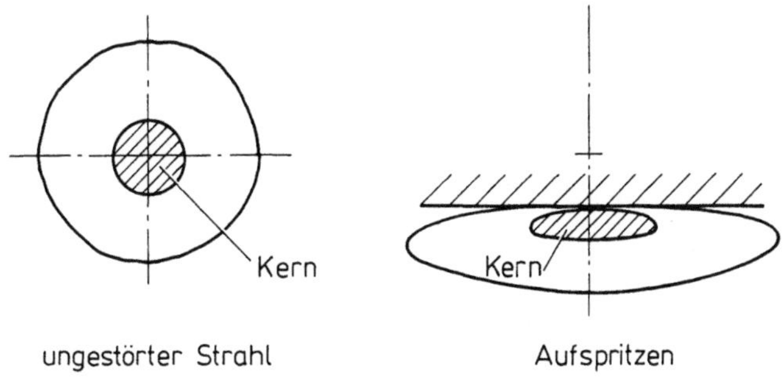

Bild 8.4.42. Strahlquerschnitt bei ungestörtem Strahl und beim Aufspritzen nach Kurt Blume 1941 [4.34]

„Damit dieser Zustand vermieden werden kann, müssen die Bedingungen bekannt sein, unter denen der Kraftstoff flüssig auf die Wand auftreffen kann. Entscheidend dafür ist der Zustand des Strahles beim Auftreffen. er hängt ab von der Geschwindigkeit und dem Wärmezustand der Tröpfchen und von der Durchmischung des Kraftstoffes mit Luft. Er ist deshalb abhängig von der Strahllänge bis zum Auftreffpunkt und vom Zustand der Luft. Wenn auf Grund dieser Bedingungen das Auftreffen mit Sicherheit nicht verhindert werden kann, so muß durch Erhöhung der Wandtemperatur am Aufspritzpunkt die Verdampfungsgeschwindigkeit soweit gesteigert werden, daß durch das Leidenfrostsche Phänomen[71] die Berührung verhindert wird."

Diese Bemerkung Blumes galt nur bei Einspritzung in ruhende Luft. Luftbewegung erleichtert die Bedingungen, ändert aber nichts an der grundsätzlichen Abhängigkeit. Blume stellte 1941 fest: Zündungen an der Wand gab es nicht, weder bei sehr großen Zündverzügen oder bei gleicher Luft- und Wandtemperatur, noch auf glühenden Platten.

Deutlicher konnte bisher niemand die Verhältnisse im Brennraum eines Dieselmotors schildern. Allerdings sollten diese Beobachtungen erst 10 Jahre später ihren Niederschlag finden.

Aufspritzen mit kleiner Strahllänge unter 15° Wandneigung durch Kurt Blume 1939–40: Die Strahlentwicklung geht durch den Kern hindurch, die energiereichen Tröpfchen rücken näher an die Wand. Der Kern schießt dicht an der Wand entlang, ohne sie zu berühren (Bild 8.4.11). Der Strahl nimmt auf dem Wege zur Wand injektorartig Luft auf.

Ein geringerer Teil des Kraftstoffs prallt flüssig auf die Wand auf. Der Kraftstoff, der im Kern dicht an der Wand entlangschießt, kann sie nicht mehr flüssig berühren, denn die heiße Wand beschleunigt die Verdampfung, es entsteht eine Dampfschicht zwischen Strahl und Wand. Laut Bild 8.4.11 verhindert der kalte Strahlkern die Zündung an seiner Wandseite, sie kann also nur auf seiner Luftseite einsetzen. Von Einfluß ist das Verhältnis der Wand- zur Lufttemperatur

---

[71] Johann Gottlob Leidenfrost (1715–94) wiederholte 1756 das Experiment mit den springenden Flüssigkeitstropfen auf einer heißen Platte von Hermann Boerhaave 1732, das Johann Eller 1746 erneut ausführte. Sie bewiesen: Dampf ist ein schlechter Wärmeleiter.

Wandtemperatur < Lufttemperatur, größerer Zündverzug,
Wandtemperatur = Lufttemperatur, kürzerer Zündverzug.

Aufspritzen auf eine hellrot glühende Platte (700 °C) unter 15° Wandneigung aus 50 mm Entfernung durch Blume: Keine schnellere Verdampfung; Gemischbildung und Strahlentwicklung verliefen wie bei niedriger Wandtemperatur. Kamen die Tröpfchen dicht an die Wand, beschleunigte sich die Verdampfung nach dem Leidenfrostschen Phänomen. Flüssiger Kraftstoff konnte die Wand nicht mehr treffen.

Beim *senkrechten Auftreten* des Strahls ist seine Weiterentwicklung am ungünstigsten, der Kraftstoff trifft hier flüssig auf, er kann sich nur durch Verdampfen mit der Luft mischen. Das wußte Blume schon 1940.

Siegfried Meurer, seit 1934 Assistent von Adolph Nägel, erhielt von ihm die Anregung, die Meßtechnik der Holfelder-Anlage zu verbessern. Er hatte die grundsätzlichen Schwierigkeiten des elektrischen Membran-Indikators von Wilhelm Glamann bei schnell veränderlichen Drücken und Temperaturen erlebt. Daher entwickelte er 1935 einen Hülsen-Indikator, von dem er genauere Kennlinien der Verbrennungsmotoren erhoffte. Eine Hülse spannte die Quarz- und Elektrodensäule vor, Wasserkühlung sicherte den Indikator vor allen Temperatureinflüssen, eine Membrane dichtete den Indikator innen gegen die heißen Verbrennungsgase ab.

Diesem Hülsen-Indikator folgte ein Druckmesser in vier Lösungsmöglichkeiten, bei denen der Quarz dem zu messenden Mittel direkt ausgesetzt war, indem er selbst die Abschlußwand bildete (Bild 8.4.43). 1937 entwarf Meurer ein ganzes Verfahren zur piezoelektrischen Messung von Druckvorgängen periodischer Art, wie sie in den Zylindern von Viertakt-Dieselmotoren vorkommen. Seine Anlage sollte Ladungsverluste im Quarzkristall und im Meßinstrument ausgleichen, damit sich die Aufzeichnungskurve nicht verschiebt. In verschieden großen Spannungsquellen sollten dazu Schalter in entsprechenden Zeitpunkten betätigt werden. Meurer baute auf diesem Verfahren 1938 seine Versuchsanlage im Nürnberger Forschungsinstitut der MAN auf (DRP 714376 u. 726363).

Seit den dreißiger Jahren lagen die Schwerpunkte in der Dieselforschung bei der TH Dresden. Ihre Ergebnisse und Erkenntnisse bildeten in allgemeinen Fragen eine Grundlage. Das war günstig für alle Firmen, die Dieselmotoren bauten. Aufbauend auf diesen Grundlagen hatten sie ihre Versuche nur noch auf ihre eigenen Konstruktionen auszurichten.

8.4.2.8 Die Augsburger Versuchs-Dieselmotoren mit Direkteinspritzung 1919–23

Der Erste Weltkrieg unterbrach die Projekte mit kleinen Dieselmotoren. Die MAN mußte in Nürnberg Lastwagen-Ottomotoren nach Saurer und Sechszylinder-Flugmotoren unter der Leitung von Paul Wiebicke bauen. 1918 plante man in Nürnberg

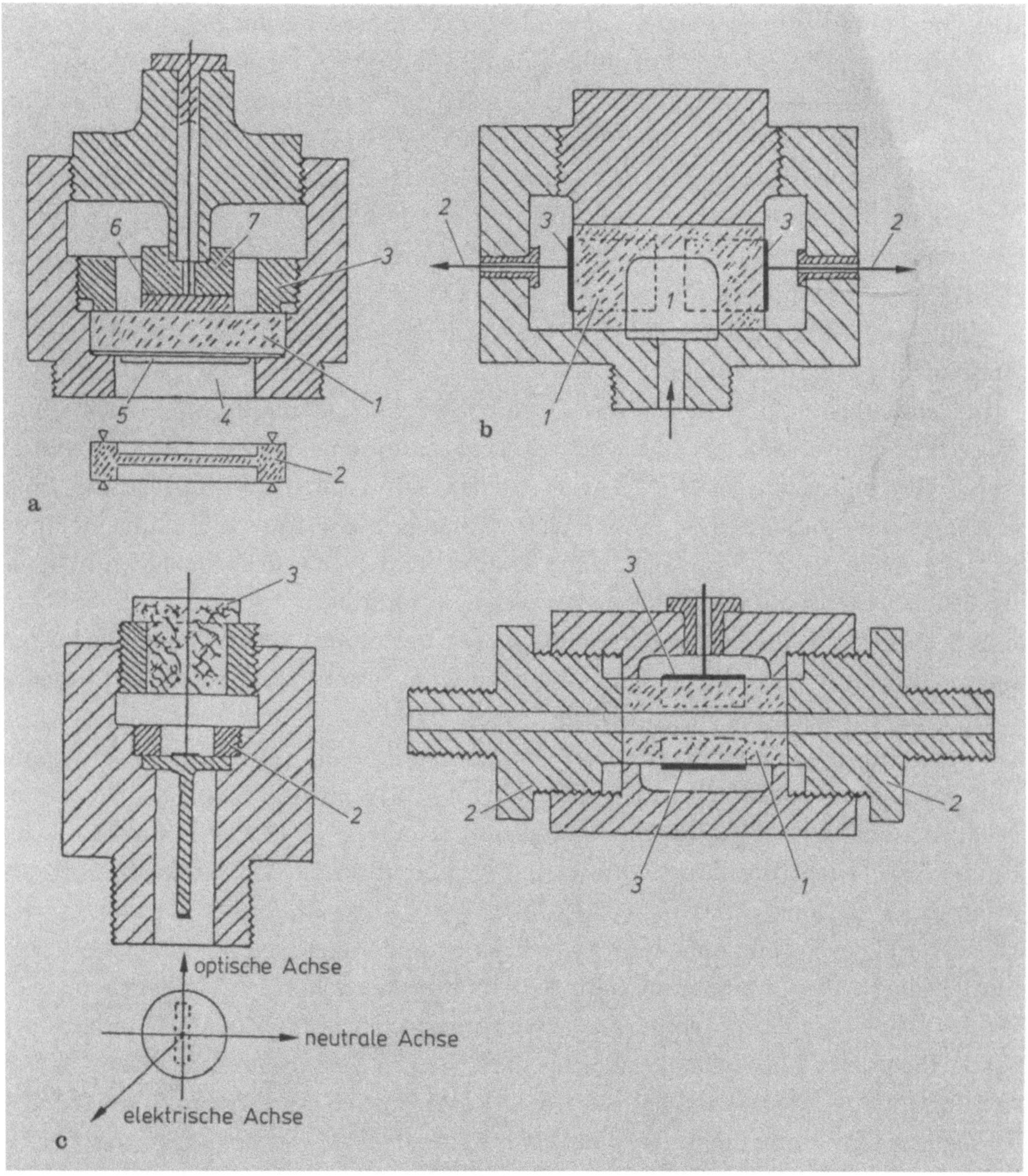

Bild 8.4.43. Lösungsmöglichkeiten für piezo-elektrische Druckmesser mit unmittelbarer Beaufschlagung des Quarzes von Siegfried Meurer 1937 (DRP 714 992)

a Quarz als Abschlußwand gegen das Druckmittel u. zur Ladungsabführung frei von den Kräften an den Einspannstellen

1 Quarz, *2* Quarz mit verstärktem Rand, *3* Halteschraube, *4* Ort des Meßgegenstandes, *5* geerdeter Metallschutz, *6* Elektrode, *7* Isolierringe aus Bernstein

b Quarz mit glockenförmigem Hohlraum 1 u. Einspannkräften in der optischen Achse, *2* bernsteinisolierte Ableitungen, *3* halbkreisförmige Metallschichten zur Spannungsabnahme

c T-förmiger Quarz im Gasdruckraum mit neutraler, optischer u. elektrischer Achse

d *1* durchbohrter Quarz, *2* Halteschrauben, *3* halbkreisförmige Metallschichten zur bernsteinisolierten Spannungsabnahme den Dieselmotor für Lastwagen, aber ohne Lufteinblasung. Im Februar 1919, also kurz nach dem Beginn der Versailler Friedenskonferenz, begann Dr. Georg Mangold[72] Versuche an einem Flugmotor, der auf Selbstzündung mit Direkteinspritzung und Luftvorwärmung umgebaut war. Sein bester Verbrauch lag bei 280 g/PSh, allerdings mit stark rußendem Auspuff. Bevor die Flugmotoren zum Jahresende abgegeben werden mußten, hatte Wilhelm Riehm schon im September 1919 Versuche an einem speziellen Einzylinder-Dieselmotor mit Direkteinspritzung begonnen (DM 8, ein Dieselmotor 8 PS).

Der erste Versuchsmotor DM 8 auf A-förmigem Ständer besaß ein selbsttätiges Brennstroffventil in Zylindermitte, eine Brennstoffpumpe mit verschiebbaren Nokken, Muldenkolben und McKechnie-Düse. (Bild 8.4.22). Der neuartige, scheibenförmige Brennraum sollte die Verbrennungsluft nahe dem oberen Totpunkt kräftig durchwirbeln und die Arbeitsluft größtenteils gegen Ende des Kompressionshubes in die Kolbenmulde pressen. Diese Vorstellungen und Wünsche Riehms erfüllten sich aber nicht wegen der großen toten Räume vor den Ein- und Auslaßventilen; es befand sich daher nur die Hälfte der angesaugten Verbrennungsluft in der Kolbenmulde, der Rest konnte sich nicht genug an der Verbrennung beteiligen. Die besten Resultate lieferte der DM 8 mit scheibenförmigem Brennraum und einem Kolbenboden, der nur Aussparungen für die Ventile hatte.

Das selbsttätige Einspritzventil tropfte und spritzte über die Pumpenförderung hinaus wegen Elastizitäten in der Druckleitung und im Brennstoff selbst. Riehm erkannte dies als wesentlichen Nachteil und schaltete daher das Druckventil der Pumpe aus, wenn die Druckleitung gefüllt war und ließ das Einspritzventil als Pumpen-Druckventil arbeiten (DRP 349 124 v. 1919). Außerdem versah er das Druckventil der Pumpe mit einem kleinen Kolben, der das Treiböl vom Druckventil zurücksaugte; diese Maßnahme hatte Karl Steinbecker schon 1913 angegeben (DRP 280 341). Vor eine Düsenplatte mit 6 Bohrungen zu 0,15 bis 0,2 mm Durchmesser setzte Riehm ein Rückschlagventil, das eine bessere Zerstäubung bewirkte als mit der Düsenplatte allein (DRP 407 584 v. 1924). Der Antrieb der Einspritzpumpe sollte schlagartig eine kurze Einspritzdauer garantieren (steiler Antriebsnocken, 20 bis 25° Kurbelwinkel). Nach Einschaltung eines Filzfilters verstopften sich die Düsen nicht mehr.

Anfang April 1920 setzte Wilhelm Riehm die Versuche mit einem Motor DM 70 mit gleicher Brennstoff-Einspritzung, verschiedenen Nocken, Düsenplatten und Brennraumformen fort.

Dieser ortsfeste Dieselmotor war der erste ohne Kreuzkopf und mit ungekühltem Kolben, lange ein Vorbild des Viertakt-Dieselmotors. Sein Initiator war Imanuel Lauster, der ihn 1901 zusammen mit Wilhelm Eberle auch selbst konstruierte. Die DM 70-Motoren baute Augsburg 1902–12 in Serie, 1904–11 auch Werk Nürnberg, das dadurch zum Dieselmotorenbau fand.

---

[72] Georg Mangold (1885–1976), Dr.Ing. 1910 TH Danzig, MAN Augsburg 1911–21, Professor für Verbrennungskraftmaschinen 1921–45 TH Danzig, 1946–58 TH München.

Riehm fand 1920, daß ein Nocken genügender Höhe den Verbrennungsverlauf nicht beeinflußt, wohl aber sein Öffnungspunkt und seine Öffnungsdauer. Die Öffnungsdauer mußte kürzer sein als bei Brennstoff-Einblasung und durfte nicht für alle Belastungen konstant bleiben, sonst nahm der Einspritzdruck ab. Riehm verkürzte die Öffnungsdauer des Nockens bei kleiner Belastung und hielt dabei den Einspritzdruck hoch. Die Bohrungen der Düsenplatten mußten einer Öffnung in dünner Wand entsprechen, dann zerstäubte sie den austretenden Strahl besser als beim Austritt aus dicker Wand. Die Brennstoffstrahlen durften die Zylinderwand, den Zylinderdeckel und Kolben nicht berühren, ehe sie verdampften oder vergasten. Die *Düsenplatte* sollte die Brennstoffmenge in mehrere Strahlen zerlegen und so günstig auf den Brennraum verteilen, daß die gesamte Arbeitsluft an der Verbrennung teilnahm. Anzahl und Richtung der Strahlen bestimmte Riehm durch Versuche mit maximal 10 Bohrungen (DRP 352 078, 379 453; 382 346, 407 830 v. 1920; 380 355 v. 1922). Mit einer tiefen *Kolbenmulde* schien sich der Brennstoffstrahl beim Zusammentreffen mit der verdichteten Luft sehr schnell zu verzögern, zu verbreitern und die Verbrennung einzuleiten. Die Einspritzung mit *gesteuerter Ladung* brachte den niedrigsten Brennstoffverbrauch. Allerdings sollte man die Einspritzdauer bei kleinerer Belastung verkürzen, um einen genügend hohen Einspritzdruck zu erhalten. Ohne gesteuerte Nadel und Brennstoff-Förderung während der Einspritzzeit war das Einspritzen ebenfalls präzise, die Verbrennung aber ungünstiger. Mit diesen Ergebnissen hatte Riehm Ende 1920 bereits die Grundlagen und Forderungen für den schnellaufenden Fahrzeug-Dieselmotor mit Direkteinspritzung erkannt.

Er sah bereits die vielen Parallelen zum Ottomotor:

- Die untere Drehzahlgrenze, bei der der Motor noch regelmäßig zündet;
- Die obere Drehzahlgrenze bei 2000 bis 3000 min^{-1}, die der Dieselmotor ebenfalls ohne Schwierigkeiten erreicht;
- Bei gleichem Hubraum könne die gleiche Leistung erzielt werden wie mit dem Ottomotor; nur das Motorgewicht wäre beim Dieselmotor 10 bis 15 % höher.

Mit dem Motor DM 3 × 200 der MAN Augsburg, ebenfalls mit Direkteinspritzung, erzielte Riehm 1921/22 den günstigsten Verbrauch von 157 g/PSh (Tabelle 8.4.5). Er hatte ihm 4 Düsenplatten mit je 5 Bohrungen zu 0,3 mm ∅ und 4 Rückschlagventile eingesetzt. Der Druck im Zylinder betrug 380 bis 400 at ($\eta_e = 40\,\%$).

1920 baute Riehm den entscheidenden Einzylinder-Versuchsmotor 1 K 14/19, mit dem er zuerst Schwerölvergaser für die Nutzfahrzeug-Ottomotoren erprobte. 1922 stellte er ihn auf das Dieselverfahren um und startete die Versuche mit direkter, zentraler oder seitlicher Einspritzung, Schirmventil, scheibenförmigem Brennraum, 4 verschiedenen Düsen und Nocken-Einspritzpumpe. Der Verbrauch lag zwischen 192 und 237 g/PSh (Tabelle 8.4.6). Der Motor ließ sich leicht mit der

Tabelle 8.4.5. Einzylinder-Versuchs-Dieselmotoren von Wilhelm Riehm 1919...26

Typ	Jahr	Bohrung × Hub (mm)	Hubraum (cm^3)	Leistung (PS; min^{-1})	Verbrauch g/PSh
F 1417	1919	140 × 170	2617	10; 700	280
DM 8	{(1910) 1919...23}	140 × 190	2925	8...10; 270	220
DM 70	1910...20	400 × 600	7540	70; 160	180
DM 3 × 200	1921...23	600 × 900	2545	600; 140	157
1 K 14/19	1922...26	140 × 190	2925	10...13,2; 800	192

Tabelle 8.4.6. Ergebnisse der Versuchsläufe des Versuchs-Fahrzeug-Dieselmotors 1 K 14/19 (1923), Bauart MAN

Verbrennnungs-druck (at)	Leistung (PS)	Drehzahl[a] (min^{-1})	Verbrauch (g/PSh)	Düsen
43...44	5...12,8	610...635	196...227	3 Löcher, Zentral
37...39	6,5...11,3	630...640	218...237	1 Loch, 1 seitl. Ritz
43...44	6,6...11,9	610...620	210...227	1 Loch, 2 seitl. Ritz
43...49	8,75...13,25	620...635	193...201	5 Löcher, Ritz zentral

[a] Drehzahlen auch bis 1100 min^{-1} erreicht

Hand ankurbeln, im Leerlauf lief er einwandfrei mit 400 min^{-1}. Die Düsenplatten verkrusteten nur wenig, die Düsenlöcher verstopften sich selten (hauptsächlich durch Fremdkörper im Brennstoff).

Dieser erste Versuchs-Fahrzeug-Dieselmotor lief vom 12. Mai bis 1. November 1923 mit insgesamt 310 Betriebsstunden. Mit ihm und dem Vorkammer-Dieselmotor von Benz & Cie nach P. L'Orange begann 1923 das Zeitalter des schnellaufenden Dieselmotors[73]. Tatsächlich näherte sich der Kreisprozeß bei Wilhelm Riehm erstmalig dem des Ottomotors für den Straßenverkehr. Eine Tendenz, die sich in der zweiten Hälfte der 30er Jahre verstärkte, obwohl doch die Verbrennung in beiden Motorarten ganz verschieden vor sich geht.

Bis 1923 gelangen Wilhelm Riehm (MAN-Patente)

- das Nachfließen und -tropfen von Brennstoff in den Brennraum zu verhindern (DRP 349 124 v. 1919);

[73] Mittlere Kolbengeschwindigkeit c_m = 5,4 bis 6,4 (Vierzylinder), 1925 7,8 bis 8,4 m/sec (Sechszylinder).

- das Verstopfen der Düse zu verhindern (DRP 352 078 v. 1920, 396 132 u. 421 624 v. 1923);
- den gleichen Einspritzdruck bei verschiedenen Belastungen und Drehzahlen zu erhalten, wodurch auch beim Anfahren die Verbrennung vollkommen war (DRP 387 483 v. 1923);
- die Einspritzdüse leicht reinigen und auswechseln zu können, ohne die Brennstoffleitung zu lösen (DRP 445 830 v. 1924).

Der MAN kommen damit, nach der Entwicklung des Dieselmotors überhaupt, auch beim Fahrzeug-Dieselmotor sehr bedeutende Verdienste zu, letztlich durch die Direkteinspritzung. Was in den Fahrzeug-Dieselmotoren seit 1925 vor sich ging, stand wärmetheoretisch dem Otto-Prozeß viel näher als dem klassischen Dieselprozeß.

8.4.3 Die Fahrzeug-Dieselmotoren der MAN in ihrer Entwicklung 1923–1989

Auf die Idee eines Ölmotors für Automobile hatte Rudolf Diesel 1897 der Wiener Fahrzeugbauer Ludwig Lohner[74] gebracht. Diesel antwortete ihm am 4. September 1897 in folgendem Wortlaut [4.51]:

„Auf Ihr Geehrtes vom 2. ds. beeile ich mich zu erwidern, daß die abwartende Haltung Peugeots uns in keiner Weise beeinflussen kann. Dieser Herr ist offenbar noch nicht unterrichtet von den glänzenden Resultaten, die schon erhalten sind und hat insbesondere keine Ahnung von den besonderen Eigenschaften meines Motors, welche ihn gerade für den Automobilismus fast mit Sicherheit den Sieg über alle anderen erhoffen lassen. – Was die Andeutung betrifft, daß meine Patente mit Daimler kollidieren, so ist diese Sache schon erledigt, und zwar durch die Anfechtung von Deutz, von welcher ich Ihnen erzählte; dieselbe baute sich auch auf ein altes Daimler'sches Patent auf, mußte aber wegen ihrer absoluten Unrichtigkeit zurückgezogen werden. – Daß die früheren, prinzipiellen Versuche, bei welchen ein neues Maschinensystem aus nichts geschaffen werden mußte, lange dauerten, ist wohl für jeden Sachverständigen selbstverständlich. – Ebenso selbstverständlich ist aber auch, daß die nun erreichten Resultate nicht brach liegen gelassen werden sollen; die Patentbesitzer sind gute Kaufleute und haben ein solches Interesse daran, die Zeit auszunützen, daß hierin schon eine gewisse Garantie legt.
Außerdem habe ich mich gleich nach unserer letzten Unterredung entschlossen, in München ein Studienbureau mit *eigenem Personal* zu errichten, wo alle diese Fragen, zunächst der Automobilismus, unter meiner persönlichen Leitung und mit tüchtigen Ingenieuren erledigt werden sollen; ich habe eben aus unserer Unterredung gesehen, daß es schwer, wenn nicht unmöglich ist, Spezialisten der gewünschten Art zu finden und gehe deshalb dazu über, eigenes Personal heranzubilden, welches dann umgekehrt den *Lizenznehmern zur Verfügung* steht, also auch Ihnen, wenn Sie einmal zu Versuchen übergehen. –
Unsere Nürnberger Konferenz hat leider noch nicht stattgefunden; das liegt aber nicht etwa an prinzipiellen Dingen, sondern nur darin, daß in der jetzigen Reisesaison alle Beteiligten weitzerstreut sind. Die Konferenz findet nächste Woche statt und ich gebe Ihnen die Versicherung, daß ich mich stramm an die Sache halten werde. –

[74] Osterreichisches Biographisches Lexikon OeBL 5, S. 299.

Vielleicht darf ich überhaupt, ohne unbescheiden sein zu wollen, zum Schlusse darauf hinweisen, daß ich Ihnen in der ganzen Angelegenheit meine Mitarbeiterschaft zugesagt habe, welche doch immerhin für eine möglichst rasche und gute Erledigung des Problems von Bedeutung ist."

Die angekündigte Konferenz fand am 2./3. Oktober 1897 bei der Maschinenbau Actien-Ges. Nürnberg (seit 1897 Lizenznehmer Diesels) statt.

Ihr Direktor Anton Rieppel hatte sie einberufen. Teilnehmer waren: Ob.-Ing. Lucian Vogel[75], Ing. Seyfried (Maschinenfabrik Augsburg AG), Ob.-Baurat Adolph Klose[76], Ing. Rudolf Diesel[77] und Col. Edward Daniel Meier[78]. Rieppel hatte bisher nur an Schienenfahrzeuge gedacht, jetzt wollte er den Dieselmotor für alle Fahrzeugarten, darunter auch für den Straßenwagen.

Diesel konnte Entwürfe für einen Fahrzeugmotor noch nicht liefern. Er fand das Thema nicht dringend, weil der Automobilismus in Deutschland noch zu schwach, die Technik noch nicht so weit war, um diese Projekte befriedigend zu lösen. Zusammen mit Adolph Klose versuchte Diesel 1898 mit MAN-Nürnberg die Anwendung des Motors im Schienenfahrzeug. Mehr Erfolg hatten die Partner 1907–13 mit ihrer ersten Diesel-Lokomotive bei der Gebr. Sulzer AG, Winterthur.

Seit 1907 nahm Rieppel neue Anläufe bei Fahrzeugmotoren. So ließ er 1908 Josef Wolfenstetter, Karl Kutzbach[79] und Paul Rieppel einen Vierzylinder-Triebwagenmotor von 12 868 cm^3 Hubraum konstruieren, der bei 800 min^{-1} 50 PS erreichte. Der geschlossene Motorblock hatte zwei Nockenwellen im Kurbelgehäuse-Oberteil: eine für die hängenden Motorventile, die andere für die schrägliegenden Einspritzventile im Zylinderkopf. Der Motor lief nach dem Überschubverfahren von Emil Vogel[80] (DRP 172 628 v. 1904 und 243 371 v. 1909), indem er den nötigen hohen Druck von 40 atü in einem Zwischengefäß erzeugte und die Luft erst dann durch eine selbsttätig gesteuerte Nadel kurz vor dem oberen Totpunkt des Kolbens in den Zylinder ließ, wo sie auf den Brennstoff traf. Vogels Verfahren war aber Diesels Methode unterlegen, die Luft durch einen einstufigen Kompressor von Carl Linde[81] einzublasen. Obwohl sie die Idee der Akkumulierung enthielt, wurde Vogels Verfahren 1912 aufgegeben. Der Motor selbst war aber keineswegs ein Fehlschlag; seinem Gesamtaufbau folgte 1926 noch Hermann Dorner (1882–1963).

---

[75] Lucian Vogel (1855–1915), Dipl.-Ing., Studienkollege Diesels, Schwiegersohn von Heinrich v. Buz. Seit 1880 in der Maschinenfabrik Augsburg. Ob.-Ing. der Abt. Eismaschinen, Leiter des Diesel-Versuchsstandes 1893. Er berechnete die wichtigen Teile des Dieselmotors und unterstützte die Versuche Diesels. Seit 1897 bei Maschinenbau Actien-Ges. Nürnberg, die er 1898 verließ.

[76] NDB 12.

[77] NDB 3.

[78] Edward Daniel Meier (1841–1914), ASME-Präsident. Führte den Dieselmotor in den USA ein, gründete 1896 die Diesel Motor Comp. of America. Vertreter der Brauerei von Adolphus Busch, Saint Louis, Miss.

[79] NDB 13.

[80] Emil Vogel, Neffe von Lucian. Dr.-Ing. TH München 1908.

[81] NDB 14.

In einem Brief vom 19. August 1897 an Ludwig Lohner prahlte Diesel, ein geeigneter Automobilspezialist könne unter seiner Leitung in 14 Tagen einen Automobil-Dieselmotor konstruieren. Als das Thema immer wiederkehrte, wollte er 1899 „von einer bekannten und erprobten Motorenbauart ausgehen und an dieser schrittweise ... die verschiedenen Verfahrensarten und Dieselpatente praktisch anwenden".

Seit 1905 besaß Diesel ein NAG-Automobil der Neuen Automobilgesellschaft, das er angeschafft hatte, um aus der Praxis heraus den Automobil-Dieselmotor konstruieren zu können. Als Diesels Patente 1907/08 ausliefen, richtete er den 2. Stock seiner Münchener Villa als Konstruktionsbüro der Diesel & Co GmbH ein. Hier konstruierte der Pariser Ingenieur Maurice Dechamps einen 5,7-Liter-Vierzylinder-LKW-Ottomotor von Saurer in einen Viertakt-Dieselmotor um. Montiert hat ihn 1908 auf Veranlassung von Hippolyt Saurer die Zürcher Automobilfabrik Safir, die 1907/08 Nutzfahrzeuge und Personenwagen mit Saurer-Lizenz herstellte. In diese Konstruktion hatte Diesel keine neuen Ideen mehr einbringen können, er mußte bei seinem Kolbenkompressor zur Lufteinblasung bleiben und hatte keine verbesserte Brennstoff-Einspritzpumpe. Bei hohem Gewicht leistete der Motor 30 PS bei 700 bis 800 min^{-1}. Als „erster Automobil-Dieselmotor" kann er nicht gelten, weil ihm dafür jegliche Eignung fehlte. Seine Umsteuerbarkeit wäre höchstens für Schienenfahrzeuge und Boote in Frage gekommen. Aber die Wichtigkeit von Diesels Selbstzünder-Motor mit niedrigem Brennstoffverbrauch hatte der Fahrzeugbau bereits erkannt, und es regten sich seit 1908 neue Erfinder und Konstrukteure mit besseren Erfolgsaussichten.

Rudolf Diesel hat sich die Ausführung seiner wärmetechnischen Ideen oft zu leicht vorgestellt, sie lagen zu visionär in der Zukunft. Entscheidend für seinen Erfolg war die Geduld der MAN und vor allem von Heinrich v. Buz, Anton v. Rieppel und Johann Jakob Sulzer-Imhoof (1855–1922). Dabei gab es keinen, der bis 1898 mehr aus den Versuchsarbeiten der MAN gelernt hätte als Diesel.

Heinrich v. Buz schrieb 1907 an den Ing. M. Kiender, St. Johann/Saar „... Wir sind mit Ihnen der Ansicht, daß der Dieselmotor, selbstverständlich bei entsprechender Umkonstruktion, zweifellos Verwendung finden kann für Automobilzwecke. Es werden sich zwar verschiedene Schwierigkeiten einstellen, die jedoch nach unserer Ansicht nicht unüberwindbar sind".

Ein wesentlicher Fortschritt an einem technischen Aggregat kann erst eintreten, wenn die Summe aller seiner Einzelfortschritte ungefähr in gleicher Höhe liegt. Rudolf Diesel und die MAN standen um die Jahrhundertwende vor einem ganzen Bündel von notwendigen Erfindungen und wissenschaftlichen Ansätzen. Die Thermodynamik beherrschte Diesel, aber es war noch viel mehr an Technischer Physik gefragt, die er nicht beherrschte. Die Zeit war noch nicht reif für Diesels Motor, und das galt bis zum Beginn des Ersten Weltkriegs.

Der Erste Weltkrieg machte den Verbrennungsmotor populär. Hoffnungen auf einen schnellaufenden Dieselmotor weckte hier der U-Bootsmotor, der bereits

500 min^{-1} erreichte. Nicht nur Europa, auch die USA und die UdSSR interessierten sich verstärkt für den Ölmotor im Verkehr, zunächst als Eisenbahnmotor. Nach dem Ersten Weltkrieg riefen Kohlenknappheit, hoher Benzinpreis und steigender Motorisierungsbedarf den Ölmotor auf den Plan, der schon als Kraftwerks-, Lokomobil- und Schiffsmaschine für seine Wirtschaftlichkeit bekannt war. Entscheidend für die breite Einführung des Dieselmotors im Straßenverkehr war die luftlose Einspritzung und die konstruktive Einfachheit unter Annäherung an den Ottomotor bei günstigen Brennstoffkosten (Tabelle 8.4.7).

So begann der zweite, entscheidende Abschnitt des Selbstzündermotors 1919 durch die Not der Folgen des Ersten Weltkriegs.

Es handelt sich nicht mehr darum, wer mit einem Fahrzeug-Dieselmotor „der Erste" war, wer voreilig ausstellte, sondern wer auf dem Boden systematischer Grundlagenforschung die tragfähigste Konstruktion auf längere Sicht in die Praxis einführte. Die MAN begründete ihren Erfolg mit

- der Direkteinspritzung,
- dem Sechszylinder als Standard-Dieselmotor im Nutzfahrzeug,
- der Vielkraftstoff-Verwendung,
- der hohen Startfreudigkeit.

Aussichtslos für einen ernsthaften Straßen-Nutzfahrzeugbau waren die Dieselmotoren mit Einblase-Kompressor

- 1908 von Maurice Dechamps/Gustav Segin der Safir AG Zürich (Saurer) mit Beratung durch Rudolf Diesel (1908),
- von der Daimler-Motorengesellschaft, Berlin-Marienfelde, von Alfred Reinsch; sie wurden daher 1924 im Interessenvertrag mit Benz & Cie. aufgegeben, 1920–23.

Tabelle 8.4.7. Brennstoffkosten der Motoren um 1928 im Vergleich

	Nutzlast (t)			
	3	4	5	6
Verbrauch (kg/100 km)				
Otto	26	35	40	45
Diesel	18	24½	28	30
Kosten (RM/100 km)				
Otto (0,40 RM/kg)	10,40	14	16	18
Diesel (0,12 RM/kg)	2,17	2,85	3,26	3,60
Ersparnis (RM/100 km)	8,23	11,15	12,74	14,40
bei 20 000 km/Jahr	1646	2230	2548	2880
bei 30 000 km/Jahr	2469	3345	3722	4320

Für sie war nie eine seriöse Forschung betrieben worden, weshalb ein Erfolg ausbleiben mußte. Tragfähig waren in Deutschland neben der von MAN die Lösungen von L'Orange/Leissner (Benz/Ellwe), Franz Lang (Acro/Bosch), Otto Mader (Junkers) und Friedrich Oberhänsli.

Größere Bedeutung als Antriebsmaschine für Straßen- und Schienenfahrzeuge erlangte der Dieselmotor erst ab Mitte der 30er Jahre. Die Leipziger Technische Messe 1936 bildete auf 7000 qm Ausstellungsfläche einen Schwerpunkt für den Dieselmotor. Damals liefen in Deutschland erst 40 000, 1937 bereits 60 000 Nutzfahrzeuge mit Dieselmotoren. Man sollte hier bedenken: Rudolf Diesel arbeitete an seinem „rationellen Wärmemotor" von 1890 bis 1913, also 23 Jahre, die MAN arbeitete an diesem Motor in allen seinen Bauarten von 1893 bis heute, also fast 100 Jahre! Die Firma hat dabei alles, was zum Dieselmotor gehört, zunächst selbst gebaut. Sonst wären die vielversprechenden, frühen Anfänge und der Erfolg nicht möglich gewesen.

8.4.3.1 Der erste Fahrzeug-Dieselmotor der Welt mit direkter Einspritzung 1923, Bauart MAN

Aufgrund seiner versprechenden Ergebnisse mit dem Augsburger Einzylinder 1 K 14/19 baute Wilhelm Riehm im August 1923 aus Teilen eines untengesteuerten Vierzylinder-Fahrzeug-Ottomotors vom Werk Nürnberg den ersten MAN-Fahrzeug-Dieselmotor W 4 V 10/18 zusammen. An die Stelle des Magnetzünders trat die MAN-Einspritzpumpe, statt der Zündkerzen gab es die Einspritzdüsen. Mit ihnen war der scheibenförmige Brennraum ausgestattet, entweder mit einer zentralen Mehrlochdüse oder mit zwei seitlichen, sich versetzt gegenüberliegenden Düsen je Zylinder. Riehm ordnete lieber die waagerechte Düse an, weil dadurch der Zylinderkopf einfacher ausfiel und große Ventilquerschnitte erlaubte. Die Brennstoffleitung entlüftete sich selbsttätig. Die Umlaufschmierung und das Kühlwasser waren geführt wie bei den MAN-Ottomotoren. Wegen ihrer stärkeren Lagerbelastung wählte Riehm eine Kurbelwelle mit 3 aufgesetzten Kugellagern, die er in Längsrichtung ausschieben konnte, LM-Kolben mit aufgeschraubter Gußplatte (21 mm dick) von Karl Schmidt (Neckarsulm), 5 Ringe oberhalb Kolbenbolzen. Die Pleuellager waren tauchgeschmiert. Eine Nockenwelle im Kurbelgehäuse steuerte über Stoßstangen und Kipphebel die Ein- und Auslaßventile. Die Einlaßventile waren mit Schirm versehen (Umfang 90 und 120°); elektrischer Anlasser. Das Gewicht dieses ersten Volldieselmotors für Fahrzeuge der MAN betrug 490 kg. Der Verdichtungsdruck betrug mit zentraler Einspritzung 29 at, mit seitlichen Düsen 19 at. Er wurde am 13. Dezember 1923 erstmalig angelassen und lief bis Jahresende mit bis zu 1100 min^{-1}. Dann wurde er unter Aufsicht des Nürnberger Werkstättenleiters Paul Wiebicke in einen 4-t-LKW des Werkes Augsburg eingebaut. Dieser Lastwagen (mit Kettenantrieb) fuhr am 12. März 1924 in 5½ Stunden nach Nürnberg (155 km) und verbrauchte dazu 33 kg Gasöl = 21½ kg auf 100 km. Das MAN-Werk Nürnberg baute den Motor dann in einen 3-t-LKW mit Kardanantrieb ein, um von April bis August 1924 ausgedehnte Probefahrten in die Fränkische Schweiz über 2450 km zu unternehmen. Er zeigte die Elastizität eines Ottomotors, schon weil er sein maximales Drehmoment bei niedrigerer Drehzahl erreichte, verbrauchte aber 20 bis 25 % weniger Brennstoff als dieser. Auf der Deutschen Automobilausstellung in Berlin vom 10 bis 18. Dezember 1924 zeigte die MAN diesen Lastwagen und war als einzige Firma in der Lage, einen zweiten Diesel-LKW täglich 4 bis 5 Stunden im Berliner Straßenverkehr vorzuführen. Von dem W 4 V 10/18 mit 105-mm-Bohrung sind 1923 in Augsburg drei Stück gebaut worden. Der dritte Motor wurde im März 1924 in Nürnberg in einen Motorpflug eingebaut und in der Landwirtschaft eingesetzt. Damit war der erste Fahrzeug-Dieselmotor der Welt mit Direkteinspritzung serienreif.

Seit 1922 begleitete Johann Mahler[82] konstruktiv die Entwicklungen von Wilhelm Riehm. Nach seinen Änderungsarbeiten am Ottomotor konstruierte Mahler einen formschönen, kleinen Fahrzeugdiesel mit 4 Zylindern und 6,2 Litern Hubraum in einem Block aus Siluminguß mit Stahl-Laufbuchsen (Bild 8.4.44). Gegen Zugbeanspruchungen sicherte er den Block mit durchgehenden Ankerbolzen (Brit. Pat. 234 705 v. 1924). Die zusammengesetzte Kurbelwelle lagerte er in Rollenlagern, weil er hoffte, daß sie den höheren Drücken des Dieselverfahrens besser standhalten würden. Als diese aber die stärkere Durchbiegung der Welle nicht vertrugen, bildete Werk Nürnberg 1927 das mittlere Lager wieder als Kugellager aus.

Da die Motorleistung von 35 PS / 1000 min^{-1} mit 105-mm-Kolben-Durchmesser für den Lastkraftwagen zu gering war, ließ der Nürnberger Direktor des Lastwagenbaus, Eugen Buchler, drei Motoren mit 115 mm Bohrung bauen, neue Kurbelgehäuse konstruieren und davon 100 Stück gießen. Von diesem W 4 V 11/18 wurden seit August 1924 191 Stück gebaut.

Am 6. August 1924 fand im MAN-Werk in Augsburg eine Besprechung über die Leistungserhöhung der Fahrzeug-Dieselmotoren statt, an der Eugen Buchler und Erwin Aders (Werk Nürnberg), August Baumann[83], Riehm und Mahler (Werk

[82] Johann Mahler (1884–1933), Ingenieur. Kam 1917 von Züst über Saurer als Motoren-Konstrukteur zur MAN nach Augsburg. 1922 begann er mit den Zeichnungen eines Fahrzeug-Dieselmotors mit Direkteinspritzung nach den Vorschlägen von Wilhelm Riehm. Geschickt konstruierte er seit 1923 einen eleganten Vierzylinder-Einblockmotor in Leichtmetallguß (intern „Mahler-Motor" genannt). 1925 bereitete er den ersten Sechszylinder-Fahrzeugdiesel vor, der 1926 in Serie ging. Mahler konstruierte auch die Vier- und Sechszylinder-Dieselmotoren WV 12/18 A für Eisenbahn-Triebwagen und Kleinlokomotiven.

[83] August Baumann (1874–1949), Dipl.-Ing. (ETH). Aus Herisau/CH. MAN 1898–1933, 1912 Ob.-Ing., 1915 Prokura, 1924 stellv. Direktor. 1906 im stationären Dieselmotorenbau, leitete 1907 die Konstruktion des doppeltwirkenden, liegenden Viertakt-Dieselmotors, dann der doppeltwirkenden, stehenden Zweitakter. 1923–33 überwachte und beeinflußte er alle in Augsburg gebauten Dieselmotoren.

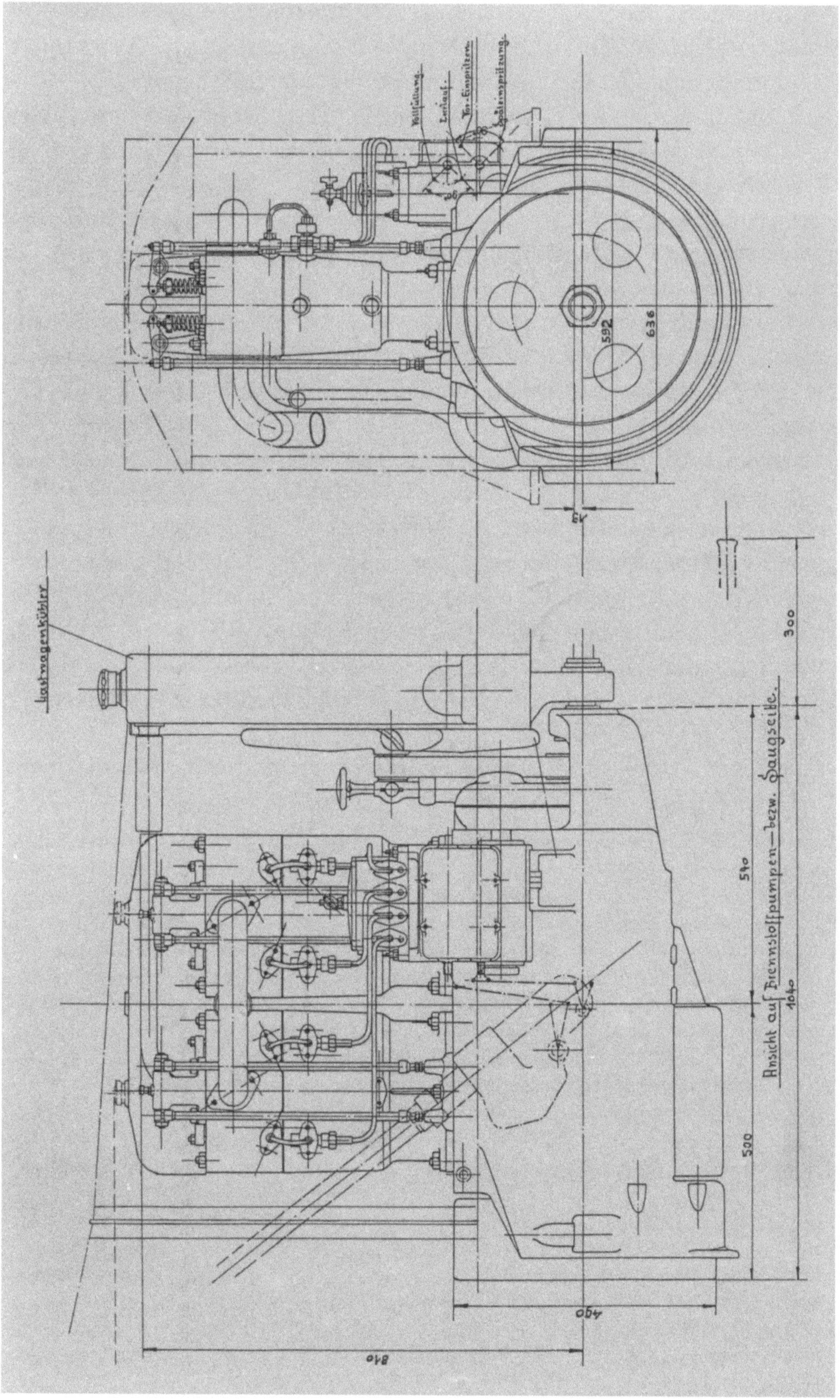

Bild 8.4.44. Erster Fahrzeug-Dieselmotor 1924. 45 PS, 1000 min^{-1}. Zwei seitliche Einspritzdüsen je Zylinder und Einspritzpumpe. Bauart MAN Augsburg (Typ W 4 V 10/18). Historisches Archiv MAN Augsburg

Augsburg) teilnahmen. Es wurden 6 Motoren mit 115-mm- und 4 Stück mit 105-mm-Bohrung aufgegeben. Für später hielten die Teilnehmer schon damals einen Sechs-Zylinder-Motor mit 60 PS Dauerleistung für unumgänglich.

Die Zukunft im MAN-Werk Augsburg sah Wilhelm Riehm 1925 bereits klar voraus: „... An sich ist nicht erkennbar, worin ein Unterschied zwischen beiden Arbeitsverfahren bestehen sollte, da bei beiden praktisch gleiche Zeiten für die Verbrennung zur Verfügung stehen ... Für eine gegebene Leistung wird man die Zylinderabmessungen des Dieselmotors ebenso groß oder nur wenig größer als beim Vergasermotor ausführen können ..."

Im September 1923 lieferte das MAN-Werk Augsburg die erste Diesel-Hilfsmaschine für das Fracht- und Fahrgastschiff „Sister" an Wilton Fijenoord, Schiedam. Sie leistete 70 PS bei 400 min^{-1}. Diese und weitere Lieferungen der MAN ermutigten 1929 die Gardner Bros. in Patricroft b. Manchester ihren Vierzylinder-Schiffsmotor mit Direkteinspritzung durch Bosch-Pumpe als Lastwagenmotor vorzustellen. Diese Firma begann 1930 eine bedeutende Karriere als Fahrzeug-Dieselmotoren-Lieferant mit einem serienmäßigen Vierzylinder zu 50 PS bei 1300 bis 1700 min^{-1}.

Wegen ihrer Betriebssicherheit und Sparsamkeit gewannen die MAN-Fahrzeug-Dieselmotoren viele Freunde in der privaten und öffentlichen Kundschaft und gingen im Verkauf in der Welt in Führung. Neben MAN hatten sich auch Firmen aus der Automobil-, Maschinen- und sogar Luftfahrtindustrie des Fahrzeug-Dieselmotors angenommen, meistens im Bosch-betreuten Vorkammer-System[84].

Die „Allgemeine Automobil-Zeitung" Berlin berichtete in ihrer Nummer 50 a vom 15. Dezember 1924:

> „Das in technischer Beziehung interessanteste Ausstellungsobjekt ist der kompressorlose MAN-Fahrzeug-Dieselmotor. Der MAN ist es gelungen, die bekannten Vorzüge des Dieselmotors – auf diesem Gebiete hat die Firma die längsten Erfahrungen – auch für den Fahrzeugbetrieb nutzbar zu machen. Der neue Motor arbeitet nach dem Viertaktverfahren, wobei der Brennstoff ohne Druckluft nur in die hochverdichtete Luft eingespritzt wird und ohne weitere Hilfsmittel zur Zündung und vollkommenen Verbrennung gelangt. Dem Aufbau nach ist der Motor unter Verwendung der wesentlichen Bauteile eines Vergasermotors entstanden. An Stelle des Vergasers und des Zündapparates tritt die Brennstoffpumpe mit den Einspritzdüsen, die jederzeit leicht auswechselbar sind. Die Leistung des Motors beträgt 40 bis 50 PS bei einer Drehzahl von nur 1000 bis 1200 Umdrehungen in der Minute. Das Gewicht des Motors ist nur um weniges höher als das des gleichstarken Vergasermotors. Als Brennstoff kann jedes Schweröl benutzt werden."

Nathan S. Stern[85] urteilte in einem Epilog zur Berliner Automobil-Ausstellung 1924:

---

[84] Vom Maschinenbau: Breuer, Deutz, HAWA, Jüdel-Stahmer, Kaelble, Kämper, Linke-Hofmann, Orenstein & Koppel – Aus der Luftfahrt-Industrie: Junkers und Maybach.

[85] Nathan Sally Stern (1879–1975), Studium TH Darmstadt, Dipl.-Ing. 1903–10 Adler-Werke, Frankfurt/M., Assistent von Edmund Rumpler (1872–1940). 1910–14 Ob.-Ing. u. Prok. von Hansa, Varel; Leiter Werk Bielefeld von Hansa-Lloyd. 1915–36 Direktor bei der Teves GmbH, Frankfurt/M.

Tabelle 8.4.8. Herstellungsrechte für Fahrzeug-Dieselmotoren mit Direkteinspritzung 1925...31, Bauart MAN

Nr.	Jahr	Lizenznehmer	Anwendungsbereich
1	1925	Officina Meccanica della Stanga, Padova/I	
2	1926	Isotta Fraschini SpA, Milano/I	
3	1926	Buda Comp., Harvey/Ill., USA	50 PS-Motoren
4	1928	Tatra-Werke, Nesselsdorf/CSR	Sechszylinder-Motor
5	1929	SA des Automobiles Industrielles Saurer, Suresnes (Seine)	Fahrzeug-Dieselmotoren bis 25 PS Zylinder-Leistung
6	1931	Soc. Gén. des Constructions Mécaniques, La Courneuve/F	Dieselmotoren zu 100...140 PS

„... Für sich stehen bahnbrechende Neuerungen, wie die in Lastwagen eingebauten kompressorlosen Dieselmotoren der MAN Nürnberg und der Benzwerke Gaggenau..." Der Motorwagen 28 (1925) 7/8

1925 vergab die MAN ihre ersten Nachbau-Lizenzen (Tabelle 8.4.8), ein Erfolg für Verfahren und Bauart des schnellaufenden MAN-Fahrzeug-Dieselmotors mit Direkteinspritzung. Die Blockkonstruktion in Zugankerbauart mußte Johann Mahler 1927 in zwei Zweizylinder-Gruppen umbilden, da der Sechszylinder aus deren drei bestand. Für Eisenbahntriebwagen, kleine Lokomotiven, Bagger und Schiffe lieferte MAN Augsburg 1926–34 noch einen größeren Vierzylinder (Bohrung × Hub = 165 × 220 mm) zu 100 PS.

Mit dem Nutzfahrzeugbau hatte auch der Fahrzeug-Motorenguß in Nürnberg begonnen. Zu gießen waren vor allem Zylinderblöcke und -köpfe (Bild 8.4.45). Die Schmiede preßte die Pleuelstangen und den Windflügel mit Nabe aus einem Aluminium-Gußstück.

8.4.3.2 Weitere Vier-Zylinder-Dieselmotoren mit Direkteinspritzung, Bauart MAN

1934 brachte die MAN für ihre 3-t-Nutzfahrzeuge einen neuen Vierzylinder-Motor nach dem K-Verfahren von Paul Wiebicke heraus. In erster Linie wollte sie einen preiswerten Dieselmotor geringen Platzbedarfs anbieten und den Ottomotor auch in der Leistungsklasse unter 70 PS ablösen. Es war ein Blockmotor, Zylinder und Kurbelgehäuse aus Grauguß. Auch der Zylinderkopf war in einem Stück gegossen. Die Kurbelwelle war 5-fach gelagert (Bild 8.4.46). Zwei Schmierpumpen förderten das Öl an die fünf Hauptlager bzw. an die Nockenwelle und an die Steuerung.

1937 debütierte der Kugelbrennraum von Paul Wiebicke in einem neuen Vierzylinder für Nutzfahrzeuge mit 6½ Tonnen Gesamtgewicht. Bei ihm rühmte man besonders die Kaltstart-Eigenschaften bis −25 °C. 1940 wurde er auf Generatorgas und Butan-Propangas eingestellt.

Eine Zusammenstellung von MAN Vierzylinder-Motoren zeigt Tabelle 8.4.9.

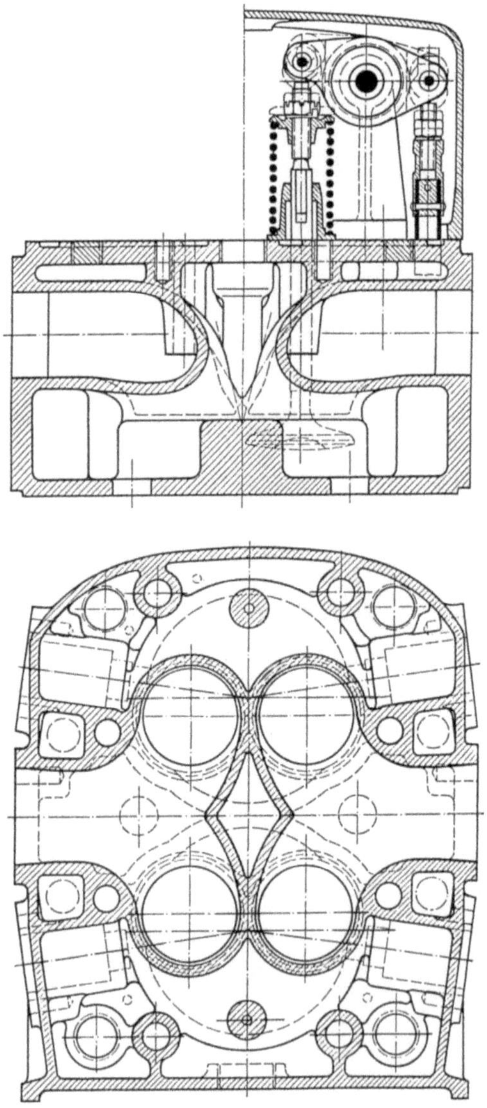

Bild 8.4.45. Zweizylinderkopf des Vier- und Sechszylinder-Fahrzeug-Dieselmotors mit Direkteinspritzung 1925, Bauart MAN Augsburg [4.36]

8.4.3.3 Der erste Fahrzeug-Dieselmotor mit 6 Zylindern 1925 und seine Weiterentwicklung zum Standardmotor im Nutzfahrzeug, Bauart MAN

Für die MAN-Werke Augsburg und Nürnberg hatte 1924 die Ära der schnellaufenden Viertakt-Dieselmotoren begonnen, in Augsburg „Kleinmotoren" genannt. Nürnberg spezialisierte sich auf Fahrzeugmotoren für Straße und Schiene, Augsburg auf Großmotoren für Schiffe, Kraftwerke und Schienenfahrzeuge sowie Brennraum-Studien.

Tabelle 8.4.9. MAN-Motorenliste II
Vierzylinder-Diesel-Motoren 1923...1987 (Auszug)

Typ	Baujahre	Bohr. × Hub (mm)	Hub-raum (cm)	Leistung (PS)	Drehzahl (min^{-1})	Bemerkungen
W 4 V 10/18	1923...25	105 × 180	6235	35...40	900	erster Fahrzeug-Dieselmotor
W 4 V 11/18	1924...32	115 × 180	7479	40...45	1000	Strahleinspritzg., off. Düse
D 1580	1926...32	125 × 180	8836	45...53	1000	Triebwagen-Motoren
WV 12/28	1926...36	120 × 180	8143	50–100	1000	Triebwagen-Motoren
D 0524	1932...41	105 × 120	4156	60...75	1800...2000	Luftspeicher
D 0530	1932...39	105 × 130	6754	70...75	1800...2000	
D 0534	1931...41	105 × 130	4504	65...70	1800...2200	
D 0540	1932...39	105 × 140	4849	90		Schlepper, Gengasbetrieb-K-Verf.
D 9214 ZV/G 3	1952	92 × 110	2925	30...47	1500...2000	Fahrzeugeinbau u. Schlepper
D 8814 G 3	1952	88 × 110	2680	25	1500	
D 0024 M 1-2	1958...64	100 × 125	3920	57...64	2400	M-Verf. Fahrzeugeinbau
D 0834 M 1-3	1962...66	108 × 128	4690	70...96	2200...2500	M-Verf. Fahrzeugeinbau
D 0224 MF	1971	102 × 116	3791	90	3000	
D 0216 MXUL	1972...79	102 × 116	3791	100	3000	liegend
D 0224 MF	1979...87	102 × 116	3791	90	3000	VW-Programm
D 0824 F	1987	108 × 125	4580	90	2500	VW-Programm

MAN ging bei der Entwicklung ihrer Schnelläufer einen anderen Weg als Prosper L'Orange[86] und Franz Lang mit ihren Vorkammern. Sie folgte weiter den Ideen der Direkteinspritzung und seit 1937 dem Kugelbrennraum im Kolben. Schon Rudolf Diesel hatte 1892/1905 im Kugel-Brennraum „sichtlich eine bessere Verbrennung und Verteilung der Wärme" gesehen (Bild 8.4.4).

MAN-Oberingenieur Erwin Aders war es bald klar, daß die Leistung von Lastwagen-Dieselmotoren erhöht werden müsse und daß man um 6 Zylinder für einen 4- bis 5-t-LKW nicht herumkomme. Er ließ daher 1925 in Augsburg die ersten 20 Sechszylinder-Motoren bauen. Darunter baute Werk Nürnberg auch einen Triebwagenmotor, der bei 75 bis 90 PS und 900 bis 1200 min^{-1} 195 PSh verbrauchte und auf der Deutschen Verkehrsausstellung 1925 in München gezeigt wurde. Johann Mahler hielt am scheibenförmigen Brennraum fest und an den beiden seitlichen Düsen, den vier Ventilen pro Zylinder (zwei Einlaßventile mit Schirm), gesteuert von zwei Nockenwellen. Die MAN-Einspritzpumpe wurde durch Überströmventile geregelt. Ein Fliehkraftregler begrenzte die Höchstdrehzahl und sorgte für gleichmäßigen Leerlauf. Die Kurbelwelle lief auf Rollenlagern. Es war der

[86] NDB 15.

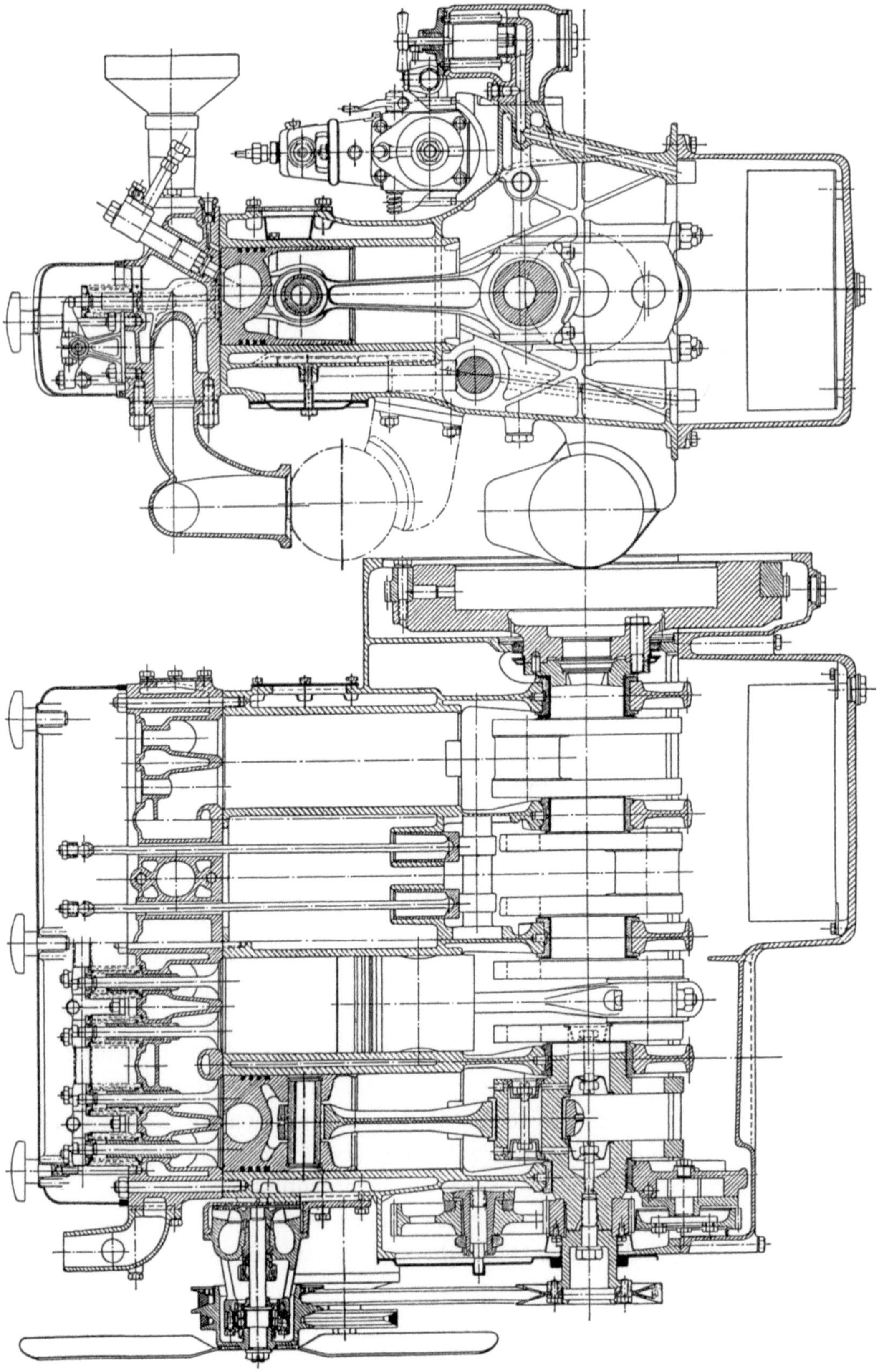

erste deutsche Sechszylinder-Dieselmotor mit Direkteinspritzung für den Fahrzeugbau (Bild 8.4.47).

Das Kurbelgehäuse stellte die Gießerei im Werk Nürnberg in Gußeisen her; es war bis zu den Zylinderdeckeln hochgezogen. Auch Pleuelstangen und Windflügel preßte die Nürnberger Schmiede selbst. Versuchsleiter Wilhelm Riehm meinte damals, daß Zylinder, Zylinderkopf und Kurbelgehäuse wegen der höheren Verbrennungsdrücke keine größeren Wandstärken erhalten müßten, sie sollten schon aus anderen Gründen reichlich fest sein. Die Pleuel von Dieselmotoren allerdings müßten um 7 bis 10% stärker sein als bei Ottomotoren, ihr Gewicht stiege dabei um 14 bis 21%. Die Kurbelwelle müsse um 5 bis 6 % stärker sein. Die Gießerei im Werk Nürnberg lieferte ganze Zylinderblöcke und -köpfe bis zu ihrer Zerstörung 1944/45.

1925 lieferte MAN Augsburg bereits 45 Sechszylinder dieser Baureihe als Triebwagenmotoren für Eisenbahnen, darunter erfüllte sie auch den ersten Exportauftrag über einen schnellaufenden Sechszylinder-Fahrzeug-Dieselmotor mit Direkteinspritzung. Die Deutsche Reichsbahn erhielt davon allein 1925 29 Stück. Außer in Triebwagen bewährten sich die MAN-Sechszylinder 1925 auch in kleineren Lokomotiven, Baggern und Schiffen.

Als die John Fowler & Co. in Leeds neben Dampflokomobilen auch Lokomobile mit Dieselmotor anbieten wollte, wählte sie 1926 den Sechszylinder von MAN. Er wurde auf der Automobilausstellung in Berlin 1926 als wichtigste Größe für einen Nutzfahrzeugmotor gezeigt. Hier debütierte nicht nur der Standardmotor des MAN-Nutzfahrzeugbaus, sondern der Standardmotor des Nutzfahrzeugbaus allgemein, als der er bis heute gilt. Es ist der Motor mit den größtmöglichen Zylindereinheiten bei preiswürdigster Herstellung.

Dazu stellte DAS LAST-AUTO 1926 im Heft 24 auf der Seite 21 fest:

> „Eine erhebliche Steigerung der Wirtschaftlichkeit des Lastkraftwagenbetriebes erzielt das vorgeführte Fahrgestell eines 5-To.-Kardanwagens mit einem neuartigen, kompressorlosen Sechszylinder-Dieselmotor der M.A.N., dessen Brennstoffkosten beim Betrieb mit Schweröl nur einen Bruchteil der Kosten eines gleichleistungsfähigen Wagens mit Leichtölvergaser ausmachen. Dabei erfüllt dieser Wagen die höchsten Anforderungen an Fahrgeschwindigkeit, Steigfähigkeit und Betriebssicherheit."

Als Erwin Aders 1926 das MAN-Werk Nürnberg verließ, übernahm Paul Wiebicke 1927 neben dem Nutzfahrzeugbau auch dessen Motorenbau. Er entwarf den Sechszylinder im verbrennungstechnischen wie mechanischen Teil neu.

Zunächst suchte Wiebicke mit nur einer Nockenwelle für die zwei Ventilpaare auszukommen, wobei er bei den Einlaßventilen die Schirme wegließ. Die Kurbel-

◄

Bild 8.4.46. Vierzylinder-Fahrzeug-Dieselmotor mit Direkteinspritzung in einen außermittigen Kugelbrennraum nach Paul Wiebicke zum Einbau in Nutzfahrzeuge zu 6½-t-Gesamtgewicht, 1939–44. Verbrauch 149 bis 170 g/PSh = 11 l/100 km. Bauart MAN (Typ D 0534 G) [4.56, 4.58]. **a** Kennlinien des Motors bei 760-mm-Quecksilbersäule und 15 °C ohne Hilfsmaschinen; **b** Düsenhalter mit Flachsitzdüse und Einspritzventil, Bauart Deckel. Aus L. Richter, Verbrennungsmotoren-Lehrbilder, S. 63. Wien: Springer 1948

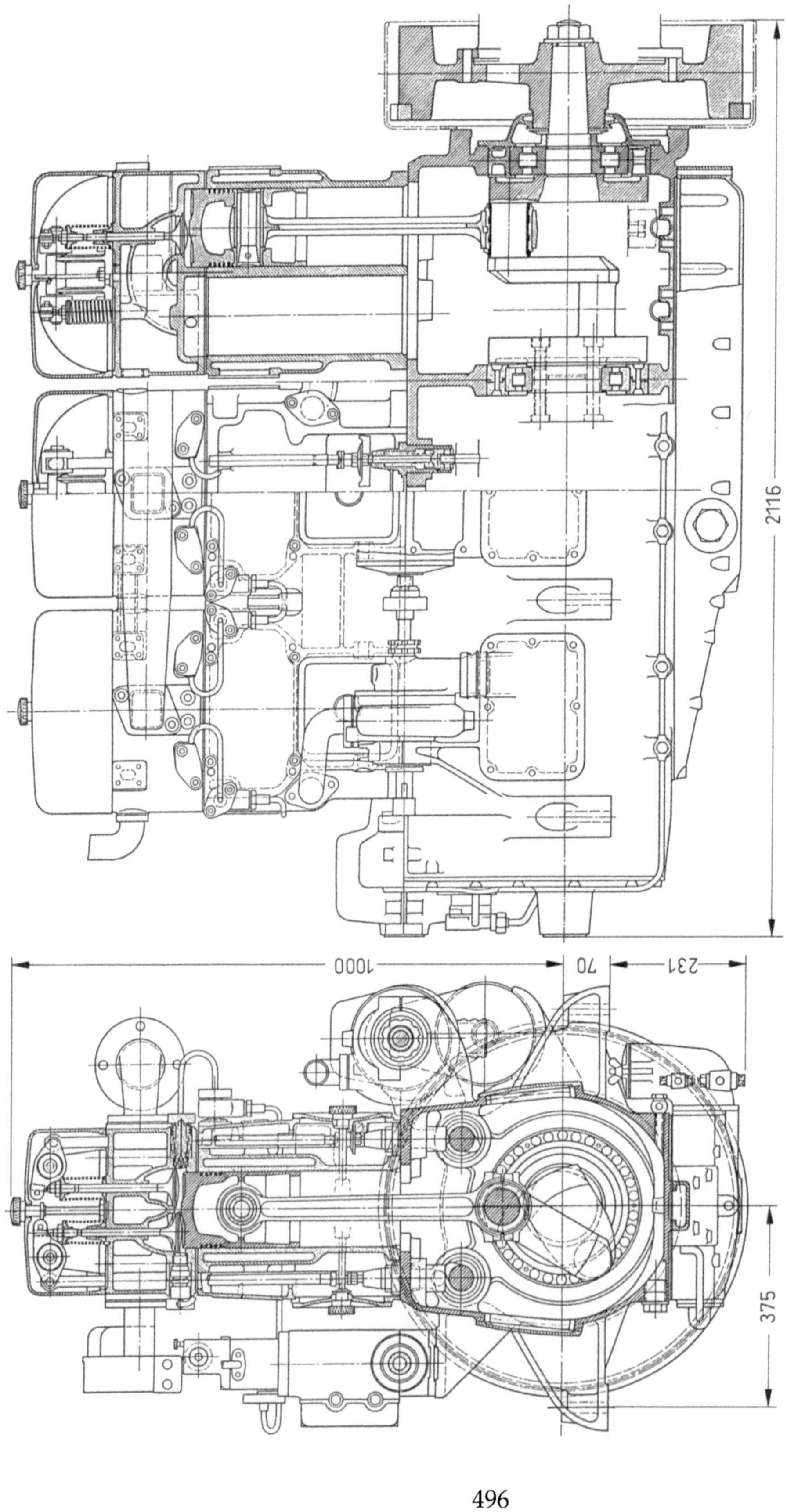

Bild 8.4.47. Erster Sechszylinder-Fahrzeug-Dieselmotor 1925. Vier Ventile, zwei Nockenwellen, zwei seitliche Düsen, rollengelagerte Kurbelwelle. Bauart MAN Augsburg (Typ W 6 V 11/18) [4.41]

welle lagerte er auf sieben Gleitlagern, in denen er neue Gleitlagermetalle mit Frischölschmierung einsetzte. Mit der Rollenlager-Kurbelwelle, Bauart Saurer, hatte es bei starker Durchbiegung schwere Schäden gegeben. 1928 ging Wiebicke zu einer zentralen, senkrechten Vier- bis Sechsloch-Düse mit gesteuerter Abschlußnadel über, wie sie Wilhelm Riehm schon 1923 versucht hatte. Wiebicke hatte vom Anfang seines Wirkens an besondere Erfolge bei der Senkung des Brennstoffverbrauchs. Mit seinen ersten Verbesserungen senkte er ihn von 200 auf 180 g/PSh, erreichte dabei aber 1928 als erster über 100 PS Leistung beim Sechszylinder-Fahrzeug-Dieselmotor Typ D 2086; dies gelang ihm wahrscheinlich auch dank der Direkteinspritzung, bei der die Verhältnisse durchsichtiger und leichter zu beherrschen waren (Bild 8.4.48).

Das Vorkammer-Verfahren bereitete nach seiner Einführung im Fahrzeugbau 1923 Schwierigkeiten, die man dem Kunden nur ungern zumutete. Noch schlimmer gestaltete sich die Einführung des Vorkammer-Sechszylinders, weshalb er auch später kam als der Direkteinspritzer von MAN.

Sprichwörtlich aber wurden damals schon die Leistungsstärke, Unempfindlichkeit und der kostengünstige Betrieb der MAN-Nutzfahrzeuge.

Das Grauguß-Kurbelgehäuse, bis zum Zylinderdeckel hochgezogen, wurde 1929 durch einen Block aus einer Chrom-Silizium-Legierung ersetzt, beim Luftspeicher-Motor ging man 1931 auf einen perlitischen Grauguß-Block über. Die Pleuel im I-Querschnitt bestanden aus vergütetem CrNi-Stahl. Die Nockenwelle lief durch ihre Schraubenrad-Antriebe aus Kunstharz-Preßstoffen und Grauguß geräuscharm.

Mit einem Programm aus je zwei Vier- und Sechs-Zylinder-Dieselmotoren ersetzte MAN ältere Ottomotoren. Als der MAN-Dreiachser 1932 einen stärkeren Dieselmotor brauchte, entwickelte Werk Augsburg einen 16,6-Liter-Sechszylinder zu 150 PS (D 4086). Das war damals der stärkste Fahrzeug-Dieselmotor der Welt; er wog mit Luftkompressor und zwei Filtern 920 kg, gestartet wurde er mit zwei elektrischen Bosch-Anlassern zu je 6 PS.

Die Automobiltechnische Zeitschrift urteilte 1932 [4.55, S. 479]:
„Der konstruktive Aufbau des Motors zeigt bemerkenswerte glatte und ansprechende Formen... Die Entwicklung dieses großen MAN-Fahrzeug-Dieselmotors ist nicht nur als eine hervorragende technische, sondern auch als eine wichtige verkehrswirtschaftliche Leistung zu werten, da nunmehr der schwere Dreiachs-Fahrverkehr in der Lage ist, die großen Vorteile des Dieselbetriebes voll auszunutzen."

Auf der Internationalen Automobil-Ausstellung 1933 in Berlin interessierten das Publikum die Motoren D 2086 und D 4086, weil sie ein geschweißtes Stahlblech-Gehäuse besaßen (Bild 8.4.49). Das MAN-Werk Augsburg stellte solche Gehäuse schon seit 1927 bei ihren 300- bis 400-PS-Motoren für Boote und Triebwagen her.

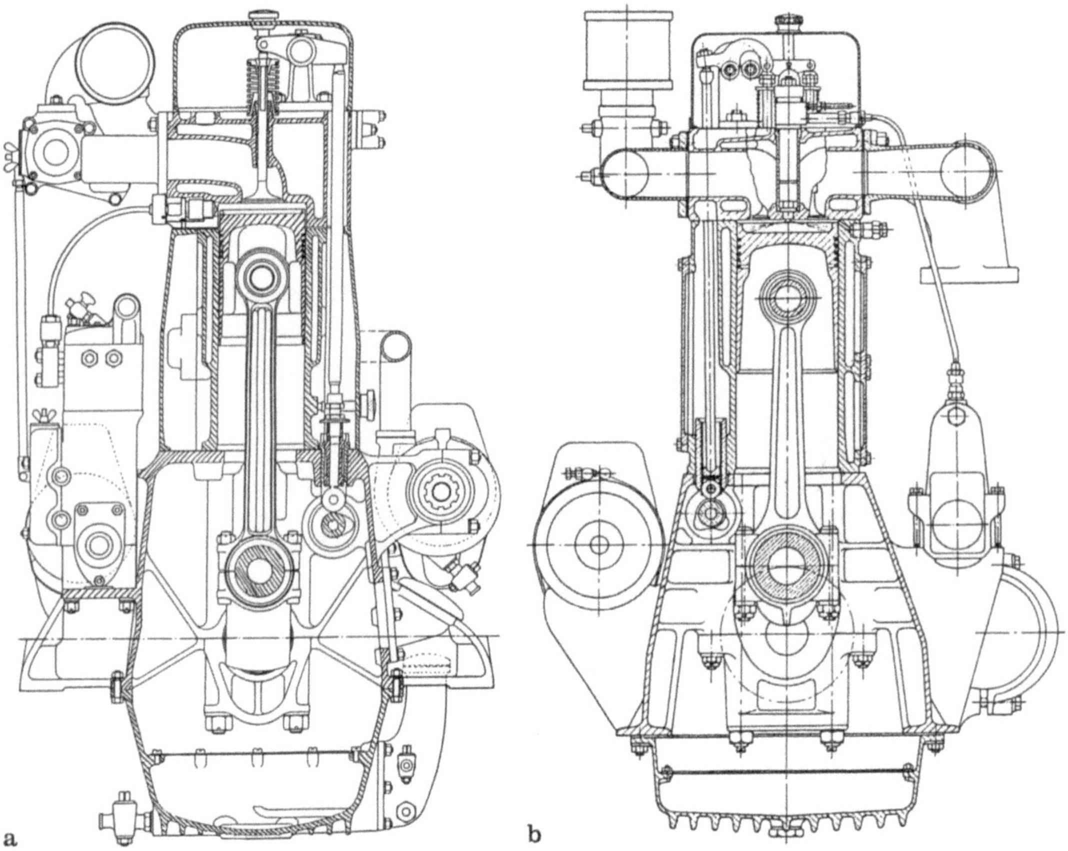

a b

Bild 8.4.48. Weitere Sechszylinder-Dieselmotoren mit Direkteinspritzung für Straßenfahrzeuge 1929–39, Bauart MAN [4.41, 4.42, 4.55]. **a** erste Motoren-Entwicklung von MAN Nürnberg mit 2 Ventilen, einer seitlichen Düse, eigener Einspritzpumpe, einer Nockenwelle und Gleitlager-Kurbelwelle 1929; **b** Strahlzerstäubung aus senkrechter Mehrlochdüse in Zylindermitte in eine Mulde im Kolben, 4 Ventile (ohne Schirm), eine Nockenwelle, Kurbelwelle auf Gleitlagern, Bosch-Pumpe, 1930–39

Bei dem bekannten 100-PS-Fahrzeugmotor D 2086 S verringerte sich das Gewicht von 800 auf 680 kg. Die sieben Kurbelwellenlager nahmen doppelwandige Schotten aus 2 bis 2½ mm Blech auf. In die geschweißten Zylinder waren dünnwandige, leicht auswechselbare Grauguß-Laufbuchsen eingepreßt. Die Befestigungskonsolen des Motors waren ebenfalls mit dem Blechgehäuse verschweißt.

Trotz günstigen Preises und Gewichts eignete sich diese Bauweise nicht für größere Stückzahlen, die es damals beim 12-t-Nutzfahrzeug auch nicht gab. Trotzdem wurde der „Stahlmotor" bis 1937 gebaut. Allerdings war Grauguß am Ende doch günstiger, das Vorrichten der Blechteile und ihr Zusammenschweißen dagegen teuerer. So kam 1935 ein 13,3 l-Motor zu 150 PS für den 6½ t-Lkw F 4/5 wieder mit Graugußgehäuse heraus (Bild 8.4.50).

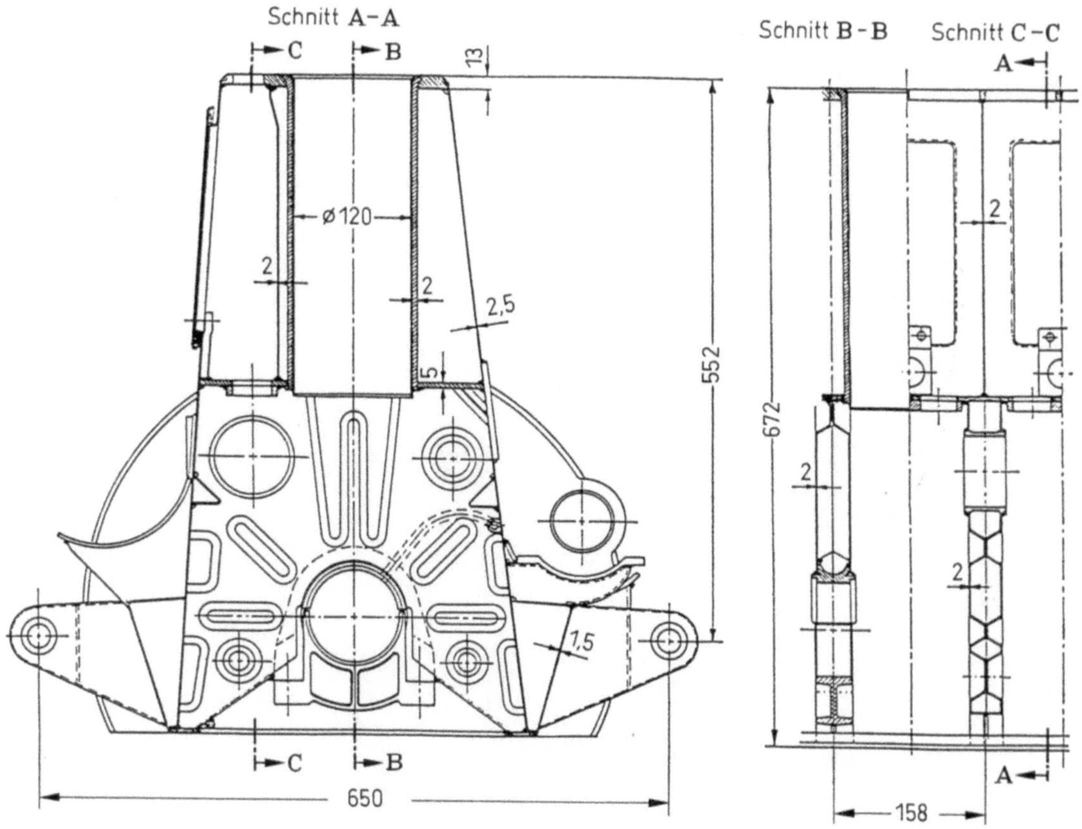

Bild 8.4.49. Stahlblech-Gehäuse des 150-PS-Fahrzeug-Dieselmotors 1933, Bauart MAN (Typ D 4086) [4.57]

Der 100-PS-Motor (D 2086) und der kleinere 80-PS-Motor (D 0530/40) mit dem K-Verfahren von Paul Wiebicke bewährten sich beim Internationalen Autodieselmotor-Wettbewerb in der UdSSR, der vom Juli bis November 1934 stattfand und dessen Hauptprüfung die Fernfahrt von Moskau nach Tiflis und zurück über 5162 km war (Tabelle 8.4.10). Nur ein Drittel dieser Strecke waren befestigte Straßen, sonst gab es höchstens Erdwege. Die Brücken waren für 5-t-LKW zu schwach. Die Teilnehmer hielten eine Durchschnittsgeschwindigkeit von 30 bis 35 km/h, die Fünftonner verbrauchten 23 bis 32 l/100 km. Schon damals zeigte sich der MAN-Motor mit 6 bis 10 s Startzeit als startfreudigster, die anderen brauchten die doppelte Zeit. Der MAN-Motor D 0540 erhielt den ersten Preis.

Diese Startfreudigkeit war für Baurat Udo Augustin[87] maßgebend, den MAN (D 0530/40) als Heeresmotor für einen Einheits-Diesellastkraftwagen auszuwählen. Zu seiner Konstruktion bildete das Heereswaffenamt (HWaA) 1935 in Berlin ein

[87] Udo Augustin (1894–1975), Studium TH Karlsruhe, Assistent von Prof. Wawrziniok am Kfz Institut d. TH Dresden. 1933–45 Referatsleiter Kfz Motoren im Heereswaffenamt, Wa Prüf 6. 1945–49 Techn. Wiss. Büro v. Awtowelo in Berlin-Adlershof, 1950–63 Prof. u. Ordinarius d. Lehrstuhls f. KfzBau d. TH Berlin.

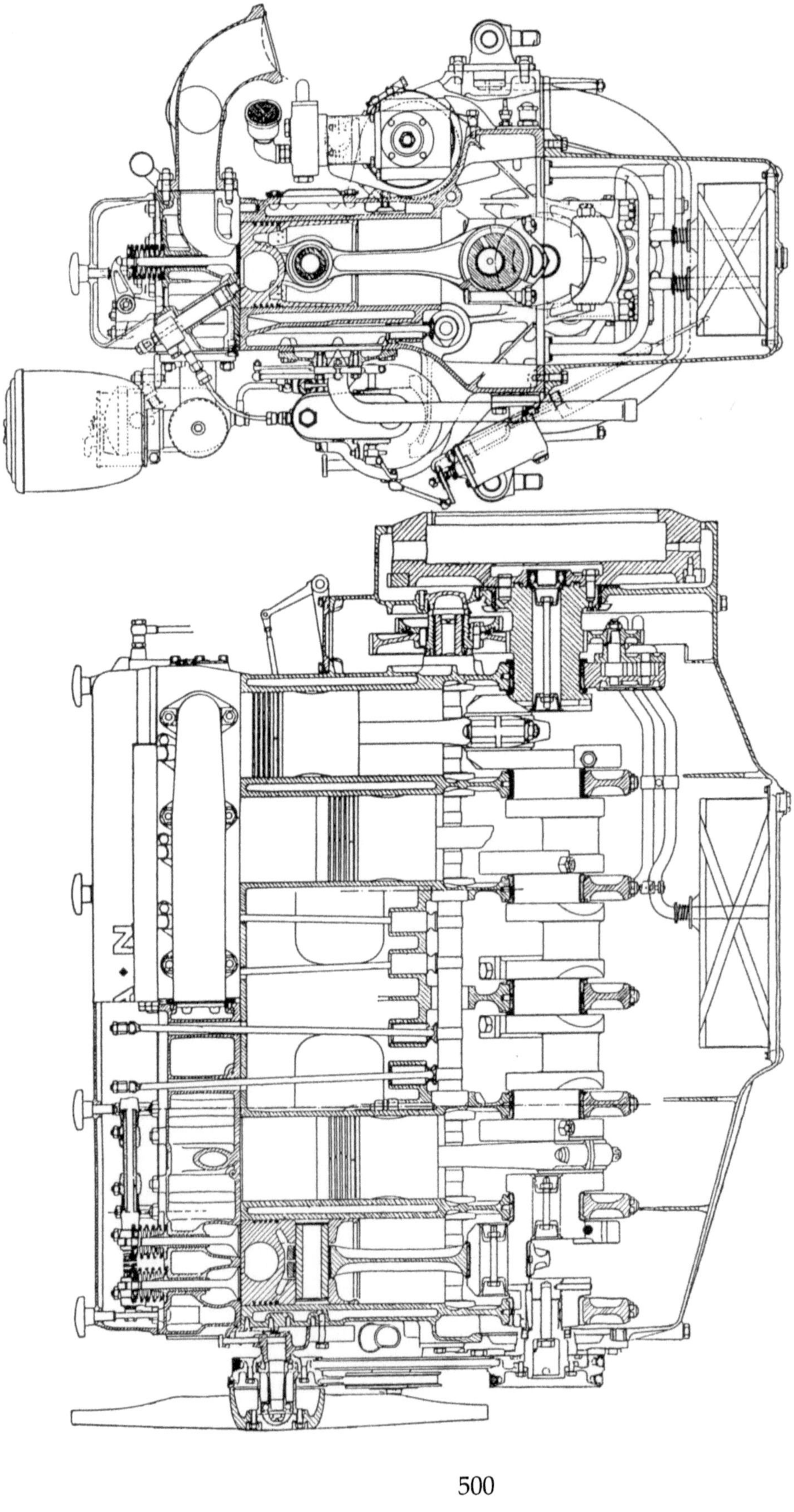

Bild 8.4.50. Sechszylinder-Fahrzeug-Dieselmotor mit Direkteinspritzung in den außermittigen Kugel-Brennraum im Kolben nach Paul Wiebicke für 6½-t-LKW 1939–42. Ein Zylinderkopf für 3 Zylinder, 2 Ölkreisläufe. Bauart MAN (Typ D 3555 G) [4.58, 4.61]

Tabelle 8.4.10. Motoren des Internationalen Autodieselmotor-Wettbewerbs in der UdSSR 1934

Land und Firma	Typ	Zyl.-Zahl	Bohr. × Hub (mm)	Hubvolumen (l)	Leistung (PS)	Leistung (min^{-1})	Verdichtungsgrad	Gewicht (kg)
Deutschland:								
MAN	D 2086	6	120 × 180	12,2	100...110	1450	14,0	800
MAN	D 0540	6	105 × 140	7,3	80...90	1800	15,0	550
MAN	D 0530	6	105 × 130	6,0	70...80	1800	15,0	550
Büssing	LD 4	4	110 × 130	4,95	60...65	2100...2200	16,5	490
Büssing	LD 6	6	110 × 130	7,4	85...90	2200	16,5	645
Krupp	M 601	4	92 × 130	3,5	50...60	2200	17,0	360
Schweiz:								
Saurer	BOD	4	110 × 150	5,70	60...70	1800	16,5	630,1
Saurer	BLD	6	110 × 150	8,55	95...100	1800...2000	16,5	807,7
England:								
Beardmore	–	6	108 × 152,4	8,37	100	2000	15,0	658
Crossley	VR 4	4	112 × 152,4	6.06	67	1700	16,0	623
Crossley	VR 6	6	112,7 × 152,4	9,11	100	1700	16,0	773
Thornycroft	CIND 4	4	121,7 × 165	7,5	82	1800	14,7	650
Thornycroft	DC 6	6	105 × 152	7,88	100	2000	16,0	760
Perkins	WOH	4	85 × 120,6	2,80	45	2500	16,0	261
Italien:								
Fiat	355	6	105 × 160	8,31	75	1600	13,0	767
Fiat	350	4	105 × 160	5,54	50	1600	16,0	470
Ungarn:								
Daimler-	OML 65	4	108 × 130	4,76	62	2000	17,0	460
Benz (Lang)	OML 67	6	108 × 130	5,5	92	2000	17,0	620
Ganz & Co	V Ia 105	4	105 × 140	4,85	48	1650	–	480
Ganz & Co	VI Ia 105	6	105 × 140	7,27	72	1650	–	640
Frankreich:								
Renault	–	4	–	–	48	2000	–	450
	–	4	–	–	60	1600	–	700
Cie Lilloise	–	3	85...240	4,09	75	1500	15,0	570
Österreich:								
Daimler-		6						
Benz	OM 67		110...130	7,41	95	2000	17,0	650
(Gräf & Stift)		6						
UdSSR:								
Kodschu	–		115 × 160	9,97	90	1800	–	–

Gemeinschaftsbüro aus den Firmen MAN, Humboldt-Deutz und Henschel. „Einheitswagen" hieß er deshalb, weil zehn verschiedene Firmen den LKW bauen sollten. Statt 115 PS sollte er nur 90 PS leisten. Bearbeiter des HWaA-Motors war Gerhard Rothmann[88].

[88] S. gegenüberstehende Seite.

Das Kurbelgehäuse-Oberteil war zusammen mit dem Zylinderblock aus einem Gußeisen-Stück gegossen. Es gab auswechselbare, nasse Zylinderlaufbuchsen. Die sieben Kurbelwellen- und die sechs Pleuellager bestanden aus Stahlschalen mit Bleibronze-Ausguß. Am vorderen Kurbelwellenende befand sich ein Schwingungsdämpfer. Die Kurbelwelle war aus CrMo-Stahl im Gesenk geschmiedet, ihre Laufflächen im Doppelduro-Verfahren (DEW) oberflächengehärtet. Eine Zahnrad-Doppelpumpe führte der Kurbel- und Nockenwelle das Öl zu. Die Pleuelstangen waren erstmals bei einem Lastwagen-Dieselmotor mit schrägen Teilfugen ausgeführt, was man bisher nur beim PKW-Motor kannte. Der Motor wog komplett 600 kg. Seine Drehzahl war mit 2400 min^{-1} für damalige Fahrzeug-Dieselmotoren hoch. Bis 1940 baute die Motorenindustrie 13 000 Motoren (Bild 8.4.51).

8.4.3.4 Der Sechszylinder als Standard-Dieselmotor im Nutzfahrzeugbau

Die Zylinderzahl für einen Nutzfahrzeugmotor kann nicht willkürlich gewählt werden. Es gibt einen Leistungs- und Raumbedarf des Kunden. Da aber die Zylinderzahl doch alle Konstruktionsgrößen beeinflußt, wollte Siegfried Meurer 1943 die erforderliche Zylinderzahl auch rechnerisch begründen. Er ging dabei von der Drehzahl aus [4.15]. Die weniger veränderlichen, fortschrittsbedingten Größen setzte er voraus:
Den Mitteldruck $p_e = 6$ bis 8 kg/cm², die mittlere Kolbengeschwindigkeit $c_m = 10$ bis 11 m/s, das Hub-/Bohrungs-Verhältnis $s/D = 1{,}222$ und den Gesamthubraum mit der bekannten Formel

$$V_H = \frac{60\ 75\ 2\ N_e}{p_e\ n} = \frac{900\ N_e}{\dfrac{z\ \pi}{4\left(\frac{s}{D}\right)^2}\left(\dfrac{30\ c_m}{n}\right)^3 n\ 10^{-3}}\ cm^3.$$

Diese Formel löste Meurer nach der Drehzahl n auf

$$n = \sqrt{\frac{p_e\ z\ \pi\ (30\ c_m)^3}{900\ N_e\ 4\left(\frac{s}{D}\right)^2 10^{-3}}}\ min^{-1}.$$

Daraus ergaben sich für Meurer die wichtigsten Motorabmessungen bei gleicher Leistung, aber verschiedener Zylinderzahl (Tabelle 8.4.11). Für Meurer schien es immer günstiger, mit niedriger Drehzahl auf die erforderliche Leistung zu kommen; er vertrat noch 1943 den Langsamläufer mit großem s/D-Verhältnis. Bei kleinerem Hub steigt bei gleicher Kolbengeschwindigkeit die Drehzahl.

Alle Einflußgrößen des Gesamtaufwandes in der Motorkonstruktion sollen zur günstigsten Lösung führen. Im Bereich zwischen Vier- und Zwölfzylinder ist der Sechszylinder-Reihenmotor die „goldene Mitte" mit der häufigsten Anwendung.

---

[88] Gerhard Rothmann (1898–1956), stammt aus Werdau i. Sa., Gymnasium in Berlin-Steglitz, Studium TH Berlin 1918–22. Dr.-Ing. u. Assistent Maschinenlabor. TH Hannover 1924/25. 1925–33 Konstrukteur bei der Maschinenbau AG Flottmann, Herne, 1933–35 der Maschinenfabrik Hermann Hemscheidt GmbH Elberfeld. 1935–56 Chefkonstrukteur Fahrzeugmotoren MAN Nürnberg.

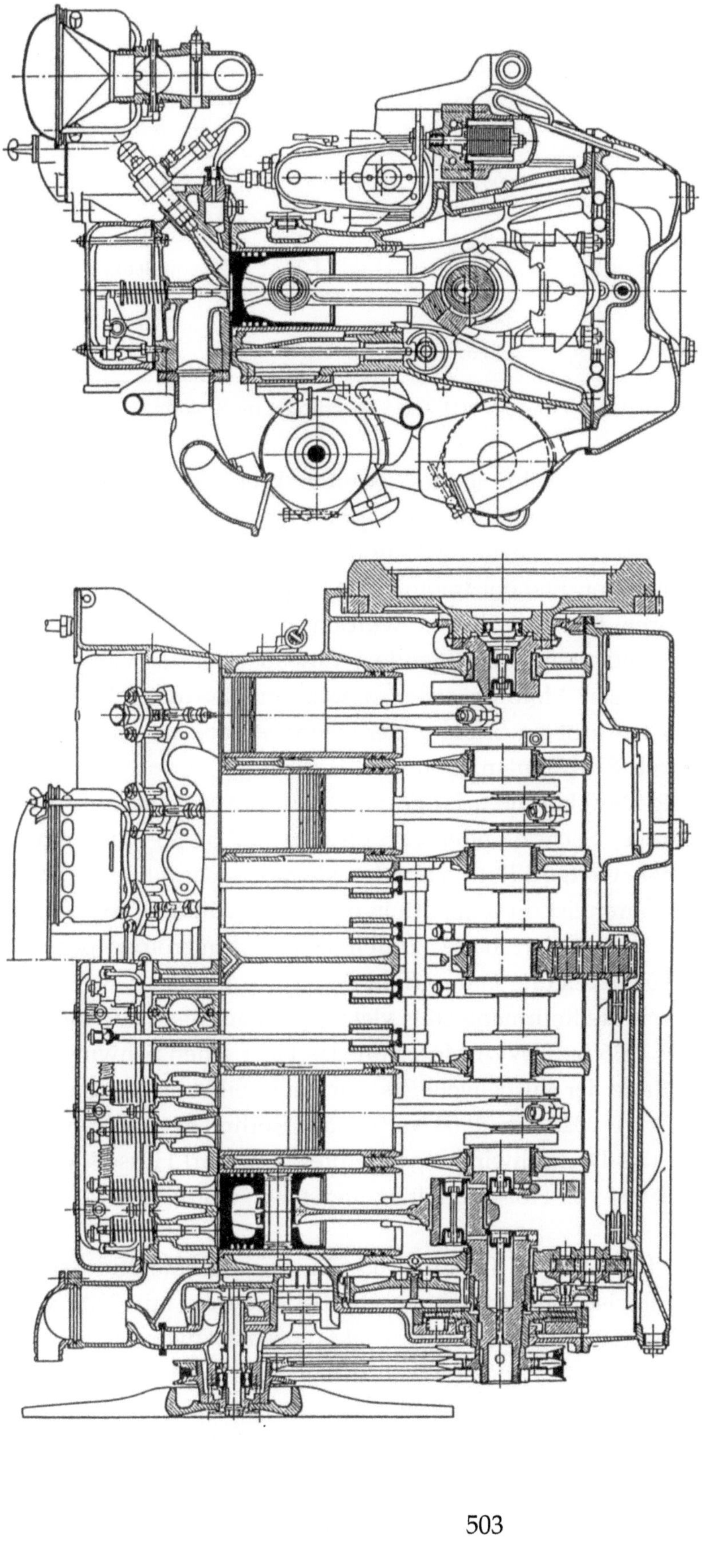

Bild 8.4.51. Sechszylinder-Dieselmotor zu 83 PS des dreiachsigen Heeres-Lastkraftwagens 1935. Mitteldruck 6 at, Verbrauch 205 bis 240 g/PSh. Bauart MAN Nürnberg (Typ HWA 526) [4.60]

Tabelle 8.4.11. Motorabmessungen bei gleicher Leistung aber veränderlicher Zylinderzahl nach Siegfried Meurer 1943

	Zylinderzahl *z*			
	4	6	8	12
Drehzahl n (min^{-1})	2000	2450	2830	3460
Hubraum V_H (l)				
gesamt	9,5	7,4	6,52	5,3
Einzelzyl.	2,36	1,24	0,815	0,442
Bohrung D (mm)[a]	135	110	95	77
Hubs s (mm)[a]	165	130	115	95
Literleistung (PS/l)	13,6	16,68	19,25	23,5

p_e = 6,12 kg/cm², c_m = 10,9 m/s und s/D = 1,222. [a] abgerundet nach Norm

Nachdem die MAN während des Zweiten Weltkriegs ihren Sechszylinder-Nutzfahrzeug-Dieselmotor mit Direkteinspritzung D 1040/44 (G-Verfahren) hatte weiterbauen können, kam sie ab 1950 mit dem Aufschwung im Nutzfahrzeugbau zu ihren bedeutendsten Standardmotoren D 1546 und 1246. Sie waren nach dem neuen M-Verfahren konstruiert und wurden in vielen Varianten gebaut (mit Aufladung, mit geneigtem und liegendem Einbau oder als Vielstoffmotor). Die Nachfrage nach diesen Motoren stieg so sehr an, daß das M-, HM- und FM-Verfahren den bisher größten Erfolg in der Lizenzvergabe von Nutzfahrzeugmotoren erzielte (Tabelle 8.4.12), nämlich in drei Erdteile.

Das Fahrzeug-Dieselmotoren-Programm von MAN teilte sich seit 1931 in „kleine" und „große" Sechszylinder zu 5 bis 6 bzw. 7 bis 9 l Hubraum, vereinzelt darüber. 1954 stellte Gerhard Rothmann den kleinen Sechszylinder D 0026 vor, der nach dem M-Verfahren lief. Er teilte ihn in drei Zweizylinder-Gruppen, wie sie die MAN schon 1925 praktiziert hatte. Durch zwei Schmierölpumpen konnte der Motor auch bei 60 % Neigung laufen (Bild 8.4.52).

Seit 1935 verwandte Rothmann stets viel Sorgfalt auf die Laufruhe der Motoren und setzte schon 1936 im HWaA-Motor für das Heer einen Schwingungsdämpfer auf das vordere Ende der Kurbelwelle; es war ein in Silikonöl laufender Reibungsdämpfer. Beim Typ D 0026 von 1954 verwandte Rothmann den temperaturunabhängigen Viskositäts-Drehschwingungsdämpfer, den Carl Hasse & Wrede GmbH, Berlin-Britz, in Lizenz von Holset Engingg. herstellte; er arbeitete mit zähflüssigem Silikonöl.

1963 entwickelte die MAN für ihren 38-t-Europazug einen Sechszylinder-Dieselmotor im Hochleistungs-Mittenkugel-(HM)-Verfahren mit 230 PS. Denn der Gesetzgeber wollte 1967 das Leistungsgewicht eines Lastzuges über 32 t Gesamtgewicht auf mindestens 6 PS/t erhöhen. Diese Weiterentwicklung des M-Verfahrens bedingte neue Zylinderköpfe mit luftwirbelbildenden Einlaßkanälen, größere Ein- und Auslaßventile sorgten für einen verbesserten Luftdurchsatz; Kennfeld s. Bild

8.4.53. Der Einsatz von Abgasturboladern vergrößerte das Kennfeld des Sechszylinder-Dieselmotors, sein Wirkungsgrad stieg auf 40 % bei 215 g/kWh. Einen Überblick über die MAN-Sechszylinder-Dieselmotoren seit 1925 gibt Tabelle 8.4.13.

Während der Internationalen Automobil-Ausstellung 1963 in Frankfurt urteilte die Fachpresse verblüfft und begeistert über diesen Fortschritt der MAN: Bayerischer Rundfunk: „... eine echte Sensation ...", Deutsches Fernsehen, 1. Programm: „Größte Sensation aller Nutzfahrzeuge", Industriekurier: „... eine Überraschung auf dem Motorengebiet ...", Baumarkt: „... vollkommene Verbrennung bei bestem Kraftstoffverbrauch ...".

Dies ist der Schlüssel zu der erzielten „weichen und vollkommenen Verbrennung ohne Klopfen und Qualmen" ...

Bei dem verbesserten „HM-Verbrennungsverfahren" wird nunmehr die Luftdrehung für den späteren Verbrennungswirbel während des Ansaughubes noch durch einen Drallkanal für je 3 Zylinder (des Sechszylindermotors) eingeleitet. An ihm sind verlängerte Rohrstutzen angesetzt. Außerdem sind die Steuerzeiten der Einlaßventile so abgestimmt, daß eine ununterbrochene Luftströmung entsteht. Um diesen günstigen Effekt über den ganzen Drehzahlbereich zu erhalten, befindet sich an der Ansaugleitung ein Ausgleichsbehälter.

Das HM-Verfahren der MAN erzielt mit seinem „beschleunigten Feuerkreisel" trotz niedriger Spitzendrücke und daher geringerer Triebwerksbeanspruchung eine um etwa 10 Prozent höhere Leistung. Sowohl bei Kaltstart wie im Betrieb bewirkt die „weiche Verbrennung" geräuscharmen, rauchfreien Lauf. Und der Kraftstoffverbrauch von nur etwa 160 g/PS h im gesamten Drehzahlbereich erscheint außergewöhnlich niedrig.

Frankfurter Allgemeine

... das verbrauchsärmste Verbrennungsverfahren für Dieselmotoren ...

Vom orthodoxtechnischen Standpunkt aus betrachtet, schießen die Motorenkonstrukteure von MAN den Vogel ab. Diesen Männern kommt das Verdienst zu, das verbrauchsärmste Verbrennungsprinzip für Dieselmotoren, die Direkteinspritzung, zu einer Vollkommenheit geführt zu haben, die in der Welt einmalig ist. Es ist ihnen gelungen, den Feuerkreisel, d. h. den Ablauf des Verbrennungsvorganges im Zylinder des Dieselmotors so zu beherrschen, daß ein bisher 172 PS leistender Saugmotor ohne Veränderung von Bohrung, Hub und Verdichtung jetzt 212 PS abgibt. Bei dem neuen System, von dem Unternehmen als „HM"-Verfahren bezeichnet, wird der in den Brennraum gelangende Sauerstoff besser als bisher genutzt. Es entsteht eine vollkommene Verbrennung bei bestem Kraftstoffverbrauch. Der 212-PS-Motor verschlingt nicht mehr Kraftstoff als die bisher 172 PS leistende Maschine (160 g/PS h). Die damit gleichzeitig erzielte Senkung des Spitzendruckes im oberen Drehzahlbereich kommt auch dem aufgeladenen Motor zugute (230 PS); denn die Triebwerksbeanspruchung ist trotz erhöhter Leistung geringer geworden.

Süddeutsche Zeitung

Tabelle 8.4.12. Herstellungsrechte und Nachbau-Lizenzen für das M-, HM- bzw. FM-Verfahren 1957...74, Bauart MAN

Lfd. Nr.	Jahr	Lizenznehmer
1	1957	Automobiles M. Berliet SA, Vénissieux-Lyon/F
2	1958	Continental Motors Corp., Detroit, Michigan/USA
3	1958	SA des Automobiles Citroën, Paris 15[e]
4	1961	The White Motor Corp., Cleveland, Ohio/USA
5	1963	Régie Nationale des Usines Renault, Billancourt (Seine)
6	1964	Renault Italia SpA, Milano/I
7		Ministry of Defense, New Delhi/India
8		MAN Kamyon ve Otobüs SA, Türkei/TR
9	1965	Vereinigung VEB Automobilbau, Chemnitz/DDR
10	1965	International Harvester Comp., Chicago, Illinois/USA
11		Balkankar, Sofia/BG
12	1967	Technoimpex (Mogürt), Budapest
13	1969	Hino Motors Ltd., Tokyo
14	1970	Han Kook Machine Industry Ltd., Inchon/Korea
15	1974	Bayerische Motorenwerke AG, München (FM-Verfahren)

Tabelle 8.4.13. MAN-Motorenliste III
Sechszylinder-Diesel-Motoren seit 1925 (Auszug)

Typ	Baujahre	Bohr. × Hub (mm)	Hubraum (cm)	Leistung (PS)	Drehzahl (min^{-1})	Bemerkungen
D 1086 A	1925...27	110 × 180	10264	70...80	1400	2 seitl. Düsen, 4 Ventile
D 1580 B	1926...32	115 × 180	11218	90	1250	Strahleinspritzung
D 2086 A	1928...36	120 × 180	12214	90...110	1250...1400	St-Motor m. Strahl-Einspr. zentral, 2 Ventile
D 2086 B	1929...34	120 × 180	12214	100...110	1300	dto.
D 4086 A, B	1931...39	140 × 180	16625	140...150	1400	dto.
D 2086 C-E	1932...39	120 × 180	12214	100...110	1400	Nachkammer, neue (FN) Kolbenform
D 2086 K, S	1932...41	120 × 180	12214	100...110	1400	Luftspeicher
D 1040 G 1-2	1933...47	110 × 140	7983	80...120	1800...2000	Luftspeicher L 1, LPS
D 0530	1931...41	105 × 130	6754	70	1800	Luftspeicher
D 0540	1933...39	105 × 140	7274	75...90	1800	Luftspeich. D 1, DH, DS
D 3555	1935...42	135 × 155	13312	150	1700	F 4/5
D 2040	1937...39	120 × 140	9498	120	2000	M 1, MP, MPS, F 5
HWA 526	1937...40	105 × 120	6235	125	2400	Einh. LKW Heer
D 0546	1939...42	105 × 140	7274	83	2400	G-Verf. ML 45 Luftspeicher
D 1046 M 1	1947...56	110 × 140	7983	115...120	2000	515 L 1
D 1546 G, M 1-2	1950...59	115 × 140	8725	130...175	2000...2200	Unterflur, aufgeladen
D 1548	1950...63	110 × 140	7983	180	2000	
D 1246 M 1-10, G, MT, MV	1951...62	112 × 140	8276	150	2000	M- u. FM-Verf., erstm. aufgeladen u. Unterflur

Tabelle 8.4.13. Fortsetzung

Typ	Baujahre	Bohr. × Hub (mm)	Hub-raum (cm)	Leistung (PS)	Drehzahl (min^{-1})	Bemerkungen
D 0026 M 1-6	1954...75	94 × 125	5204	100...115	2500	4½ t
		100 × 125	5891	94...128	2500...2700	415 L 1, Omnibus
D 0026 H	1957...66	100 × 125	5891	120...128	2700	
D 9626 M 1	1956...58	96 × 120	5211	100...120	2700	4¾ t 400 L 1
D 0836 M 1-3	1959...70	108 × 128	7035	92...105	2500	635, auch 40° geneigt
D 0836 HM, FM	1964...72			130...135		
D 0846 HM 1-11,				135...156		
D 0846 HMN	1967...77	108 × 132	7252	160...170	2500	
D 2146 M 1-14	1959...73	121 × 140	9659	145...186	2200	770 Dreiachser
						2170 u. 1170
D 2148 HM 1	1963...72			170...212	2000...2100	auch 40° geneigt
D 2156 HM 1-9	1966...78	121 × 150	10349	215...236	2200	
D 2156 M, MT 1–2, MTN	1966...74			256...281		Dreiachser 770, 15.215 DF
D 2416 M 1-14	1967...73	124 × 140	9659	186	2200	Omnibusse
D 2416 HM 1-9	1964...74					
D 2356 HM 1–9	1964...74	123 × 150	10689	230	2200	
D 2556 M, MT	1968...85	125 × 150	11045	192...232	2300	153 g/PSh
D 2565 M, MF, ME	1970...89	125 × 155	9511	168	2200	Turbo 280 PS *Fünfzylinder*
D 2566 M, MT	1973...89	125 × 155	11413	232...260	2200	auch Unterflur
D 2566 MTF, MK	1976...84	125 × 155	11413	232...320	2200	
D 0226 MF, MKF	1979...90	102 × 116	5687	136...192	2800...3000	Turbo
D 2555 M, MT, MF	1970...84	125 × 150	9204	168...200	2300	VW-Programm *Fünfzylinder*
D 2865 L		128 × 155	9973	269	2200	
D 2866 K, F	1983...87	128 × 155	11967	245...290	2200	dito, Turbo
D 2866 KUL	1985...87					kombin. Auf-
D 2866 TF, TUH	1985...90			245...311	2200	ladung m. Lade-
D 2866 L, LX, LF	1985...90			353...420	2000	luftkühlung 19.22
D 0826 F, TF, LF	1987	108 × 125	6870	155	2700	} Turbolader
D 0826 T, L		108 × 120	6596	186...230	2600	} VW-Programm

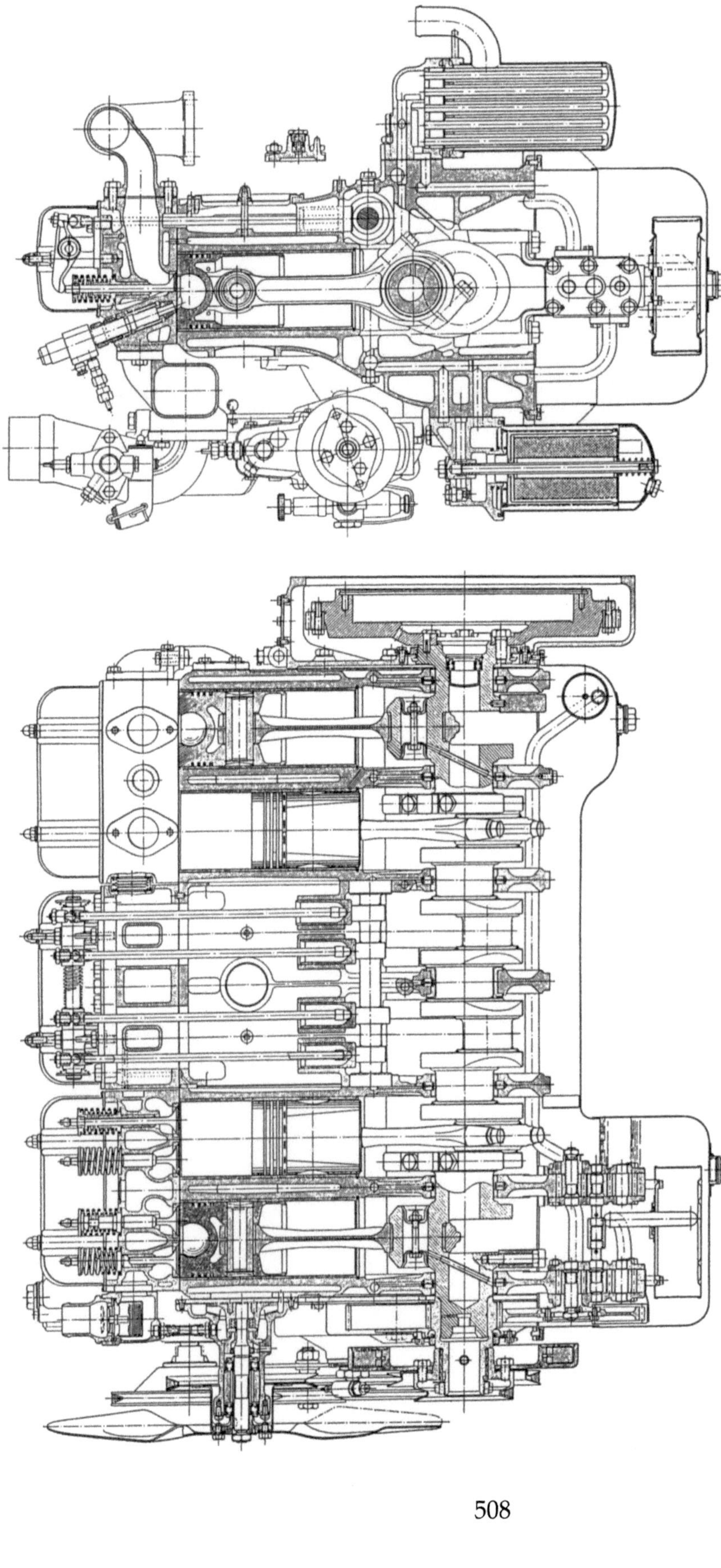

Bild 8.4.52. Sechszylinder-Fahrzeug-Dieselmotor mit Direkteinspritzung im M-Verfahren 1957–73, Bauart MAN Nürnberg (Typ D 0026 M1) [4.66]

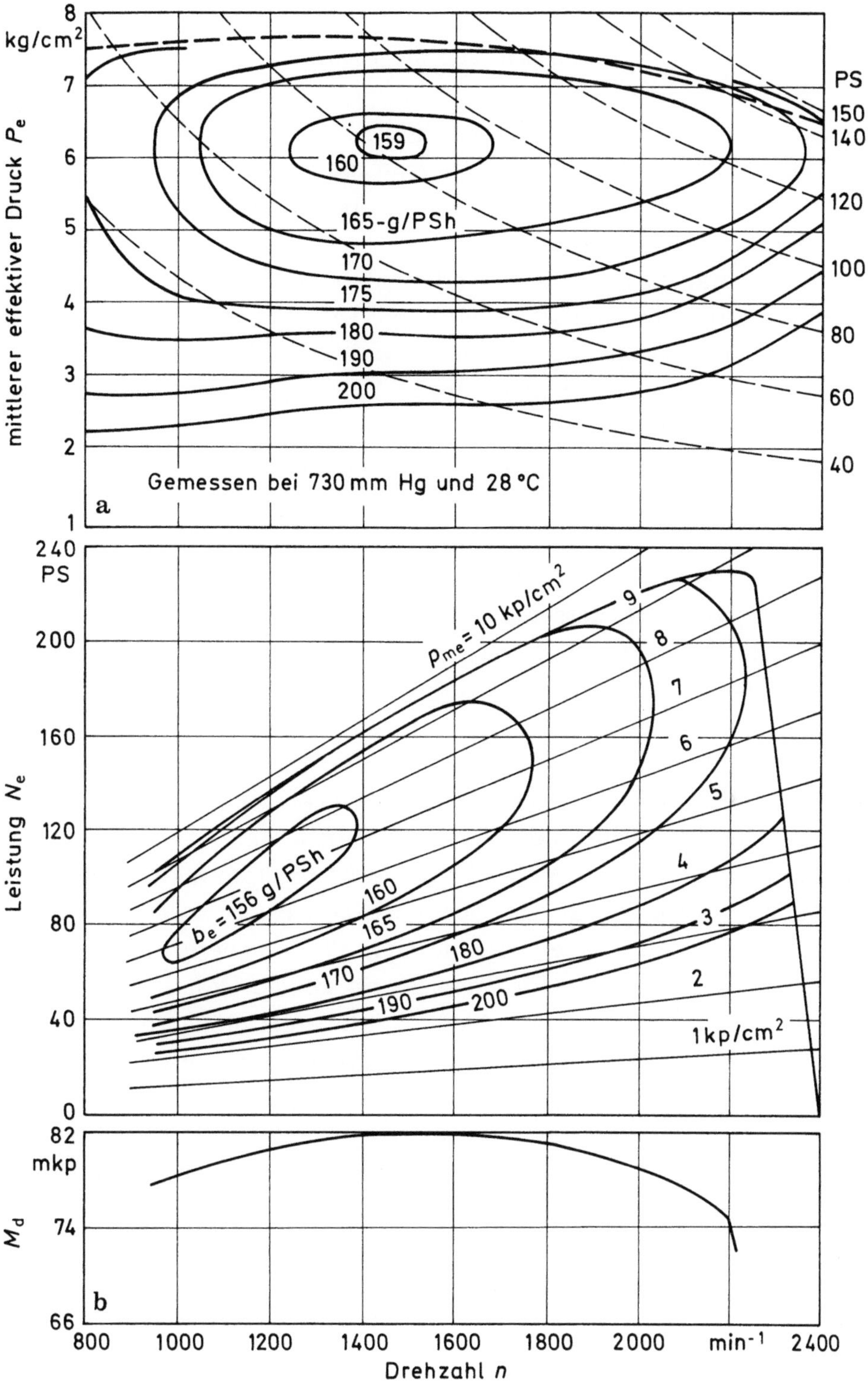

Bild 8.4.53. Kennfeld für Leistung und Verbrauch von Sechszylinder-Nutzfahrzeug-Dieselmotoren mit Direkteinspritzung, Bauart MAN. **a** Typ 1246 M8, 1961; **b** Typ D 2356 HM, 1967

8.4.3.5 Die MAN-Gießerei und die Entwicklung ihrer Gußprodukte für den Nutzfahrzeugbau

Für einen schnellaufenden Dieselmotor ist die Zylinderlaufbuchse eines der wichtigsten Teile. Ende der 20er Jahre hatte man die festen Laufbahnen im Zylinderblock verlassen. Im Großmotorenbau war die „nasse Laufbuchse" üblich, bei MAN auch bei den Fahrzeugmotoren. Um sie in bester Qualität, nach eigenen Wünschen und am Endverbraucher orientiert zu erhalten, regte 1972 Karl-Heinz Caspers[89] an, für eine neue Motorenbaureihe der MAN die Laufbuchsen selbst herzustellen. Er meinte, hier ließe sich doch in einem umweltfreundlichen Dauerformverfahren preisgünstig ein hochwertiges Massenprodukt fertigen (Volumen 2000 t pro Jahr). Caspers konstruierte hierzu ein neuartiges Schleuderguß-Karussell mit 8 Stationen, das wenig Personal und Raum erforderte. Ausgeführt von der Rheinstahl-Anlagentechnik, arbeitet es seit 1973 in der Nürnberger MAN-Gießerei. Die Dieselmotorenbauer konnten sich jetzt alle speziellen Wünsche, z. B. legierungsseitiger Art, selbst erfüllen [4.61]. Damit begann der gezielte Ausbau des Fahrzeugs-Motorengusses im MAN-Werk Nürnberg, dessen Erfolg zu weiterem Kapitaleinsatz im Gießereibereich ermutigte. 1984 entwickelte Caspers die Schleudergußanlage weiter.

Caspers modernisierte 1975 auch andere Produktzweige der Nürnberger MAN-Warmbetriebe. Die Pleuelherstellung ergänzte er durch eine 2500-t-Presse mit Reckwalze, die ihren automatisierten Ablauf mit einer Vergütung der Rohlinge aus der Schmiedehitze abschließt. 1976 nahm die Gießerei auch die Fertigung von Bremstrommeln auf. Anläßlich der Zusammenarbeit von MAN mit dem Volkswagenwerk erweiterte die Gießerei 1977 ihre Leichtmetallproduktion um das Druckguß-Verfahren. Ferner gießt sie auch Ölwannen, Zylinderkopfhauben und Schwungradgehäuse für kleine Dieselmotoren. 1989 erneuerte die MAN Nutzfahrzeuge AG den Schmelzbetrieb für Gußeisen für 4½ Mio. DM.

Seit 1923 stellt die Gießerei der MAN in Nürnberg Zylinderköpfe für Fahrzeug-Dieselmotoren her. Ihre Ausführungsgüte entscheidet mit über die Wirksamkeit jedes erfundenen Verbrennungsverfahrens. Ohne die erfolgreiche Mitwirkung der Gießer wäre die Verwirklichung des Fahrzeug-Dieselmotors nicht möglich gewesen. Das Gußeisen mit seinem guten Formfüllungs- und Fließvermögen, seinen Möglichkeiten, Legierungen zu kombinieren und metallurgische Prozesse zu verbessern, bot laufend neue Form- und Gießtechniken an. Besonders in den letzten 30 Jahren steigerten sich sich die Anforderungen an die Zylinderköpfe; sie hatten

[89] Karl-Heinz Caspers (*1932), besuchte nach Lehre die Hüttenschule in Duisburg. 1958–64 Betriebsing. in der MAN, 1964–68 Qualitätskontrolle bei Klöckner-Humboldt-Deutz AG Köln, 1968–76 Gießerei-Leiter bei MAN Nürnberg, seit 1976 Leiter d. Hauptabteilung Gießerei u. Schmiede. 1988 Osann-Medaille d. VDG.

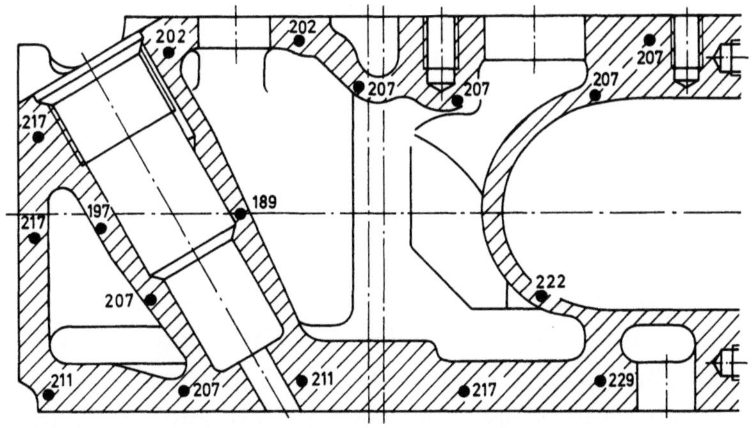

Bild 8.4.54. Zylinderkopf aus geimpftem Gußeisen mit Lamellengraphit und seine Härteverteilung, 1964. Verhältnis Tiefstwert : Höchstwert der Brinellhärte 1 : 1,2. Ausführung MAN Nürnberg [4.64]

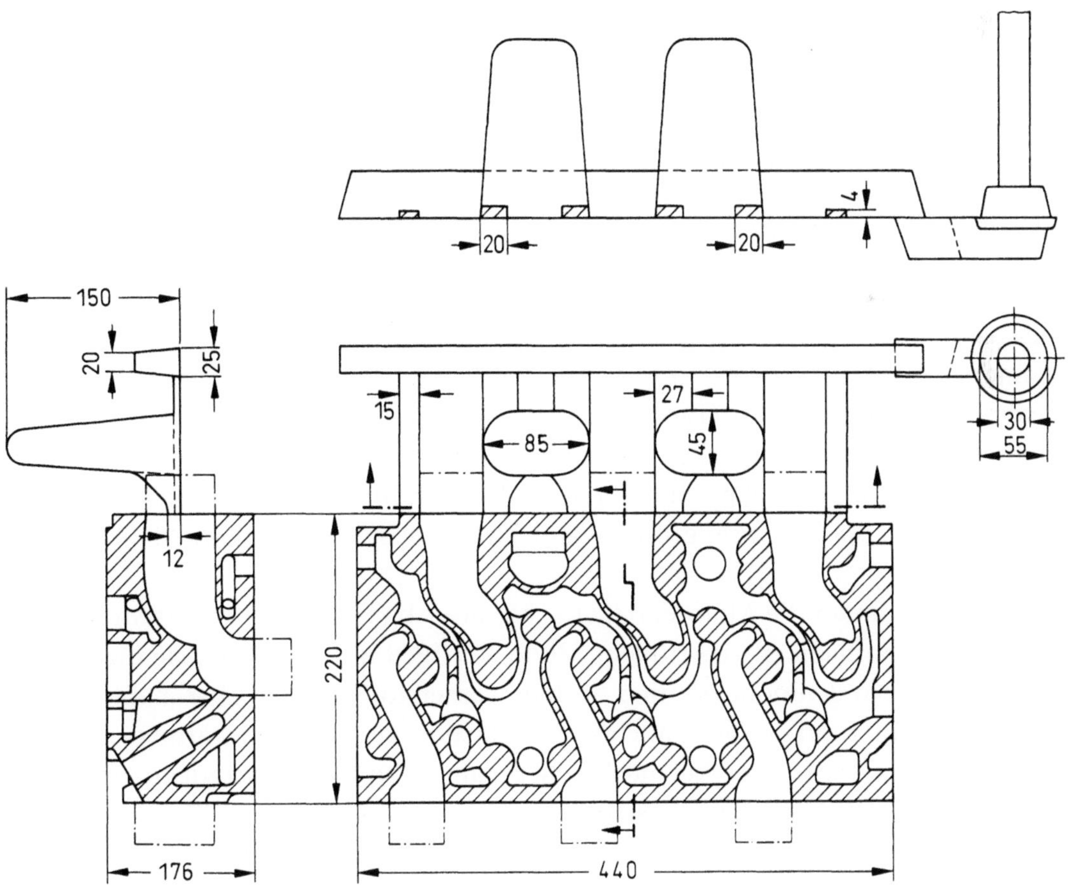

Bild 8.4.55. Schnitte des Zylinderkopfes mit Einguß-System 1964; günstig, weil 1. direktes Gießen ohne Siebkern möglich, keine Schlackenteilchen werden mitgerissen; 2. gleichmäßige Ausflußmengen aller Anschnitte und guter Materialfluß; 3. ausreichende Speisung der Wanddicken-Anhäufungen, Einfallstellen werden vermieden, kein Verziehen; 4. gutes Verhältnis Rohgewicht : Fertiggewicht; 5. einfaches Abtrennen und Fertigputzen [4.63]

gestaltfest, starr und formbeständig zu sein. Der erschwerten Aufgabe stellte sich Caspers seit 1964 und ermöglichte mit neuen Gießverfahren den Fahrzeug-Dieselmotor hoher Leistung [4.62–4.64], Bilder 8.4.54 bis 8.4.55.

8.4.3.6 Die schnellaufenden Fahrzeug-Dieselmotoren mit Direkteinspritzung in V-Form, Bauart MAN

Ihren ersten V-Achtzylinder-Fahrzeugmotor baute MAN 1938 in wenigen Exemplaren als Ottomotor für den Heeres-Dreiachs-LKW. Den ersten V-Achtzylinder-Dieselmotor (90°) für Nutzfahrzeuge baute die AG Adolph Saurer, Arbon, 1942. An dieser Konstruktion ging MAN nicht vorbei. 1951 entwarf Gerhard Rothmann anläßlich der Neukonstruktion eines 10-t-LKW den ersten V-Achtzylinder-Viertakt-Dieselmotor (90°) in Deutschland mit Direkteinspritzung und Wasserkühlung [4.65, 4.66]. Die MAN ahnte den höheren Leistungsbedarf im Nutzfahrzeugbau für den Fernlastverkehr 20 Jahre im voraus (Bild 8.4.56) und sah auch schon ihren Abgas-Turbolader vor.

Der Zylinderabstand betrug 165 mm, die beiden Zylinderreihen waren um 28 mm versetzt; Trockensumpfschmierung durch eine Dreirad-Doppelölpumpe und eine Saugpumpe. Die Wasserpumpe lag seitlich neben der Ventilatorachse. Der Motor erreichte die gleiche Dauerleistung wie der 9,65-Liter-Reihen-Sechszylinder mit Aufladung.

Als 1969 Lastkraftwagen von 38 t Gesamtgewicht mit mindestens 6 PS/t motorisiert sein mußten, war der MAN-V-Achtzylinder neben dem aufgeladenen Sechszylinder-Reihenmotor die richtige Antwort. 1967 stellte MAN eine neue Serie zweireihiger Motoren vor (Tabelle 8.4.14). Wegen 4 Ventilen je Zylinder ging der Antrieb der Steuerräder nebst direktem Nebenantrieb von der Schwungradseite aus (Bild 8.4.57). Wärmetauscher, Öl- und Wasserführung befanden sich innerhalb des Gehäuses, die Luftansaugrohre waren strömungsgünstiger gestaltet [4.66, 4.67, 4.70].

Seit 1986 hatten die Motorenbauer schärfere Abgas- und Lärmvorschriften bei hoher Wirtschaftlichkeit zu erfüllen. Schon seit 1988 unterschritten sie die Abgasgrenzen für Kohlenmonoxid und Kohlenwasserstoff. Leider aber nehmen mit abnehmendem Kraftstoffverbrauch die Stickoxide zu. In ihren Lärmvorschriften erlauben die Österreicher bei nächtlicher Fahrt von Nutzfahrzeugen über 3½ t höchstens 80 Dezibel, die EG schreibt für Neuzulassungen 84 Dezibel (lautes Sprechen) vor. Daher senkten die MAN-Konstrukteure die Motordrehzahl und wählten einen größeren Kolbenhub; sie erhielten damit ebenfals die gewünschte Motorleistung.

MAN erweiterte 1989 ihr Fahrzeugdiesel-Motorenprogramm in V-Form um einen V-12-Zylinder von 22 Litern Hubraum (Tabelle 8.4.14 unten), dessen Leistungsfähigkeit über 1000 PS reicht.

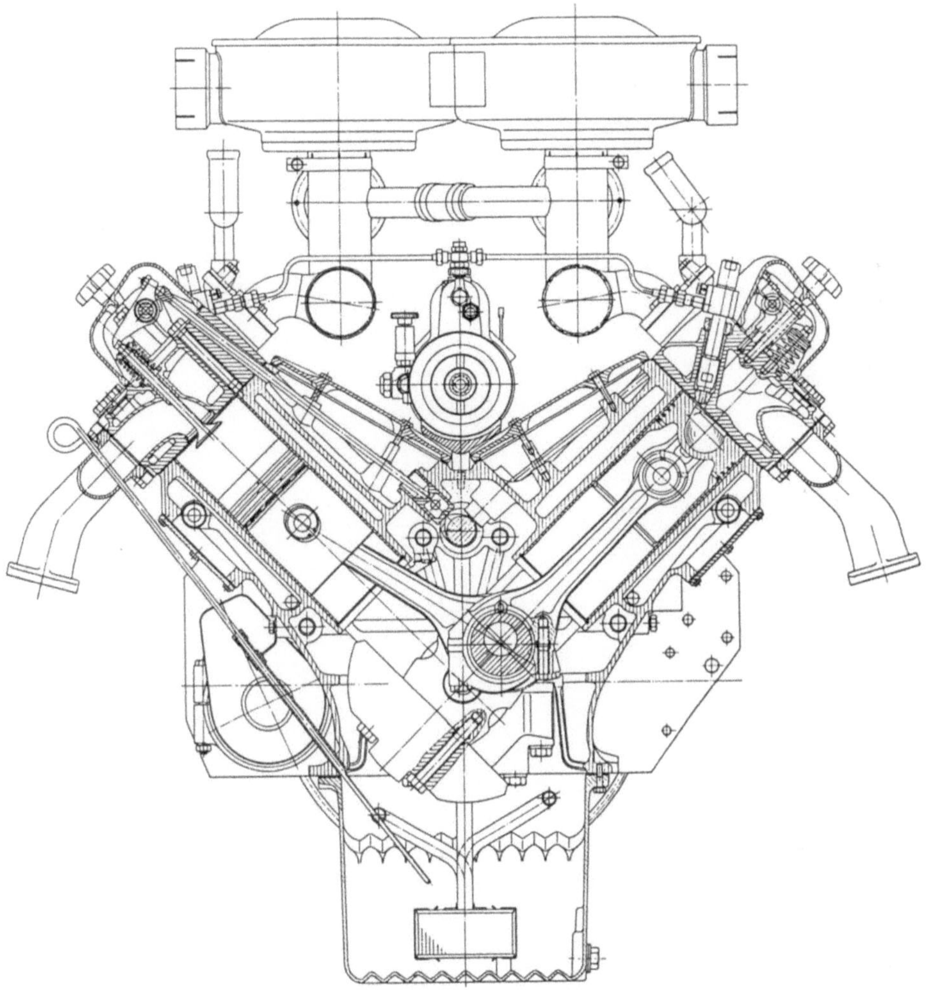

Bild 8.4.56. V-Achtzylinder-Viertakt-Dieselmotor für Nutzfahrzeuge mit Direkteinspritzung im M-Verfahren und Abgas-Turbolader 1951–58, Bauart MAN (Typ 1548 G) [4.65]. **a** Querschnitt Einbaumaße Länge × Breite × Höhe = 1143 × 1190 × 1217 mm. Gewicht 990 kg. Verdichtung 17 : 1. Hauptlager der Kurbelwelle 85 mm ∅, Pleuelzapfen 80 mm ∅, Breite der dünnwandigen Lagerschalen 28 mm, Haupt-Lagerschalen 8½ mm dick

8.4.3.7 Der Unterflurmotor im Schienen- und Straßenfahrzeug, Bauart MAN

Das MAN-Werk Nürnberg besaß umfangreiche Erfahrungen im Bau liegender Dampf- und Gasmaschinen. Ein Unterflurmotor ist ein liegender Mehrzylindermotor, wie ihn MAN Nürnberg als Diesel-Großmotor schon seit 1909 baute. Zwischen 1909 und 1914 ließ Anton von Rieppel viele liegende Dieselmotoren als Vier- und Zweitakter entwickeln.

1898 entwarf Werk Nürnberg den ersten Diesel-Triebwagen, den es 1906 an die Bayerischen Staatsbahnen lieferte. 1923 setzte die MAN Nürnberg die Dieseltrak-

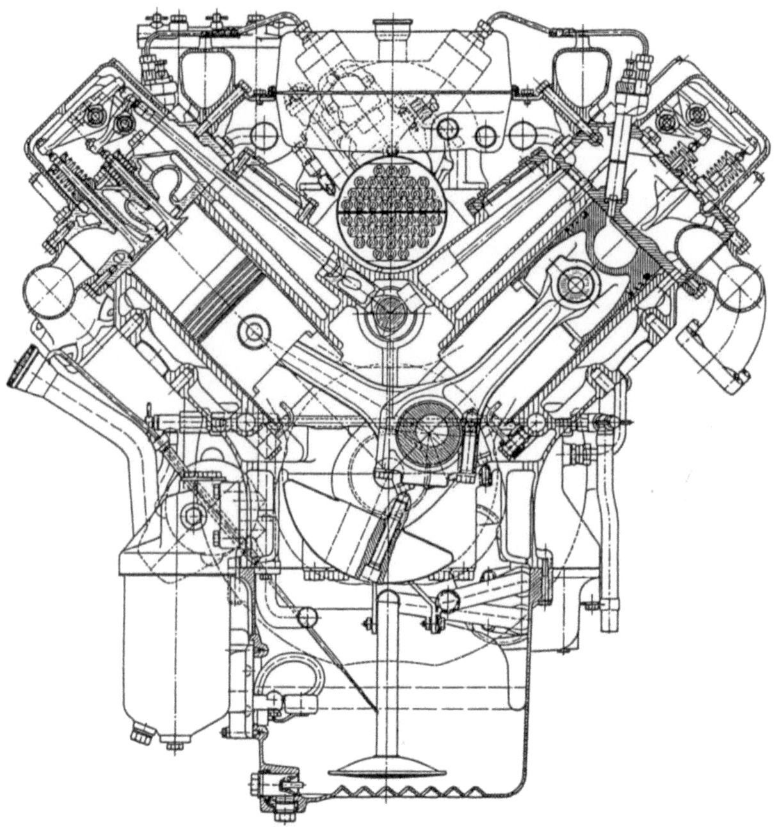

Bild 8.4.57. Schnitt durch den V-Dieselmotor (90°) mit Direkteinspritzung für Nutzfahrzeuge von 1967, 15 bis 16 Liter Hubraum, Bauart MAN (Typ D 2658 M)

tion auf der Schiene fort. Auch die Verwandtschaft zwischen Verbrennungsmotoren für Straßen- und Schienenfahrzeuge blieb bestehen. Der Unterflurmotor war allerdings vom Schienenfahrzeugbau mehr gefragt als vom Straßenfahrzeugbau.

Als die Deutsche Reichsbahn 1934 ein größeres Triebwagenprogramm in Angriff nahm, konstruierte Kurt Henze von der Deutsche Werke AG in Kiel (DWK) dafür einen zweireihigen Vorkammer-Dieselmotor von 180 PS mit 8 liegenden Zylindern, den er 1935 unter dem Fußboden eines zweiachsigen Triebwagens einbaute. Um das Gewicht nicht zu groß werden zu lassen, setzte er Zylinder- und Drehzahl herauf. Ein Zwölfzylinder-Motor von 275 PS (aufgeladen 400 PS) folgte, den außer DWK auch Daimler-Benz, Humboldt-Deutz-Motoren und MAN Augsburg bauten. Er erhielt 1937 auf der Pariser Weltausstellung den „Grand Prix".

1949 übergab der MAN-Waggonbau in Nürnberg den ersten Dieseltriebwagen-Zug nach dem Zweiten Weltkrieg an die Deutsche Eisenbahn AG Frankfurt/M. Als die Deutsche Bundesbahn 1953 100 zweiachsige Schienenbusse in Leichtbauweise brauchte, an deren Bau auch die MAN-Waggonbau beteiligt sein sollte, bereitete Gerhard Rothmann aus dem MAN-Nutzfahrzeugbau den LKW- und Stadtlinien-

Tabelle 8.4.14. MAN-Motorenliste V
V-Achtzylinder-Fahrzeug-Dieselmotoren 1938...1989 (Auszug)

Typ	Baujahre	Bohr. × Hub (mm)	Hub-raum (cm)	Leistung (PS)	Drehzahl (min^{-1})	Bemerkungen
HWA 538	1938	105 × 120	8313	110	2400	*Otto*-Heeresmotor f. Einh. LKW
D 1548 G	1951...53	110 × 140	10644	148...180	2000...2200	Verbrauch 22½ l/100 km
D 1048 M	1953...58	110 × 140	10644	155...180	2000	LKW 758 L 1 + F 8 + Omnibus 558 HOC
D 1548 M 1-7	1957...60	115 × 140	11633	180...220	2000...2200	
D 2658 M, HM	1967...72	126 × 150	14963	250...304	2100	
D 2538 MT, MTF	1970...81	125 × 130	12763	256...320	2300...2500	Turbolader
D 2538 M, MF	1970	125 × 130	12763	256...267	2500	
D 2530 M, MF, MXF, MTXF	1970...82 1972...86	125 × 130	15953	274...320	2300...2500	*Zehn*zylinder
D 2858 M 1-2 MT	1968...80	128 × 150	15442	304...310	2100	4 Ventile, Turbolader
D 2840 LF, M, MT	1981–87	128 × 142	18273	460...551	2000...2400	*Zehn*zylinder Turbolader. LKW 19.502
Zwölfzylinder-Dieselmotoren für Schiene und Straße seit 1935						
	1935...38	130 × 190	30263	275	1500	Vorkammer, Boxer
D 2850 M 1 U	1961	128 × 155	23934	450...490	1700...1950	M-Verfahren, Boxer
D 2842 M, T, L	1989	128 × 142	21930	780	2300	Schiene + Staße V-Form

Dieselmotor mit Direkteinspritzung D 1246 M 2 als Unterflurmotor vor (Tabelle 8.4.14). Damit setzte MAN die Pflege des Unterflurmotors fort, und zwar mit dem eben eingeführten M-Verfahren bei einem Leistungsangebot von über 135 PS mit MAN-Abgasturbolader. Zwei dieser Unterflurmotoren (Typ 1246 M 2 TU) wurden in einen Leichttriebwagen eingebaut. Ermutigt durch den Erfolg dieses Motors, legte der MAN-Waggonbau 1955 eine eigene Serie von 20 Leichttriebwagen auf, die in einem Jahr verkauft war. Kurz darauf starb Gerhard Rothmann.

Der MAN-Nutzfahrzeugbau konnte sich 1957 nach seinem Erfolg auf den Weg zum Stadtlinien-Omnibus mit dem Unterflur-Dieselmotor D 1546 M 1 U begeben. Hier legte Siegfried Meurer Wert darauf, daß bei Drehzahlen zwischen 800 und 1800 min^{-1} möglichst hohe Mitteldrücke für ein gutes Beschleunigungsvermögen sorgten, ohne daß der Kraftstoffverbrauch stieg. Er befand sich hier gedanklich schon auf dem Wege zu einem Aufsehen erregenden Schienenfahrzeug-Motor von 1960.

1958 entwickelte die Deutsche Bundesbahn den Triebwagen VT 23. Hierzu wünschte sie sich einen leichten und preiswerten Unterflurmotor von 65 cm

Einbauhöhe und einer höchsten Kolbengeschwindigkeit von c_m = 10 m/s, möglichst ohne Aufladung und mit Abnahme nach UIC-Bestimmungen[90], statt der schweren V-Motoren im Drehgestell. Als Lösung zeigte MAN auf der IAA Frankfurt 1961 einen liegenden Zwölfzylinder-Dieselmotor mit Direkteinspritzung von 450 bis 490 PS (Bild 8.4.58).

Die Konstruktionsleitung lag bei Siegfried Meurer in Nürnberg, die Entwicklungsarbeiten am Prüfstand dort leitete Ludwig Elsbett[91]. Meurer setzte hier sein M-Verfahren mit außerordentlichem Erfolg ein. Zurückzuführen war dieser Erfolg besonders auf seine neugestaltete Luftbewegung, denn er konnte hier 20 % mehr Luft an der Verbrennung beteiligen als bisher, ohne den Liefergrad zu beeinträchtigen. Das Luftverhältnis $\lambda = 1{,}1$ senkte er sogar unter das des Ottomotors, weshalb er auch den günstigen Kraftstoffverbrauch von 165 bis 170 g/PSh erzielte (Bild 8.4.59). An der Rauchgrenze brach dieser MAN-Dieselmotor mit einem effektiven Mitteldruck $p_e = 9{,}4$ bar sogar in den Bereich des Ottomotors ein, was man bisher für unmöglich gehalten hatte. Die Verwirklichung des günstigen Luftverhältnisses und des Mitteldrucks im Jahre 1961 war eine weitere große Leistung der MAN für den Fahrzeug-Dieselmotor. „Diese technische Großtat stellt ohne Zweifel einen Markstein in der Geschichte des Dieselmotorenbaues dar," Prof. Dr.-Ing. Kurt Schnauffer in der Motortechnischen Zeitschrift 1962 [4.69]. „Der Motor stellt mit den geschilderten Werten ein Meisterwerk des Motorenbaues dar," Prof. Dr.-Ing. Werner Rixmann in der Automobiltechnischen Zeitschrift 1962. Eine Übersicht über MAN-Motoren von 1938 bis 1989 gibt Tabelle 8.4.15.

8.4.3.8 Abgasturbolader und Turboladeverfahren bei Nutzfahrzeugmotoren

Alle Kolben-Verbrennungsmotoren haben Gasschwingungen im Saug- und Auspuffsystem, hervorgerufen durch seine periodischen Arbeitstakte. Das beobachteten schon die ersten Konstrukteure solcher Maschinen. 1894 bereits benutzten die englischen Brüder John und Francis Crossley die Saugkraft der schwingenden Luftsäule im Auspuffrohr. Sie holten mit ihr frische Luft heran und schoben die verbrannten Gase hinaus. Zur gleichen Zeit dachte Wilhelm Maybach[92] darüber nach, wie er damit den Kolbenboden, Zylinderwände und Ventile kühlen könne. Er hielt 1913 das Ausblasen des Verbrennungsraums vor der Saugperiode durch die Auspuffkraft für möglich. Seinem Sohn Karl[93] teilte er 1914 mit, daß „die völlige

[90] UIC = Union Internationale des Chemins de fer, Paris.

[91] Ludwig Elsbett (*1913), Motoren-Entwicklungsingenieur bei Junkers 1935–45, Versuchsleiter MAN Nürnberg 1959–65, seitdem selbständig in Hiltpoltstein b. Nürnberg.

[92] NDB 16.

[93] NDB 16.

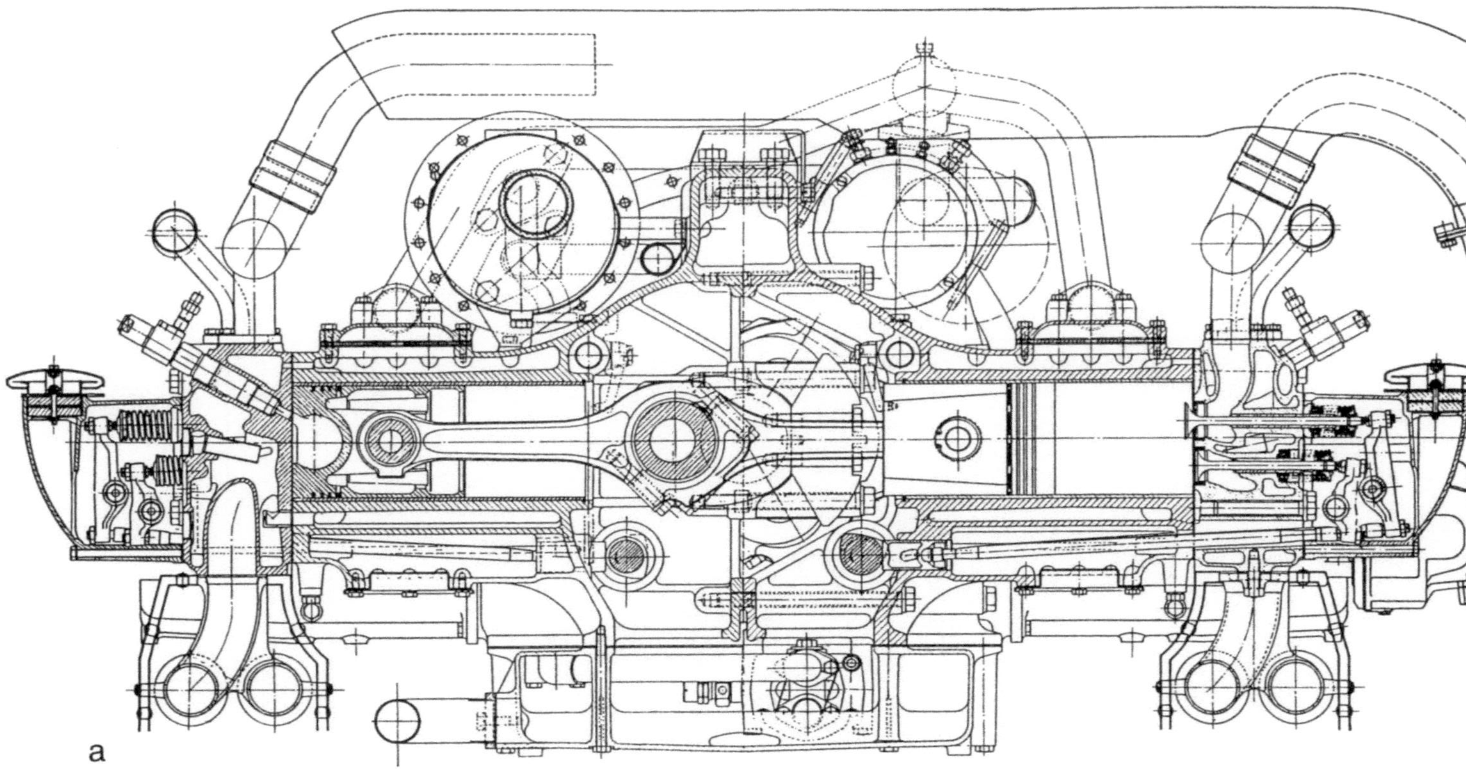

a

Bild 8.4.58. Zwölfzylinder-Triebwagen-Dieselmotor 1961. 450 bis 490 PS, Verdichtung 15,5 : 1. Gewicht mit angebautem Zubehör, 90 l Wasser und 60 kg Öl = 2,25 t. Einbaumaße Länge × Breite × Höhe = 2,23 × 1,926 × 0,87 m. Bauart MAN Nürnberg (Typ D 2850 M 1 U). Vgl. Tabelle 8.4.14 [4.69]
a Querschnitt, **b** Längsschnitt (s. nächste Seite)

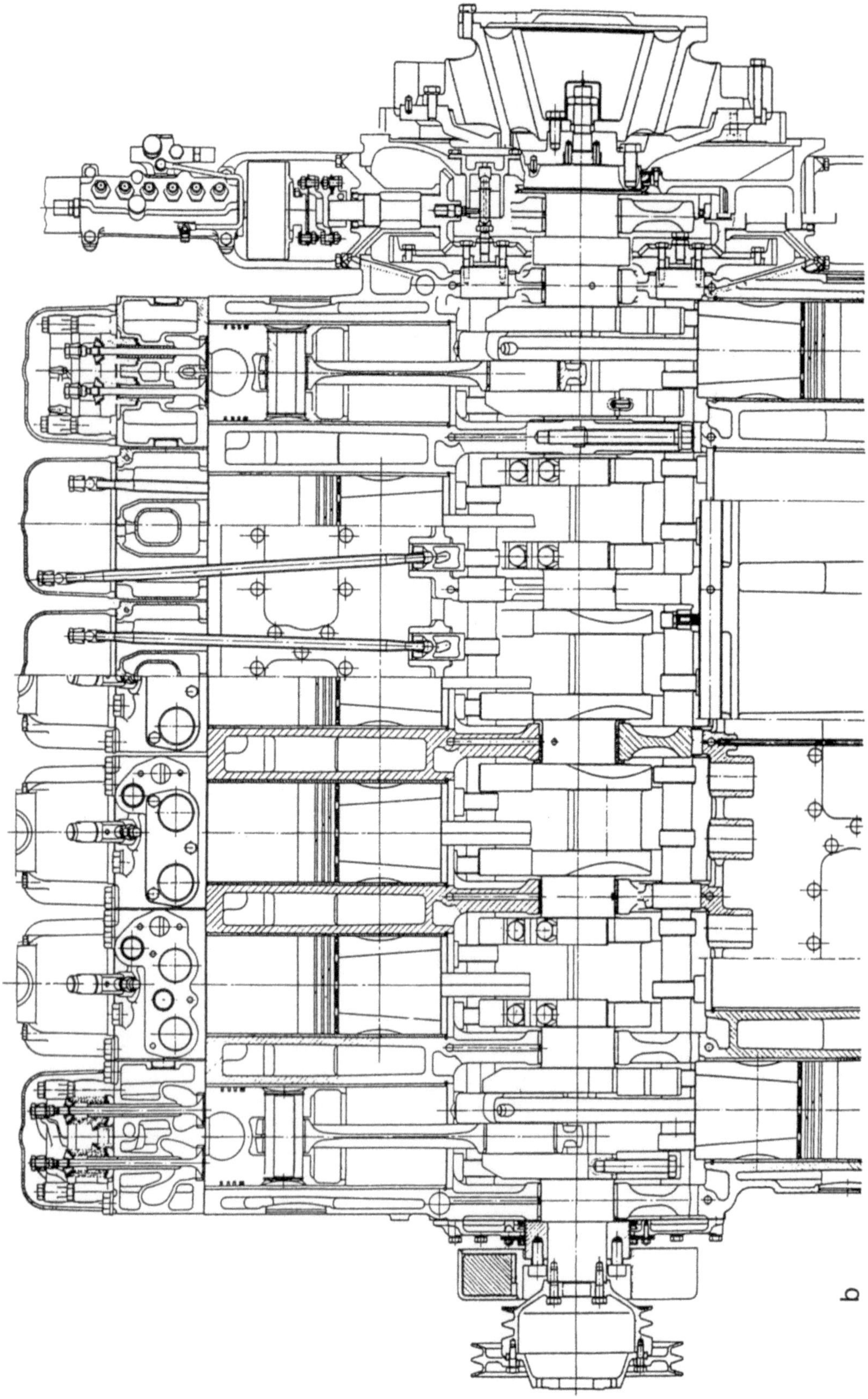

b

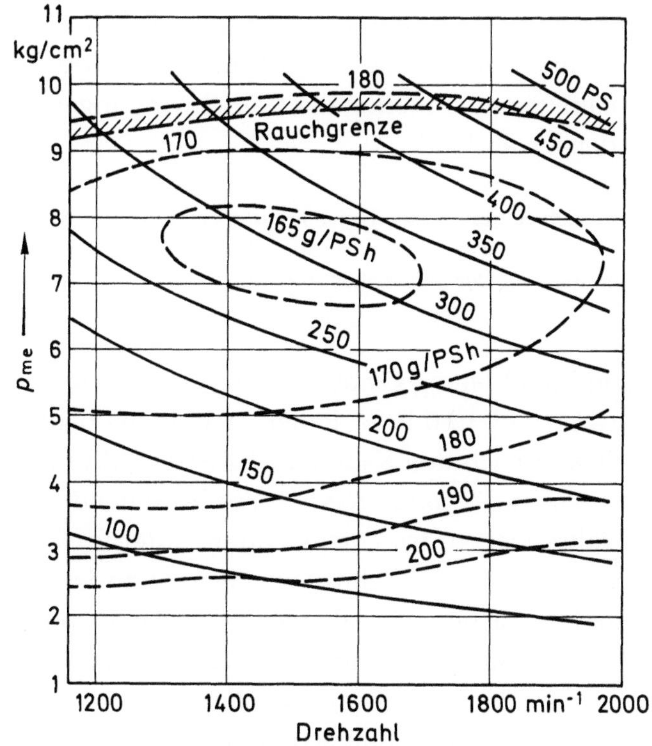

Bild 8.4.59. Kennfeld des liegenden Zwölfzylinder-Dieselmotors für Triebwagen 1960, Bauart MAN Nürnberg (Typ D 2850 M 1 U) [4.69]

Tabelle 8.4.15. MAN-Motorenliste IV
Liegende Fahrzeug-Diesel-Motoren mit 6 Zylindern zum Unterflureinbau 1954...1984 (Auszug)

Typ	Baujahre	Bohr. × Hub (mm)	Hub-raum (cm)	Leistung (PS)	Drehzahl (min^{-1})	Bemerkungen
D 1246 M 2	1954...62	110 × 140	7983	130	2000	Abgas-Turbolader
D 1246 T 1 U	1957...62	112 × 140	8276	155...170	2000	Abgas-Turbolader
D 1546 M 1 U	1958	115 × 140	8725	175...220	2000...2200	Schirmventil
D 1546 M 2 U	1959	115 × 155				Steh. Pumpe u. Luftpresser
D 2146 HM 1 US	1965	121 × 140	9620	180	2000	Triebwagen
D 2146 HM 1 U	1966	121 × 140	9659	192...200	2100	Nutzfz. Straße
D 2155 M 6	1971–84	125 × 150	8624	304	2300	lieg. *Fünf*zylinder
D 2156 HM 1 US	1965	121 × 150	10 344	200	2000	Triebwagen + Omnibus (40° geneigt)
D 2566 MKUL, MUH	1979	125 × 155	11 413	220...320	2200	kombin. Aufladung
D 3256 BTU, BYUL, BTXU	1977...79	132 × 150	12 316	240...350	2200...2300	
U 12 DA 6	1967(1972)	132 × 150	12 316	240–320	2200	Aufladung (früherer Büssing-Motor)
D 2555/56 MU	1970...72	125 × 150	9204	192...232	2300	lieg. *Fünf*zylinder

Ausspülung der Verbrennungspunkte bei sechszylindrigen Motoren" nur durch richtige Konstruktion und Bemessung der Auspuffanordnung gelänge.

Den zweiten Anlauf zur Ausnutzung der Gasschwingungen bei Kolbenmaschinen unternahm Kadenacy ab 1932.

In seinen Patenten schrieb er: „Ein wesentlicher Teil der Verbrennungsgase verläßt wie eine zähe Masse den Zylinder mit einer Geschwindigkeit, die viermal so groß ist wie bei adiabatischer Expansion, so daß sich im Zylinder ein hohes Vakuum bildet, das die Frischlufteinströmung beschleunigt."

Kadenacys Theorie fand wenig Glauben, 1933 prüften sie aber die Armstrong Whitworth Securities Co. Ltd. und P. W. Petter nach. Petter baute 1933–39 Junkers-Doppelkolben-Zweitakter nach den Kadenacy-Patenten. Mit ihren Inhalten befaßten sich S. J. Davies 1937 und Walter Froede[94]. Für bedeutend hielt man weiter die Länge des Auspuffrohrs wegen des entstehenden Unterdrucks durch die Eigenschwingung der Abgassäule, was allerdings wiederlegt wurde. Denn Kadenacy sah die Gesamtströmung fälschlicherweise als fließende Masse von konstanter Dichte und Geschwindigkeit, an statt als adiabatische Expansion in einer Blende. P. H. Schweitzer beendete das Thema 1948 mit der Feststellung, der Kadenacy-Effekt verschwinde bei kleinen Strömungsquerschnitten, überkritische Geschwindigkeiten träten nicht auf; Kadenacys Formeln für den Auslaßquerschnitt liefern trotz unrichtiger Annahmen dieselben Resultate wie die Formeln der Thermodynamik von Wilhelm Nusselt[95] 1910–28 [4.71]. Danach stellte man die Strömungsfragen in der Kolbenmaschine wieder in den Zusammenhang mit der Abgasturbine.

Die Idee einer Aufladung von Dieselmotoren durch eine Turbine hatte 1905 der Schweizer Alfred J. Büchi[96]. Die Versuche hierzu begann er 1911 in der Maschinenfabrik Gebr. Sulzer, Winterthur, mit der MAN in Kontakt stand. Den Ladeluftkühler erwähnte Büchi schon in seinen Grundpatenten.

Aurel Stodola[97] wies nach seinen Versuchen 1928 darauf hin, daß sich der mechanische Wirkungsgrad η_m bei der Büchischen Abgasaufladung wegen des

---

[94] Walther Froede (1910–84), Dr.-Ing. u. Dir. Vorentwicklung NSU-Werke AG 1952–75, verantwortlich für den Wankel-Motor.

[95] Wilhelm Nusselt (1882–1957), Thermodynamiker, Dr.-Ing., Priv. Doz. TH Dresden u. Darmstadt, Professor TH Karlsruhe u. München.

[96] Alfred J. Büchi (1879–1959) aus Winterthur. Maschinenbau-Studium ETH Zürich 1899–1903. Arbeitete an Frischgasturbine bei Carels Frères, Gent. Grundpatente auf Abgasturbine 1905–25 (DRP 204 630, 454 107, 568 855). 1909–18 Leiter d. Forschungsabteilung Dieselmotoren bei Gebr. Sulzer AG, hier 1912–14 erste Versuche mit seinem Verfahren. 1923 rüstete er die MAN-Schiffsdiesel zweier deutscher Passagierschiffe aus. Durchgesetzt hat sich sein „Druckwellenverfahren" von 1925. 1926/27 Versuche i. d. Schweizer. Lokomotivfabrik (SLM). 1926 Gründung eines Syndikates aus Büchi, SLM u. BBC. 1933 Einführung bei den Eisenbahn-Triebwagendieseln Maybachs. Dr.-Ing. E. h. ETH Zürich 1938.

[97] Aurel Stodola (1859–1942). Maschinenbau-Studium TH Budapest, Zürich, Berlin, Paris, 1892–42 Professor ETH Zürich. 1908 Grashof-Denkmünze. Lebenswerk Dampfturbine.

höheren Arbeitsdrucks auf 84 % verbessert und der Brennstoffverbrauch wegen günstigerer Verbrennungsbedingungen vermindert, so daß der nutzbare Wirkungsgrad $\eta_e = 38\,\%$ erreicht [4.72].

Obwohl Büchi schon mehrere MAN-Schiffsdiesel mit seinem Verfahren ausgerüstet hatte, beurteilte MAN seine Aufladung 1928 bei kleineren Motoren noch zurückhaltend. Die Anwendung des Abgasturboladers bei MAN begann 1931 in Augsburg mit Aufladeversuchen am Großmotor durch Wilhelm Riehm. Die großen Dieselmotoren der Nutzfahrzeuge stattete er 1932/33 mit mechanischen Kapselgebläsen aus, die die Aufladeluft während des ganzen Ansaughubs zuführten. Es waren die beiden Sechszylinder D 4086 A und D 2086 C.

Typ	Leistung ohne Aufladung (PS)	Leistung mit Aufladung (PS)	Drehzahl n (min^{-1})
D 4086 A	150	200	1500
D 2086 C	210	280	1400

Die Einbaumasse erhöhte sich nur wenig in der Breite des Motors. Dank ihrer Direkteinspritzung eigneten sich die Fahrzeug-Dieselmotoren, Bauart MAN, gut für die Aufladung. Es gab keine Fehlschläge. Riehm legte Wert auf eine organische Durchbildung von Motor und Gebläse, was noch nicht üblich war.

1934 beschloß die MAN einen eigenen Weg zu gehen. Sie baute 1935–37 in ihrem Nürnberger Dampfturbinenbau einen Abgasturbolader für Höhenflug-Dieselmotoren von 1000 bis 1300 PS ($n = 3200\,\text{min}^{-1}$). Otto Meyer hielt nun die Verpflichtung von Spitzenkräften auf diesem Gebiet für notwendig: 1939 berief er Emil Sörensen[98] der die Abgasturbine gründlich durcharbeitete; 1940 holte er Karl Zinner[99] von der TH Dresden. Zinner errechnete 1941, daß mit stärkerem Aufstauen

[98] Emil Sörensen (1900–77). Studium TH Karlsruhe bis 1924, Assistent bei Prof. Spannhake bis 1926 und Prof. Föttinger TH Berlin bis 1927. 1926 Dr.-Ing. TH Karlsruhe. 1927–32 Turbinen-Ingenieur bei Deschimag, Bremen. 1932 Professor für Strömungsmaschinen an der TH Dresden. Dortige Turbinenversuche brachten ihn mit der MAN zusammen. 1939–65 Vorstand für Forschung u. Entwicklung der MAN Augsburg.

[99] Karl Zinner (*1905) aus Ladowitz, Bez. Dux. Maschinenbau-Studium TH Dresden 1923–29. 1930–33 als Doktorand Leiter von Versuchsständen des Maschinenlaboratoriums der TH Dresden, 1933 Dr.-Ing., bis 1940 wissenschaftl. Assistent von Adolph Nägel. 1940–73 MAN. Werk Augsburg, Motorenversuch, 1954 Prokura, 1963 Direktor d. Hauptabt. Motorenforschung. 1954 Privatdozent, 1960 Hon. Professor TH München. 1970 Dr.-Ing. E. h. TH Hannover. 1955–70 Vorstand u. Vorsitzender d. Wissenschaftl. Beirates d. Forschungsvereinigung Verbrennungskraftmaschinen (VDMA), leitendes Mitglied d. CIMAC-Kongresses. 40 Veröffentlichungen, 21 Patente.

der Auspuffgase und durch Erzielung höherer Wirkungsgrade von Turbine und Verdichter die Motorleistung gesteigert und der Brennstoffverbrauch gesenkt werden kann. Den ersten Abgasturbolader für Fahrzeugmotoren baute er im Werk Nürnberg 1943 (Bild 8.4.60). Dieser enthielt bereits Kennzeichen zukünftiger Entwicklungen und lief bis 1948. Zinner setzte 1949 die Versuche mit einem neuen Modell fort (Bild 8.4.61), wozu er einen besonderen Prüfstand einrichtete und den Turbolader im Dauerversuch am Fahrzeug-Dieselmotor der MAN, Typ 1546 G erprobte. Von diesem Lader baute der Dampfturbinenbau des Werks Nürnberg 500 Stück. Dieses Aggregat stellte MAN auf der IAA 1951 in Frankfurt vor, als ersten deutschen Nutzfahrzeugmotor mit Abgasturbolader. Seine Leistung stieg von 130

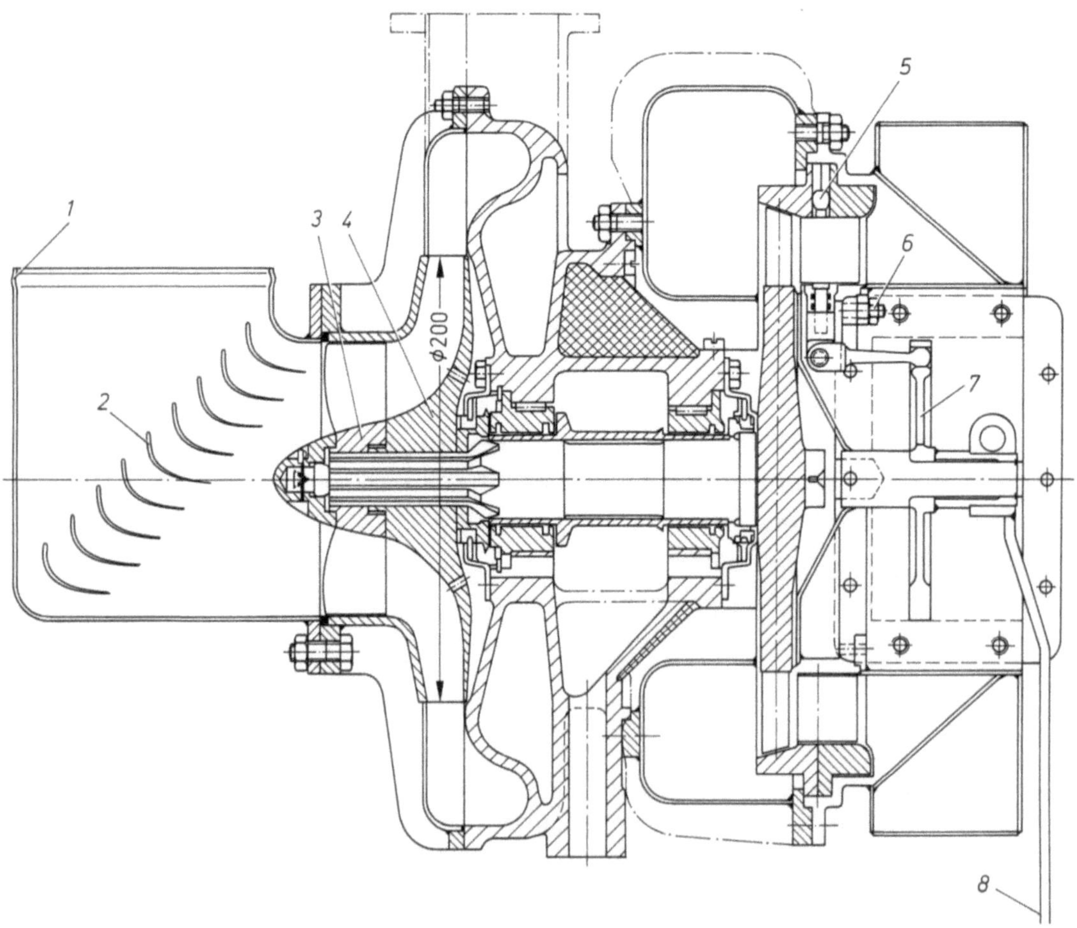

Bild 8.4.60. Erster Abgasturbolader für Fahrzeugmotoren von Karl Zinner 1943 (DRP 940 437), Bauart MAN/Argus (Typ T 15 V 6) [4.73]. Der Lader hat 2 Zu- und Abströmstutzen für die Turbine, 2 Austrittsstutzen für den Verdichter und zweimal 29 Laufschaufeln mit langen bzw. kurzen Lavalfüßen. *1* Anschluß für Gummi-Manschette, *2* Schaufelgitter für verlustarme, gleichmäßige Umlenkung („Windkanalecke"), *3*, *4* Vorsatzläufer und Laufrad (Leichtmetall, gefräst, Bauart Argus), durch Mehrkeilprofil auf der Welle befestigt, *5*, *6* 16 drehbare Turbinen-Leitschaufeln mit Verstellhebeln, *7* Verstellscheibe mit 16 Bohrungen, *8* Betätigungshebel, Schwenkwinkel ca. 20°

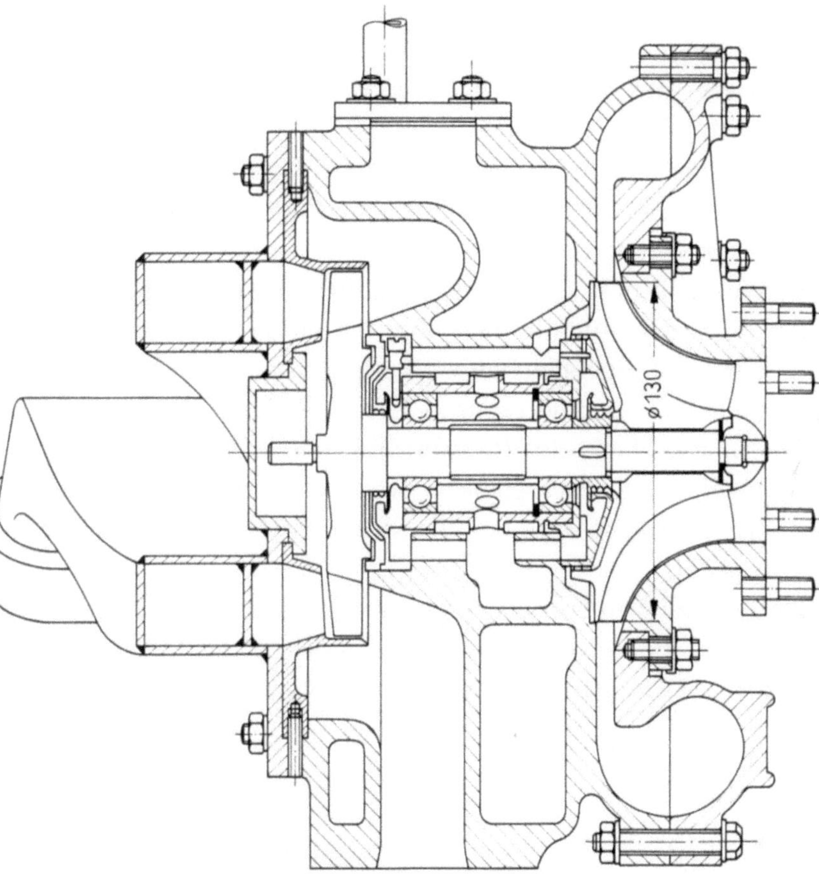

Bild 8.4.61. Abgasturbolader für Nutzfahrzeug-Dieselmotoren 1949–52 von Karl Zinner, Bauart MAN Augsburg (Typ TV 513). Vorgestellt am MAN-Motor D 1246 M 1 auf der IAA Frankfurt 1951/53 [4.72, 4.73]

auf 175 PS! Die MAN sah für den Fernlastfahrer bald einen höheren Leistungsbedarf voraus. Die Höchstleistung der IAA 1951 im Nutzfahrzeugbau war 210 PS (Südwerke/Krupp und Kaelble).

1953 zeigte die MAN auf der IAA auch ihren V-Achtzylinder mit der gleichen Aufladegruppe, aber wegen der dichteren Zündfolge und der größeren Abgasmenge mit einem neuen Zuströmgehäuse. Es war mit den Abgasstutzen des Motors zusammengefaßt. Zur Wasserkühlung war die Pumpe mit zwei getrennten Arbeitsräumen in einem gemeinsamen Gehäuse versehen. 1954 ließ Karl Zinner den V-Achtzylinder-Fahrzeug-Dieselmotor 100 Stunden mit und 50 Stunden ohne Ladeluftkühler laufen.

Gerhard Rothmann erkannte 1950, als er den ersten Fahrzeug-Turbo-Dieselmotor nach dem Zweiten Weltkrieg konstruierte, daß die Ladeluft nachzukühlen sei. Er brachte deshalb unter der Motorhaube einen Wärmetauscher an, der einen getrennten Kühlkreislauf erhielt (DBP 871 659). Die Wasserpumpe führte er mit zwei getrennten Arbeitsräumen in einem gemeinsamen Gehäuse aus.

Mit Turboladern sind bei der MAN erprobt worden die Fahrzeug-Dieselmotoren D 1546 GT + M, D 1548 GT + M, D 0026, D 0636 M und D 1246 M.

In Nürnberg haben sich Julius Liebel, Siegfried Meurer, Gerhard Rothmann und Fleischmann um die Abgasturbine bemüht, in Augsburg stand Zinner der Konstrukteur Vogg zur Seite.

Karl Zinner hatte schon 1952 eine Radialturbine vorgeschlagen, da er sie für kleinste Lader besonders günstig hielt. Zur Verwirklichung kam es, als 1954 eine Radialturbine der Jakob Eberspächer KG Esslingen mit dem Verdichter der MAN (Typ TV 512 von 1956) kombiniert wurde. Dieser Versuch verlief sehr positiv. 1955 setzte sich Werk Nürnberg die Radialturbine zum Ziel der zu entwickelnden Aufladegruppen. Ihr Ladedruck sollte in einem weiten Betriebsbereich größer als der Gegendruck der Abgase sein. Für alle Motorengrößen sollte es nur ein Grundlaufzeug geben [4.75].

Wegen der gesetzlichen Forderung eines Leistungsgewichts von 6½ PS/t in der 32-t-Klasse und der hohen Preise für Turbolader setzte MAN 1960 die eigene Entwicklung fort. Sie konstruierte den sehr einfachen und leicht herstellbaren

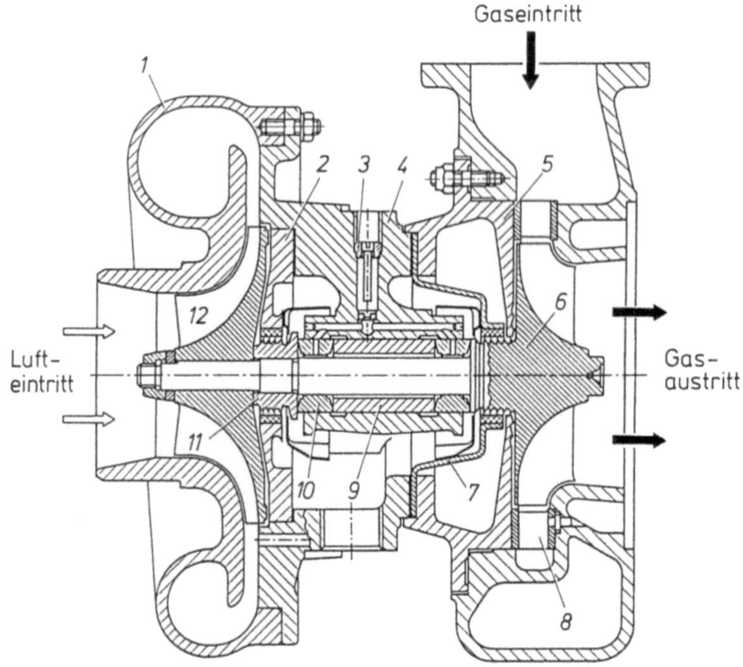

Bild 8.4.62. Aufladegruppe mit Radialturbine für Fahrzeug-Dieselmotoren 1960–76, Bauart MAN (Typ NR 12) [4.77]. *1* Verdichtergehäuse, *2* Abschlußdeckel Verdichter, *3* Schmierölzulauf mit Blende, *4* Lagergehäuse, *5* Zwischengehäuse, *6* Turbinenrad, *7* Abschlußdeckel Turbine, *8* Leitapparat Turbine, *9* Abstandshülse, *10* Lagerbuchse, *11* Labyrinthring, *12* Verdichterrad

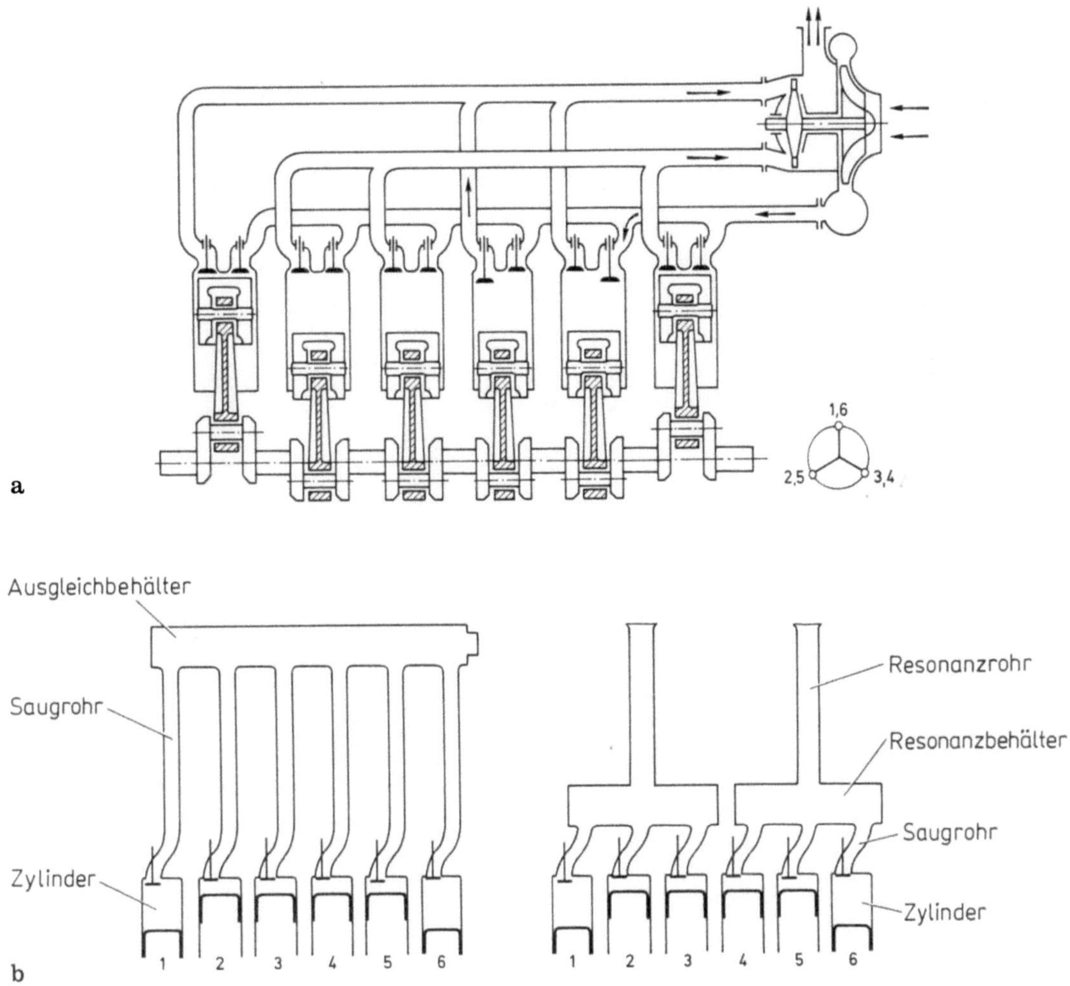

Bild 8.4.63. Entwicklung der Abgasturbo-Aufladung an einem Reihen-Sechszylinder-Dieselmotor für Fahrzeuge seit 1925. **a** Druckwellen-Aufladung mit unterteilter Auspuffleitung nach A. J. Büchi 1925 (DRP 568 855) [4.81]; **b** Grundfälle der dynamischen Aufladung; einzelne Saugrohre mit angepaßten Längen und Durchmessern *(links)*, Resonanzaufladung nach Gyula Cser 1967 *(rechts)* [4.79, 4.81].

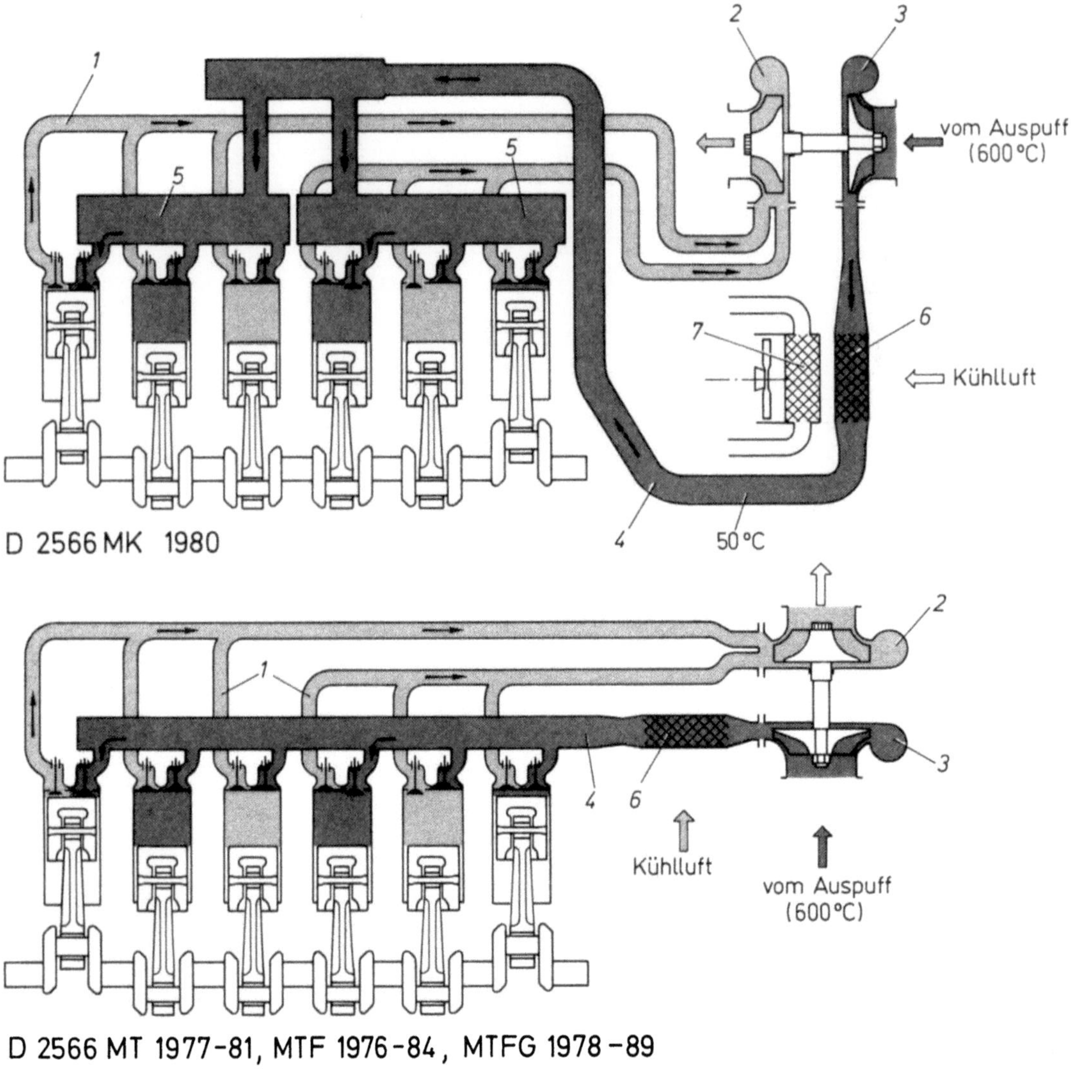

c

Bild 8.4.63. c Abgasturbolader, kombiniert mit der Ausnutzung von Gasschwingungen im Saugsystem durch Resonanzrohre; *1* Auspuffleitung, *2* Turbinenrad, *3* Gebläserad, *4* Ladeleitung, *5* Resonanzbehälter, *6* Ladeluftkühler, *7* Wasserkühler des Motors mit Ventilator. Motor mit Ladeluftkühler vor dem Motorkühler 1980–89, Bauart Cser/MAN *(oben)*, Motor mit Ladeluftkühler am Anfang des Laderrohres 1976–89, Bauart MAN [4.79–4.81] *(unten)*

Turbolader NR12 mit Radialturbine, aufbauend auf ihren Typen TV812/13 und NR12. Er ging mit 300 Stück pro Monat in Serie [4.77]. 1961–63 lieferte MAN die meisten aufgeladenen Motoren für Fernlaster und Baustellen. Durch ihre frühen Erfahrungen kam sie bald zu einem absolut zuverlässigen Triebwerk hoher Lebensdauer, günstigem Kraftstoffverbrauch, klarem Auspuff sowie gutem Beschleunigungs- und Zugvermögen. Inzwischen warben auch die Laderhersteller durch Drehzahlsteigerung, geringes Gewicht, knappe Einbaumasse und günstigen Preis für den Turbodiesel. Vor allem in den USA gewann er an Boden: Die Firmen Garrett Air Research Mfg. Comp. (Phoenix/AZ) und Schwitzer (Indianapolis) verkauften 1968 8000 Turbolader mit Ladeluftkühlung im Monat für Lastkraftwagen, Baumaschinen, Industrie- und Schiffsmotoren.

Der Lader NR12 von MAN arbeitete mit radialer Durchströmung des Gebläses und auch des Turbinenrades (Bild 8.4.62). Die Welle lief auf Gleitlager mit Druckumlaufschmierung aus dem Motorkreislauf. Der Lader erreichte den Wirkungsgrad bester Konkurrenzerzeugnisse. MAN, Werk Nürnberg, verkaufte bis 1976 10000 Lader dieses Typs [4.73].

Um 1969 strebte man möglichst niedrige Ladeluft-Temperaturen und niedrigen Gegendruck der Abgase an. Der Gesamtwirkungsgrad der Ladegruppe sollte über 45 % liegen. Empfohlen wurde 1969 für Turbolader höheren Ladedrucks unbedingt Ladeluftkühlung. Die Turbine sollte unmittelbar am Motor liegen und nur durch kurze Rohre mit den Zylindern verbunden sein. Gelingt es, Ladegruppe und Einspritzanlage treffend anzupassen, so kann das Beschleunigungsverhalten *B* besser ausfallen als das gleichstarker Saugmotoren größeren Hubraums [4.76]. Karl Zinner hatte schon 1952 den Kennwert *B* angegeben mit der Formel [4.78]

$$B = \frac{\Theta_T \; \omega^2}{Q \; \gamma \; H_{ad}} \; s,$$

wobei Θ_T Trägheitsmoment des Laufzeugs $= \dfrac{G \; D^2}{4g}$, $\omega = \dfrac{\pi \; n}{30}$,

Q Fördermenge oder Gasdurchsatz, γ spezifisches Gewicht von Luft, H_{ad} adiabatische Förderhöhe des Laders, G Gewicht des Läufers, D Schwerkreis-Durchmesser sind.

Als der Markt Ende der 60er Jahre zahlreiche Turbolader anbot, wandte sich die MAN allein der Verbesserung seiner Anwendung am Nutzfahrzeugdiesel zu.

Mitte der 60er Jahre widmete sich das Forschungsinstitut für Automobilbau (Autokut) in Budapest Versuchen mit einem zweiten dynamischen Aufladungssystem unter Dr.-Ing. Gyula Cser (Bilder 8.4.63b rechts). Er wollte den Luftaufwand des turboaufgeladenen Dieselmotors bei niedrigen Drehzahlen erhöhen und den Spitzendruck bei höheren Drehzahlen senken – alles ohne Hilfseinrichtungen. Sein Grundgedanke war, ein Saugsystem, in dem die Luft pulsierend strömt, mit dem Turbolader in Reihe zu schalten und den maximalen Aufladeeffekt im unteren

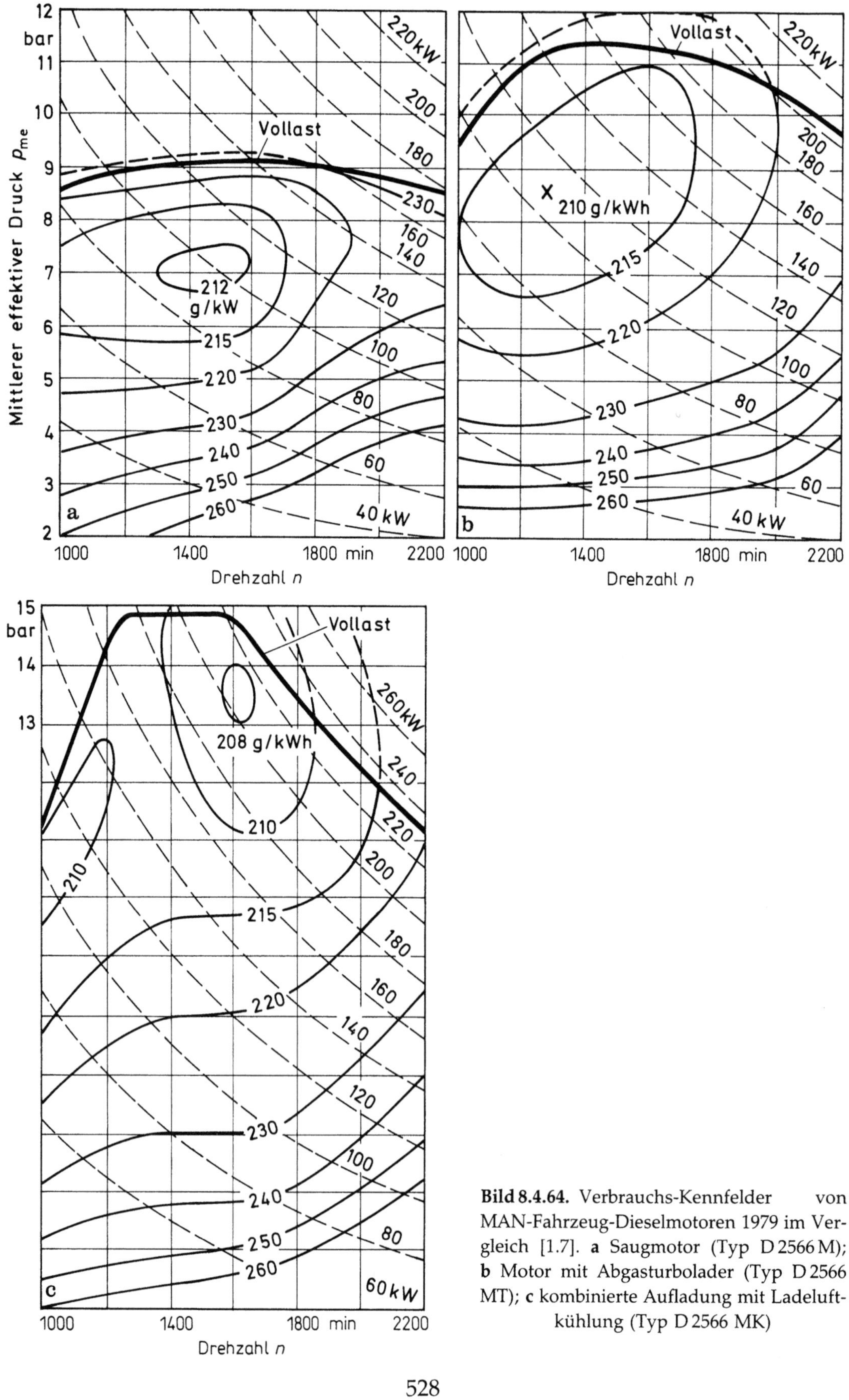

Bild 8.4.64. Verbrauchs-Kennfelder von MAN-Fahrzeug-Dieselmotoren 1979 im Vergleich [1.7]. **a** Saugmotor (Typ D 2566 M); **b** Motor mit Abgasturbolader (Typ D 2566 MT); **c** kombinierte Aufladung mit Ladeluftkühlung (Typ D 2566 MK)

Drehzahlbereich zu gewährleisten, solange der Turbolader noch nicht genügend Luft fördert. Ein auf Resonanz abgestimmtes Saugsystem sollte bei niedrigen Drehzahlen Liefergrad und Ladedruck im Gebiet von Teildrehzahlen erhöhen, bei voller Motordrehzahl verringern [4.79]. Cser „kombinierte" also Turbolader mit dem Resonanzsystem der Saugleitung. Drehmoment-Verhalten und Beschleunigungs-Vermögen verbesserten sich, weil die Resonanz schnell anspringt. Csers kombinierte Aufladung vereinigt das Wirken beider Arbeiten: Luftförderung und Druckschwingung im Saugsystem. Sie beeinflußt nicht allein den Ladevorgang des Motors, sondern den gemeinsamen Betrieb von Motor und Turbolader. Die Temperaturen des Arbeitsprozesses, auch des Auspuffs, sowie der Verbrennungsspitzendruck p_{max} bei höheren Drehzahlen und die Rauchbildung sinken.

Die MAN griff das Cser-Verfahren 1979 auf und erzielte hohe Leistung und hohes Drehmoment über einen breiten Drehzahlbereich, geringen Kraftstoffverbrauch und bessere Fahrleistung durch Elastizität und Zugkraft (Bild 8.4.63 c, 8.4.64) [4.80].

Hans Christoph Graf von Seherr-Thoß

Summary
The technology of MAN Commercial Vehicles

Literatur zu Kapitel 8.1

1.1 Rößner-Wesemann, W.: 100 Jahre MAN. Allgemeine Automobil-Zeitung 41 (1940) 817–819
1.2 Härtel, H.: Von der ersten Eisenbahn zum Diesel-Lastkraftwagen – Historischer Rückblick auf den Nutzfahrzeugbau der MAN. Automobiltechn. Zs. 67 (1965) 363–368
1.3 40 Jahre Lastwagenbau der MAN 1915–1955. Nürnberg: W. Tümmel 1955
1.4 50 Jahre MAN-Lastkraftwagen. MAN-Diesel 14 (1965) Nr. 24/25 Sonderausgabe
1.5 Lochte, W.: 25 Jahre Werk München, 65 Jahre MAN Nutzfahrzeugbau. München: MAN 1980
1.6 Lochte, W.: Der Nutzfahrzeugbau der MAN. Anfänge, Entwicklung, Lage und Ausblick. München: MAN 1985
1.7 Lochte, W.: Das Nutzfahrzeug, ein Produkt mit Zukunft auch für das nächste automobile Jahrhundert. VDI-Berichte 595, S. 15–33. Düsseldorf: VDI 1986
1.8 Brünn, K.: Fahrerhäuser einst und jetzt. MAN-Werkzeitung 1955, Juli, S. 14
1.9 Oswald, W.: Lastwagen, Lieferwagen, Transporter 1945–88. Stuttgart: Motorbuch 1989
1.10 Regenberg, B.: Die deutschen Lastwagen der Wirtschaftswunderzeit, 2. Band. Brilon: Podszun-Motorbücher 1986

Literatur zu Kapitel 8.2

Spezielle Literatur

2.1 Böhm, F.: Hinterachs-Antrieb. Der Motorwagen 22 (1919) 341–344
2.2 Aders, E.: Der Stand des deutschen Lastkraftwagenbaues. VDI-Zs. 66 (1922) 387–391, 443–447
2.3 Aders, E.: Lastkraftwagenbau in Deutschland. VDI-Zs. 69 (1925) 457–463, 589–594
2.4 König, H. A.: Der Nutzwagen 1926/27. Betrachtungen, Gedanken und Folgerungen zur Deutschen Automobil-Ausstellung 1926 in Berlin. Das Last-Auto 3 (1926), H. 24, S. 8–26
2.5 Oeckl, O.: „Rohlinge“ in Serie – LKW-Achsen wirtschaftlich gefertigt. MAN – forschen, planen, bauen 1974, H. 5, S. 35–40
2.6 Klanner, R.: Die Radaufhängung der Nutzfahrzeuge für Straßen- und Geländeeinsatz. Automobiltechn. Zs. 67 (1965) 369–375
2.7 Filehr, P.: Konstruktionsmerkmale und weitere Entwicklung der dreiachsigen Kraftfahrzeuge. Automobiltechn. Zs. 34 (1931) 727–729
2.8 Moderne LKW-Probleme. Das Last-Auto 2 (1925), H. 8, S. 15–19
2.9 Klanner, R.: Kraftfahrzeug mit belastungsunabhängigem Fahrverhalten. Automobiltechn. Zs. 69 (1967) 67–73
2.10 Gebauer, R.: Die Luftfederung bei General Motors. Lastauto u. Omnibus 32 (1955) 258–262
2.11 Klanner, R.: Entwicklungstendenzen im deutschen Schwerlastwagenbau. Automobiltechn. Zs. 76 (1974) 137–142

Weiterführende Literatur

Gebauer, R.: Deutsche Nutzfahrzeuge 1964. Automobiltechn. Zs. 65 (1963) 365–372
Göhring, E.; Hopf, W.; Striffler, P.: Eine neue Achsbaureihe für Nutzfahrzeuge mit Planetengetrieben in den Radnaben. Automobiltechn. Zs. 75 (1973) 308–314
Görge, W.: Querneigung und Kippgrenze von Kraftfahrzeugen insbes. Sattelkraftfahrzeugen. Automobiltechn. Zs. 66 (1964) 371–376; 67 (1965) 411
Heller, A.: Neuere Wechselgetriebe und Hinterachsantriebe für Kraftfahrzeuge. VDI-Zs. 72 (1928) 269–279
Heller, A.: Fortschritte im Kraftwagenbau. VDI-Zs. 68 (1924) 1281–88; 69 (1925) 713–716

Johannsen, P.: Der Luftfederbalg, ein lastregelbares Federelement. Automobiltechn. Zs. 59 (1957) 246–250

Kühner, K.: Beschränkung und Entwicklung im deutschen Lastwagenbau. Automobiltechn. Zs. 58 (1956) 40–47, 99–106

Natas: Zweiachsige Tief- und Großflächenwagen. Das Last-Auto 3 (1926), H. 7, S. 25–29

Neugebauer, G. H.: Allradantrieb für Nutzkraftfahrzeuge. Automobiltechn. Zs. 55 (1953) 106–112

Preuß, M.: Gestaltungsmerkmale neuzeitlicher Großraum-Kraftwagen. VDI-Zs. 81 (1937) 170–180

Strohhäcker, P.: Hinterachsantrieb oder Allradantrieb für Schwerlast-Straßenschlepper. Automobiltechn. Zs. 45 (1942) 360–366. Diss. Auszug

Strohhäcker, P.: Ausgleich-Übersetzungsgetriebe für mehrachsangetriebene Kraftfahrzeuge. Automobiltechn. Zs. 41 (1938) 607–609

Literatur zu Kapitel 8.3

3.1 Schätzel, G.: Motor-Posten. Technik und Leistungsfähigkeit der heutigen Selbstfahrersysteme und deren Verwendbarkeit für den öffentlichen Verkehr. München: R. Oldenbourg 1901

3.2 Gorrissen, R. C. v.: Vom deutschen Kraftpostlinienverkehr 1920–25. Das Last-Auto 2 (1925) H. 26, S. 15

3.3 Bühlmann, K.: Was der deutschen Kraftfahrzeug-Industrie not tut. Der Motorwagen 28 (1925) 283–286, 377/78, 412–415

3.4 Die amerikanischen Omnibusse, System Fageol und Safeway. Der Motorwagen 28 (1925) 524/25

3.5 Friedmann, P.: Die Entwicklung der Omnibusfahrzeuge. Das Last-Auto 2 (1925), H. 15, S. 23–28

3.6 Przygode, A.: Die technische Weiterentwicklung des Kraftomnibusses. Verkehrstechnik 44 (1927) 245–249, 263–267

3.7 Cramer, E.: Genormte eiserne Aufbauten für Kraftomnibusse. VDI-Zs. 73 (1929) 1283/84

3.8 Cramer, E.: Entwurf von Aufbauten für Kraftomnibusse. VDI-Zs. 74 (1930) 1381–1386

3.9 Zweiachsige Tief- und Großflächenwagen. Das Last-Auto 3 (1926), H. 7, S. 25–29

3.10 Fischer, J.: Die Karosserie des Überlandomnibus. ADAC-Motorwelt 1928, Nr. 32, S. 9–11

3.11 Scholz, H.: Der moderne Linienbus. MAN-Werkzeitung 30 (1960) Nr. 8, S. 10–13, und 33 (1963) H. 1, S. 19

3.12 Betz, L.: Das Trolleybus-System. Berlin: M. Krayn 1930

3.13 Pforr, W.: Der Obus als Nahverkehrsmittel. Automobiltechn. Zs. 44 (1941) 371–376

3.14 Stock, W.: Obus-Anlagen in Deutschland. Bielefeld: Hermann Busch 1987

3.15 Heuer, G.: Die Großraum-Omnibusse und Obusse in Mailand und Rom. Verkehrstechnik 22 (1941) 339–342; 23 (1942) 325

3.16 Schäfer, H.: Der Dortmunder Gelenkbus. Verkehr u. Technik 7 (1954) 47–50

3.17 Schäfer, H.: Zwei Jahre Betrieb mit Gelenkomnibussen. Verkehr u. Technik 8 (1955) 128–131

3.18 Kremer, Ph.: Omnibuszüge und -gelenkfahrzeuge in der Verkehrspolitik. Verkehr u. Technik 8 (1955) 279–281

3.19 Wirbitzky, G.: Der Großraumbus – lang oder hoch. Der Personenverkehr 12 (1961) 33–38

Literatur zu Kapitel 8.4.1–2

Spezielle Literatur

4.1 Heinlein, Fritz: Experimentelle Untersuchung der physikalischen Eigenschaften mittlerer und schwerer Brennstoffe, ihre Verdampfung und Verwendung im Explosionsmotor. Der Motorwagen 28 (1925) 609, 647, 792 und 29 (1926) 75, 395, 617, 775

4.2 Sass, F.: Kompressorlose Dieselmaschinen. Berlin: Springer 1929

4.3 Sass, F.: Bau und Betrieb von Dieselmaschinen. Berlin: Springer, 1. Bd. 1948, 2. Bd. 1957
4.4 Riehm, W.: Ergebnis der bisherigen Versuche mit Einspritzung des Brennstoffs ohne Luft. Bericht MAN Augsburg vom 24. August 1920 (MS), im Historischen Archiv MAN Augsburg
4.5 Riehm, W.: Zur Bewertung der verschiedenen Verfahren der Einspritzung des Brennstoffs. Bericht MAN Augsburg vom 22. September 1920 (MS), im Historischen Archiv MAN Augsburg
4.6 Riehm, W.: Untersuchungen über den Einspritzvorgang bei Dieselmaschinen. VDI-Zs. 68 (1924) 641–645
4.7 Riehm, W.: Schnellaufende Fahrzeugdieselmotoren. Der Motorwagen 31 (1928) 89–102
4.8 Klein, E.: 50 Jahre MAN-Fahrzeug-Dieselmotoren. Automobiltechn. Zs. 75 (1973) 115–121
4.9 Holfelder, O.: Der Einspritzvorgang bei Dieselmotoren. VDI-Z. 76 (1932) 1241–44 und Forsch.-Ing. Wes 3 (1932) 229–240
4.10 Neumann, K.: Einfluß der Verbrennungsgeschwindigkeit auf das Arbeitsverfahren der Dieselmaschine. Forsch.-Ing. Wes 5 (1934) 173–180
4.11 Neumann, K.: Kinetische Analyse des Verbrennungsvorganges in der Dieselmaschine. Forsch.-Ing. Wes 7 (1936) 57–65
4.12 Neumann, K.: Der Zündverzug in der Dieselmaschine. Forsch.-Ing. Wes 10 (1939) 2–27
4.13 Neumann, K.: Fortschritte in der Erkenntnis der dieselmotorischen Verbrennung. Schriften der Deutschen Akademie der Luftfahrtforschung 1939, H. 9, S. 287–302
4.14 Meurer, S.: Das neue MAN-Verfahren für schnellaufende Dieselmotoren. Automobiltechn. Zs. 43 (1940) 185–190, Motortechn. Zs. 2 (1940) 86, Mitt. Forsch. Anstalten GHH-Konzern 8 (1940) 191–199
4.15 Meurer, S.: Möglichkeiten zur Weiterentwicklung von Fahrzeug-Dieselmotoren. Motortechn. Zs. 6 (1944) 3–11
4.16 Meurer, S.: Das MAN-M-Verfahren. MAN-Forschungsheft 1954, Nr. 5, S. 50–73; Automobiltechn. Zs. 58 (1956) 92–99, 127–133; VDI-Zs. 98 (1956) 595–599
4.17 Meurer, J. S.: Der Wandel in der Vorstellung vom Ablauf der Gemischbildung und Verbrennung im Dieselmotor. Motortechn. Zs. 27 (1966) 131–139
4.18 Hausfelder, L.: Schnellaufende Ölmotoren für Kraftfahrzeuge. Der Motorwagen 29 (1926) 557–566, 649–654, 841–850, 872–876, 898–902
4.19 Urlaub, A.: Der Einfluß der Luftbewegungen auf die Gemischbildung in Dieselmotoren mit direkter Einspritzung. VDI-Fortschr. Ber. Reihe 6, Nr. 2, Düsseldorf: VDI-Verlag 1965, und Motortechn. Zs. 29 (1968) 461–463
4.20 Rieppel, P.: Versuche über die Verwendung von Teerölen zum Betrieb des Dieselmotors. VDI-Forsch H. 55 (1908), und VDI-Z. 51 (1907) 613–618, und Diss. TH Berlin 1907
4.21 Hawkes, C. J.: Some experimental work in connection with Diesel engines. Engineering 110 (1920) I
4.22 Hawkes, C. J.: Fuel oil in Diesel engines. Engineering 111 (1920) II, 749
4.23 Tizard, H. T.; Pye, D. R.: Phil. Mag. 1926, May
4.24 Blume, K.: Einfluß der physikalischen Kraftstoffeigenschaften auf den Einspritzvorgang. Dipl. Arbeit Masch. Laboratorium TH Dresden 1936
4.25 Hofmann, A.: Erfahrungen mit MAN-Fahrzeug-Dieselmotoren im Dieselgasbetrieb. Automobiltechn. Zs. 44 (1941) 198–202
4.26 Meurer, S.: Der Einfluß der Kraftstoffeigenschaften auf die Leistung und den spezifischen Kraftstoffverbrauch bei schnellaufenden Dieselmotoren mit direkter Einspritzung. Motortechn. Zs. 16 (1955) 63–68
4.27 Meurer, J. S.: Weiterentwicklung der MAN-M- und -Vielstoff-Motoren. Automobiltechn. Zs. 59 (1957) 179–182
4.28 Meurer, J. S.: Vielstoffmotoren. MAN-Forschungsheft 1961/62, Nr. 10, S. 5–32
4.31 Zinner, K.: Gemischbildung, Verbrennungsablauf und Wirkungsgrad beim schnellaufenden Dieselmotor. VDI-Z. 82 (1938) 9–14
4.32 Zinner, K.: Stand der Erkenntnis über die Gemischbildung im Otto- und Dieselmotor. VDI-Z. 83 (1939) 141–147

4.33 Zinner, K.: Neuere Anschauungen über den Zündvorgang im Dieselmotor. VDI-Z. 83 (1939) 1073–79
4.34 Blume, K.: Das Aufspritzen des Kraftstoffes im Dieselmotor. Deutsche Kraftfahrtforschung 1941, H. 53. Diss. TH Dresden
4.35 Meurer, J. S.: Die Erzeugung von Drehbewegungen der Luft in den Zylindern schnellaufender Viertakt-Dieselmaschinen durch die Einlaßorgane. MAN-Forsch Heft 1 (1951) 8–22
4.36 Nägel, A.: Der Dieselmotor als Kraftfahrzeugmaschine. VDI-Z. 70 (1926) 1433–39
4.37 Sitkei, G.: Kraftstoffaufbereitung und Verbrennung bei Dieselmotoren. Ingenieurwiss. Bibl. 1, Berlin: Springer 1964
4.38 Blaum, E.: Vorgänge in Einspritzsystemen schnellaufender Dieselmotoren. Forsch.-Ing. Wes 7 (1936) 93–103
4.39 Blaum, E.: Das Einspritzgesetz der schnellaufenden Dieselmaschine. Berlin: VDI 1942
4.40 Dreyhaupt, F.: Die Vorgänge der Dieselzündung in systematisch-theoretischer Betrachtung. Motortechn. Zs. 4 (1942) 333–339, 5 (1943) 53–59 u. 373–377
4.41 Föppl, O.; Strombeck, H.; Ebermann, L.: Schnellaufende Dieselmaschinen 4. Aufl. Berlin: Julius Springer 1929
4.42 Thiemann, A. E.: Fahrzeug-Dieselmotoren. Berlin: Rich. Carl Schmidt & Co. 1929
4.43 Schweitzer, P. H.: Factors in Diesel spray-nozzle design in the light of recent oil-spray research. Trans. ASME 52 (1930)
4.44 Heinrich, H.: Die Einspritzverzögerung bei kompressorlosen Dieselmaschinen. Diss. TH Stuttgart u. d. Titel „Vorgänge in der Brennstoffdruckleitung kompressorloser Dieselmotoren" 1931. Sonderheft Dieselmaschinen V, S. 143–148, Berlin: VDI 1932
4.45 Neumann, K.: Untersuchungen an der Dieselmaschine. Reaktionskinematische Betrachtungen zum Zündvorgang. Z-VDI 76 (1932) 765–770
4.46 Klüsener, O.: Zum Einspritzvorgang in der kompressorlosen Dieselmaschine. VDI-Z. 77 (1933) 171/172
4.47 Mehlig, H.: Zur Physik der Brennstoffstrahlen in Dieselmaschinen. Diss. TH Hannover 1934. Automobiltechn. Zs. 37 (1934) 411–421; VDI-Z. 79 (1935) 1205–07
4.48 Holfelder, O.: Zündung und Flammenbildung bei der Diesel-Brennstoff-Einspritzung. VDI-Forsch. Heft 374. Berlin: VDI-Verlag 1935
4.49 Pflaum, W.: Gemischbildung, Verbrennung und Brennstoffverbrauch bei Dieselmotoren. Motortechn. Zs. 4 (1942) 243–255
4.50 Klaften, B.: Die Luftspeicher-Dieselmaschine. Berlin: Carl Heymanns 1932

Weiterführende Literatur

Falkner, W.: Der Kraftstoffverbrauch der Nutzfahrzeuge. MAN-Forschgs Heft Nr. 11, 1963/64, S. 78–91
Gresbeck, F.: Die direkte Dieseleinspritzung im Lastwagenmotor. Die Entstehung des MAN-Fahrzeug-Dieselmotors. Nürnberg 1954 (MS), im Historischen Archiv MAN Augsburg
Klaften, B.: Analytische und experimentelle Untersuchungen über die Verdampfung zerstäubter Flüssigkeiten. Der Motorwagen 24 (1921), 213–223, 242–249
Kuehn, R.: Über die Zerstäubung flüssiger Brennstoffe. Der Motorwagen 27 (1924) 325–330, 343–345, 499–505, 519–529, 616–624, 650–657; 28 (1925) 21–27, 67–70
Langer, P., Thomé, W., Marquard, E.: Fahreigenschaften von Dieselmotoren und Vergasermotoren in Nutzkraftwagen. Dieselmaschinen V. Berlin: VDI 1932, S. 85–89
Meurer, J. S.: Neuere Mittel zur Untersuchung der Vorgänge im Motor. Fachvortrag 74. VDI-Hauptversammlung in Darmstadt 1936. Berlin: VDI 1936, S. 242–249
Meurer, J. S.: Zur Messung schnell veränderlicher Drücke u. Temperaturen. Vortrag VDI-Tagung Prüfen u. Messen. Berlin: VDI 1937, S. 40–42
Meurer, J. S.: Indikatoren für schnellaufende Verbrennungsmotoren. VDI-Zs. 80 (1936) 1447–1454
Meurer, J. S.: Beitrag zum Bau piezoelektrischer Indikatoren. Forsch.-Ing. Wesen 8 (1937) 249–260. Diss. TH Dresden 1937

Meurer, J. S.: Die Steuerung der Verbrennung im Dieselmotor. Anzeiger f. Maschinenwesen, März 1938

Meurer, J. S.: Die Messung schnell veränderlicher Drücke. Vortrag Haus der Technik Essen. Techn. Mitt. (Haus d. Techn.) 32 (1939) 231–235

Pischinger, A.: Gesichtspunkte zur Beurteilung der Arbeitsverfahren von Fahrzeug-Dieselmotoren. Automobiltechn. Zs. 44 (1941) 489–497

Literatur zu Kapitel 8.4.3

Spezielle Literatur

4.51 Strössner, G.: Der Weg zum Fahrzeug-Diesel. Automobiltechn. Zs. 44 (1941) 9–17

4.52 Siebertz, P.: Rudolf Diesel und der Automobilmotor. Blätter für Technikgeschichte, 12. Heft, S. 15–30. Wien: Springer 1950

4.53 Diesel, E.: Diesel. Hamburg: Hanseatische Verlagsanstalt 1937

4.54 Seiliger, M.: Kompressorlose Dieselmotoren und Semidieselmotoren. Berlin: Julius Springer 1929

4.55 MAN Nürnberg: MAN-Fahrzeug-Dieselmotoren. Automobiltechn. Zs. 35 (1932) 577/578

4.56 MAN Nürnberg: Der neue MAN-Vierzylinder-Einbau-Dieselmotor. Automobiltechn. Zs. 37 (1934) 437

4.57 Bobek, K.; Metzger, W.; Schmidt, Fr.: Stahlleichtbau von Maschinen. Konstruktionsbücher 1, Berlin: Julius Springer 1939, 2. Aufl. 1955

4.58 Der deutsche Fahrzeug-Dieselmotorenbau. Deutsche Motor-Zeitschrift 11 (1934) 88–94, 168–176 (L. Wagner), 17 (1940) 410–420 (S. Meurer)

4.59 Jemtzeff, W.: Fahrzeug-Dieselmotorenprüfung. Automobiltechn. Zs. 37 (1934) 614/615

4.60 Rothmann, G.: Die Entwicklung des Einheits-Dieselmotors für den deutschen leichten Wehrmacht-Lastkraftwagen. Mitt. Forsch. Anstalten GHH-Konzern 5 (1937) 213–221, Das Last-Auto 15 (1938) H. 11, S. 26 und VDI-Z 82 (1938) 681

4.61 Caspers, K. H.: Gesichtspunkte zur Qualitätsoptimierung, dargelegt am Beispiel von Zylinderlaufbüchsen, Giesserei 68 (1981) 715–721

4.62 Caspers, K. H.: Wirkung verschieden aufgebauter Einheitsgattierungen auf die Eigenschaften von Motorenguß aus Gußeisen mit Lamellengraphit. Giesserei 51 (1964) 485–492

4.63 Caspers, K. H.: Untersuchungen zum Auftreten von Porosität in kompliziertem Motorenguß aus Gußeisen mit Lamellengraphit. Giesserei 51 (1964) 773–783

4.64 Caspers, K. H.: Impfbehandlung mit der Legierung ZL 80 von Gußeisen mit Lamellengraphit und ihre Bedeutung für die Treffsicherheit von Motorenguß. Bozel Electrométallurgie 1974

4.65 Klüsener, O.; Groth, K.: Deutsche Fahrzeug- und Einbaumotoren. Ein Rückblick auf die IAA Frankfurt 1955. Motortechn. Zs. 16 (1955) 337–346

4.66 Scheiterlein, A.: Der Aufbau der raschlaufenden Verbrennungskraftmaschine. Die Verbrennungskraftmaschine, Bd. 11. Wien: Springer 1964

4.67 Klanner, R.: Die neue schwere MAN-Frontlenker-Baureihe. Automobiltechn. Zs. 69 (1967) 307–311

4.68 Klanner, R.: Die neue MAN-Nutzfahrzeugreihe. Automobiltechn. Zs. 74 (1972) 224/225

4.69 Schnauffer, K.: Ein schnellaufender, unaufgeladener 450-PS-MAN-M-Dieselmotor. Motortechn. Zs. 23 (1962) 97–102; Automobiltechn. Zs. 64 (1962) 373

4.70 Kubis, H.: Neuer MAN-250-PS-8-Zylinder-Fahrzeugdieselmotor in 90°-V 8-Bauform. Motortechn. Zs. 29 (1968) 1–8

4.71 Schweitzer, P. H.: Aufklärung des Kadenacy-Effektes. Motortechn. Zs. 9 (1948) 94–95

4.72 Zinner, K.: Die Aufladung von Viertakt-Dieselmotoren. Motortechn. Zs. 11 (1950) 57–67

4.73 Klein, E.: Die Entwicklung der schnellaufenden Dieselmotoren im Werk Augsburg der MAN im Zeitraum 1918–72. Augsburg: MAN 1973 (MS), im Historischen Archiv MAN Augsburg

4.74 Rothmann, G.: Anwendung der Aufladung bei LKW-Dieselmotoren. Automobiltechn. Zs. 55 (1953) 72–74; Der erste deutsche LKW-Dieselmotor mit Abgasturboaufladung MAN. Motortechn. Zs. 12 (1951) 88
4.75 Zinner, K.: Die Druckschwankungen in der Auspuffleitung und der Wirkungsgrad von Abgasturboladern. MAN-Forschungsheft 1953, S. 45–60
4.76 Appel, M.: Eine MAN-Aufladegruppe für Lastwagenmotoren. MAN-Forschungsheft 1963/64, Nr. 11, S. 16–28
4.77 Löhr, J.: Beiträge zur Abgasturboaufladung von Lastwagen-Dieselmotoren. Automobiltechn. Zs. 72 (1970) 37–44
4.78 Zinner, K.: Das Beschleunigungsverhalten des Dieselmotors mit Abgasturbolader. Motortechn. Zs. 13 (1952) 41–44, 64–66
4.79 Cser, G.: Die neuesten Ergebnisse der dynamischen Aufladung von Dieselmotoren. Motortechn. Zs. 32 (1971) 368–373
4.80 Zürner, H. J.: Entwicklung von aufgeladenen MAN-Fahrzeug-Dieselmotoren in Sechszylinder-Reihen-Bauart. Motortechn. Zs. 41 (1980) 41–46
4.81 Zinner, K.: Aufladung von Verbrennungsmotoren, 3. Aufl. Berlin: Springer 1985

Weiterführende Literatur

Mühlberg, E.: Über die Entwicklung des geräuscharmen und kraftstoffunempfindlichen MAN-M-Motors. Motortechn. Zs. 19 (1958) 331–341
Mühlberg, E.: Abgasrückführung bei Verbrennungskraftmaschinen insbes. Dieselmotoren. Motortechn. Zs. 32 (1971) H. 9
Rothmann, G.: Die neuen Fahrzeug-Dieselmotoren der MAN und ihr Verhalten im Wechselbetrieb mit heimischen Treibstoffen. Mitt. Forsch. Anst GHH-Konzern 8 (1940) 191–199
Seiliger, M.: Die Hochleistungs-Dieselmotoren. Berlin: Springer 1926

Biografien der Autoren

HELLMUT DROSCHA, Dipl. Ing.
*1908 in Leipzig †1988 in Frankfurt/M.

(Anstelle einer Kurzbiographie geben wir einen Nachruf aus der Frankfurter Allgemeinen Zeitung vom 20. 5. 1988 wieder)

„Die letzten Jahre haben immer deutlicher gezeigt, wie wichtig für den Bestand einer Industriegesellschaft Informationen über Wissenschaft und Technik sind. Der Wissenschafts- und Technikjournalist spielt eine entscheidende Mittlerrolle. Hellmut Droscha hat sie in den letzten vier Jahrzehnten in herausragender Form wahrgenommen. Nach langen und harten Kriegsjahren widmete sich der Diplom-Ingenieur dem Journalismus. Das erste große Engagement hatte jener schon sagenhaften „Neuen Zeitung" der amerikanischen Besatzungsmacht gegolten. Nach ihrer Einstellung arbeitete er als freier Journalist und hatte sich mit weitem geistigen Horizont, gründlichem Fachwissen und peniblem Fleiß einen weithin bekannten Namen „erschrieben". Äußeres Zeichen der Anerkennung war die Ehrenplakette des Vereins Deutscher Ingenieure, die er 1977 verliehen bekommen hatte. Einen Einblick in die Breite seines Arbeitsfeldes, aber auch in sein journalistisches Engagement gibt das 1974 erschienene Buch „Der Schatz im Kiwusee – Technik für die Dritte Welt". Droscha war von Beginn an Mitarbeiter der Frankfurter Allgemeinen Zeitung, besonders aber des von ihr herausgegebenen Spezialdienstes „Blick durch die Wirtschaft". Jährliche Höhepunkte der Zusammenarbeit waren die Folgen über technische Trends nach den Industriemessen in Hannover, die er mit der Begeisterung und dem Elan eines jungen Mannes recherchierte und schrieb. Nach einem letzten Urlaub in seinem geliebten Sulden, das für ihn seit vielen Jahren Ausgangspunkt winterlicher Hochgebirgstouren war, ist Hellmut Droscha im Alter von 80 Jahren gestorben."

HORST HAUSEN, Dr. jur.
*1909 in Netzschkau/Vogtland

Absolvent des Melanchthon-Gymnasiums in Nürnberg, 1928–1932 Studium der Rechtswissenschaften an den Universitäten Erlangen und München, ab 1935

Rechtsanwalt in Nürnberg, 1941 Kriegsdienst und Gefangenschaft bis 1948, 1951–1953 Lehrbeauftragter für Wirtschaftsrecht an der Phil.-theol. Hochschule Bamberg, ab 1956 Leiter der Rechtsabteilung des Unternehmensbereiches Nutzfahrzeuge der MAN, seit 1976 Archivar im Historischen Archiv des Unternehmens bereiches Nutzfahrzeuge der MAN, München, seit Januar 1990 im Ruhestand.

Veröffentlichungen u. a.:

Die Stellung der Gewerkschaften im Bonner Grundgesetz – ein Teilproblem der Wirtschaftsverfassung in Monumentum Bambergense, Kraft-Festgabe, Kosel Verlag zu München 1953;
Heinrich Büssing, Mensch und Werk. In: Kultur & Technik 6. Jg., Heft 3, Oktober 1982;
Heinrich Büssing – ein Portrait. In: Heinrich Büssing, Mensch – Werk – Erbe, herausgegeben von der MAN Nutzfahrzeuge GmbH München, Verlag Vandenhoeck & Ruprecht, Göttingen 1986;
Rudolf Diesel, Anton v. Rieppel, Otto Meyer und Heinrich Büssing im Spiegel ihrer Handschrift. In: „Die vier großen Ingenieure des MAN Nutzfahrzeugbaues"; herausgegeben 1988 von der MAN Nutzfahrzeuge GmbH, München, W. Tümmels Verlag, Nürnberg, im Buchhandel nicht erhältlich

HANS SEPER, Dr. phil.

* 1924 in Wien

1942 eingerückt zur Luftnachrichtentruppe, 1944 als Schwerkriegsbeschädigter entlassen. Studium an der Universität Wien, Fachrichtungen Physik, Meteorologie. Dissertation über Luftelektrizität. Promotion 1948. Einführung fortlaufender Messungen und Registrierungen der Luftelektrizität an der Zentralanstalt für Meteorologie und Geodynamik in Wien. Entwicklung eines neuartigen Meßgerätes für Luftelektrizität (Österr. Patent Nr. 166903/50). 1957 Eintritt in den wissenschaftlichen Dienst des Technischen Museums für Industrie und Gewerbe in Wien. Betraut u. a. mit der Neugestaltung der Abteilung Straßenfahrzeuge. Eröffnung dieser Abteilung anläßlich des Jubiläums „75 Jahre Motorisierung des Verkehrs" 1961. Mitbegründer des „Österreichischen Motor-Veteranen-Clubs" 1962, der ersten derartigen Vereinigung in Österreich. 1968 Verleihung des „Silbernen Ehrenzeichens für Verdienste um die Republik Österreich". 1969 Ernennung zum Vizedirektor des Technischen Museums für Industrie und Gewerbe in Wien, 1976 zum Wirklichen Hofrat. 1985 Versetzung in den Ruhestand. Zahlreiche Veröffentlichungen in in- und ausländischen Publikationen über österreichische Kraftfahrzeuge, Festschrift „100 Jahre Steyr-Daimler-Puch AG". Authentische Klarstellung des Baujahres des Marcus-Wagens mit Viertakt-Benzinmotor mit 1888 als wesentlichen Beitrag zur Siegfried Marcus-Forschung. Studie über die „Geschichte des Automobilbaues in Österreich" als Beitrag für das Symposium „Soll Österreich Automobile bauen?", veranstaltet 1978 von der Sektion IV „Wiss. Koordination und verstaatlichte Unternehmungen" des Bundeskanzleramtes. Standard-Bücher: „Damals, als die Pferde scheuten" 1968, „Österreichische Kraftfahrzeuge" 1982 und „Österreichische Automobilgeschichte 1815 bis heute" 1986

RICHARD DAIMER, Dr. jur.

*1933 in München

Absolvent der Oberrealschule Garmisch-Partenkirchen, 1952–1956 Studium der Rechtswissenschaften an den Universitäten München, Kiel und Erlangen, von 1957–1961 Rechtsreferendar beim Bayrischen Justizministerium und Anwaltkonzipient, Studium der Betriebswirtschaft und Doktorat, 1962–1964 Direktionsassistent bei MAN München, 1964–1969 Geschäftsführer der Austro-MAN GmbH Wien, seit 1970 Vorstandsmitglied und Vorstandssprecher der Österreichischen Automobilfabriks AG., später: ÖAF – Gräf & Stift Aktiengesellschaft, stellvertretender Fachverbandsvorsitzender Fahrzeugindustrie Österreich, Verwaltungsratsmitglied Österreichischer Gewerbeverein

KARL BOSL, Dr. phil.

*1908 in Cham/Oberpfalz

Humanistisches Gymnasium Metten, Universität München. Studium der Klassischen Sprachen, Geschichte, Germanistik, Philosophie, Dr. phil., Habilitation, Privatdozent an derselben Universität. 1952/53 Stipendiat des Auswärtigen Amtes am Campo Santo Teutonico in Rom. O. Professor an der Universität Würzburg (1952–1960) und an der Universität München (1960–1977), seitdem Emeritus.

Fachgebiete: Mittlere und neuere Geschichte, bayerische und vergleichende Landesgeschichte, deutsche und europäische Geschichte; Gesellschafts-, Wirtschafts-, Verfassungs-, Mentalitätsgeschichte. Vergleichende Strukturanalyse. Verfasser von über 50 Büchern und etwa 500 Studien und Aufsätzen, darunter Standardwerke wie „Reichsministerialität der Salier und Staufer", „Frühformen der Gesellschaft im mittelalterlichen Europa", „Die mittelalterlichen Grundlagen der modernen deutschen Gesellschaft", usw., „Handbuch der Geschichte der Böhmischen Länder", „Staat, Gesellschaft, Wirtschaft im deutschen Mittelalter", „Bayerische Geschichte" (3. Edition, 7. Aufl.). Carl Shurz Professor an der Universität von Madison (Wisc. USA) und Rose Morgan Professor an der Universität Lawrence/ Kansas (USA). Ausgedehnte Vorlesungsreisen durch USA, Japan, Europa. Ordentliches und korrespondierendes Mitglied der Bayerischen Akademie der Wissenschaften zu München, der Österreichischen Akademie der Wissenschaften zu Wien, der Britischen Akademie der Wissenschaften zu London, der Medieval Academy of America zu Cambridge (Mass.), der Europäischen Akademie für Kunst, Wissenschaft, Literatur zu Paris, der Historischen Kommission zu München, Ehrenmitglied der American Historical Association zu Washington, der Tschechoslowakischen Gesellschaft in Amerika.

Auszeichnungen: Stern zum Großkreuz des Bundesverdienstordens, Bayerischer Verdienstorden, Bayerischer Maximiliansorden für Kunst und Wissenschaften, Bayerische Verfassungsmedaille in Gold, Medaille „München leuchtet" in Gold

Zur geschichtlichen Entwicklung des MAN Konzerns

Der MAN Konzern ist einer der führenden europäischen Anbieter von Investitionsgütern; seine Unternehmen sind weltweit im Nutzfahrzeugbau, im Maschinen- und Anlagenbau und im Handel tätig.

Die konzernleitende Obergesellschaft – die „MAN Aktiengesellschaft" mit Sitz in München – ist aus der Verschmelzung der „M.A.N. Maschinenfabrik Augsburg-Nürnberg AG", Augsburg, auf die „Gutehoffnungshütte Aktienverein AG" (GHH), Oberhausen, im Juni 1986 hervorgegangen.

Die Geschichte der Gutehoffnungshütte (GHH) begann 1758 mit der Inbetriebnahme der Eisenhütte „St. Antony" in Oberhausen-Osterfeld, des ersten schwerindustriellen Unternehmens im Ruhrgebiet. Es folgten die Hütte „Gute Hoffnung" (1782) und die Hütte „Neu-Essen" (1791). Durch Zusammenschluß der drei Betriebe entstand 1808 die „Hüttengewerkschaft und Handlung Jacobi, Haniel & Huyssen", Sterkrade. Diese wurde 1873 in eine Aktiengesellschaft umgewandelt und firmierte als „Gutehoffnungshütte, Actienverein für Bergbau und Hüttenbetrieb". Später wurde daraus die „Gutehoffnungshütte Aktienverein" bzw. „Gutehoffnungshütte Aktienverein Aktiengesellschaft".

Die süddeutschen Anfänge der „MAN Aktiengesellschaft" reichen auf die 1840 in Augsburg gegründete „Sander'sche Maschinenfabrik" sowie die 1841 entstandene „Klett & Comp." in Nürnberg zurück. Aus diesen ging über Zwischenstufen 1898 die „Vereinigte Maschinenfabrik Augsburg und Maschinenbaugesellschaft Nürnberg A.-G." hervor, die ihren Namen 1909 in „Maschinenfabrik Augsburg-Nürnberg AG", abgekürzt M.A.N., umwandelte.

Im Jahre 1921 übernahm die GHH die Aktienmehrheit an der M.A.N. Damals hatte die GHH noch die angestammten Eisen- und Stahlerzeugungsaktivitäten und suchte in der M.A.N. einen Verarbeiter für ihre Vorprodukte. Die M.A.N. stellte volumenmäßig nur etwa ein Fünftel des Konzerns dar. Liefer- und Abnehmerinteressen beider Unternehmen sorgten für eine natürliche Verklammerung. Mit der sogenannten Entflechtung nach dem Kriege hat die GHH ihre Eisen- und Stahlinteressen völlig aufgegeben und sich überwiegend auf Beteiligungen im Maschinenbau und Handel konzentriert. Durch Verschiebung der Gewichte hat sich die M.A.N. nach und nach zum Konzern im Konzern entwickelt. Dieser Zustand wurde durch die beschriebene Verschmelzung 1986 verändert. Die zweistufige

Konzernleitung wurde auf eine Gesellschaft konzentriert. Die Aktionäre von GHH und M.A.N. wurden zu einem Aktionärskreis zusammengeschlossen, demgegenüber nur noch ein Vorstand und ein Aufsichtsrat für die Gesamtbelange des Konzerns verantwortlich sind.

Die einheitliche Konzernleitung der MAN Aktiengesellschaft erstreckt sich auf nachstehende Unternehmen, die den Kernkonzern bilden:

MAN Nutzfahrzeuge Aktiengesellschaft, München
Ferrostaal Aktiengesellschaft, Essen
MAN Roland Druckmaschinen Aktiengesellschaft, Offenbach/Main
MAN Gutehoffnungshütte Aktiengesellschaft, Oberhausen
MAN B & W Diesel Aktiengesellschaft, Augsburg
MAN Technologie Aktiengesellschaft, München
RENK Aktiengesellschaft, Augsburg
Deggendorfer Werft- und Eisenbau GmbH, Deggendorf

Daneben gehören folgende Gesellschaften als wesentliche Beteiligungen zum MAN Konzern:

SMS Aktiengesellschaft, Düsseldorf
Schwäbische Hüttenwerke GmbH, Aalen-Wasseralfingen.

Auch die Unternehmensform, in der der Bau von Nutzfahrzeugen seit Aufnahme dieses Produktzweiges im Jahre 1915 betrieben wurde, hat sich im Laufe der Zeit vielfach gewandelt.

Am Anfang stand eine Beteiligungsgesellschaft, die das Nürnberger Werk der „Maschinenfabrik Augsburg-Nürnberg AG" (M.A.N.) gemeinsam mit der damals schon als Nutzfahrzeug-Hersteller weltweit bekannten schweizer Firma „Adolph Saurer" unterhielt, und zwar die M.A.N.-SAURER Lastwagenwerke (L.W.W.). Nach dem Ersten Weltkrieg wurde diese Gesellschaft aufgelöst. Ein Bereich des Nürnberger Werkes der M.A.N. führte die Entwicklung und den Bau von Fahrzeugen selbständig weiter. 1955 folgten die Gründung und Errichtung eines eigenen Nutzfahrzeugwerkes in München, das nach und nach expandierte. 1970 gab sich die M.A.N. eine neue Unternehmensstruktur. Die bis dahin praktizierte Gliederung in Werkseinheiten (Werke Augsburg, Hamburg, Nürnberg, München und Gustavsburg) wurde verlassen und durch die Einführung von Unternehmensbereichen als produktorientierte (divisionale) Aufgabeneinheiten sowie von Fachbereichen als funktionsorientierte, zentrale (für das Gesamtunternehmen zuständige) Aufgabeneinheiten ersetzt. So entstand auch der Unternehmensbereich Nutzfahrzeuge, in den nach dem Erwerb der „Büssing Automobilwerke AG" auch deren Aktivitäten integriert wurden. Mit Wirkung ab 1.7.1985 folgte die Ausgliederung des Unternehmensbereichs Nutzfahrzeuge aus der „M.A.N. Maschinenfabrik Augsburg-Nürnberg AG", wie das Unternehmen durch Namensänderung seit 1980 hieß. Die „MAN Nutzfahrzeuge", zunächst als GmbH, seit 1989 in der Rechtsform einer Aktiengesellschaft, war entstanden.

The historical development of the MAN Group

The MAN Group is one of the leading European manufacturers of capital goods. The companies under its roof are active the world over in commercial vehicle construction, mechanical and systems engineering and trading.

The controlling company, MAN Aktiengesellschaft, whose offices are in Munich, proceeded from the merger of M.A.N. Maschinenfabrik Augsburg-Nürnberg AG, Augsburg, with Gutehoffnungshütte Aktienverein AG (GHH), Oberhausen, in 1986.

The history of Gutehoffnungshütte (GHH) begins in 1758, in which year the "St. Antony" ironworks in Oberhausen-Osterfeld, the first heavy industrial enterprise in the Ruhr area, started its operations. It was followed by the "Gute Hoffnung" and "Neu-Essen" ironworks in 1782 and 1791 respectively. In 1808 the three works were combined to form "Hüttengewerkschaft und Handlung Jacobi, Haniel & Huyssen", Sterkrade. This was reorganised in 1873 as an Aktiengesellschaft (stock corporation) under the name of "Gutehoffnungshütte, Actienverein für Bergbau und Hüttenbetrieb", which later became "Gutehoffnungshütte Aktienverein" or "Gutehoffnungshütte Aktienverein Aktiengesellschaft".

The southern German beginnings of MAN Aktiengesellschaft go back to "Sander'sche Maschinenfabrik", founded in Augsburg in 1840, and "Klett & Comp.", established in Nuremberg in 1841. After several intermediate stages "Vereinigte Maschinenfabrik Augsburg und Maschinenbaugesellschaft Nürnberg A.-G." was formed in 1898, which in 1909 changed its name to "Maschinenfabrik Augsburg-Nürnberg AG", abbreviated to M.A.N.

In 1921 GHH acquired the majority shareholding in M.A.N. At that time GHH was still running its traditional iron and steel production activities and sought in M.A.N. a processor for its primary products. In terms of volume M.A.N. accounted for only one-fifth of the Group. The supplier and buyer interests of the two companies created a natural bond between them. In the course of the deconcentration process after the Second World War GHH completely relinquished its iron and steel interests, concentrating instead predominantly on investments in the mechanical engineering and trading sectors, a shift of emphasis which gradually allowed M.A.N. to develop into a group within the Group. This state of affairs was changed by the fusion of 1986 described above. The two levels of Group management were concentrated in one company. The shareholders of GHH and M.A.N. were united into a single body, to which only one executive board and one supervisory board were responsible for all matters affecting the Group.

This unified Group management structure of MAN Aktiengesellschaft extends to the following companies, which form the core of the Group:
MAN Nutzfahrzeuge AG, Munich
Ferrostaal AG, Essen
MAN Roland Druckmaschinen AG, Offenbach
MAN Gutehoffnungshütte AG, Oberhausen
MAN B & W Diesel AG, Augsburg
MAN Technologie AG, Munich
RENK Aktiengesellschaft, Augsburg
Deggendorfer Werft und Eisenbau GmbH, Deggendorf

To these must be added the to following major participating interests of the MAN Group:
SMS Aktiengesellschaft, Düsseldorf
Schwäbische Hüttenwerke GmbH, Aalen-Wasseralfingen

The legal form which the construction of commercial vehicles has taken since it was begun in 1915 has undergone many changes in the course of time.

The story begins in 1915 with an associated company which the Nuremberg plant of "Maschinenfabrik Augsburg-Nürnberg AG" (M.A.N.) founded jointly with the Swiss company „Adolph Saurer", which even then was known the world over as a manufacturer of commercial vehicles. This joint company bore the name "M.A.N.-SAURER-Lastwagenwerke (L.W.W); it was dissolved after the First World War, but development and construction of vehicles continued independently in a section of the M.A.N. plant at Nuremberg. In 1955 a separate plant specifically for commercial vehicles was founded and erected in Munich and gradually expanded. In 1970 M.A.N. reorganised its corporate structure. The breakdown into plant units (plants at Augsburg, Hamburg, Nuremberg, Munich and Gustavsburg) as practised up to this point was abandoned and replaced by product-orientated corporate divisions and function-orientated central units responsible for matters affecting the company as a whole. In this way the Commercial Vehicle Division was formed, into which the activities of "Büssing Automobilwerke AG" too were incorporated when this company was taken over. With effect from July 1st, 1985 the Commercial Vehicle Division was hived off from "M.A.N. Maschinenfabrik Augsburg-Nürnberg AG", as the company had been called since its name was changed in 1980, and "MAN Nutzfahrzeuge" came into existence, initially in the form of a GmbH (limited liability company) and since 1989 with the legal status of an Aktiengesellschaft (stock corporation).

Herausgeber und Redaktion danken:

- dem Springer-Verlag, insbesondere Herrn Manfred Hofmann, wissenschaftliche Planung; Frau Eva Hestermann-Beyerle, Lektorat; sowie den Herren Peter Hinz und Hans Schoenefeldt, Herstellung
- Frau Virginia Droscha, Frankfurt, der Witwe des verstorbenen Mitverfassers Herrn Hellmut Droscha
- Frau Lore Meyer, Utting/Ammersee
- Herrn Eyke Isensee, Wolfenbüttel
- Herrn Professor Dr. Klaus Groth, Technische Universität Hannover
- Herrn Hans-Jürgen Hahn, MAN Nutzfahrzeuge AG, München
- den Herren Wilhelm Mazanek und Georg Zimmermann, MAN Nutzfahrzeuge AG, München
- den Mitarbeitern der MAN-Archive Augsburg, Nürnberg und München

Für den Herausgeber:
Wilfried Lochte

Für die Redaktion:
Martin Diener

MIX
Papier aus verantwortungsvollen Quellen
Paper from responsible sources
FSC® C105338

If you have any concerns about our products,
you can contact us on
ProductSafety@springernature.com

In case Publisher is established outside the EU,
the EU authorized representative is:
Springer Nature Customer Service Center GmbH
Europaplatz 3, 69115 Heidelberg, Germany

Printed by Libri Plureos GmbH
in Hamburg, Germany